Schinz
Radiologische Diagnostik
in Klinik und Praxis
Band III – Teil 1

Schinz

Radiologische Diagnostik
in Klinik und Praxis

In sechs Bänden
7., neubearbeitete Auflage

Herausgegeben von
W. Frommhold, W. Dihlmann,
H.-St. Stender, P. Thurn

Georg Thieme Verlag Stuttgart · New York

Band III
Teil 1

Gastro-intestinaltrakt I

Herausgegeben von W. Frommhold

Wissenschaftlicher Beirat:
E. Bücheler, W. Dölle

Bearbeitet von

E. Bücheler
H. Dombrowski
W. Frik
H. Frommhold
W. Holthusen
K.-H. Hübener
H. Hundeshagen
K.-O. Kagel
R. Köster
K. Küper

K. Lahme
M. Lenz
J. O. Op den Orth
M. Persigehl
E. Ponette
J. Pringot
B. Swart
E. Trüber
H.-D. Weiss
G. Witte

1297 teils farbige Abbildungen
35 Tabellen

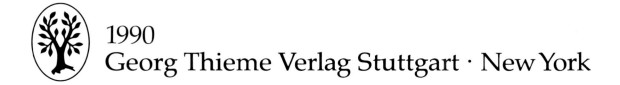
1990
Georg Thieme Verlag Stuttgart · New York

CIP-Titelaufnahme der Deutschen Bibliothek

Radiologische Diagnostik in Klinik und Praxis: in 6 Bd. /
Schinz. Hrsg. von W. Frommhold . . . –
Stuttgart ; New York : Thieme

    Bis 6. Aufl. u. d. T.: Lehrbuch der Röntgendiagnostik

NE: Schinz, Hans R. [Begr.]; Frommhold, Walter [Hrsg.]

Bd. 3 – Teil 1: Gastrointestinaltrakt. – 1.
Hrsg. von W. Frommhold.
Wiss. Beirat: E. Bücheler ; W. Dölle.
Bearb. von E. Bücheler . . . –

7., neubearb. Aufl. – 1990

NE: Bücheler, Egon [Mitverf.]

Wichtiger Hinweis:

Medizin als Wissenschaft ist ständig im Fluß. Forschung und klinische Erfahrung erweitern unsere Kenntnisse, insbesondere was Behandlung und medikamentöse Therapie anbelangt. Soweit in diesem Werk eine Dosierung oder eine Applikation erwähnt wird, darf der Leser zwar darauf vertrauen, daß Autoren, Herausgeber und Verlag größte Mühe darauf verwandt haben, daß diese Angabe genau dem **Wissensstand bei Fertigstellung des Werkes** entspricht. **Dennoch ist jeder Benutzer aufgefordert,** die Beipackzettel der verwendeten Präparate zu prüfen, um in eigener Verantwortung festzustellen, ob die dort gegebene Empfehlung für Dosierungen oder die Beachtung von Kontraindikationen gegenüber der Angabe in diesem Buch abweicht. Das gilt besonders bei selten verwendeten oder neu auf den Markt gebrachten Präparaten und bei denjenigen, die vom Bundesgesundheitsamt (BGA) in ihrer Anwendbarkeit eingeschränkt worden sind. Benutzer außerhalb der Bundesrepublik Deutschland müssen sich nach den Vorschriften der für sie zuständigen Behörde richten.

1. Auflage 1928	Die 6. Auflage erschien	1. englische Auflage 1965
2. Auflage 1928	unter dem Titel:	1. italienische Auflage 1953
3. Auflage 1932	Schinz, H. R., W. E. Baensch,	1. französische Auflage 1956–1959
4. Auflage 1939	W. Frommhold, R. Glauner,	2. italienische Auflage 1965–1981
5. Auflage 1952	E. Uehlinger, J. Wellauer:	1. spanische Auflage 1969–1978
6. Auflage 1965–1981	Lehrbuch der Röntgendiagnostik	2. englische Auflage 1968–1975

© 1928, 1990 Georg Thieme Verlag, Rüdigerstraße 14, D-7000 Stuttgart 30 – Printed in Germany
Satz: Konrad Triltsch GmbH, Würzburg (Fototronic) – Druck: Karl Grammlich, Pliezhausen
Einband: G. Lachenmaier, Reutlingen

ISBN 3-13-614307-8   1 2 3 4 5 6

Anschriftenverzeichnis

Herausgeber

Frommhold, W., Prof. Dr. Dres. h. c.
 ehem. Direktor der Radiologischen Klinik der Universität Tübingen
 Röntgenweg 11, 7400 Tübingen 1

Dihlmann, W., Prof. Dr.
 Chefarzt des Röntgeninstituts am Allgemeinen Krankenhaus Barmbek
 Rübenkamp 148, 2000 Hamburg 60

Stender, H.-St., Prof. Dr.
 ehem. Direktor der Abteilung Diagnostische Radiologie I
 der Medizinischen Hochschule Hannover
 Konstanty-Gutschow-Straße 8, 3000 Hannover 61

Thurn, P., Prof. Dr.
 ehem. Direktor der Radiologischen Klinik der Universität Bonn
 Venusberg, 5300 Bonn 1

Wissenschaftlicher Beirat

Bücheler, E., Prof. Dr.
 Direktor der Abteilung Röntgendiagnostik der Radiologischen Klinik
 Universitäts-Krankenhaus Eppendorf
 Martinistraße 52, 2000 Hamburg 20

Dölle, W., Prof. Dr.
 Ärztlicher Direktor der Abteilung Innere Medizin I der Universität Tübingen
 Otfried-Müller-Straße, 7400 Tübingen 1

Mitarbeiter

Bücheler, E., Prof. Dr.
 Direktor der Abteilung Röntgendiagnostik der Radiologischen Klinik
 Universitäts-Krankenhaus Eppendorf
 Martinistraße 52, 2000 Hamburg 20

Dombrowski, H., Prof. Dr.
 Leiter der Abteilung Strahlendiagnostik
 Zentrum für Radiologie der Universität Marburg
 Baldingerstraße, 3550 Marburg

Frik, W., Prof. Dr.
 Mittelstraße 45, 5100 Aachen

Frommhold, H., Prof. Dr.
 Direktor der Abteilung für Strahlentherapie, Klinikum der Universität Freiburg
 Hugstetter Straße 55, 7800 Freiburg

Holthusen, W., Dr.
 Albers-Schönberg-Institut
 Allgemeines Krankenhaus St. Georg
 Lohmühlenstraße 5, 2000 Hamburg 1

Hübener, K.-H., Prof. Dr. Dr.
Direktor der Abteilung für Strahlentherapie Radiologische Universitätsklinik
Universitäts-Krankenhaus Eppendorf
Martinistraße 52, 2000 Hamburg 20

Hundeshagen, H., Prof. Dr. Dr. h. c.
Direktor der Abt. Nuklearmedizin und spezielle Biophysik, Zentrum Radiologie
Medizinische Hochschule Hannover
Konstanty-Gutschow-Straße 8, 3000 Hannover 61

Kagel, K.-O., Dr.
Institut für Radiologie, Medizinische Universität zu Lübeck
Ratzeburger Allee 160, 2400 Lübeck 1

Köster, R., Prof. Dr.
Chefarzt des Strahleninstituts und der Radiologischen Klinik
Krankenanstalten Neuss, Lukaskrankenhaus
Preußenstraße 84, 4040 Neuss

Küper, K., Priv.-Doz. Dr.
Radiologische Klinik der Universität, Klinikum Auf dem Schnarrenberg
Hoppe-Seyler-Straße 3, 7400 Tübingen

Lahme, K., Dr.
Abteilung Strahlendiagnostik, Zentrum für Radiologie der Universität Marburg
Baldingerstraße, 3550 Marburg

Lenz, M., Priv.-Doz. Dr.
Radiologische Klinik der Universität, Klinikum Auf dem Schnarrenberg
Hoppe-Seyler-Straße 3, 7400 Tübingen

Op den Orth, J. O., Prof. Dr.
St. Elisabeth's of Groote Gasthuis
Postbus 417, NL-2000 AK Haarlem

Persigehl, M., Prof. Dr.
Chefarzt der Abteilung Radiologische Diagnostik, Städtisches Krankenhaus Rosenheim
Lehrkrankenhaus der Universität München
Pettenkoferstraße 10, 8200 Rosenheim

Ponette, E., Prof. Dr.
Dienst Radiologie, Universitair Ziekenhuis Gasthuisberg
Herestraat 49, B-3000 Leuven

Pringot, J., Prof. Dr.
Université Catholique de Louvain
Leopold III Laan, 22, B-3030 Heverlee

Swart, B., Prof. Dr.
Sauerbruchstraße 9, 4040 Neuss

Trüber, E., Dr.
Chefarzt des Instituts für Strahlendiagnostik, Leopoldina-Krankenhaus
Gustav-Adolf-Straße 8, 8720 Schweinfurt

Weiss, H.-D., Prof. Dr.
Direktor des Instituts für Radiologie, Medizinische Universität zu Lübeck
Ratzeburger Allee 160, 2400 Lübeck 1

Witte, G., Dr.
Abteilung Röntgendiagnostik der Radiologischen Klinik
Universitätskrankenhaus Eppendorf
Martinistraße 52, 2000 Hamburg 20

Vorwort

Stehen im Teil 1 des Bandes „Gastrointestinaltrakt" vornehmlich die parenchymatösen Organe des Abdominalraumes, also Leber, Milz und Pankreas sowie das Gallensystem im Mittelpunkt der Darstellung, so ist der zweite Teil nahezu ausschließlich dem Magen-Darm-Trakt gewidmet.

Das Bestreben der Herausgeber war es, auch diesen Band der Neuauflage so zu gestalten, daß der neueste Stand unserer Kenntnisse zuverlässig und kompetent wiedergegeben wird. Dies bedeutet sowohl eine Darstellung der bewährten konventionellen radiologischen Methoden, als auch der neuen bildgebenden Verfahren und ihrer Einordnung in einen, den Patienten dienenden, sinnvollen Untersuchungsgang.

Wenn auch die Kontrastmittel-Untersuchungsverfahren des Magen-Darm-Traktes durch die Fortschritte der endoskopischen Methoden mehr und mehr in den Hintergrund treten, so gehören sie doch nach wie vor zum Rüstzeug des Radiologen. Dabei ist stets zu bedenken, daß sich Endoskopie und Röntgenuntersuchung gerade bei Erkrankungen im Abdominalraum nicht ausschließen, sondern sich meist in sinnvoller Weise ergänzen.

Entsprechend ihrer zunehmenden klinischen Bedeutung und der vom technischen Fortschritt geprägten Ausweitung ihrer Indikationsgebiete wird den nicht-invasiven Untersuchungsverfahren der Sonographie und der Computertomographie breiter Raum eingeräumt.

Daneben wird ganz bewußt auf die Bedeutung des Abdomens als Ganzes und den Möglichkeiten einer radiologischen Analyse eingegangen. Selbst der erfahrene Kliniker wird erstaunt sein, welche wichtigen diagnostischen Details aus einer konventionellen Übersichtsaufnahme zu entnehmen sind.

Schließlich sei auf die völlig neuen diagnostischen Erkenntnisse hingewiesen, die durch die Kernspintomographie gerade bei Erkrankungen von Organen und Organsystemen möglich geworden sind, die sich bisher nicht oder nur mit Hilfe interventioneller Verfahren darstellen ließen. Exemplarisch wird dies gezeigt an der Besprechung der Organe des männlichen und weiblichen Beckens.

So stellt auch dieser Band des „Schinz" eine Standortbestimmung der diagnostischen Radiologie auf dem Gebiete der Gastroenterologie dar, die dem Kliniker und Praktiker Hilfe sein möchte in seiner täglichen Arbeit.

Dem Verlag und insbesondere Herrn Dr. h. c. G. Hauff sei Dank gesagt für die wohlwollende Unterstützung und die dem Verlag eigene hervorragende Ausstattung des Werkes.

Tübingen, im Herbst 1989   *W. Frommhold*

Inhaltsverzeichnis

Inhaltsübersicht

Ösophagus einschließlich Hypopharynx

W. Frik und M. Persigehl

Röntgenanatomie

Allgemeines, Entwicklungsgeschichte

Der untere Abschnitt der Schlundhöhle (Pars laryngea pharyngis, Hypopharynx) und die Speiseröhre (Ösophagus) dienen gemeinsam dem Transport der Ingesta vom Mund zu den intraabdominalen Abschnitten des Verdauungstraktes. Wenn auch der Mund und der gesamte Pharynx der anatomischen Systematik nach als Teil des Verdauungssystems anzusehen sind, so wird doch erst der Hypopharynx als derjenige Anfangsabschnitt dieses Systems angesehen, von dem an die Röntgenuntersuchung in der praktischen Diagnostik eine Rolle spielt.

Entwicklungsgeschichtlich ist das Epithel von Hypopharynx und Ösophagus wie das des gesamten Verdauungstraktes entodermalen Ursprungs, während die übrigen Schichten dieser muskulären Hohlorgane dem mittleren Keimblatt entstammen. Der Hypopharynx besteht aus dem Schlunddarm, insbesondere dem 3.–5. Schlundbogen. Der Ösophagus wird aus demjenigen Teil des metabranchialen Vorderarmes gebildet, aus dem sich die Lungenrinne abgeschnürt hat. Die Anlage der Trachea bleibt auch im Verlauf der fetalen Entwicklung in enger räumlicher Beziehung zur Speiseröhre, so daß manche Fehlbildungen durch mangelhafte Differenzierung zwischen beiden Organen erklärbar sind. Bereits bei 4 mm langen Keimlingen grenzt sich der anfänglich sehr kurze entodermale Anteil des Ösophagus gegenüber dem Magen in Höhe der obersten Brustwirbel ab. Im Verlauf des Descensus viscerum verlängert sich auch die Speiseröhre. Ihre untere Begrenzung erreicht am Ende des II. Schwangerschaftsmonats ihre endgültige Position ungefähr in Höhe des 12. Brustwirbels, dicht unterhalb des Zwerchfells. Im IV. Schwangerschaftsmonat entstehen im Zusammenhang mit diesem Wachstum des Epithelrohrs die Längsfalten der Schleimhaut.

Hypopharynx

Makroskopische Anatomie und Muskelstruktur

Der Hypopharynx ist gegenüber dem mittleren Pharynxanteil, der Pars oralis, nicht scharf abgegrenzt. Topographisch kann man die Höhe des Zungenbeins als kraniale Begrenzung des Hypopharynx ansehen, was ungefähr auch der oberen Begrenzung des unteren Schlundschnürers entspricht. Der Epiglottisstiel und damit auch die Valleculae epiglotticae gehören zum Hypopharynx. Nach unten reicht die Pars laryngea bis zum Ösophagusmund (KILLIAN 1908). Die Vorderwand des Hypopharynx wird durch Epiglottis, Plicae aryepiglotticae, Cartilagines arytenoideae und Ringknorpelplatte (Lamina cartilaginis cricoideae) gebildet. Die Seitenwände und die Hinterwand bestehen aus Muskelplatten, die dorsalmedian in der Raphe pharyngis vereinigt sind.

Die Muskulatur besteht im wesentlichen aus dem unteren Schlundschnürer, dessen größere Pars thyreopharyngea am Schildknorpel ansetzt. Die kleinere Pars cricopharyngea besteht aus einem in Höhe der Pars thyreopharyngea von lateral nach hinten median, schräg nach oben fächerförmig verlaufenden Muskelbündel und darunter einem zirkulären schlingenartigen Anteil am Ösophagusmund. Dorsal wird die zirkuläre Schlinge intra vitam von dem oberen Teil der Pars cricopharyngea dachziegelartig, ohne feste Verbindung, überlappt (WILSON 1962). Erst bei postmortaler Ausspannung der Hinterwand eines Pharynxpräparates erscheint eine muskelfreie Zone zwischen beiden Teilen der Pars cricopharyngea, das sog. Laimersche Dreieck. In die Muskelwand der Pars laryngea strahlen auch Teile des mittleren Schlundschnürers sowie des als Schlundheber wirkenden M. palatopharyngeus ein. Am Cavum pharyngis sind in der Pars laryngea die ventral der Epiglottis liegenden Valleculae epiglotticae sowie die neben dem Kehlkopf liegenden und vom Schildknorpel umschlossenen Recessus piriformes für die Kontrastdarstellung von Bedeutung.

WELIN (1952) hat wegen der komplizierten anatomischen Verhältnisse drei horizontale Ebenen als

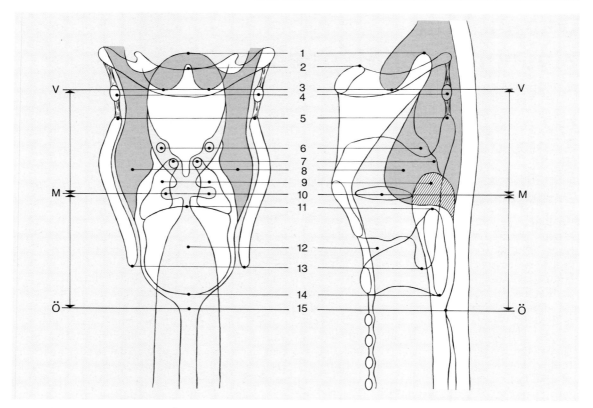

Abb. 1 Röntgenanatomisches Übersichtsschema über Pharynx und Larynx mit den Orientierungsebenen V = Vallecular-Ebene, M = Morgagni-Ebene, Ö = Ebene der Ösophagusöffnung. 1 = oberer Rand der Epiglottis, 2 = oberer Rand des Zungenbeines, 3 = Boden der Valleculae epiglotticae, 4 = Cartilago triticea, 5 = Spitze der Oberhörner des Schildknorpels, 6 = Cartilago cuneiformis, 7 = Cartilago corniculata, 8 = Recessus piriformes, 9 = Cartilago arytenoidea, 10 = Ventriculus laryngis, 11 = oberer Rand der Ringknorpelplatte, 12 = subglottischer Raum, 13 = Spitze der Unterhörner des Schildknorpels, 14 = unterer Rand der Ringknorpelplatte, 15 = Ösophagusmund

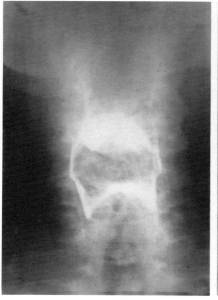

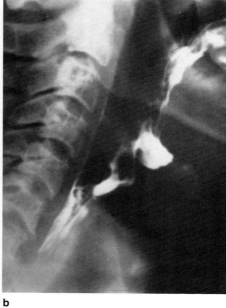

Abb. 2a u. b
Hypopharynx, normal
a Sagittaler Strahlengang
b frontaler Strahlengang

a   b

Orientierungspunkte in der Pars laryngea pharyngis angegeben. Diese sind im Sagittal- und Seitenbild bei der Kontrastuntersuchung meist gut zu identifizieren (Abb. **1**), so daß sie nicht nur die Orientierung, sondern auch die Verständigung bei der Befundgebung erleichtern (Abb. **2**).

Histologie und Schichtenbau

Die Schleimhaut des Hypopharynx trägt wie die der Speiseröhre ein geschichtetes Plattenepithel. Statt einer Lamina muscularis mucosae findet sich nur eine elastische Grenzschicht; die Tela submucosa ist nur abschnittsweise ausgebildet. Die oben beschriebene Tunica muscularis besteht aus quergestreiften Muskelfasern. Von den Nachbarorganen ist der Hypopharynx durch die unterschiedlich stark ausgeprägte Fascia peripharyngea abgegrenzt.

Syntopie

Ventral grenzt der Kehlkopf an den Hypopharynx an. Dorsal ist die Pars laryngea in ihren lateralen Anteilen durch die Mm. longi colli et capitis, medial nur durch die Lamina praevertebralis der Fascia cervicalis von den Halswirbelkörpern getrennt. Seitlich bestehen beiderseits enge räumliche Beziehungen zur A. carotis communis bzw. je nach Lage der Teilungsstelle zur Aa. carotis externa et interna, gelegentlich auch zum oberen Pol der seitlichen Schilddrüsenlappen.

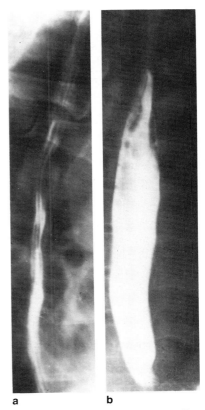

a   b

Abb. **3a** u. **b** Pars thoracica oesophagi, normal. Reliefdarstellung **a** in Kontraktion und **b** Prallfüllung in Dilatationsphase

Ösophagus

Makroskopische Anatomie und Muskelstruktur

Die Speiseröhre erstreckt sich von der unteren Begrenzung des Hypopharynx (6. Halswirbel) bis zum Ostium cardiacum (etwa Höhe des 12. Brustwirbels) (Abb. **3**). Die Grenze zwischen Pharynx und Speiseröhre ist nur in der Muskelschicht durch die zirkuläre schlingenförmige Portion des unteren Schlundschnürers eindeutig demarkiert. Diese ist eng mit einem verstärkten Ringfaserbündel der Ösophagusmuskulatur verflochten und bildet den sog. Ösophagusmund (KILLIAN 1908).

Die Grenze zwischen Ösophagus und Magen ist in der Muskelschicht weniger deutlich ausgeprägt. Nur das von FORSSELL (1913) als Stützschlinge bezeichnete, das Ostium cardiacum von oben bzw. links umfassende Muskelbündel der Fibrae obliquae, das diese nach medial begrenzt, ist eine verläßliche Marke. Die Lage der Grenze zwischen Ösophagus- und Magenschleimhaut ist häufig nicht mit der angenommenen Höhe der Muskelgrenze identisch. Sie liegt vielmehr gelegentlich um mehrere, bisweilen um bis rund 10 cm weiter oral, worauf schon NEUMANN 1933 hingewiesen hatte. Neuere Untersuchungen (z. B. ALLISON u. JOHNSTONE 1953, PALMER 1953, BARRETT 1957, WIENBECK u. Mitarb. 1979) bestätigen diese Feststellung, wobei die Frage einer kongenital höher liegenden Schleimhautgrenze und ihrer Abgrenzung von einem Höhertreten der oberen Schleimhautgrenze gegenüber der Muskularis durch Gleitvorgänge in der Submucosa sowie einer Zylinderzellmetaplasie im unteren Ösophagusabschnitt im Einzelfall nicht immer sicher beantwortet werden kann. Makroskopisch ist die Schleimhautgrenze in Form der typischen Linea serrata meist nur dann gut erkennbar, wenn sie tatsächlich etwa in der Gegend des Ostium cardiacum liegt (Abb. **4**).

Die Länge des Ösophagus beträgt beim Erwachsenen im Durchschnitt 25 cm. Sie ist infolge der Retraktionsfähigkeit des Ösophagus jedoch nicht nur vom aktuellen Kontraktionszustand der Tunica muscularis propria, sondern auch vom Grad der Fixation des Ösophagus im Hiatus oesophageus und vom Zwerchfellstand abhängig. Der Verlauf der Speiseröhre weicht von der vertikalen

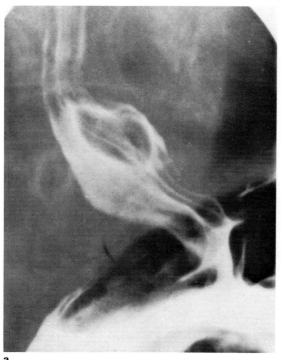

a

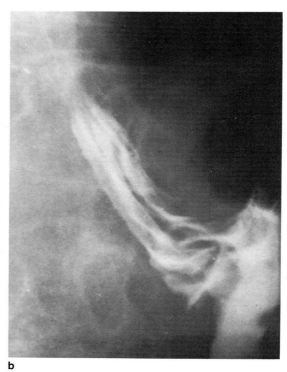

b

Abb. **4a** u. **b** Vestibulum oesophagogastricum, normal
a Dilatationsphase mit ampullärer Aufweitung des supradiaphragmatischen Vestibulumanteils (Luftblase im
dilatierten Abschnitt

b Partielle Kontraktion des gesamten Vestibulums,
das sich von der total kontrahierten Pars thoracica abhebt. Linea serrata am Ostium cardiacum sichtbar

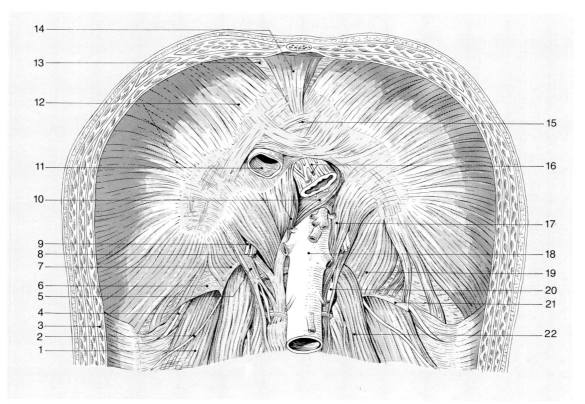

Abb. **5** Abdominalfläche des Zwerchfells
1 = M. quadratus lumborum, 2 = N. iliohypogastricus,
3 = M. transversus abdominis, 4 = N. subcostalis,
5 = Crus intermedium, 6 = Trigonum lumbocostale,
7 = Arcus lumbocostalis medialis, 8 = V. azygos,
9 = N. splanchnicus major, 10 = Crus mediale (d.),
11 = V. cava inferior, 12 = Pars costalis, 13 = Trigonum
sternocostale (Larreysche Spalte), 14 = Pars sternalis,
15 = Centrum tendineum, 16 = Ösophagus mit Vagus-
ästen, 17 = Crus mediale sinistrum, 18 = Aorta, 19 = Crus
laterale sinistrum, 20 = Truncus sympathicus sinister,
21 = Arcus lumbocostalis lateralis, 22 = M. psoas major
(nach *Töndury*)

Medianlinie häufig in Höhe des 1.–4. Brustwirbelkörpers flach bogenförmig nach links und vom 5.–7. Brustwirbel nach rechts ab. Unterhalb des 7. Brustwirbels wendet er sich langsam nach links zum Hiatus oesophageus. Diesen durchtritt die Speiseröhre von hinten medial oben nach vorn lateral unten.

Der Hiatus oesophageus liegt in dem nach hinten medial unten abfallenden Anteil der linken Zwerchfellhälfte (Abb. 5). Nach dorsal wird er von dem rechts von der Aorta entspringenden und nach links oben ziehenden Faserbündel des Crus mediale dextrum des Zwerchfells abgegrenzt. Seine linke Begrenzung bilden diejenigen Faserbündel des links von der Aorta prävertebral entspringenden Faserbündels des Crus mediale sinistrum, die nach links ziehen, während seine rechte Begrenzung von dem bei gleichem Ursprungsort nach rechts ziehenden Faserbündel des Crus mediale sinistrum gebildet wird (SCHLEGEL 1958). Nach kranial und ventral grenzt der Hiatus an das Centrum tendineum. Die Durchtrittsebene des Ösophagus durch den Hiatus ist um etwa 40° gegenüber der Sagittalebene und meist 70° gegenüber der Transversalebene geneigt. Durch die unterschiedliche Gestaltung der verschiedenen Wände des Hiatus entsteht ein unregelmäßig begrenzter, nicht durch ein einfaches geometrisches Modell zu beschreibender Kanal. Der Abstand zwischen Wirbelsäule und Hiatus oesophageus ist in der anatomischen Nomenklatur in der Regel nicht definiert. Er ist offenbar auch in Abhängigkeit vom Kontraktionszustand des Zwerchfells variabel. Die Verschiebung in allen drei Koordinaten kann über 2 cm betragen. Je tiefer die Inspiration, desto stärker tritt der Hiatus nach ventral und unten (BERRIDGE u. Mitarb. 1966). Die inspiratorische Verlagerung nach lateral ist nur ganz geringfügig. Auf jeden Fall liegt der Hiatus aber in mittlerer Position in vivo meist etwa 5 cm ventral der vorderen Wirbelsäulenkontur und hat in Frontalrichtung etwa den gleichen Abstand von der Median-Sagittal-Linie wie die linke Wirbelsäulenkontur.

Das Ösophaguslumen ist dicht unterhalb des Ösophagusmundes annähernd rund. Im gesamten Brustteil ist es, insbesondere im Inspirium, mehr oder weniger säbelscheidenartig von beiden Seiten aus abgeflacht. TESCHENDORF (1928) nimmt unter Verwertung der Untersuchungen von PRATJE (1926) an, daß die Speiseröhre im Brustteil eine Achsendrehung vollführt, die in Höhe des Aortenbogens schon 90° gegenüber dem Ösophagusmund beträgt.

Im Kontraktionszustand der Tunica muscularis sind an der Speiseröhrenschleimhaut im allgemeinen fünf Längsfalten erkennbar. Diese sind wie im gesamten Vorderdarm in der Tela submu-

cosa anatomisch durch Bindegewebestrukturen präformiert. Sie schwinden bei Dilatation des Ösophagus vollständig, um bei erneuter Kontraktion an gleicher Stelle wieder aufzutreten (vgl. Abb. 3a). Die Falten können in der Mitte des Ösophaguslumens bei dessen Kontraktion so eng zusammentreten, daß Kontrastmittel bei der Röntgenuntersuchung unter diesen Bedingungen nur in den röhrenförmig offengebliebenen Faltentälern erkennbar ist. In Erschlaffungsphasen, auch bei artefizieller Hypotonie, nimmt das Lumen des normalen Ösophagus einen Durchmesser von etwa 3 cm an.

In der anatomischen Nomenklatur ist der Ösophagus auch heute noch rein topographisch in die Pars cervicalis, Pars thoracica und die Pars abdominalis eingeteilt. Die Pars cervicalis ist der vor der Halswirbelsäule gelegene Speiseröhrenabschnitt, wobei gelegentlich der bis zur Incisura jugularis sterni reichende Anteil noch zur Pars cervicalis gerechnet wird. Als aborale Begrenzung der Pars thoracica wird auch heute noch in der anatomischen Nomenklatur der Eintritt der Speiseröhre in den Hiatus oesophageus angenommen. Diese rein topographische Abgrenzung ist jedoch unter Berücksichtigung neuerer Erkenntnisse über die anatomische Struktur und über die Funktion des jetzt meist als Vestibulum oesophagogastricum (LERCHE 1950) bezeichneten unteren Ösophagussegmentes nicht mehr gerechtfertigt. Erst recht ist die Abgrenzung einer Pars abdominalis oesophagi in der Mehrzahl der Fälle nicht möglich. Es ist deshalb zweckmäßig, als aborale Grenze der Pars thoracica die orale Grenze des Vestibulum oesophagogastricum anzunehmen und die Bezeichnung Pars abdominalis durch den weiter unten noch ausführlicher beschriebenen Begriff Vestibulum oesophagogastricum zu ersetzen.

Die Bezeichnung „phrenische" oder „epiphrenische Ampulle" für bestimmte passagere funktionelle Erweiterungen des unteren Endes der Pars thoracica oder des Vestibulums sollte nicht mehr benutzt werden, da sie die Orientierung und die Zuordnung etwaiger pathologischer Veränderungen mangels genauer und einheitlicher anatomischer Definationen nur erschwert. Die Orientierung an der Pars cervicalis und der Pars thoracica wird durch eine weitere topographische Untergliederung, die sich an Aortenbogen, Bronchialsystem und Herz orientiert, erleichtert (Abb. 6).

Den sog. physiologischen Engen der Speiseröhre in Höhe des Ringknorpels bzw. Ösophagusmundes, der Überkreuzung mit Aortenbogen bzw. linkem Hauptbronchus und des Eintritts in den Hiatus oesophageus ist früher eine größere Bedeutung als heutzutage beigemessen worden. Es ist unbestritten, daß sehr große Fremdkörper am

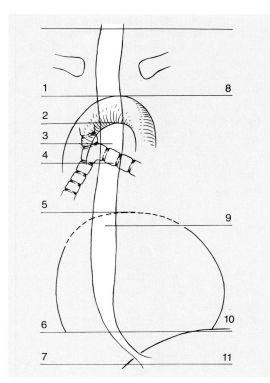

Abb. 6   Topographische Gliederung der intrathorakalen Ösophagusabschnitte
Links (nach *Brombart* 1956):
1 = supraaortaler Abschnitt, 2 = Aortenbogenabschnitt, 3 = interaortobronchiales Dreieck, 4 = Bronchialabschnitt, 5 = interbronchialer Abschnitt, 6 = retrokardialer Abschnitt, 7 = epiphrenischer Abschnitt. 1–6 entspricht der Pars thoracica oesophagi, 7 dem Vestibulum oesophagogastricum
Rechts (nach *Diethelm* 1959): Modifikation der Dreiteilung der Pars thoracica oesophagi nach der Gefäßversorgung:
8 = supraaortaler Teil oder oberes Drittel, 9 = aortaler und infraaortaler Teil oder mittleres Drittel, 10 = suprakardialer Teil oder unteres Drittel, 10 = „Kardia", entspr. Vestibulum oesophagogastricum

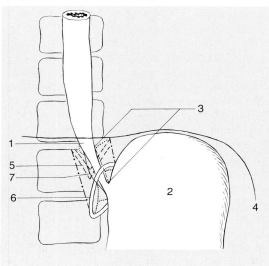

ehesten in Höhe dieser sog. physiologischen Engen steckenbleiben. Hierbei spielen jedoch die Lagebeziehungen zu den Nachbarorganen eine größere Rolle als eine echte anatomische Einengung. An der sog. Krikoidenge kann auch eine Koordinationsstörung der Muskelkontraktionen des unteren Schlundschnürers und des Ösophagusmundes den Eindruck einer morphologischen Enge hervorrufen. Daß an der Aorten- oder Bronchialenge keine anatomische Stenose besteht, ist auch daraus erkennbar, daß bei pathologischen Ösophaguserweiterungen keine relative Einengung in diesem Bereich erkennbar ist. Oberhalb des Hiatus oesophageus findet sich keine echte physiologische Enge. Morphologisch bedingte Einengungen in diesem Bereich sind ausschließlich als erworbene Stenosen zu betrachten.

Das Vestibulum oesophagogastricum ist äußerlich durch die Ansatzpunkte der präparatorisch oft schwer darzustellenden Membrana phrenooesophagealis (LAIMER 1883) nach oben und unten begrenzt. Es handelt sich um eine Bindegewebemanschette, die das Vestibulum im Hiatus oesophageus umgibt und die überwiegend an der abdominellen Zwerchfellfaszie fixiert ist (Abb. 7). Die Diskrepanzen über die anatomischen und chirurgischen Befunde an der Membrana phrenooesophagealis sind endgültig von ELIŠKA (1973) durch eine Ordnung der Befunde nach Altersstufen beseitigt worden. Während das Vestibulum durch die phrenoösophageale Membran im Fetalalter und in der Jugend im Hiatus verhältnismäßig fest fixiert ist, lockert sich diese Fixierung allmählich, und die Membran dehnt sich aus und wird dünner. Hierdurch ergibt sich mit zunehmendem Alter ohne zusätzliche krankhafte Veränderungen eine verstärkte Verschieblichkeit des Vestibulums im Hiatus oesophageus, die bis zum Durchtritt von Magenanteilen durch den Hiatus führen kann. Die Verbindung der Membran zur oberen Zwerchfellfaszie ist schon in der Jugend nicht mehr nachweisbar; die Verbindung

Abb. 7   Schematische Darstellung des gastroösophagealen Übergangs mit Wiedergabe der Fixierung der Bindegewebemanschette des Vestibulums an der abdominellen Zwerchfellfaszie
1 = Speiseröhre, 2 = Magen, 3 = Vestibulum oesophagogastricum, 4 = Zwerchfell, 5 = dorsokranialer Eingang des Hiatuskanals am Zwerchfell (===), 6 = ventrokaudale Öffnung des Hiatuskanals (eigentlich Hiatus oesophagus) (══), – · – · – ungefähre seitliche Grenzen des Hiatuskanals, 7 = Membrana phrenooesophagealis, bestehend aus Bindegewebemanschette um das Vestibulum, rechts meist fester (──), links später oft zurückgebildet (-----); Aufhängung an Zwerchfellfaszien: · · · · · ·, an der oberen Faszie, schon in der Jugend zurückgebildet, an der unteren Faszie, im Alter oft gelockert

zur unteren Zwerchfellfaszie bleibt in der Regel bestehen, jedoch verdünnt sich die Membran mit zunehmendem Alter und ist im späteren Lebensalter meist links und dorsal kaum mehr nachweisbar.

In seiner Muskelstruktur ist das Vestibulum oesophagogastricum dadurch ausgezeichnet, daß Ring- und Längsmuskulatur noch weniger als in den höher gelegenen Anteilen der Speiseröhre klar voneinander abgrenzbar sind. Die Speiseröhrenmuskulatur bildet vielmehr ein sich verflechtendes Schraubenfasersystem, das im Bereich des Vestibulums besonders deutlich wird (STELZNER u. LIERSE 1968). Hier verlaufen die Enden der Muskelschrauben mehr der Horizontalen angenähert; man findet auch hakenförmig umgebogene Muskelfasern (LAIMER 1883). Die muskuläre Grenze des Vestibulums zur Pars thoracica und zum Magen hin ist fließend.

Es ist zweckmäßig, das Vestibulum aufgrund funktioneller, morphologisch nicht eindeutig belegbarer Unterschiede in zwei Abschnitte zu untergliedern (ZAINO u. Mitarb. 1963, IMDAHL 1963, HEITMANN u. Mitarb. 1966): Der orale Anteil entspricht der eigentlichen Hochdruckzone, die insbesondere bei Hochtreten des Vestibulums nach Lockerung der Membrana phrenooesophagealis auch im Röntgenbild als Ort stärkerer Kontraktion gut erkennbar ist (Abb. 8). Dieser Bereich entspricht dem Ring A nach WOLF u. Mitarb. (1958). Der aborale Teil des Vestibulums unterscheidet sich in seinem Kontraktionsverhalten so lange nicht von dem oralen, als er innerhalb oder unterhalb des Hiatus liegt. Wenn das ganze Vestibulum nach kranial verschoben ist, neigt der aborale Vestibulumanteil zur glockenförmigen Aufweitung (vgl. auch Abb. 95). Er ist dann gegenüber dem angrenzenden Magenabschnitt häufig nicht abzugrenzen. Nur eine Aufweitung des suprahiatal gelegenen Magenanteils oder eine exakt im Bereich des Ostium cardiacum gelegene Linea serrata erlauben bisweilen eine Abgrenzung. Diese Grenze entspricht der Gegend des Rings B nach WOLF u. Mitarb. (1958). Der Ring B wird mit der Schleimhautgrenze gleichgesetzt, wenn diese an normaler Stelle liegt. Er ist weniger ausgeprägt als der Ring A. Normalerweise tritt er kaum hervor, wenn er nicht diaphragmaartig verstärkt ist ("Schatzki-Ring"). Die Ringe A und B sind also physiologische, morphologisch begründete Phänomene. Die Verwendung dieser Buchstabenzeichen erleichtert die Verständigung mit amerikanischen Kollegen, suggeriert jedoch die Fehlvorstellung einer gleichen Bedeutung und einer konstanten Nachweisbarkeit beider Ringe. Tatsächlich ist die Vorstellung eines stärker kontraktilen oralen Vestibulumanteils von wenigen Millimetern bis über 10 mm Länge für die prakti-

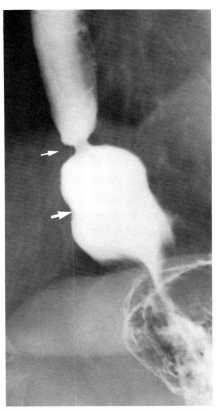

Abb. 8 Typische axiale Hiatushernie. Die drei Einengungen entsprechen von oben nach unten dem Vestibulum, dem Ostium cardiacum und dem Hiatus oesophagi. → Ring A nach *Wolf*, → Ring B nach *Wolf*

sche Diagnostik zweckmäßiger als die Vorstellung eines Ringes „A". Der Ring „B" ist als physiologisches Phänomen in der Mehrzahl der Fälle noch weniger genau zu definieren.

Histologie und Schichtenbau

Die Tunica mucosa der Speiseröhre ist in allen Abschnitten von einem mehrschichtigen Plattenepithel überzogen. Über die Variabilität der Grenze zwischen Speiseröhren- und Magenschleimhaut wurde bereits bei der Abgrenzung der verschiedenen Abschnitte des Ösophagus berichtet. Die Lamina muscularis mucosae ist an der Speiseröhre im Verhältnis zur Dicke der eigentlichen Schleimhaut stärker als in anderen Teilen des Verdauungstraktes ausgebildet. Die Struktur des Bindegewebegerüstes der Tela submucosa im Zusammenhang mit der Anordnung der Gefäße ist für die Verlaufsrichtung der bei Kontraktion der Tunica muscularis auftretenden Falten verantwortlich (s. oben). Die Tunica muscularis enthält in der Pars cervicalis fast ausschließlich quergestreifte Fasern. Vom oberen Teil der Pars thoracica an nach aboral vollzieht sich allmählich ein Übergang zu glatter Muskulatur. Die Zahl des Ganglienzellen des Auerbachschen Plexus (AUERBACH 1862) ist im Bereich des Vestibulum oesophagogastricum wesentlich größer als in der Pars cervicalis und der Pars thoracica (KOEBERLE u. PENHA 1959).

Gegenüber seinen Nachbarorganen ist der Ösophagus nur durch eine lockere Tunica adventitia abgegrenzt; eine Tunica serosa besteht nicht.

Syntopie

Bei der Besprechung der Syntopie der Speiseröhre wird im folgenden lediglich die topographische Richtungsbezeichnung benutzt; die Drehung des Ösophagus um seine Längsachse wird bei der Beschreibung der Richtungen nicht berücksichtigt.

Nach ventral grenzt der Ösophagus in seiner Pars cervicalis direkt an die Trachea an, bis er etwa am 1. Brustwirbel leicht nach links abweicht. Auch im Bereich der Brustwirbelsäule bleibt er weiterhin in direktem Kontakt zur Luftröhre. Dicht aboral vom Aortenbogen wird seine Vorderwand durch den linken Hauptbronchus überkreuzt. Hier und im Bifurkationswinkel steht die Vorderwand weiterhin in Kontakt zu den Nodi lymphatici tracheobronchiales inferiores, z. T. auch zu den linksseitigen bronchopulmonalen Lymphknoten. Bei regelrechter Ausbildung der Lymphknoten und normaler Lage des linken Hauptbronchus ist die von manchen Autoren postulierte Berührung der Speiseröhre mit der A. pulmonalis dextra nicht vorstellbar. Der Ösophagus wird dagegen ventral in gleicher Höhe von den rechtsseitigen Rr. bronchiales der Aorta descendens überkreuzt. In Höhe des linken Vorhofes liegt die Speiseröhre bei normaler Thoraxtiefe direkt dem Perikard an; bei sehr tiefem Thorax ist diese Beziehung jedoch nicht immer nachweisbar. Der Ösophagus entfernt sich unterhalb des Vorhofes vom Herzen und wird hier meist auch ventral von den aneinander anliegenden Blättern der Pleura mediastinalis begrenzt.

Dorsal liegt die Speiseröhre bis unterhalb der Trachealbifurkation der Fascia praevertebralis an. In Höhe des linken Vorhofes entfernt sie sich von der Wirbelsäule nach vorn und wird in den unteren Thoraxanteilen dorsal von den Unterlappen beider Lungen so umgriffen, daß deren Pleuraüberzug eine Art hinteres Gekröse für die Speiseröhre bildet. Im Hiatus oesophageus sind die räumlichen Kontakte zum Zwerchfell dorsal am Crus mediale dextrum verhältnismäßig am engsten. Die linke Begrenzung der Speiseröhre steht, von oben nach unten aufgezählt, mit dem linken Schilddrüsenlappen, der A. thyreoidea inferior, dem N. recurrens und den großen arteriellen Gefäßen für den linken oberen Körperquadranten in Berührung. In Höhe des Aortenbogens wird sie durch diesen von links her imprimiert. Die rechte Kontur der Speiseröhre kann im Halsteil Beziehung zum rechten Schilddrüsenlappen haben. Vom Übergang zur Pars thoracica an bis zum Aortenbogen grenzt sie im wesentlichen nur mit ihren vorderen Anteilen an die Trachea, sonst nur an die Pleura mediastinalis der rechten Lunge an. Unterhalb des Aortenbogens wird der Ösophagus links von der Aorta descendens und rechts von der V. azygos sowie den parallel verlaufenden Nerven begleitet, bis er sich nach ventral und geringfügig auch nach links von der Wirbelsäule entfernt. Weiterhin bestehen unterhalb der Bifurkation enge Beziehungen zu den Nodi lymphatici mediastinales posteriores.

Röntgenphysiologie

Schluckakt

Der Schluckakt stellt eine einheitliche physiologische Funktion dar, die willkürlich eingeleitet und unwillkürlich fortgesetzt wird. Er ist im Gegensatz zu der im nächsten Abschnitt beschriebenen Speiseröhrenpassage im Prinzip von der Konsistenz des Geschluckten unabhängig.

Nachdem der zu verschluckende Mundinhalt mit der Zunge über den harten und weichen Gaumen in die Pars oralis pharyngis geschoben worden ist, wird diese reflektorisch durch Muskelkontraktionen gegen die Pars nasalis und das Cavum oris abgeschlossen. Zungengrund, Zungenbein und Kehlkopf werden anschließend angehoben und so gegeneinander verschoben, daß der Kehlkopfeingang verschlossen wird. Die Epiglottis nimmt zunächst ohne Formänderung nach Anhebung von Zungenbein und Larynxknorpel eine horizontale Stellung ein und wird im weiteren Verlauf durch muskuläre Einflüsse in nach kaudal konkaver Form über die Arygegend gezogen (Abb. **9**) (EKBERG u. SIGURJÓNSSON 1982).

Speiseröhrenpassage

Die Passage von Flüssigkeiten durch die Pars cervicalis und die Pars thoracica der Speiseröhre erfolgt beim stehenden Patienten in weniger als 1 Sek. Sie wird im wesentlichen durch die Schwerkraft bewirkt. Zur sichtbaren Auslösung

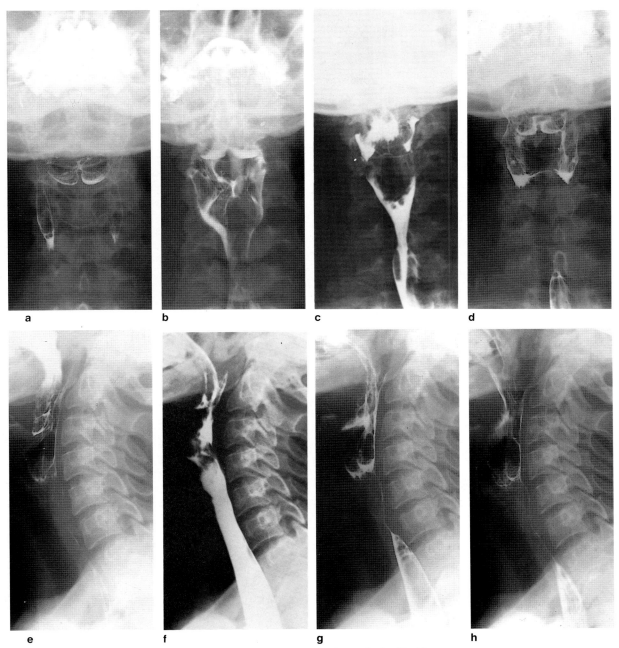

a   b   c   d

e   f   g   h

Abb. 9a–h   Mit indirekter Aufnahmetechnik (2 Bilder/ Sek.) dokumentierter, normaler Kontraktionsablauf der Kontrastmittelpassage vom Hypopharynx zum proximalen Ösophagus

a–d   sagittaler Strahlengang
e–h   frontaler Strahlengang

von Speiseröhrenperistaltik durch einen lokalen Dehnungsreiz kommt es dabei nicht, jedoch ist es wahrscheinlich, daß ein peristaltikähnliches Muskelspiel in geringem Umfang sogar bei der Passage flüssiger Nahrung erfolgt.

Der Transport fester Speisebrocken durch den Ösophagus erfordert bereits in aufrechter Haltung mehrere (3–5) Sekunden und wird durch re-gelrechte peristaltische Förderbewegungen bewerkstelligt.

Die Auslösung ringförmiger, gleichmäßiger, hinter den Ingesta ablaufender Peristaltikwellen ist bei der Passage flüssiger und halbfester Nahrungsstoffe am liegenden Patienten deutlicher zu beobachten. Nachdem der betreffende Bolus durch die Speiseröhre hindurchgetrieben ist, folgen keine weiteren Förderbewegungen. Es handelt sich also bei der Ösophagusperistaltik um einfache, durch den Dehnungsreiz gesteuerte Förderbewegungen ohne Überlagerung durch Mischbewegungen. Lediglich die Auslösung der Bewegungen erfolgt im allgemeinen durch den Schluckreflex und in Sonderfällen durch eine lokale Dehnung in weiter aboral gelegenen Abschnitten (sekundäre Peristaltik nach MELTZER 1899 und TURANO 1959). Dieses Verhalten ist auch durch intraösophageale Druckmessungen bewiesen.

In den letzten 2–3 cm vor dem Vestibulum oesophagogastricum kann es, insbesondere wenn das Vestibulum verschlossen ist, durch Tonusherabsetzung gelegentlich zu einer vorübergehenden Aufweitung der Speiseröhre kommen.

Passage des Vestibulum oesophagogastricum

Die visuell erkennbaren Bewegungsvorgänge im Vestibulum oesophagogastricum erscheinen zunächst unkompliziert, bedürfen jedoch zum Verstehen der Fragen von Hernien und Reflux einer detaillierten Analyse. Im Ruhezustand ist das Lumen des gesamten Vestibulums geschlossen. Liegt das ganze Vestibulum oberhalb des Hiatus, so ist der untere Vestibulumanteil bisweilen weniger vollständig kollabiert. Beim Vorhandensein einer axialen Hiatushernie ist der untere Vestibulumanteil in der Regel auch im Ruhezustand um so stärker trichterartig aufgeweitet, je größer der hernierte Magenanteil ist (vgl. auch Abb. **96**). Die Fähigkeit, sich beim Wegfall des intraabdominellen Drucks oder der Einengung im Hiatus trichterförmig aufzuweiten, ist die Ursache dafür, daß z.B. IMDAHL (1963) und JUTRAS u. Mitarb. (1949) diesen Abschnitt auch mit dem von ARNOLD (zit. n. FRIEDLAND 1978) geschaffenen Begriff als Antrum cardiacum bezeichnet haben. Beim Schlucken und beim Einsetzen der Ösophagusmotorik verschiebt sich das gesamte Vestibulum oesophagogastricum um einige Zentimeter nach kranial (FRIEDLAND 1978, DODDS 1977). Sein Lumen öffnet sich bereits 1–2 Sek. nach Ablauf der Schluckbewegung im Pharynx. Die Kranialverlagerung des Vestibulums und der geringe zeitliche Abstand sprechen dafür, daß eine komplexe muskuläre Aktivität in der Pars thoracica und nicht eine von der Schluckbewegung ausgelöste, nach ihrem Ablauf am Vestibulum ankommende Peristaltikwelle die Öffnung des Vestibulums auslöst. Der Effekt der Schluckbewegung auf das Vestibulum ist auch beim „Leerschlucken", d.h. ohne Verschlucken von Ingesta oder größeren Speichelmengen, nachweisbar. Wenige Sekunden später erfolgt bei normalen Tonusver-

hältnissen des tubulären Ösophagusanteils wieder ein Ruhezustand mit Verschluß des Vestibulumlumens.

Ein Rücktransport von Ingesta aus dem Magen in die Speiseröhre kann bei Öffnung des Vestibulums am Ende des Schluckaktes auch physiologisch erfolgen, insbesondere bei intraabdomineller Vestibulumlage im Exspirium. Auch ohne erkennbare Schluckbewegungen kommt es nahezu regelmäßig zu geringem gastrooesophagealem Reflux, insbesondere postprandial am Tag und in der ersten Nachthälfte. Der physiologische Reflux ist offenbar erleichtert, wenn beim älteren Menschen das Vestibulum oberhalb des Hiatus liegt. Zum pathologischen Reflux wird bei der Besprechung der Funktionsstörungen des Vestibulums Stellung genommen.

Die Länge des oberen Vestibulumabschnittes, der auch bei suprahiataler Vestibulumlage im Ruhezustand verschlossen ist, beträgt 1–2 cm (vgl. Abb. **8**). Dies entspricht auch der Ausdehnung der Zone des erhöhten Drucks bei der Durchzugsmanometrie oder bei der druckkonstanten Manometrie mit Elastancemessungen (WALDECK u. Mitarb. 1973). Die Gewinnung von Absolutwerten für den Druck im oberen Vestibulumanteil ist auch mit Perfusionsmethoden problematisch. Auf jeden Fall ist der Druck in diesem Bereich im Ruhezustand höher als in den benachbarten Abschnitten des Magen-Darm-Traktes (HEITMANN u. Mitarb. 1966). Die Bezeichnung als „Hochdruckzone" führt allerdings zu Fehlvorstellungen hinsichtlich des Ausmaßes der Druckdifferenz: Der Druck ist hier nicht so hoch, als daß er nicht durch eine eingeführte Sonde jederzeit mühelos und mit meist kaum merkbarem Widerstand überwunden werden könnte. Dennoch wird das Refluxverhalten durch den Abschluß im Vestibulum kontrolliert. Es ist wahrscheinlich, daß Enterohormone den Druck im geschlossenen Vestibulum beeinflussen können, z.B. Gastrin im Sinne einer Druckerhöhung.

Die Annahme eines „Sphinkters" in diesem Bereich, wie sie mit der Bezeichnung „unterer Ösophagussphinkter" (engl.: LES) oft in der Literatur zu finden ist, ist jedoch höchstens unter funktionellen Gesichtspunkten eines Abschlusses zwischen Speiseröhre und Magen gerechtfertigt; ein im Ruhezustand kontrahierter abgrenzbarer Muskelabschnitt existiert jedenfalls nicht. Die Muskulatur des Vestibulums steht vielmehr in direktem Zusammenhang mit der Muskelstruktur der Pars thoracica. Die Vorstellung von STELZNER u. LIERSE (1968) über den Verschluß des Vestibulums durch den Ruhetonus der in diesem Bereich spiralig abbiegenden, schraubenförmig angeordneten Muskeln der Pars thoracica haben jedenfalls eine höhere Wahrscheinlichkeit als die Annahme eines mechanischen Sphinkters. KUNATH (1979) sieht aufgrund der Untersuchungen von STELZNER u. LIERSE in der Öffnung des Vestibulums nach dem Schlucken einen aktiven Vorgang, der von einer Kontraktion der überwiegend kraniokaudal ausgerichteten Muskulatur der Pars thoracica ausgelöst wird, wie sich aus der oben erwähnten Verkürzung der Speiseröhre bei Einsetzen der Vestibulumöffnung schließen läßt.

Viele Probleme des muskelmechanischen, reflektorischen und enterohormonalen Zusammenspiels der verschiedenen Abschnitte von Pharynx und Speiseröhre sind aber noch nicht voll geklärt. Andererseits sollte man aber schon jetzt den hinsichtlich der physiologischen Zusammenhänge nicht begründbaren Begriff einer „schluckreflektorischen Erschlaffung" des Vestibulums durch den einer „schluckreflektorischen Öffnung" (als vermutlich aktiver Phase) ersetzen. Ein weiterer Verschlußmechanismus, z. B. direkt am Ostium cardiacum, durch starke, spitzwinkelige Abknickung des Vestibulums gegenüber dem Magen, existiert offenbar auch bei konstant intraabdomineller Lage des Ostium cardiacum nicht.

Untersuchungstechnik

Röntgenuntersuchung ohne Kontrastmittel

Bei Gesunden ist die Speiseröhre ohne Kontrastmittel im Mediastinum in der Regel nicht abgrenzbar. Nur beim Säugling oder Kleinkind mit Aerophagie kann sie als Aufhellungsband im hinteren Mediastinum erkennbar werden. Die Nativdiagnostik spielt deshalb nur bei der Suche nach schattengebenden Fremdkörpern oder im Zusammenhang mit durch perforierende Fremdkörper erzeugtem Luftübertritt in das Mediastinum eine Rolle. Dabei gelingt die Entdeckung schwach schattengebender Fremdkörper auf Thoraxaufnahmen im frontalen Strahlengang meist leichter als bei Aufnahmen in sagittaler Richtung.

Auch im Falle einer umschriebenen oder diffusen Ösophagusdilatation, z. B. bei Atresien in der Neugeborenenperiode oder bei Erwachsenen im Falle einer Achalasie, kann der Ösophagus durch seinen Luftgehalt, ggf. mit Flüssigkeitsspiegel im Mediastinum, sichtbar werden oder infolge seiner Weite und Verlagerung den (in der Regel rechten) Mediastinalrand nach lateral überlagern. Übersichtsaufnahmen des ösophagogastrischen Überganges im Stehen ohne Kontrastmittel sind zum Nachweis retroperitonealer subdiaphragmatischer Luftansammlungen als wichtiges Hilfsmittel bei der Diagnostik tiefsitzender Ösophagusperforationen geeignet.

Typische Röntgenuntersuchung mit Kontrastmittel

Eine Röntgenuntersuchung der Speiseröhre kann entweder als gesonderter Untersuchungsgang oder im Rahmen einer Magendarmpassage ausgeführt werden. Betrifft die Fragestellung bei einer Magen-Darm-Passage auch etwaige pathologische Veränderungen an der Speiseröhre, so ist die Speiseröhrenuntersuchung mit Bilddokumentation des Befundes in gleicher Weise wie bei einem alleinigen Untersuchungsgang auszuführen. Beschränkt sich dagegen die klinische Fragestellung auf etwaige Veränderungen am Magen oder Zwölffingerdarm, so wird die Beobachtung von Hypopharynx, Pars cervicalis und Pars thoracica der Speiseröhre häufig auf eine Durchleuchtungsbeobachtung beschränkt, sofern sich bei dieser nicht pathologische Veränderungen erkennen lassen. Die Zulässigkeit eines solchen Vorgehens, auf das im Befund hingewiesen werden sollte (z. B. „Ösophaguspassage bei Durchleuchtung unauffällig"), kann allerdings nur durch Wirtschaftlichkeitsgesichtspunkte gerechtfertigt werden.

Eine Untersuchung des ösophagogastrischen Übergangbereiches mit Bilddokumentation, insbesondere zur Klärung der Frage von Hiatushernie, Refluxverhältnissen und Refluxfolgen, gehört dagegen sowohl zur Röntgenuntersuchung der Speiseröhre als auch zur Magen-Darm-Passage, auch wenn keine spezielle Frage nach Ösophagusveränderungen gestellt ist. Die Einbeziehung der Fragen von Hernien und Reflux in die Speiseröhrenuntersuchung ist auch ein Grund dafür, daß diese in der Regel am nüchternen Patienten vorgenommen werden sollte. Ein Verzicht auf die Nahrungskarenz ist nur bei Untersuchungen zur Beantwortung definierter Fragen nach gutartigen Veränderungen bis etwa in Bifurkationshöhe zulässig, weiterhin zur Verlaufsbeobachtung bei Tumoren in Hypopharynx, Pars cervicalis und Pars thoracica oesophagi im Laufe der Therapie.

Zur Kontrastmitteluntersuchung der Speiseröhre ist die Anwendung handelsüblicher Bariumsulfatpräparate mit der gleichen Konzentration und den gleichen Zusätzen wie für die Magenuntersuchung die Methode der Wahl. Vielfältige Vorschläge verschiedenster anderer Kontrastmittelzubereitungen, z. B. in Form von Pasten (MILLER

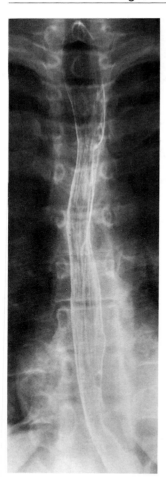

Abb. **10**
Doppelkontrastdarstellung des gesamten Ösophagus in mäßiger Kontraktionsphase

u. Mitarb. 1977), dickflüssigen Suspensionen mit verstärktem Methylzellulosezusatz, dünnflüssigen milchartigen Suspensionen, eingesprühtem Tantalpuder (DODDS u. Mitarb. 1972) etc. haben keine überzeugenden Vorteile gebracht.

Bariumsulfathaltige Kontrastmittel sind kontraindiziert, wenn klinisch der Verdacht auf eine Ösophagusperforation oder eine Perforation des Magen-Darm-Traktes in die Bauchhöhle besteht. Anstelle des Bariumsulfates sollte ein resorbierbares, in der Regel ein jodhaltiges wasserlösliches Kontrastmittel (z. B. ein niedrigosmolares nichtionisches Kontrastmittel oder bis zur Isotonie verdünntes Gastrografin) benutzt werden. Ist eine Schluckstörung anzunehmen, z. B. bei Vagus- oder Glossopharyngeuslähmung, oder handelt es sich bei Neugeborenen um die Suche nach Atresien oder Fisteln, so ist wegen der Gefahr der Aspiration ebenfalls Bariumsulfat durch wasserlösliches Kontrastmittel zu ersetzen. Auch im Falle einer Fremdkörperretention sollte statt der korpuskulären, die Schleimhaut und den Fremdkörper überziehenden Bariumsulfatsuspension eine transparente Flüssigkeit (wasserlösliches, jodhal-

tiges Kontrastmittel) benutzt werden, um eine nach der Röntgenuntersuchung geplante endoskopische Fremdkörperentfernung nicht zu erschweren.

Die Untersuchung der Speiseröhre beginnt mit der Durchleuchtung im Stehen. Dabei wird die Kontrastmittelpassage zunächst nach Trinken eines Schluckes Kontrastmittel vom Mund an abwärts verfolgt und die Beobachtung nach weiteren einzelnen Schlucken ergänzt. Die Durchleuchtung beim Schluckakt einschließlich der Pharynxkontraktion erfolgt am besten exakt im sagittalen und im seitlichen Strahlengang, um Asymmetrien und kurzzeitige Verlagerungen besser beurteilen zu können. Für die Untersuchung der übrigen Ösophagusabschnitte erleichtert die Einbeziehung von Schrägprojektionen die Übersicht und die Erkennung kleiner Einzelheiten. Alle Abschnitte vom Hypopharynx bis einschließlich Vestibulum werden mit gezielten Aufnahmen dokumentiert, die bei morphologischen Veränderungen nach Möglichkeit in zwei aufeinander senkrechten Ebenen angefertigt werden. Das gleiche gilt für die diagnostisch interessanten Bewegungsphasen.

Die Dokumentation von Bewegungsvorgängen und nur kurzfristig erkennbaren morphologischen Befunden, insbesondere im Hypopharynx, gelegentlich auch im Vestibulum, werden durch den Einsatz eines Bandspeichers sowie die Verwendung von Serienaufnahmen vom Bildverstärkerausgang (sog. Mittelformat, 2–3 Aufnahmen pro Sekunde) wesentlich erleichtert (Abb. **9**).

Die vor allem von EKBERG u. NYLANDER (1983) für das Studium der Dysphagien noch empfohlene Kinematographie ist ebenfalls hierfür geeignet, jedoch voll durch Bandspeicheraufzeichnung ersetzbar. Kymographische Untersuchungen (STUMPF u. Mitarb. 136, KRAUS u. STRNAD 1955) spielen heute ebensowenig eine Rolle mehr wie die Mehrfachbelichtung eines Films im Sinne der Polygraphie. Durchleuchtung und Aufnahmen erfolgen in Prallfüllung, mit Darstellung des Faltenreliefs (vgl. Abb. **3**) und im Doppelkontrast (Abb. **10**).

In der Regel gelingt eine ausreichende abschnittsweise Doppelkontrastdarstellung des Ösophagus, wenn der Patient aufgefordert wird, mit oder nach dem Trinken des Kontrastmittels Luft zu schlucken (KOCHLER u. Mitarb. 1980, SKUCAS u. SCHRANK 1975, OTT u. Mitarb. 1981). Zur Erlangung einer artefiziellen Hypotonie ist der Einsatz von Parasympathikolytika, z. B. Buscopan, besser geeignet als das im übrigen Magen-Darm-Trakt zur Erzeugung einer Hypotonie vielfach eingesetzte Glukagon. Der Einsatz derartiger Pharmaka ist insbesondere bei der gezielten Suche nach kleinen und flachen Wandprozessen, wie z. B.

Frühkarzinomen, und zur Darstellung entzündlicher Veränderungen einschließlich flacher Ulzera und Erosionen im Doppelkontrast geeignet (ITAI u. Mitarb. 1978). Für die Doppelkontrastdarstellung in Hypotonie ist die Einführung der Luft über eine Speiseröhrensonde zweckmäßiger als die Benutzung von Brausepulver oder von Kontrastmitteln mit gasbildenden Zusätzen. Die letzteren Methoden sind zwar ebenfalls brauchbar, führen jedoch leichter zu Artefakten (Bläschenbildung, ungelöstes Brausepulver, Kontrastmittelausflockung), die bei der Suche nach entzündlichen Veränderungen einschließlich kleiner Schleimhautläsionen sowie Wandauflagerungen bei Mykosen zu Fehldeutungen Anlaß geben (LAUFER 1979).

Die Frage, ob es bei artefizieller Hypotonie des Ösophagus günstiger ist, Luft oder Gas vor oder nach dem Kontrastmittel zu geben, ist allerdings noch umstritten (LAUFER u. Mitarb. 1979). Das Nachtrinken von Wasser zur Erzielung eines Doppelkontrastes (GOLDSTEIN u. DODD 1976) führt meist nicht zu einem hinreichend gleichmäßigen Kontrastmittelbeschlag. Ein umschriebenes Nichthaften von Kontrastmittel an der Wand läßt sich von einem flachen infiltrativen Wandprozeß durch zusätzliche Kontrastmittelzufuhr in der Regel leicht unterscheiden.

Zur Darstellung von Hypopharynxdivertikeln und hochsitzenden Ösophagusdivertikeln ist der modifizierte Valsalva-Versuch nach TEMPLETON (1947) im Sinne einer forcierten Ausatmung gegen den geschlossenen Mund und die geschlossene Nase zweckmäßig.

Die Suche nach Ösophagusvarizen sollte wegen der günstigeren hydrostatischen Verhältnisse immer am liegenden Patienten erfolgen. Gezielte Aufnahmen des Faltenreliefs bei geringer Kopftieflage in maximaler Inspiration und Exspiration erleichtern das Auffinden entsprechender Reliefveränderungen auch bei nur geringen Venenerweiterungen. Dabei ist zu beachten, daß selbst stärkere Varizen durch die Peristaltik ausgepreßt werden können, so daß die Aufnahmen möglichst erst 10–20 Sek. nach Ablauf einer Peristaltikwelle angefertigt werden dürfen. Mehrere gezielte Aufnahmen in gleicher Aufnahmerichtung sind dabei in der Regel hilfreicher als Aufnahmen in mehreren Ebenen. Zur Entdeckung von Ösophagusvarizen ist die Doppelkontrasttechnik, insbesondere auch in Hypotonie, nicht erforderlich. Sie erleichtert jedoch die Demonstration der räumlichen Verteilung der Varizen, vor allem auch zur Vorbereitung einer lokalen Therapie (insbesondere Sklerosierung).

Die Untersuchung des Vestibulum oesophagogastricum und seiner Umgebung muß sowohl am stehenden Patienten als auch am liegenden Patienten vorgenommen werden, unabhängig davon, ob es sich um die Suche nach morphologischen Veränderungen, um die Beurteilung der Fixierung des Vestibulums im Hiatus oesophageus oder um die Suche nach Störungen der Vestibulumpassage einschließlich eines Refluxes handelt. Auch beim Nachweis einer Achalasie darf auf die Untersuchung im Liegen nicht verzichtet werden, um eine Differentialdiagnose gegenüber morphologisch bedingten Passagestörungen durch Doppelkontrastdarstellung zu erleichtern.

Für den Nachweis der altersabhängigen Lockerung der Aufhängung der Speiseröhre im Hiatus (ELIŠKA 1973) und die Darstellung reversibler Hiatushernien ist die Untersuchung in Bauchlage mit leichter Kopftieflagerung und geringer Schräglage mit Anhebung der linken Körperseite die Position der Wahl. Das Kontrastmittel sollte dabei im Liegen getrunken werden; die Beobachtung muß in allen möglichen Bewegungsphasen sowie bei tiefer Atmung erfolgen. Für die Untersuchung der vestibulumnahen Abschnitte der Pars thoracica ist eine Doppelkontrastdarstellung zweckmäßig. Dies gilt insbesondere bei der Suche nach Folgen eines vermehrten gastroösophagealen Refluxes.

Die Prüfung, ob ein vermehrter Reflux vorhanden ist, erfolgt in der gleichen Körperlage. Bei dünnen Patienten ist es in diesem Fall zweckmäßig, durch ein 5–10 cm dickes Kompressionskissen, das unter die Mitte des Oberbauchs gelegt wird, den intraabdominellen Druck zu erhöhen. Dabei ist insbesondere zu untersuchen, ob kurz nach dem Durchtritt eines Kontrastmittelbolus durch das Vestibulum, wenn dessen unterer Abschnitt einschließlich eines angrenzenden etwaigen suprahiatalen Magenanteils noch mit Kontrastmittel gefüllt ist, bei tiefer Inspiration ein Reflux erfolgt. Dieses Manöver ist mehrfach, mindestens dreifach, zu wiederholen, um einen physiologischen, gelegentlich auftretenden von einem regelmäßigen, bei jeder Inspiration nachweisbaren vermehrten Reflux unterscheiden zu können (PERSIGEHL 1979).

Pharmakoradiographie

Außer der gelegentlich zweckmäßigen artefiziellen Hypotonie durch Parasympathikolytika oder Glukagon werden auch noch weitere Pharmaka, entweder paraenteral oder als Beimengung zum Kontrastmittel, bei der Speiseröhrenuntersuchung angewandt und die funktionellen Folgen dieser Applikation beobachtet. Die Anwendung dieser Methoden ist jedoch auf seltene Fälle beschränkt.

Die paraenterale Gabe von Parasympathikomi-

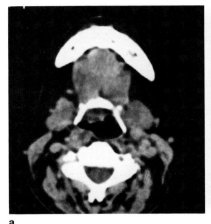
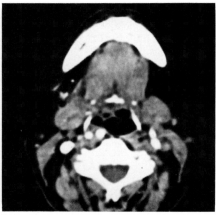

a   b

Abb. **11 a** u. **b**
a Einengung des Hypopharynx durch fraglichen Tumor
b Nach Kontrastmittel-Bolusinjektion stellt sich der Tumor als atypisch verlaufende A. carotis dar

metika, z. B. Mecholyl, kann u. a. zur Differentialdiagnose zwischen einer Achalasie und einer organischen Stenose am ösophagogastrischen Übergang beitragen. Das gleiche gilt für die Inhalation von Amylnitrit.

Die Beobachtung von Unterschieden in der motorischen Reaktion der Speiseröhre auf eine neutrale und eine stark saure Bariumsulfatsuspension werden von DONNER (1973) genutzt, um einen Eindruck von der Glaubhaftigkeit von Refluxbeschwerden zu gewinnen. Während die normale Speiseröhre nach saurem Bariumsulfat die gleiche Motilität wie nach neutralem Kontrastmittel zeigt, kommt es bei 85% der Patienten mit Refluxbeschwerden nach saurem Bariumsulfat zu einem Sistieren der Peristaltik in der unteren Speiseröhrenhälfte. Zusätzlich treten Abschnittskontraktionen von 20–30 Sek. Dauer auf. Erfolgt diese Untersuchung am liegenden Patienten, so kommt es gehäuft zu einem gastroösophagealen Reflux. Das saure Bariumsulfat soll einen pH von 1,6–1,7 haben (0,5 ml 37%ige konzentrierte Salzsäure auf 100 ml Bariumsulfatsuspension). Eine anschließende Verabreichung säurebindender Mittel normalisiert die Speiseröhrenmotilität rasch und vollständig.

Eisgekühlte Bariumsulfatsuspension wird von OTT u. Mitarb. (1981, 1984) empfohlen, um eine ausreichende Aufweitung des Ösophagus zu erreichen. Neben der Verringerung der primären Ösophagusperistaltik soll durch eisgekühltes Bariumsulfat die Erkennung von Ösophagusstrikturen, Ringen und einer Refluxösophagitis erleichtert sein.

Röntgen-Computertomographie

Der Einsatz der Röntgen-Computertomographie in der Speiseröhrendiagnostik ist im wesentlichen auf den Nachweis der extraösophagealen Ausdehnung von Ösophagustumoren beschränkt (HALBER u. Mitarb. 1979, LACKNER u. Mitarb. 1981, FELIX u. LOCHNER 1982). Hinzu kommen die Darstellung der Ausdehnung und Infiltration der Tumoren in bezug auf die Nachbarorgane im Mediastinum sowie der Nachweis mediastinaler Metastasen derartiger Tumoren (SCHNEEKLOTH u. Mitarb. 1983). Eine Tumordarstellung mit den Mitteln der Computertomographie in longitudinaler Richtung ist nur bei Patienten mit subtotaler oder totaler Stenose sinnvoll, wenn eine Bariumsulfatpassage nicht mehr zugemutet werden kann. Die Bestrahlungsplanung von Ösophagustumoren wird durch die Computertomographie wesentlich erleichtert (LACKNER u. Mitarb. 1981). Zudem eignet sich die Computertomographie als nichtinvasives Verfahren zur Darstellung aberrierender oder atypisch verlaufender Gefäße im paraösophagealen Raum, die u. U. zu Einengungen oder Verlagerungen von Hypopharynx oder Ösophagus führen können (Abb. **11**).

Magnetresonanztomographie

Über den Einsatz der Magnetresonanztomographie (Kernspintomographie) bei der Diagnostik von Ösophaguserkrankungen kann noch nicht abschließend geurteilt werden. Nach SMITH u. Mitarb. (1984) liefert die Kernspintomographie vergleichbare Darstellungen von raumfordernden Prozessen des Ösophagus wie die anderen bildgebenden Verfahren, wobei in Tumoren eine erhöhte Signalintensität in T_1-betonten Bildern nachgewiesen werden konnte. Besondere Vorteile für die Beurteilung von Ösophagusprozessen bringt auch die Möglichkeit der direkten Aufnahme von Längsschnitten bei der Magnetresonanztomographie mit sich (STEINBRICH u. Mitarb. 1984).

Angiographie

Da die Gefäßversorgung des Ösophagus aus mehreren Quellgebieten stammt, ist eine selektive Organdarstellung nicht möglich. Die Darstellung der V. azygos (CARLYLE u. Mitarb. 1976) zur Frage der Operabilität von Ösophagustumoren hat durch die Computertomographie ihren Wert verloren. Lediglich die Darstellung von Ösophagusvarizen mittels direkter oder indirekter Splenoportographie hat im Hinblick auf eine präoperative anatomische und funktionelle Beurteilung eine gewisse Bedeutung behalten (DÜX u. Mitarb. 1962).

Hypopharynx

Kongenitale Fehlbildungen

Branchiogene Zysten in den Halsweichteilen mit oder ohne zusätzliches Fistelgangsystem können in den Pharynx, die Haut oder in beide gleichzeitig münden. Diese Zysten sind entweder in der Mittellinie oder in seitlichen Halspartien lokalisiert. Als kongenital sind auch die lateralen Pharynxdivertikel anzusehen, die aus den Resten der 3. und 4. Kiemenspalte hervorgehen (s. S. 1).

Neuromuskuläre Störungen

Bei einer Vielzahl neuromuskulärer Erkrankungen findet sich eine Beteiligung des Hypopharynx und des Ösophagus. Diese Störungen äußern sich durch eine Beeinträchtigung des Schluckvorganges, so daß es zu den klinischen Symptomen der Dysphagie kommt.

Zur Beobachtung und Identifizierung gestörter Schluckvorgänge ist die Registrierung der Bewegungsabläufe über Bandspeicher oder auch die Kinematographie der reinen Durchleuchtungsbeobachtung mit Einzel- oder Serienaufnahmen überlegen (EKBERG u. NYLANDER 1982). Obgleich der Übertritt von Bariumsulfat in die Luftwege im allgemeinen zu keinen manifesten Schädigungen führt, ist, wenn klinisch bereits ein Verschlucken bekannt ist, die Anwendung wasserlöslicher, jodhaltiger Kontrastmittel zumindest zur Einleitung der Untersuchung vorzuziehen.

Eine symmetrische Weitstellung des Pharynx mit entsprechend starker Auffüllung der Valleculae epiglotticae sowie der Recessus piriformes, d. h. also eine mehr oder weniger starke Herabsetzung des Tonus der Pars laryngea pharyngis, ist das früheste röntgenologische Zeichen einer Störung des pharyngealen Teil des Schluckaktes (Abb. 12). Dabei erfolgt die Entleerung des Pharynx verlangsamt. Kontrastmittelreste in den Valleculae epiglotticae bleiben in diesem Fall auch noch nach mehrfachem Nachschlucken liegen. Eine kurzfristige Inhaltsretention in den Valleculae, die beim folgenden Schluck verschwindet, ist dagegen nicht pathologisch. Je stärker eine Schlucklähmung ausgeprägt ist, desto leichter

Abb. **12a** u. **b** Partielle Pharynxparese nach Strumektomie. Kontraktionsunfähigkeit des Hypopharynx mit Breiretention in den Valleculae epiglotticae und Recessus piriformes

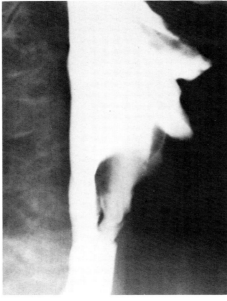

a

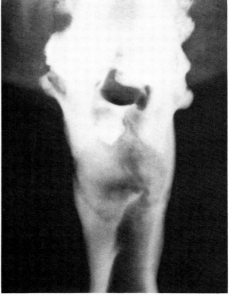

b

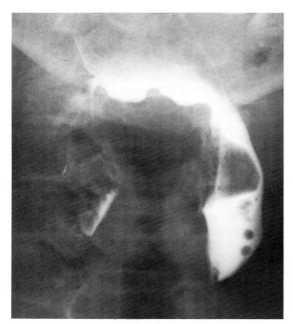

Abb. **13** Vorwiegend linksseitige Pharynxparese bei Bulbärparalyse. Einseitige Aufweitung des Sinus piriformis bei Breiretention in den Valleculae epiglotticae

kommt es, insbesondere beim Versuch der Forcierung des willkürlich auslösbaren ersten Teils des Schluckaktes, durch unvollständigen Kehlkopfabschluß zu einem Übertreten des Kontrastmittels in die Trachea. Die Epiglottis bleibt dabei in horizontaler Position und wölbt sich nicht nach kaudal über die Arygegend vor (EKBERG u. NYLANDER 1984).

Selten wird umgekehrt auch eine isolierte Bewegungsstörung der Epiglottis im Sinne einer verzögerten Aufrichtung der Epiglottis am Ende des Schluckaktes beobachtet (WELIN 1939).

Ein wichtiges röntgenologisches Zeichen für eine partielle Schlucklähmung ist die asymmetrische Hypopharynxpassage mit Durchtritt des Kontrastmittels durch nur einen Recessus piriformis (Abb. **13**). Da aber bereits bei leichter schräger Kopfhaltung auch unter physiologischen Verhältnissen eine nur einseitige Hypopharynxpassage erfolgt, ist zur Feststellung pathologischer Asymmetrien besonders sorgfältig auf eine gerade Kopfhaltung des Patienten während der Untersuchung zu achten.

Die röntgenologischen Zeichen der Schlucklähmung sind vielgestaltig und meist unspezifisch. Sie können die allgemeine klinische Beurteilung einer Schluckstörung jedoch erleichtern, wenn man die Beobachtung in die Beantwortung folgender Fragen gliedert:

– Setzt der Schluckakt sofort auf Aufforderung zum Schlucken ein?
– Wird das Kontrastmittel nur in Portionen vom Mund zum Pharynx transportiert, oder läuft die Boluspassage asymmetrisch ab?
– Ist die Pharynxwand ungleichmäßig oder fleckig mit Kontrastmittel benetzt?
– Fließt das Kontrastmittel in den Nasen-Rachen-Raum oder die Trachea über?
– Bleibt der Ösophagusmund geschlossen?
– Wird der Pharynx übermäßig aufgeweitet?
– Schließt die Epiglottis den Larynx ordnungsgemäß ab?
– Bleibt das Kontrastmittel verlängert in den Valleculae liegen?
– Findet sich überhaupt eine propulsive Motorik?

Die Vielzahl der Erkrankungen, die als Ursache für eine Schluckstörung in Betracht kommen, ist in der folgenden Übersicht zusammengestellt.

Ätiologie neuromuskulärer Erkrankungen

1. Zentralnervöse Läsionen
zerebrovaskuläre Störungen (Insult)
Bulbärparalyse
Pseudobulbärparalyse (z. B. durch bulbäre Poliomyelitis, Syringomyelie, Enzephalitis oder Parkinson-Syndrom)
Hirntumoren
Avelli-Syndrom
amyotrophe Lateralsklerose
multiple Sklerose
zerebelläre Erkrankungen (z. B. zerebelläre Ataxie, zerebelläre Degeneration, Friedreiche Ataxie)
hereditäre spastische Ataxie
Dysautonomie

2. Periphere Läsionen
Infektionen
posttraumatisch
postoperativ
Tumorinfiltration
diabetische periphere Neuropathie
hypo- und hyperthyreote Neuropathie

3. Toxische Myopathien
Diphtherie
Botulismus
Tetanus
Tollwut

4. Muskuläre Störungen
Myasthenia gravis
muskuläre Dystrophien
Stiffman-Syndrom
Kollagenkrankheiten
Sarkoidose
postoperative Dysfunktion

Obwohl nur bei den wenigsten dieser Erkrankungen allein aufgrund der Röntgenuntersuchung des Hypopharynx auf die Art der Schädigung geschlossen werden kann, lassen sich doch für einige Störungen charakteristische Veränderungen erkennen (ZAINO u. BENEVENTANO 1977).

Bei zerebralen Insulten tritt die Schluckstörung plötzlich ein; die propulsive Muskeltätigkeit im Oro- und Hypopharynx wird verlangsamt; eine Öffnung des Ösophagusmundes erfolgt nicht, so daß das Kontrastmittel in die Trachea und den Nasenraum überläuft. Die Störung kann sich allerdings rasch bessern, wenn der Patient den Insult überlebt.

Bei der Pseudobulbärparalyse findet man ein Verweilen von Kontrastmittel in den Valleculae, Übertritt von Kontrastmittel in die Trachea und eine Atonie der gelähmten Kau- und Schlundmuskeln.

In der Anfangsphase des Parkinsonismus fällt die Verlängerung der Schluckzeit durch die Störung der Zungentätigkeit auf. Wenn die Schlundmuskulatur befallen wird, nimmt die Dysphagie zu (LONGEMANN u. Mitarb. 1975). Häufig gesellt sich dazu eine Öffnungsstörung des Ösophagusmundes (PALMER 1974).

Beim Avelli-Syndrom (DURHAM 1949) kommt es gehäuft zum Rückfluß von Kontrastmittel in die Nase; weiterhin werden ein unilateraler Bariumtransport sowie eine Stase in den Valleculae beobachtet. Der Nachweis der gleichzeitig bestehenden einseitigen Lähmung der Stimmlippe, z. B. röntgenologisch durch Verwischungstomographie, hilft, die Diagnose zu sichern.

Bei der amyotrophen Lateralsklerose findet sich ebenso wie bei der multiplen Sklerose eine vollständige Atonie bzw. Paralyse des Hypopharynx und der Speiseröhre. Der Ösophagusmund und das Vestibulum oesophagogastricum stehen weit offen. Eine Peristaltik im Ösophagus läßt sich nicht auslösen. Nach Kontrastmittelzufuhr ist die Boluspassage dementsprechend erheblich verlangsamt. Nur ein dünner durchgehender Kontrastmittelstreifen, der sich vom Oropharynx bis zum Magen erstreckt, kommt zur Darstellung.

Bei der Myasthenia gravis fehlen das Hochsteigen des Kehlkopfes und der Schluß der Epiglottis, so daß Kontrastmittel in den Larynx und in die Trachea übertreten und der Pharynx sich ballonartig aufweiten kann. Außerdem bleibt das Kontrastmittel verlängert in den Valleculae liegen. Die Schluckstörungen nehmen oft während der Untersuchung zu (DONNER u. SIEGEL 1965). Zum differentialdiagnostischen Ausschluß einer Bulbärparalyse oder einer Poliomyelitis ist der Prostigmintest zweckmäßig, bei dem nach subkutaner Injektion von Prostigmin im Falle der Myasthenia gravis die beschriebenen Störungen verschwinden.

Bei der muskulären Dystrophie steht der obere Ösophagusmund weit offen, so daß eine freie Regurgitation von Nahrung bzw. Kontrastmittel aus dem Ösophagus in den Pharynx stattfindet (KRAIN u. RABINOWITZ 1971). Zudem finden sich gehäuft eine Stase von Kontrastmittel in den Recessus piriformes sowie eine Aspiration. Durch Zufuhr kalter Flüssigkeit können diese Symptome gesteigert werden.

Weniger ausgeprägte Schlucklähmungen kommen als funktionelle Begleiterscheinungen einer organischen Passagebehinderung in der Speiseröhre vor (v. PANNEWITZ 1931). Schädigungen der peripheren Anteile der Pharynxinnervation durch Traumen oder Tumorinfiltration führen meist nur zu einer einseitigen Störung der pharyngealen Anteile des Schluckaktes.

Während der Ösophagusmund beim normalen Schluckakt nach dessen Erschlaffung so lange offen bleibt, bis der gesamte Kontrastmittelbolus passiert ist, kann er sich bei neuromuskulären Störungen zu spät oder unvollständig öffnen und sich wieder vorzeitig schließen. Der vorzeitige Schluß dieser Muskelschlinge trennt das Ende des Bolus ab, das dann für einige Sekunden oberhalb des geschlossenen Muskels liegenbleibt und hierdurch als Identifikationsmarke für den pharyngoösophagealen Übertritt herangezogen werden kann. Bei ausgeprägten Formen von vorzeitigem Schluß des Ösophagusmundes oder unzureichender Erschlaffung läßt sich im seitlichen Röntgenbild eine scheibenartige dorsale Protrusion der bariumgefüllten pharyngoösophagealen Übergangszone nachweisen. Geringe Variationen dieser Art sind, insbesondere bei älteren Menschen, ohne klinische Bedeutung. Ausgeprägte Störungen der Erschlaffung des Ösophagusmundes, wie sie insbesondere bei der bulbären Poliomyelitis, zerebrovaskulären Insulten, partiellen Pharyngektomien, Schädigungen des N. vagus oder thyreoidaler Myopathie vorkommen können, werden bisweilen als krikopharyngeale Achalasie bezeichnet, obwohl dieser Ausdruck nicht zuletzt wegen des noch nicht geklärten Mechanismus der Störung wenig einleuchtend ist. Öffnungsstörungen des Ösophagusmundes sollen bei Kindern auch Teilursache von Ösophagusrupturen sein (BERDON u. Mitarb. 1983).

Organische Läsionen

Tumoren

Gutartige Tumoren und Sarkome sind am Hypopharynx selten. Das Plattenepithelkarzinom ist der typische Tumor des Hypo- und Mesopharynx.

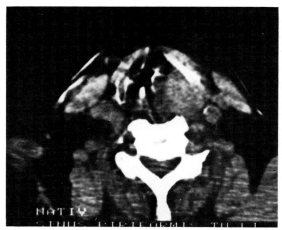

Abb. 14
Karzinom, ausgehend vom Sinus piriformis links

Am häufigsten sind die Neoplasmen im Sinus piriformis; jedoch können solche auch von allen anderen Abschnitten des Hypopharynx einschließlich der Divertikel ausgehen (FROMMHOLD u. Mitarb. 1981). Eine Zusammenstellung der in dieser Region bekannten Arten tumoröser Veränderungen findet sich bei TOTTEN (1976). Der Häufigkeitsgipfel liegt im 5.–7. Lebensjahrzehnt; es ist ganz überwiegend das männliche Geschlecht befallen (SCHWAB u. ZUM WINKEL 1975).

Bei der Röntgenuntersuchung geben häufig Schluckstörungen den ersten Hinweis auf ein Hypopharynxkarzinom. Es kommen jedoch auch Tumoren vor, bei denen keine Anomalie des Schluckaktes beobachtet wird. Für die Klärung raumfordernder Prozesse in diesem Bereich ist die Computertomographie von besonderer Bedeutung, da sie sowohl die intra- als auch die extraenteralen Tumoranteile besser als die konventionelle Röntgentechnik erkennen läßt. Sie kann weiterhin Hinweise auf den Ausgangsort der tumorösen Neubildung, deren Beziehung zu den Nachbarorganen und eine etwaige Infiltration in die Umgebung geben (Abb. 14). Außerdem lassen sich die regionalen Lymphknotenmetastasen erfassen, die bei klinischer Tumormanifestation in über 50% der Fälle bereits vorhanden sind (BOHNDORF 1980).

Bei der konventionellen Röntgenuntersuchung ohne Kontrastmittel kann man Hypopharynxkarzinome nicht selten aufgrund einer bogenförmigen Abdrängung der Luftröhre von der Wirbelsäule nach ventral vermuten, jedoch ist dieses Zeichen nicht obligat. Bei der Kontrastmitteluntersuchung steht neben der meist problemlosen Darstellung größerer Füllungsdefekte der Nachweis von Wandinfiltrationen und Reliefveränderungen als Karzinomzeichen im Vordergrund (Abb. 15). Nachweis und Ausschluß von Wandinfiltrationen lassen sich insbesondere in Höhe der Recessus piriformes durch Untersuchung im modifizierten Valsalva-Versuch ausführen, soweit sich die Wandinfiltrationen auf die Seitenwände des Hypopharynx erstrecken.

Für die Darstellung von Tumoren an der Hinterwand des Hypopharynx, insbesondere in Höhe

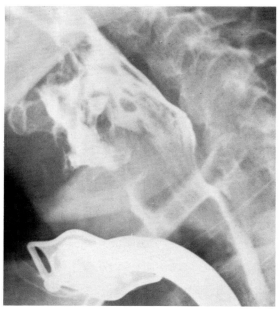

Abb. 15 Hypopharynxkarzinom mit ausgedehnten Füllungsdefekten im gesamten Hypopharynx, partielle Schlucklähmung, Tumorinfiltration des Larynx

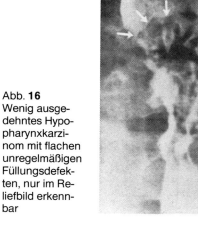

Abb. 16
Wenig ausgedehntes Hypopharynxkarzinom mit flachen unregelmäßigen Füllungsdefekten, nur im Reliefbild erkennbar

Abb. **17a** u. **b**
Stenose im proximalen Ösophagus durch mehrere hintereinandergeschaltete „webs", die auch in unterschiedlichen Füllungsphasen erhalten bleibt

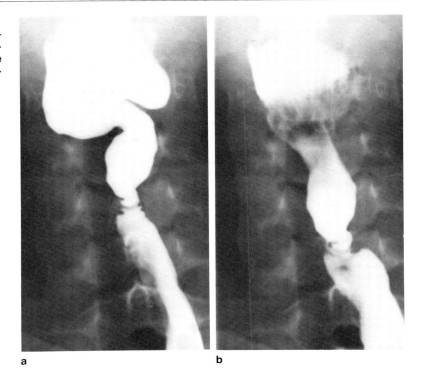

a   b

der Ringknorpelplatte, ist dagegen beim Fehlen gröberer Füllungsdefekte die Reliefuntersuchung überlegen. Das Sichtbarwerden einer unregelmäßig und grob granulierten Oberfläche, häufig mit ungleichmäßiger Haftung des Kontrastmittels bei Fehlen der normalen Faltenzeichnung, spricht mit überwiegender Wahrscheinlichkeit für ein Karzinom und ist eine eindeutige Indikation zur bioptischen Klärung (Abb. **16**). Differentialdiagnostisch muß lediglich an Verätzungsfolgen gedacht werden, doch sind diese am Hypopharynx selten. Die Frage, ob Tumorzeichen am Hypopharynx durch einen primären Tumor dieses Organs oder durch sekundäres Übergreifen eines Tumors von Nachbarorganen bedingt sind, ist meist nicht sicher zu beantworten. Auch hier kann die Biopsie zur weiteren Klärung herangezogen werden.

Schleimhautfalten („Webs")

Bei den inzisurähnlichen Aussparungen der Kontrastmittelsäule an der ventralen Hypopharynx- oder oberen Ösophaguswand handelt es sich histologisch meist um normales Gewebe in Form einer Schleimhautdoppelung, in der sich geringfügige Bindegewebeeinlagerungen finden (HOOVER 1935). Derartige Schleimhautfalten („Webs", wörtliche Übersetzung: Schwimmhäute) liegen meist in Nähe des pharyngoösophagealen Überganges. Wegen fehlender anatomischer Kennpunkte ist jedoch häufig die genaue Zuordnung

schwierig. SUZAKI (1984) hat sie in fünf Grade eingeteilt:
Grad 1: 1–2 mm tief,
Grad 2: über 2 mm tief,
Grad 3: ⅓–½ Ösophagusdurchmesser,
Grad 4: über ½ Ösophagusdurchmesser, leichte Stenose,
Grad 5: Ösophagusdurchmesser ähnlich wie bei Grad 4, jedoch ausgeprägte Stenose, Preßstrahlphänomen.

Gelegentlich lassen sich mehrere derartiger Falten nachweisen, die dann ein kurzes Pharynxsegment mit mangelnder Entfaltbarkeit bilden (Abb. **17**).
Gewisse Beziehungen zu Beschwerden müssen jedoch wenigstens bei „Webs" höheren Grades angenommen werden. Unter Zusammenfassung aller Grade konnte SUZAKI (1984) an einem großen Krankengut bei Patienten mit Pharynxbeschwerden in 6,5% und bei Patienten ohne Beschwerden in nur 2,9% derartige Falten nachweisen. Sie werden weit überwiegend bei Frauen gefunden. Die Ursachen der Bildung von „Webs" sind vielfältig (SEAMAN 1967, SUZAKI 1984). Das ursprünglich als wichtigster Faktor angesehene Plummer-Vinson-Syndrom ist höchstens in einem Viertel der Fälle vorhanden. Bei Eisenmangel, Tumorleiden (neben Malignomen der Umgebung auch z.B. Tumoren der Lungen und Mammae sowie Lymphome!) und endokrinen (meist Schilddrüsen-) Erkrankungen werden solche Falten mit erhöhter

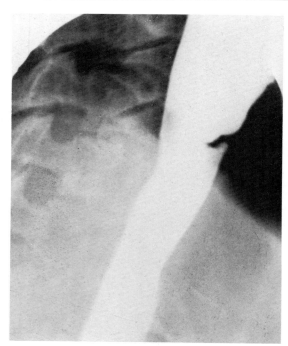

Abb. 18 Einengung an der Vorderwand des Ösophagusmundes durch membranartige Schleimhautfalte

Häufigkeit beobachtet (SEAMAN 1967, DONNER 1975), wobei die einzelnen ursächlichen Faktoren offenbar weitgehend unabhängig voneinander ihren Einfluß ausüben.

Am besten werden diese Schleimhautfalten bei maximaler Entfaltung der Wand im seitlichen Strahlengang während der Röntgenuntersuchung sichtbar (Abb. **18**). Ihre klinische Bedeutung erscheint bei den Graden 1 und 2 gering; Falten dieser Größenordnung werden oft mehr zufällig, ohne klinische Hinweise auf eine Dysphagie, entdeckt (SEAMAN 1967). Nach PITMAN u. FRASER (1968) müssen als „Webs" zu bezeichnende Schleimhautfalten von einer Einschnürung differenziert werden, die meist unterhalb der flachen, durch den hinteren Flügel des Ringknorpels hervorgerufenen Eindellung liegt. Im Gegensatz zu den Schleimhautfalten zeigt diese Impression weniger scharfe Ränder und ändert ihre Form und Größe.

Pharyngo- und Laryngozelen

Pharyngo- und Laryngozelen sind selten. Sie können angeboren oder erworben sein. Während sich Pharyngozelen als sackartige Erweiterungen, die meist ober- oder unterhalb der Höhe des Zungenbeins zu finden sind und durch eine Aussackung oder Zerreißung des Lig. thyreohyoidale entstehen, mit Kontrastmittel gut darstellen lassen, sind die differentialdiagnostisch hiervon abzugrenzen-

den, vom Larynx ausgehenden Laryngozelen bei der Kontrastmitteldarstellung nicht sichtbar. Auf Nativaufnahmen des Halses sind die letzteren als luftgefüllte Hohlräume ventral oder lateral des Larynx sichtbar. Erworbene Pharyngo- oder Laryngozelen sind am häufigsten bei Blasmusikern oder Glasbläsern zu finden.

Divertikel

Am Hypopharynx ebenso wie am Ösophagus läßt sich der Begriff des Divertikels weder pathogenetisch noch pathologisch-anatomisch einheitlich definieren. Es ist deshalb zweckmäßig, die Einteilung der Divertikel vornehmlich nach ihrer Lokalisation vorzunehmen und dabei die Definition von BROMBART (1956) für den Begriff „Divertikel" zu benutzen, die sich ausschließlich auf radiologische Kriterien stützt: „Das Divertikel ist eine zentrifugale, umschriebene Ausweitung der Wand mit konstanter Lokalisation. Größe, Form und Richtung der Ausweitung können sich regelmäßig verändern, sowohl aufgrund der eigenen Elastizität und Kontraktilität des Divertikels als auch unter dem Einfluß der Motorik. Unter identischen Bedingungen muß sich das Bild zwangsläufig bei einer oder auch bei wiederholten Untersuchungen immer wieder identisch reproduzieren lassen."

Je nach Wandaufbau werden echte und falsche Divertikel unterschieden. Ein echtes Divertikel enthält alle Schichten der Wand, aus der es hervorgeht. Falsche Divertikel bestehen nur aus Schleimhaut, die sich durch einen Riß oder Defekt der Tunica muscularis vorwölbt.

Laterale und vordere Hypopharynxdivertikel

Echte laterale Pharynxdivertikel, die als Überreste der 2., 3. oder 4. Kiemenspalte betrachtet werden, sind sehr selten. Auf der Höhe des Schildknorpels oder oberhalb hiervon zu beobachtende Divertikel sind nach Ansicht von BROMBART (1980) erworbene Pulsionsdivertikel.

Hypopharynxdivertikel bleiben in der Regel nach der Passage des Kontrastmittels noch kurzfristig gefüllt und dadurch sichtbar; bei maximaler Pharynxentfaltung während des Schluckaktes oder durch ein Valsalva-Manöver können sie bisweilen verborgen bleiben. Auf der anderen Seite kann der hohe Druck, der beim Schluckakt oder beim Valsalva-Versuch erzeugt wird, dazu führen, daß die Wand des Hypopharynx umschrieben vorgewölbt und so ein laterales Divertikel vorgetäuscht wird. Diese Pseudodivertikel sind meist zwischen dem Schildknorpel und dem Zungenbein, etwa auf Höhe der Valleculae, sichtbar und dürften durch eine Schwäche der Muskulatur am Übergang vom mittleren zum unteren Schlundschnürer bedingt sein. Von den echten Divertikeln, die meist eine zeltförmige, seltener eine halbkugelige Ausstülpung von durchschnittlich 5 mm Tiefe bilden (Abb. **19**), unterscheiden sich diese Pseudodivertikel durch ihre längliche, flache Form, ihr häufig symmetrisches Auftreten und das Verschwinden während des Ruhezustandes. ARDRAN u. KEMP (1961) haben derartige Pseudodivertikel bei 50% aller Patienten über 50 Jahren nachgewiesen.

Die Existenz echter vorderer pharyngealer Divertikel erscheint nach SEAMAN (1973) eher unwahrscheinlich.

Hintere (Zenkersche) Divertikel

Das hintere, auch Zenkersches Divertikel, Grenzdivertikel nach ROSENTHAL (1902) oder pharyngoösophageales Divertikel nach STARCK (1900) genannt, ist das häufigste Divertikel des Hypopharynx. Es nimmt nach THOMPSON u. NEGUS (1937) immer von der gleichen Stelle in der Mitte der Hypopharynxhinterwand seinen Ursprung, und zwar zwischen den beiden Faserbündeln der Pars cricopharyngea des unteren Schlundschnürers. Die Entstehung dieser Divertikel ist noch nicht völlig geklärt. Die übereinstimmende Meinung spricht jedoch dafür, daß große, klinisch manifeste Zenkersche Divertikel erworben sind, und zwar im Sinne eines Pulsionsdivertikels, das aus Mukosa und Submukosa besteht und durch die Muskelschichten herniert ist.

BROMBART (1956) hat aus der Beobachtung verschiedener Größen und Formen des pharyngoösophagealen Divertikels eine Stadieneinteilung geschaffen (Abb. **20**), die sich allerdings im wesentlichen nur auf die an verschiedenen Patienten beobachteten Größen und Formdifferenzen, jedoch – zumindest bei Stadium I bis III – nicht auf einen an ein und demselben Patienten beobachteten Übergang zum nächsten Stadium stützt. Bislang konnte in keinem einzigen Fall die Entwicklung eines Zenkerschen Divertikels von den kleinen Dorn- oder Kragenknopfformen bis zur Ausbildung des typischen Sackes durch Verlaufskontrollen beobachtet werden. Lediglich BROMBART konnte 1956 und 1973 über eine gewisse Größenzunahme eines ursprünglich sehr kleinen Divertikels berichten. Möglicherweise sind die kleinen „Früh"-Formen kongenital.

Es gibt kaum einen Zweifel, daß den klinisch manifesten Formen des großen Zenkerschen Divertikels beim Erwachsenen Vorstadien vorangehen, auch wenn diese wegen fehlender Symptome in der Regel nicht entdeckt werden. Die von vielen Autoren (z. B. WILSON 1962) beobachteten Koordinationsstörungen des Kontraktionsablaufes im

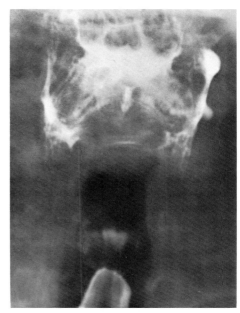

Abb. **19** Kleines rundes laterales Hypopharynxdivertikel, das auch nach dem Schluckakt noch mit Kontrastmittel gefüllt ist

Hypopharynx sind möglicherweise die auslösende Ursache für die klinische Manifestation dieser Divertikel.

Zenkersche Divertikel werden im 6. Lebensjahrzehnt am häufigsten beobachtet. Während die Stadien I und II etwa gleich häufig bei beiden Geschlechtern vorkommen (BROMBART 1956), werden klinisch manifeste Divertikel der Stadien III und IV zu 75% bei Männern entdeckt.

Das radiologische Erscheinungsbild der Zenkerschen Divertikel hängt vom Stadium ab. Die Su-

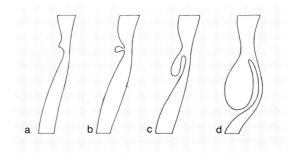

Abb. **20a–d** Einteilung der Zenkerschen Divertikel in Stadien oder Formen nach *Brombart* (1956)
a Stadium I: dornförmiges Divertikel
b Stadium II: keulenförmiges Divertikel
c Stadium III: sackförmiges Divertikel, dessen Hauptachse der des Ösophagus entspricht, jedoch keine Ösophaguskompression
d Stadium IV: großes, sackförmiges Divertikel mit weitem Hals sowie Einengung und Verdrängung des Ösophagus

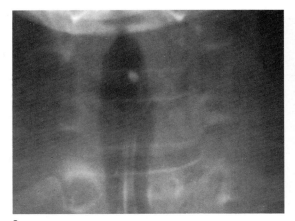

a

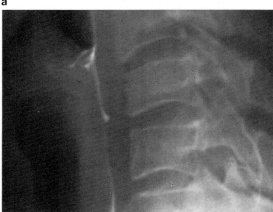

b

Abb. **21a** u. **b**   Zenkersches Divertikel Stadium I, das
a im sagittalen Strahlengang nur als punktförmiger
Kontrastmittelfleck sichtbar und **b** im frontalen Strahlengang als dornartige Aussackung zu erkennen ist

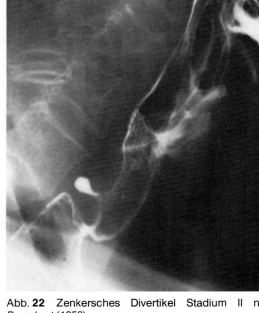

Abb. **22** Zenkersches Divertikel Stadium II nach
Brombart (1956)

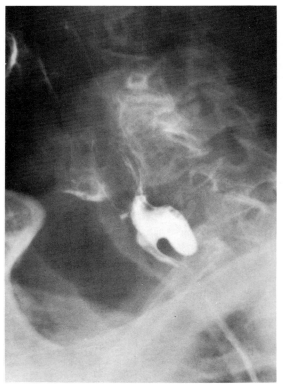

Abb. **23** Sackartiges Zenkersches Divertikel entsprechend Stadium III

che muß sowohl im sagittalen wie im seitlichen
Strahlengang erfolgen. Im Stadium I gleicht es im
Seitenbild einer dornartigen Ausziehung von ungefähr 2–3 mm Länge, die nur in der Erschlaf-
fungsphase sichtbar wird; beim Schluckakt ebenso wie beim Valsalva-Versuch ist es nicht sichtbar
(Abb. **21**). En face wird das Divertikel nur als
runder oder linearer Schatten von wenigen Millimetern Breite erkennbar. Der Nachweis eines solchen dornartigen Divertikels kann nicht zur Erklärung von Beschwerden des Patienten herangezogen werden. Im klinisch ebenfalls bedeutungslosen Stadium II erkennt man auf seitlichen Aufnahmen eine etwa 7–8 mm große, keulenförmige
Wandaussackung, die ebenfalls nur während der
Ruhephase zur Darstellung kommt (Abb. **22**). Im
frontalen Strahlengang sind Divertikel des Stadiums I bis II in der Regel in der Füllungsphase
kaum erkennbar. Im Stadium III hat das Divertikel eine sackartige Form, deren Hauptachse der
des Ösophagus entspricht, ohne eine Ösophagus-

kompression hervorzurufen (Abb. **23**). Die Länge liegt über 10 mm. Divertikel im Stadium IV haben ein kugeliges, ovales oder birnenförmiges Aussehen und liegen zwischen Ösophagus und Wirbelsäule. Der Ösophagus wird durch diese Divertikel komprimiert und verlagert (Abb. **24**).

Beim Schluckakt wird das Divertikel früher als der Ösophagus selbst gefüllt. In den Stadien III und IV gehört es zur Aufgabe der Röntgenuntersuchung, die Weite der Einmündung in den Hypopharynx sowie das Ausmaß der Ösophaguskompression darzustellen. Auch sollte auf Inhaltsstoffe im Divertikel wie Luft, Schleim oder Speisereste geachtet werden. Wichtig ist weiterhin, ob, in welchem Umfang und in welcher Zeit das beobachtete Divertikel sich wieder von Kontrastmittel entleert. Tumoröse Veränderungen in diesen Divertikeln sind eine Rarität.

Einflüsse extrapharyngealer Prozesse und Organe

Durch Erkrankungen seiner Nachbarorgane kann der Hypopharynx verlagert, eingeengt und in seiner Funktion gestört werden. Als wesentliche externe Strukturen und Organe, die den Hypopharynx beeinflussen, sind retropharyngealer Raum, Schilddrüse und Nebenschilddrüsen, Larynx und Trachea sowie Wirbelsäule zu nennen.

Retropharyngeale Abszesse

Bei Kindern bis zu 6 Monaten variiert die Dicke des retropharyngealen Weichteilschattens beträchtlich beim Schreien oder Schlucken. Bei älteren Kindern gilt dagegen, daß die Dicke des retropharyngealen Raumes normalerweise ein Drittel des a.-p. Durchmessers des 4. Halswirbelkörpers beträgt (MESCHAN u. Mitarb. 1974), während eine größere Dicke bei entsprechendem klinischem Verdacht für einen retropharyngealen Abszeß spricht.

Als Hauptursache des retropharyngealen Abszesses bei Kindern ist die akute Tonsillitis zu nennen, daneben auch die unbemerkte Perforation oder chronisch-entzündliche, destruierende Lymphknotenveränderungen, auch tuberkulöser Genese (SIEGEL u. Mitarb. 1981, RAMILO u. Mitarb. 1978). Bei Erwachsenen ist als Ursache die Lymphadenitis oder Tonsillitis wesentlich seltener; dagegen spielen entzündliche Prozesse in der Umgebung, wie pyogene oder tuberkulöse Spondylitis der Halswirbelsäule (Abb. **25**), eine größere Rolle. Auch perforierende Fremdkörper könnten zu retropharyngealen Abszessen führen. Sowohl beim Erwachsenen als auch bei Kindern müssen die retropharyngealen Abszesse differen-

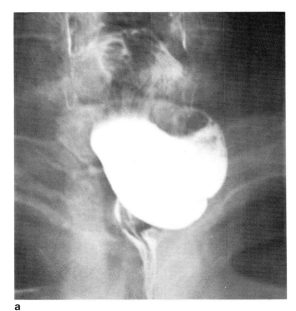

a

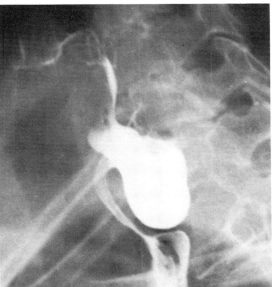

b

Abb. **24a** u. **b**   Großes Zenkersches Divertikel mit weitem Hals und Verlagerung des Ösophagus, entsprechend Stadium IV nach *Brombart* (1956)

tialdiagnostisch gegen Tumoren abgegrenzt werden. Hierbei kommt der Computertomographie wieder eine besondere Bedeutung zu, da sie es erlaubt, Schlüsse auf Art und Ausgangsort des raumfordernden Prozesses zu ziehen und durch den Nachweis eingelagerter Gasbläschen bzw. durch eine nur randständige Kontrastanhebung nach Bolusinjektion von Kontrastmittel den Abszeß wahrscheinlich zu machen (Abb. **26**).

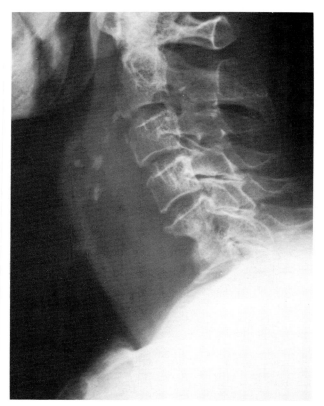

Abb. **25** Abszedierung bei Spondylitis tuberculosa bei C 5/ 6. Auf der seitlichen Aufnahme beträgt der Abstand zwischen der Vorderkante des Wirbelkörpers C 4 und der Dorsalfläche des lufthaltigen Trachealschattens mehr als eine Wirbelkörperbreite. Mit dem Kehlkopf und der durch ihren Luftgehalt erkennbaren Trachea ist auch der – ohne Kontrastmittel nicht sichtbare – Ösophagus nach ventral verlagert

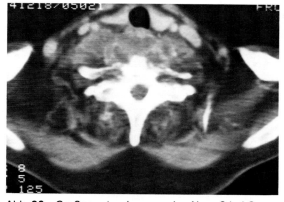

Abb. **26** Großer, retropharyngealer Abszeß bei Spondylitis tuberculosa mit randständigen Dichteanhebungen nach Kontrastmittelinjektion und Destruktion des Wirbelkörpers. Die Trachea und der komprimierte Ösophagus sind nach ventral verlagert

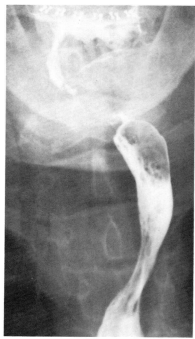

Abb. **27** Verlagerung des Hypopharynx und der oberen Ösophagusabschnitte durch Struma maligna. Impressionen am Hypopharynx erschweren die Differentialdiagnose gegenüber einem Hypopharynxkarzinom

Im seitlichen Röntgenbild findet sich lediglich eine erhebliche Ventralverlagerung des lufthaltigen Pharynx, Larynx und der Trachea durch die Weichteilmassen des Abszesses (vgl. Abb. **25**).

Schilddrüse und Nebenschilddrüse

Die obere Begrenzung der normalen Schilddrüse ist etwa in Höhe des pharyngoösophagealen Überganges anzusetzen. Vergrößerungen der Schilddrüse durch Entzündungen, Strumen oder Tumoren können zur Verlagerung oder Kompression des Hypopharynx und des oralen Ösophagusteils führen (Abb. **27**). Bei Schilddrüsentumoren können gelegentlich zusätzlich Kontur- und Reliefveränderungen des Hypopharynx beobachtet werden. Eine Klärung des Ausgangsortes der infiltrativ wachsenden Tumoren ist dabei allenfalls durch die Computertomographie möglich, bei der sich das Schilddrüsengewebe infolge seiner charakteristischen Dichte gut abgrenzen läßt (Abb. **28**). Hyperplasien oder Tumoren der Nebenschilddrüse sind nur selten so groß, daß die Hypopharynxwand verlagert, imprimiert oder infiltriert wird.

Im Falle einer Thyreotoxikose muß zusätzlich auf Schluckstörungen geachtet werden, die durch eine toxische Myopathie hervorgerufen werden und

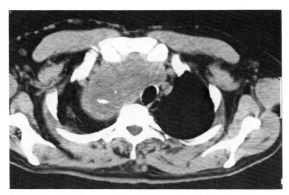

Abb. 28 Große, nach substernal reichende Struma nodosa mit Kalkeinlagerung, die zur Verlagerung der Trachea und des luftgefüllten Ösophagus nach links führt

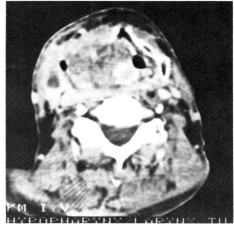

Abb. 29 Ausgedehntes, metastasiertes Hypopharynxkarzinom, das zu einer Kompression und Einengung des Kehlkopfes von rechts und Verlagerung des Kehlkopfes und des Hypopharynx nach links führt

sich durch eine mangelnde Öffnung des Ösophagusmundes äußern.

Larynxtumoren

Larynxtumoren, die am häufigsten von den Stimmbändern ihren Ausgang nehmen, können verdrängend oder infiltrierend von ventral her in den Hypopharynx einwachsen. Im Röntgenbild finden sich neben Kompressionserscheinungen vornehmlich Kontur- und Reliefunregelmäßigkeiten. Die Differenzierung gegenüber einem primären Hypopharynxkarzinom ist meist radiologisch nicht möglich. Auch die Computertomographie kann hier nicht in allen Fällen entscheidend helfen (Abb. 29).

Operationsfolgen

Zur Therapie der Dysphagie werden gelegentlich Myotomien des Ösophagusmundes („oberen Ösophagussphinkter"), insbesondere bei gleichzeitigem Vorhandensein von Zenkerschen Divertikeln unter 5 cm Größe, vorgenommen (ELLIS u. Mitarb. 1969). Infolge der durch die Myotomie bedingten Drucksenkung kommt es bei diesen Patienten häufig zur Besserung der dysphagischen Beschwerden. Die Divertikel können kleiner werden oder ganz verschwinden. Bei Divertikeln mit mehr als 5 cm Durchmesser empfiehlt sich dagegen neben der Myotomie eine gleichzeitige Divertikelresektion.
Bei der totalen Laryngektomie werden in der Regel der mittlere und untere M. constrictor pharyngis, insbesondere dessen Pars cricopharyngea, abgetrennt. Es gelingt nicht immer, diese Muskeln intraoperativ ordnungsgemäß wieder zu adaptieren. Häufig findet sich nach der Laryngektomie eine bogenförmige ventrale Impression in Höhe der Pars cricopharyngea des unteren Schlundschnürers. Bei komplikationsloser Rekonstruktion des Pharynx ist dieser gestreckt und röhrenför-

mig, dabei etwas enger als der obere Ösophagusteil, gegenüber dem er manchmal leicht abgewinkelt ist.

Radiologische Untersuchungen nach Laryngektomie können dazu beitragen, den kehlkopflosen ösophagealen Sprechmechanismus zu verdeutlichen und ggf. entsprechende Korrekturen vorzunehmen. So lassen sich z. B. die unterschiedlichen

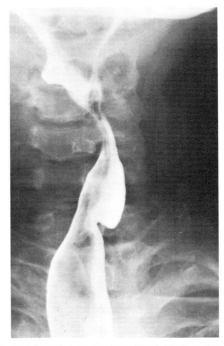

Abb. 30 Zustand nach Laryngektomie mit Verlust der typischen Hypopharynxstrukturen und bogiger, narbig bedingter Verlagerung des oralen Ösophagusteils nach links

Dehnungsgrade des pharyngoösophagealen Segmentes bei den verschiedenen Phonationstypen radiologisch sehr gut darstellen. Außerdem läßt sich der Ösophagusmund als eine kontrahierte Weichteilstruktur zwischen Hypopharynx und oberem Ösophagus beurteilen, die für den Gasein- und -austritt bei der ösophagealen Sprache entscheidende Bedeutung hat (KLINGER 1970, ZAINO u. BENEVENTANO 1977).

Kommen Patienten nach Laryngektomie wegen Pharynxbeschwerden zur Röntgenuntersuchung, so muß in mehr als einem Drittel der Fälle mit einem Rezidivtumor gerechnet werden (BALFE u. Mitarb. 1981). Dieser läßt sich aufgrund von Füllungsdefekten, Verlagerungen oder Stenosen vermuten (Abb. 30).

Bei Zustand nach Strumektomien mit und ohne Bestrahlung sind nicht selten Verziehungen von Hypopharynx und oberem Ösophagusdrittel zu beobachten. Gelegentlich finden sich auch bandförmige Einengungen durch Narbenstränge. Zur Abgrenzung von noch vorhandenen Schilddrüsenanteilen gegenüber Narbengewebe empfiehlt sich hierbei die Durchführung einer Computertomographie.

Wirbelsäule

Die engen räumlichen Beziehungen zwischen der Halswirbelsäule und dem Hypopharynx führen dazu, daß bei pathologischen Veränderungen an der vorderen Kontur der Halswirbelsäule Schluckbeschwerden auftreten können, die zu einer Röntgenuntersuchung Anlaß geben. In der Mehrzahl der Fälle handelt es sich um eine rein mechanische Behinderung des Schluckvorganges durch ventrale Randwulstbildungen als Folge osteochondrotischer Veränderungen. Man findet dann eine umschriebene bogenförmige Impression des Hypopharynx oder der Pars cervicalis des Ösophagus in Höhe der Randwulstbildungen (Abb. 31). Auch eine diffuse idiopathische Skeletthyperostose, die ventrale Hyperostosen an der gesamten Halswirbelsäule hervorgerufen hat, kann zu Dysphagien führen (ERLEMANN u. REISER 1987). Auch große ventrale Prolapse sowie nach ventral luxiertes Palacosmaterial, das zur Versteifung von Wirbelkörpern in den Bandscheibenraum eingebracht wurde, können solche Erscheinungen verursachen (PICUS u. Mitarb. 1983). Meist läßt sich dabei keine Störung des pharyngealen Anteils des Schluckaktes nachweisen. Im Verhältnis zur Häufigkeit osteochondrotischer Veränderungen an der Halswirbelsäule ist die Zahl der Patienten mit hierdurch bedingten Schluckstörungen gering (BROMBART u. SCHUERMANS 1951). Man beobachtet sie aber immer wieder bei Patienten mit herabgesetzter Kaufähigkeit während des Verschlingens größerer Bissen, wobei dann ein Fremdkörpergefühl bei Passage des Bissens im Halse angegeben wird.

Der Abstand zwischen Wirbelsäulenvorderkante und Pharynxrückwand ist relativ konstant und beträgt etwa in Höhe des 4. Halswirbelkörpers durchschnittlich 4 mm. Eine Erweiterung dieses Abstandes kann bei Traumen als wichtiger diagnostischer Hinweis auf eine Verletzung der Halswirbelsäule gewertet werden, ohne daß sonstige direkte Frakturzeichen auf der Nativaufnahme der Halswirbelsäule in zwei Ebenen sichtbar werden (HARRIS 1977, POLLOCK u. Mitarb. 1981).

Fremdkörper

Über 80% aller verschluckten festen Gegenstände, die im Ösophagus als Fremdkörper hängenbleiben, finden sich im Bereich des Hypopharynx einschließlich des oberen Ösophagusmundes (SAVARY u. MILLER 1977). 60% hiervon sind bei Kindern Geldstücke. Bei Erwachsenen haben statt dessen Knochen und Gräten den gleichen Anteil. Der Kranke selbst kann bisweilen angeben, in welcher Höhe der Speiseröhre er ein Fremdkörpergefühl hat, jedoch stimmen diese Angaben nicht immer mit dem tatsächlichen Sitz überein. Es kommt auch vor – bei Kindern häufiger als bei Erwachsenen –, daß der Vorgang des Verschluckens überhaupt unbekannt bleibt und der Fremdkörper zunächst keine Beschwerden verursacht. In solchen Fällen führt gelegentlich erst das Auftreten sekundärer Kompressionssymptome durch Infektionserscheinungen zur Suche nach einem

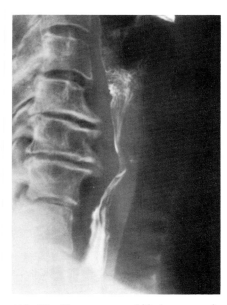

Abb. 31 Einengung und Verlagerung der Pars cervicalis oesophagi von dorsal durch erhebliche Spondylophyten der Halswirbelsäule

Fremdkörper. Große, schattengebende Fremdkörper bedeuten kein diagnostisches Problem. Bei diesen ist es nur wichtig, die exakte Lage, insbesondere auch die Richtung spitzer Konturen (Nadeln, Schnallen), anzugeben, um eine Entfernung zu erleichtern. Zu diesem Zweck sind Aufnahmen in zwei Ebenen erforderlich. Münzen sowie flache Knöpfe, die besonders bei Kleinkindern häufig sind, liegen wegen der dorsoventralen Abplattung des Hypopharynxlumens meist mit ihrem größtem Durchmesser in der Frontalebene. Bezoare im Ösophagus ohne vorbestehende Stenose sind selten (HAN u. Mitarb. 1980).

Für den Nachweis weniger schattengebender Fremdkörper im Hypopharynx (und auch im Brustteil der Speiseröhre; HUMPHREY u. HOLLAND 1981) sind Aufnahmen im frontalen Strahlengang, ggf. durch Schrägaufnahmen ergänzt, besonders geeignet (Abb. **32**). In einem Teil der Fälle gelingt es auch, nichtschattengebende Fremdkörper durch Trinkenlassen eines Schlukkes Kontrastmittel mit Nachtrinken von Wasser sichtbar zu machen. Bei Fischgräten, einem der häufigsten Fremdkörper bei Erwachsenen, versagt dieses Verfahren meist.

Die *Röntgenuntersuchung* hat nicht nur die Aufgabe des Nachweises von Fremdkörpern, sondern soll auch versuchen, die Frage zu klären, ob Perforationen der Hypopharynxwand vorliegen. Hierzu kann in keinem Fall auf die Kontrastmitteluntersuchung – zunächst bis zum hinreichenden Ausschluß einer Perforation mit wasserlöslichem Kontrastmittel – verzichtet werden. Dabei ist zu beachten, daß spitze Fremdkörper häufig die Wand des Verdauungstraktes ausstülpen, ohne sie zu perforieren. Erst ein längerer extrapharyngealer Verlauf des Fremdkörperschattens ist für eine Perforation beweisend. Weiterhin können peripharyngeale Weichteilschatten einen Hinweis auf entzündliche Infiltrationen und Abszedierungen geben, insbesondere wenn Luftblasen in die-

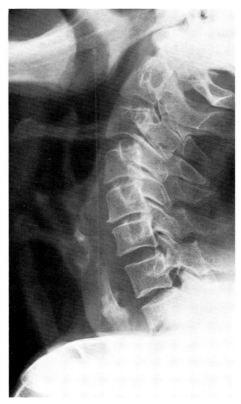

Abb. **32** Verschluckte Knochenstücke als Fremdkörper im Hypopharynx und in der Pars cervicalis oesophagi

sen erkennbar sind. Die Röntgendiagnostik paraoder retropharyngealer Entzündungen ist auf S. 23 dargestellt. Die Computertomographie ist in der Fremdkörperdiagnostik nicht nur für den Nachweis von Abszedierungen, sondern auch wegen der großen Kontrastauflösung und der Überlagerungsfreiheit für die Darstellung schwach schattengebender Fremdkörper sinnvoll (GAMBA u. Mitarb. 1983).

Ösophagus (Hals- und Brustteil)

Kongenitale Fehlbildungen

Atresien mit und ohne Fisteln

Unvollständige Kanalisierung oder fehlerhafte Entfaltung der Wand des Vorderdarmes führt zur Ösophagusatresie. Eine inkomplette Abtrennung der Trachealknospe erklärt die Ausbildung von Fisteln zwischen Trachea und Ösophagus sowie auch einzelner Typen von Ösophagusdivertikeln (RIBBERT 1902). Durch Zusammentreffen beider Störungen kommt es zur Ausbildung von Atresien mit Fisteln.

Die Vielzahl der möglichen Atresien läßt sich kaum in ein für den praktischen Gebrauch passendes Schema einordnen. Eine Zusammenstellung von 30 verschiedenen Atresieformen findet sich bei WENZ (1969). In Anlehnung an WILLITAL (1981) sind die wichtigsten Atresieformen in der Abb. 33 dargestellt. Fast 90% aller Atresieformen sind mit Fistelbildungen zur Trachea kombiniert, wobei nach GROSS (1953) die Atresie mit aboraler Fistel weitaus am häufigsten vorkommt (über 80% aller Atresien).

Das konnatale Fehlen des ganzen Ösophagus (Agenesie) oder nur des mittleren Ösophagusdrittels ist selten. Röntgenologisch ist beim Neugeborenen der Nachweis eines völlig luftfreien Abdomens nahezu pathognomisch für einen totalen Speiseröhrenverschluß.

Bei klinischem Verdacht auf das Vorliegen einer Atresie mit oder ohne Fistel, der sich bereits bei der ersten Nahrungsaufnahme des Neugeborenen durch Aspirieren der Nahrung bzw. Verschlucken äußert, ist die Aufnahme des Abdomens und des Thorax ohne Zufuhr von Kontrastmittel die erste radiologische Untersuchung. Normaler Luftgehalt im Abdomen spricht allerdings nicht gegen eine Atresie, da bei Vorhandensein einer unteren Ösophagotrachealfistel schon wenige Stunden post partum genügend Luft in den Magen und den Darm gelangen kann. Schon am 2., selten am 1. Lebenstag sind als Folge einer Ösophagusatresie auch Pneumonien oder Atelektasen infolge eines Bronchusverschlusses durch Aspiration nachweisbar, die am häufigsten im rechten Oberlappen zu finden sind.

Um Kontrastmittelaspirationen nach Möglichkeit zu vermeiden, ist zur Darstellung der Agenesie oder Atresie das Einführen eines schattengebenden dünnen Katheters durch die Nase zu empfehlen, der unter Durchleuchtungskontrolle so weit vorgeschoben wird, bis sich die Spitze des Katheters aufrollt. Durch eine Injektion von 2–3 ml eines wasserlöslichen, jodhaltigen Kontrastmittels über den Katheter läßt sich der Blindsack gut darstellen. Kontrastmittel, die in den Lungen nicht resorbiert werden können, sind kontraindiziert. Da das Ausmaß der Fistelbildung zur Trachea nicht vorher bekannt ist, ist es zweckmäßig, im Notfallbesteck für diese Untersuchung die Möglichkeit einer Sauerstoffbeatmung und Absaugung vorzusehen. Die Untersuchung wird zweckmäßig in Kopftieflage ausgeführt.

Füllt das Kontrastmittel nur einen oberen Ösophagusstumpf, der meist bis in die Mitte zwischen oberer Thoraxapertur und Bifurkation reicht, so ist zwar die Diagnose eines vollständigen Ösophagusverschlusses ohne Fistelbildung erbracht, jedoch ist eine weitere Differentialdiagnose des Bildungsfehlers nur beschränkt aus der Form der oberen Ösophagustasche möglich. Tritt Kontrastmittel in die Luftwege über, so muß oft die schwierige Differenzierung zwischen Verschlucken, einer Ösophagotrachealfistel oder einer Ösophagobronchialfistel versucht werden, da eine genaue Lokalisation der Fistelbildung für das operative Vorgehen bedeutsam ist (Abb. 33).

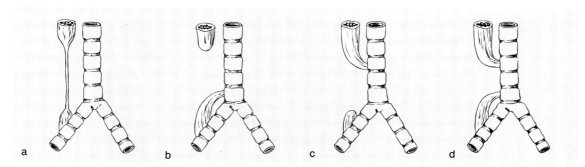

Abb. **33a–d** Schematische Darstellung der wichtigsten Atresieformen (nach *Willital*)
a Atresie mit bindegewebiger Verbindung zwischen oralem und aboralem Ösophagusanteil
b Atresie mit aboraler tracheoösophagealer Fistel
c Atresie mit oraler ösophagotrachealer Fistel
d Atresie mit oraler ösophagotrachealer und aboraler tracheoösophagealer Fistel

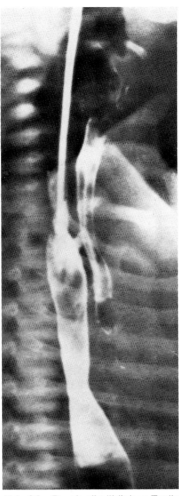

stellen (Abb. **34**). Auch bei Verdacht auf eine Ösophagotrachealfistel ist trotz des unbehinderten Kontrastmittelübertrittes in den Magen die Anwendung wasserlöslicher Kontrastmittel indiziert, wobei wegen des größeren Kontrastes unverdünnte nichtionische Kontrastmittel vorzuziehen sind. In manchen Fällen kann aus der Lokalisation der Pneumonie ein Hinweis auf die Einmündung der Fistel in das Bronchialsystem gewonnen werden. Bei einer Ösophagotrachealfistel findet sich häufig auch eine geringgradige tubuläre Ösophagusstenose, die als solche meist keine Beschwerden bereitet. Die Fisteln liegen meist etwas aboral von der Stenose.

Membranen

Infolge einer inkompletten Vakuolisierung der Schleimhautauskleidung des Ösophagus können einzelne oder mehrere dünne Membranen das Lumen einengen. Je nach Schweregrad können diese halbmondförmigen oder ringartigen dünnen Membranen das Lumen verlegen und verschieden stark klinisch in Erscheinung treten. Bei der Kontrastmittelpassage imponieren diese Membranen als dünne, inzisurartige Defekte. Sie müssen insbesondere bei Erwachsenen von erworbenen Schleimhautfalten differenziert werden (MACLEAN u. HOUGHTON 1975). Im Erwachsenenalter können diese angeborenen Membranen, wenn sie ringförmig mit enger Öffnung angelegt sind, divertikelartig ausgeweitet sein und zu dem

Abb. **34** Durch allmähliches Zurückziehen der Sonde und eine erneute Kontrastmittelapplikation läßt sich die Speiseröhre etagenweise darstellen. Dabei füllt sich eine relativ weite und kurze Fistel. Überlauf des Kontrastmittels ins Tracheobronchialsystem (aus *Lassrich, M. A., R. Prévôt:* Röntgendiagnostik des Verdauungstraktes bei Kindern und Erwachsenen, 2. Aufl. Thieme, Stuttgart 1983)

Ösophagotrachealfistel ohne Atresie

Die reine Ösophagotrachealfistel ohne Atresie ist selten (BRUNNER 1961). Sie kann vermutet werden, wenn sich bei Kindern, die beim Füttern Erstickungsanfälle zeigen, rezidivierende pulmonale Erkrankungen mit häufigen Pneumonien und Atelektasen einstellen. Häufig wird dieser Typ der Fehlbildung erst dann klinisch manifest, wenn feste Nahrung zugeführt wird.

Der direkte radiologische Nachweis des Fistelganges stößt aber meist auf Schwierigkeiten. In der Mehrzahl der Fälle sind längere, schräg von dorsal unten nach ventral oben verlaufende Fistelgänge vorhanden. Diese lassen sich am besten in Seitenlage mit leichter Kopftieflagerung dar-

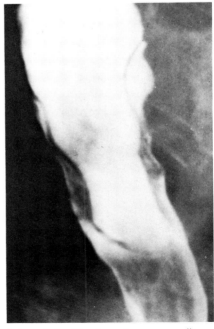

Abb. **35** Fast komplette Membranstenose am Übergang vom mittleren zum unteren Ösophagusdrittel mit divertikelartiger Ausweitung der Membran („intraösophageales Divertikel"), 56jähriger Mann

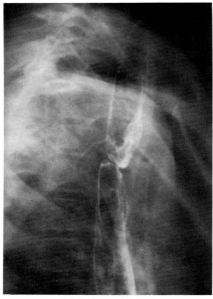

Abb. **36** Ringförmige Einengung der Speiseröhre durch angeborene Stenose

Bild eines intraösophagealen Divertikels führen (Abb. **35**). Ob daneben auch nur einseitig wandständige Membranen im Ösophagus sich zu divertikelartigen Taschen – ähnlich wie im Duodenum – ausweiten können, erscheint zwar wahrscheinlich, ist aber unbewiesen.

Stenosen

Angeborene Stenosen in Form einer mehr oder minder ausgeprägten ring- oder röhrenförmigen Einengung des Ösophagus sind erheblich seltener als Atresien (Abb. **36**). Sie liegen meist im mittleren oder unteren Ösophagusdrittel. Die Symptome treten meist erst im 2. Lebenshalbjahr bei Übergang von flüssiger auf festere Nahrung auf. Bei der Röntgenuntersuchung finden sich unterschiedlich lange, eingeengte Segmente, gelegentlich mit geringer Dilatation vor der Einengung. Die Deutung einer im Erwachsenenalter entdeckten Stenose als kongenital ist nur erlaubt, wenn anhand ausgiebiger bioptischer Untersuchungen eine postösophagitische Stenose oder eine Tumorstenose ausgeschlossen ist.

Duplikationen

Echte Doppelbildungen des Ösophagus sind eine Rarität. Einzelbeschreibungen liegen u. a. von FRANK u. PAUL (1949) sowie BUTLER u. ENDE (1950) vor. Häufiger als die eigentlichen Doppelbildungen, jedoch ebenfalls noch sehr selten sind die in ihrem Wandbau dem Intestinaltrakt gleichenden Zysten, die in der amerikanischen Literatur als Duplikationen bezeichnet werden (BREMER 1944, GROSS u. Mitarb. 1952). Synonyme für diese Duplikationen sind: enterogene Zysten, En-

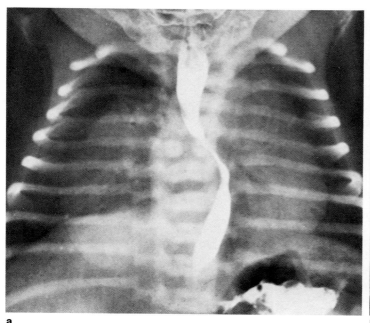

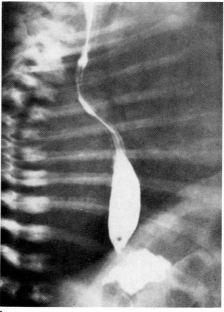

a

b

Abb. **37a u. b**   Ösophagusduplikatur
a Großer weichteildichter Tumorschatten, der den Herzrand weit nach rechts überragt, den Ösophagus bogenförmig verlagert und etwas komprimiert. Spaltbildung eines Brustwirbelkörpers. 13 Tage alter Säugling
b Seitenaufnahme. Zystische Ösophagusduplikatur,

die in Form eines großen, ovalen Tumors die Speiseröhre nach vorn verlagert. Es besteht keine offene Verbindung zum Ösophagus. Operativ bestätigt
(aus *Lassrich, M. A., R. Prévôt:* Röntgendiagnostik des Verdauungstraktes bei Kindern und Erwachsenen, 2. Aufl. Thieme, Stuttgart 1983)

terozystome, Mediastinalzysten und Riesendivertikel. Nach DOUB (1951) oder LADD u. SCOTT (1944) handelt es sich hierbei um abgeschnürte, embryonale Divertikel, die mit dem Ösophagus in einer submukösen intramuralen Lage verbunden sind (REED u. SOBONYA 1974) und nur ausnahmsweise mit dem Ösophaguslumen in Verbindung stehen. Besonders große Hinterwanddivertikel im unteren Ösophagusdrittel – sog. Riesendivertikel – entsprechen wahrscheinlich meist solchen Duplikationen (CHAUMERLIAC 1952, BROMBART 1973).

Röntgenologisch zeigen diese Duplikationszysten die typischen Zeichen einer mediastinalen Raumforderung. Sie haben eine kugelige oder sackartige Form und sind von homogener Dichte. Im Ösophagogramm findet sich neben einer Verlagerung meist eine bogige Aussparung, die einer intramuralen Raumforderung gleicht (Abb. **37**). Im Computertomogramm ist dieser Befund leicht zu bestätigen, wenn auch Schwächungsunterschiede zwischen Wand und Inhalt dieser Zysten nicht regelmäßig nachweisbar sein dürften.

Divertikel

Ein kongenitaler Ursprung wird sowohl bei den bifurkationsnahen Divertikeln der Ösophagusvorderwand als auch bei allen Hinterwanddivertikeln diskutiert (s. Divertikel S. 34 und auch vorstehende bei Duplikationen). Möglicherweise ist aber auch eine Reihe weiterer Arten von Divertikeln der Speiseröhre zumindest anlagebedingt.

Schleimhautektopien

Ektopische oder heterotopische Schleimhaut, meist in Form von Magenschleimhautinseln, ist im Ösophagus radiologisch in der Regel nicht abgrenzbar. Auch bei subtiler Doppelkontrastuntersuchung kann man Magenschleimhautinseln im Ösophagus höchstens vermuten und dann bioptisch sichern. Eine Zylinderepithelauskleidung im unteren Ösophagusdrittel ist in der Mehrzahl der Fälle keine Heterotopie sondern eine Metaplasie (s. Abschnitt „Barrett-Ösophagus" S. 47).

Brachyösophagus

Wenn das Längenwachstum der Speiseröhre der Entwicklung der Atmungsorgane und des Zwerchfells nicht im gleichen Rhythmus folgt, verbleibt das Ostium cardiacum nach Abschluß der Ontogenese oberhalb des Zwerchfells. Je nach Ausmaß dieser seltenen Hemmungsmißbildung verbleiben mehr oder weniger große Magenabschnitte im Thoraxraum (IMDAHL 1963, PETERS 1958).

Der Anteil des Magens, der oberhalb des

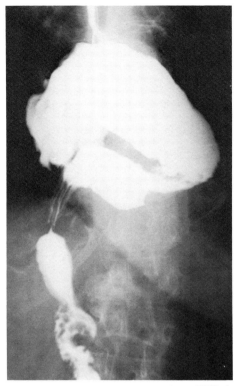

Abb. **38**   „Upside-down-stomach" bei einer 70jährigen Patientin. Die normale Länge des Ösophagus bei ansonsten vollständiger Hernierung des Magens in den Thoraxraum spricht gegen einen angeborenen Brachyösophagus

Zwerchfells liegt, stellt in diesem Fall keine echte Hiatushernie dar, da er einmal keinen serösen Überzug besitzt und weiter die phrenoösophageale Membran, die normalerweise am Vestibulum angeheftet ist, fehlt.

Bei der *Röntgenuntersuchung* fällt neben dem zu kurzen Ösophagus und dem intrathorakal gelegenen Magen der senkrechte Übergang des Ösophagus in den Magen auf, ohne daß ein Fundus sichtbar wird. Dieser Übergang gleicht einem umgedrehten Trichter. Das Vestibulum kann u. U. als kontrahierter Abschnitt zwischen distalem Ösophagus und Magen erkannt werden. Die Schließfunktion des Vestibulums fehlt meist, so daß ein ständiger Reflux beobachtet werden kann.

Differentialdiagnostische Schwierigkeiten bei der Abgrenzung gegenüber dem bei älteren Menschen gelegentlich nachweisbaren Thoraxmagen (einer Form des „Upside-down-stomach"), bei dem es sich um eine Hernierung handelt, sollte es beim heutigen Stand der Untersuchung nicht mehr geben (Abb. **38**). Einmal liegt beim Thoraxmagen des alten Menschen keine entsprechende

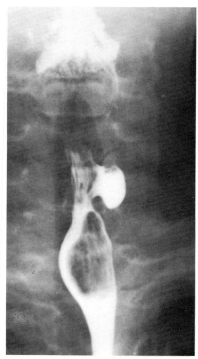

Abb. **39** Laterales Ösophagusdivertikel unmittelbar distal des Ösophagusmundes

Verkürzung des Ösophagus vor. Zum anderen hat sich auch kein Beweis für die frühere Vermutung finden lassen, daß der Magen beim kongenitalen Brachyösophagus die gleiche Form wie beim in späteren Lebensjahren hernierten Magen annehmen kann.

Divertikel

An der Pars cervicalis und der Pars thoracica oesophagi sind Divertikel wesentlich häufiger als am Hypopharynx. Bei ca. 5% aller Sektionen sind Speiseröhrendivertikel nachweisbar (STARCK 1900). Nach BROMBART (1956) sind in ca. 3% aller Röntgenuntersuchungen der Speiseröhre Divertikel darstellbar. Angaben über eine vermeintlich geringere Häufigkeit dürften nur durch eine ungenügende Untersuchungstechnik zu erklären sein.

In der Mehrzahl der Fälle stellt der Divertikelnachweis im Hals- und Brustteil der Speiseröhre einen bedeutungslosen Zufallsbefund dar. Eine operative Beseitigung von Divertikeln (NISSEN 1958) ist nur in denjenigen seltenen Fällen erforderlich, bei denen eine Speisenretention oder eine mechanische Beeinflussung des Ösophagus (Motilitätsstörung, Passagebehinderung, Verlagerung) Beschwerden hervorruft. Dies kommt insbesondere bei Divertikeln des unteren Ösophagusdrit-

tels vor. Der Divertikelnachweis erfolgt bei Männern und Frauen gleich häufig. Nach größeren Statistiken (COCCHI 1949, BROMBART 1956) werden die meisten Divertikel im 6. und 7. Lebensjahrzehnt entdeckt, ohne daß hieraus Rückschlüsse auf Entstehung, Zeitpunkt und Pathogenese gezogen werden können.

Divertikel können angeboren (z. B. kommunizierende Duplikationszysten), anlagebedingt oder erworben sein. Die beiden letztgenannten Arten werden in der Regel durch die Druckverhältnisse in der Speiseröhre manifest. Bei der Passage von Speisebrei oder -brocken kommt es in Höhe bzw. dicht oral dieser Ingesta im Verlauf der Ösophagusmotorik zu umschriebenen Erhöhungen des Innendrucks. Folge hiervon ist ein Nachaußendrücken, „Pulsion" (spätlateinisch), der Ösophaguswand (ZENKER u. VON ZIEMSSEN 1877). Hierdurch kommt es an umschriebenen Bezirken, die durch spezielle Wandverhältnisse (z. B. angeborene Wandschwäche oder Reste von Verbindungsgängen zur Trachea) determiniert sind, zu Divertikelbildungen und später ggf. zu deren Erweiterung. Auch traumatische Wandschädigungen kommen als determinierende Faktoren in Frage. Die früher häufig angenommene „Traktion" durch schrumpfende Nachbarorgane, insbesondere tuberkulöse (meist verkalkte) Lymphknoten (VON ROKITANSKY 1842), muß nach dem heutigen Stand der Kenntnisse als Faktor für eine Divertikelbildung ernsthaft angezweifelt werden. Sie ist zumindest extrem selten. Die bisherige Unterscheidung zwischen Pulsions-, Traktions-, sowie Traktions-Pulsions-Divertikel (OEKONOMIDES 1882, STARCK 1900) ist damit als Klassifikationsmerkmal obsolet geworden.

Obwohl sich an allen Stellen des Ösophagus Divertikel entwickeln können (so z. B. auch schon in Höhe der oberen Thoraxapertur, Abb. **39**), sind als Prädilektionsstellen das interbronchiale und epiphrenische Segment zu nennen. Die Abb. **40**, die auf Zahlen von BROMBART (1956) beruht, zeigt die Häufigkeitsverteilung der Ösophagusdivertikel. Der überwiegende Anteil der Divertikel ist nach vorn gerichtet. Eine Häufung von Divertikeln findet sich gelegentlich auch am Übergang von der Pars cervicalis zur Pars thoracica oesophagi. In Bifurkationsnähe kommen ebenfalls nicht selten mehrere übereinanderliegende Divertikel vor (Abb. **41**). Nach seitlich gerichtete Divertikel sind an der Pars thoracica mit Ausnahme des epiphrenischen Bereiches sehr selten, wahrscheinlich aufgrund der stärkeren Ausbildung der lateralen Anteile der Längsmuskelschicht. Die Hinterwanddivertikel sind mit 7,5% insgesamt selten. Ihre Häufigkeit nimmt von kranial nach kaudal zu.

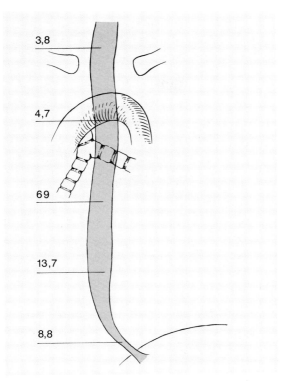

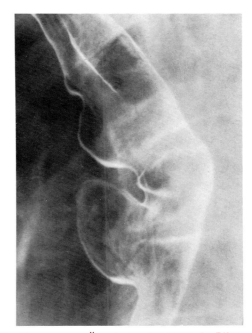

Abb. **41** Gruppe von Ösophagusdivertikeln in Bifurkationsnähe, vorwiegend nach vorn gerichtet

Abb. **40** Prozentuale Verteilung der Lokalisation von Divertikeln in verschiedenen Ösophagusabschnitten (nach *Brombart*)

Da eine sichere Unterteilung nach pathogenetischen Gesichtspunkten bei der Röntgenuntersuchung nicht möglich ist, empfiehlt sich eine Einteilung nach topographischen Merkmalen unter besonderer Berücksichtigung der Prädilektionsstellen mit den dort nachweisbaren morphologischen Merkmalen.

Interaortobronchiale Divertikel

Sog. interaortobronchiale Divertikel werden in der linken anterolateralen Ösophaguswand zwischen Unterrand des Aortenbogens und Oberkante des linken Hauptbronchus beschrieben. In der Regel handelt es sich nur um umschriebene, flache Ausstülpungen mit breiter Basis, die die von BROMBART (1956) aufgestellten Kriterien für Divertikel (s. S. 20) nur mit Einschränkungen erfüllen. Insbesondere fehlt auch das für die Mehrzahl der Divertikel des Magen-Darm-Traktes typische Merkmal, daß die Öffnung des Lumens des Hohlorgans kleiner als der maximale Durchmesser der Ausstülpung ist. Nur selten kann der Hals der sog. aortobronchialen Divertikel im fortgeschrittenen Alter etwas länger werden, während sie insgesamt kaum ihre Größe ändern. Infolge der linksseitigen anterolateralen Lage sind diese Gebilde, die meist keine echten Divertikel dar-

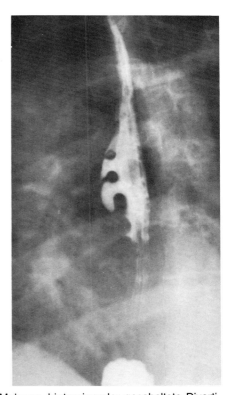

Abb. **42** Mehrere, hintereinander geschaltete Divertikel, die sich nach Ablauf der Kontraktion im linken vorderen schrägen Durchmesser am besten darstellen lassen

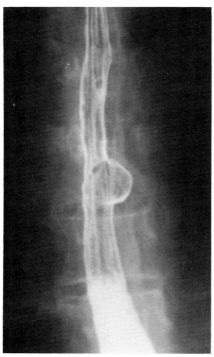

Abb. **43** Typisches bifurkationsnahes Divertikel im Doppelkontrast

stellen, am besten im rechten vorderen schrägen Durchmesser darstellbar. Eine klinische Bedeutung hat ihr Nachweis nicht.

Interbronchiale Divertikel

Die interbronchialen oder bifurkationsnahen Divertikel sind die häufigsten Ösophagusdivertikel.

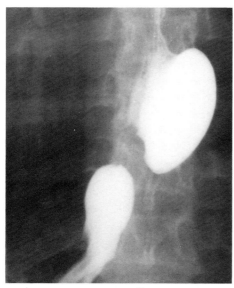

Abb. **44** Große laterale Ösophagusaussackung, die am ehesten im Sinne eines Duplikationsdivertikels zu deuten ist

Abb. **45**
Kleines epiphrenisches Divertikel

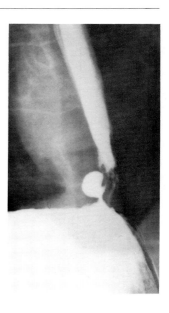

Sie entwickeln sich am häufigsten an der rechten anterolateralen Wand zwischen den beiden Hauptbronchien, so daß sie bei der *Röntgenuntersuchung* meist am besten im linken vorderen schrägen Durchmesser sichtbar werden (Abb. 42). Die Form dieser Divertikel sowie deren Lage zur Achse des Ösophagus sind sehr variabel (Abb. **43**). Sie entstehen durch Ausweitung von Epithelsträngen und Gangresten, die beim Kontakt zwischen Speiseröhren- und Trachealanlage in der Embryonalentwicklung stehengeblieben sind (RIBBERT 1902).

Epiphrenische Divertikel

Hinterwanddivertikel und z. T. auch laterale Divertikel im unteren Ösophagusdrittel sind nicht selten kongenital und müssen als kommunizierende Duplikationen gedeutet werden (s. S. 30). Andere, mutmaßlich erworbene, epiphrenische Divertikel werden häufig kombiniert beobachtet mit einer Hiatushernie, einer Achalasie oder einer anderen Erkrankung, die zu einer Passagebehinderung im Vestibulum führt (HEBESTREIT u. LÜTGEMEIER 1971).
Erworbene Divertikel findet man gelegentlich auch an der Vorderwand, meist jedoch lateral, rechts häufiger als links (BROMBART 1956). Alle Divertikel im unteren Ösophagusdrittel können sehr großvolumig sein und den Ösophagus erheblich komprimieren. In großen Divertikeln werden häufig Luft oder Kontrastmittel retiniert, nicht selten auch Speisereste, so daß im Röntgenbild unregelmäßige Füllungsdefekte zur Darstellung kommen, die differentialdiagnostisch von seltenen Tumoren der Divertikel unterschieden werden müssen (Abb. **44**) (SALDANA u. Mitarb. 1982). Kleine epiphrenische Divertikel (Abb. **45**) kön-

Abb. **46a** u. **b**
Intramurale Pseudodivertikulose mit multiplen kleinen Wandausstülpungen in
einem eingeengten Öso-
phagussegment bei ausge-
prägter Refluxösophagitis
mit multiplen Ulzerationen
und granulären Schleim-
hautveränderungen. Die
Wandausstülpungen sind
sowohl in der Kontraktionsphase (**a**) als auch in der
Dehnungsphase sichtbar
(**b**)

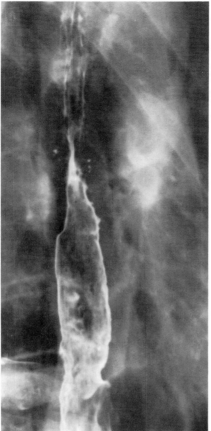 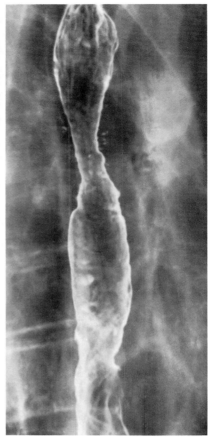

a   b

nen leicht übersehen werden, insbesondere in
aufrechter Körperhaltung. Die differentialdiagnostische Abgrenzung gegenüber kleinen fixierten Anteilen von Hiatushernien kann gelegentlich
schwierig, wenn auch klinisch kaum bedeutsam
sein. Epiphrenische Ulkusnischen lassen sich
durch die regelmäßig vorhandenen Reliefveränderungen in ihrer Umgebung leicht von Divertikeln unterscheiden.

Intraluminale Divertikel

Bei den selten diskutierten intraluminalen Divertikeln (SCHREIBER u. DAVIS 1977) handelt es sich
in der Regel um anlagebedingte Zustände, die
entweder Folge der divertikelartigen Aussackung
einer Ösophagusmembran (vgl. Abb. **35**) (FRIK
1965) oder kommunizierende Duplikationszysten
sind. Die in der Literatur beschriebene Vortäuschung intraluminaler Divertikel durch Abschnü-
rung der Kontrastmittelsäulen bei motorischen
Funktionsstörungen des Ösophagus und bei
Strikturen (AGHA 1984) kann allein schon bei der
Durchleuchtungsbeobachtung als Irrtum erkannt
werden.

Intramurale Pseudodivertikulose

Die multiplen kleinen Pseudodivertikel der Speiseröhre stehen weder pathognetisch noch pathologisch-anatomisch zu den eigentlichen Divertikeln in Beziehung. Da die Genese der intramuralen Pseudodivertikulose bislang unbekannt geblieben ist, soll ihre Darstellung aber dennoch an
den Abschnitt „Divertikel" angeschlossen werden.
Ihre erste Beschreibung stammt von MENDL u.
Mitarb. (1960). CHO u. Mitarb. (1981) sowie GER-
LACH u. Mitarb. (1984) haben trotz des zeitlichen
Abstandes der Veröffentlichungen beide nur rund
50 Fälle aus der Literatur zusammenstellen können, jedoch gilt diese Erkrankung jetzt als hinreichend bekannt, so daß die Mehrzahl der Fälle offensichtlich nicht mehr veröffentlicht wird.
Pathologisch-anatomisch handelt es sich um zystische Auftreibungen der Ausführungsgänge der
Glandulae oesophageae mit periduktaler Fibrose,
zusätzlich zu den schon physiologisch hier vorhandenen Anhäufungen von Lymphozyten. Die
Fibrose kann schließlich zu allgemeiner mäßiger Wandverdickung und Lumeneinengung in
den befallenen Ösophagusabschnitten führen

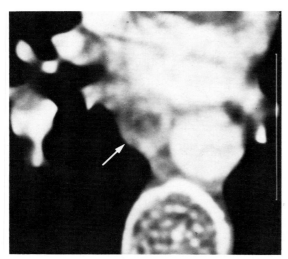

Abb. **47** Im CT unregelmäßige Verdickung der Ösophaguswand (Pfeil) bei intramuraler Divertikulose mit
inhomogenen Dichteanhebungen nach i.v. Kontrastmittelzufuhr. Z.T. Nachweis winziger, intramuraler hypodenser Areale

(Abb. **46**). Als Ursache der Pseudodivertikulose
werden chronisch entzündliche Prozesse diskutiert, möglicherweise auch im Zusammenhang
mit einer Refluxkrankheit. Die meist älteren Patienten kommen wegen Schluckbeschwerden, die
durch die Wandfibrose bedingt ist, zur Röntgenuntersuchung.
Es finden sich dabei multiple runde oder ovale
Kontrastmittelansammlungen von 1–3 mm
Durchmesser, die ca. 2 mm außerhalb der Begrenzung des Ösophaguslumens liegen und mit
diesem z. T. durch Kontrastmittelstraßen verbunden sind. Die meisten dieser Pseudodivertikel haben einen sehr engen Hals. Obwohl sie im gesamten Ösophagus vorkommen können, ist meist das
obere oder mittlere Ösophagussegment befallen.
Das Bild gleicht dem der intramuralen Divertikulose der Gallenblase (Ten Eyck 1958). Zusätzlich
erkennt man meist Motilitätsbehinderungen und
gelegentlich eine angedeutete Stenose. Im Computertomogramm erkennt man nativ sowohl die
Wandverdickung als auch winzige, intramural gelegene, hypodense Areale (Pearlberg u. Mitarb.
1983) sowie nach oraler Kontrastmittelzufuhr die
kontrastgefüllten Divertikel, die allerdings wegen
der schnellen Entleerung nicht immer im Computertomogramm erfaßbar sind (Abb. **47**).

Funktionsstörungen

Unter dem Begriff der Funktionsstörungen im
Hals- und Brustteil des Ösophagus sollen hier
diejenigen Prozesse zusammengefaßt werden, bei
denen Störungen des Tonus und der Motilität oh-

ne makroskopisch erkennbare organische Wandveränderungen vorliegen, unabhängig davon, ob
in oder in der Umgebung von intramuralen Ner-
vengeflechten morphologisch pathologische Prozesse nachweisbar sind oder nicht.

Tonusstörungen

Bei jeder Weitstellung der Speiseröhre muß zunächst durch sorgfältige Röntgenuntersuchung
der Innenwand der Speiseröhre unter Berücksichtigung der klinischen Angaben geprüft werden,
ob diffuse entzündliche Veränderungen der Speiseröhrenschleimhaut oder Systemerkrankungen
(z. B. Kollagenosen) oder auch neurotoxische In-
fektionsfolgen, wie die Chagas-Krankheit (Chagas 1916, Koeberle 1959, 1967), als Ursache für
die Weitstellung, sei es im Sinne einer Tonusstö-
rung, einer Wandinfiltration oder einer Muskelatrophie, in Frage kommen. Kann dies mit hinreichender Sicherheit ausgeschlossen werden, so
darf eine rein funktionelle Tonusherabsetzung
angenommen werden, auf deren Vorkommen
schon Rosenheim (1899) hingewiesen hat.
Die rein funktionelle Hypotonie der Pars thora-
ca oesophagi ist im allgemeinen nicht mit klinisch
manifesten Passagestörungen im Vestibulum
oesophagogastricum kombiniert, auch wenn die
Öffnung des Vestibulums nach dem Schluckvorgang offenbar verzögert erfolgt (Soergel u. Mitarb. 1964). Man findet bei der Untersuchung mit
Bariumsulfat eine mehr oder weniger ausgeprägte
Weitstellung der Speiseröhre. Die mit der Tonusherabsetzung verbundene Anhebung der Reiz-
schwelle für die Motorik führt auch bei der Untersuchung im Stehen in der Regel zu einem entsprechend verzögert einsetzenden Abfluß des
Kontrastmittels und oft auch zu einer Luftretre-
tion in den erweiterten Speiseröhrenabschnitten.
Der Durchmesser der Speiseröhre beträgt in der
hypotonischen Füllungsphase im Durchschnitt
3–4 cm.
Derartige diffuse funktionelle Tonusherabsetzungen der Speiseröhre finden sich bei sehr alten
Patienten häufig ohne zusätzliche Erkrankungen
(Soergel u. Mitarb. 1964). Koeberle (1959)
konnte zeigen, daß die Zahl der intramuralen
Ganglienzellen im aboralen Ösophagusanteil und
im Vestibulum bei Personen von mehr als 75 Jahren nur noch halb so groß wie zwischen 15 und 30
Jahren ist. Im übrigen treten aber bei älteren Patienten die im nächsten Abschnitt behandelten
Motilitätsstörungen um etwa 1–2 Jahrzehnte früher und häufiger auf als die altersbedingte Hypotonie. Rein funktionelle Tonusherabsetzungen
finden sich auch bei Hypothyreosen (Bastenie
1949).
Hypo- und Atonien der Speiseröhre durch Ner-
venschädigung gibt es selten durch eine mechani-

sche Schädigung der Nn. vagi, z. B. durch eine Struma (SGALITZER 1921), und häufiger durch entzündliche und toxische Schädigungen der intramuralen Ganglien (RAKE 1927). Die früher beim Typhus abdominalis und bei der Diphtherie beobachteten neurotoxischen Hypotonien der Speiseröhre werden infolge des Zurücktretens dieser Erkrankungen praktisch nicht mehr beobachtet. An bekannten Ursachen einer Destruktion der intramuralen Ganglien im Ösophagus und im Vestibulum oesophagogastricum (s. S. 8) steht heute die überwiegend in Brasilien beobachtete Schädigung durch Trypanosoma cruzi, den Erreger der Chagas-Krankheit, im Vordergrund. Ebenso, wie man für die Achalasie eine entzündliche Ganglienschädigung im Vestibulum diskutiert, sind aber auch bisher unbekannte entzündliche Veränderungen der intramuralen Ganglien in der Pars thoracica oesophagi als Ursache von Tonusstörungen denkbar.

Ebensowenig wie an den übrigen Abschnitten des Magen-Darm-Traktes gibt es am Ösophagus eine pathologische Erhöhung des Tonus gegenüber dem physiologischen Tonusniveau. Was an krankhaften Kontraktionen beobachtet wird, gehört sämtlich in den Bereich der nachstehend abgehandelten Motilitätsstörungen.

Motilitätsstörungen

Störungen der Ösophagusmotilität werden überwiegend in der aboralen Ösophagushälfte beobachtet, d. h. in demjenigen Abschnitt, in dem die glatte Muskulatur überwiegt. Die Übersicht über die Bewegungsstörungen in der Speiseröhre ist weniger durch eine tatsächliche Vielfalt ihrer Formen als durch eine uneinheitliche Nomenklatur erschwert.

Es gibt im Brustteil der Speiseröhre nur zwei Arten pathologischer Kontraktionen. Beide üben keinen Fördereffekt auf die Ingesta aus. Die eine Art sind simultane multiple Kontraktionen, die als tertiäre Kontraktionen (HELLEMANS u. VANTRAPPEN 1976) oder ungeregelte Abschnittskontraktionen (TURANO 1959) bezeichnet werden. Die andere äußert sich in längerstreckigen Abschnittskontraktionen, die vielfach auch als „Spasmen" (z.4B. BUDDE 1925, TESCHENDORF 1928, BUCHTALA u. FUCHS 1952) und die von BROMBART (1956) als „sekundäre Kontraktionen"

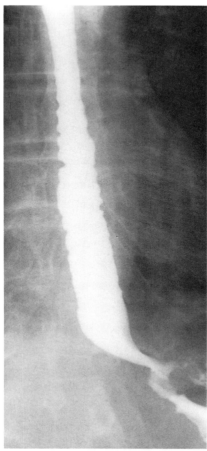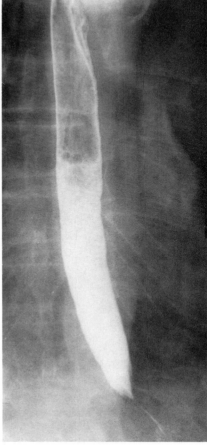

Abb. 48a u. b
Kleinwellige Abschnittskontraktionen ohne erkennbare lokale Ursache (**a**); zwischenzeitlich gleichmäßige und vollständige Erschlaffung (**b**)

a   b

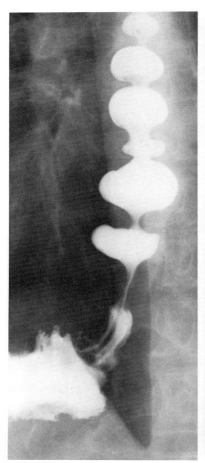
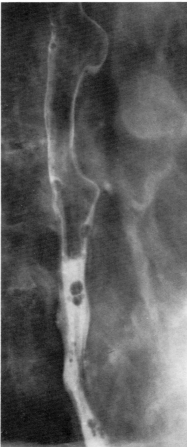

a   b

Abb. **49a** u. **b**
Mehrere Zentimeter lange, unregelmäßige, großwellige Abschnittskontraktionen bei axialer Hiatushernie (**a**); zwischenzeitlich nach Zurückgleiten der Hernie im Stehen ungleichmäßige Erschlaffung (**b**)

beschrieben wurden. Zwischen beiden Arten krankhafter Kontraktionen gibt es offenbar Übergangsformen, die die Definition und Nomenklatur noch weiter erschweren. Grundprinzip aller pathologischen Kontraktionsformen der Speiseröhre ist, daß sie:

– keine direkte Fortleitung des Schluckaktes darstellen,
– keinen Propulsionseffekt haben,
– nicht durch lokale Dehnung (durch Speiseröhreninhalt) ausgelöst oder wenigstens fortgeleitet werden.

Es handelt sich vielmehr bei den ungeregelten Abschnittskontraktionen um die Auslösung zahlreicher simultaner Kontraktionsvorgänge in etwa 1 bis zu mehreren Zentimetern Abstand, ohne erkennbare lokale Ursache, meist im Anschluß an einen Schluckakt (BARSONY 1926). Je nach dem Abstand der Kontraktionen spricht man von kleinwelligen (Abb. **48**) oder großwelligen (Abb. **49**) Abschnittskontraktionen, ohne daß zwischen beiden Formen eine schärfere Grenze besteht.

Diese Form der Abschnittskontraktionen wird in ganz geringem Umfang (bis zu 15% der Kontraktionen, WIENBECK u. BERGES 1984, WEIHRAUCH 1981) auch im normalen Ösophagus beobachtet, meist allerdings nur, wenn bereits eine erhebliche Lockerung der Aufhängung des Vestibulums im Hiatus eingetreten ist. Mit zunehmendem Alter tritt sie häufiger auf und erreicht jenseits des 65. Lebensjahres mehr als 40% der Kontraktionen. Bei älteren Menschen scheint diese Kontraktionsform meist keine Beschwerden auszulösen.

Sind die Kontraktionsstrecken bei den Abschnittskontraktionen etwas länger, treten diese Kontraktionen längerfristig und bei jüngeren Patienten auf und ist die Druckerhöhung im Kontraktionsbereich stärker, so kann es zu erheblichen retrosternalen Beschwerden kommen. Diese lassen sich dann durch den röntgenologischen Nachweis derartiger Abschnittskontraktionen erklären, ohne daß sich hieraus eine Ursache für dieses Phänomen ableiten ließe. Es wird – überwiegend in der angloamerikanischen Literatur, aber auch z. B. von HEITMANN (1971) – als „idiopathischer diffuser Ösophagusspasmus" bezeich-

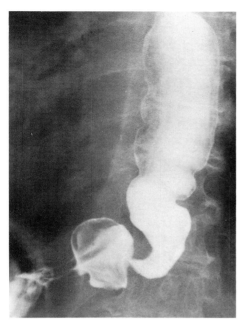

Abb. **50**   Unregelmäßige Abschnittskontraktionen bei kleiner axialer Hiatushernie

Fremdkörper

Im Hals- und Brustteil der Speiseröhre sind Fremdkörper nur etwa halb so häufig wie im Hypopharynx nachweisbar. Nach SAVARY u. MILLER (1977) finden sich im Brustteil sogar nur noch 18% aller Fremdkörper des Ösophagus. Darstellungsmethoden und Beurteilungskriterien sind die gleichen wie im Hypopharynx. Die sog. natürlichen Engen sind nur für besonders große Fremdkörper (z. B. größere Gebißteile) Prädilektionsorte, während kleinere, insbesondere spitze Fremdkörper überall durch teilweises Eindringen in die Speiseröhrenwand fixiert werden können. Wenn Nahrungsteile zu Fremdkörpern werden und ein Passagehindernis hervorrufen, liegt im-

net, ohne daß durch diesen zusätzlichen Begriff mehr Klarheit geschaffen wird. Gegenüber den multiplen, kurzstreckigen Abschnittskontraktionen und den meist etwas längerstreckigen, die beim jüngeren Patienten eher Beschwerden bereiten, stellt die einzelne langstreckige (bis zu 10 und mehr Zentimeter Länge) Abschnittskontraktion (BROMBART 1956) das andere Extrem der pathologischen Kontraktionsformen dar, wobei sich diese einzelnen Kontraktionen sogar noch nach oral oder aboral während der Beobachtung ausweiten kann („Fahrstuhlphänomen" nach DREYFUSS u. WILLOCX 1960).
Eine brauchbare therapeutische Konsequenz ergibt sich aus dem Nachweis dieser Art Motilitätsstörungen bis heute nicht. Bestehen beim Patienten retrosternale Beschwerden, so lassen sie sich durch den Nachweis dieser Veränderungen erklären. Da die simultanen Abschnittskontraktionen bei älteren Patienten bedeutungslos sind, wenn keine Beschwerden bestehen, sollte man diesen auch nicht durch die Mitteilung derartiger Veränderungen beunruhigen. Bei jüngeren Patienten soll ihr Nachweis dagegen Anlaß sein, die Verhältnisse im Vestibulum und im Hiatusbereich genauer zu beobachten (Abb. **50**).
Parallel zu der bei Hypothyreosen beschriebenen Hypotonie des tubulären Ösophagus wird bei der Hyperthyreose eine erhöhte Wanderungsgeschwindigkeit der Peristaltik beschrieben (MESHKINPOUR u. Mitarb. 1979), die sich nach Therapie der Hyperthyreose normalisieren soll.

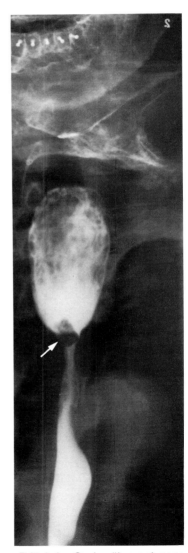

Abb. **51**   Im oberen Drittel der Speiseröhre gelegene Stenose mit kleinem Fremdkörper (Speiserest, Pfeil). Ursache der Stenose bei 78jähriger Patientin nicht klar – am ehesten peptische oder kaustische Genese

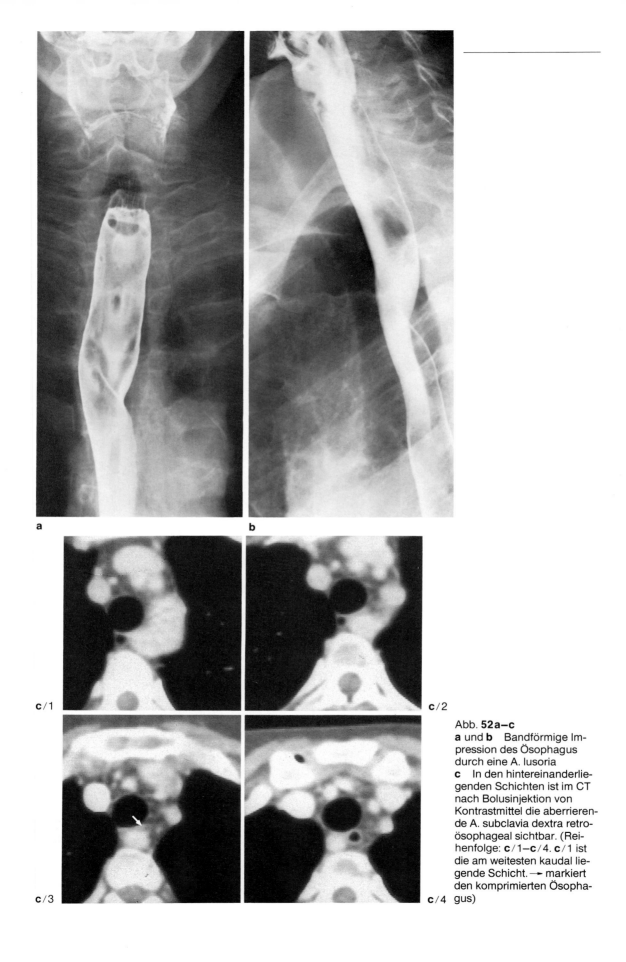

a

b

c/1

c/2

c/3

c/4

Abb. **52a–c**
a und **b**   Bandförmige Impression des Ösophagus durch eine A. lusoria
c   In den hintereinanderliegenden Schichten ist im CT nach Bolusinjektion von Kontrastmittel die aberrierende A. subclavia dextra retroösophageal sichtbar. (Reihenfolge: **c**/1–**c**/4. **c**/1 ist die am weitesten kaudal liegende Schicht. → markiert den komprimierten Ösophagus)

mer der Verdacht auf eine organische Passagebehinderung vor (Abb. **51**), häufig durch einen Tumor (WELIN 1952), aber auch durch Stenosen anderer Ursache oder durch eine gastroösophageale Invagination (GREUEL 1978, MILLER 1971). Die Aufgabe der Röntgendiagnostik ist also nicht mit dem Nachweis eines Fremdkörpers beendet. Nach Entfernung des Fremdkörpers muß vielmehr noch nach einer etwaigen Stenose oder einer anderen organischen Ursache gesucht werden. Bei der Suche nach einem nichtschattengebendem Fremdkörper kann die Computertomographie gelegentlich wertvolle Hilfe leisten. Bisweilen kommt es auch zu lokalen entzündlichen Prozessen mit Narbenstenosen bei längerem Liegenbleiben von Fremdkörpern (Bezoare) (KOISCHWITZ u. Mitarb. 1977).

Beeinflussung der Speiseröhre durch Nachbarorgane

Da insbesondere der Brustteil der Speiseröhre in seinem Verlauf nicht starr fixiert ist und außerdem die dünne Wand der Speiseröhre leicht imprimiert werden kann, kommt es durch den Einfluß von Nachbarorganen leicht zu Verlagerungen und Impressionen der Pars thoracica. Klassische Beispiele sind hierfür die Beeinflussung der Speiseröhre durch die großen Gefäße und das Herz. Die Impression der Speiseröhre im oberen Ösophagusdrittel von hinten, die sich klinisch in einem Teil der Fälle durch eine Dysphagie („Dysphagia lusoria" nach BAYFORD 1789, zit. n. BÜNTE 1984) bemerkbar machen kann, ist in typischen Fällen durch eine links entspringende A. subclavia dextra verursacht (Abb. **52**). Ähnliche bandförmige dorsale Impressionen kommen jedoch auch geringfügig weiter aboral gelegen vor und sind dann meist durch Fehlbildungen des Aortenbogens bedingt (KIRKLIN u. CLAGETT 1950, THIEL u. Mitarb. 1980). Eine bogenförmige Impression des Ösophagus durch den ventrodorsal verlaufenden hinteren Anteil des Aortenbogens wird in der Regel nur erkennbar, wenn die Aorta in diesem Abschnitt erweitert ist. Eine schematische Darstellung der häufigsten Gefäßanomalien und der damit zusammenhängenden bandförmigen Einengungen des Ösophagus findet sich bei KLINKHAMMER 1965.

Die je nach Thoraxtiefe mehr oder weniger engen räumlichen Beziehungen zwischen der Hinterwand des linken Vorhofes und der Speiseröhre führen dazu, daß bei starker Vergrößerung des linken Vorhofes die Speiseröhre in seiner Höhe bogenförmig nach dorsal und in Extremfällen auch nach links verlagert sein kann. Vorhofvergrößerungen dieses Umfanges sind allerdings auch auf der seitlichen Thoraxaufnahme ohne

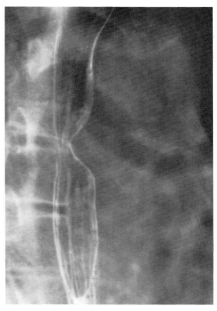

Abb. **53** Durch Lymphknotenvergrößerung bedingte, glattrandige Impression der Speiseröhre. Innenfläche und Faltenrelief intakt

Kontrastmitteldarstellung des Ösophagus gut abgrenzbar. Auf der anderen Seite schließt ein unauffälliger Ösophagusverlauf in Vorhofhöhe eine diskrete Vorhofvergrößerung, die im seitlichen Bild schon durch eine kleine, umschriebene Vorwölbung nach dorsal erkennbar sein kann, nicht aus.

Eine Passagebehinderung ist mit der Verlagerung der Speiseröhre durch einen vergrößerten linken Vorhof in der Regel ebensowenig wie bei der Verlagerung durch andere Organe verbunden. Am ehesten kommt es noch bei der Speiseröhrenverlagerung durch eine asymmetrische Schilddrüsenvergrößerung zu Dysphagien. Auch stark vergrößerte hintere mediastinale Lymphknoten, insbesondere die Nodi lymphatici juxtaoesophageales pulmonales, die Nodi lymphatici tracheobronchiales inferiores (Bifurkationslymphknoten) und z. T. auch die Nodi lymphatici paratracheales können eine Ösophagusverlagerung oder Impression verursachen (Abb. **53**). Der metastatische Lymphknotenbefall bei Ösophagustumoren führt allerdings in der Regel nicht zu einer so starken Lymphknotenvergrößerung, daß etwa aus einer Ösophagusverlagerung auf Metastasen geschlossen werden könnte.

Intramurale Hämatome, wie sie z. B. bei Erkrankungen mit längerdauerndem Erbrechen beobachtet worden sind (DALLEMAND u. Mitarb. 1983), können sowohl eine Impression der Speiseröhre durch vergrößerte Lymphknoten als auch einen intramuralen Tumor vortäuschen. Die rasche spontane Rückbildung der Hämatome erleichtert die Differentialdiagnostik.

Die gezielte radiologische Suche nach einer Ösophagusverlagerung oder -impression ist überhaupt nur präoperativ bei Strumen und bei Verdacht auf eine Dysphagia lusoria gerechtfertigt. In allen übrigen Fällen sollte lediglich die Feststellung einer Verlagerung oder Impression Anlaß zur Suche nach deren Ursache sein. Die Frage einer direkten Ösophagusbeteiligung bei einem infiltrativ in das Mediastinum hineinwachsenden Prozeß stellt ein anderes Problem dar und bedarf selbstverständlich der weiteren radiologischen Klärung, wobei der Computertomographie hier eine besondere Rolle zukommt.

Erkrankungen der Innenwand
(ohne Tumoren)

Verätzungen

Das Trinken von Säuren oder Laugen führt vor allem an der Speiseröhre zu ödematösen und nekrotisierenden Veränderungen mit nachfolgender Strikturierung, während gleichartige Prozesse an Mund, Hypopharynx und Magen wesentlich seltener sind. Schäden durch Säure sind allerdings am Magen meist schwerer als an der Speiseröhre (STEIGMANN u. DOLEHIDE 1956). Insgesamt hat die Häufigkeit von Verätzungen in den letzten Jahrzehnten abgenommen. Dies gilt sowohl für das unabsichtliche Trinken ätzender Flüssigkeiten (insbesondere bei Kindern) als auch für Suizidversuche (insbesondere bei älteren Jugendlichen und Erwachsenen).

Die Laugenschäden der Speiseröhre reichen meist in tiefere Wandschichten hinein als die Säureschäden. So kann man in frischen Stadien bei Laugenverätzungen die ödematös-infiltrativen Veränderungen in der Tela submucosa nicht selten eher als die Nekrose der Schleimhaut erkennen (BEUTEL 1938). Je stärker die Laugenkonzentration ist, desto tiefer reicht die zu erwartende Wandschädigung: Wenn z. B. eine etwa 20%ige Natronlauge 10 Sek. mit der Speiseröhrenschleimhaut in Kontakt ist, muß mit einer alle Wandschichten des Ösophagus durchsetzenden Nekrose gerechnet werden, während z. B. eine 3,8%ige Natronlauge die Speiseröhrenwand in der Regel nur bis zur Tunica muscularis schädigt (KREY 1952).

Es ist deshalb für die Wahl des radiologischen Vorgehens wünschenswert, Art und Konzentration der geschluckten ätzenden Flüssigkeit möglichst vor der Untersuchung zu kennen.

Säureschäden betreffen in der Regel in erster Linie die Schleimhaut, wobei die rasch einsetzende Proliferationsnekrose des Epithels die tiefen Schichten vor dem Eindringen der Säure zu schützen scheint (STEIGMANN u. DOLEHIDE 1956).

Die akute nekrotische Phase entwickelt sich dabei 1–4 Tage nach dem Verätzungsereignis; die Nekroseherde sind von entzündlichen Prozessen umgeben, die tieferliegenden Schichten stark ödematös und hämorrhagisch infiltriert. Nach 3–5 Tagen beginnt die Abstoßung des nekrotischen Gewebes; es entstehen meist größerflächige Ulzerationen. In der 2. Woche beginnen die Granulation und die Neubildung von Bindegewebe. Die Verletzlichkeit der Speiseröhre bei Verätzungen ist offenbar in der 2. Woche am stärksten. Von der 3. Woche an kommt es zur Narbenbildung. Die entzündlichen Veränderungen können 1–3 Monate nach der Verätzung bestehenbleiben. Während dieser Zeit ist auch schon meist die beginnende Strikturierung durch schrumpfendes fibröses Gewebe erkennbar, die erst einige Monate später endgültig abgeschlossen ist. Im Bereich der sog. physiologischen Engen der Speiseröhre, insbesondere im mittleren Drittel des Brustteils, ist trotz fehlender morphologischer Einengung der Kontakt der Speiseröhrenwand zur flüssigen Ingesta offenbar etwas intensiver und länger dauernd als in den übrigen Abschnitten, so daß insbesondere Laugenverätzungen hier häufig am stärksten ausgeprägt sind.

Die Aufgabe der *Röntgenuntersuchung* bei Verdacht auf Verätzungen besteht nicht in der Klärung der Frage, ob eine vermutete Speiseröhrenschädigung durch eine Verätzung hervorgerufen ist: Hierfür stehen vielmehr die Anamnese und ergänzend auch endoskopisch-bioptische Untersuchungen im Vordergrund. Radiologisch sind dagegen Vorhandensein und Ausmaß der Speiseröhrenverätzungen zu klären. Führt man in den ersten Tagen nach einer vermuteten Verätzung eine Röntgenuntersuchung aus, so erkennt man in der Regel eine Bewegungsarmut, die häufig durch eine mehr oder weniger starke Einengung des Lumens infolge des Wandödems hervorgerufen ist. Die Innenfläche ist zunächst meist verhältnismäßig glatt. Charakteristisch und für die Beurteilung des Krankheitsbildes bedeutsam werden die Röntgenbefunde dagegen nach der Abstoßung der nekrotischen Schleimhaut zum Nachweis des Vorhandenseins und der Ausdehnung von Ulzerationen. In diesem Zeitpunkt ist die Röntgenuntersuchung das wesentlich schonendere Verfahren als die Ösophagoskopie (Abb. **54**).

Die erste Untersuchung wird in der Regel mit isotonischem wasserlöslichem Kontrastmittel verdünnt vorgenommen. Wenn sich dabei kein Hinweis auf eine Destruktion der tieferen Wandschichten ergibt und auch nach der Anamnese nicht mit einer tiefgreifenden Schädigung durch

Abb. **54a** u. **b**
a Zustand nach Verätzung mit geringen Wandunregelmäßigkeiten im Kontraktionszustand
b 10 Tage später deutliche Zunahme der Wandunregelmäßigkeiten mit Ulzerationen und beetartigen Schleimhautabhebungen

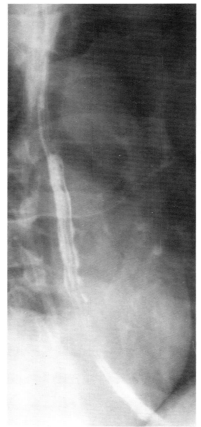

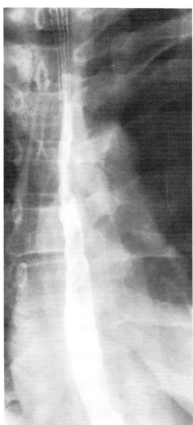

a   b

hohe Laugenkonzentration gerechnet werden muß, so kann ohne weiteres eine Untersuchung mit Bariumsulfat, möglichst mit dem Versuch einer Doppelkontrastdarstellung angeschlossen werden, um die Ausdehnung der Ulzerationen exakter darstellen zu können. In den ersten 1–2 Wochen nach der Verätzung haftet das Kontrastmittel allerdings schlecht und ungleichmäßig an der Schleimhaut, so daß auch hierdurch die Erkennung der Ulzerationen beeinträchtigt werden kann.

Besondere Bedeutung hat die Röntgenuntersuchung für die weitere Verlaufsbeurteilung der Verätzungsfolgen, insbesondere für die Beobachtung von Strikturen. Neben den typischen unregelmäßig röhrenförmigen Stenosen (Abb. **55**) kommen auch kurze ringförmige Stenosen vor. Diese weisen als Folge geringgradiger und weniger ausgedehnter Läsionen meist eine glatte Innenfläche auf. Ihre differentialdiagnostische Abgrenzung gegenüber Karzinomen bereitet deshalb bereits radiologisch in der Regel keine wesentlichen Probleme. Sie können auch multipel vorkommen. Nach schweren Verätzungen findet man längere röhrenförmige Stenosen, häufig mit

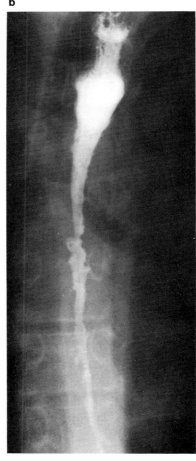

Abb. **55** Langstreckige ausgeprägte Ösohagusstenose mit unregelmäßigen Wandkonturen und multiplen Ulzerationen bei Verätzung

Ulzerationen. Andererseits können aber auch vollständig glatt begrenzte Stenoseabschnitte, z. T. mit granulären Oberflächenveränderungen, vorkommen. Prästenotisch erkennt man in der Regel eine starke Aufweitung des Ösophagus, die meist ausgeprägter als bei Tumorstenosen ist. Die Entstehung von Tumoren im Bereich von Verätzungsstenosen ist offenbar so selten, daß sie in der Mehrzahl der zusammenfassenden Übersichten über Verätzungen überhaupt nicht erwähnt wird. Hierdurch mindern sich natürlich auch die differentialdiagnostischen Probleme, die rein radiologisch sonst nicht mit hinreichender Wahrscheinlichkeit zu lösen wären.

Der radiologische Nachweis der Länge von röhrenförmigen, aber auch von multiplen ringförmigen Strukturen bereitet bei der Untersuchung im Stehen häufig Schwierigkeiten. Wegen der mit der Striktur verbundenen Motilitätsstörung gelingt es jedoch meist in Rücken- und leichter Kopftieflage, die gesamte Striktur mit Kontrastmittel aufzufüllen (PALUGYAY 1931).

Da eine frühzeitige Sondierungs- und Bougierungsbehandlung heute die therapeutische Methode der Wahl darstellt, hat die Röntgenuntersuchung der Speiseröhre auch bei der Therapie wichtige Aufgaben. Aus radiologischer Sicht ist es auch heute noch kaum zu verantworten, die ersten Sondierungs- und Bougierungsversuche nach einer Verätzung der Speiseröhre ohne Durchleuchtungskontrolle und gleichzeitige Füllung des Ösophagus mit wasserlöslichem Kontrastmittel vorzunehmen. Wenn prästenotisch keine ausgeprägten Taschenbildungen vorliegen, können allerdings die weiteren Bougierungen ohne Röntgenkontrolle ausgeführt werden. Es ist jedoch sinnvoll, die erreichte Weite des Ösophaguslumens nach der Therapie radiologisch zu dokumentieren. Das gleiche gilt für die Vestibulumfunktion, die nicht selten bei Verätzungen ebenfalls gestört ist.

Refluxkrankheit

Der Begriff der Refluxkrankheit ist als Folge eines pathologischen gastroösophagealen Refluxes definiert, die sich in einer Ösophagitis „und/oder" in subjektiven klinischen Symptomen äußert (BLUM u. SIEWERT 1984). OTTENJANN hat diesen Begriff, der bis heute im englischen Sprachraum kaum gebraucht wird, bereits 1973 in der zusammenfassenden Darstellung eines Symposiums über Hiatushernien, Spinkterinsuffizienz und Refluxösophagitis benutzt. Es gilt heute als unstreitig, daß die Refluxkrankheit eine gut abgrenzbare klinische Entität darstellt. Dabei besteht nach dem jetzigen Stand des Wissens kein Zweifel daran, daß ein pathologisch vermehrter gastroösophagealer Reflux (s. S. 10) den entschei-

denden auslösenden Faktor darstellt. Klinisch steht bei der Refluxkrankheit das Sodbrennen im Vordergrund, am Tage vor allem beim Bücken, nach bestimmten Ingesta (z. B. Alkohol, Süßigkeiten) und beim Ruktus; meist treten auch in der Nacht längerfristig gleichartige Beschwerden auf. Die weiter unten dargestellten morphologischen Veränderungen im unteren Ösophagusdrittel sind damit nicht zwingend korreliert. Klinische Symptome und morphologischer Befund können gleichzeitig vorhanden sein oder sich nacheinander entwickeln. Man spricht aber auch dann noch von einer Refluxkrankheit, wenn eines von beiden – entweder die klinische Symptomatik oder die pathologische Morphologie – entweder überhaupt nicht in Erscheinung tritt oder bedeutungslos bleibt. Eine ganze Reihe von Fragen über die Zusammenhänge zwischen Reflux, insbesondere Ursache der Refluxfolgen, und klinischen Symptomen sowie pathologisch-anatomischen Veränderungen ist noch unbeantwortet. So löst z. B. keineswegs nur der saure Magensaft Refluxfolgen aus, sondern offenbar auch säurefreier oder gallehaltiger Reflux. Dies ist anzunehmen, weil Refluxbeschwerden auch bei anaziden Patienten auftreten und sogar nach totalen Gastrektomien noch das Entstehen einer Refluxösophagitis beobachtet wurde (SCHUMPELICK 1980).

Die *Röntgenuntersuchung* kann bei der Diagnostik der Refluxkrankheit unter verschiedenen Gesichtspunkten wertvolle Hilfe leisten. Dies gilt allerdings nur dann, wenn man nicht von zu stark vereinfachten diagnostischen Kriterien (z. B. „nachweisbarer gastroösophagealer Reflux" oder gar nur „Nachweis einer Hiatushernie") ausgeht, sondern sich um stärker differenzierte Aussagen bemüht.

Klagt ein Patient über Beschwerden, die auf eine Refluxkrankheit hinweisen, so ist auch heute noch eine Röntgenuntersuchung der Speiseröhre mit zusätzlicher Untersuchung von Magen und Duodenum als eine der ersten diagnostischen Maßnahmen indiziert. Läßt sich dabei ein pathologisch vermehrter gastroösophagealer Reflux, wie auf S. 18 beschrieben, nachweisen, so gewinnt bei typischem Beschwerdebild die Annahme, daß die Beschwerden tatsächlich durch eine Refluxkrankheit hervorgerufen sind, entscheidend an Wahrscheinlichkeit. Hinzu kommt die Möglichkeit, mit der gleichen Untersuchung andere krankhafte Veränderungen an Ösophagus, Magen und Duodenum, die ggf. differentialdiagnostisch in Frage kommen, mit hinreichender Sicherheit nachzuweisen oder auszuschließen.

Läßt sich dagegen bei der Röntgenuntersuchung kein pathologisch vermehrter Reflux erkennen und ist nach Symptomatik und Ausschluß anderer krankhafter Veränderungen eine Refluxkrankheit nach wie vor wahrscheinlich, so können andere Methoden, insbesondere die pH-Werte, doch noch einen pathologischen Reflux erkennen lassen und damit eine Refluxkrankheit wahrscheinlich machen, allerdings nur bei vorhandener Magensäure.

Neben dem Nachweis eines pathologisch vermehrten Refluxes hat auch die Erkennung mutmaßlicher Refluxfolgen im Sinne einer Refluxösophagitis und ihrer Folgeerscheinungen für die Diagnostik der Refluxkrankheit Bedeutung. Es muß jedoch bedacht werden, daß, entsprechend der Definition durch BLUM u. SIEWERT (1984), nicht bei allen Fällen von Refluxkrankheit morphologische Veränderungen vorhanden sein müssen. Nachdem der Nachweis von Hiatushernien schon längst seine zentrale Stellung im Rahmen der Diagnostik des Krankheitsbildes, das heute als Refluxkrankheit bezeichnet wird, verloren hat, unterliegt also jetzt gegenüber der Bewertung vor rund 10 Jahren (z. B. WOLF u. LAZAR 1974) auch die Bedeutung des Nachweises der Refluxösophagitis einem gewissen Wandel, der im folgenden Abschnitt dargestellt werden soll.

Refluxösophagitis und mögliche Folgeerscheinungen

Obgleich das Krankheitsbild der zunächst „peptische Ösophagitis" genannten Entzündung der Speiseröhre oberhalb des Vestibulums im unteren Drittel der Pars thoracica schon 1934 von HAMPERL pathologisch-anatomisch und 1935 von WINKELSTEIN klinisch beschrieben worden ist, blieb die Frage, ob zelluläre, vor allem granulozytäre Infiltrationen der Lamina propria der Speiseröhrenschleimhaut im unteren Drittel des Brustteils immer als entzündlich bedingt anzusehen seien, lange Zeit umstritten. Insbesondere sind trotz des vor allem klinisch evidenten Zusammenhangs zwischen Reflux und dem als Refluxösophagitis bezeichneten pathologisch-anatomischen Erscheinungsbild letzte Zweifel daran, daß die Wandveränderungen primär durch den Einfluß des zurückgeflossenen Magensaftes hervorgerufen werden, noch nicht beseitigt. Häufig tritt in den Anfangsstadien das Ödem der Submukosa stärker als die Epithelveränderungen in den Vordergrund, und die regenerierte Schleimhaut kann auch später nach Abheilen etwaiger größerer Erosionen verhältnismäßig normal erscheinen, während in der Submukosa ein fibrotisch umgewandeltes Gewebe nach Ödem vorliegt. Das war lange Zeit Ursache dafür, daß zahlreiche Autoren die peptische Genese ablehnten und Gefäßveränderungen mit Permeabilitätsstörungen in den Vordergrund der pathogenetischen Überlegungen stellten (LAMBLING u. Mitarb. 1955, ELSTER 1973). Die Zunahme der Kenntnisse über das Re-

fluxverhalten, insbesondere die mögliche Unterscheidung zwischen physiologischem und pathologischem Reflux, hat aber auch dazu geführt, daß die Deutung der Pathogenese der sog. Refluxösophagitis als Refluxfolge sehr erheblich an Wahrscheinlichkeit gewonnen hat.

SAVARY u. MILLER (1977) haben wegen dieser pathogenetischen Probleme vorgeschlagen, nur dann von einer Refluxösophagitis zu sprechen, wenn Epitheldefekte vorliegen. Die von ihnen angegebene Einteilung nach Schweregraden bezieht sich auch in erster Linie auf die Oberflächenläsionen. Sie reicht von isolierten kleinen Erosionen über konfluierende Erosionen bis zu Schleimhautdefekten, die die gesamte Zirkumferenz erfassen (Grade I–III).

In Grad IV fassen die Autoren die Komplikationen zusammen und nennen hier die Bildung marginaler Ulzera an der Schleimhautgrenze zwischen Ösophagus und Magen (am oberen Rand des Vestibulum), die Zylinderepithelmetaplasie und die Strikturierung durch narbige Stenosen. Andere Klassifikationsversuche beziehen auch Veränderungen tieferer Wandschichten und solche ohne Epitheldefekte ein (WOLF u. LAZAR 1974, ELSTER 1973). Diese und andere Autoren weisen vor allem zusätzlich auf die unregelmäßig granuläre oder noduläre Oberflächengestaltung an der Grenzzone zwischen Zylinder- und Plattenepithel hin, die auch ohne eine Stenosierungsneigung auftreten kann (ELSTER 1973, OTTENJANN u. Mitarb. 1973).

Die Beziehungen zwischen Refluxösophagitis und Barrett-Ösophagus oder Endobrachyösophagus (LORTAT-JACOB 1957), d. h. der Zylinderepithelauskleidung des aboralen Teils der Speiseröhre oberhalb des Vestibulums, sind nach wie vor nicht endgültig geklärt. Man kann aber heute als sicher ansehen, daß wenigstens in einem erheblichen Teil dieser Fälle die Zylinderepithelauskleidung als Metaplasie oder als nach oral gerichtete sekundäre Ausdehnung des Zylinderepithels aus dem Magen anzusehen ist. In diesen Fällen werden Zusammenhänge mit einer vorangegangenen Refluxösophagitis oft für wahrscheinlich gehalten, ohne jedoch endgültig bewiesen zu sein (ALLISON u. JOHNSTONE 1953, WIENBECK u. Mitarb. 1979).

Im Zusammenhang mit der unregelmäßigen Gestaltung der Innenfläche am ösophagogastrischen Übergang nach einer Ösophagitis mit Schleimhautdefekten ist offenbar eine aus dem Magen in den Ösophagus reichende und mit polypoider Begrenzung oral endende prominente Falte („polyp and fold", Durchmesser von 8–10 mm am oralen Ende) kein seltener morphologischer Befund (BLESHMAN u. Mitarb. 1978).

Auch bei der hyperkeratotischen (Glykogen-)

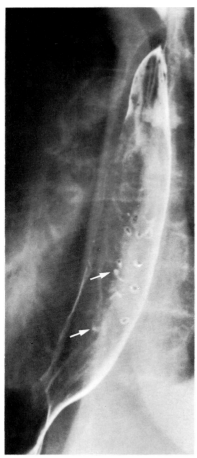

Abb. **56**   Mehrere Erosionen im distalen Ösophagus mit zentralen Breidepots und umgebendem Aufhellungssaum (Pfeile). Die ringförmigen Kontrastmittelansammlungen sind nicht pathologisch, sie umgeben Luftbläschen

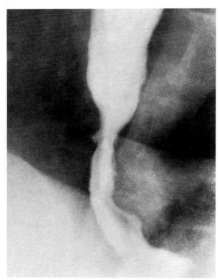

Abb. **57**   Marginales Ulkus mit angedeuteter „Hampton-Linie" bei einer histologisch gesicherten Schleimhautmetaplasie im Sinne des Barrett-Ösophagus

Akanthose, die histologisch durch eine mehrschichtige Verbreiterung der Basalzellschicht des Epithels mit lichtungsnaher Verlagerung der Papillen ausgezeichnet ist, bestehen wahrscheinlich gewisse Beziehungen zu einer durchgemachten Refluxösophagitis (GHAHREMANI u. RUSHOVICH 1984, ELSTER 1973), sind jedoch nicht unbestritten (BLUM u. SIEWERT 1984, SEEFELD u. Mitarb. 1977).

Röntgenuntersuchung: Der radiologische Nachweis einer Refluxösophagitis wird in den klinisch akuten Stadien dieses Krankheitsbildes, entsprechend der Grade I–III nach SAVARY und MILLER, nur selten angestrebt, weil die Röntgenuntersuchung oft nicht als adäquate diagnostische Methode angesehen wird (STADELMANN 1983). Diese Einstellung hat eine gewisse Berechtigung für die Suche nach größeren flächenhaften, u. U. konfluierenden oder zirkumferentiellen Ulzera in der Nähe unregelmäßig gewulsteter Falten am Übergang von der Magen- zur Ösophagusschleimhaut. Hier sind die Chancen einer überzeugenden radiologischen Darstellung derartiger Erosionen begrenzt. Anders sieht es dagegen bei isolierten, streifenförmigen Erosionen aus, die als solche und durch die Umgebungsreaktion, insbesondere im Doppelkontrast, gut darstellbar sind (Abb. **56**) (LAUFER 1984). Allerdings sind derartige Erosionen unspezifisch und können höchstens im Zusammenhang mit dem Nachweis eines pathologisch vermehrten Refluxes im Sinne einer Refluxösophagitis gedeutet werden.

Der Nachweis eigentlicher marginaler Ulzera an der Schleimhautgrenze, sowohl im Rahmen der Blutungssuche als auch als Hinweis auf eine mögliche spätere Entstehung einer peptischen Stenose, ist dagegen ohne Schwierigkeiten radiologisch möglich (Abb. **57**). Die radiologischen Zeichen unterscheiden sich praktisch nicht von denen bei einem Magen- oder Duodenalulkus; differentialdiagnostische Probleme ergeben sich in der Regel nicht, auch nicht gegenüber Divertikeln.

Eine Reihe unspezifischer Röntgenzeichen, wie z. B. eingeschränkte Dehnbarkeit infolge Wandinfiltration des befallenen Abschnittes, oder auch umschriebene Faltenwulstungen, können bei der Refluxösophagitis radiologisch nachweisbar sein.

Die schon von TEMPLETON (1947) und später von BROMBART (1956) beschriebene Zähnelung der Ösophaguskonturen oral des Vestibulums wurde von FRIK (1972) auch im Doppelkontrast bei Patienten mit Refluxkrankheit dargestellt und dabei als unregelmäßig retikuläre noduläre Oberflächenveränderung erkannt (Abb. **58**). Dieser Befund ist neben der selteneren Darstellung von Erosionen und Ulzera auch heute noch der wichtigste und häufigste radiologisch nachweisbare

morphologische Befund im Rahmen einer Refluxösophagitis. Je weniger regelmäßig die retikuläre Oberflächenveränderung ist, desto eher handelt es sich dabei um unregelmäßige, überschie-
ßende Epithelregenerationen, möglicherweise
z.T. noch mit dazwischenliegenden Epitheldefek-
ten (LÜDIN 1940), in anderen Fällen nur um Narbenstadien, z.T. mit Sklerosierung eines früheren
Ödems der Submukosa. Je regelmäßiger und ausgedehnter diese Körnigkeit der Oberfläche jedoch
ist, desto eher muß aber auch an ein Barrett-Syndrom (s. S. 47 f.) oder an eine hyperkeratotische
Glykogenakanthose (s. S. 49 f.) gedacht werden
(vgl. Abb. **62**). Da beide Erscheinungsbilder jedoch, wie oben dargestellt, in mehr oder weniger
eindeutigem Zusammenhang zu einer Ösophagitis stehen, hat auch der Nachweis derartiger Veränderungen im Rahmen des Sammelns radiologischer Hinweiszeichen auf eine Refluxösophagitis
Bedeutung.
Insgesamt ist die Röntgenuntersuchung als alleinige Untersuchungsmethode nicht geeignet, eine
Refluxösophagitis mit hinreichender Wahrscheinlichkeit auszuschließen. Da aber auch das pathologisch-anatomische Bild der Refluxösophagitis,
wie oben dargestellt, nur eine begrenzte Spezifität
hat, sollte bei der Suche nach einer Refluxösophagitis auf jeden Fall wegen der Möglichkeit des
Nachweises der genannten positiven Röntgenzeichen und der Erkennung eines pathologisch vermehrten Refluxes eine Röntgenuntersuchung neben und am besten vor einer endoskopischen und
bioptischen Untersuchung ausgeführt werden.
Auch bei Kindern mit schwerer peptischer Ösophagitis lassen sich die beschriebenen Röntgenzeichen nachweisen. Es fehlt jedoch die auch
bei Erwachsenen nur in späteren Stadien auftretende Granulierung der Schleimhautoberfläche
(DARLING u. Mitarb. 1982).

Barrett-Ösophagus

(Auskleidung des unteren thorakalen Ösophagusdrittels mit Zylinderepithel, Endobrachyösophagus)

Die ursprüngliche Beobachtung von BARRETT
(1950), daß Ulzera im aboralen Ösophagusdrittel
immer von einem der Magenschleimhaut ähnlichen Epithel umgeben seien, nahmen ALLISON u.
JOHNSTONE (1959) zum Anlaß, das pathologisch-
anatomische Substrat dieser Beobachtungen genauer zu untersuchen. Sie fanden, daß der Ösophagus im aboralen Drittel der Pars thoracica in
diesen Fällen gleichmäßig mit einschichtigem
Zylinderepithel ausgekleidet ist. Dabei besteht
fast immer eine kleine axiale Hiatushernie. In der
Höhe des Überganges zwischen Zylinder- und
Plattenepithel, also etliche Zentimeter höher als

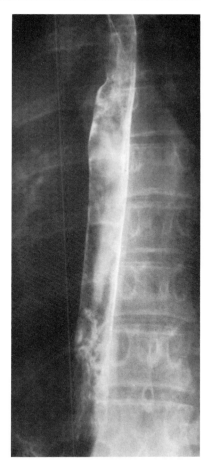

Abb. **58** Unregelmäßige fleckige, kleinnoduläre Oberflächenveränderungen bei Patienten mit Refluxkrankheit

bei einer Refluxösophagitis, findet sich häufig eine mäßig ausgeprägte entzündliche Stenose.
Die von BARRETT beschriebenen und von den
marginalen Geschwüren der Refluxösophagitis zu
unterscheidenden Ulzera liegen häufig in der
Nähe dieser Stenose, nicht selten aber auch weiter aboral im Ösophagus. Diese Ulzera verhalten
sich hinsichtlich Blutungs- und Perforationsnei-
gung eher wie Magenulzera und neigen im Gegensatz zu den marginalen Ulzera weniger zur
narbigen Stenosierung. Die arterielle Blutversorgung des mit Zylinderepithel ausgekleideten Öso-
phagusabschnittes, das Vorhandensein tiefer Öso-
phagusdrüsen und der Motilitätstyp sprechen eindeutig dafür, daß es sich bei diesem Abschnitt um
einen Teil der Speiseröhre und nicht des Magens
handelt. LORTAT-JACOB (1957) spricht deshalb
auch von „Endobrachyösophagus", einer Bezeichnung, die u.a. SAVARY u. MILLER (1977) sowie BLUM u. SIEWERT (1984) übernommen haben.
Da BARRETT die Analyse seiner Erstbeobachtung

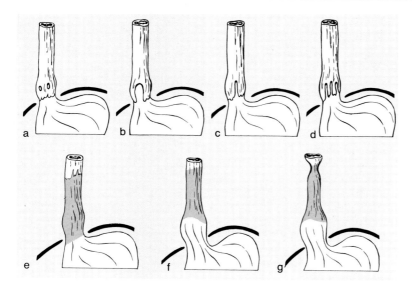

Abb. **59**   Zylinderzellinseln (**a**) und -ausläufer (**b–d**) in der Schleimhaut des aboralen Ösophagusendes. Sog. „Endobrachyösophagus" ohne (**e**) und mit (**f, g**) axialer Hiatushernie, bei **g** zusätzlich mit peptischer Stenose am oralen Ende der Zylinderzellmetaplasie (nach *Blum* und *Siewert*, 1984)

durch ALLISON u. JOHNSTONE (1953) später (1957) ausdrücklich akzeptiert hat, ist im internationalen Sprachgebrauch aber die Bezeichnung „Barrett-Ösophagus" am gebräuchlichsten.

Die Pathogenese des Barrett-Ösophagus ist nach wie vor ungeklärt. Die Mehrzahl der Autoren (z. B. BLUM u. SIEWERT 1974, DODD 1982, SAVARY u. MILLER 1971 sowie z. T. auch WIENBECK u. Mitarb. 1979 u.v.a.) neigen dazu, die Zylinderepithelauskleidung als Metaplasie im Verlauf einer Refluxkrankheit, d. h. also als Folge einer Refluxösophagitis, anzusehen. Fast alle halten aber auch angeborene Formen in selteneren Fällen für möglich. ELSTER (1973) weist darauf hin, daß auch beim Ösophagus die Schleimhaut in der Übergangszone zwischen Ösophagus und Magen sehr unterschiedlich aufgebaut sein kann, auch hinsichtlich der dort vorhandenen Drüsenstrukturen. Beim Barrett-Ösophagus kommen in dem Zylin-

derepithel sowohl Kardia- als auch – offenbar etwas häufiger – Fundusdrüsen vor. Die sehr unterschiedliche Form und die Lage der Grenze zwischen Zylinder- und Plattenepithel werden insbesondere von SAVARY u. MILLER (1977) betont. Neben unregelmäßig gezackten Grenzen im oberen Vestibulumanteil (STADELMANN 1983) kommt eine hochreichende, einseitige Zylinderepithelauskleidung vor, ebenso aber auch eine gleichmäßige zirkuläre. Auch gibt es selten umschriebene Zylinderepithelinseln in höheren Ösophagusabschnitten. BLUM u. SIEWERT (1984) haben die möglichen Formen der Begrenzung schematisch zusammengestellt (Abb. **59**), wobei allerdings die dort angenommenen Kriterien für die Unterscheidung zwischen einer kongenitalen und einer erworbenen Form des Barrett-Ösophagus (Endobrachyösophagus) in der Literatur unterschiedlich bewertet werden.

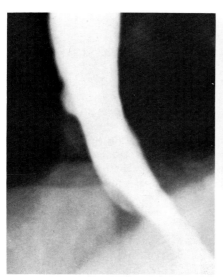
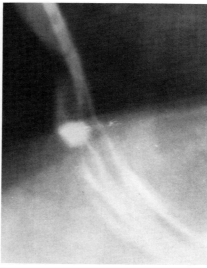

a   **b**

Abb. **60a** u. **b**
Ulcus pepticum oesophagi bei Barrett-Ösophagus
a   Profildarstellung der Nische in Prallfüllung, Ösophaguskonturen aboral des Ulcus leicht unregelmäßig
b   Aufsichtsdarstellung des Breiflecks im Reliefbild, Faltenkonturen aboral des Ulcus unregelmäßig

Die Kenntnis des Barrett-Ösophagus und seines möglichen *radiologischen Erscheinungsbildes* sind in verschiedener Hinsicht von großer praktischer Bedeutung. Zunächst einmal muß bei jeder Ösophagusstenose im unteren Ösophagusdrittel, etwa 5–12 cm oral des Vestibulumeinganges, an eine Stenose bei einem Barrett-Ösophagus gedacht werden. Dies gilt insbesondere dann, wenn gleichzeitig eine kleine Hiatushernie nachgewiesen ist. Findet sich im aboralen Ösophagusdrittel ein tieferreichendes Ulkus (Abb. **60**), so muß bei der Röntgenuntersuchung nach sonstigen Zeichen eines Barrett-Ösophagus (z.B. hochsitzende Stenose, kleine Hiatushernie) gefahndet werden, um ein Barrett-Ulkus wahrscheinlich zu machen.

Weiterhin führt die Auskleidung des Ösophagus mit Zylinderepithel zumindest in einem Teil der Fälle (ca. 50% nach ROBBINS u. Mitarb. 1983, ca. 25% nach LEVINE u. Mitarb. 1983) zu einer netzförmigen Struktur oder Granulierung der Schleimhautoberfläche (Abb. **61**). ROBBINS u. Mitarb. (1983) sprechen von einer Spezifität von über 90% für den Nachweis einer Zylinderepithelauskleidung, geben jedoch auch andere Ursachen (z.B. Lymphstauung) für die Oberflächengestaltung an. Auch die im nächsten Abschnitt dargestellte hyperkeratotische Akanthose kann zu einer ähnlichen Oberflächenstruktur führen. Auf jeden Fall verstärkt der Nachweis einer retikulären Schleimhautstruktur, insbesondere bei Vorhandensein sonstiger radiologischer Hinweiszeichen, den Verdacht auf einen Barrett-Ösophagus.

Besteht ein solcher Verdacht, so muß dieser selbstverständlich bioptisch-histologisch gesichert werden. Der Nachweis eines Barrett-Ösophagus ist auch dadurch bedeutsam, daß die Wahrscheinlichkeit der Entstehung eines Adenokarzinoms im Bereich einer Zylinderepithelmetaplasie des Ösophagus offenbar erhöht ist (MACDONALD u. Mitarb. 1977, DODD 1982). DODD (1982) berichtet anhand eines Krankengutes von über 1000 Ösophaguskarzinomen, daß von den 13% Adenokarzinomen jedes 5. auf dem Boden einer Zylinderzellmetaplasie entstanden sei. SPECHLER u. Mitarb. (1984) warnen jedoch vor einer Überschätzung des Risikos: Sie haben auf 175 Patientenjahre beim Barrett-Ösophagus nur ein Karzinom beobachten können. CAMERON u. Mitarb. (1983) sprechen sogar nur von einer Frequenz von 1 Karzinom auf 441 Patientenjahre. Es muß also noch offen bleiben, ob der Nachweis eines Barrett-Ösophagus in jedem Fall zur fortlaufenden Kontrolle im Sinne einer möglichen Tumorfrüherkennung Anlaß geben soll.

Hyperkeratotische oder Glykogenakanthose

Während ELSTER (1973) lediglich im Rahmen einer Beschreibung der mäßig stark ausgeprägten

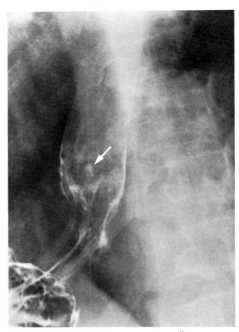

Abb. **61** Im Doppelkontrast dargestellte Übergangszone – Linea serrata – zwischen Zylinder- und Plattenepithel; oralwärts davon beetartige noduläre Strukturen mit Zylinderepithel bedeckt im Sinne einer Barrett-Metaplasie mit Ulkus (Pfeil)

Ösophagitis eine relative akanthotische Verbreiterung des Epithels erwähnt, diskutieren BLUM u. SIEWERT (1984) aufgrund der Untersuchungen von ISMAIL-BEIGI u. Mitarb. (1970) die hyperkeratotische Akanthose im Rahmen ihrer Besprechung der Refluxkrankheit, ohne diese jedoch mit Sicherheit der Refluxkrankheit zuzuordnen. Im amerikanischen Schrifttum wird dagegen aufgrund der Untersuchungen von RYWLIN u. ORTEGA (1970) die Glykogenakanthose der Speiseröhre meist als eigenständiges Erscheinungsbild (im Sinne einer Akanthose mit erheblicher nodulärer Schleimhautverbreiterung und Glykogeneinlagerungen in die oberflächlichen Zellschichten des Plattenepithels) betrachtet. GHAHREMANI u. RUSHOVICH (1984) haben eine ausgesprochene Altersabhängigkeit des Auftretens derartiger nodulär-retikulärer Schleimhautveränderungen im Ösophagus festgestellt, die in der Regel in der aboralen Ösophagushälfte auftreten, aber meist einen etwas größeren Raum als eigentliche ösophagitische Veränderungen einnehmen (Abb. **62**). Sie halten deshalb in einem Teil der Fälle einen Zusammenhang der Glykogenakanthose mit einer Refluxkrankheit für möglich und sehen sie jedenfalls nicht wie GLICK u. TEPLICK (1982) als normale Variante an.

Bei der *Röntgenuntersuchung* ist das Bild einer retikulären (granulären, nodulären) Oberflächen-

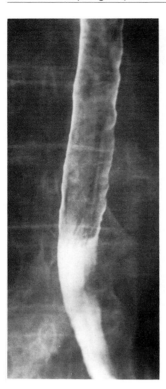

Abb. 62
Streifig-knotige Oberflächenstruktur bei Glykogenakanthose

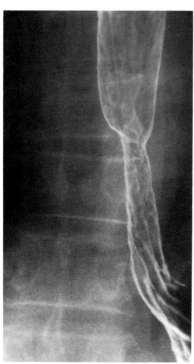

Abb. 63 Distale peptische Stenose ohne wesentliche prästenotische Dilatation mit geringen nodulären Oberflächenveränderungen

struktur der Ösophagusschleimhaut, insbesondere wie es für die Glykogenakanthose typisch ist, im Doppelkontrast ohne Schwierigkeiten nachweisbar. Die eigentliche Bedeutung der Kenntnis der Glykogenakanthose liegt darin, daß damit die Zahl der möglichen Differentialdiagnosen beim Nachweis einer retikulären Oberflächenstruktur im aboralen Ösophagusdrittel erhöht wird. Je weniger regelmäßig eine solche granulär-noduläre Struktur ist, desto dringender wird die histologische Klärung eines solchen Befundes, da sich dahinter auch gering erhabene Frühformen eines Neoplasmas verbergen können.

Peptische Stenosen

Klinisch relevante peptische Stenosen werden nahezu ausschließlich nur nach einer im Kindesalter abgelaufenen Refluxösophagitis und als Stenosen beim Barrett-Ösophagus des älteren Menschen gefunden. Nicht selten handelt es sich um eine zufällige Entdeckung, bei der nicht Stenosebeschwerden, sondern andere Gründe zur Röntgenuntersuchung führten. Auf keinen Fall darf aber allein aus dem schnellen klinischen Manifestwerden einer Stenose geschlossen werden, daß diese ebenso schnell entstanden und deshalb mutmaßlich tumorbedingt ist. Eine sorgfältige Anamneseerhebung über Eßgewohnheiten und Kaufähigkeit wird nicht selten zeigen, daß hier Änderungen eingetreten sind (z. B. durch Zahnverlust oder ungenügende Gewöhnung an Zahnersatz), die bei einer schon länger bestehenden mäßiggradigen Stenose plötzlich Beschwerden hervorrufen.

Die *radiologische Erkennung* einer peptischen Stenose bei der Speiseröhrenuntersuchung bereitet keine Schwierigkeiten. Stenosen nach kindlicher Refluxösophagitis finden sich in der Regel direkt am oralen Ende des Vestibulums. Sie sind meist glatt begrenzt, in der Regel weniger als 1 cm lang und lassen meist trotz eines Durchmessers des Lumens von nur 2–3 mm keine wesentliche prästenotische Dilatation erkennen (Abb. 63). Peptische Stenosen am oralen Ende eines Barrett-Ösophagus sind dagegen häufig unregelmäßig konturiert. Sie können ebenfalls kurz, dabei nicht selten asymmetrisch oder auch bis mehrere Zentimeter lang sein. Ihr Lumen hat selten einen geringeren maximalen Durchmesser als knapp 1 cm (Abb. 64). Zur genaueren Beurteilung der Oberflächenstruktur im Stenosebereich und dessen Umgebung ist auf jeden Fall eine Doppelkontrastuntersuchung in die Speiseröhrendarstellung einzubeziehen. Dabei gelingt es meist, eine ganze Reihe von Hinweisen darauf zu gewinnen, daß es sich um eine benigne peptische Stenose handelt. Dennoch muß es als Grundsatz gelten, daß allein aus dem Röntgenbefund ein absolut sicherer Ausschluß einer tumorbedingten Stenose nicht möglich ist. Es bleibt allerdings Anschauungssache, ob man sich in jedem Fall um die höhere diagnostische Sicherheit einer zusätzlichen bioptisch-histologischen Untersuchung bemüht. Dies wird im Einzelfall nicht nur von der Bewertung der Anamnesedaten und der erhobenen radiologischen und Laboratoriumsbefunde abhängen, sondern auch von Zustand und Untersuchungsbereitschaft des Patienten. Es ist ein Zeichen größerer Verantwortungsbereitschaft, wenn man hier individuell entscheidet, als wenn man in jedem Fall die zwar höhere Wahrscheinlichkeit, aber auch nicht absolute Sicherheit der histologischen Aussage erzwingt. Um so größer ist auch die Verantwortung für eine sorgfältige und vollständige Auswertung des Röntgenbefundes. Die Sicherheit der radiologischen Aussage wird durch die Beurteilung der Ösophaguswand und des periösophagealen Gewebes im Computertomogramm erhöht.

Querstreifung der Ösophagusschleimhaut

Eine feine horizontale (Quer-)Streifung der Innenstruktur der aboralen Ösophagushälfte ist vor rund 30 Jahren erstmals von BROMBART (1956)

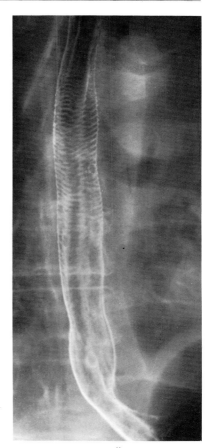

Abb. **65** Querfältelung im mittleren Ösophagusdrittel. Beschwerden im Sinne einer Refluxkrankheit lagen nicht vor

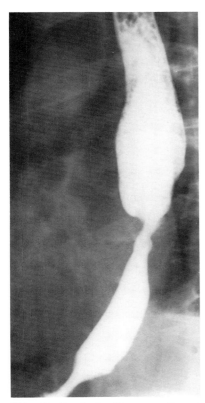

Abb. **64** Peptische Stenose mit gering unregelmäßigen Randkonturen, so daß eine ausgiebige bioptisch-histologische Untersuchung als Versuch einer differentialdiagnostischen Abgrenzung gegenüber einem stenosierenden Karzinom erforderlich ist

eindeutig beschrieben und als Ausdruck entzündlicher Wandveränderungen aufgefaßt worden, ohne auf die funktionellen oder pathologisch-anatomischen Grundlagen dieses Phänomens näher einzugehen. Die radiologische Annahme, daß es sich dabei um kleine Querfalten der Schleimhaut in etwa 2–3 mm Abstand handelt, wurde lediglich ösophagoskopisch bestätigt. BROMBARTS Feststellung wurde aufgrund eigener Beobachtungen von anderen Autoren (FRIK 1972) bestätigt (Abb. **65**), allerdings unter Äußerung von Zweifeln an der entzündlichen Genese. LAUFER (1984) sowie CRETEUR u. Mitarb. (1983) haben in den letzten Jahren eindeutig erkannt, daß derartige Querfalten auch ohne sonstige Hinweise auf entzündliche Wandveränderungen vorkommen, also offenbar auch in einem nicht krankhaft veränderten Ösophagus. LEVINE u. GOLDSTEIN (1984) stellen sich dagegen auf den Standpunkt, daß vorübergehend auftretende Querfalten ein normales Phänomen sind, während dauerhaft fixierte derartige Falten möglicherweise eine Folge einer Längsschrumpfung darstellen. WILLIAMS u.

Mitarb. (1983) betonen aufgrund von Untersuchungen an Kindern mit pathologischem Reflux ebenfalls, daß diese Querfalten vorwiegend bei Verkürzung des Ösophagus auftreten.

Betrachtet man den Schichtenbau der Speiseröhre, so besteht kaum ein Zweifel daran, daß die lockere Tela submucosa des Ösophagus bei Kontraktionen der Tunica muscularis, die zu einer Verkürzung des Ösophagus in Längsrichtung führen, auch die Entstehung von Querfalten gestattet. Das mögliche Ausmaß der Verschiebungen der Schleimhaut gegenüber der Tunica muscularis erkennt man ja schon an der möglichen Höhe der Längsfalten in Kontraktionsphasen der Ringmuskulatur im Vergleich zu der völlig glatten Schleimhaut in der Dilatation. Es beruht allerdings auf einer Fehldeutung der Theorien über die Autoplastik, wenn als Ursache der Querfaltenbildung Kontraktionen der Lamina muscularis mucosae angenommen werden (z.B. LAUFER 1984, WILLIAMS u. Mitarb. 1983). Die Lamina muscularis mucosae hat wie am Magen (FRIK 1969) so auch an allen übrigen Abschnitten des Magen-Darm-Traktes lediglich tonische Funktionen. Die Faltung der Lamina muscularis mucosae erfolgt vielmehr passiv durch Kontraktionen der Tunica muscularis. Es ist eine spekulative, wenn auch wahrscheinliche Annahme, daß eine niedrige Tonuslage der Lamina muscularis mucosae Voraussetzung für die Bildung der kleinen Querfalten ist. Wenig wahrscheinlich erscheint es dagegen, daß echte Längsschrumpfungen der Speiseröhre die Ursache der queren Streifung darstellen. Die Schrumpfung beruht ja überwiegend auf Schrumpfungsvorgängen in der Tela submucosa (z.T. mit Einziehung der Tunica muscularis). Eine lockere und nicht geschrumpfte Tela submucosa ist aber Voraussetzung für die Bildung der genannten Querfalten.

Aus diesen Darlegungen ergibt sich, daß die mehr oder weniger lange anhaltende Bildung einer queren Streifung durch kleine Querfalten der Speiseröhrenschleimhaut ausschließlich durch eine ebenfalls mehr oder weniger lange anhaltende Längsverkürzung der Speiseröhrenmuskulatur (Tunica muscularis) hervorgerufen sein kann, ohne daß hierfür Zusammenhänge mit entzündlichen Prozessen angenommen werden müssen.

Opportunistische Ösophagusinfektionen

Infektiöse entzündliche Wandveränderungen des Ösophagus durch Erreger, die bei normaler Abwehrlage des Patienten keine Ösophaguserkrankungen hervorrufen, wurden früher überwiegend nur beim Zusammenbruch des Immunsystems in finalen Tumorstadien und vergleichbaren Situationen beobachtet. Eine immunsuppressive Therapie, zu der auch viele Formen der Chemotherapie von Tumoren gehören, sowie erworbene Immundefekte (z.B. AIDS) haben zu einer wesentlich stärkeren Verbreiterung opportunistischer Infektionen auch an der Speiseröhre geführt. Es handelt sich dabei in erster Linie um mykotische und virale, in geringerem Umfange aber auch um bakterielle Infektionen.

Soorösophagitis (Candidiasis, Moniliasis)

Hefepilze der Gattung Candida (Synonym: Monilia) sind typische Saprophyten menschlicher Schleimhäute, vorwiegend im Mund und im Magen-Darm-Trakt, aber auch auf der Bronchial- und Vaginalschleimhaut. In der Regel wird die Soorösophagitis durch Candida albicans hervorgerufen. Die Vorbedingungen pathologischer Störungen des Gleichgewichtes zwischen Wirt und Saprophyt sind im Einzelfall nicht immer nachzuvollziehen. Auf jeden Fall kommt es nicht nur im Gefolge der in der Einleitung zu diesem Abschnitt genannten immunsuppressiven Therapie (mit eigentlichen Immunsuppressiva oder mit Steroiden) und im Rahmen von Immunmangelsyndromen anderer Ursache, sondern auch nach Antiobiotikatherapie mit Verdrängung anderer saprophytärer Mikroorganismen, insbesondere Bakterien, zur Umwandlung der Candida in die wuchernde und invasive myzelbildende Form. Die pathologische Candidabesiedelung besteht gelegentlich auch aus anderen, sonst beim Menschen nicht saprophytären Spezies, wie z.B. Candida kruzei.

Das *radiologische Erscheinungsbild* der Soorösophagitis ist in seinen Grundzügen schon seit Jahrzehnten bekannt (SCHULZ 1929, ANDRÉN u. THEANDER 1956). Insgesamt handelt es sich um ein seltenes Krankheitsbild. Die Mehrzahl der Berichte umfassen höchstens rund 15 Fälle (SVOBODA 1964, GRIEVE 1964); nur in Tumorkliniken ist es gelungen, größere Fallzahlen von über 30 zusammenzustellen (JENSEN u. Mitarb. 1964, ATHEY u. Mitarb. 1977).

Die radiologischen Zeichen wurden früher bisweilen fälschlich als Manifestation der Grundkrankheit des Patienten gedeutet. Seit den Untersuchungen von ANDRÉN u. THEANDER (1956) ist die Eigenständigkeit dieser Erkrankung anerkannt. Heutzutage wird sie vielfach wieder mehr in den Gesamtrahmen entzündlicher Erkrankungen der Speiseröhre eingeordnet, wobei versucht wird, differentialdiagnostische Merkmale herauszuarbeiten (KRESSEL u. Mitarb. 1981). Dies ist gelegentlich nur begrenzt möglich, weil es auch Kombinationen mit viralen Infektionen (LEVINE u. Mitarb. 1981), Kollagenosen (GEFTER u. Mitarb. 1981) sowie auch mit peptischen Ösophagitiden gibt.

Die Röntgenuntersuchung zeigt als typisches Zeichen für die Soorösophagitis einen mäßigen Elastizitätsverlust der Speiseröhrenwand, bisweilen mit einer gewissen Engstellung verbunden, die durch ein Wandödem oder eine Wandinfiltration bedingt ist. Hierdurch sind auch die klinischen Beschwerden mit retrosternalen Schmerzen und Dysphagie erklärbar (HALTER 1984). In Prallfüllung und im Doppelkontrast ist das Leitsymptom die außerordentlich unregelmäßige „zottige" Konturierung des Kontrastmittelschattens und die entsprechende Strukturierung der Schleimhautoberfläche (Abb. 66). Diese ist vorwiegend durch die Imbibition der ausgedehnten mykotischen Pseudomembranen mit Kontrastmittel hervorgerufen. Eine Unterminierung der Pseudomembranen kann zur Doppelkonturierung des Kontrastmittelschattens führen. Wenn durch antimykotische Therapie eine Säuberung der Speiseröhre gelungen ist, bleiben Geschwürsflächen mit unregelmäßig haftendem Kontrastmittel und angedeuteten plaquesartigen Füllungsdefekten bestehen (Abb. 67), die eine differentialdiagnostische Abgrenzung gegenüber anderen entzündli-

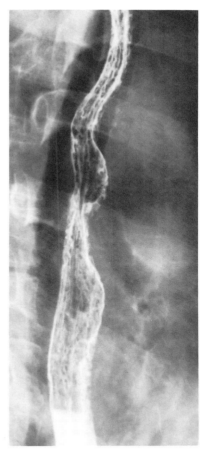

Abb. **67** Soorösophagitis mit multiplen nodulären Schleimhautauflagerungen, zottigen Wandkonturen und teilweise Doppelkonturierungen durch Unterminierung der mykotischen Pseudomembranen

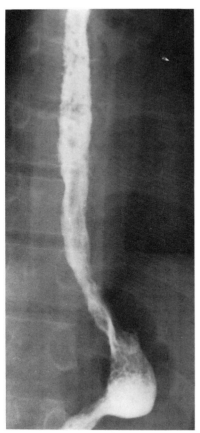

Abb. **66** Unregelmäßige „zottige" Konturierung der Ösophaguswand und der Schleimhautoberfläche durch mykotische Pseudomembranen bei Soor

chen Veränderungen kaum ermöglichen. Dies gilt nicht nur für die Unterscheidung von ulzerierten Formen einer Refluxösophagitis, sondern auch gegenüber opportunistischen Infektionen durch seltenere Erreger wie z.B. Klebsiella oder Lactobazillus acidophilus u.a. In dem Krankengut von ATHEY u. Mitarb. (1977) ist vom Soor meist die gesamte Speiseröhre befallen; nur in einem Drittel der Fälle ist sie auf das aborale Drittel beschränkt. Auch andere Mykosen kommen an der Speiseröhre vor, so z.B. Aktinomykose, Mukormykose, Blastomykose und Histoplasmose (PELEMANS u. VANTRAPPEN 1974). Bei diesen fehlen zwar fast immer die myzelbedingten Pseudomembranen, jedoch sind die übrigen radiologischen Zeichen nicht mit hinreichender Sicherheit von anderen entzündlichen Speiseröhrenprozessen zu trennen. Bei der Aktinomykose können gelegentlich auch Fistelbildungen zu den Nachbarorganen nachweisbar sein. Im Verlauf schwer therapeutisch zu beeinflussender Soorösophagitiden, insbesondere beim Immunmangelsyndrom, kann es zu langstreckigen Ösophagusstenosen kommen, die allerdings keinen vollständigen Verschluß hervorrufen (AGHA 1984).

Herpesösophagitis

Die Herpesösophagitis als opportunistische Infektion, z. B. bei Tumorpatienten oder nach immunsuppressiver Behandlung, kommt nach Ansicht von SHORTSLEEVE u. Mitarb. (1981) häufiger als bisher angenommen vor. LEVINE u. Mitarb. (1981) beschreiben 6 Patienten mit wenigen flachen Ulzera, im Doppelkontrast erkennbar durch schwache rundliche Kontrastmittelansammlungen von 3–5 mm Durchmesser, die jedoch in der Regel schärfer begrenzt sind als z. B. beim Soor. Das Auftreten von Pseudomembranen spricht dagegen immer für die Kombination einer Herpesösophagitis mit einer Soorösophagitis. Nach SHORTSLEEVE u. Mitarb. (1981) sind die flachen Vertiefungen der Erosionen und Ulzera im weiteren Verlauf mit Fibrin ausgefüllt, so daß auch das Bild flacher, plaquesartiger Füllungsdefekte entstehen kann. Später kann es auch zu mäßigen Strikturen kommen (KRESSEL u. Mitarb. 1981).

Andere Virusösophagitiden

Das Herpesvirus ist nicht das einzige, das zu Ösophagitiden führt. Im Laufe zunehmender Erfahrungen mit Immunmangelsyndromen wird man häufiger auch Infektionen der Speiseröhre durch andere Viren finden. So beschreiben z. B. ONGE u. BEZAHLER (1982) bei einem Patienten, dessen Erkrankung heute als akutes Immunmangelsyndrom bezeichnet werden würde, einen ausgedehnten ulzerativen Schleimhautdefekt fast der ganzen aboralen Ösophagushälfte, der durch das Zytomegalievirus hervorgerufen war.

Tuberkulose und Lues

Ein Befall der Speiseröhre mit Tuberkulose oder Lues kommt nur sehr selten und das auch nur in fortgeschrittenen Fällen vor, nach BÖHMER (1984) in höchstens 0,1% der Tuberkulosen. Bei der Ösophagustuberkulose liegt meist ein Durchbruch von mediastinalen Lymphknoten in die Speiseröhre vor, der sekundär zu ulzerösen Veränderungen führt (z. B. LEDOUX-LEBARD u. Mitarb. 1982). Bei der Lues kommen ulzerierte Gummen und zirkuläre Wandverdickungen mit Ulzerationen als Folge von Gefäßveränderungen vor (GUYOT 1931). Schon LÜDIN (1947) hat betont, daß die Röntgenzeichen der Tuberkulose – Wandstarre, Konturunregelmäßigkeiten, Kontrastmittelansammlungen, Ulzerationen und Fistelbildungen – unspezifisch sind. Auch die Computertomographie hat die Spezifität in diesem Fall nicht nennenswert erhöht. WILLIFORD u. Mitarb. (1983)

konnten in einem Fall im Computertomogramm die vergrößerten und verkästen Lymphknoten zeigen. BÖHMER (1984) konnte in einem anderen Fall nachweisen, daß keine Lymphknotenvergrößerungen vorliegen, dagegen aber die Ösophaguswand verdickt ist. Die Möglichkeiten einer histologischen Klärung wurden hierdurch jedoch nicht verbessert.

Ösophagusbeteiligung bei Erkrankung von Haut oder Schleimhäuten

Bei einigen Infektionskrankheiten mit Haut- oder Schleimhautmanifestationen wie Masern, Scharlach und Diphtherie sowie auch Windpocken wurden zu Zeiten des häufigeren Auftretens dieser Erkrankungen auch Läsionen an der Speiseröhre beobachtet, die den sonstigen Manifestationen dieser Krankheit an Haut und Schleimhäuten ähnlich waren, so z. B. Ulzerationen oder Pseudomembranen (PELEMANS u. VANTRAPPEN 1974). Derartige Formen des Ösophagusbefalls werden seit der Abnahme der Häufigkeit dieser Erkrankungen praktisch nicht mehr beobachtet, so daß radiologische Erfahrungen mit moderner Untersuchungstechnik hierzu nicht vorliegen.

Bei einigen seltenen blasenbildenden Hauterkrankungen kommt dagegen in etwa 5% der Fälle eine klinisch relevante Ösophagusbeteiligung vor (NIX u. CHRISTIANSON 1965, DU PREE u. Mitarb. 1969, AGHA u. RAJI 1982, AGHA u. Mitarb. 1983). Es handelt sich um das *bullöse Pemphigoid* und das *gutartige Schleimhautpemphigoid* (THOST 1911, BRAUN-FALCO 1969), beides Erkrankungen des höheren Lebensalters, die belästigend, therapeutisch weniger beeinflußbar, aber nicht lebensgefährdend sind. Bei der rezessiv vererblichen Form der *Epidermolysis bullosa dystrophica* (SIEMENS 1921) spielen die Erscheinungen an der Speiseröhre dagegen eine wesentlich größere Rolle (SCHUMANN u. ARCINIEGAS 1972, TISHLER u. Mitarb. 1983). Es kommt nahezu regelmäßig schon in der Adoleszenz zu einer Dysphagie infolge Blasenbildung und Wandödem im Ösophagus. Ausgeprägte morphologische Ösophagusbefunde mit starken Narbenbildungen und Strikturen finden sich jedoch auch bei dieser Erkrankung offenbar nur in etwa 5% der Fälle. Die hierdurch bedingte Inanition und die Aspiration tragen zu dem in diesen Fällen nicht seltenen letalen Ausgang bei.

Radiologisch erkennt man in den Frühstadien des Ösophagusbefalls umschriebene Bereiche von Elastizitätsverlust der Ösophaguswand als Hinweis auf ein Ödem, z. T. mit angedeuteten Faltenwulstungen und gelegentlich mit einzelnen kleinen Breiflecken als Ausdruck von Erosionen. Bei der Epidermolysis bullosa dystrophica kommt es auch häufiger vor, daß noch nicht geplatzte, etwas größere Blasen auf der Ösophagusschleimhaut als plaquesartige Füllungsdefekte erscheinen. Nach dem Platzen der Blasen können sich bei dieser Krankheit die zunächst flachen Erosionen zu Ulzera vertiefen, in denen das Kontrastmittel wie in sonstigen Ulzera der Speiseröhre haftet.

Beim benignen Schleimhautpemphigoid heilen die Schleimhautdefekte verhältnismäßig schnell ab, bei der Epidermolysis bullosa dystrophica dagegen um so langsamer, je mehr narbige Schleimhautveränderungen in der Umgebung bereits vorhanden sind. Die Narbenstadien sind durch Wandstarre, Konturunregelmäßigkeiten und Füllungsdefekte sowie durch quere Schleimhautfalten („Webs") gekennzeichnet. Es kommt auch zu Strikturen, die in der oberen Ösophagushälfte etwas häufiger als in der unteren sind. Die Strikturen können eine Länge von 2–6 cm haben und sind auch durch Bougierung nur schwer zu beeinflussen. Sie werden im Laufe der Zeit beim Auftreten neuer Blasen und neuer Vernarbungszustände, z. T. auch allein durch Nahrungsmittelreiz, immer enger, so daß es gelegentlich zu einem kompletten Verschluß durch Narbenbildung kommt. Daß diese fortgeschrittenen Formen beim gutartigen Schleimhautpemphigoid seltener beobachtet werden (MULLER 1977) als bei der Epidermolysis bullosa dystrophica, liegt wohl auch daran, daß die erstgenannte Erkrankung im höheren Lebensalter und somit bei geringerer restlicher Lebenserwartung auftritt.

Im Falle der *Acanthosis nigricans,* die durch Hautveränderungen mit Papillomen, Pigmentierungen und Hyperkeratosen gekennzeichnet ist, finden sich im Ösophagogramm, diffus über den gesamten Ösophagus verteilt, unterschiedlich große, unregelmäßige Füllungsdefekte die durch kleine epitheliale Granulome, aber auch durch Granulomknoten mit einem Durchmesser bis 1 cm und mehr hervorgerufen werden (ITAI u. Mitarb. 1977, MIGNON u. Mitarb. 1975). Die Peristaltik des Ösophagus ist nur wenig beeinträchtigt.

Leukoplakie

Die Leukoplakie als typische Verhornungsstörung der Übergangsschleimhäute kommt auch an allen Teilen der Speiseröhre vor. Dieses pathogenetisch und auch morphologisch nicht einheitliche Krankheitsbild tritt in der Form flacher oder leicht erhabener, verruköser weißlicher Flecke auf der Schleimhaut des Ösophagus auf. Histologisch liegen Hyperkeratosen, Parakeratosen und Epitheldysplasien mit abnormen Mitosen vor. Bei einigen Formen von Leukoplakien kommt auch am Ösophagus gehäuft eine maligne Entartung vor (SHARP 1931).

Bei der *Röntgenuntersuchung* erkennt man kleinere oberflächliche Erhabenheiten, die das Niveau der Schleimhautoberfläche oft nur gering überragen und gegen ihre Umgebung meist nicht sehr scharf abgegrenzt sind. Die Veränderungen sind weniger zahlreich und die einzelnen Herde meist auch etwas größer als bei anderen granulären oder verrukösen Prozessen an der Speiseröhre. Die Motorik ist nicht beeinträchtigt. Häufig sind gleichzeitig Faltenwulstungen auf der Basis entzündlicher Prozesse vorhanden (GHAHREMANI u. RUSHOVICH 1984).

Morbus Crohn des Ösophagus

Ein Ösophagusbefall ist nach dem derzeitigen Stand der Kenntnisse beim Morbus Crohn nur in etwa 0,5% der Fälle bekannt (MALCHOW u. DAISS 1984). Es erscheint aber nicht ausgeschlossen, daß dieser Prozentsatz, ähnlich wie beim Magen, mit zunehmender diagnostischer Erfahrung noch etwas ansteigt. Dies dürfte insbesondere für die Frühformen mit aphthoiden Ulzera gelten, die im Ösophagus erstmals 1981 von GOHEL u. Mitarb. bei 1 Fall von Colitis Crohn beobachtet wurden. DEGRYSE u. DE SCHEPPER (1984) haben in der Zwischenzeit 4 weitere Fälle von aphthoiden Ul-

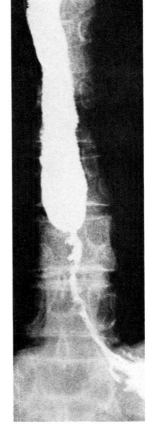

Abb. 68
Stenose des unteren Ösophagusdrittels von wenigen Millimetern Durchmesser, mit unregelmäßiger Kontur und kleinen Aussackungen, bei Morbus Crohn (aus *Fröhlich, H., H. Huchzermeyer, H. St. Stender:* Fortschr. Röntgenstr. 125 [1976] 497)

zera in der Speiseröhre bei einem Morbus Crohn des Ileums oder des Kolons mitgeteilt, wobei in 2 Fällen auch im Magen ähnliche Veränderungen vorhanden waren.

Im Doppelkontrast erkennt man bei der Röntgenuntersuchung rundliche oder längliche Breiflecke von ca. 2–4 mm Durchmesser, in der Regel umgeben von einem mehr oder weniger deutlichen Aufhellungshof, dessen Durchmesser etwa 2- bis 3mal so groß ist wie der des Breiflecks (wie in Abb. **56**). Eine eindeutige histologische Zuordnung der aphtoiden Ulzera im Ösophagus zum Morbus Crohn ist dabei bis jetzt nicht gelungen, da diese radiologisch einwandfrei nachgewiesenen Veränderungen meist ösophagoskopisch, zumindest mit den heute meist benutzten prograden Optiken bis jetzt nicht erfaßt und deshalb auch nicht bioptisch untersucht werden konnten.

Fortgeschrittene Veränderungen im Sinne eines Morbus Crohn sind an der Speiseröhre dagegen schon lange bekannt (z.B. FRANKLIN u. TAYLOR 1950, FRÖHLICH u. Mitarb. 1976). Mit der Veröffentlichung von GHAHREMANI u. Mitarb. (1982) sind jetzt etwa 20 derartige Fälle beschrieben.

Man erkennt dabei in unterschiedlich langen (bis etwa 10 cm) Ösophagusabschnitten Störungen der Elastizität und Dehnbarkeit bis zu einer ausgesprochenen, meist asymmetrischen Wandstarre mit Konturunregelmäßigkeiten durch granulomatöse und ulzeröse Veränderungen. Dabei kann es zu mehr oder minder ausgeprägten Einengungen und auch zu Fistelbildungen zu den Nachbarorganen kommen (Abb. **68**). Das radiologi-

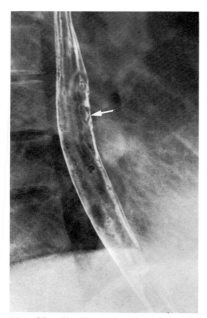

Abb. 69 Großes, aphthoides Ulkus in Ösophagusmitte (Pfeil) bei junger Ausländerin nach Einnahme eines nicht zu identifizierenden Schmerzmittels

sche Erscheinungsbild des fortgeschrittenen Morbus Crohn der Speiseröhre ist in der Regel ebenso pathognomisch wie das des Morbus Crohn am Ileum. In ⅔ der Fälle von Speiseröhrenbefall liegt gleichzeitig ein Morbus Crohn des Darmes vor. Differentialdiagnostische Schwierigkeiten ergeben sich in der Regel nicht, obgleich eine bioptisch-histologische Klärung häufig nicht mit hinreichender Sicherheit gelingt.

Medikamentös bedingte Ösophagusulzera

Eine Reihe von oral appliziertem Medikamenten kann unter ungünstigen Bedingungen, die zu einem längeren Liegenbleiben der Tabletten usw. in der Speiseröhre führen, entzündlich-ödematöse Wandveränderungen sowie „korrosive Geschwüre" der Speiseröhrenwand herbeiführen. Am längsten sind die Ulzerationen nach Kaliumchloridmedikation bekannt, die zunächst nur als Dünndarmulzera (BOLEY u. Mitarb. 1965), dann aber auch als Ösophagusgeschwür mit nachfolgender Strikturierung (LEMBERTON 1970) beschrieben wurden. Wegen der nach Kaliumchloridmedikation ebenfalls bekannten umschriebenen Dünndarmläsionen ist für diese Substanz die Theorie der direkten lokalen Schädigung auch für die Speiseröhre verhältnismäßig am wenigsten gesichert, obgleich z.B. TEPLICK u. Mitarb. (1980) bei der Mehrzahl der Fälle von KCl-Schädigung der Speiseröhre eine Passageverzögerung durch einen vergrößerten linken Vorhof anschuldigen. In den letzten Jahren ist durch eine Reihe weiterer Veröffentlichungen (u.a. KOBLER u. Mitarb. 1978, CRETEUR u. Mitarb. 1983, SCHMIDT 1984) eine Anzahl weiterer Arzneimittel bekanntgeworden, die zu Ösophagusschädigungen führen können. Es handelt sich insbesondere um Tetracyclin, Doxycyclin und Emeproniumbromid. Bei Arzneimitteln, die diese Substanzen enthalten, findet sich in Pharmalisten und Beipackzetteln gewöhnlich schon der Hinweis, daß sie nur mit reichlich Flüssigkeit eingenommen werden sollten. Weiterhin werden u.a. auch Chinidin, Eisensulfat- und Ascorbinsäuretabletten sowie Alprenolol (als Langzeittherapie; STIRIS u. OYEN 1982) für eine Ösophagusschädigung verantwortlich gemacht. Die Tabletten bleiben offenbar am häufigsten in den mittleren Anteilen des Brustteils der Speiseröhre liegen. Neben einer ungenügenden Flüssigkeitszufuhr bei der Einnahme können auch zusätzliche morphologische Veränderungen an der Speiseröhre eine Passageverzögerung begünstigen (SCHMIDT 1984). TEPLICK u. Mitarb. (1980) weisen darauf hin, daß auch die Tabletteneinnahme im Liegen ein begünstigender Faktor sein kann.

Bei der *Röntgenuntersuchung*, die in der Regel wegen retrosternaler Schmerzen veranlaßt wird, findet man an der Speiseröhre neben umschriebenen oder seltener ausgedehnteren (SCHMIDT 1984) Faltenwulstungen Kontrastmittelansammlungen in flachen Ulzera in der Gegend der Arzneimittelretention. Der direkte Nachweis von Tablettenresten gelingt meist nicht. Ein Zusammenhang der erkannten Ulzerationen und Faltenwulstungen mit einer Arzneimittelschädigung läßt sich infolgedessen in der Regel nur durch die Anamnese wahrscheinlich machen (Abb. **69**).

Der radiologische Nachweis derartiger Veränderungen muß deshalb Anlaß geben, nach einer vorangegangenen Medikation möglicherweise schädigender Arzneimittel zu fahnden. Nach Absetzen der Medikation und Beendigung der lokalen Irritation heilen die radiologisch nachgewiesenen Veränderungen offenbar meist komplikationslos ab (CRETEUR u. Mitarb. 1983, SCHMIDT 1984). Nur von Kaliumchloridgeschwüren ist eine schlechte Heilungstendenz bekannt (BOLEY u. Mitarb. 1965).

Ösophagusvarizen

Als Ösophagusvarizen werden variköse Erweiterungen des submukösen Venenplexus des Ösophagus bezeichnet. Sie sind in der Mehrzahl der Fälle Bestandteil eines nach kranial gerichteten hepatofugalen Kollateralkreislaufes bei Abflußbehinderung im Pfortaderkreislauf. Die unregelmäßig gewundene Erweiterung der submukösen Venen ist, jedenfalls soweit es sich um Venen der aboralen Ösophagushälfte handelt, nicht nur Folge der Druckerhöhung, sondern auch der gleichzeitigen Strömungsumkehr. Während normalerweise der Abfluß des submukösen Plexus aus dem unteren Ösophagusdrittel über die V. gastrica sinistra erfolgt, findet jetzt der Bluttransport von der V. gastrica sinistra über die subepithelialen und submukösen Venenplexus des Ösophagus durch zahlreiche perforierende Venen (CALABRESI u. ABELMANN 1957) in die periösophageal gelegenen Vv. oesophagicae und von dort vorwiegend in die V. azygos, z. T. auch in die V. hemiazygos, also in das Zuflußgebiet der V. cava superior, statt. Da das Bindegewebegitter der Venen offenbar weitgehend polar, entsprechend der Strömungsrichtung, ausgerichtet ist, kommt es auch an den Ösophagusvenen, ähnlich wie bei den Interkostalarterien im Verlauf einer Aortenisthmusstenose, durch die Strömungsumkehr zu irreversiblen Dehnungen und Deformierungen des Gefäßbindegewebes. Ösophagusvarizen bleiben infolgedessen auch nach Druckminderung, z. B. nach abdominellen Shuntoperationen, in gleicher Weite vorhanden, wenn sie dann auch weniger stark gefüllt sind.

Ursache der Ösophagusvarizen ist in der überwiegenden Mehrzahl der Fälle eine Druckerhöhung im Pfortaderkreislauf, die sog. portale Hypertension. Sie entsteht durch Abflußbehinderung infolge verschiedener Arten eines prä-, intra- oder posthepatischen Blocks (SOEHENDRA 1984, FEVERY u. DE GROOTE 1974). Bei intra- oder posthepatischem Block fließt das Pfortaderblut überwiegend über die V. gastrica sinistra in die Venenplexus der Speiseröhre, bei Milzvenenverschluß über die Vv. gastricae breves. Der postsinusoidale intrahepatische Block bei der Leberzirrhose ist in 90% der Fälle von portaler Hypertension bei Erwachsenen Ursache der Ösophagusvarizen (SOEHENDRA 1984).

Die klinische Bedeutung der Varizen bei der portalen Hypertension liegt in deren oft lebensgefährdender Blutungsneigung, deren Ursachen letztlich noch nicht voll geklärt sind (FEVERY u. DE GROOTE 1974). Die autoptische Feststellung von CHILES u. Mitarb. (1953), daß bei 50% der Patienten, die an einer Ösophagusblutung gestorben sind, eine „Ösophagitis" mit Erosionen vorliege (also nach heutiger Nomenklatur eine Refluxösophagitis), ließ sich endoskopisch nicht bestätigen (BRICK u. PALMER 1964). Wahrscheinlich spielen neben der Wandverdünnung der Venen infolge Druckerhöhung und Strömungsumkehr auch mechanische Schleimhautläsionen durch Ingesta und Einrisse im Sinne eines Mallory-WeissSyndroms eine Rolle (SOEHENDRA 1984).

In der Therapie der blutenden Ösophagusvarizen steht neben den akuten palliativen Maßnahmen wie Anwendung einer Ballonsonde oder drucksenkender Pharmaka heute weniger die operative Therapie mit Transsektion (JOHNSTON 1971) oder Dissektionsligatur (VOSSCHULTE 1957), sondern die Verödungsbehandlung mit Äthylsklerol (TERBLANCHE u. Mitarb. 1979, SOEHENDRA u. Mitarb. 1980) im Vordergrund.

Anomalien des Pfortaderkreislaufes können auch schon im Neugeborenen- und Säuglingsalter zur Ausbildung von Varizen führen (HANSSON 1944, FOMIN 1960). Angeborene Varizen ohne nachweisbares Abflußhindernis der V. portae sind selten und stellen offenbar meist angiomatöse Mißbildungen dar (JORUP 1948). Die ebenfalls seltenen idiopathischen Ösophagusvarizen der Erwachsenen haben wahrscheinlich die gleiche Pathogenese. Dabei kann es sich gelegentlich um tumorartige, umschriebene Knoten handeln (TRENKNER u. Mitarb. 1983). Idiopathische Varizen in Form angiomatöser Mißbildungen neigen kaum zu Blutungen, wohl aber zur Thrombosierung. Insgesamt liegt der Anteil der idiopathischen an der Gesamtzahl der Ösophagusvarizen heute weit unter 10% (GARRETT u. GALL 1953). Er war früher, vor der erheblichen Zunahme der alkoholbedingten Leberzirrhosen, etwa doppelt so hoch (ROSSETTI 1963).

Erworbene Ösophagusvarizen finden sich ausschließlich in der Pars thoracica oesophagi, vorwiegend in der aboralen Hälfte, jedoch niemals im Bereich des Vestibulum oesophagogastricum, da die Venenplexus in diesem Bereich tiefer in der Wand liegen (STELZNER u. LIERSE 1961) und durch stärkere Ausbildung der Lamina muscularis mucosae und der elastischen Fasern der Tela submucosa (KEGARIES 1933) an der Erweiterung gehindert werden. Wenn der Umgehungskreislauf über die Vv. gastricae breves führt, liegen in der Regel gleichzeitig Fundusvarizen vor, nicht jedoch, wenn er ausschließlich über die V. gastrica sinistra verläuft.

Füllungsgrad und sichtbare Ausdehnung der Ösophagusvarizen hängen vom hydrostatischen Druck, von der Atemphase, dem Thoraxinnendruck und der Länge der Speiseröhre (SWART 1963) ab. Das bedeutet, daß Füllung und erkennbare Ausdehnung der Ösophagusvarizen keine Konstante darstellen, sondern mit den aktuellen physiologischen und pathophysiologischen Parametern wechseln können. Eine Gradeinteilung der Ösophagusvarizen nach Durchmesser und Füllungszustand, wie sie insbesondere von endoskopischer Seite immer wieder angestrebt wird

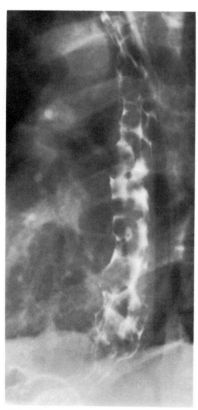

Abb. **70** Ausgeprägte, bis in das obere Ösophagusdrittel reichende Varizen bei einem 20jährigen Patienten mit frühkindlichem Pfortaderverschluß

(SOEHENDRA 1984), kann also nur begrenzten Wert haben. Gerade bei der Röntgenuntersuchung läßt sich der rasch wechselnde Füllungsgrad besonders gut erkennen. Obgleich die Feststellung von SWART, daß sich etwa 80% aller Varizen im Grundsatz im gesamten Brustteil des Ösophagus nachweisen lassen, wahrscheinlich richtig ist, behält die alte Feststellung von BEUTEL (1932) und PRÉVÔT (1940), daß Ösophagusvarizen bei portaler Hypertension vorwiegend in der aboralen Hälfte der Pars thoracica nachweisbar sind, auch heute noch für durchschnittliche Untersuchungsbedingungen ihre praktische Bedeutung. Die Beobachtung derselben Autoren, daß bei Obstruktion der oberen Hohlvene Varizen im oralen Anteil der Pars thoracica auftreten können, ist ebenfalls richtig, wenn auch praktisch diagnostisch weniger bedeutsam.

In der überwiegenden Mehrzahl der Fälle sind die Ösophagusvarizen dann am stärksten gefüllt, wenn der hydrostatische Druck am höchsten (Rücken- oder geringe Kopftieflage) und im Exspirium der Thoraxinnendruck niedrig ist sowie die Speiseröhre durch das Hochtreten des Zwerchfells entspannt wird. In seltenen Fällen kommt es allerdings, offenbar abhängig von speziellen Druckverhältnissen (CIGNOLINI 1950), auch vor, daß erst der Valsalva-Versuch (SCHATZKI 1931) oder ein tiefes Inspirium (BROMBART 1956) zu einer stärkeren Füllung vorhandener Ösophagusvarizen führt. Die im Abschnitt „Untersuchungstechnik" auf S. 13 genannten speziellen Methoden zur Darstellung von Ösophagusvarizen sind hierdurch begründet.

In ausgeprägten Fällen erkennt man bei der *Röntgenuntersuchung* (WOLF 1928) Ösophagusvarizen daran, daß bei der Reliefdarstellung die Längsfalten durch breite, bandförmige, geschlängelte Füllungsdefekte ersetzt sind, die z.T. perlschnurartige Kaliberschwankungen aufweisen (Abb. **70**). Derartige Veränderungen können manchmal auch bei der Prallfüllung als wandständige, kleinbogige Füllungsdefekte erkennbar sein. Bei ausgeprägter artefizieller Hypotonie des Ösophagus kann der Füllungsgrad der Varizen sogar nachlassen, so daß die Darstellung hier bisweilen erschwert ist.

Varizen geringen Grades sind ausschließlich bei der Reliefdarstellung in natürlichen Weitstellungsphasen und nur bei weitgehender Herabsetzung der Bewegungsunschärfe durch extreme Verkürzung der Belichtungszeit erkennbar. Leichte Schlängelungen und Kaliberschwankungen der Falten können hierbei bereits einen erheblichen Verdacht auf eine Varikosis geringen Grades („venöse Kongestion") erwecken (Abb. **71a**). Verlaufsbeobachtungen mit allmählicher Ausbildung ausgeprägter Varizen bestätigen die Berechtigung

Abb. **71a** u. **b**
a Leichte Konturunregelmäßigkeiten und Schlängelung der Falten bei eingeschränkter Kontraktion des Ösophagus als Frühzeichen für Ösophagusvarizen. Hist.: beginnende Leberzirrhose
b 3 Jahre später: ausgeprägte Ösophagusvarizen

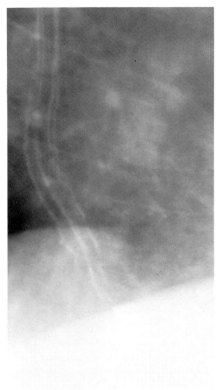

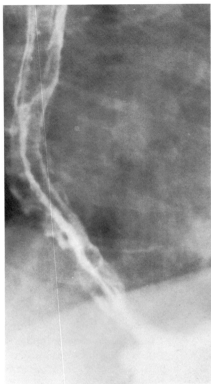

a   b

der Stellung einer frühzeitigen Verdachtsdiagnose (Abb. **71b**). Die mögliche Verschlechterung der Darstellung durch artefizielle Hypotonie gilt für die Frühstadien der Ösophagusvarizen noch stärker als für die ausgeprägten Formen.

Sowohl bei diesen geringfügigen Veränderungen als auch bei stärker ausgeprägten Ösophagusvarizen ist es unbedingt erforderlich, die Konstanz des Befundes zu beweisen (s. S. 13). Der Füllungsgrad der Varizen kann dabei in kurzer Zeit in Abhängigkeit von der Atemphase usw. wechseln, jedoch bleibt die Lokalisation der Reliefveränderungen bei Varizen – unabhängig von muskulären Einflüssen und Druckverhältnissen – gleich. Der Nachweis des Wechsels des Füllungsgrades schützt vor der Verwechslung mit plaquesartigen Wandveränderungen. Auch bei sehr geringfügigen Veränderungen sollte man sich bei nachgewiesener Konstanz des Befundes nicht scheuen, den Verdacht auf Frühstadien von Ösophagusvarizen auszusprechen und hierdurch weitere Untersuchungen, insbesondere der Leber, zu veranlassen.

Die Treffsicherheit der Röntgenuntersuchung der Speiseröhre mit Bariumsulfat bei der Diagnose von Ösophagusvarizen ist annähernd gleich, in der Frühphase der venösen Kongestion wahrscheinlich eher größer als die der Endoskopie. Die meist von endoskopisch orientierten Gastro-

enterologen veröffentlichten Vergleichsstatistiken beider Methoden müssen hinsichtlich der tatsächlichen Vergleichbarkeit des Materials mit ausgeprägter Kritik bewertet werden. Als Beispiel hierfür sei angeführt, daß BRICK u. PALMER bei Zirrhosepatienten 1964 über den radiologischen Nachweis von Varizen in 27,5% und den endoskopischen Nachweis in 70,4% der Fälle berichten, während SWART schon 1 Jahr früher bei 72% der von ihm untersuchten Zirrhotiker radiologisch Ösophagusvarizen nachweisen konnte. Die von SOEHENDRA (1984) aufgrund der Untersuchungen von DAGRADI u. Mitarb. (1970) getroffene Feststellung, daß Ösophagusvarizen radiologisch nur in etwa zwei Drittel der Fälle sicher darstellbar seien, ist für eine ausgefeilte moderne Untersuchungstechnik nicht mehr richtig. Sie darf vor allem nicht dahingehend fehlgedeutet werden, daß die Treffsicherheit der Endoskopie generell größer sei: Die Erfolgschancen der Röntgenuntersuchung, die freilich nur im blutungsfreien Intervall sinnvoll ist, sind vielmehr zu diesem Zeitpunkt praktisch die gleichen wie die der Endoskopie. Daß man bei Varizenblutungen wegen der Möglichkeit lokaler therapeutischer Eingriffe eine Ösophagoskopie statt einer Röntgenuntersuchung ausführt, ist lediglich eine Frage der von den therapeutischen Eingriffsmöglichkeiten abhängigen Indikation und nicht der Treffsicherheit.

Die angiographische Darstellung von Ösophagusvarizen mit direkter oder indirekter Splenoportographie hat sowohl wegen der verbesserten sonstigen diagnostischen (radiologischen oder endoskopischen) Methoden als auch wegen der Änderung der Therapieformen ihre Bedeutung verloren. Sie wird höchstens noch dann angewandt, wenn ein Überblick über die gesamten Kollateralgefäße bei einer portalen Hypertension erforderlich ist.

Bei radiologischen Verlaufsbeobachtungen nach Verödungsbehandlung findet man dort, wo keine Varizen mehr nachweisbar sind, eine unregelmäßige Oberflächenstruktur mit oberflächlichen Plaques als Ausdruck der Sklerosierung der Varizen und ihrer Umgebung. Restliche Varizen lassen sich selbstverständlich erkennen. Im Computertomogramm lassen die sklerosierten Varizen mit ihrer ebenfalls bindegewebig verdichteten Umgebung keine Kontrastverstärkung nach Kontrastmittelinjektion erkennen, während die Tunica muscularis einen stärkeren Dichteanstieg zeigt (HALDEN u. Mitarb. 1983). Es kommt auch vor, daß bei der Sklerosierungsbehandlung intramurale Hämatome mit tumorähnlichen Erscheinungsbildern entstehen (VAN STEENBERGEN u. Mitarb. 1984) (s. auch S. 65 u. 66), die im Laufe einiger Wochen wieder verschwinden.

Ösophagusbeteiligung bei Kollagenosen und verwandten Erkrankungen

Bei der *progressiven Sklerodermie* finden sich bei 50–80% der Patienten Ösophagusveränderungen (HELLEMANS u. VANTRAPPEN 1974, ATKINSON u. SUMMERLING 1966). Beim Lupus erythematodes ist eine Ösophagusbeteiligung seltener (10–25% der Patienten) und weniger ausgeprägt, meist nur an Motilitätsstörungen erkennbar (TATELMANN u. KEECH 1966). Die Dermatomyositis führt in etwa 40% der Fälle zu einer Dysphagie, die von den oberen Ösophagusabschnitten mit quergestreifter Muskulatur ausgeht (DONOGHUE u. Mitarb. 1960), jedoch zu Motalitätsstörungen im gesamten Ösophagus führen kann. Auch beim Sjögren-Syndrom kommen Speiseröhrenveränderungen mit Schleimhautatrophie und Strikturen in der oberen Ösophagushälfte (HRADSKÝ u. Mitarb. 1967) vor.

Bei der progressiven Sklerodermie als praktisch wichtigster Kollagenose findet sich an der Speiseröhre ein sehr vielgestaltiges pathologisch-anatomisches Bild (HELLEMANS u. VANTRAPPEN 1974). Im glattmuskulären (aboralen) Anteil der Speiseröhre kommt es zu einer ausgeprägten Atrophie der Tunica muscularis, wobei die Muskulatur nur in geringem Umfang durch fibröses Gewebe ersetzt wird. Die funktionellen Veränderungen – Weitstellung und erhöhte Motorikreizschwelle –

treten aber schon in früheren Krankheitsstadien als die Muskelatrophie auf. Die Tela submucosa ist im gleichen Abschnitt fibrös und entzündlich infiltriert. Die Schleimhaut oberhalb des Vestibulums weist Zeichen einer chronischen Entzündung mit Verdickungen, Ulzerationen und fibrösen Einlagerungen auf. Dabei kommt es offenbar zu einer Längsschrumpfung der unteren Ösophagusanteile, die in der Regel zu einer kleinen Hiatushernie führt. Das Vestibulum oesophagogastricum steht in der Regel offen, ist aber infolge von Wandinfiltrationen weniger stark aufweitbar als normal.

Es unterliegt keinem Zweifel mehr, daß zum Zeitpunkt der vollen Ausbildung derartiger Veränderungen eine Refluxösophagitis vorhanden sein kann, deren akute Schübe und deren Schwere sogar das Schicksal des Patienten bestimmen können (WIENBECK u. BERGES 1984). Andererseits ist es ebenfalls unzweifelhaft, daß die beschriebenen Schleimhautveränderungen in erheblichem Umfang durch die Sklerodermie selbst und nur z. T. durch eine Refluxösophagitis hervorgerufen sind (HELLEMANS u. VANTRAPPEN). Man darf den Nachweis derartiger Wandprozesse oberhalb des Vestibulums also nicht ausschließlich als Ausdruck einer Refluxösophagitis betrachten. Die Voraussetzungen für das Auftreten einer Refluxkrankheit bei der Sklerodermie und die zeitlichen Zusammenhänge müssen trotz der anerkannten großen Bedeutung der Ösophagitis für das klinische Krankheitsbild noch als unzureichend geklärt betrachtet werden. Wahrscheinlich behindert die Muskelatrophie in der aboralen Ösophagushälfte zunehmend den vollständigen Schluß des Vestibulums.

Eine *Röntgenuntersuchung* der Speiseröhre erfolgt bei der Sklerodermie in der Mehrzahl der Fälle erst dann, wenn diese Krankheit bereits diagnostiziert oder wenigstens wahrscheinlich gemacht worden ist. Sie dient in diesem Fall in erster Linie zur Klärung der Frage, ob Manifestationen der Grundkrankheit an der Speiseröhre vorhanden sind. In diesem Fall sollten auf jeden Fall Magen und Dünndarm in die Untersuchung einbezogen werden, da der Ösophagus zwar das am häufigsten, in etwa der Hälfte der Fälle aber nicht das allein befallene Organ ist (HALE u. SCHATZKI 1944, KEMP HARPER u. JACKSON 1965, PFISTER u. NAEGELE 1956). Erfolgt die Röntgenuntersuchung wegen Schluckbeschwerden und retrosternaler Schmerzen, so ist zunächst einmal die Frage zu beantworten, ob diese überhaupt durch der Sklerodermie zuzurechnende Veränderungen an der Speiseröhre hervorgerufen sind und – wenn ja – ob diese eher durch eine Passageverzögerung oder eine Refluxösophagitis erklärt werden können.

Schon 1916 hat SCHMIDT den ursächlichen Zusammenhang einer Dysphagie mit der Sklerodermie aufgezeigt. Gleichzeitig konnte röntgenologisch der Nachweis einer Weitstellung der Speiseröhre mit Bewegungsarmut gebracht werden. Die Passageverzögerung läßt sich besonders am liegenden Patienten gut nachweisen. Zusätzlich haben FESSLER u. POHL 1932 erstmalig eine Einengung der Speiseröhre an ihrem aboralen Ende in einem etwa 2 cm langen Bezirk nachgewiesen, die sie ursächlich auf die Fibrosierung mit konsekutiver Schrumpfung zurückgeführt haben, wodurch sich gleichzeitig eine kleine Hiatushernie ausbildete (Abb. 72). Diese Röntgenzeichen werden auch heute noch im überwiegenden Teil der einschlägigen Literatur als die ausschlaggebenden für den Nachweis einer Sklerodermie beschrieben, ggf. ergänzt durch den Hinweis auf die Mitteilung von OTT (1951), daß in gewissen Stadien der Sklerodermie an der Speiseröhre auch Abschnittskontraktionen auftreten können (BROMBART 1964).

Tatsächlich hat aber schon 1953 KEMP HARPER auch auf die grundsätzliche radiologische Nachweismöglichkeit morphologisch bedingter „pflastersteinartiger" Strukturunregelmäßigkeiten der Schleimhaut oberhalb des Vestibulums bei der Sklerodermie hingewiesen. FRIK hat 1962 gezeigt, daß die regelmäßige Darstellung derartiger Veränderungen insbesondere von einer ausreichenden Verkürzung der Belichtungszeiten abhängt, und diese 1965 schon als selbstverständlichen Bestandteil der radiologischen Sklerodermiediagnostik beschrieben. Auch die allmähliche Entwicklung derartiger Wandveränderungen im fortschreitenden Krankheitsverlauf läßt sich radiologisch zeigen (Abb. 73). Entsprechend der oben beschriebenen klinischen Unsicherheit einer Trennung zwischen Veränderungen, die durch die Sklerodermie, und solchen, die durch eine zusätzliche Refluxösophagitis hervorgerufen sind, ist auch radiologisch keine eindeutige pathogenetische Zuordnung möglich. Auch der Nachweis eines vermehrten Refluxes hilft hier nicht weiter, da ein solcher praktisch bei allen fortgeschrittenen Formen der Sklerodermie vorhanden ist. Für den Nachweis flächenhafter flacher Erosionen oder Ulzera im Bereich derartiger Schleimhautveränderungen ist die Endoskopie der Radiologie überlegen.

Differentialdiagnostische Probleme ergeben sich bei der Röntgenuntersuchung der Sklerodermie des Ösophagus in der Regel nicht, zumal die Grundkrankheit durch Krankheitszeichen an anderen Organen bereits bekannt ist.

Andere Kollagenosen und deren Mischformen (GUTIERREZ u. Mitarb. 1982) führen zu etwas un-

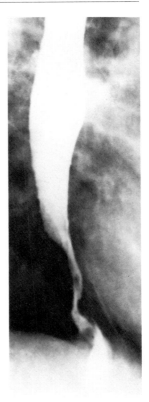

Abb. 72 Sklerodermie bei 43jähr. Frau. Schrumpfung des unteren Drittels der Pars thoracica oesophagi mit plattenartigen sklerotischen Einlagerungen in der Submukosa (Spikulabildungen!), Schrumpfung des Vestibulums. Kleine axiale Hiatushernie

terschiedlichen, im Grundsatz jedoch ähnlichen Röntgenbefunden wie die Sklerodermie.

Ösophagusveränderungen nach Strahlen- und Chemotherapie

Veränderungen an der Speiseröhre im Sinne unerwünschter Nebenwirkungen sind sowohl nach einer Strahlenbehandlung im Halsbereich (vorwiegend Kehlkopf- und Schilddrüsentumoren, Lymphknotenmetastasen) als auch nach einer Strahlenbehandlung des Mediastinums (in erster Linie kombinierte Behandlung von Bronchialkarzinomen, Systemerkrankungen) möglich. Im Rahmen der Bestrahlung von Hypopharynx- und Ösophaguskarzinomen finden strahlenbedingte Veränderungen am Ösophagus außerhalb des eigentlichen Tumorbereiches in der Regel weniger Beachtung. Über etwaige unerwünschte Wirkungen einer alleinigen Chemotherapie von Tumorerkrankungen auf die Speiseröhre liegen im Gegensatz zu dem weiter unten besprochenen Spezialfall einer Kombinationsbehandlung mit der Strahlentherapie keine Beobachtungen vor. Das mögliche Auftreten von (Pilz- oder Virus-)Infektionen nach einer Tumorchemotherapie mit erheblicher immunsuppressiver Komponente oder im Verlauf des Tumorleidens selbst wurde bereits in Abschnitt „Opportunistische Infektionen" (s. S. 52) besprochen.

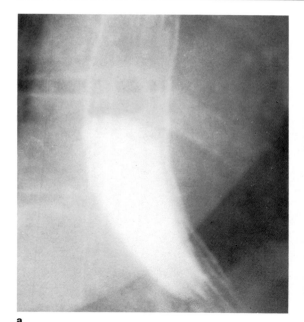

a

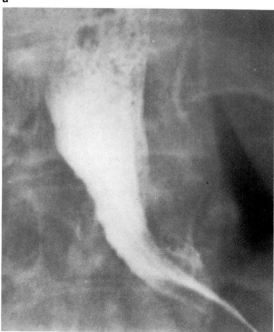

c

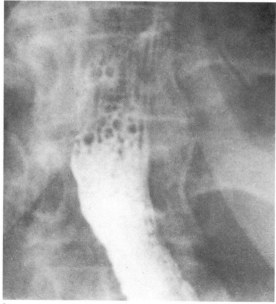

b

Abb. **73a–c**   Verlaufsbeobachtung bei Sklerodermie
a   1. Untersuchung bei 59jähr. Frau: Weitstellung und Bewegungsarmut
b   1 Jahr später: Konturunregelmäßigkeiten durch Submukosasklerose rechts bereits angedeutet erkennbar
c   Weitere 1,5 Jahre später: starke Submukosaveränderungen und mäßige Schrumpfung am Übergang von der Pars thoracica zum Vestibulum

Mögliche unerwünschte Strahlenwirkungen an der Pars cervicalis oesophagi bei der Bestrahlung extraösophagealer Halstumoren finden weder in der radiologisch-diagnostischen Literatur noch in den bekannten strahlentherapeutischen Lehrbüchern gleiche Beachtung wie die Nebenwirkungen an der Pars thoracica nach Mediastinalbestrahlungen. Dies ist insbesondere bei der Strahlentherapie der Larynxkarzinome auffallend, zumal bei diesem Tumor eine wenigstens teilweise Einbeziehung der Speiseröhre in das Zielvolumen meist nicht zu vermeiden ist. Allerdings wird hier in der Bestrahlungsplanung, insbesondere durch den gewählten Fraktionierungsrhythmus, versucht, Schleimhautreaktionen auch am Kehlkopf selbst in Grenzen zu halten (BUSCHKE u. VAETH 1963). Tatsächlich sind aber Dysphagien auch bei der Bestrahlung von Halstumoren eine bekannte Nebenwirkung, wobei Umfang und Häufigkeit in Abhängigkeit von Gesamtdosis und Fraktionierung den Verhältnissen nach der Bestrahlung der Pars thoracica entsprechen dürften.

Häufiger findet man in der Literatur Hinweise auf maligne Tumoren des Hypopharynx und der Pars cervicalis oesophagi, die mehr als 10, meist 20–40 Jahre nach der Strahlenbehandlung gutartiger Prozesse im Halsbereich entdeckt wurden. CHARLES u. Mitarb. (1979) haben rund 50 derartige Fälle gesammelt, bei denen die fraktioniert verabfolgte Dosis an der Pars cervicalis oesophagi etwa 20 Gy betragen haben dürfte. Häufigkeitsangaben, bezogen auf die Gesamtzahl entsprechend Bestrahlter, sind nicht bekannt.

Findet man bei der Röntgenuntersuchung von Patienten, die vor langen Jahren bestrahlt wurden und wegen einer Dysphagie untersucht werden, also unregelmäßige Wandveränderungen im

Halsteil der Speiseröhre, so muß immer auch an einen – dann bioptisch zu sichernden – malignen Tumor und nicht nur an narbige Veränderungen gedacht werden.

Der Bericht über funktionelle und morphologische Veränderungen an der Speiseröhre durch Mediastinalbestrahlung (GOLDSTEIN u. Mitarb. 1975, LEPKE u. LIEBSHITZ 1983) bezieht sich auf denjenigen Kreis bestrahlter Patienten, die wegen Dysphagien zur Röntgenuntersuchung überwiesen wurden. Absolute Häufigkeitsangaben über Ösophagusveränderungen nach alleiniger Bestrahlung liegen deshalb verständlicherweise nicht vor. Die von LEPKE u. LIEBSHITZ genannten 1,6% unterliegen dem Fehler der kleinen Zahl (1 Fall!) und sind statistisch nicht verwertbar. GOLDSTEIN u. Mitarb. weisen darauf hin, daß in der Mehrzahl der Fälle nur Motilitätsstörungen nachweisbar sind, die auch von LEPKE u. LIEBSHITZ als früheste und wichtigste Reaktion genannt werden.

Die im Grundsatz ähnlichen zeitlichen Angaben beider Autorengruppen für den weiteren Verlauf beziehen sich auf den Zeitraum nach Abschluß einer (in der Regel in 5–8 Wochen applizierten) Gesamtdosis von 40–60 Gy: 4–12 Wochen danach findet man bei der Röntgenuntersuchung im Bestrahlungsfeld Motilitätsstörungen in Form ungeregelter Abschnittskontraktionen und oft auch ein Wandödem, z. T. mit angedeuteten Faltenwulstungen. Die genannten, ohne Schwierigkeit nachweisbaren Veränderungen sind selbstverständlich unspezifisch, lassen sich jedoch insbesondere dann, wenn ihre Ausdehnung auf das Bestrahlungsfeld beschränkt ist, mit hinreichender Sicherheit als Bestrahlungsfolge deuten. GOLDSTEIN u. Mitarb. berichten zusätzlich, daß auch die Öffnung des Vestibulum oesophagogastricum infolge der Motilitätsstörungen und des Wandödems erschwert sein kann.

Alle genannten Veränderungen können sich ohne nachweisbare Folgen zurückbilden, jedoch kommt es bisweilen (nach GOLDSTEIN u. Mitarb. in etwa 20% der Fälle mit anfänglichen Motilitätsstörungen) nach 3–18 Monaten im Bestrahlungsfeld zu Strikturen mit einem Restlumen von weniger als 50% des normalen Ösophagusdurchmessers. Diese Lumeneinengungen finden sich, wenn das Zielvolumen auch das obere Mediastinum mit umfaßt, vorwiegend in der aboralen Hälfte der Pars thoracica, meist entsprechend etwa dem Gebiet des unteren Feldrandes. Aus der Lokalisation dieser Strukturen kann man schließen, daß es sich um eine Folge der strahlenbedingten Wandveränderungen handelt.

Strahlenbedingte Ulzerationen kommen vor, sind aber selten. Durch die Kombination der Strahlenwirkung auf die Speiseröhre und den bestrahlten mediastinalen Tumor kann es auch zu Fistelbildungen und zu tumorbedingten Einengungen kommen. Wird die Dosis auf 75 Gy erhöht, so nehmen Häufigkeit und Schwere der Strahlenwirkung am Ösophagus erheblich zu (SEAMAN u. ACKERMAN 1957): Bei über 50% der Patienten kann man dann eine Ösophagitis nachweisen, bei etwa 25% kommt es zu Strikturen und Ulzerationen.

Die Kombination von Strahlentherapie und Chemotherapie scheint allgemein die Häufigkeit von strahlenbedingten Veränderungen am Ösophagus um ein Mehrfaches (ca. 4- bis 5fach nach globalen Angaben von LEPKE u. LIEBSHITZ) zu erhöhen. Besonders bedeutsam ist aber die spezielle Wirkung einer Kombination von Strahlentherapie mit Chemotherapieschemen, die – wie z. Z. in einer Vielzahl von Kombinationen – Doxorubicin (Adriamycin) enthalten. BOAL u. Mitarb. (1979) berichten, daß es bei gleichzeitiger Applikation einer Doxorubicintherapie mit einer Anfangsdosis zwischen 30 und 86 mg/m² Körperoberfläche schon nach Strahlendosen über 5 Gy (in allen beobachteten Fällen unter 20 Gy) bei etwa einem Drittel der so behandelten Patienten zu ausgeprägten Veränderungen im Sinne einer Ösophagitis mit Motilitätsstörungen, Faltenwulstungen und Wandödem kommt. Diese können sich zunächst zurückbilden, jedoch kommt es bei jeder weiteren Phase der Chemotherapie mit Doxorubicin, auch bei auf etwa die Hälfte reduzierter Dosis, ohne weitere Strahlenbehandlung erneut zu den genannten Veränderungen im Sinne einer Ösophagitis. Dieses Phänomen des Wiederaufflammens strahlenbedingter Ösophagusveränderungen nach anfänglicher kombinierter Therapie und späterer alleiniger Fortsetzung der Chemotherapie hat D'ANGIO (1962) erstmals nach einer Kombination von Aktinomycin D und Strahlentherapie beobachtet und als „Recall" bezeichnet. Der Begriff der Recallösophagitis wurde von CASSADY u. Mitarb. (1975) auch für die Kombination von Strahlentherapie und Doxorubicin übernommen und hat sich in der Zwischenzeit international für das erneute Auftreten der genannten Veränderungen bei jeder neuen Chemotherapiephase durchgesetzt.

Radiologisch unterscheiden sich diese Recallstadien der Ösophagusveränderungen nicht von dem ursprünglich nach der Kombination mit Strahlentherapie beobachteten Bild. Nach mehreren, durch die wiederholte Doxorubicintherapie hervorgerufenen, ösophagitischen Schüben bilden sich auch Strikturen aus, die denen nach alleiniger Strahlenbehandlung in Lokalisation und Erscheinungsbild gleichen (BOAL u. Mitarb. 1979).

Ösophagusrupturen

Ösophagusrupturen und -perforationen können durch iatrogene Traumen, z. B. bei der Endoskopie, bei Dilatationen von Stenosen, bei Tubusimplantation, intraoperativ, durch Bestrahlung oder Medikamente verursacht werden (LOVE u. BESCHOV 1978). Sie können auch Folgen einer selbstverschuldeten Verletzung durch Ingestion von Fremdkörpern oder Einnahme von Säuren oder Laugen sein (s. S. 42 f.). Eine direkte traumatische Zerreißung des Ösophagus, z. B. bei Verkehrsunfällen, ist wegen der guten Beweglichkeit des Ösophagus ebenso eine Rarität wie eine Ruptur durch Überdehnung bei plötzlicher Aufnahme von Druckluft oder komprimierter Kohlensäure.

Die als Boerhaave-Syndrom bezeichnete spontane komplette Ruptur des Ösophagus erfolgt am häufigsten im Anschluß an ein heftiges Erbrechen, meist nach Genuß extremer Mengen alkoholischer Getränke, insbesondere Bier. Neben dem Erbrechen sind inzwischen auch spontane Rupturen unter der Geburt, bei epileptischen Anfällen oder bei der Defäkation beschrieben worden (VANTRAPPEN u. HELLEMANS 1974). Die Ruptur des zuvor nicht geschädigten Ösophagus wird durch die intraluminale Druckerhöhung hervorgerufen und führt in der Regel zu einem Einriß der linken posterolateralen Ösophaguswand im aboralen Ösophagusdrittel. Daneben können auch spontane Rupturen an verschiedenen anderen Abschnitten des durch Ulzerationen, Strikturen, Divertikel oder Hiatushernien vorgeschädigten Ösophagus auftreten (ZAINO u. BENEVENTANO 1977).

Klinisch imponieren bei der prognostisch äußerst ungünstigen spontanen Ösophagusruptur die plötzlich einsetzenden heftigen Thoraxschmerzen, die meist während oder unmittelbar nach dem Erbrechen beginnen. Neben Luftnot und Schocksymptomatik kann frühzeitig ein zervikales Hautemphysem sichtbar werden.

Bei der *Röntgenuntersuchung* der Thoraxorgane sind meist ein mediastinales Emphysem, das bis in die Halsweichteile reichen kann, und ein linksseitiger Pleuraerguß, selten auch ein Seropneumothorax zu beobachten. Bei tiefsitzenden Rupturen kann man auch infradiaphragmatisch retroperitoneale Luftansammlungen nachweisen (HAN u. TISHLER 1984).

Die Ruptur selbst läßt sich durch den Kontrastmittelaustritt direkt darstellen, wobei bei entsprechendem Verdacht nur wasserlösliches Kontrastmittel eingesetzt werden darf (KAHLE u. Mitarb. 1983). Dem von MALLORY u. WEISS (1929) beschriebenen Syndrom liegt ein ähnlicher Pathomechanismus zugrunde wie dem Boerhaave-Syn-

drom, und es entsteht ebenfalls durch akute Druckerhöhung im Magen und im Ösophagus, meist beim Erbrechen. Es geht mit einer partiellen Ruptur der Magen- und Ösophaguswand einher. Dabei finden sich längs verlaufende Einrisse der Schleimhaut und der Tela submucosa. Folge dieser Einrisse sind heftige Blutungen. Die Diagnose wird in der Regel endoskopisch gestellt, während der Kontrastmitteluntersuchung keine größere Bedeutung zum Nachweis der feinen Schleimhauteinrisse zukommt. Unter Umständen kann die Blutungsquelle angiographisch lokalisiert werden. Der Einsatz der Angiographie erscheint besonders dann sinnvoll, wenn zusätzlich eine therapeutische Beeinflussung der Blutung mittels Katheterembolisation oder intraarterieller selektiver Applikation von Vasopressin geplant ist.

Ösophagustumoren

Benigne Tumoren

Die gutartigen Tumoren der Speiseröhre sind, wie größere Statistiken aussagen, relativ selten (MOERSCH u. HARRINGTON 1954, LEWIS u. MAXFIELD 1954, STOREY u. ADAMS 1956, KREBS 1966, PLACHTA 1962). Sie lassen sich in zwei Gruppen unterteilen, und zwar in Tumoren mit epithelialem und mesodermalem Ursprung. Ausführliche Unterteilungen aller gut- und bösartigen Ösophagus- und Hypopharynxtumoren finden sich bei STOUT u. LATTERS (1957), TOTTON (1971) und NOLTENIUS (1981).

Die Dysphagie ist, insbesondere bei Nachlassen der Kaufähigkeit, führendes klinisches Zeichen und nicht von der Symptomatologie bei Malignomen zu unterscheiden. Auch die makroskopische und vor allem die röntgenologische Unterscheidung zwischen benignen und malignen Tumoren ist nicht immer möglich.

Die intraluminalen Tumoren, wie Polypen, Papillome oder auch kleine Adenome, bei denen es sich wahrscheinlich meist um Schilddrüsen- oder Pankreasheterotopien handelt, sind überwiegend epithelialen Ursprungs. Papillome können einzeln oder auch multipel auftreten und den Ösophagus in Form einer Papillomatose befallen (RUFFATO u. Mitarb. 1979). Sie werden ähnlich wie die Leukoplakie (GHAHREMANI u. RUSHOVICH 1984) und die adenomatösen Veränderungen im Barrett-Ösophagus (McDONALD u. Mitarb. 1977) zu den möglichen Präkanzerosen (LEVINE u. Mitarb. 1983) gezählt. Bei den zur Blutung neigenden papillären Fibroepitheliomen überwiegen die mesodermalen Anteile. Daneben können Fibrome, seltener Lipome, als gestielte Tumoren intraluminal gelegen sein (ZEHBE 1924, HAENISCH 1924, PALUGYAY 1932, TAMIYA u. NOSAKI 1937).

Die meisten intraluminal wachsenden Tumoren rufen im Röntgenbild Füllungsdefekte hervor, die auf allen Seiten von der normalen Begrenzung der Speiseröhre umgeben sind. Die Peristaltik wird in der Regel von diesen Prozessen nicht beeinflußt (Brombart 1980). Gelegentlich können die gestielten polypösen Tumoren eine Länge von 10 cm und mehr erreichen und dann das gesamte Lumen ausfüllen oder als wurstförmiger Füllungsdefekt, meist in der Pars thoracica gelegen, imponieren (Abb. 74) (Carter u. Mitarb. 1975). Durch Ulzerationen kann die ansonsten glatte Oberfläche kleine Unregelmäßigkeiten aufweisen. Differentialdiagnostisch müssen neben malignen Tumoren Fremdkörper, Luftblasen oder Varixknoten in Betracht gezogen werden. Die Differentialdiagnose der Papillomatose erstreckt sich auf Soor- und Herpesösophagitis, oberflächliche und sog. variköse Karzinome, Acanthosis nigricans, Glykogenakanthose, Leukoplakie, Ösophagusbeteiligung bei bullösem Pemphigoid und Tylosis. In der Computertomographie sind die intraluminalen Tumoren in der Regel schlecht oder gar nicht zu erfassen.

Von den intramuralen Tumoren sind die Leiomyome am häufigsten. Sie machen über 50% aller gutartigen Ösophagustumoren aus (Goldman u. Masters 1950, Rau u. Mitarb. 1982). Daneben können Fibrome, Lipome, Häm- und Lymphangiome, Neurinome, Neurofibrome, Hamartome, Zysten oder Granulome gefunden werden (Plachta 1962, Carnigiani 1972, Clements u. Mitarb. 1980, Everett u. Mitarb. 1980, Noltenius 1981, Govoni 1982).

Bei der Ösophagusdarstellung rufen all diese Tumorformen mehr oder minder scharf begrenzte, runde bis ovale Füllungsdefekte hervor und stören die normale Peristaltik, indem die primäre peristaltische Kontraktionswelle auf der Höhe des Tumors abbricht. Schleimhautdefekte oder Ulzerationen der Oberfläche finden sich nur selten. Der obere und untere Übergang vom Füllungsdefekt zur normalen Ösophaguskontur ist meist abrupt (Abb. 75). Manchmal läßt sich der Tumor selbst außerhalb der Ösophaguskontur als sichtbarer Weichteilschatten abgrenzen. Eine Artdiagnose der verschiedenen Tumoren erlaubt die Röntgenuntersuchung des Ösophagus nicht. Myome können auch gelegentlich, der scherengitterartigen Anordnung der Muskelfasern nach Stelzner u. Lierse (1968) entsprechend, strangartige, schräg um den Ösophagus herum ziehende, scharf konturierte Aussparungsfiguren hervorrufen (Abb. 76).

Umschriebene Wandverdickungen, die mehr als 3 mm stark sind, mit meist homogenen Dichtewerten sind das hervorstechende Charakteristikum von Tumoren in der Computertomographie.

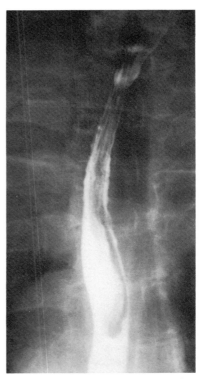

Abb. 74   12 cm langes, gestieltes Fibroepitheliom, das als längliche Aussparung erscheint. Der Patient konnte den im oralen Ösophagusdrittel inserierten Tumor regurgitieren, so daß er aus dem Mund herausragte

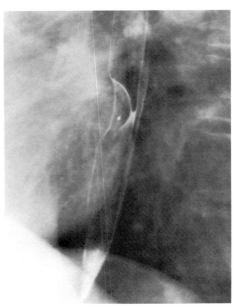

Abb. 75   Glattrandige, halbmondförmige Aussparungsfigur bei Myom

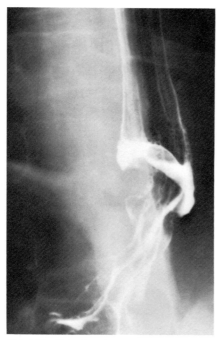

Abb. 76 Spiralige Doppelkontur und Aussparung im distalen Ösophagusdrittel durch ein längliches Myom, das dem Schraubenfasermuster der Muskulatur nach *Stelzner* u. *Lierse* entsprechend verläuft

Dabei ist die Wandverdickung nicht spezifisch für einen gut- oder bösartigen Tumor, sondern ist auch bei anderen nicht tumorösen Erkrankungen anzutreffen (Reinig u. Mitarb. 1983).

Die Abgrenzung und Darstellung der Tumoranteile, die sich in das periösophageale Gewebe ausbreiten, gelingt mit Hilfe der Computertomographie besser als mit den konventionellen Methoden. Auch kann mit Hilfe der Computertomographie die differentialdiagnostische Abgrenzung gegenüber bösartigen Tumorformen vereinfacht sein, wenn im CT die Infiltration eines Malignoms in das periösophageale Fettgewebe darstellbar ist.

Bei vornehmlich submukösem Wachstum ist die differentialdiagnostische Abgrenzung gegenüber polypös wachsenden Karzinomen röntgenologisch meist nicht möglich (Gockel 1959). Auch enthält ein erheblicher Anteil (rund 20%?) gutartiger mesenchymaler Tumoren, z. B. Leiomyome, kleinere sarkomatöse Anteile, so daß ein hinreichend sicherer Ausschluß eines malignen Prozesses beim Nachweis derartiger Tumoren nicht möglich ist.

Die Abgrenzung gegenüber extraenteralen Prozessen, die einen umschriebenen Füllungsdefekt im Ösophagogramm verursachen, ist schwierig; hier ist die Computertomographie der konventionellen Röntgenuntersuchung überlegen. Von den gutartigen Tumoren abgegrenzt werden müssen weiterhin die durch glatt begrenzte Füllungsdefekte imponierenden intramuralen Hämatome (Ashman u. Mitarb. 1978), die sich vornehmlich bei Thrombozytopenie, Hämophilie, Antikoagulantientherapie sowie Nierenversagen finden und sekundär nach Traumen, Fremdkörperingestion oder nach Operationen, z. B. Vagotomien, auftreten können. Ihr Erscheinen beginnt in der Regel mit einem akuten Schmerzereignis; die röntgenologischen Veränderungen bilden sich innerhalb von 1–3 Monaten völlig zurück.

Maligne Tumoren

Es gibt erhebliche geographische Unterschiede in der Häufigkeit der malignen Ösophagustumoren. Während in Europa und in den Vereinigten Staaten ungefähr 5% aller malignen Tumoren im Ösophagus entstehen, ist dieser Tumor in verschiedenen Ländern, insbesondere am Arabischen Golf und in Teilen der Küstengebiete am Kaspischen Meer, sehr viel häufiger (Noltenius 1981). Die überwiegende Zahl dieser Tumoren sind Karzinome (über 90%), von denen die Plattenepithelkarzinome bei weitem am häufigsten sind (Watson 1933, Young 1964).

Karzinome

Histologisch handelt es sich in etwa 90% der Fälle um Plattenepithelkarzinome, von denen die Mehrzahl gut differenziert ist und eine Verhornungstendenz zeigt. Neben nur mittelgradig differenzierten Karzinomen finden sich vereinzelt kleinzellige Karzinome (Rosen u. Mitarb. 1975, Kormano u. Mitarb. 1981). Andere Karzinomformen wie adenoidzystische Karzinome, Adenoakanthome, adenopapilläre Karzinome, Spindelzellkarzinome oder Mukoepidermoidkarzinome finden sich in Einzelbeobachtungen (Kormano u. Yukka 1981, Olmsted u. Mitarb. 1983, Noltenius 1981). Das Adenokarzinom, mit einem Anteil von rund 10% in größeren Statistiken über Ösophaguskarzinome (Dodd 1982), scheint eine besondere Rolle zu spielen; diese Tumorform findet sich gehäuft im distalen Ösophagusdrittel und scheint häufig mit Schleimhautmetaplasien im Sinne des Barrett-Ösophagus einherzugehen (McDonald u. Mitarb. 1977, Poleynard u. Mitarb. 1977, Dodd 1982). Am ösophagogastrischen Übergang ist die Abgrenzung eines primären Adenokarzinoms des Ösophagus von einem aus dem Magen übergreifenden Karzinom nicht immer möglich.

Männer erkranken an Speiseröhrenkrebs etwa viermal häufiger als Frauen. Das häufigste Manifestationsalter ist das 6. und 7. Lebensjahrzehnt. Die Karzinome kommen in allen Abschnitten der

Speiseröhre vor, wobei das mittlere und untere Drittel der Speiseröhre bevorzugt ist (POST- LETHWAIT u. Mitarb. 1957, TERRACOL u. SWEET 1958, KREBS u. SCHÖNING 1965). Als seltener Ausgangsort der Karzinome sind auch Divertikel beschrieben. Eine Zusammenstellung der englischen Literatur mit Tumoren dieses Ursprungs findet sich bei SALDANA u. Mitarb. (1982).

Als prädisponierende Faktoren für die Entstehung von Ösophaguskarzinomen werden Strikturen nach Verätzungen (BIGELOW 1953), die Achalasie (JUST-VIERA u. HAIGHT 1969, CARTER u. BREWER 1975, LAWSON u. DODDS 1976), die Sklerodermie (HALPERT u. Mitarb. 1983), das Plummer-Vinson-Syndrom, die refluxbedingte Stenose, der Barrett-Ösophagus (NAEF u. Mitarb. 1975, MCDONALD u. Mitarb. 1977, POLEYNARD u. Mitarb. 1977), die Zöliakie (COLLINS u. Mitarb. 1978, HARRIS u. Mitarb. 1967), bestrahlte Karzinome im Kopf-Hals-Bereich (BURDETTE u. JESSE 1972, THOMPSON u. Mitarb. 1978, GOLDSTEIN u. ZORNOZA 1978, CHARLES u. Mitarb. 1979) oder die Tylosis (HARPER u. Mitarb. 1977, SHINE u. ALLISON 1966) genannt. Auch scheinen chronische Reizungen, z. B. durch zu heiße oder scharfe Speisen, Alkohol- oder Tabakeinwirkungen, eine wichtige Rolle zu spielen (ZORNOZA u. LINDELL 1980). Die Unterschiede der regionalen Häufung des Ösophaguskarzinoms am Kaspischen Meer sind bislang trotz intensiver Studien noch unerklärbar.

Klinische Beschwerden in Form von Dysphagien oder Steckenbleiben von unzureichend zerkauten Speisen treten in der Regel erst spät auf. Nach HELLRIEGEL (1972) beträgt die mittlere Anamnesedauer zwischen dem Auftreten der ersten Symptome und der Diagnosestellung etwa 4–6 Monate. Dabei ist zu berücksichtigen, daß Speisebrocken erst dann zu Beschwerden führen, wenn mehr als die Hälfte des Ösophagusdurchmessers von Tumorgewebe befallen ist oder etwa eine Lumeneinengung um etwa ⅔ vorliegt (DEMLING 1964, WIOT 1973, EDWARDS 1974). Die 5-Jahres-Überlebensrate hat sich seit 20 Jahren nicht wesentlich geändert und beträgt ca. 4–5% (SILVERBERG u. HOLLEB 1975).

Die Japanische Gesellschaft für Ösophaguserkrankungen hat eine Klassifizierung der Ösophaguskarzinome, ähnlich der Klassifikation der Magenfrühkarzinome, aufgestellt, die die Größe der Läsion, ihre Morphologie, das Aussehen der Randkonturen und die Tiefe der Ulzerationen berücksichtigt. Diese Klassifikation unterscheidet zwischen oberflächlichen Karzinomen, bei denen die Tumorausdehnung die Submukosa nicht überschreitet (NABEYA u. Mitarb. 1976), und fortgeschrittenen Karzinomen. Liegen bei diesen Patienten mit oberflächlichen Karzinomen noch keine Lymphknotenmetastasen (in 75% der Fälle nach ITAI u. Mitarb., 1978) vor, so werden sie als Frühkarzinome bezeichnet.

Da die genannte Definition der Frühkarzinome eine ausreichende präoperative prognostische Klassifizierung nicht erlaubt, hat SHIRAKABE (1987) vorgeschlagen, nur noch die auf das Epithel oder auf Epithel und Tunica muscularis mucosae beschränkte Ösophaguskarzinome als Frühkarzinom zu bezeichnen. Wenn man sich gleichzeitig noch enger an die Gruppeneinteilung der Magenfrühkarzinome anlehnt (allerdings unter weitgehendem Verzicht auf Gruppe III, exkavierte Läsionen), so wird das richtige Ansprechen einer Ösophagusläsion als Frühkarzinom wesentlich erleichtert.

Für fortgeschrittene Ösophaguskarzinome wird von der Japanischen Gesellschaft für Ösophaguserkrankungen eine Einteilung in fünf Gruppen vorgenommen:

1. das oberflächlich wachsende Karzinom,
2. das polypös wachsende Karzinom,
3. das schüsselförmig (exzentrisch-)ulzerierende Karzinom,
4. das zirrhös infiltrierende Karzinom,
5. das trichterförmig stenosierende Karzinom.

Die Tumoren 2. und 5. gehen häufig ineinander über. Wegen der frühzeitigen Ulzerationen bei der 2., 3. und 4. Form sind hier Komplikationen mit Einbruch ins Mediastinum und nachfolgender Mediastinitis oder Perforation in das Bronchialsystem besonders häufig. Ergänzend wird gelegentlich noch eine varizenartige Ausbreitungsform bei vorwiegend submukösem Wachstum angegeben (CHO u. Mitarb. 1982). In seltenen Fällen sind auch Mehrfachkarzinome beschrieben (ROSENGREN u. GOLDSTEIN 1978).

Die Metastasierung der Ösophaguskarzinome erfolgt vorwiegend lymphogen und ist in den verschiedenen Abschnitten des Ösophagus unterschiedlich. Primär werden die regionären Lymphknoten entlang der Ösophaguswand in longitudinaler Richtung befallen. Im oralen Ösophagusdrittel erfolgt danach auch der Befall der paratrachealen, der tiefen zervikalen und der supraklavikulären Lymphknoten. Von den Ösophaguskarzinomen des mittleren Drittels, die die höchste Metastasierungsrate aufweisen, sind nach den paraösophagealen Lymphknoten auch Lymphknoten der Lungenwurzeln und gelegentlich der infradiaphragmalen Lymphknotengruppen betroffen. Von den Karzinomen des aboralen Ösophagusdrittels erfolgt neben einer Ausbreitung in die infrakarinalen und kardianahen mediastinalen Lymphknoten auch ein Befall der retrogastralen, mesenterialen und retroperitonealen Lymphknotenstationen. Die seltenere hämatoge-

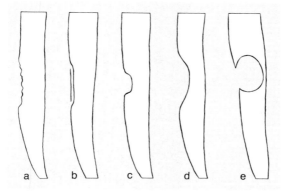

Abb. **77** Schematische Darstellung der oberflächlichen Ösophaguskarzinome (nach *Yamada*)
a oberflächlich flach
b oberflächlich eingesenkt
c oberflächlich erhaben
d tumorartig erhaben
e tumorartig (halb gestielt)

ne Metastasierung erfolgt in der oberen Ösophagushälfte aus dem venösen Zustromgebiet der V. azygos oder der V. cava superior, so daß vorwiegend Lungenmetastasen resultieren, während bei Tumoren im aboralen Ösophagusanteil auch gehäuft Lebermetastasen beobachtet werden, vermutlich in Verbindung mit dem venösen Zustrom über die V. portae (CHIARI u. WANKE 1971, NEUBERGER 1953, LACKNER u. Mitarb. 1981).

Für die Operabilität der Ösophaguskarzinome ist neben dem Lymphknotenbefall und der Infiltration in das paraösophageale Fettgewebe bzw. die Nachbarorgane die Größe der Tumoren in der Längsausdehnung bedeutsam. Bei einer Längenausdehnung über 5 cm finden sich in 90% bereits Lymphknotenmetastasen (ZORNOZA u. LINDELL 1980); unter 5 cm Längsausdehnung beträgt die Lymphknotenmetastasierungsrate 50%. Die Tiefe der Tumorinvasion ist dagegen nicht direkt proportional zur Prognose (YAMADA 1979).

Entsprechend den verschiedenen Wachstumsformen stellen sich die Ösophaguskarzinome *röntgenologisch* unterschiedlich dar. Die Frühkarzinome bzw. die oberflächlich sich ausbreitenden

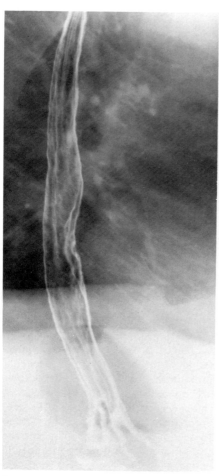

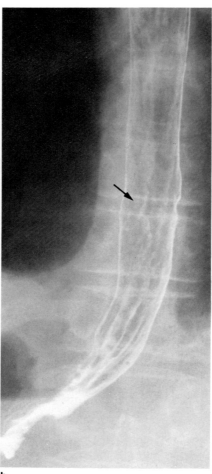

Abb. **78a** u. **b** Oberflächliches Karzinom mit gering erhabener grobkörniger Oberfläche

a   b

Karzinome sind nach Untersuchungen von z.B.
YAMADA u. Mitarb. (1972), GOLDSTEIN u. DODD
(1976), KÖHLER u. Mitarb. (1976), ITAI u. Mitarb.
(1978) oder LAUFER (1979) mit der Doppelkontrasttechnik besser darstellbar als mit den anderen Untersuchungstechniken. Nach MOSS u. Mitarb. (1976) beträgt die diagnostische Treffsicherheit für kleine Karzinome unter 3,5 cm Längsausdehnung 73%. YAMADA (1979) unterscheidet die
oberflächlichen Karzinome nach den röntgenmorphologischen Erscheinungsformen in fünf
Gruppen (Abb. 77):

1. Flach sich ausbreitende Karzinome, die eine
   unregelmäßige granuläre Oberfläche zeigen.
   Diese Veränderungen sind radiologisch schwer
   zu entdecken, oft in tangentialer Darstellung
   leichter als im En-face-Bild.
2. Oberflächliche Karzinome mit geringer zentraler Einsenkung, die als ganz flache Füllungsdefekte imponieren, z.T. mit kleinen Erhabenheiten in der Umgebung und flachen, unregelmäßigen Konturen. Ähnlich wie Typ 1 sind die
   Veränderungen im En-face-Bild schwer zu
   identifizieren. Die Wandstarre ist oft nur gering
   ausgeprägt.
3. Gering erhabene Karzinome mit grobkörniger
   Oberfläche, die im tangentialen Ösophagogramm als flache Füllungsdefekte erscheinen.
4. Erhabene Karzinome mit unregelmäßiger,
   grobkörniger Oberfläche. Ulzerationen finden
   sich bei dieser Tumorform nicht.
5. Polypöse Karzinome, die weit ins Lumen vorgewölbt sind und somit im Ösophagogramm einen Füllungsdefekt hervorrufen.

Die Ziffer 1 nach YAMADA entspricht der Gruppe IIb der Magenfrühkarzinome, Ziffer 2 der
Gruppe IIc, Ziffer 3 der Gruppe IIa und die
Gruppen 4 und 5 der Gruppe I in verschiedenen
Ausprägungsformen.
Durch oberflächliche Karzinome wird oft eine
umschriebene Wandstarre hervorgerufen, die
manchmal röntgenologisch leichter erkennbar ist
als die granulären Oberflächenveränderungen
(Abb. 78). Die Schleimhautfalten sind im Tumor-
bereich meist unterbrochen, gelegentlich auch
verdickt. Die Aufdehnbarkeit der Wand ist umschrieben vermindert. Der Nachweis der oberflächlichen Karzinome gelingt in der Regel in der
Computertomographie nicht. Lediglich bei den
tumorös-erhabenen und polypösen Formen kann
bei der Computertomographie eine umschriebene
Wandverdickung imponieren. Für die Operabilität und das Staging der Tumoren ist der Einsatz
der Computertomographie unerläßlich, da diese
für die Suche nach Lymphknotenvergrößerungen
die Methode der Wahl ist.
Differentialdiagnostisch sind eine Reihe anderer

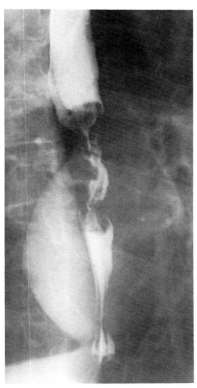

Abb. 79 Großes, exophytisch wachsendes Karzinom
mit langstreckiger unregelmäßiger Lumeneinengung

Erkrankungen mit granulären unregelmäßigen
Oberflächenveränderungen in Betracht zu ziehen.
Dazu zählen die Soor- und die Herpesösophagitis, die Acanthosis nigricans, die Glykogenakanthose und die Leukoplakie. Die flachen Ulzerationen bei den eingesenkten oberflächlichen Karzinomen müssen noch von den gutartigen Öso-
phagusulzerationen abgegrenzt werden, wie sie
z.B. bei der Refluxösophagitis beobachtet werden
können. Bei den gutartigen Ulzera fehlen in der
Regel die Erhabenheiten innerhalb der eingesenkten Läsionen.

Bei der exophytisch wachsenden polypösen
Form, die bei fortgeschrittenen Tumoren am häufigsten anzutreffen ist, ragt der Tumor in das Lumen vor und verursacht unregelmäßig begrenzte
Füllungsdefekte (Abb. 79). Je nach Größe des Tumors kommt es zur mehr oder minder ausgeprägten Stenosierung. In der Regel ist die Oberfläche
dieser polypös wachsenden Karzinome uneben;
selten erscheint die Oberfläche auch glatt. In diesen Fällen ist die Unterscheidung zwischen benignen und malignen Tumoren anhand der Röntgenuntersuchung allein nicht immer möglich.
Eine histologische Klärung ist zur Differenzierung erforderlich.
Die schüsselförmigen Tumoren sind charakteri-

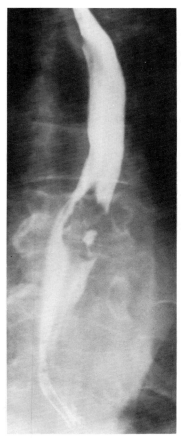

Abb. **80** Schüsselförmiges Karzinom mit ringförmiger Aufhellung und zentraler großer Ulzeration. An den benachbarten Wandabschnitten noch keine eindeutig pathologischen Veränderungen erkennbar

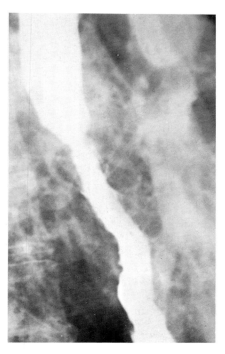

Abb. **81** Szirrhös wachsendes Ösophaguskarzinom im unteren Drittel mit klinisch manifester Stenosierung

siert durch eine Ulzeration, die von einem ring- oder bandförmigen Aufhellungssaum bzw. Füllungsdefekt umgeben ist, der durch den erhabenen Tumorrand hervorgerufen wird (Abb. **80**). Die gegenüberliegende Wand kann regelrechte Konturen, ein durchgehendes Faltenrelief und eine normale Dehnbarkeit behalten. Bei dieser Tumorform ist der Grad der Stenosierung anfänglich wenig ausgeprägt. Die Peristaltik ist in Höhe des Tumors unterbrochen.

Bei der szirrhös-infiltrierend wachsenden Form breitet sich der Tumor submukös aus, ohne daß eine wesentliche Proliferation in das Lumen erfolgt. Folgen dieser Wachstumsart sind eine Wandstarre mit mangelhafter Dehnbarkeit beim Breischluck. Es kommt zur Ausbildung einer ringförmigen oder mehr trichterförmigen Stenose. Die Oberfläche erscheint im Anfangsstadium nur gering unregelmäßig; in späteren Phasen wird die Schleimhaut selbst infiltriert und kann exulzerieren. Oral der Läsion kommt es zu einer zunehmenden Dilatation (Abb. **81**).

Ein Kriterium beim Ösophagogramm zur Beurteilung der Tumorinfiltration über die Adventitia hinaus stellt der Nachweis der Achsenabweichung im Sinne der Abwinkelung oder auch der Lateralverschiebung dar. Da die Achsenabweichung an und für sich unspezifisch und im Alter über 50 Jahren auch bei Gesunden häufig anzutreffen ist, liegt nur im Falle einer fehlenden Achsenabweichung bei nachgewiesenem Ösophagustumor die Wahrscheinlichkeit zwischen 75 und 90%, daß noch keine Tumorinfiltration über die Adventitia hinaus vorliegt (AKIYAMA u. Mitarb. 1972, MORI u. Mitarb. 1979).

Größere Zerfallshöhlen in Form von Kontrastmittelansammlungen in unregelmäßig geformten, nischenähnlichen Ausbuchtungen sind gelegentlich ebenso bei der Breipassage darstellbar wie Fistelbildungen zu Nachbarorganen, insbesondere zu den Bronchien. Die früher zur Beurteilung der Operabilität eingesetzte Azygographie (DÜX u. Mitarb. 1972, CARLYLE u. Mitarb. 1976) hat durch die Computertomographie ihre Bedeutung verloren.

Da der Ösophagus zur transversalen Schnittebene bei der Computertomographie senkrecht verläuft, läßt sich eine pathologische Wandverdickung mit diesem Verfahren gut darstellen. In der Computertomographie imponieren alle fortgeschrittenen Ösophaguskarzinome durch eine Wandverdickung, die ähnliche Dichtewerte wie das normale Ösophagusgewebe aufweist. Je nach morphologischem Erscheinungsbild und Wachstumsart ist die Wandverdickung mehr exzentrisch oder zirkulär ausgeprägt (Abb. **82**). Mit Hilfe der Computertomographie lassen sich die tatsächliche zirkumferentielle Größe der Tumoren, der Tumorzerfall, die Beziehung zu den Nachbarorganen sowie das Vorhandensein von Lymphknotenmetastasen erfassen (DAFFNER u. Mitarb. 1979, CRONE-MÜNZEBROCK u. Mitarb. 1982). Die Längsausdehnung wird jedoch im Computertomogramm unterschätzt (LACKNER u. Mitarb. 1981). Handelt es sich um polypöse Tumorformen, so ist u. U. auch der endoluminale Tumoranteil im Computertomogramm nach oraler Kontrastmittelzufuhr darstellbar.

Für die Beurteilung der Operabilität und das Staging der Ösophaguskarzinome ist neben dem Nachweis hämatogener Metastasen und regionaler Lymphknotenmetastasen die Darstellung der periösophagealen Fettsäume bedeutsam (Abb. **83**) (PICUS u. Mitarb. 1983, THOMPSON u. Mitarb. 1983). Fehlen die Fettsäume zwischen Ösophagus und den benachbarten mediastinalen Strukturen, z. B. Aorta, Herzhinterwand oder Trachea, so ist eine Tumorinfiltration in diesen Organen nicht auszuschließen. Dabei ist zu beachten, daß diese Fettsäume bei kachektischen Patienten und bei Zustand nach Bestrahlung auch fehlen können. Die Computertomographie bietet sich als Untersuchungsmethode auch an, wenn eine komplette Stenose vorliegt und mit dem Ösophagogramm das distale Tumorende nicht mehr darstellbar ist, ebenso zur weiteren Verlaufsbeobachtung bei nicht oder nur teilweise operativ entfernten Tumoren sowie von lokalen Rezidiven.

Über erste Erfahrungen mit der Darstellung von fortgeschrittenen Ösophaguskarzinomen bei der Kernspintomographie berichten SMITH u. Mitarb. (1984) und STEINBRICH u. Mitarb. (1984). Der Tumor ist mit diesem Verfahren durch erhöhte Signalintensität im T_1-betonten Bild darstellbar. Auch die gleichzeitig erfaßten Metastasen in Form von Wirbelkörpermetastasen sind in gleicher Weise nachweisbar. Weitere Zusatzinformationen, die über die mit der Computertomographie erzielten Aussagen hinausgehen, waren z. Z. nicht zu erzielen.

Eine besondere Stellung nimmt das Ösophaguskarzinom im gastroösophagealen Übergang ein, da hier gehäuft Adenokarzinome anzutreffen sind, die sich z. T. auf dem Boden einer Metaplasie entwickeln – s. Abschnitt „Barrett-Ösophagus" S. 47 – oder auch vom Magen aus in den Ösophagus hochwachsen. Die radiologische Untersuchung muß hier immer das Vestibulum, den Fundus und die oberen Korpusabschnitte einbeziehen, um die Ausdehnung der tumorösen Wandprozesse auf diese Magenabschnitte mit beurteilen zu können. Die Entscheidung, ob der Tumor bei Übertritt ins Nachbarorgan seinen Aus-

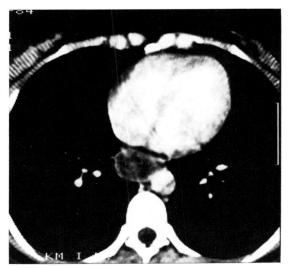

Abb. **82** Asymmetrische Ösophagusverdickung bei Ösophaguskarzinom. Die Nachbarorgane sind noch gut abgrenzbar; keine Infiltration in die Umgebung erkennbar. Das nur schwer abgrenzbare Restlumen des durch den Tumor im Durchmesser stark vergrößerten Ösophagus liegt in dessen rechten vorderen Quadranten

gang vom Magen oder vom distalen Ösophagus nimmt, ist radiologisch jedoch nicht möglich. Das Vorkommen von Adenokarzinomen in Hiatushernien ist hinreichend bekannt (Abb. **84**). Nach FREENY u. MARKS (1982) ist die Monokontrasttechnik der Doppelkontrastuntersuchung bei der Entdeckung erhabener und polypöser Karzinome gleichwertig, während die infiltrierend wachsenden Formen mit dem Doppelkontrast leichter erkennbar werden. Mit der Computertomographie ist der Nachweis der Karzinome im ösophagogastrischen Übergang meist möglich, jedoch können, je nach anatomischen Verhältnissen, insbe-

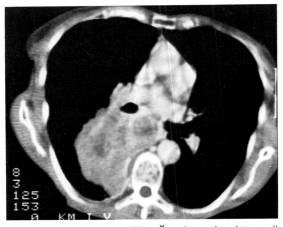

Abb. **83** Großes inoperables Ösophaguskarzinom mit vornehmlich extraösophagealer Ausbreitung und Infiltration in die Nachbarorgane

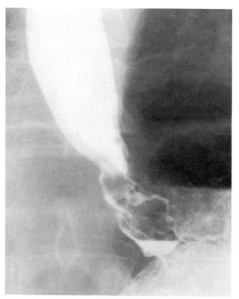

Abb. 84   Karzinom im Vestibulum mit Übergreifen auf den hernierten Magenanteil

sondere durch starke Abwinkelung, auch falsch positive wie negative Befunde resultieren.

Die differentialdiagnostische Abgrenzung infiltrativ wachsender Karzinome gegenüber Stenosen anderer Genese, insbesondere den peptischen Stenosen, ist häufig allein mit röntgenologischen Mitteln nicht möglich. Auch für die Unterschei-

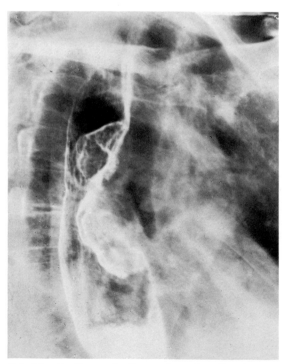

Abb. 85   Großes, polypös wachsendes Ösophaguskarzinom bei Achalasie, wegen der Dilatation nicht stenosierend

dung benigner und maligner, polypös wachsender Geschwülste reichen die röntgenologischen Kriterien nicht aus, da auch polypös wachsende Karzinome eine völlig glatte Oberfläche aufweisen können. Zur Differenzierung der Ösophagusstenosen und der glatt begrenzten, polypös wachsenden Tumoren ist der Versuch einer bioptischen Klärung unerläßlich, die allerdings nur bei positivem Tumorbefund einen Aussagewert hat. Metastasen in der Ösophaguswand und Pelottierung des Ösophagus durch extraösophageale Raumforderungen sind mit der Computertomographie meist erkennbar. Luftblasen und Speisebrocken sollten aufgrund ihrer Lageverschieblichkeit keine diagnostischen Schwierigkeiten bereiten.

Im aboralen Ösophagusanteil kann die Abgrenzung zwischen einer Achalasie und einem infiltrierend wachsendem Tumor schwierig, u. U. sogar mit röntgenologischen Mitteln unmöglich sein (LAWSON u. DODDS 1976). Auch der Mecholyltest kann bei Karzinomen pathologisch sein (HERRERA u. Mitarb. 1970). Die Rigidität der Wand, die unregelmäßige Oberfläche, u. U. mit Ulzerationen, sowie die meist kürzere Dauer der Beschwerden sprechen eher für einen Tumor. Die Karzinomsuche im Brustteil der Speiseröhre ist auch bei einer Ösophagusdilatation infolge Achalasie eine besonders verantwortungsvolle röntgenologische Aufgabe (Abb. 85), zumal eine Stenosierung als führendes klinisches und röntgenologisches Symptom für Ösophagustumoren hierbei meist fehlt (FRIK u. HÜMMER 1961).

Varizen sind von submukös sich ausbreitenden Karzinomen, die varizenartige Aussparungsfiguren im distalen Ösophagus hervorrufen, meist durch Änderung des Füllungszustandes der Varizen in verschiedenen Körperlagen und damit der Änderung der sichtbaren Ösophagusaussparungen abzugrenzen. Außerdem brechen die varizenartigen Tumoraussparungen meist abrupt ab, während sich die ausgedehnten Varizen meist über lange Strecken bis ins mittlere Ösophagusdrittel nachweisen lassen.

Sarkome und weitere maligne Tumoren

Von den malignen mesenchymalen Tumoren, die weniger als 10% aller malignen Neubildungen der Speiseröhre ausmachen, ist das Leiomyosarkom am häufigsten. Karzinosarkome (NOLTENIUS 1981), maligne Melanome (SOSTMAN u. Mitarb. 1980, KORMANO u. YUKKA 1981), Karzinoide (ZAINO u. BENEVENTANO 1977) oder Kaposi-Sarkome (UMERAH 1980) sind allesamt ebenso selten wie primäre maligne Lymphome (SCHREIBER u. Mitarb. 1977; CARNOVALE u. Mitarb. 1977), leukämische Infiltrationen (ZAINO u. BENEVENTANO

1977) oder primär extramedulläre Plasmozytome (AHMED u. Mitarb. 1976) der Speiseröhre.

Die Sarkome zeigen im allgemeinen ein polypös-expansives Wachstum in das Ösophaguslumen, das häufig größere Füllungsdefekte verursacht als polypös wachsende Karzinome. Die Oberfläche dieser Tumoren ist meist unregelmäßig und mit Ulzerationen bedeckt. Trotz der z. T. erheblichen Größe dieser Tumoren ist der Grad der Stenosierung weit weniger ausgeprägt als bei Karzinomen.

Röntgenologisch imponieren derartige Tumoren meist durch in das Lumen des Ösophagus sich vorwölbende Tumormassen, die große Aussparungsbezirke hervorrufen. Ihre Oberfläche ist meist uneben. Gelegentlich lassen sich Breiflecke auf der Tumoroberfläche als Hinweis auf Ulzerationen nachweisen. Die Peristaltik ist auf Höhe des Tumors in der Regel unterbrochen. Vom röntgenmorphologischen Aspekt her sind diese Tumoren nicht mit Sicherheit von polypös wachsenden Karzinomen zu unterscheiden. Da die Außenkonturen der Sarkome gelegentlich auch glatt sind, wie es in der Regel bei benignen Tumoren der Fall ist, wird nicht selten zunächst an einen solchen gedacht. Dabei ist aber die Häufigkeit maligner Anteile in benignen Tumoren zu bedenken (s. S. 66). Eine vollständige histologische Untersuchung ist deshalb bei allen Neubildungen im Ösophagus unerläßlich. Biopsien haben gerade bei Verdacht auf ein Sarkom nur sehr beschränkten Wert, da maligne Anteile glatter Tumoren an der Tumoroberfläche meist nicht von benignen Abschnitten zu unterscheiden sind.

Die übrigen oben aufgeführten malignen Tumoren des Ösophagus haben allesamt ein mehr unspezifisches radiologisches Erscheinungsmuster. Charakteristisch für das Kaposi-Sarkom ist die langstreckige Ausdehnung des Tumorbefalls über den Ösophagus. Eine langstreckige Ausdehnung mit unregelmäßigen Aussparungen oder grobknotigen Schleimhautveränderungen ist auch ein wichtiges Zeichen bei dem Befall des Ösophagus durch maligne Lymphome. Die submuköse Ausbreitungsform sowohl des Kaposi-Sarkoms als auch der malignen Lymphome können Bilder wie bei Varizen hervorrufen. Ist das aborale Drittel des Ösophagus von einem malignen Lymphom befallen, so findet sich häufig auch ein Übergreifen der knotigen Wandverdickungen, die meist ohne wesentliche Einengung des Lumens einhergehen, auf die kardianahen Anteile des Magens (CARNOVALE u. Mitarb. 1977).

Tumormetastasen im Ösophagus und sekundäre Ösophagustumoren

Ösophagusmetastasen sind selten. Verhältnismäßig am häufigsten metastasieren Karzinome von Magen, Lunge und Mamma in den Ösophagus. Weniger oft findet man Metastasen nach Tumoren von Schilddrüse, Niere, Zervix, Leber, Hypopharynx, Hoden, Pankreas, Prostata, Tibia, Augen, Zunge, Pleura, Rektum oder von Melanomen (GROSS u. FREEDMAN 1942, TORESON 1944, FISHER 1976, STEINER u. Mitarb. 1984). Bei etwa 3% aller Patienten, die an einem Karzinom sterben, sind sekundäre Ösophaguskarzinome nachweisbar (TORESON 1944, DI GARUSI u. DONATI 1969, LUOMANEN u. WATSON 1968). HOLYKOKE u. Mitarb. (1969) haben bei 9% der Frauen, die an einem Mammakarzinom starben, eine Ösophagusbeteiligung nachweisen können. Sekundäre Tumorbeteiligungen des Ösophagus können auf drei Wegen erfolgen: durch direkte Invasion, durch lymphogene Ausbreitung und über hämatogene Metastasen. Die Zahl der echten Metastasen ohne direkte Invasion durch Nachbarorgane oder Lymphknoten dürfte jedoch allenfalls bei 1% der Sektionen von Tumorpatienten liegen.

Bei der Ösophagusbreipassage stellen sich Metastasen als kurze, segmentale Einengungen dar. Diese haben meist eine glatte Schleimhautoberfläche und bilden am oberen und unteren Ende einen stumpfen Winkel zur Ösophagusaußenkontur (wie in Abb. **53**) (ANDERSON u. HARELL 1980). Nur selten sind mehrere derartiger Füllungsdefekte sichtbar (GOLDSTEIN u. Mitarb. 1977). Durch Größenzunahme der Tumormassen kann die Speiseröhre umschrieben verlagert werden. Die weitere Tumorinfiltration führt dann zu einer ringförmigen Wandbeteiligung mit zunehmender Stenosierung.

Während die echten Ösophagusmetastasen nur bei entsprechender Größe als Wandverdickung in der Computertomographie imponieren, lassen sich die sekundären Ösophagustumoren, die ihren Ausgang von den Nachbarorganen oder Lymphknoten nehmen, dagegen mit der Computertomographie gut erfassen. Die Computertomographie erlaubt hier ggf. genaue Aussagen über den Ausgangspunkt der tumorösen Raumforderung.

Differentialdiagnostisch müssen alle übrigen, glatt begrenzten, raumfordernden Wandprozesse mit intakter Oberfläche von den Ösophagusmetastasen und sekundären Ösophagustumoren abgegrenzt werden. Diese Unterscheidung ist jedoch in der Regel weder mit dem Ösophagogramm noch mit der Computertomographie möglich. Neben den von der Ösophaguswand ausgehenden Prozessen müssen weiterhin mediastinale Granulome, die z. B. durch Histoplasmose, Tuberkulose, Sarkoidose, Syphilis, aber auch durch nicht weiter zu identifizierende Krankheiten verursacht werden können, in Betracht gezogen werden (MACCARTY u. Mitarb. 1979). Diese Granulome führen ebenfalls zu umschriebenen, kompressionsbedingten Füllungsdefekten im Ösophagogramm; Schleimhautoberfläche und Faltenrelief bleiben

erhalten. Der extraösophageale Ausgangsort der Ösophaguskompression läßt sich in der Regel computertomographisch darstellen.

Vestibulum oesophagogastricum

Funktionsstörungen

Achalasie und pathologisch vermehrter gastroösophagealer Reflux sind die wichtigsten Funktionsstörungen im Bereich des Vestibulum oesophagogastricum. Die gelegentlich erwogene Vorstellung, diese beiden pathologischen Zustände gewissermaßen als gegensätzliche Abweichungen von einer normalen Funktion zu betrachten, ist eine viel zu vordergründige Vereinfachung. Auch wenn die Pathogenese beider pathologischer Zustände noch nicht voll aufgeklärt ist, so handelt es sich bei der Achalasie jedenfalls um eine Erkrankung mit morphologischem Substrat im Bereich des Plexus myentericus, während beim vermehrten Reflux zwar möglicherweise das Vorhandensein einer Hiatushernie eine unterstützende Funktion hat, sonst aber kein morphologisches Substrat für die pathologische Refluxneigung verantwortlich zu machen ist. Zur Erkennung beider genannten pathologischen Zustände kann die Röntgenuntersuchung Beiträge liefern. Dabei nimmt der Röntgenbefund im Rahmen der Achalasiediagnostik eine wesentlichere Stellung ein als bei der Bewertung eines gastroösophagealen Refluxes.

Achalasie

Unter Achalasie des Vestibulum oesophagogastricum versteht man eine ausgeprägte und weitgehend konstante Engstellung des Vestibulums, die den Transport korpuskulärer Nahrungsteile in den Magen praktisch vollständig und die Flüssigkeitspassage durch das Vestibulum kaum weniger behindert. Nur in größeren Zeitabständen treten kleine Flüssigkeitsmengen in sehr schmaler Flüssigkeitsstraße in den Magen über. Gelegentlich kann man beim ersten (Kontrastmittel-)Schluck unter der Voraussetzung, daß die Speiseröhre zu diesem Zeitpunkt höchstens geringe Speisemengen (z. B. nach Entleerung durch eine Sonde) enthält, auch einmal etwas größere Anteile der geschluckten Flüssigkeit in den Magen übertreten sehen.
In der Regel ist bei der Achalasie der Druck im Vestibulum normal oder gegenüber dem Ruhedruck nur unwesentlich erhöht (letzteres nach WIENBECK u. BERGES (1984) in etwa der Hälfte der Fälle). Wegen der bekannten Schwierigkeiten

der Absolutmessung intraluminaler Drücke im Magen-Darm-Trakt (WALDECK u. Mitarb. 1973) müssen jedoch die Angaben über eine gelegentliche Erhöhung des Ruhedrucks im Vestibulum bei der Achalasie mit einer gewissen Zurückhaltung bewertet werden. Frühere Begriffe für die Achalasie, wie z. B. „Kardiospasmus" (v. MIKULICZ 1904), sollten wegen der irreführenden pathophysiologischen Vorstellungen nicht mehr benutzt werden.
Über den Mechanismus und die Pathogenese des Verhaltens des Vestibulum oesophagogastricum bei der Achalasie gibt es allerdings auch heute noch keine einheitlichen Vorstellungen. Unter Berücksichtigung der einleuchtenden funktionell-anatomischen „biomechanischen" Studien von STELZNER u. LIERSE (1968) sowie KUNATH (1979) (s. S. 10) erscheint es sogar zweckmäßig, statt von einem „Fehlen der schluckreflektorischen Erschlaffung" nur von einer Störung der Öffnung des Vestibulums bei der Achalasie zu sprechen. Pathologisch-anatomisch findet man bei der Achalasie nicht nur im Bereich des Vestibulum, sondern auch im ganzen Brustteil der Speiseröhre eine Destruktion der Ganglienzellen des Plexus myentericus, die durch Bindegewebe ersetzt werden, wahrscheinlich im Gefolge eines entzündlichen Prozesses unbekannter Ursache (RAKE 1927, KOEBERLE 1959). Die Zusammenhänge zwischen den nicht selten in der Anamnese gefundenen emotionellen Störungen (BOCKUS 1963, HENNING 1956) und den genannten entzündlichen Prozessen sind im einzelnen noch unbekannt.

Entsprechend der Ausdehnung der Destruktion der Ganglienzellen ist der Brustteil der Speiseröhre bei der Achalasie nicht nur weitgestellt (Durchmesser z. Z. der ersten Untersuchung fast immer schon über 5 cm, später im Durchschnitt 6,5 cm, nicht selten über 10 cm, FRIK u. HÜMMER 1961) sowie supradiaphragmatisch oft stark abgewinkelt, sondern auch in seiner Motilität erheblich gestört. Man erkennt lediglich ungeregelte und meist inkomplette Abschnittskontraktionen (FRIK u. HÜMMER 1961), die durch die Gabe von Cholinergika erheblich schmerzhaft verstärkt werden können (KRAMER u. Mitarb. 1956). Sind etwa 90% der Ganglienzellen des Plexus myentericus im glatt-muskulären Teil der Speiseröhre zerstört, so kann überhaupt keine Motilität mehr

Abb. **86** Ösophagusdilatation bei Achalasie. Verdickte Wand der luftgefüllten Pars thoracica neben dem rechten Mediastinalrand sichtbar

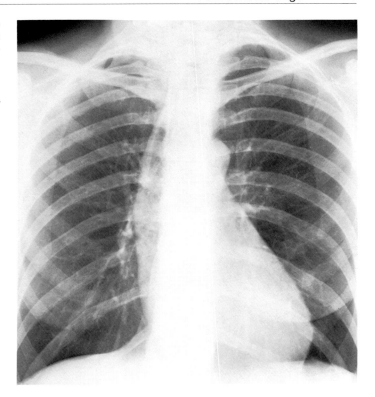

beobachtet werden (KOEBERLE 1959). BROMBART (1980) hat die verschiedenen Entwicklungsphasen der Achalasie in drei Stadien gegliedert:

Beim *Stadium I* liegt nur eine mäßige Dilatation und keine wesentliche Entleerungsbehinderung, jedoch schon eine bei der Röntgenuntersuchung oft nur schwer differenzierbare Motilitätsstörung vor.

Im *Stadium II* ist die Erweiterung stärker, die Entleerung beginnt erst unter dem Druck der Inhaltsmenge, die etwa ⅔ der thorakalen Speiseröhre ausfüllt, und bleibt insgesamt stark behindert. Die Magenblase ist verkleinert.

Im *Stadium III* ist die Erweiterung des Ösophagus maximal; die Motilität fehlt völlig; die oben genannte Abwinkelung ist ausgeprägt; eine Entleerung ist kaum noch zu beobachten; die Magenblase fehlt.

Die Mehrzahl der in Europa beobachteten Erkrankungen an Achalasie entwickelt sich allmählich ohne nachweisbares akutes Ereignis; der klinische Krankheitsbeginn liegt meist im mittleren Erwachsenenalter (HENNING 1956).

Bei der überwiegend in Brasilien beobachteten Chagas-Krankheit (KOEBERLE 1959) kommt es auf toxischem und fermentativem Wege durch den Zerfall von Leishmaniaformen von Trypanosoma cruzi zur Zerstörung der intramuralen Ganglienzellen und zu einem der Achalasie ähnlichen Krankheitsbild („Megaösophagus").

Wenn die Erkrankung durch ein psychisches Trauma ausgelöst wird, klagen die Patienten zunächst über krampfartige retrosternale Schmerzen, die dann Anlaß zur Röntgenuntersuchung werden. In der Mehrzahl der Fälle sind jedoch schmerzlose Schluckstörungen das erste Symptom, dem in späteren Stadien das Regurgitieren großer unverdauter Speisemengen folgt. Bei längerdauernder Achalasie kann es, allerdings nicht in allen Fällen, zu starker Gewichtsabnahme und zu Austrocknungserscheinungen kommen. Die Fragestellung an den Radiologen ist in den letzteren Fällen häufig in erster Linie auf ein Karzinom gerichtet, obwohl diese Symptomatologie auch für eine lange bestehende Achalasie typisch ist.

Bei der *Röntgenuntersuchung* kann man in ausgeprägten Fällen einer Achalasie (Stadium III nach BROMBART) bereits ohne Kontrastmittel die Erweiterung der Pars thoracica oesophagi dadurch erkennen, daß diese den rechten Mediastinalrand in den dorsalen Abschnitten flach bogenförmig nach rechts überragt (Abb. **86**). Häufig läßt sich dabei ein Flüssigkeitsspiegel in der Pars thoracica der Speiseröhre nachweisen. Der Beweis dafür, daß es sich um eine Achalasie und nicht um eine Stenose anderer Art handelt, muß allerdings in jedem Fall durch eine Untersuchung mit Bariumsulfat erbracht werden. Da der dilatierte Ösophagus bei der Achalasie ohne besondere Vorbereitung immer reichliche Speisemengen enthält,

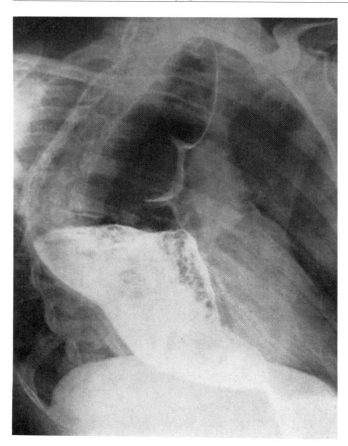

Abb. **87** Ausgeprägte Ösophagusdilatation bei Achalasie. Schlierige Vermischung des Kontrastmittels mit den Ingesta. Glatt begrenzte Einengung im Vestibulum oesophagogastricum

fließt das getrunkene Kontrastmittel meist nur langsam ein und durchsetzt schlierenförmig den Speiseröhreninhalt, bis es sich schließlich infolge seines Gewichtes oberhalb des Vestibulum oesophagogastricum sammelt (Abb. **87**). Eine derartige Kontrastmitteluntersuchung ohne Vorbereitung läßt bereits den Schluß auf eine Achalasie zu, wenn außer einer stärkeren Erweiterung des Brustteils der Speiseröhre eine glatte, konische oder runde Begrenzung der Kontrastmittelsäule oberhalb des Vestibulums erkennbar ist und der Übertritt geringer Kontrastmittelmengen in den Magen ohne Unterbrechung der Konturen der Kontrastmittelsäule beobachtet werden kann.

Zur genaueren Beurteilung ist es jedoch erforderlich, eine Spülbehandlung der Speiseröhre zum Zwecke der Entfernung fester Speiseteile zu veranlassen und die Untersuchung anschließend zu wiederholen. Findet sich nur noch flüssiger Inhalt in der Speiseröhre, so tritt, wie bereits bei der Schilderung der Pathophysiologie der Achalasie dargestellt, häufig ein größerer Anteil des ersten Kontrastmittelschlucks ungehindert in den Magen über. Die Fortsetzung der Passage des Vestibulums erfolgt aber, auch nach Verabfolgung einer größeren Kontrastmittelmenge, nur in größe-

ren Zeitabständen und kann bisweilen durch forcierte Atmung und Schluckbewegung gefördert werden. Neben der geschilderten glatten Begrenzung der Kontrastmittelsäule am Eingang des Vestibulums ist ein gradliniger oder nur leicht bogenförmiger Verlauf des fadenförmigen Kontrastmittelschattens im Vestibulum für die Diagnose einer Achalasie ausschlaggebend. Kommt es noch zu einer etwas weiteren Öffnung des Vestibulums, so kann man in diesem Bereich glatt begrenzte Längsfalten erkennen, die die Wahrscheinlichkeit einer benignen Lumeneinengung weiter verstärken (Abb. **88**). Bisweilen gelingt es, durch Inhalation von Amylnitrit das Lumen des Vestibulums zu erweitern und so das Faltenrelief besser darzustellen. Eine ergänzende Untersuchung des Fornix ventriculi und der kardianahen Magenabschnitte, die bei allen Passagestörungen im Kardiabereich zum Ausschluß von Tumoren angestrebt werden muß, ist in jedem Fall erforderlich, ebenso auch die Beobachtung von Größe und Vorhandensein der Magenblase.

Die Beobachtung der Pars thoracica oesophagi erstreckt sich bei der Achalasie nicht nur auf das Kaliber und die Motilität, sondern vor allem auch auf die in fortgeschrittenen Fällen häufige Län-

genzunahme sowie Lokalisation und Ausmaß der
damit verbundenen Abwinkelung der Speiseröhre
(Abb. **89**). Die Beschreibung der letzteren ist für
die Beurteilung der Möglichkeit einer konservati-
ven Dilatationsbehandlung von ausschlaggeben-
der Bedeutung.

Aussagen über die feinere Oberflächengestaltung
der Speiseröhre sind wegen des praktisch nicht
vollständig zu beseitigenden Inhaltes der Speiseröhre auch im Doppelkontrast nur beschränkt
möglich. Um so größere Sorgfalt muß dagegen
dem Nachweis von Füllungsdefekten in allen Abschnitten der Speiseröhrenwand gewidmet werden, da Karzinome bei einer Achalasie nicht
nur im Vestibulum, sondern auch in höher gelegenen Ösophagusabschnitten vorkommen können
(Abb. **85**). Ein zusätzlicher Hinweis auf die De-
nervierung der Speiseröhre kann durch die auf
S. 13 u. 74 erwähnte Injektion von Mecholyl
und den Nachweis der hierdurch bedingten Verstärkung der Abschnittskontraktionen gewonnen
werden. Bei einwandfreier morphologisch-radio-
logischer Diagnostik der Achalasie ist diese den
Patienten belästigende zusätzliche Methode jedoch entbehrlich.

Die Differentialdiagnostik gegenüber Karzinomen im Vestibulum ist röntgenologisch unter Beachtung der geschilderten Röntgenzeichen einer
Achalasie im allgemeinen ohne Schwierigkeiten
möglich. Jede Unregelmäßigkeit der Begrenzung
der Kontrastmittelsäule im Vestibulum und jede
Wandstarre am Übergang von der Pars thoracica
zum Vestibulum bei eingeengtem Vestibulum
muß jedoch den Verdacht auf ein Karzinom erre-
gen, obwohl in selteneren Fällen auch Wandfi-
brosen und möglicherweise auch Muskelhyper-
trophien im Vestibulumbereich im Zusammenhang mit einer Achalasie vorkommen. In all diesen Fällen kann eine bioptisch-histologische Untersuchung hilfreich sein.

Da etwa 70–90% der Kranken mit einer Achalasie durch eine intraluminale Dehnungsbehand-
lung beschwerdefrei werden oder zumindest danach wesentlich geringere Beschwerden haben,
steht die instrumentielle Dilatation des Vestibulums auch heute noch im Zentrum der Achalasie-
therapie. Die Entscheidung, ob dabei die Sonde
nach Starck-Henning (HENNING 1934) mit ihrem
regenschirmartig aufzuspreizenden Metallkörb-
chen oder ein pneumatischer Ballondilatator
(WIENBECK u. HEITMANN 1973) angewandt wird,
hat auf den Therapieerfolg keinen Einfluß. Bei
beiden genannten Instrumenten müssen die Passage des Führungsteils der Sonde durch das Vestibulum, die exakte Lokalisation des eigentlichen
Dilatators im Vestibulum und der Vorgang der
Dilatation bei der Durchleuchtung gemeinsam

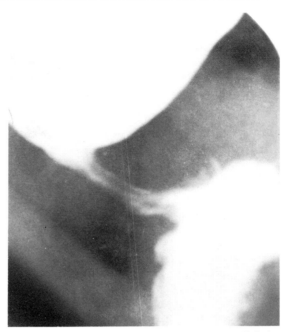

Abb. **88** Darstellung eines normalen Faltenreliefs im
eingeengten Vestibulum bei Achalasie

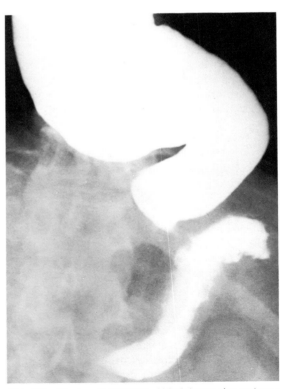

Abb. **89** Starke, mehrfache Abknickung der unteren
Ösophagusabschnitte bei Achalasie. Passagestörung
durch die Abknickung

vom Radiologen und dem die Dilatation ausführenden Arzt beobachtet werden. Die Vestibulumpassage bereitet wegen des meist normalen Tonus in der Regel dann keine Schwierigkeiten, wenn es gelingt, die Spitze des Instrumentes an den Eingang des Vestibulums heranzuführen. Die exakte Lokalisation des Dilatators im Vestibulum läßt sich vor Beginn der Dilatation bei der Starck-Henningschen Sonde durch eine leichte, konkave Einbiegung in der Mitte der zur Sondenrichtung parallelen Drähte des Metallkörbchens nach geringer Spreizung des Körbchens erkennen. Der Ballon des pneumatischen Dilatators wird bei mäßigem Aufblasen in exakter Lokalisation ebenfalls in seiner Mitte leicht eingedellt. Zu dem notwendigen Grad und der notwendigen Dauer der Dilatation kann der Radiologe durch die Durchleuchtungsbeobachtung keinen Beitrag liefern.

Die sofortige Kontrolle des Dilatationserfolges durch eine Röntgenuntersuchung mit Kontrastmittel ist sinnlos, da die dann zu beobachtenden Weiten- und Konturveränderungen keinen Hinweis auf den längerfristigen Erfolg der Dilatation geben (OTT u. Mitarb. 1984). Es ist dagegen zweckmäßig, eine Kontrolluntersuchung 8–14 Tage nach der Dilatation auszuführen und aus psychologischen Gründen auch dem Patienten das Durchleuchtungsbild zu zeigen, wenn die Passage des Vestibulums entsprechend gebessert ist. Eine Suche nach der am meisten gefürchteten Komplikation der Dilatation, nämlich der Perforation, sollte nur bei entsprechendem klinischem Befund (und dann mit wasserlöslichem Kontrastmittel) erfolgen, da die Perforation mit etwa 1% der Dilatationen selten und bei einem erfahrenen Anwender dieser Methode sogar wahrscheinlich noch seltener ist.

Pathologisch vermehrter gastroösophagealer Reflux

Im Zusammenhang mit der mittlerweile unbestreitbaren klinischen Entität der sog. „Refluxkrankheit" (s. S. 44) hat die Frage der radiologischen Bewertung des gastroösophagealen Refluxes erheblich an Bedeutung gewonnen. Es muß heute als sicher angesehen werden, daß der Nachweis eines einmaligen Refluxes oder nur seltener gastroösophagealer Refluxschübe, unabhängig von der dabei angewandten radiologischen Nachweismethode, für die Bewertung eines Refluxes als Ursache einer Refluxkrankheit bedeutungslos ist: Derartige Phänomene können sowohl ein Normalbefund sein als auch bei einem mit anderen Methoden als klinisch bedeutsam („pathologisch") erkannten Reflux vorkommen. Die radiologische Refluxsuche und -beobachtung beschränkt sich aus Gründen des typischen radiologischen Untersuchungsablaufes oft auf Verhält-

nisse, die wesentliche Merkmale einer Unterscheidung zwischen physiologischem und pathologischem Reflux nicht erfassen.

WEISER u. Mitarb. (1982) haben unter selbstverständlicher Bestätigung der vor 15–20 Jahren noch umstrittenen Tatsache, daß ein gastroösophagealer Reflux auch physiologisch vorkommt (z. B. IMDAHL 1963, KAYE u. Mitarb. 1977 u.v.a.), die Unterscheidung zwischen physiologischem und pathologischem Reflux erarbeitet. Wichtigste Kriterien sind dabei der Zeitpunkt des Refluxes, bezogen auf die Nahrungsaufnahme und auf die Tageszeit bzw. den Schlafrhythmus, sowie auch die gesamte Refluxdauer und die Wasserstoffionenkonzentration des zurückfließenden Mageninhaltes. Während ein postprandialer gastroösophagealer Reflux in der Regel als physiologisch anzusehen ist, steht ein stärkerer Nüchternreflux in engerer Beziehung zur Refluxkrankheit. Während der Nacht scheint ein mäßiger Reflux in der ersten Nachthälfte noch physiologisch, während bei Refluxkranken eine Verschiebung des Refluxgeschehens in die Tiefschlafphase der zweiten Nachthälfte beobachtet wird. Außerdem erreicht das pH im Ösophagus bei Refluxkranken im Durchschnitt einen Wert von 4. Die bisher diskutierten Merkmale einer Unterscheidung zwischen physiologischem und pathologischem Reflux sind der radiologischen Beobachtung normalerweise nicht zugänglich, da sich die *Röntgenuntersuchung* auf eine einmalige, relativ kurzfristige Beobachtung des gastroösophagealen Überganges am Vormittag im Nüchternzustand beschränkt. Ob ein Patient nach dem Trinken des Kontrastmittels im Sinne der Refluxbewertung auch noch als nüchtern betrachtet werden soll oder ob dieser Zustand schon der postprandialen Phase angehört, ist nicht entschieden.

Im Gegensatz zu den vorstehenden, radiologisch nicht erfaßbaren Kriterien eines pathologischen Refluxes ist jedoch der Nachweis einer vermehrten Refluxrate als diagnostischer Hinweis auf pathologische Refluxverhältnisse bei der Röntgenuntersuchung wenigstens indirekt möglich. Quantitativ sprechen WEISER u. Mitarb. (1983) von einer erhöhten Refluxrate, wenn ein Reflux in mehr als 7% der Zeit erfolgt. Sie konnten dabei zeigen, daß die Refluxrate (sowohl der Nüchternreflux in der Wachphase als auch die Refluxrate in der Nachtphase) bei Vorliegen einer Refluxkrankheit gegenüber dem Gesunden signifikant erhöht ist. Radiologisch ergibt sich nun unter bestimmten definierten Untersuchungsbedingungen die Möglichkeit, eine Erhöhung der Refluxrate wenigstens qualitativ nachzuweisen. Man untersucht den Patienten in Bauch-Kopftieflage, wie im Abschnitt „Untersuchungstechnik" (s. S. 13) beschrieben. Der Patient trinkt in dieser Lage einen kräftigen

Schluck (z. B. aus einer Schnabeltasse) und wird dann, wenn das orale Ende der Kontrastmittelsäule gerade das Vestibulum oesophagogastricum passiert, zum tiefen Inspirium mit anschließendem inspiratorischem Atemanhalten aufgefordert. Normalerweise tritt bei diesem Manöver kein Kontrastmittel retrograd in den Ösophagus über, es sei denn, daß der Untersuchte bei Beginn des Inspirierens noch eine Schluckbewegung macht (IMDAHL 1963). Bei Patienten, die klinisch die Symptome einer Refluxkrankheit und morphologisch die Zeichen einer Refluxösophagitis erkennen lassen, findet sich dagegen häufig bei diesem Manöver ein sehr reichlicher gastroösophagealer Reflux, der bei jeder Wiederholung dieses Vorgehens nach erneutem Trinken eines Schlucks wieder reproduzierbar ist. In diesen Fällen ist man berechtigt, radiologisch von einem „vermehrten Reflux" (FRIK 1972, PERSIGEHL 1979) zu sprechen. Es besteht kaum ein Zweifel daran, daß dieser Befund auch mit einer durch andere Methoden ermittelten vermehrten Refluxrate in der Definition von WEISER u. Mitarb. (1983) korreliert. Gelegentlich bei anderen Manövern während der Röntgenuntersuchung beobachtete einzelne Refluxschübe sind nicht mit hinreichender Sicherheit quantifizierbar und infolgedessen nicht als „vermehrter Reflux" einzustufen.

Die früher immer wieder betonte Annahme, daß das Vorhandensein einer Hiatushernie eine fast zwingende Voraussetzung für einen pathologischen gastroösophagealen Reflux sei (z. B. WOLF u. LAZAR 1974), ist bei dem heutigen Stand der Kenntnisse über die Refluxkrankheit (BLUM u. SIEWERT 1984) (s. auch S. 44 f.) nicht mehr aufrechtzuerhalten.

Findet man also bei Patienten, die wegen des Verdachts auf eine Refluxkrankheit radiologisch untersucht werden, einen vermehrten gastroösophagealen Reflux bei der Untersuchung, so kann darauf hingewiesen werden, daß dieser Befund pathologisch ist und die Annahme einer Refluxkrankheit unterstützt. Das Fehlen eines so definierten vermehrten Refluxes bei der Röntgenuntersuchung schließt allerdings eine Refluxkrankheit nicht aus, da die vermehrte Refluxrate nicht das einzige und möglicherweise sogar nicht einmal ein obligatorisches Kriterium für einen pathologischen gastroösophagealen Reflux ist.

Morphologische Veränderungen

Die Mehrzahl der morphologischen Veränderungen am Vestibulum oesophagogastricum, insbesondere bei Schleimhautbefunden und bei Tumoren, unterscheidet sich nicht grundlegend von denen an anderen Ösophagusabschnitten, so daß

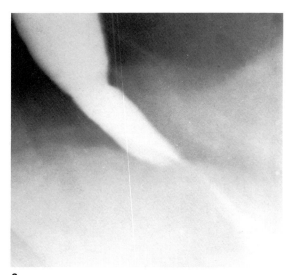

a

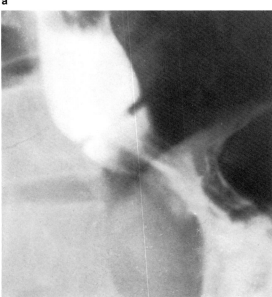

b

Abb. 90a u. b Tiefsitzender Ösophagusring
a Geringe Einengung ohne Hernienbildung, Ring offenbar am Eingang des Vestibulums
b stärkere Einengung durch Ringbildung mit kleiner Hiatushernie, Ring am Ostium cardiacum

hier eine gesonderte Beschreibung sich erübrigt. Es gibt jedoch auch einige für das Vestibulum spezifische Befunde, die nachstehend dargestellt werden sollen.

Tiefsitzender Ösophagusring (Schatzki-Ring)

In der von WOLF u. Mitarb. (1958) angeführten Systematik der „Ringe" am ösophagogastrischen Übergang ist der Ring A ein nur in der Kontraktionsphase erkennbares Phänomen, während der

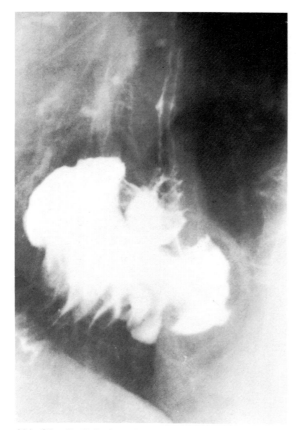

Abb. 91   Partielle Invagination des Vestibulum in eine
axiale Hiatushernie

Ring B, die Schleimhautgrenze zwischen Ösophagus und Magen, im Normalfall nicht erkennbar
ist (s. S. 7). Nicht allzu selten findet sich aber auch
an dieser Schleimhautgrenze ein ringartiges
Diaphragma, das entweder gleichmäßig zirkulär,
asymmetrisch oder manchmal auch nur einseitig
ausgebildet ist. Erst wenn ein solches Diaphragma wenigstens andeutungsweise vorhanden ist,
wird der Ring B nach WOLF in Dilatationsphasen
des ösophagogastrischen Überganges sichtbar
(Abb. **90**). Er ist von SCHATZKI u. GARY (1953) als
„tiefsitzender Ösophagusring" beschrieben. Der
Durchmesser der Öffnung dieser Ringe liegt etwa
im Bereich zwischen 0,6 und 2 cm. Er kann offenbar bei gleichzeitigem Vorhandensein einer Refluxösophagitis allmählich geringer werden
(CHEN u. Mitarb. 1987). In der Mehrzahl der Fälle verursacht dieser Ring keine Beschwerden. Gelegentlich werden derartige Veränderungen aber
auch entdeckt, wenn Patienten im 5.–6. Lebensjahrzehnt wegen einer leichten Dysphagie untersucht werden. Dabei spielt häufig das Nachlassen
der Kaufähigkeit eine Rolle. Es werden etwas
größere Speisebrocken verschluckt, die dann die
genannte Dysphagie verursachen oder bei noch
ausgeprägterem Mißverhältnis zwischen der Ring-

öffnung und dem Speisebrocken sogar zu einem
akuten Verschluß führen können.
Eine weitere Art von vorübergehender Passagebehinderung im tiefsitzenden Ösophagusring
kann dadurch entstehen, daß Magenschleimhaut
retrograd im Sinne eines gastroösophagealen Prolapses in den Ösophagus invaginiert (s. unten)
und dabei vorübergehend im Schatzki-Ring ein-
geklemmt wird (GREUEL 1978). Ein leicht form-
veränderlicher, pilzförmiger Füllungsdefekt am
Vestibulumeingang, die vorübergehende vollständige Passagebehinderung und die spätere vollständige Rückbildung sind typisch für dieses Erscheinungsbild.

Gastroösophagealer Prolaps

Ein größerer Prolaps, wie er von FELDMANN
(1951) erstmals radiologisch beobachtet worden
ist, kommt auch ohne ausgeprägten Schatzki-
Ring vor. Dabei ist noch nicht entschieden, ob in
der Regel nur die verschiebliche Magenschleimhaut oder die gesamte Magenwand prolabiert. In
der Mehrzahl der Fälle liegt gleichzeitig eine Hiatushernie vor. MILLER (1971) hat derartige Befunde bei etwa 5% seiner Ösophagoskopien gesehen
und wurde von anderen Endoskopikern bestätigt.
Der Prolaps ist ohne Einklemmung oft nur flüchtig und tritt unter den Bedingungen der Endoskopie offenbar wesentlich häufiger als während der
Röntgenuntersuchung auf. MILLER u. Mitarb.
(1974) sehen auch Beziehungen zwischen dem
Prolaps, den Hernienblutungen und dem Mallory-Weiss-Syndrom.
Es gibt selten auch prograde ösophagogastrische
Schleimhautprolapse (SARASIN u. HOCH 1951,
PALMER 1955) sowie Invaginationen des Vestibulums in eine Hiatushernie (Abb. **91**). Derartige
Phänomene werden wiederum radiologisch verhältnismäßig häufiger als endoskopisch entdeckt.

Hiatushernien

Die klinische Bewertung des Nachweises einer
Hiatushernie hat sich seit 10–15 Jahren gegenüber dem vorangehenden Jahrzehnt grundlegend
gewandelt. Während HAFTER, der sich um das Be-
kanntwerden der Hiatushernie und ihrer Diagnostik besondere Verdienste erworben hat, noch
1965 dieses Krankheitsbild als fast ausnahmslos
mit Beschwerden verbunden dargestellt hat,
schreibt er 1974, daß das Problem nicht die
Existenz einer Hiatushernie sei, sondern die Frage, ob diese überhaupt für klinische Symptome
verantwortlich gemacht werden könnte, und betont zu diesem Zeitpunkt, daß Hiatushernien
häufig symptomlos sind.

In der Frage der Klassifikation der Hiatushernien
hat sich die u. a. von FRIK 1965 vorgeschlagene

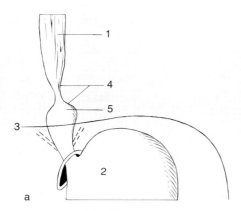

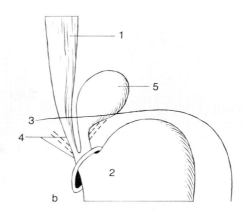

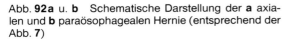

Abb. **92a** u. **b**   Schematische Darstellung der **a** axialen und **b** paraösophagealen Hernie (entsprechend der Abb. **7**)

1 = Ösophagus, 2 = Magen, 3 = Diaphragma, 4 = Vestibulum, 5 = Hernie

Einteilung in zwei Gruppen – axiale und paraösophageale Hiatushernien – allgemein durchgesetzt (Abb. **92**). Mit zunehmender Kenntnis der altersabhängigen Rückbildungserscheinungen an der Membrana phrenooesophagealis (ELIŚKA 1973) (s. S. 6) und der dadurch eingeleiteten axialen Hernienbildung ist der Begriff einer Hiatusinsuffizienz (BERG 1931, WOLF 1973) obsolet geworden.

Vor der jetzt üblichen Klassifikation in zwei Arten war die von ÅKERLUND in seiner klassischen Arbeit über Hiatushernien 1926 dargestellte Gliederung in drei Gruppen – axiale Hernien mit verkürztem Ösophagus, paraösophageale Hernie, alle übrigen (axialen, symmetrischen oder asymmetrischen) Hernien ohne Ösophagusverkürzung – jahrzehntelang für die radiologische Literatur in unterschiedlicher Ausdeutung maßgeblich, obwohl ÅKERLUND in seiner damaligen Veröffentlichung deutlich gesagt hat, daß diese Gliederung nur theoretisch ist und er selbst nur axiale Hernien unterschiedlicher Größe ohne Verkürzung des Ösophagus gesehen hat.

Trotz aller Probleme um klinische Bewertung und Nomenklatur sind die Hiatushernien auch heute noch für die radiologische Diagnostik des Magen-Darm-Traktes von wesentlicher Bedeutung. Hiatushernien stellen in jedem Fall einen von der Norm abweichenden Befund dar. Wenn dieser auch häufig nicht direkt als krankmachend angesehen werden kann, so haben doch gleichzeitig vorkommende Krankheiten auf jeden Fall klinische Relevanz. Dies gilt insbesondere für die Refluxkrankheit (s. S. 44), obgleich nicht jede Hiatushernie mit einem pathologischen Reflux verbunden ist und im Gegensatz zu der überholten Anschauung von WOLF u. LAZAR (1974) (s. S. 79) nicht jeder pathologische Reflux eine nennenswerte Hernienbildung zur Voraussetzung hat.

Auf die unterschiedliche Refluxneigung bei Hiatushernien hat HEITMANN (1969) mit seiner Typeneinteilung der Hiatushernien (Abb. **93**) hingewiesen. Er sieht die Hernie mit ausreichendem Verschluß des oralen Vestibulumanteils als häufigsten Typ an („Typ B"), hält aber auch die Hernie mit vermehrtem Reflux („Typ A") für häufig.

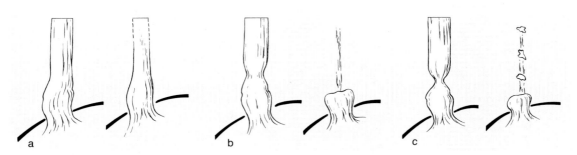

Abb. **93a–c**   Schematische Darstellung der wichtigsten röntgenologischen Typen der Hiatusgleithernien **a** Typ A, **b** Typ B, **c** Typ C (nach *Heitmann*) (s. Text)

Selten sei dagegen ein Typ mit vermehrter Kontraktionsneigung im oralen Vestibulumanteil und ungeregelten Abschnittskontraktionen oder „diffusem Ösophagusspasmus" („Typ C"). Während HEITMANNS Typ B in der Regel beschwerdefrei bleibt, stellt Typ A die Hernie mit Symptomen der Refluxkrankheit (Sodbrennen) dar. Typ C ist oft mit heftigen Schmerzen und Dysphagien verbunden. Es muß offenbleiben, ob die von HEITMANN beobachteten Typen unterschiedliche Reaktionsformen des Vestibulums auf die Hernienbildung, unabhängig von dem zeitlichen Verlauf, darstellen oder ob es sich, wie wir meinen, eher um verschiedene Stadien handelt. Typ B kann in Typ A übergehen, wobei es in der Zwischenphase bisweilen zu dem Bild des Typ C kommt. Es gibt aber auch Hiatushernien, bei denen von vornherein ein vermehrter Reflux vorhanden ist (Typ A).

Die dargestellten Beziehungen zwischen Reflux und Hiatushernie gelten im Grundsatz für Hernien aller Größen, sowohl axiale als auch paraösophageale Hernien. Andere, bisweilen mit Hiatushernien in Verbindung stehende Krankheitsbilder, wie z. B. der gastroösophageale Prolaps, die Hernienblutung und das Mallory-Weiss-Syndrom, finden sich dagegen nur bei großen axialen und bei paraösophagealen Hernien.

Der Entstehungsmechanismus *axialer Hiatushernien* läßt sich am besten verstehen, wenn man von den bereits mehrfach erwähnten Untersuchungen von ELIŚKA (1973) ausgeht. Die altersab-

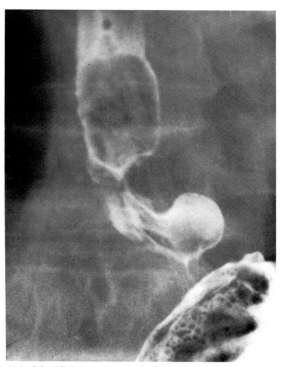

Abb. **94**   Kleine, asymmetrische axiale Hiatushernie

hängige Rückbildung der Membrana phrenooesophagealis mit Abnahme der elastischen Fasern, unterstützt durch zunehmende Fettgewebsbildung zwischen der unteren Aufhängung dieser Membran und dem Peritoneum, führt dazu, daß etwa ab dem 5. Lebensjahrzehnt bei fast allen Menschen das Vestibulum im Hiatus oesophageus so stark verschieblich ist, daß es zumindest zeitweise und lageabhängig ganz oberhalb des Hiatus steht. Dabei treten dann meist auch kleinere Magenanteile axial durch den Hiatus nach kranial hindurch.

Beim älteren Menschen sind also kleine axiale Hiatushernien oder wenigstens Vorstufen zu solchen ein nahezu physiologischer Zustand. Dies erklärt auch, im Zusammenhang mit den unterschiedlichen angewandten Untersuchungstechniken, die große Unterschiedlichkeit der Angaben über die Häufigkeit des radiologischen Nachweises von Hiatushernien in der Literatur, wobei in den Zeiten, als hierauf besonders geachtet wurde, Zahlen von 10 bis fast 100% genannt wurden. Nachdem sich die Erkenntnis durchgesetzt hat, daß die Entstehung axialer Hiatushernien im wesentlichen altersabhängig und der Übergang von der einfachen Lockerung des Vestibulums zur Hernienbildung fließend ist, hat die Diskussion um eine vermeintliche durchschnittliche Häufigkeit axialer Hiatushernien ihre Bedeutung eingebüßt.

Je nach Umfang und Gleichmäßigkeit der Lockerung und Rückbildung der Membrana phrenooesophagealis werden die primär rein axialen Hernien im späteren Verlauf häufig asymmetrisch und laden dabei in der Regel stärker nach links aus (Abb. **94**). Sie können dabei so groß und so stark einseitig werden, daß eine Unterscheidung von einer primär paraösophagealen Hernie später bisweilen nicht mehr möglich ist. Operative Eingriffe in den Aufhängeapparat des Magens, darunter am häufigsten die Beseitigung der Fixation der A. gastrica sinistra bei distalen Magenresektionen, erleichtern die Entstehung axialer Hiatushernien, obwohl deren eigentliche Ursache immer in den Veränderungen der Membrana phrenooesophagealis zu suchen sein dürfte.

Primäre *paraösophageale Hiatushernien* sind ein sehr seltenes, aber – wenigstens bei überwiegend infrahiataler Lage des Ostium cardiacum – ein unleugbar vorkommendes Ereignis. Die Häufigkeitsangaben in der Literatur (3–25% der Hiatushernien, SIEWERT u. BLUM 1984) sind dadurch nur von beschränkter Bedeutung, daß sie sich lediglich auf die operierten Hernien beschränken und die Mehrzahl der axialen Hernien ja nicht operativ behandelt wird. Bei der paraösophagealen Hernienbildung treten in der Regel links vom Vestibulum Magenanteile durch den Hiatus in den Thoraxraum hinauf. Die Ursache hierfür ist noch ungeklärt, jedoch dürfte eine vollständige einseitige Rückbildung auch des unteren Blattes der Membrana phrenooesophagealis bei noch leidlich erhaltener rechtsseitiger Membran Voraussetzung hierfür sein. Die Frage, ob der Hiatuskanal dabei überdurchschnittlich weit sein muß, ist ebenso unbeantwortet wie die Frage, ob paraösophageale Hernien erst durch die Persistenz eines sog. Recessus pneumoentericus im unteren Mediastinum Platz finden (THOMSEN 1955).

Klinische Symptome wie retrosternale Schmerzen und Nausea sind in den frühen Stadien paraösophagealer Hernien oft vorhanden, während Refluxsymptome nicht häufiger als im Durchschnitt vorkommen. Mit zunehmender Größe der Hernie, zunehmender Dauer ihres Bestehens und offenbar auch durch sekundäre Erweiterung des Hiatus nehmen die klinischen Krankheitszeichen meist ab. Blutungen aufgrund von Schleimhautveränderungen sind bei paraösophagealen Hernien generell häufiger als bei axialen. Echte Inkarzerationen bei paraösophagealen Hernien sind offenbar sehr selten, jedoch werden diese Hernien verhältnismäßig schnell irreversibel.

Im späteren Verlauf kann bei paraösophagealen oder asymmetrisch gewordenen axialen Hernien der gesamte Magen in den Thoraxraum hinauftreten, wobei er nach Art eines Volvulus gedreht ist („Thoraxmagen", „Upside-down-stomach") (vgl. Abb. **38**). Der Versuch, hierbei zwischen einer mesenteroaxialen und einer organoaxialen Drehung zu unterscheiden, hat kaum praktische Bedeutung. Auch der Entstehungsmechanismus der größeren Hiatushernien – primär axial oder primär paraösophageal – ist oft retrospektiv nicht mehr differenzierbar. Die vielfach ausgiebig und z. T. auch kontrovers diskutierten Peritonealisierungsverhältnisse der verschiedenen Hiatushernien sind radiologisch nicht erkennbar und haben auch für die Wahl der Therapieform keine entscheidende Bedeutung.

Die *radiologische Darstellung* axialer Hiatushernien erfolgt mittels Röntgenuntersuchung mit Bariumsulfat unter Einbeziehung der im Abschnitt „Untersuchungstechnik" (s. S. 13) genannten Methoden für die Darstellung des Vestibulums und seiner Umgebung. Der Nachweis, daß bei Untersuchung in Bauchlage tatsächlich Magenanteile im Sinne einer axialen Hiatushernie in den Thorax übergetreten sind, gelingt dabei durch Beobachtung des Vestibulums und seiner motorischen Funktion (Abb. **95**). Die in der Regel erhaltene Schlußfähigkeit des oralen Vestibulumabschnittes erleichtert dessen Erkennung. Oft ist auch die glockenförmige Aufweitung des aboralen Vestibulumanteils, wenn sich dieser oberhalb des Zwerchfells befindet, gegenüber dem hernierten

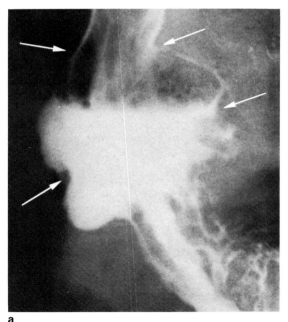

a

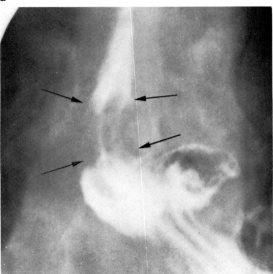

b

Abb. **95a** u. **b**   Axiale Hiatushernie bei verschiedenen Funktionsphasen des Vestibulum oesophagogastricum (zwischen den Ebenen der Pfeile)
a   Dilatation des Vestibulums
b   Kontraktion des Vestibulums

Magenanteil gut abgrenzbar (Abb. **96**). Kleinere axiale Hernien füllen sich in der Regel nur beim Durchtritt des Kontrastmittels von der Speiseröhre aus und entleeren sich dann ohne eigentliche erkennbare Motorik des hernierten Magenabschnittes in den Magen hinein. Bei der Untersuchung im Stehen ist die Mehrzahl der axialen Hiatushernien wegen Kleinheit und Reversibilität nicht nachweisbar. Auch die Untersuchung in

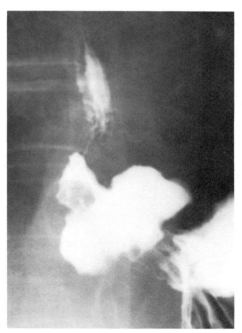

Abb. **96**   Axiale Hiatushernie. Oraler Vestibulumanteil kontrahiert, aboraler Teil zur Hernie hin glockenförmig aufgeweitet und der Hiatushernie aufsitzend: „Antre cardiaque"

Rücken- oder Rücken-Kopftieflage ist kein geeignetes Verfahren zur Entdeckung axialer Hernien. Kleinere axiale Hernien treten auch in Rückenlage in den Bauchraum zurück. Nur sehr große und fixierte axiale Hernien lassen sich in Rückenlage bei intraabdomineller Druckerhöhung vom Magen aus retrograd auffüllen.

Paraösophageale Hernien machen sich, soweit sie nicht reversibel sind, häufig schon bei Untersu-chung im Stehen durch eine Luftblase von 2 bis über 10 cm Durchmesser im hinteren unteren Mediastinum bemerkbar (Abb. **97**). Sind größere Magenanteile mit volvulusartiger Drehung paraösophageal herniert, so kann man gelegentlich auch einen Flüssigkeitsspiegel erkennen. Tritt ein solcher bei noch kleineren paraösophagealen Hernien ebenfalls auf, so spricht dies für eine Passagebehinderung im Hiatus. Die Suche nach paraösophagealen Hernien und ihre genauere Analyse erfordert in jedem Fall, außer der Untersuchung im Stehen, die Untersuchung im Liegen, in Bauch- und Rückenlage sowie in verschiedenen Atemphasen und bei (durch Aufpressen der Hand des Untersuchers auf das Abdomen und gleichzeitiges Gegenpressen des Patienten) erhöhtem intraabdominellem Druck in Rückenlage. Nur hierdurch ist es möglich, die Frage der Reversibilität, der Größenänderung und einer etwaigen Inkarzeration bei der paraösophagealen Hernie hinreichend radiologisch zu klären.

Bei allen Hiatushernien muß die Untersuchung durch die Prüfung des Refluxverhaltens (s. S. 78) und etwaiger Folgen einer Refluxkrankheit (s. S. 44) vervollständigt werden. Dabei wird die Suche nach einem pathologischen Reflux bei axialen Hernien häufiger positiv verlaufen als bei paraösophagealen. Zusätzliche Wandveränderungen innerhalb einer Hiatushernie, die z. B. Blutungen erklären können, kommen dagegen bei paraösophagealen und großen asymmetrischen axialen Hernien häufiger vor als bei den typischen kleinen axialen Hiatushernien. Schleimhauteinrisse im Sinne eines Mallory-Weiss-Syndroms lassen sich auch im Doppelkontrast meist radiologisch nicht mit hinreichender Sicherheit entdecken. Die Röntgenuntersuchung ist deshalb

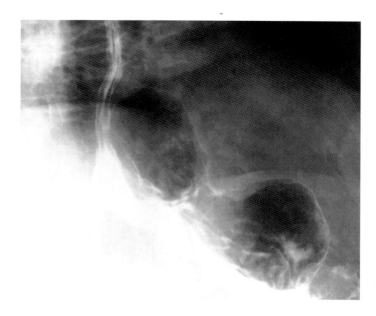

Abb. **97**   Großer, paraösophageal gelegener Magenanteil, der im Sinne einer paraösophagealen Hernie zu deuten ist

zur Entdeckung derartiger Veränderungen keine geeignete Methode. Sie ist aber dennoch bei vermuteter Blutung aus dem Hernienbereich zweckmäßig, um andere Blutungsursachen, wie z. B. einen gastroösophagealen Prolaps, ein Ulcus pepticum (Abb. **98**) oder ein Karzinom im Hernienbereich, zu erkennen. Karzinome in größeren hernierten Magenanteilen sind zumindest nicht extrem selten. Andere Ursachen für diese mögliche Koinzidenz als die bei beiden Erkrankungen gleiche Altersverteilung liegen aber offenbar nicht vor.

Differentialdiagnostische Probleme ergeben sich für die axiale Hiatushernie bei Beachtung von Form und Lage des Vestibulums nicht. Auch die Differentialdiagnose zwischen epiphrenischen Divertikeln und kleineren paraösophagealen Hernien bereitet unter Berücksichtigung der Lage der Verbindung des betreffenden Hohlraumes mit dem Magen-Darm-Trakt keine Probleme.

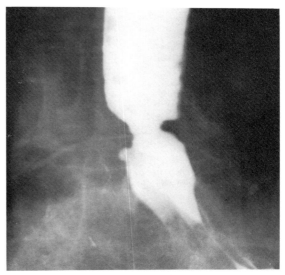

Abb. **98**   Kleines Ulkus in Hiatushernie

Postoperative Veränderungen an der Speiseröhre

Tumoren und in geringerer Zahl auch Verätzungen stellen die wesentlichsten Indikationen für größere operative Eingriffe an der Speiseröhre dar. Dabei handelt es sich in der Regel um die Resektion unterschiedlich großer Ösophagusabschnitte, wobei entweder eine direkte Anastomosierung in der Resektionsebene (fast immer Ösophagus-Magen) oder die Interposition eines anderen Hohlorgans (in der Regel eines Abschnittes des Magen-Darm-Traktes) vorgenommen wird. In selteneren Fällen, so insbesondere im Bereich des Hypopharynx und der Pars cervicalis, werden auch noch Plastiken unter Verwendung von Haut vorgenommen. Auch die totalen Gastrektomien mit ösophagojejunaler Anastomose sind in diesem Zusammenhang zu nennen, da die Anastomosen hierbei nicht selten intrathorakal angelegt werden müssen.

Die radiologischen Aufgaben nach derartigen resezierenden Eingriffen an der Speiseröhre sind:
1. Beobachtung der Durchgängigkeit der Speiseröhre und der Interponate oder Plastiken,
2. Beurteilung der Anastomosen,
3. Suche nach neuen krankhaften Veränderungen in Interponaten, Hautplastiken und nach Umgehungsoperationen.

Durchgängigkeit

Die Prüfung der Durchgängigkeit nach Speiseröhrenresektion mit oder ohne Interponat ist verhältnismäßig frühzeitiger Bestandteil der postoperativen Diagnostik, soweit diese der Klärung der Frage dient, ob ein Übergang zur enteralen Ernährung schon zulässig ist. Da gleichzeitig auch immer noch an eine Nahtdehiszenz oder sonstige Anastomoseninsuffizienz zu denken ist, sollte diese Untersuchung mit resorbierbarem, wasserlöslichem Kontrastmittel erfolgen, auch wenn die morphologischen Aussagemöglichkeiten dabei begrenzt sind. Hat der Patient bereits vor dieser Untersuchung per os Nahrung zu sich genommen, so kann die Röntgenuntersuchung ohne weiteres mit Bariumsulfat erfolgen.

Wenn die Fragestellung vorwiegend die obengenannte Frage der Durchgängigkeit betrifft, so sollte die *Röntgenuntersuchung* in der Regel nicht früher als 2 Wochen postoperativ erfolgen, da vorher noch mit zu großer Häufigkeit postoperative Ödeme in den Anastomosenbereichen bestehen, die von einer organischen Einengung nicht mit hinreichender Sicherheit unterschieden werden können. In Ausnahmefällen bleiben Anastomosenödeme aber auch bis über 4 Wochen postoperativ bestehen, so daß in den Fällen, in denen bei der Erstuntersuchung eine wahrscheinlich durch ein Ödem bedingte Einengung im Anastomosenbereich gesehen wurde, eine Wiederholung der Röntgenuntersuchung frühestens nach weiteren 2–3 Wochen sinnvoll ist.

Als Ausgangsbefund für spätere Kontrolluntersuchungen ist die Erstuntersuchung in der früheren postoperativen Phase nicht geeignet. Hier ist es vielmehr erforderlich, die Heilungsvorgänge an den Anastomosen abzuwarten und – bei komplikationslosem Verlauf – erst etwa 6 Wochen postoperativ eine reichlich mit Aufnahmen dokumentierte Speiseröhrenuntersuchung mit Bariumsulfat zur Festlegung des Ausgangsbefundes für Kontrollen auszuführen.

Weitere Wiederholungsuntersuchungen sind zur Prüfung der Durchgängigkeit später nur dann erforderlich, wenn entsprechende dysphagische Beschwerden auftreten.

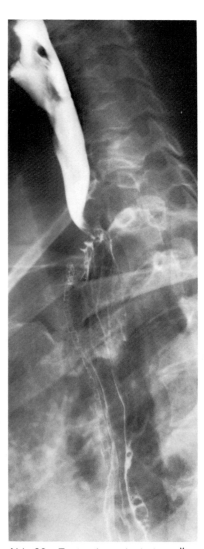

Abb. **99** Zustand nach hoher Ösophagusresektion und schlauchförmigem Magenersatz. Anastomosenregion eng, jedoch durchgängig und ohne Insuffizienz

Sofern nicht ein Weiterwachsen oder ein Neuauftreten von Tumoren Ursache der Passagebehinderung ist, handelt es sich in der Regel um Passagestörungen durch Anastomosenstenosen (s. unten). Es kommen aber auch sekundäre Einengungen in Interponaten vor. Auch eine besonders ausgeprägte Weitstellung von Darmimplantaten durch Tonusverlust sowie eine Abwinkelung von Interponaten können Ursachen von Passagestörungen sein. Eigentliche Motilitätsstörungen spielen dagegen keine ausschlaggebende Rolle, da die bei der Interponatbildung erhaltenen Reste der Motilität des hierfür benutzten Darmabschnittes ohnehin fast keinen nennenswerten Einfluß auf den antegraden Speisetransport haben. Wird der Magen zur Überbrückung einer Speiseröhrenresektion schlauchförmig umgeformt und hoch in den Thoraxraum verlagert (AKIYAMA u. Mitarb. 1972, LANGER u. Mitarb. 1979, Abb. **99**), so hängt die Durchgängigkeit auch von der Längsnaht am Magen und der Drehung des verlagerten Magens ab (CHRIST u. Mitarb. 1984).

Beurteilung der Anastomosen

Da die Heilungsbedingungen für Nähte im Mediastinum, an denen die Speiseröhre beteiligt ist, aus verschiedenen Gründen (keine Serosa, keine Keimfreiheit der Schleimhaut, z. T. problematische Blutversorgung von Resektionsenden und Interponaten, nur bedingt spannungsfreie Anastomosen) schlechter als bei intraperitonealen Nähten des Magen-Darm-Traktes sind, steht die Suche nach einer Anastomosendehiszenz im Vordergrund der radiologischen Aufgaben während der ersten Wochen nach einer Speiseröhrenresektion. Die Häufigkeit derartiger Ereignisse hat allerdings in den letzten zwanzig Jahren gegenüber den früher angegebenen 20–25% (ROSSETTI 1960, MULLEN u. Mitarb. 1970) nennenswert abgenommen, offenbar vorwiegend infolge verbesserter Nahttechniken. Ähnliches gilt für den Anteil der Dehiszenzen an der Letalität nach Speiseröhrenoperationen, wobei hier allerdings noch die Erfolge der besseren Infektionsbekämpfung hinzukommen (BÜNTE 1984).

Da eine primäre Undichtigkeit der Naht selten ist und sich eine sekundäre Dehiszenz infolge gestörter Heilungsvorgänge in der Regel erst nach einigen Tagen entwickelt, wird die Frage nach einer Anastomosendehiszenz an den Radiologen in der Regel erst nach etwa 1 Woche postoperativ gestellt. Auch wenn bei dieser ersten Suche nach einem solchen Leck (Untersuchung mit wasserlöslichem Kontrastmittel) noch kein Austreten von Kontrastmittel in den perianastomotischen Bereich beobachtet werden konnte, ist die Suche

Abb. **100** Zustand nach Ösophagogastrektomie und Jejunuminterposition mit typischer ösophagojejunaler Anastomose

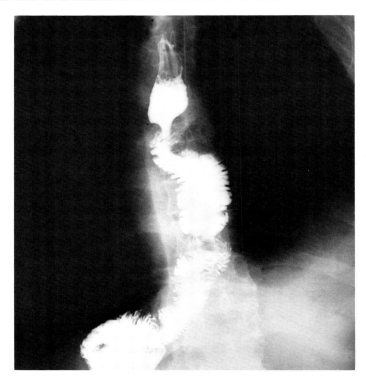

nach Dehiszenzen bei etwaigen weiteren Kontrolluntersuchungen in den nächsten Wochen bis einschließlich derjenigen Untersuchung, die als Ausgangsbefund für spätere Kontrollen ausgeführt wird, angezeigt, da extraösophageale Kanäle mit Taschenbildungen bei Dehiszenzen nicht selten erst verzögert auftreten.

Bei der Erhebung des Ausgangsbefundes für spätere Kontrollen ist es weiterhin erforderlich, die maximal zu beobachtende Weite der Anastomosen zu dokumentieren, um nachträgliche Stenosierungen als solche dann besser erkennen zu können. Anastomosenstenosen treten im späteren Verlauf nach Operationen vornehmlich dann auf,

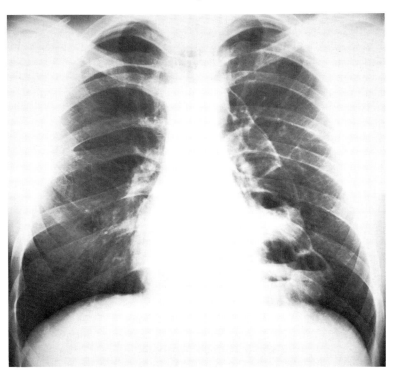

Abb. **101** Zustand nach Ösophagusresektion und Koloninterposition. Lufthaltiges haustriertes Kolon auf der Thoraxaufnahme paramediastinal links erkennbar

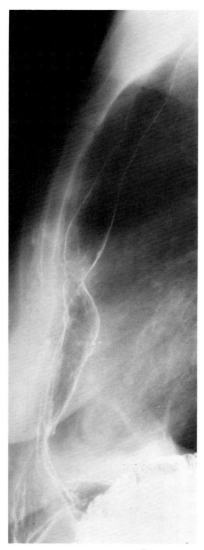

Abb. **102**   Zustand nach Ösophagusresektion mit retrosternal verlaufendem Ösophagusbypass, angeblich Ersatz durch V. lienalis

sen überhaupt kein Reflux erkennbar ist, gehört eher zu den Seltenheiten. Auch aus der Menge des Refluxes lassen sich in diesem Fall keine zusätzlichen diagnostischen Schlüsse ableiten.

In der Mehrzahl der Fälle von Speiseröhrenresektionen werden heute Darminterponate zwischengeschaltet. Dabei kann sowohl das Jejunum (Abb. **100**) als auch das Kolon (Abb. **101**) benützt werden. Wichtig ist auch beim Vorhandensein von Darminterponaten das Beobachten des Refluxverhaltens. Wenn ein Refluxschub so groß ist, daß der Mageninhalt über das Interponat hinaus durch die obere Anastomose in den oralen Speiseröhrenanteil aufsteigt, so muß an die mögliche Entwicklung einer peptischen Stenose auch an der oralen Anastomose gedacht werden. In der Regel steigt jedoch der Reflux bei isoperistaltisch angelegten Dünndarminterponaten nach Beobachtungen von MOYLAN u. Mitarb. (1970) nur etwa 8 cm in einem derartigen Interponat auf, so daß bei Interponatlänge von mindestens 15 cm eine peptische Schädigung des Ösophagusrestes nicht zu befürchten ist. Für die Verhältnisse nach Koloninterposition sind keine schlüssigen vergleichbaren Untersuchungen bekannt.

Schluckstörungen treten nach zervikalen ösophagogastrischen Anastomosen in der frühen postoperativen Phase als in der Regel vorübergehende funktionelle Störungen auf. Findet man sie in späteren Phasen, so sind sie dagegen meist durch narbige, z. T. stenosierende Prozesse an der zervikalen Anastomose bedingt (CHRIST u. Mitarb. 1984).

Die Differentialdiagnose zwischen benignen Anastomosenstenosen und solchen, die durch Tumorrezidive im Anastomosenbereich hervorgerufen werden, ist in Frühstadien radiologisch nach wie vor ein Problem, während in etwas fortgeschrittenen Fällen die Unregelmäßigkeit der Stenosierung einen wesentlichen Hinweis auf eine maligne Stenose geben kann. Auf jeden Fall muß bei auch nur geringem Verdacht auf maligne Veränderungen im Stenosenbereich eine histologische Klärung versucht werden. Auch diese hat allerdings wegen der Schwierigkeit, in stenotischen Anastomosen beweiskräftige Entnahmestellen für Biopsien zu finden, ihre Grenzen.

Weist eine Verlagerung des Anastomosenbereiches oder der angrenzenden Abschnitte von Ösophagus, Magen oder Darm auf ein extraenterales erneutes Tumorwachstum hin, so kann eine computertomographische Untersuchung die Diagnostik wesentlich erleichtern.

Nach Totalresektion der Speiseröhre oder auch als Umgehungsoperation („Bypass") werden subkutan oder (häufiger) im vorderen Mediastinum Darmabschnitte oder seltener auch andere Hohlorgane (z. B. Venentransplantat) (Abb. **102**) ein-

wenn vorher eine Anastomoseninsuffizienz vorgelegen hatte (ROSSETTI 1960, HONG u. Mitarb. 1964).

Bei ösophagogastrischen Anastomosen nach Resektion des Vestibulums ist der Reflux von Mageninhalt in den Ösophagus eine weitere wichtige Ursache von Strikturen (ROSSETTI 1963). Diese peptischen Stenosen sind allerdings nicht auf das eigentliche Anastomosengebiet beschränkt, sondern erstrecken sich in erster Linie auf die anastomosennahen Ösophagusabschnitte. Aus der Beobachtung des gastroösophagealen Refluxes nach ösophagogastrischen Anastomosen lassen sich jedoch keine für die Therapie entscheidenden Folgerungen ableiten. Daß bei derartigen Anastomo-

gepflanzt und mit dem Magen-Darm-Trakt im Zervikalbereich und intraabdominal anastomosiert. Für die radiologische Beurteilung gelten die gleichen Kriterien wie für übrige Interponate und Anastomosen.

Zusätzliche krankhafte Veränderungen in Interponaten und Plastiken

Nicht nur Rezidivtumoren, die von Tumorresten in Anastomosennähe ausgehen, sondern auch Tumoren in interponierten oder verlagerten anderen Abschnitten des Magen-Darm-Traktes, die von diesem Abschnitt selbst ausgehen, müssen als möglicher postoperativer Befund nach Speiseröhrenresektion beachtet werden. Dies gilt um so mehr, als die Anwendung einer Chemotherapie mit immunsuppressivem Effekt auch nach Tumorresektionen im Magen-Darm-Trakt zunehmend häufiger eingesetzt wird und dann auch die Tumorentstehung an anderen Organen begünstigen kann.

Für den Nachweis der im vorangegangenen Absatz erörterten Arten von Tumoren gelten die gleichen Möglichkeiten und Grenzen einer röntgenologischen Befundung wie allgemein am Magen-Darm-Trakt. Die Unterscheidung zwischen narbigen und neoplastischen Prozessen gelingt oft bei der Röntgenuntersuchung nicht. Der Einsatz der Computertomographie kann dabei hilfreich sein. Unerläßlich ist die Computertomographie für die weitere Beobachtung operativ nicht oder nur teilweise entfernter Ösophagustumoren, insbesondere auch nach Umgehungsoperationen.

Gelegentlich kann auch die bei der Resektion nicht zu vermeidende trunkuläre Vagotomie zu Tonusverlusten, sei es am verlagerten Magen oder an einem Interponat, führen (CHRIST u. Mitarb. 1984).

Eine Dysphagie, die nach Hautplastiken zur Rekonstruktion eines Hypopharynx zu einer Röntgenuntersuchung Veranlassung gibt, ist bisweilen durch Haarknäuel im rekonstruierten Hypopharynx bedingt (AGHA u. WIMBISH 1984).

Radiologisch erkennt man dabei nur einen schlecht abgrenzbaren und nicht sicher zu deutenden Füllungsdefekt. Dieser ist durch das genannte Haarknäuel bedingt, das bei stärkerem Haarwachstum an der zur Plastik benutzten Brusthaut entstehen kann. Die Kenntnis derartiger Befunde ist zur Abgrenzung gegenüber dem erneuten Auftreten von Tumoren bedeutsam.

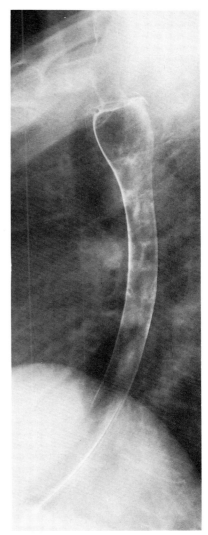

Abb. **103** Zustand nach Implantation eines Tubus bei inoperablem Karzinom

Zustand nach Tubusimplantationen

Bei inoperablen stenosierenden Ösophaguskarzinomen werden in zunehmendem Maße Tuben implantiert, über die für begrenzte Zeit eine Ernährung auf natürlichem Wege erreicht werden kann. Die Tuben werden entweder endoskopisch eingebracht oder auch nach Gastrotomie in den Ösophagus vorgeschoben. Am häufigsten eingesetzt werden Tuben vom Celestin- oder Livingstonetyp.

Die Aufgaben des Radiologen bei Patienten mit implantierten Ösophagustuben sind vielfältig. Sie umfassen unmittelbar nach der Implantation die Kontrolle der Lage des Tubus, der Durchgängigkeit und den Ausschluß möglicher Komplikationen. In späteren Phasen ist es ebenfalls Aufgabe des Radiologen, Lage und Durchgängigkeit zu kontrollieren und möglicherweise durch den Tubus selbst bedingte Wandveränderungen zu suchen (Abb. **103**).

In der frühen Phase nach der Implantation sollte überprüft werden, ob das Kontrastmittel zügig durch den Tubus abfließt, ob der glockenförmige obere Trichter des Tubus gut an der Ösophaguswand anliegt und keine größeren Kontrastmittelmengen zwischen Tubus und Ösophaguswand entlang laufen. Obstruktionen in dieser frühen Phase können gelegentlich durch Schleimhautprolapse ins obere und untere Lumen hervorgerufen werden. Da eine Ösophagusverletzung in Form von Perforation, Ruptur oder einer Fistel nicht selten ist, ist die Verwendung von wasserlöslichem Kontrastmittel erforderlich.

Bei späteren Kontrolluntersuchungen ist die korrekte Lage der Tuben zu kontrollieren, da es trotz primär regelrechter Lage häufig zu Verschiebungen der Tuben in beiden Richtungen kommt. Dabei kann sich der Tubus bei supraaortaler Lage, ohne erkennbare zusätzliche Veränderungen –

vermutlich durch die Aortenpulsation –, häufiger nach kranial verschieben. Eine Tumornekrose verursacht meist eine Verlagerung nach aboral. Tubusobstruktionen werden meist durch zu große Speisebrocken hervorgerufen, die den Trichter nicht passieren; sie können aber auch durch Einwachsen von Tumoren in die kraniale und kaudale Öffnung entstehen. Liegt das distale Tubusende im Magen, so ist mit einem ständigen Reflux von Mageninhalt zu rechnen, so daß radiologisch auch nach Folgen des Refluxes im tubusfreien Teil des Ösophagus gesucht werden muß. Da es in späteren Phasen auch zu einer durch den Tubus selbst bedingten Wandnekrose oder einer durch den Tumor bedingten Fistelbildung zum Bronchialsystem kommen kann, empfiehlt sich auch bei den Kontrolluntersuchungen wegen dieser Möglichkeiten der Einsatz eines wasserlöslichen Kontrastmittels. Liegen keine Fistel- oder Perforationszeichen vor, so kann zur genaueren Beurteilung anschließend auch Bariumsulfat als Kontrastmittel eingesetzt werden.

Literatur

Agha, F. P.: Transient intraluminal diverticulum of the esophagus: a significant flow artifact. Gastrointest. Radiol. 9 (1984) 99

Agha, F. P.: Candidiasis-induced esophageal strictures. Gastrointest. Radiol. 9 (1984) 283

Agha, F. P., M. J. Raji: Esophageal involvement in pemphigoid: clinical and roentgen manifestations. Gastrointest. Radiol. 7 (1982) 109

Agha, F. P., K. J. Wimbish: Hirsute esophagus: clinical and roentgen features. Gastrointest. Radiol. 9 (1984) 297

Agha, F. P., J. R. Francis, C. N. Ellis: Esophageal involvement in epidermolysis bullosa dystrophica: clinical and roentgenographic manifestations. Gastrointest. Radiol. 8 (1983) 111

Ahmed, N., S. Ramos, J. Sika, H. H. Le Veen, V. A. Piccone: Primary extramedullary esophageal plasmocytoma: first case report. Cancer 38 (1976) 943

Åkerlund, A.: Hernia diaphragmatica hiatus oesophagei vom anatomischen und röntgenologischen Gesichtspunkt. Acta radiol. 6 (1926) 3–33, 49–68

Akiyama, H., T. Kogure, Y. Itai: The esophageal axis and its relationship to resectability of carcinoma of the esophagus. Ann. Surg. 176 (1972) 30

Akiyama, H., M. Miyazono, M. Tsurumaru, C. Hashimoto, T. Kawamura: Use of the stomach as an esophageal substitute. Ann. Surg. 188 (1978) 606

Allison, P. R., A. S. Johnstone: The oesophagus lined with gastric mucous membrane. Thorax 8 (1953) 87

Anderson, M. F., G. S. Harell: Secondary esophageal tumors. Amer. J. Roentgenol. 135 (1980) 1243

Andrén, L., J. Theander: Roentgenographic appearances of esophageal moniliasis. Acta radiol. 46 (1956) 571

Ardran, G. M., F. H. Kemp: The radiography of the lower lateral food channels. J. Laryng. 75 (1961) 358

Ashman, F. C., M. C. Hill, G. P. Saba, J. N. Diaconis: Esophageal hematoma associated with thrombocytopenia. Gastrointest. Radiol. 3 (1978) 115

Athey, P. A., H. M. Goldstein, G. D. Dodd: Radiologic spectrum of opportunistic infection of the upper gastrointestinal tract. Amer. J. Roentgenol. 129 (1977) 419

Atkinson, M., M. D. Summerling: Oesophageal changes in systemic sclerosis. Gut 7 (1966) 402

Auerbach, L.: Über einen Plexus myentericus. Morgenstern, Breslau 1862

Balfe, D. M., R. E. Koehler, M. Setzen, P. J. Weyman, R. L. Baron, J. H. Ogura: Barium examination of the esophagus after total laryngectomy. Radiology 143 (1982) 501

Balthazar, E. J.: Gastrointestinal leiomyosarcoma – unusual sites: esophagus, colon and porta hepatis. Gastrointest. Radiol. 6 (1981) 295

Barrett, N. R.: Chronic peptic ulcer of the oesophagus and „oesophagitis". Brit. J. Surg. 38 (1950) 175

Barrett, N. R.: The lower esophagus lined by columnar epithelium. Surgery 41 (1957) 881

Bársony, Th.: Funktionelle Speiseröhrendivertikel. Klin. Wschr. (Wien) 39 (1926) 1363

Bársony, Th., F. Polgar: Symptomlose und funktionelle Speiseröhrendivertikel. Fortschr. Röntgenstr. 36 (1927) 593

Bastenie, P. A.: Les troubles digestifs de l'hypothyroidie. Lille chir. 4 (1949) 6

Berdon, W. E., D. H. Baker: Vascular anomalies and the infant lung. Semin. Roentgenol. 7 (1972) 39

Berdon, W. E., S. J. Abramson, D. H. Baker: Seven cases of esophageal and/or hypopharyngeal perforation into the right pleural cavity: the role of cricopharyngeal spasm in pediatric. Vortrag 13. Tag. Soc. gastrointest. Radiol., Bermuda 20. 10. 1983

Berg, H. H.: Über die verborgenen Brüche und die Insuffizienz des Hiatus oesophageus. Röntgenpraxis 3 (1931) 443

Berridge, F. R., G. W. Friedland, R. E. B. Tagart: Radiological landmarks at the oesophago-gastric junction. Thorax 21 (1966) 499

Beutel, A.: Oesophagusvarizen. Acta radiol. 13 (1932) 527

Beutel, A.: Röntgenologische Beobachtungen bei frischen Ösophagusverätzungen. Fortschr. Röntgenstr. 58 (1938) 223

Bigelow, N. H.: Carcinoma of the esophagus developing at the site of lye stricture. Cancer 6 (1953) 1159

Bleshman, M. H., M. P. Banner, R. C. Johnson, J. W. de Ford: Inflammatory esophagogastric polyp and fold. Radiology 128 (1978) 589

Blum, A. L., J. R. Siewert: Refluxkrankheit der Speiseröhre. In Demling, L.: Klinische Gastroenterologie, 2. Aufl. Thieme, Stuttgart 1984

Boal, D. K. B., P. E. Newburger, R. L. Teele: Esophagitis induced by combined radiation and Adriamycin. Amer. J. Roentgenol. 132 (1979) 567

Bockus, H. L.: Gastroenterology, 2nd ed. Saunders, Philadelphia 1963

Böhmer, R.: Ösophagustuberkulose. Leber, Magen, Darm 14 (1984) 181

Bohndorf, W.: Tumoren im Halsbereich. In Scherer, E.: Strahlentherapie. Springer, Berlin 1980

Boley, S. J., A. C. Allen, L. Schultz: Potassium-induced lesions of the small bowel. I. Clinical aspects. J. Amer. med. Ass. 193 (1965) 997

Braun-Falco, O.: The pathology of blister formation. In Kopf, A. W., R. Andrade: Year Book Dermatology. Year Book Medical, Chicago 1969

Bremer, J. L.: Diverticula and duplication of intestinal tract. Arch. Path. 38 (1944) 132

Brick, I. B., E. D. Palmer: One thousand cases of portal cirrhosis of the liver. Arch. intern. Med. 113 (1964) 501

Brombart, M.: La radiologie clinique de l'oesophage. Masson, Paris 1956

Brombart, M.: Roentgenology of the esophagus. In Margulis, A. R., H. J. Burhenne: Alimentary Tract Roentgenology, 2nd ed. Mosby, St. Louis 1973

Brombart, M.: Radiologie des Verdauungstraktes. Funktionelle Untersuchung und Diagnostik. Thieme, Stuttgart 1980

Brombart, M., J. Schuermans: Pathologie méconnue de l'oesophage. Acta oto-rhino-laryng. belg. 5 (1951) 5

Brunner, A.: Oesophago-bronchiale Fisteln. Münch. med. Wschr. 103 (1961) 2181

Buchtala, V., K. H. Fuchs: Fernspasmen am Ösophagus (postoperativ und beim Magenulkus). Radiol. clin. (Basel) 21 (1952) 190

Budde, W.: Über Cardio-oesophagospasmus beim Ulcus ventriculi. Mitt. Grenzgeb. Med. Chir. 38 (1924/25) 525

Bünte, H.: Mißbildungen, Divertikel, Fisteln, Fremdkörper, Perforation, Verätzung und Tumoren der Speiseröhre. In Demling L.: Klinische Gastroenterologie, 2. Aufl. Thieme, Stuttgart 1984

Burdette, W. J., R. Jesse: Carcinoma of the cervical esophagus. J. thorac. cardiovasc. Surg. 63 (1972) 41

Buschke, F., J. M. Vaeth: Radiation therapy of carcinoma of the vocal cord without mucosal reaction. Amer. J. Roentgenol. 89 (1963) 29

Butler, C. L., M. Ende: Double esophagus with carcinoma in one; report of case with autopsy. Arch. Path. 49 (1950) 605

Calabresi, P., W. H. Abelmann: Porto-caval and porto-pulmonary anastomoses in Laennecs cirrhosis and in heart failure. J. clin. Invest. 36 (1957) 1257

Cameron, A. J., B. J. Ott, W. S. Payne: Barrettoesophagus: incidence of adenocarcinoma during long term follow up. Gut 24 (1983) 1007

Canigiani, G.: Neurinom des Oesophagus. Fortschr. Röntgenstr. 117 (1972) 362

Carlyle, D. R., H. H. Goldstein, S. Wallace, H. Medellin, R. A. Ventemiglia: Azygography in the pre-treatment evaluation of oesophageal carcinoma. Brit. J. Radiol. 49 (1976) 670

Carnovale, R. L., H. M. Goldstein, J. Zornoza and G. D. Dodd: Radiologic manifestations of esophageal lymphoma. Amer. J. Roentgenol. 128 (1977) 751

Carter, R., L. Brewer: Achalasia and esophageal carcinoma: studies in early diagnosis for improved surgical management. Amer. J. Surg. 130 (1975) 114

Cassady, J. R., M. P. Richter, A. J. Piro, N. Jaffé: Radiation-adriamycin interactions: preliminary clinical observations. Cancer 36 (1975) 946

Chagas, C.: Processos pathogènicos da tripanosomiase americana. Mem. Inst. Osw. Cruz 8 (1916) 5

Charles, J., R. Fiasse, J. Pringot, F. Heller: Les radio-cancers du pharynx et de l'oesophage. Acta gastro-ent. belg. 42 (1979) 7

Chaumerliac, H. J.: Diverticule géant de l'oesophage thoracique. Arch. Mal. Appar. dig. 41 (1952) 83

Chen, Y. M., D. W. Gelfand, D. J. Ott, H. A. Munitz: Natural progression of the lower esophageal ring. Gastrointest. Radiol. 12 (1987) 93

Chiari, H., M. Wanke: Oesophagus. In Dörr W., G. Seifert, E. Uehlinger: Spezielle pathologische Anatomie, Bd. II. Springer, Berlin 1971 (S. 92)

Chiles, N. H., A. H. Baggerston, H. R. Butt, A. M. Olsen: Esophageal varices: comparative incidence of ulceration and spontaneous rupture as a cause of fatal hemorrhage. Gastroenterology 25 (1953) 565

Cho, S. R., M. M. Sanders, M. A. Turner, Ch. I. Liu, B. E. Kipreos: Esophageal intramural pseudodiverticulosis. Gastrointest. Radiol. 6 (1981) 9

Cho, S. R., V. Schneider, M. C. Beachley, C. I. Liu, C. I. Shaw, K. K. Shirazi: Carcinoma of the esophagus of submucosal extent. J. Canad. Ass. Radiol. 33 (1982) 154

Christ, F., R. Janson, U. Kunath, C. Engel: Der intrathorakalextrapleurale Ösophagusersatz durch Magenplastik. Fortschr. Röntgenstr. 141 (1984) 666

Cignolini, P.: A propos du diagnostic differential des varices oesophagiennes. J. Radiol. Électrol. 31 (1950) 413

Clements, J. L., S. B. Eaton, J. T. Horney: Differential diagnosis of esophageal intramural hematoma. Gastrointest. Radiol. 5 (1980) 383

Cocchi, U.: Traktionsdivertikel am Ösophagusmund und Spondylosis deformans der Halswirbelsäule. Radiol. Clin. (Basel) 17 (1948) 199

Collins, S. M., J. D. Hamilton, T. D. Lewis: Small-bowel malabsorption and gastrointestinal malignancy. Radiology 123 (1978) 603

Creteur, V., I. Laufer, H. Y. Kressel, D. Caroline, R. Gosen, K. Evers, S. Glick, R. Gatenby: Drug induced esophagitis detected by double contrast radiology. Radiology 147 (1983) 365

Creteur, V., R. F. Thoeni, M. P. Federle, J. P. Cello, A. A. Moss, St. H. Ominsky, H. J. Goldberg, L. Axel: The rôle of single and double contrast radiography in the diagnosis of reflux esophagitis. Radiology 147 (1983) 71

Crone-Münzebrock, W., R. Maas, K. F. Gürtler, F. Brassow: Computertomographische Befunde beim Ösophagustumor. Fortschr. Röntgenstr. 136 (1982) 374

Daffner, R. H., M. D. Halber, Postlethwait, Korobkin, Thompson: CT of the esophagus. II. Carcinoma. Amer. J. Roentgenol. 133 (1979) 1051

Dagradi, A. E., R. Mehler, D. T. Tan, S. J. Stempien: Sources of upper gastrointestinal bleeding in patients with liver cirrhosis and large esophagogastric varices. Amer. J. Gastroent. 54 (1970) 458

Dallemand, S., J. K. Amoroso, D. W. Morris, S. Jyer: Intramural hematomas of the esophagus. Gastrointest. Radiol. 8 (1983) 7

D'Angio, G. J.: Clinical and biological studies of actinomycin D and roentgen irradiation. Amer. J. Roentgenol. 87 (1962) 106

Darling, D., R. G. K. McCauley, L. L. Leape, M. L. Ramenofsky, I. Bhan, I. C. Leonidas: The child with peptic esophagitis: a correlation of radiologic with esophageal pathology. Radiology 145 (1982) 673

Degryse, H. R. M., A. M. A. P. de Schepper: Aphthoid esophageal ulcers in Crohns disease of ileum and colon. Gastrointest. Radiol. 9 (1984) 197

Demling, L.: Früherkennung bösartiger Geschwülste der Verdauungsorgane. Therapiewoche 14 (1964) 306

Dodd, G. D.: Adenocarcinoma of the esophagus arising from „Barrett's epithelium". Zusammenfassung Vortrag 11. Tag. Soc. Gastrointest. Radiol., Boca Raton FA. 1981. Gastrointest. Radiol. 7 (1982) 88

Dodds, W. J.: Current concepts of esophageal motor function: clinical implications for radiology. Amer. J. Roentgenol. 128 (1977) 549

Dodds, W. J., P. S. McGlaughlin, H. I. Goldberg, T. G. Dehn: Esophageal roentgenography using tantalum paste. Radiology 102 (1972) 204

Donner, M. W.: Der Schluckvorgang mit saurem Barium: ein neuartiger Röntgentest bei Patienten mit Refluxbeschwerden. Radiologe 13 (1973) 372

Donner, M. W.: Spezielle Röntgendiagnostik von Funktionsstörungen der Speiseröhre. In Siewert, J. R., A. L. Blum, F. Waldeck: Funktionsstörungen der Speiseröhre. Springer, Heidelberg 1976

Donner, M. W., C. I. Siegel: The evaluation of pharyngeal neuromuscular disorders by cinefluorography. Amer. J. Roentgenol. 94 (1965) 299

Donoghue, F., R. Winkelmann, H. Moersch: Esophageal defects in dermatomyositis. Ann. Otol. 69 (1960) 1139

Doub, H. P.: Mediastinal cysts of embryologic origin. J. Fac. Radiol. 2 (1951) 302

Dreyfuss, J. R., R. G. Willocx: The elevator esophagus. A fluoroscopic clue to possible organic disease. Radiology 75 (1960) 914

Dunhill, Th.: Pharyngeal diverticulum. Brit. J. Surg. 37 (1949/50) 404

Du Pree, E., F. Hodges jr., J. L. Simon: Epidermolysis bullosa of the esophagus. Amer. J. Dis. Child. 117 (1969) 349

Durham, R. H.: Encyclopedia of Medical Syndromes. Hoeber, New York 1949

Düx, A., P. Thurn, H. W. Schreiber: Der Kollateralkreislauf bei intra- und extrahepatischem Block im Serien-Spleno-portogramm. Fortschr. Röntgenstr. 97 (1962) 255

Düx, A., E. Bücheler, M. Dohmen, R. Felix: Die direkte retrograde Azygographie. Fortschr. Röntgenstr. 107 (1967) 309

Edwards, D. A. W.: Carcinoma of the oesophagus and fundus. Postgrad. med. J. 50 (1974) 223

Ekberg, O., G. Nylander: Dysfunction of the cricopharyngeal muscle. A cineradiographic study of patients with dysphagia. Radiology 143 (1982) 481

Ekberg, O., G. Nylander: Cineradiography in 45 patients with acute dysphagia. Gastrointest. Radiol. 8 (1983) 295

Ekberg, O., G. Nylander: Cineradiography of the pharyngeal stage of deglutition in dysphagial and nondysphagial individuals. In Capesius, E.: Proc. XV. Int. Congr. Radiol., 24.6.–1.7.81: Abdomen and Gastrointestinal Tract. Interimages, Luxemburg 1984

Ekberg, O., S. V. Sigurjónsson: Movement of the epiglottis during deglution. A cineradiographic study. Gastrointest. Radiol. 7 (1982) 101

Eliška, O.: Phreno-oesophageal membrane and its role in the development of hiatal hernia. Acta anat. 86 (1973) 137

Ellis, H. F., J. F. Schlegel, V. F. Lynch, S. W. Payne: Cricopharyngeal myotomy for pharyngoesophageal diverticulum. Ann. Surg. 170 (1969) 340

Elster, K.: Die Morphologie der Ösophagitis. In Ottenjann, R., Th. Gheorghiu: Refluxkrankheit der Speiseröhre. Witzstrock, Baden-Baden 1973

Erlemann, R., M. Reiser: Diffuse idiopathische Skeletthyperostose als Ursache einer Dysphagie. Radiologe 27 (1987) 76

Everett, C., F. Volberg, M. Ulshen, G. Murray: Intramural esophageal hamartoma: a report of two cases and review of the literature. Gastrointest. Radiol. 5 (1980) 317

Feldman, M.: Retrograde extrusion or prolaps of the gastric mucosa into the esophagus. Amer. J. med. Sci. 222 (1951) 54

Felix, R., B. Lochner: Die Röntgendiagnostik des Oesophaguskarzinoms. Radiologe 22 (1982) 446

Fevery, J., J. de Groote: Esophageal varices. In Schwiegk, H.: Handbuch der inneren Medizin, 5. Aufl., Bd. III/1. Springer, Berlin 1974

Fessler, A., R. Pohl: Stenosierender Prozeß des Ösophagus bei Sklerodermie. Derm. Z. 63 (1932) 164

Fisher, M. St.: Metastasis to the esophagus. Gastrointest. Radiol. 1 (1976) 249

Fomin, G. B.: The possibilities of x-ray diagnosis of varicose veins of the esophagus and stomach in hepatolienal syndrom of children. Vestn. Roentgenol. Radiol. 35 (1960) 34

Forssell, G.: Über die Beziehung der Röntgenbilder des menschlichen Magens zu seinem anatomischen Bau. (Erg.-Bd. XXX zu Fortschr. Röntgenstr.) Gräfe & Sillem, Hamburg 1913

Frank, R. C., L. W. Paul: Congenital reduplication of the esophagus. Radiology 53 (1949) 417

Franklin, R., H. S. Taylor: nonspecific granulomatous (regional) esophagitis. J. thorac. cardiovasc. Surg. 19 (1950) 292

Freeny, P. C., W. M. Marks: Adenocarcinoma of the gastroesophageal junction: barium and CT examination. Amer. J. Roentgenol. 138 (1982) 1077

Friedland, G. W. Historical review of the changing concepts of lower esophageal anatomy: 430 B.C. – 1977. Amer. J. Roentgenol. 131 (1978) 373

Frik, W.: Zur Röntgenuntersuchung der Speiseröhre. In: Bibliotheca Gastroenterol. Bd. 5; H. J. Fahrländer: Diagnostik und Therapie der Erkrankungen des Magen-Darm-Kanals. Karger, Basel 1962

Frik, W.: Ösophagus (einschl. Hypopharynx). In Schinz, H. R. u. Mitarb. Lehrbuch der Röntgendiagnostik, 6. Aufl., Bd. V. Thieme, Stuttgart 1965

Frik, W.: Anatomische und entwicklungsgeschichtliche Vorbemerkungen zur Röntgendiagnostik des Magens. In Diethelm, L. u. Mitarb.: Handbuch der medizinischen Radiologie. Springer, Berlin 1969

Frik, W.: Radiologische Diagnose der Ösophagitis. Leber, Magen, Darm 2 (1972) 39

Frik, W., D. Hümmer: Die Ösophagus-Dilatation beim Kardiospasmus und beim kardianahen Karzinom. Med. Welt (Stuttg.) (1961) 1461

Fröhlich, H., H. Huchzermeyer, H. St. Stender: Röntgenologische Befunde bei der Ösophagitis regionalis Crohn. Fortschr. Röntgenstr. 125 (1976) 497

Frommhold, H., U. Koch, B. Helpap: Neuere Aspekte und Erfahrungen bei der Strahlentherapie des Hypopharynxkarzinoms. Laryng. Rhinol. 60 (1981) 81

Gamba, J. L., D. K. Heaston, D. Ling, M. Korobkin: CT diagnosis of an esophageal foreign body. Amer. J. Roentgenol. 140 (1983) 289

Garrett, N., E. Gall: Esophageal varices without hepatic cirrhosis. Arch. Path. 55 (1953) 196

di Garusi, G., E. Donati: Carcinoma metastatico dell'esofago. Fracastoro 112 (1969) 117

Gefter, W. B., I. Laufer, St. Edell, V. K. Gohel: Candidiasis in the obstructed esophagus. Radiology 138 (1981) 25

Gerlach, A., P. Bavastro, W. Reichardt: Beitrag zur Röntgenmorphologie der Pseudodivertikulose des Ösophagus. Fortschr. Röntgenstr. 140 (1984) 281

Ghahremani, G. G., A. M. Rushovich: Glycogenic acanthosis of the esophagus: radiographic and pathologic features. Gastrointest. Radiol. 9 (1984) 93

Ghahremani, G. G., R. M. Gore, R. I. Breuer, R. H. Larson: Esophageal manifestations of Crohn's Disease. Gastrointest. Radiol. 7 (1982) 199

Gjorup, E.: Un cas d'oesophage double et estomac double. Acta paediat. (Uppsala) 15 (1933) 82

Glick, S. N., S. K. Teplick: Esophageal nodularity – a normal variant of the esophageal mucosa. (Abstract) Gastrointest. Radiol. 7 (1982) 87

Gockel, H. P.: Zur Röntgendiagnostik „benigner" Ösophagustumoren. Radiol. clin. (Basel) 28 (1959) 1

Gohel, V., B. W. Long, G. Richter: Aphthous ulcers in the esophagus with Crohn colitis. Amer. J. Roentgenol. 137 (1981) 872

Goldman, A., H. Masters: Leiomyoma of the esophagus. Arch. Surg. 60 (1950) 559

Goldstein, H. M.: Esophagus. In Steckel, J., A. R. Kagan: Diagnosis and staging of cancer: A Radiological Approach. Saunders, Philadelphia 1976 (p. 116)

Goldstein, H. M., G. D. Dodd: Double-contrast examination of the esophagus. Gastrointest. Radiol. 1 (1976) 3

Goldstein, H. M., J. Zornoza: Association of squamous cell carcinoma of the head and neck with cancer of the esophagus. Amer. J. Roentgenol. 131 (1978) 791

Goldstein, H. M., M. T. Begdonn, G. D. Dodd: Radiologic spectrum of melanoma metastases to the gastrointestinal tract. Amer. J. Roentgenol. 129 (1977) 605

Goldstein, H. M., L. F. Rogus, G. H. Fletcher, G. D. Dodd: Radiological manifestations of radiation induced injury to the normal upper gastrointestinal tract. Radiology 117 (1975) 135

Govoni, A. F.: Hemangiomas of the esophagus. Gastrointest. Radiol. 7 (1982) 113

Greuel, D.: Schleimhautinvagination der Speiseröhre bei unterem Ösophagusring Schatzki. Fortschr. Röntgenstr. 129 (1978) 164

Grieve, N. W. T.: Monilial oesophagitis. Brit. J. Radiol. 37 (1964) 551

Gross, P., L. J. Freedman: Obstructing secondary carcinoma of the esophagus. Arch. Path. 33 (1942) 361

Gross, R. E.: The Surgery of Infancy and Childhood. Saunders, Philadelphia 1953

Gross, R. E., G. W. Holcomb, U. S. Faber: Duplications of the alimentary tract. Pediatrics 2 (1952) 449

Gutierrez, F., J. E. Valanzuela, G. R. Ehresmann, F. P. Quismorio, R. C. Kitridou: Esophageal dysfunction in patients with mixed connective tissue diseases and stystemic lupus erythematodes. Dig. Dis. Sci. 27 (1982) 592

Guyot, R.: La syphilis de l'oesophage en particulier au point de vue anatomo-pathologique. Ann. Oto-laryng. (Paris) 5 (1931) 505

Haenisch, F.: Beitrag zur Röntgendiagnostik des Ösophagus – benigner Ösophagustumor. Fortschr. Röntgenstr. 32 (1924) 432

Hafter, E.: Praktische Gastroenterologie, 3. Aufl. Thieme, Stuttgart 1965; 7. Aufl. in Vorbereitung

Hafter, E.: Hiatus hernia. In Schwiegk, H.: Handbuch der inneren Medizin, 5. Aufl., Bd. III/1. Springer, Berlin 1974

Halber, M. D., R. H. Daffner, W. M. Thompson: CT of the esophagus. I: Normal appearance. Amer. J. Roentgenol. 133 (1979) 1047

Halden, W. J., H. R. Harnsberger, A. A. Mancuso: Computed tomography of esophageal varices after sclerotherapy. Amer. J. Roentgenol. 140 (1983) 1195

Hale, C. H., R. Schatzki: The roentgenological appearance of the gastrointestinal tract in scleroderma. Amer. J. Roentgenol. 51 (1944) 407

Halpert, R. D., I. Laufer, J. J. Thompson, P. J. Feczko: Adenocarcinoma of the esophagus in patients with scleroderma. Amer. J. Roentgenol. 140 (1983) 927

Halter, E.: Infektionskrankheiten der Speiseröhre. In Demling, L.: Klinische Gastroenterologie, 2. Aufl. Thieme, Stuttgart 1984

Hamperl, H.: Peptische Ösophagitis. Verh. dtsch. path. Ges. 27 (1934) 208

Han, S. Y., J. M. Tishler: Perforation of the abdominal segment of the esophagus. Amer. J. Roentgenol. 143 (1984) 751

Han, S. Y., A. Flint, R. B. McElvein: Bezoar of the esophagus. Gastrointest. Radiol. 5 (1980) 233

Hansson, C. J.: Varices of the oesophagus in children. Acta radiol. 25 (1944) 507

Harper, P. S., R. M. J. Harper, A. W. Howel-Evans: Carcinoma of the esophagus with tylosis. Quart. J. Med. 39 (1970) 317

Harris, H. J.: The Radiology of the Acute Cervical Spine Trauma. Williams & Wilkins Baltimore 1977

Harris, O. D., W. T. Cooke, H. Thompson et al.: Malignancy in adult celiac disease and idiopathic steatorrhea. Amer. J. Med. 42 (1967) 899

Hebestreit, H.-P., J. Lütgemeier: Zwei ungewöhnliche Divertikel des epiphrenischen Ösophagus. Fortschr. Röntgenstr. 115 (1971) 540

Heitmann, P.: Der gastroösophageale Verschlußmechanismus bei Hiatusgleithernien. Internist 10 (1969) 249

Heitmann, P.: Der idiopathische diffuse Ösophagusspasmus. Dtsch. med. Wschr. 96 (1971) 1668

Heitmann, P., B. S. Wolf, E. M. Sokol, B. R. Cohen: Simultaneous cineradiographic-manometric study of the distal esophagus: small hiatal hernias and rings. Gastroenterology 50 (1966) 737

Hellemans, J., G. Vantrappen: Motor disorders due to collagen diseases. In Schwiegk, H.: Handbuch der inneren Medizin, 5. Aufl., Bd. III/1. Springer, Berlin 1974

Hellemans, J., G. Vantrappen: Physiologie des tubulären Ösophagus. In Siewert, R., A. L. Blum, F. Waldeck: Funktionsstörungen der Speiseröhre. Springer, Berlin 1976

Hellriegel, W.: Oesophagus. In Diethelm, L., F. Heuck, O. Olsson, K. Ranninger, F. Strnad, H. Vieten, A. Zuppinger: Handbuch der medizinischen Radiologie, Bd. XIX/1. Springer, Berlin 1972

Henning, N.: Ein neues Dilatationsinstrument für Speiseröhre und Kardia. Dtsch. med. Wschr. 60 (1934) 1915

Henning, N.: Lehrbuch der Verdauungskrankheiten, 2. Aufl. Thieme, Stuttgart 1955

Herrera, A. F., J. Colon, A. Valdes-Dapena, J. L. A. Roth: Achalasia or carcinoma? The significance of the Mecholyl test. Amer. J. dig. Dis. 15 (1970) 1073

Holyoke, E. D. T., Nemoto, T. L. Dao: Esophageal metastases and dysphagia in patients with carcinoma of the breast. J. surg. Oncol. 1 (1969) 97

Hong, P. W., D. J. Seel, R. B. Dietrick: The use of the colon in the surgical treatment of benign stricture of the esophagus. Ann. Surg. 160 (1964) 202

Hoover, W. B.: The syndrom of anemia, glossitis and dysphagia. New Engl. J. Med. 213 (1935) 394

Hradský, M., L. Hybášek, V. Černoch, V. Sazmová, J. Juran: Oesophageal abnormalities in Sjögrens syndrome. Scand. J. Gastroent. 2 (1967) 200

Humphrey, A., W. G. Holland: Unsuspected esophageal foreign bodies. J. Canad. Ass. Radiol. 32 (1981) 17

Imdahl, H.: Der terminale Ösophagus. Schattauer, Stuttgart 1963

Ismail-Beigi, P. F. Horton, C. E. Pope II: Histological consequences of gastroesophageal reflux in man. Gastroenterology 58 (1970) 163

Itai, Y. I., T. Kogure, Y. Okuyama, H. Akiyama: Superficial esophageal carcinoma. Radiology 126 (1978) 597

Japanese Society for Esophageal Diseases: Guide lines for clinical and pathologic studies on carcinoma of the esophagus. Jap. J. Surg. 6 (1976) 69

Jensen, K. B., A. Stenderup, J. B. Thomsen, J. Bichel: Oesophageal moniliasis in malignant neoplastic disease. Acta med. scand. 175 (1964) 455

Johnston, G. W.: Simplified esophageal transsection for bleeding varices. Brit. med. J. 1978/I, 1388

Jorup, S.: Congenital varices of the esophagus. Acta paediat. (Uppsala) 35 (1948) 247

Just-Viera, J. O., C. Haight: Achalasia and carcinoma of the esophagus. Surg. Gynec. Obstet. 128 (1969) 1081

Jutras, A., P. Levrier, M. Longtin: Étude radiologique de l'oesophage para-diaphragmatique et du cardia. J. Radiol. Electrol. 30 (1949) 373

Kahle, M., D. Filler, K. H. Muhrer: Rupturen und Perforationen der Speiseröhre. Dtsch. Ärztebl. 80 (1983) 31

Karnbaum, S., M. Pöschl: Röntgenologisches zur spontanen Ösophagusruptur. Fortschr. Röntgenstr. 93 (1960) 131

Kaye, M. D.: Postprandial gastroesophageal reflux in healthy people. Gut 18 (1977) 709

Kegaries, D. L.: Venous plexus of the esophagus: its pathologic and clinical significance. Proc. Mayo Clin. 8 (1933) 160

Kemp Harper, R. A.: The radiological manifestations of diffuse systemic sclerosis. Proc. roy. Soc. Med. 46 (1953) 512

Kemp Harper, R. A., D. C. Jackson: Progressive systemic sclerosis. Brit. J. Radiol. 38 (1965) 825

Killian, G.: Über den Mund der Speiseröhre. Z. Ohrenheilk. 55 (1908) 1

Kirklin, J. W., O. T. Clagett: Vascular "rings" producing respiratory obstruction in 3 infants. Proc. Mayo Clin. 25 (1950) 360

Klinger, H.: Concept of mechanical asset in esophageal speech. Arch. Otolaryng. 92 (1970) 244

Klinkhammer, A.: Esophagography in Anomalies of the Aortic Arch System. Excerpta medica, Amsterdam 1969

Kobler, E., H. Bühler, H. J. Nuesch, P. Deyhle: Medikamentös induzierte Ösophagusulzera. Dtsch. med. Wschr. 103 (1978) 1035

Koeberle, F.: die Chagas-Krankheit, ihre Pathogenese und Bedeutung als Volksseuche. Z. Tropenmed. Parasit. 10 (1959) 236

Koeberle, F.: Zur Pathogenese des Megaösophagus. Z. Gastroent. 5 (1967) 287

Koeberle, F., P. D. Penha: Chagas-Mega-oesophagus. Z. Tropenmed. Parasit. 10 (1959) 291

Koehler, R. E., A. A. Moss, A. R. Margulis: Early radiographic manifestations of carcinoma of the esophagus. Radiology 119 (1976) 1

Koehler, R. E., Ph. J. Weymann, H. F. Oakley: Single- and double-contrast techniques in esophagitis. Amer. J. Roentgenol. (1980) 15

Koischwitz, D., H. Rohner, H. Cremer: Bezoar des Ösophagus. Fortschr. Röntgenstr. 126 (1977) 496

Kormano, M. J., Y. Jukka: Radiology of uncommon esophageal neoplasms. Europ. J. Radiol. 1 (1981) 51

Krain, S., J. G. Rabinowitz: Radiologic features of myotonic dystrophy with presentation of new findings. Clin. Radiol. 22 (1971) 462

Kramer, Ph., F. J. Ingelfinger, M. Atkinson: The motility and pharmacology of the esophagus in cardiaspasm. Gastroenterologia (Basel) 68 (1956) 174

Kraus, R., F. Strnad: Hat die Oesophaguskymographie eine praeoperative Bedeutung für den Thoraxchirurgen? Thoraxchirurgie 3 (1955) 319

Krebs, H.: Benigne Tumoren des Oesophagus. Chirurg 37 (1966) 252

Krebs, H., F. Schöning: Das Ösophaguskarzinom. Chir. Prax. 9 (1965) 69

Kressel, H. Y., S. N. Glick, I. Laufer, M. Banner: Radiologic features of esophagitis. Gastrointest. Radiol. 6 (1981) 103

Krey, H.: On the treatment of corrosive lesions in the oesophagus. Acta oto-laryng. (Stockh.) Suppl. 102 (1952) 1

Kunath, U.: Die Biomechanik der Speiseröhre. Gastroenterologie und Stoffwechsel, Bd. XV. Thieme, Stuttgart 1979

Lackner, K., G. Weiand, O. Köster, K. Engel: Computertomographie bei Tumoren des Oesophagus und Magen. Fortschr. Röntgenstr. 134 (1981) 364

Ladd, W. E., H. W. Scott: Esophageal duplications or mediastinal cysts of enteric origin. Surgery 16 (1944) 815

Laimer, E.: Beitrag zur Anatomie des Ösophagus. Med. Jb. (Wien) 1883, 333

Lambling, A., R. Cheli, C. Richir, J.-J. Bernier: Aspects histologiques de l'oesophage au cours du pyrosis. Arch. Mal. Appar. dig. 44 (1955) 1054

Langer, S., Th. Raguse, M. Roesgen: Ergebnisse der Magentranspostion beim Speiseröhrenkrebs. Akt. Chir. 14 (1979) 353

Lassrich, M., R. Prévôt: Röntgendiagnostik des Verdauungstraktes bei Kindern und Erwachsenen. Thieme, Stuttgart 1983

Laufer, I.: Double Contrast Gastrointestinal Radiology. Saunders, Philadelphia 1979

Laufer, I.: Barium studies in inflammatory diseases of the upper gastrointestinal tract. In Capesius, E.: Proc. XVth Int. Congr. Radiol., Brussels, 24. 6.–1. 7. 81: Abdomen and Gastrointestinal Tract. Interimages, Luxemburg 1984

Lawson, Th. L., W. J. Dodds: Infiltrating carcinoma simulating achalasia. Gastrointest. Radiol. 1 (1976) 245

Ledoux-Lebard, G., J. Grellet, J. Levesque, F. Imani, A. Bonnin: Tuberculose de l'esophage. J. Radiol. Électrol. 63 (1982) 693

Lemberton, J.: Oesophageal obstruction and alteration caused by oral potassium therapy. Brit. Heart J. 32 (1970) 267

Lepke, R. A., H. J. Liebshitz: Radiation-induced injury of the esophagus. Radiology 148 (1983) 375

Lerche, W.: The muscular coat of the esophagus and its defects. J. thorac. Surg. 6 (1936) 1

Lerche, W.: The Esophagus and Pharynx in Action. Thomas, Springfield 1950

Levine, M. S., H. M. Goldstein: Fixed transverse folds in the esophagus. A sign of reflux esophagitis. Amer. J. Roentgenol. 143 (1984) 275

Levine, M. S., I. Laufer, H. Y. Kressel, H. M. Friedman: Herpes esophagitis. Amer. J. Roentgenol. 136 (1981) 863

Levine, M. S., H. Y. Kressel, D. F. Caroline, I. Laufer, H. Herlinger, J. J. Thompson: Barrett esophagus: reticular pattern of the mucosa. Radiology 147 (1983) 663

Lewis, B., R. G. Maxfield: Leiomyoma of the esophagus. Int. Abstr. Surg. 99 (1954) 105

Longemann, J. A., R. E. Blousky, B. Boshes: Editorial on dysphagia in Parkinsonism. J. Amer. med. Ass. 231 (1975) 69

Lortat-Jacob, J. L.: L'endobrachy-oesophage. Ann. Chir. 11 (1957) 355

Love, L., A. E. Berkow: Trauma to the esophagus. Gastrointest. Radiol. 2 (1978) 305

Lüdin, M.: Schleimhautrelief bei chronischer Ösophagitis mit Pachydermien. Röntgenpraxis 12 (1940) 8

Lüdin, M.: Röntgenbefunde bei Ösophagustuberkulose. Schweiz. Z. Tuberk. 4 (1947) 267

Luomanen, R. K. J., W. L. Watson: Autopsy findings. In Watson, W. L.: Lung Cancer: A Study of Five Thousand Memorial Hospital Cases. Mosby, St. Louis 1968 (p. 505)

MacCarty, R. L., R. J. Dukes, C. V. Strimlan, D. E. Dines, W. S. Payne: Radiographic findings in patients with esophageal involvement by mediastinal granuloma. Gastrointest. Radiol. 4 (1979) 11

McDonald, G. B., D. L. Brand, D. R. Thorning: Multiple adenomatous neoplasma arising in collumnar-lined (Barrett's) esophagus. Gastroenterology 72 (1977) 1317

Maclean, A. D., A. Houghton: Upper esophageal web in childhood. Pediat. Radiol. 3 (1975) 240

Malchow, H., W. Daiss: Die Therapie des Morbus Crohn. Dtsch. med. Wschr. 109 (1984) 1811

Mallory, G. K., D. Weiss: Hemorrhages from laceration of cardiac orifice due to vomiting. Amer. J. med. Sci. 178 (1929) 506

Meltzer, S. J.: On the causes of the orderly progress of the peristaltic movements in the oesophagus. Amer. J. Physiol. 2 (1899) 266

Mendl, K., J. M. McKay, C. H. Tanner: Intramural diverticulosis of the esophagus and Rokitansky-Aschoff-sinuses of the gallbladder. Brit. J. Radiol. 33 (1960) 496

Meschan, I., J. F. Martin, L. F. Rogers: Head and neck disorders syllabus. Amer. Coll. Radiol. Bull. 5, 1974

Meshkinpour, H., M. A. Afrasiabi, L. J. Valenta: Esophageal motor function in Graves disease. Dig. Dis. Sci. 24 (1979) 159

Mignon, F. C., L. Laroche, J. Revuz, A. Chatel, D. Cattan, J. P. Bader: L'association acanthosis nigricans-papillomatose oesophagienne diffuse. Nouv. Presse méd. 4 (1975) 2507

v. Mikulicz, J.: Zur Pathologie und Therapie des Kardiospasmus. Dtsch. med. Wschr. 30 (1904) 1908

Miller, G.: Der gastro-ösophageale Prolaps – ein vergessenes Krankheitsbild. Schweiz. med. Wschr. 101 (1971) 1207

Miller, G., M. Savary, F. Gloor: Der gastroösophageale Prolaps als Ursache traumatischer Schleimhautveränderungen im Magenfundus und Ösophagus. Dtsch. med. Wschr. 99 (1974) 553

Miller, R. E., St. M. Chernish, R. L. Brunelle: A comparative double-blind study of esophageal barium pastes. Gastrointest. Radiol. 2 (1977) 163

Moersch, H. J., S. W. Harrington: Benign tumors of the esophagus. Ann. Otol. (St. Louis) 53 (1944) 800

Mori, S., M. Kasai, I. Watanabe, I. Shibuya: Preoperative assessment of resectability for carcinoma of the thoracic esophagus. I: Esophagogram and azygogram. Ann. Surg. 190 (1979) 100

Moss, A. A., R. E. Koehler, A. R. Margulis: Initial accuracy of esophagograms in detection of small esophageal carcinoma. Amer. J. Roentgenol. 127 (1976) 909

Moss, A. A., P. Schnyder, R. F. Thoeni, A. R. Margulis: Esophageal carcinoma. Pretherapy staging by computed tomography. Amer. J. Roentgenol. 136 (1981) 1051

Moylan, J. P., J. W. Bell, J. R. Cantrell, K. A. Meredino: The jejunal interposition operation: a follow-up on seventeen patients followed 10 to 17 years. Ann. Surg. 172 (1970) 205

Moynihan, B.: Harveian lecture on diverticula of the alimentary canal. Lancet 212 (1927) 1061

Mullen, D. C., R. W. Postlethwait, M. L. Dillon: Complications of substernal colon interposition. Amer. Surg. 36 (2) (1970) 80

Muller, H.: Esophageal stenosis in a case of pemphigoid benignum. Laryng. Rhinol. 96 (1977) 282

Nabeya, K., T. Takigawa, S. Ri: Early esophageal cancer; definition, pathology, present status and prognosis. Stomach Intest. 11 (1976) 285

Naef, A. P., M. Savary, L. Ozzello: Columnar-lined lower esophagus: An acquired lesion with malignant predisposition. J. thorac. cardiovasc. Surg. 70 (1975) 826

Neuberger, E.: Zur Metastasierung des Speiseröhrenkrebses. Arch. Ohr.-, Nas.- u. Kehlk.-Heilk. 163 (1953) 340

Neumann, R.: „Hiatusinsuffizienzen" und sogenannte „Hiatushernien". Anatomische Untersuchungen und mechanische Prüfungen im Gebiet des Hiatus oesophageus des Zwerchfells. Virchows Arch. path. Anat. 289 (1933) 270

Nissen, R.: Die operative Behandlung von Divertikeln des mittleren Ösophagus. Medizinische (1958) 549

Nix, T. E. jr., H. B. Christianson: Epidermolysis bullosa of the esophagus. Report of 2 cases. Sth. med. J. 58 (1965) 612

Noltenius, H.: Systematik der Onkologie, Bd. I: Klassifizierung – Morphologie – Klinik. Urban & Schwarzenberg, München 1981

Oekonomides, G.: Über chronische Bronchialdrüsenaffektionen und ihre Folgen. Diss., Basel 1882

Olmsted, W. W., J. E. Lichtenstein, V. J. Hyams: Polypoid epithelial malignancies of the esophagus. Amer. J. Roentgenol. 140 (1983) 921

Onge, G. St., G. H. Bezahler: Giant esophageal ulcer associated with cytomegalovirus. Gastroenterology 83 (1982) 127

Ott, A.: Dysphagia sclerodermica. Radiol. Austr. 4 (1951) 204

Ott, D. J., D. W. Gelfand, W. C. Wu: Reflux esophagitis: radiographic and endoscopic correlation. Radiology 130 (1979) 583

Ott, D. J., R. J. Kelly, D. W. Gelfand: Radiographic effects of cold barium suspensions on esophageal motility. Radiology 140 (1981) 830

Ott, D. J., W. C. Wu, D. W. Gelfand: Reflux esophagitis revisited: prospective analysis of radiologic accuracy. Gastrointest. Radiol. 6 (1981) 1

Ott, D. J., W. C. Wu, D. W. Gelfand: Efficacy of radiology of the esophagus for evaluation of dysphagia. Gastrointest. Radiol. 6 (1981) 109

Ott, D. J., D. W. Gelfand, H. A. Munitz, Y. M. Chen: Cold barium suspensions in the clinical evaluation of the esophagus. Gastrointest. Radiol. 9 (1984) 193

Ott, D. J., W. C. Wu, D. W. Gelfand, J. E. Richter: Radiographic evaluation of the achalasic esophagus immediately following pneumatic dilatation. Gastrointest. Radiol. 9 (1984) 185

Ottenjann, R., Th. Gheorghiu: Refluxkrankheit der Speiseröhre. Witzstrock, Baden-Baden 1973

Ottenjann, R., H.-J. Gruner, M. Strauch: Endoskopisch-bioptische Befunde bei Refluxösophagitis. In Ottenjann, R., Th. Gheorghiu: Refluxkrankheit der Speiseröhre. Witzstrock, Baden-Baden 1973

Palmer, E. D.: An attempt to localize the normal esophagogastric junction. Radiology 60 (1953) 825

Palmer, E. D.: Mucosal prolapse at the esophagogastric junction. Amer. J. Gastroent 23 (1955) 530

Palmer, E. D.: Dysphagia in Parkinsonism. J. Amer. med. Ass. 229 (1974) 1340

Palugyay, J.: Röntgenuntersuchung und Strahlenbehandlung der Speiseröhre. In Holzknecht, G.: Handbuch der theoretischen und klinischen Röntgenkunde, Bd. III, Springer, Wien 1931

v. Pannewitz, G.: Partielle Schlucklähmung als Röntgensymptom bei Erkrankungen des Ösophagus. Fortschr. Röntgenstr. 44 (1931) 170

Pearlberg, J. L., M. A. Sandler, B. C. Madrazo: Computed tomographic features of esophageal intramural pseudodiverticulosis. Radiology 147 (1983) 189

Pelemans, W., G. Vantrappen: Esophageal mycoses. In Schwiegk, H.: Handbuch der inneren Medizin, 5. Aufl., Bd. III/1. Springer, Berlin 1974

Pelemans, W., G. Vantrappen: Acute infectious disease. In Schwiegk H.: Handbuch der inneren Medizin, 5. Aufl., Bd. III/1. Springer, Berlin 1974

Persigehl, M.: Radiologischer Beitrag zur gastro-oesophagealen Refluxkrankheit. Akt. Gastrol. 8 (1979) 483

Peters, P. M.: The congenital short esophagus. Thorax 13 (1958) 1

Pfister, R., E. Naegele: Die progressive Sklerodermie. Ergebn. inn. Med. Kinderheilk. (N.F.) 7 (1956) 244

Picus, D., D. M. Balfe, R. E. Koehler, Ch. L. Roper, J. W. Owen: Computed tomography in the staging of esophageal carcinoma. Radiology 146 (1983) 433

Picus, D., B. L. McClennan, D. L. Balfe, C. L. Roper, T. Berrigan: "Dysphagia": a case report. Gastrointest. Radiol. 9 (1984) 5

Pitman, R. G., G. M. Fraser: The post cricoid impression of the esophagus. Clin. Radiol. 16 (1968) 35

Plachta, A.: Benign tumors of the esophagus. Review of literature and report of 99 cases. Amer. J. Gastroent. 38 (1962) 639

Poleynard, G. D., A. T. Marty, W. B. Birnbaum, L. E. Nelson, R. R. O'Reilly: Adenocarcinoma in the columnar-lined (Barrett) esophagus: case reports and review of the literature. Arch. Surg. 112 (1977) 997

Pollock, R. A., J. M. Purvis, D. F. Apple Jr., H. H. Murray: Esophageal and hypopharyngeal injuries in patients with cervical spine trauma. Ann. Otol. (St. Louis) 90 (1981) 323

Postlethwait, R. W., J. R. Emlet, J. J. Zavertnik: Squamous cell carcinoma of the esophagus. Surg. Gynec. Obstet. 105 (1957) 465

Pratje, A.: Form und Lage der Speiseröhre des lebenden Menschen, ein Beitrag zur Topographie des Mediastinum. Z. Anat. Entwickl.-Gesch. 81 (1926) 269

Prévôt, R.: Die Röntgendiagnostik der Ösophagusvarizen als Frühdiagnose der Pfortaderstauung. Röntgenpraxis 12 (1940) 85

Rake, G. W.: Pathology of achalasia of cardia. Guy's Hosp. Rep. 77 (1927) 141

Ramilo, J., V. J. Harris, H. White: Empyema as a complication of retropharyngeal and neck abscesses in children [1]. Radiology 126 (1978) 743

Rau, W. S., W. Wenz, H. Reinwein, E. Neutard, W.-D. Reinbold, L. Fiedler: Zur Differentialdiagnose benigner Oesophaguserkrankungen. Radiologe 22 (1982) 431

Reed, L. J., M. R. Sobonya: Morphologic analysis of foregut cysts in the thorax. Amer. J. Roentgenol. 120 (1974) 851

Reinig, J. W., J. H. Stanley, St. I. Schabel: CT evaluation of thickened esophageal walls. Amer. J. Roentgenol. 140 (1983) 931

Ribbert, H.: Traktionsdivertikel der Speiseröhre. Virchows Arch. path. Anat. 167 (1902) 16

von Rokitansky, C.: Handbuch der pathologischen Anatomie, Bd. III. Braunmüller & Seidel, Wien 1842

Rosen, Y., S. Moon, B. Kim: Small cell epidermoid carcinoma of the esophagus. An oatcell-like carcinoma. Cancer 36 (1975) 1042

Rosengren, J. E., H. M. Goldstein: Radiologic demonstration of multiple foci of malignancy in the esophagus. Gastrointest. Radiol. 3 (1978) 11

Rosenheim, Th.: Über Spasmus und Atonie der Speiseröhre. Dtsch. med. Wschr. 25 (1899) 740; 756; 781

Rosenthal, V.: Die Pulsionsdivertikel des Schlundes. Thieme, Leipzig 1902

Rossetti, M.: Die operierte Speiseröhre. Thieme, Stuttgart 1963

Ruffato, C., L. Buttazzoni, G. P. Mazzoleni, G. Mastrapasqua: Oropharyngeale Oesophagus-Papillomatosis. Fortschr. Röntgenstr. 130 (1979) 302

Rywlin, A., R. Ortega: Glycogenic acanthosis of the esophagus. Arch. Path. 90 (1970) 439

Saldana, J. A., R. O. Cone, R. A. Hopens, G. A. Bannayan: Carcinoma arising in an epiphrenic esophageal diverticulum. Gastrointest. Radiol. 7 (1982) 15

Sanborn, E. B., E. J. Beattie jr., D. P. Slaughter: Secondary neoplasms of the mediastinum. J. thorac. Surg. 35 (1958) 678

Sarasin, R., A. Hoch: Die Invagination der Oesophagusschleimhaut in den Magen. Schweiz. med. Wchsr. 81 (1951) 1207

Sasson, L.: Metastatic neoplasm of esophagus simulating primary carcinoma. J. Amer. med. Ass. 174 (1960) 2075

Savary, M., G. Miller: Der Oesophagus. Gassmann, Solothurn 1977

Savary, M., G. Miller, B. Broethlisberger: Spezielle Aspekte des Endobarchyösophagus. In Blum, A. L., J. R. Siewert: Refluxtherapie. Springer, Berlin 1981

Schatzki, R.: Die Röntgendiagnose der Ösophagus- und Magenvarizen und ihre Bedeutung für die Klinik. Fortschr. Röntgenstr. 44 (1931) 28

Schatzki, R.: Die Hernien des Hiatus oesophagus. Dtsch. Arch. klin. Med. 173 (1932) 85

Schatzki, R.: The lower esophageal ring. Long term follow-up of symptomatic and asymptomatic rings. Amer. J. Roentgenol. 90 (1963) 805

Schatzki, R., J. E. Gary: Dysphagia due to diaphragm-like localized narrowing in lower esophagus ("Lower esophageal ring"). Amer. J. Roentgenol. 70 (1953) 911

Schlegel, J. J.: Hiatus oesophageus, Hiatushernie und ihre chirurgische Behandlung. Ergebn. Chir. Orthop. 41 (1958) 350

Schmidt, M.: Tetracyclin-Schädigung des Ösophagus. Röntgen-Ber. 13 (1984) 125

Schmidt, R.: Sklerodermie mit Dysphagie. Med. Klin. 12 (1916) 460

Schneekloth, G., F. Terrier, W. A. Fuchs: Computed tomography in carcinoma of esophagus and cardia. Gastrointest. Radiol. 8 (1983) 193

Schreiber, G., L. V. Habighorst, P. Albers, H. Eilers: Lymphogranulamtose des Oesophagus. Fortschr. Röntgenstr. 126 (1977) 495

Schreiber, M. H., M. Davies: Intraluminal diverticulum of the esophagus. Amer. J. Roentgenol. 129 (1977) 595

Schulz, W.: Über einen Fall von Agranulocytose mit Lokalisation im Ösophagus. Klin. Wschr. 33 (1929) 1530

Schumann, B. E., E. Arciniegas: The management of esophageal complications of epidermolysis bullosa. Dig. Dis. Sci. 17 (1972) 875

Schumpelick, V.: Duodenogastraler Reflux und Ösophagitis. In Blum, A. L., J. R. Siewert: Refluxtherapie. Springer, Berlin 1980

Schwab, W., K. zum Winkel: Möglichkeiten der Strahlentherapie in der Hals-Nasen-Ohren-Heilkunde. Thieme, Stuttgart 1975

Seaman, W. B.: The significance of webs in the hypopharynx and upper esophagus. Radiology 89 (1967) 32

Seaman, W. B.: Roentgenology of pharyngeal disorders: In Margulis, A. R., H. J. Burhenne: Alimentary Tract Roentgenology, 2nd ed. Mosby, St. Louis 1973

Seaman, W. B., L. V. Ackerman: The effect of radiation on the esophagus: a clinical and historical study of the effects produced by the betatron. Radiology 68 (1957) 534

Seefeld, U., G. J. Krejs, R. E. Siebenmann, A. L. Blum: Esophageal histology in gastroesophageal reflux. Morphometric findings in suction biopsies. Dig. Dis. Sci. 22 (1977) 956

Sgalitzer, M.: Zur Röntgendiagnostik der Speiseröhrenerkrankungen, speziell des Speiseröhrenkrebses. Langenbecks Arch. klin. Chir. 116 (1921) 53

Sharp, G. S.: Leukoplakia of the esophagus. Amer. J. Cancer 15 (1931) 2029

Shine, I., P. R. Allison: Carcinoma of the esophagus with tylosis. Lancet 1966/I, 951

Shirakabe, H. et al.: A new proposal of macroscopic classification of superficial esophageal carcinoma. Stomach Intest. 22 (1987) 1349

Shortsleeve, M. J., G. P. Gauvin, R. C. Gardner, M. S. Greenberg: Herpetic esophagitis. Radiology 141 (1981) 611

Siegel, M. J., G. D. Shackelford, W. H. McAlister: Posterior mediastinal masses secondary to lymphadenitis from esophagitis. Radiology 140 (1981) 377

Siemens, H. W.: Zur Klinik, Histologie und Ätiologie der sog. Epidermolysis bullosa traumatica (Bullosis mechanica) mit klinisch-experimentellen Studien über die Erzeugung von Reibungsblasen. Arch. Derm. Syph. (Chic.) 134 (1921) 454

Siewert, J. R., A. L. Blum: Hiatushernien. In Demling, L.: Klinische Gastroenterologie, 2. Aufl. Thieme, Stuttgart 1984

Siewert, R., A. L. Blum, F. Waldeck: Funktionsstörungen der Speiseröhre. Springer, Berlin 1976

Silverberg, E., A. I. Holleb: Major trends in cancer: 25 years survey. Cancer 25 (1975) 2

Skucas, J., W. W. Schrank: The routine air-contrast examination of the esophagus. Radiology 115 (1975) 482

Smith, F. W., J. M. S. Hutchison, J. R. Mallard, G. Johnson, T. W. Redpath, R. D. Selbie, A. Reid, C. C. Smith: Oesophageal carcinoma demonstrated by whole-body nuclear magnetic resonance imaging. Brit. med. J. 282 (1984) 510

Soehendra, N.: Ösophagusvarizen. In Demling, L.: Klinische Gastroenterologie, 2. Aufl. Thieme, Stuttgart 1984

Soehendra, N., I. Kempeneers, H. P. Eichfuss, G. H. Bützow, H. H. v. Braun: Fiberendoskopische Verödung von Ösophagusvarizen. Langenbecks Arch. klin. Chir. 351 (1980) 219

Soergel, K. H., F. F. Zboralske, J. R. Amberg: Presby-esophagus: esophageal motility in nonagenarians. J. clin. Invest. 43 (1964) 1472

Sostman, H. D., M. F. Keohane, C. H. Lee, A. Mc B. Curtis, F. Farmann, Ch. B.: Primary oesophageal melanocarcinoma. Brit. J. Radiol. 53 (1980) 589

Spechler, S. J., A. H. Robbins, H. B. Rubins u. Mitarb.: Adenocarcinoma and Barrett's esophagus. An overrated risk? Gastroenterology 87 (1984) 927

Stadelmann, O.: Die gastroösophageale Refluxkrankheit. Leber, Magen, Darm 13 (1980) 172

Starck, H.: Die Divertikel der Speiseröhre. Vogel, Leipzig 1900

van Steenbergen, W., J. Fevery, L. Broeckart, E. Ponette, A. Baert, J. de Groote: Intramural hematoma of the esophagus: unusual complication of variceal sclerotherapy. Gastrointest. Radiol. 9 (1984) 293

Steigmann, F., R. A. Dolehide: Corrosive (acid) gastritis. New Engl. J. Med. 254 (1956) 981

Steinbrich, W., G. Friedmann, D. Beyer, A. Brouwer: Erste Erfahrungen mit der magnetischen Resonanztomographie (MR) bei tumorösen Erkrankungen des Mediastinums und der Lungenhili. Fortschr. Röntgenstr. 141 (1984) 629

Steiner, H., J. Lammer, A. Hackl: Lymphatic metastases to the esophagus. Gastrointest. Radiol. 9 (1984) 1

Stelzner, F., W. Lierse: Der angiomuskuläre Dehnverschluß der terminalen Speiseröhre. Langenbecks Arch. klin. Chir. 321 (1968) 35

Stelzner, F., W. Lierse: Die Blutgefäßanordnung vor allem im terminalen Abschnitt der Speiseröhre. Langenbecks Arch. klin. Chir. 321 (1968) 47

Stiris, M. G., D. Øyen: Oesophagitis caused by oral ingestion of aptin (alprenolol chloride) durettes. Europ. J. Radiol. 2 (1982) 38

Storey, C. F., W. C. Adams: Leiomyoma of the esophagus. Amer. J. Surg. 91 (1956) 3

Stout, A. P., R. Latters: Tumors of the Esophagus. Armed Forces Institute of Pathology, Washington/D.C. 1957

Stumpf, P., H. H. Weber, G. A. Weltz: Röntgenkymographische Bewegungslehre innerer Organe. Thieme, Leipzig 1936

Suzaki, K.: A report of 63 esophageal webs and its etiologic consideration. In Capesius, E.: Proc. XVth Int. Congr. Radiol. Brussels, 24. 6.–1. 7. 81: Abdomen and Gastrointestinal Tract. Interimages, Luxemburg 1984

Suzuki, H., S. Kobayashi, M. Endo et al.: Diagnosis of early esophageal cancer. Surgery 71 (1972) 99

Svoboda, M.: Röntgenologische Symptomatologie der Candida-Ösophagitiden. Fortschr. Röntgenstr. 100 (1964) 334

Swart, B.: Die Technik der Varizendarstellung am Ösophagus. Radiologe 3 (1963) 65

Tamiya, C., S. Nosaki: Diagnose und Therapie gestielter Ösophagustumoren. Fortschr. Röntgenstr. 49 (1934) 481

Tatelman, M., M. K. Keech: Esophageal motility in systemic lupus erythematosus, rheumatoid arthritis and scleroderma. Radiology 86 (1966) 1041

Templeton, F. E.: X-ray Examination of the Stomach. A Description of the Roentgenologic Anatomy, Physiology and Pathology of the Esophagus, Stomach and Duodenum. University of Chicago Press, Chicago 1947

Ten Eyck, E. A.: Fixed defects in the gallbladder wall. Radiology 71 (1958) 840

Teplick, J. G., St. K. Teplick, St. H. Ominsky, M. E. Haskin: Esophagitis caused by oral medication. Radiology 134 (1980) 23

Terblanche, J., J. M. A. Northover, P. Bornman, D. Kahn, G. O. Barbezat, S. L. Sellers, S. J. Saunders: A prospective evaluation of injection sclerotherapy in the treatment of acute bleeding from esophageal varices. Surgery 85 (1979) 239

Terracol, J., R. H. Sweet: Diseases of the Esophagus. Saunders, Philadelphia 1958

Teschendorf, W.: Die Röntgenuntersuchung der Speiseröhre. Ergebnisse der medizinischen Strahlenforschung, Bd. III. Thieme, Leipzig 1928

Thiel, Ch., M. Thelen, R. Rubin: Arcus aortae duplex, angiographischer Zufallsbefund ohne klinische Symptomatik. Fortschr. Röntgenstr. 133 (1980) 668

Thompson, St. C., V. E. Negus: Diseases of the Nose and Throat, 4th ed. Appleton-Century-Crofts, New York 1937

Thompson, W. M., R. A. Halvorsen, W. L. Foster jr., M. E. Williford, R. W. Postlethwait, M. Korobkin: Computed tomography for staging esophageal and gastroesophageal cancer: reevaluation. Amer. J. Roentgenol. 141 (1983) 951

Thompson, W. M., T. A. Oddson, F. Kelvin, R. Daffner, R. W. Postlethwait, R. P. Rice: Synchronous and metachronous squamous cell carcinomas of the head, neck and esophagus. Gastrointest. Radiol. 3 (1978) 123

Thomsen, G.: Hiatus hernia in children: Acta radiol., Suppl. 129 (1955) 1

Thomsen, G.: Congenital hernia of the diaphragm in infancy and childhood. Radiologe 1 (1961) 128

Thost, A.: Der chronische Schleimhaut-Pemphigus der oberen Luftwege. Arch. Laryng. Rhinol. (Berl.) 25 (1911) 459

Tishler, J. M., S. Y. Han, C. A. Helman: Esophageal involvement in epidermolysis bullosa dystrophica. Amer. J. Roentgenol. 141 (1983) 1283

Töndury, G.: Angewandte und topographische Anatomie, 5. Aufl. Thieme, Stuttgart 1981

Toreson, W. E.: Secondary carcinoma of the esophagus as a cause of dysphagia. Arch. Path. 38 (1944) 82

Totten, R. S.: Tumors of the oral cavity, pharynx and larynx. J. Amer. med. Ass 215 (1971) 455

Trenkner, St. W., M. S. Levine, I. Laufer, S. N. Glick: Idiopathic esophageal varix. Amer. J. Roentgenol. 141 (1983) 43

Turano, L.: Radiologische Physiologie des Ösophagus. Fortschr. Röntgenstr. 90 (1959) 527

Umerah, B. C.: Kaposi sarcoma of the esophagus. Brit. J. Radiol. 53 (1980) 807

Vantrappen, G., J. Hellemans: Diseases of the esophagus. In Schwiegk, H.: Handbuch der inneren Medizin, 5. Aufl., Bd. III/1. Springer, Berlin 1974

Vosschulte, K.: Dissektionsligatur des Ösophagus bei Varizen der Speiseröhre infolge Pfortaderhypertonie. Chirurg 28 (1957) 186

Waldeck, F., H. M. Jennewein, R. Siewert: The continuous withdrawal method for the quantitative analysis of the lower esophageal sphincter (LES) in humans. Europ. J. clin. Invest. 3 (1973) 331

Waldeck, F., H. M. Jennewein, R. Siewert, B. Nieder: Manometric methods for functional analysis of the lower esophageal sphincter (LES) and the act of swallowing. In Sørensen, H. R., O. Jepsen, S. A. Pedersen: The Function of the Esophagus. Odense University Press, Odense 1973

Watson, W. L.: Carcinoma of the esophagus. Surg. Gynec. Obstet. 66 (1933) 884

Weihrauch, T. R.: Esophageal Manometry. Methods and Clinical Practice. Urban & Schwarzenberg, München 1981

Weisel, W., F. Raine: Surgical treatment of traumatic esophageal perforation. Surg. Gynec. Obstet. 94 (1952) 337

Weiser, H. F., A. Hölscher, J. R. Siewert: Gastroösophagealer Reflux: Besteht eine Korrelation zwischen Refluxmaß und Refluxfolgen? Dtsch. med. Wschr. 108 (1983) 930

Weiser, H. F., F. Pace, G. Lepsien, S. A. Müller-Lissner, A. L. Blum, J. R. Siewert: Gastroösophagealer Reflux – was ist physiologisch? Dtsch. med. Wschr. 107 (1982) 366

Welin, S.: Deglutition anomaly simulating hypopharyngeal cancer Acta radiol. 20 (1939) 452

Welin, S.: A contribution to the roentgen diagnosis of limited esophagitis. Acta radiol. 27 (1946) 461

Welin, S.: Hypopharynx und Larynx. In Schinz, H. R., W. E. Baensch, E. Friedl, E. Uehlinger: Lehrbuch der Röntgendiagnostik, 5. Aufl., Bd. IV. Thieme, Stuttgart 1952a; 6. Aufl. 1965–1981

Welin, S.: Fremdkörper der Speiseröhre. In Schinz, H. R., W. E. Baensch, E. Friedl, E. Uehlinger: Lehrbuch der Rönt-

gendiagnostik, 5. Aufl., Bd. IV. Thieme, Stuttgart 1952b; 6. Aufl. 1965–1981

Wenz, W.: Oesophagus. In Diethelm, L., O. Olsson, F. Strnad, H. Vieten, A. Zuppinger: Handbuch der medizinischen Radiologie, Bd. XI/1: Röntgendiagnostik des Digestionstraktes und des Abdomens. Springer, Berlin 1969

Wienbeck, M., W. Berges: Funktionelle Erkrankungen der Speiseröhre. In Demling, L.: Klinische Gastroenterologie, 2. Aufl. Thieme, Stuttgart 1984

Wienbeck, M., P. Heitmann: Die pneumatische Dilatation zur Behandlung der Achalasie der Speiseröhre. Dtsch. med. Wschr. 98 (1973) 814

Wienbeck, M., P. Heitmann, H. Dombrowski, P. Schmitz-Moormann: Das Barrett-Syndrom. Leber, Magen, Darm 3 (1979) 81

Williams, S. M., R. K. Harned, Ph. Kaplan, P. M. Consigny: Work in progress: transverse striations of the esophagus: association with gastroesophageal reflux. Radiology 146 (1983) 25

Williford, M. E., W. M. Thompson, J. D. Hamilton, R. W. Postlethwait: Esophageal tuberculosis: findings on barium swallow and computed tomography. Gastrointest. Radiol. 8 (1983) 119

Willital, G. H.: Atlas der Kinderchirurgie. Schattauer, Stuttgart 1981

Wilson, C. P.: Pharyngeal diverticula, their cause and treatment. J. Laryng. 76 (1962) 151

Winkelstein, A.: Peptic esophagitis: a new clinical entity. J. Amer. med. Ass. 104 (1935) 906

Wiot, J. W., B. Felson: Cancer of the gastrointestinal tract, vol. 1: Esophagus: radiographic differential diagnosis. J. Amer. med. Ass. 226 (1973) 1548

Wolf, B. S.: Roentgenology of the esophagogastric region. In Margulis, A. R., H. J. Burhenne: Alimentary Tract Roentgenology, 2nd ed. Mosby, St. Louis 1973

Wolf, B. S., H. P. Lazar: Reflux esophagitis. In Schwiegk, H.: Handbuch der inneren Medizin, 5. Aufl., Bd. III/1. Springer, Berlin 1974

Wolf, B. S., R. H. Marshak, M. L. Som, S. A. Brahms, E. I. Greenberg: The gastroesophageal vestibule on roentgen examination: differentiation from the phrenic ampulla and minimal hiatal herniation. J Mt. Sinai Hosp. 25 (1958) 167

Wolf, G.: Die Erkennung von Ösophagusvarizen im Röntgenbilde. Fortschr. Röntgenstr. 37 (1928) 890

Yamada, A.: Radiologic assessment of resectability and prognosis in esophageal carcinoma. Gastrointest. Radiol. 4 (1979) 213

Yamada, A., S. Kobayashi, B. Kawai, A. Fujimoto, K. Nakayama: Study on x-ray findings of early esophageal cancer. Aust. Radiol. 16 (1972) 238

Young, J. F.: Tumors of the esophagus. In Saunders, H. L.: Gastroenterology, 2nd ed. Bockus, Saunders, Philadelphia, 1964 (p. 169)

Zaino, C., H. M. Poppel, H. G. Jacobson, H. Lepow: The Lower Esophageal Vestibular Complex. Thomas, Springfield/Ill. 1963

Zehbe, M.: Ösophagusstenose durch gutartigen Tumor (Polyposis). Fortschr. Röntgenstr. 32 (1924) 430

Zenker, F. A., H. v. Ziemssen: Krankheiten des Ösophagus. In v. Ziemssen: Handbuch der speziellen Pathologie und Therapie, Bd. VII. Vogel, Leipzig 1877

Zornoza, G., M. M. Lindell: Radiologic evaluation of small esophageal carcinoma. Gastrointest. Radiol. 5 (1980) 107

Abdomen

Übersichtsaufnahme

B. Swart und R. Köster

Untersuchungstechnik

Die Untersuchung des akuten Abdomens begann 1911 mit der Bauchübersicht im Stehen mit horizontalem Strahlengang (SCHWARZ). Diese bis heute benutzte Untersuchungstechnik erlaubte erstmals den Nachweis freier Luft unter dem Zwerchfell als Zeichen der Darmperforation sowie den Nachweis von Spiegeln als Folge einer mechanisch bedingten Passagestörung.

Der Gasnachweis unter der Zwerchfellkuppel im Stehen erwies sich als unzuverlässig: Kleine Gasmengen unter dem Zwerchfell sind nicht zu sehen, da vor und hinter der Zwerchfellkuppel lufthaltige Lungenteile liegen und diese die subphrenische Luft überlagern und auslöschen. Auch die Spiegel, die auf die mechanisch bedingte Passagestörung zurückgeführt wurden, treten in gleicher Weise bei entzündlichen und atonischen Darmlähmungen aller Art auf und sind demnach unspezifisch.

Schwerkranke Patienten können nicht im Stehen untersucht werden. Da damit ein Großteil der Patienten mit akutem Abdomen für die Untersuchung ausfallen würde, empfiehlt sich die Aufnahme in linker Seitenlage mit horizontalem Strahlengang, die bei jedem Patienten angewandt werden kann.

Wichtiger noch als diese Argumente gegen die Aufnahme im Stehen ist die Tatsache, daß bestimmte Erkrankungen hierbei nicht zur Darstellung kommen. Bei der akuten Pankreatitis steigt nur in linker Seitenlage das Gas aus dem Magenfundus in das Antrum und von dort in das Duodenum, das infolge des Übergreifens der Enzyme aus dem Pankreas auf die Duodenalwand atonisch ist. Die Luft bleibt im Duodenum liegen und macht das Symptom der Duodenalblähung (Abb. **1**). Bei der Appendizitis steigt das Gas im Zökum nach kranial und bildet kleine Spiegel,

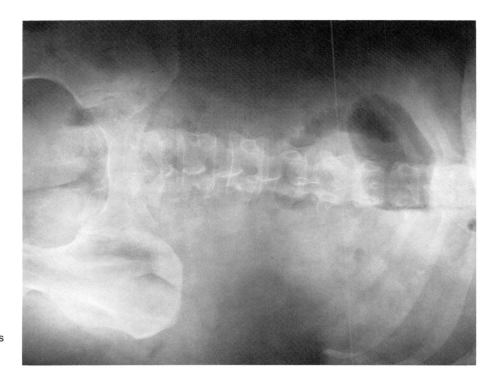

Abb. **1**
Akute hämorrhagisch-nekrotisierende Pankreatitis mit Duodenalatonie

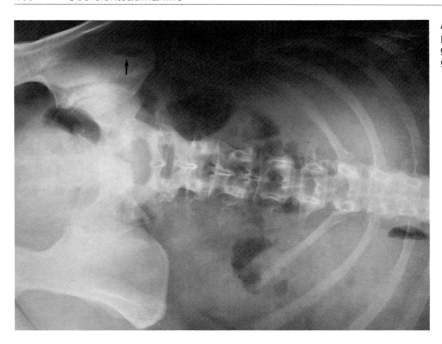

Abb. **2**   Akute eitrige Appendizitis in linker Seitenlage. Im Stehen kein Spiegelnachweis

während in linker Seitenlage Spiegel im Zökum und der letzten Ileumschlinge als Zeichen einer lokalen Entzündung auftreten (Abb. **2**). Auch die Lymphadenitis mesenterialis, die sich durch eine Duodenalblähung und Spiegel ileozökal zu erkennen gibt, läßt sich im Gegensatz zur Aufnahme im Stehen so nachweisen.

Die Optimierung der Untersuchungstechnik sowohl für den kranken Patienten wie die diagnostische Ausbeute des Bildes verlangt folgendes Vorgehen:
1. Bauchübersicht in Rückenlage mit vertikalem Strahlengang.
   80 kV, 12 : 1-Raster, 35/43-Kassette, hochverstärkende Folie.
2. Linke Seitenlage mit horizontalem Strahlengang.
   125 kV, 12 : 1-Raster, 35/43-Kassette, hochverstärkende Folie.

Information zur Bildanalyse

Vorgeschichte

Bei der Analyse zieht man nicht nur die Befunde in den Röntgenbildern in Betracht, sondern läßt sich auch leiten von der Vorgeschichte und der Klinik des Patienten (diagnostisches Kreuz, Abb. **3**).
Wenn wir wissen, daß es sich um ein stumpfes Trauma handelt, suchen wir nach anderen Symptomen als bei Verdacht auf einen tiefsitzenden mechanischen Kolonverschluß.

Die Tatsache, daß jemand Diabetiker ist, Träger eines Gallen- oder Nierensteines, eine gynäkologische Bestrahlung oder Bauchoperation durchgemacht hat oder seit längerer Zeit an einer entzündlichen Darmerkrankung leidet, lenkt unsere Aufmerksamkeit jeweils in ganz bestimmte Richtungen. In diesem Sinne ist die Vorgeschichte ein wichtiger Teil der Bildanalyse, denn sie lenkt unsere Aufmerksamkeit auf manchmal nur angedeutete Veränderungen und erlaubt uns ein besseres differentialdiagnostisches Verständnis.

Klinik

Noch wichtiger ist der z. Z. der Röntgenuntersuchung bestehende klinische Befund. Ohne seine Kenntnis sind Röntgenbilder mit gleicher Gasblähung des Darmes, aber verschiedenen Ursachen, nicht voneinander abzugrenzen. Fehlen Veränderungen im Röntgenbild ganz, erklären Vorgeschichte und Klinik gewöhnlich sofort, weshalb die Röntgenbefunde noch normal sind (Zeitfaktor) oder wo man nach Feinbefunden suchen muß.
Vier klinische Parameter haben sich in Korrelation zum Röntgenbefund als außerordentlich wichtig erwiesen:

Bauchdeckenverhalten,
Geräuschkulisse,
Kreislaufsituation (Pulsfrequenz),
Schmerzanalyse.

Das Fehlen nur eines klinischen Parameters verschlechtert die Diagnostik um etwa 20%. Bei Fehlen aller Parameter steht die Röntgendiagnostik

Vorgeschichte
• akuter / langsamer Beginn • Schmerzangabe • Erbrechen, seit wann? • Tumor in Vorgeschichte • Steinleiden • Galle / Niere • Herzleiden / Nierenleiden • bekannte Hernie • Diabetes • portale Hypertension • Operation • Trauma • Schwangerschaft / Geburt

Röntgenologische Besonderheiten	Gas im Magen-Darmtrakt	Röntgenologische Besonderheiten

Gas:
• intraperitoneal
  o/m. Pathologie
• extraperitoneal
  o/m. Pathologie
• Wand der Hohlorgane
  (Magen – Darm, Gallen-
  blase, Harnblase)
• in den Gallenwegen
  o/m. Pathologie
• retroperitoneal
	• Magen
	• Duodenum
	• Dünndarm
	• Dickdarm
	• Dickdarm und Dünndarm
	• Duodenum und Dickdarm
	• Duodenum und Dünndarm
	
	• Wandveränderungen an
	  Magen und Darm
		Flüssigkeiten:
		• Weichteilschatten
		• Psoasrandstreifen bds.
		• Flankenstreifen bds.
		• Nierenkorona
		• Leberspitze
		• parakolische Furche bds.
		• paravesikaler Rezessus bds.
		• Distanzierung der
		  Dünndarmschlingen

	• Bauchdeckenverhalten • Geräuschkulisse • Pulsverhalten • Druckschmerzangabe	
	Klinik	

Abb. 3   Diagnostisches Kreuz

deshalb auf recht schwachen Füßen. Selbst wenn spezifische Veränderungen im Röntgenbild nachzuweisen sind, wie etwa freie Luft im Abdomen oder Gas in der Darmwand, kann man ohne klinische Parameter nicht wissen, ob es sich etwa um freie Luft im Abdomen nach Operation, Tubendurchblasung oder Darmperforation handelt oder ob Gas in der Darmwand von einer mechanischen Läsion, obstruktiven Bronchitis oder einer Darmgangrän stammt.

Bauchdeckenverhalten

Die muskuläre Bauchdeckenspannung ist unter normalen und pathologischen Bedingungen Gradmesser des reflektorischen Tonus des moto-rischen Vorderhorns im Rückenmark (Tab. **1**). Die Erregungen stammen entweder aus übergeordneten Zentren, der Körperperipherie oder dem Körperinnern. Bei abdomineller oder thorakaler Ursache der verstärkten Bauchdeckenspannung („défense musculaire") ist immer das *parietale Peritoneum*, die *parietale Pleura* oder die *Mesenterialwurzel* betroffen, da diese durch das somatische Nervensystem versorgt werden. Das Auftreten einer Abwehrspannung setzt demnach den primären Befall einer dieser Strukturen oder aber die Ausbreitung von Eingeweideprozessen auf das **parietale** Peritoneum wie die **parietale** Pleura voraus. Stärke und Ausdehnung der Abwehrspannung entsprechen dem Grad der Aus-

Tabelle 1 Bauchdeckenverhalten

Weiche Bauchdecken: weder viszerale noch parietale Peritonitis

– Mechanischer Ileus ohne Gefäßbeteiligung
– Extraabdomineller Ileus, wenn zentrale Ursache durch Hirnprozeß, Azidose, Hypokaliämie usw.
– Retroperitonealer Prozeß: Blutung, Urogenital-erkankung, Pankreatitis usw.

Weiche Bauchdecken: viszerale Peritonitis

– Darmwandnekrose → Gangrän
  = viszerale Peritonitis, *keine* parietale Peritonitis deshalb *diffuser Druckschmerz,* aber keine Défense (parietale Peritonitis)

Lokale Défense: lokale parietale Peritonitis

– Lokal entzündlicher Prozeß mit Übergreifen auf das parietale Peritoneum bei Appendizitis, Cholezystitis, Divertikulitis usw.

Diffuse Défense: diffuse parietale Peritonitis

Bei chemischer oder bakterieller Ursache:
– Perforation des Darmes
– Perforation der Gallenblase
– hämatogen oder übergreifend aus dem Retro-peritoneum
– fortgeleitet vom parietalen Peritoneum des Zwerchfells bei basaler Pleuropneumonie

Tabelle 2 Darmgeräusche

Normal

– Uncharakteristisch = Dünndarm o. B.
– Kolon ungewiß, ebenso darmfremde Prozesse

Verstärkt

– Darmstenose (z. B. Morbus Crohn)
– Obstruktion des Dünndarms, unabhängig von Ursache
– Rückstrom von Gas aus dem Kolon in den Dünn-darm bei Kolonobstruktion (Insuffizienz der Ileo-zäkalklappe)
– Enterokolitis (Durchfall, Brechreiz?)

Fehlend

– Atonie des Dünndarms
  • reflektorisch bei Pankreatitis, Herz-Lungen-Infarkt
  • metabolische Störungen (Hypokaliämie usw.)
  • Peritonitis viszeral / parietal
  • atonische Erholungsphase bei Hyperperistaltik

  • Übergang von kolikartigen Schmerzen mit Hy-perperistaltik in Dauerschmerz mit fehlenden Geräuschen = Darmgangrän mit viszeraler Durchwanderungsperitonitis bei primär mechanischem Verschluß (Volvulus, Strangula-tion, Invagination, Inkarzeration)

breitung der mechanischen, chemischen oder ent-zündlichen Irritation. Die Abwehrspannung kann sich aber nur entwickeln, wenn das Nervensystem und die Bauchmuskulatur intakt sind und die pleurale oder peritoneale Reizung aus dem Seg-mentbereich der Bauchmuskulatur stammen.

Eine Abwehrspannung der Bauchdecken ohne Peritonitis kann bei folgenden extraabdominellen Erkrankungen auftreten: Herzinfarkt, Affektion der Spinalganglien durch Herpes zoster oder Wir-belfraktur, Bandscheibenprolaps an der thoraka-len Wirbelsäule, basale Pleuritis und Pneumonie sowie Erkrankungen der Symphyse.

Andererseits kann die Abwehrspannung bei vor-handener Peritonitis fehlen:
Beckenperitonitis (pelvine Appendizitis, Pyosal-pinx),
schlaffe oder adipöse Bauchdecken,
schwache Muskulatur bei Greisen,
Zerstörung der Bauchmuskulatur,
Cortisonbehandlung,
Abstumpfung der Bauchreflexe durch Opiate, To-xikämie bei fortgeschrittener diffuser Peritonitis usw.

Die **viszerale Peritonitis** wird beim akuten Abdo-men am häufigsten mißverstanden und überse-hen, weil dabei die Bauchdecken bis kurz vor der Perforation weich bleiben. Die übrigen klinischen Erscheinungen sind aber dieselben wie bei der parietalen Peritonitis. Der untersuchende Arzt nimmt wegen der weichen Bauchdecken den dif-fusen Druckschmerz, die Schocksymptomatik und die Veränderung der Geräuschkulisse nicht ernst genug und denkt nicht an die Möglichkeit der viszeralen Peritonitis bei Darmgangrän und die sich daraus ergebende dringliche Indikation zum therapeutischen Handeln.

In gleicher Weise wird der retroperitoneale Pro-zeß mit Irritation des dorsalen parietalen Perito-neums fast immer mißverstanden: Der Bauchbe-fund ist völlig normal oder wenig eindrucksvoll; die Schocksymptomatik fehlt, und nur der sub-jektiv als mäßig angegebene Abdominalschmerz weist auf das retroperitoneale dramatische Ge-schehen hin.

Geräuschkulisse im Abdomen

Sie wird fast ausschließlich durch die Dünndarm-peristaltik bestimmt. Ihre Stärke wechselt schon normalerweise stark. Bei jeder Dehnung der Darmwand nimmt die Peristaltik zu. Ein Gasre-flux aus dem Kolon durch die insuffiziente Ileo-zökalklappe in den Dünndarm kann deshalb eine ganz beträchtliche Hyperperistaltik machen, ebenso eine entzündliche Affektion wie die einfache Gastroenteritis (Tab. **2**).

Die Schwierigkeit bei der Beurteilung der Darmgeräusche entsteht dadurch, daß selbst bei verstärkter Peristaltik atonische Erholungsphasen auftreten, die mit der Dauer der Erkrankung an Länge zunehmen. Sie sind nicht zu unterscheiden von der Herabsetzung oder dem Fehlen der Geräusche aus anderen Gründen, etwa infolge Hypokaliämie, zentraler Lähmung oder Peritonitis. Der Untersucher sollte sich deshalb für die Auskultation des Abdomens Zeit lassen und bei divergierenden Befunden die Untersuchung der Geräuschkulisse in Abständen wiederholen. Wird **einmal** eine hyperperistaltische Phase nachgewiesen, besteht an der mechanischen Ursache des Ileus kein Zweifel mehr, auch wenn lange atonische Erholungsphasen daneben bestehen. Denn bei Lähmungen der Darmwand aus anderen Gründen gibt es keine vorübergehende Hyperperistaltik.

Kreislaufsituation

Beim mechanischen Ileus ist die Kreislaufsituation über lange Zeit stabil. Hypovolämie und Herabsetzung des Herzminutenvolumens infolge Flüssigkeits- und Elektrolytverschiebung treten erst spät, normalerweise nicht in dem für die Diagnostik genutzten Zeitraum auf.

Beim Gefäßprozeß mit Darmgangrän tritt dagegen diese Veränderung sehr früh auf und gibt sich durch hohen Puls bei niedrigem Blutdruck als Schocksymptomatik zu erkennen. Diese Schocksymptomatik ist immer verdächtig auf Peritonitis, kommt aber auch bei anderen Prozessen wie der akuten Pankreatitis, profusen Blutungen usw. vor. Im Einzelfall muß man daran denken, daß sich hinter einer normalen Pulsfrequenz eine Tachyarrhythmie mit zentralem Pulsdefizit verbergen kann. Bei Fieber korreliert die Pulsfrequenz mit der Temperaturhöhe.

Bei der radiologisch-klinischen Korrelation liegt der Wert der Pulsfrequenz darin, daß sich der mechanische Ileus und der Gefäßprozeß (Darmgangrän) dadurch differenzieren lassen, daß beim mechanischen Verschluß die Pulsfrequenz praktisch immer normal ist, während beim Gefäßprozeß mit Gangrän im typischen Fall stets eine Tachykardie besteht, die über 100/Min. hinausgeht und meist bei 120/Min. gelegen ist. Liegt die Pulsfrequenz unter 100/Min. ist man in der Beurteilung häufig unsicher und muß sich durch andere klinische und röntgenologische Symptome absichern.

Schmerzanalyse

Die verschiedenen Qualitäten des Bauchschmerzes und die Schmerzlokalisationen sind zu berücksichtigen. Man sollte sich erinnern, daß abdominelle Prozesse wie die Erkrankung des Rektums, des Uterus, der Harnblase und der Prostata sich nach extraabdominell in das Gesäß, die Rückseite der unteren Gliedmaßen und die Hoden projizieren.

Grundlagen der Röntgenbildanalyse

Gas und Flüssigkeit im Darm

Im Zentrum der Bildanalyse steht die Gasfüllung des Magen-Darm-Kanals. Er enthält immer kleinere Mengen verschluckter Luft oder Gas aus dem intestinalen Stoffwechsel. Die Verteilung entspricht folgendem Muster: Je nach Menge verschluckter Luft findet man mäßig viel Gas im Magen, etwas Gas im Dünndarm und wenig im Dickdarm. Je mehr Luft geschluckt wird, etwa bei intravenöser Injektion, instrumenteller Manipulation, Reanimation usw., um so mehr Gas wird im Magen-Darm-Kanal gefunden. Jede Störung dieser Verteilung, etwa das vollständige Fehlen von Gas im Abdomen, isolierte Gasblähung des Dickdarms oder Dünndarms usw., bedeutet eine Abweichung von der Norm und erregt unsere Aufmerksamkeit.

Das sichtbare Gas stammt zu etwa 90% aus der verschluckten Luft. Bei allen Formen des mechanischen und funktionellen Ileus stellt Stickstoff aus der verschluckten Luft mit durchschnittlich 70–90% die Hauptkomponente der aufgestauten Gase dar. Der prozentuale Anteil von O_2 und CO_2 liegt bei 6–9% und entspricht der Gewebespannung. Bei Hypoxie der Darmwand kann der CO_2-Anteil auf 30% steigen und der O_2-Anteil bis auf 0% abfallen. Bei den 50 l Gas, die den Darm pro Tag passieren, handelt es sich um CO_2, das durch Neutralisation der Salzsäure im Magen oder organischen Säuren aus dem Nahrungsabbau durch Sekrete von Leber, Pankreas und Darm stammt. Es kann sich neben anderen Stoffen aus dem bakteriellen Nahrungsabbau ergeben oder von den Blutgasen in das Darmlumen diffundieren. Diese 50 l werden jedoch in gleichem Maße wieder resorbiert oder durch die Lunge abgeatmet. Nur etwa 2 l Gas werden pro Tag anal ausgestoßen.

Die bei Untersuchungen mit horizontalem Strahlengang faßbaren Spiegelbildungen ergeben sich aus dem Vorhandensein von Luft und Flüssigkeit in einem atonischen Darmteil. 8 l Flüssigkeit passieren täglich den Verdauungstrakt: Speichel 1500 ml, Galle 500 ml, Magensekret 2500 ml, Pankreassekret 700 ml, Darmsekret 3000 ml. Die-

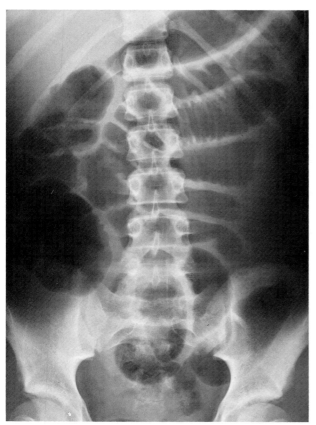

Abb. **4** Blähung von Dick- und Dünndarm mit Spiegelbildung bei postoperativer Hypokaliämie

se Sekrete werden bis auf 100 ml Flüssigkeit in Ileum und Colon ascendens völlig resorbiert.

Eine Passagestörung führt zu einem intraluminalen Druckanstieg durch Tonussteigerung der Wandmuskulatur, die ihrerseits gedehnt wird und reflektorisch die gastrointestinale Sekretion anregt. Die gleichzeitig ausgeschütteten Glukokortikoide verstärken die Produktion von Magensaft, Galle und Pankreassekret. Mit zunehmender Zirkulationsstörung infolge Dehnung der Darmwand wird die Resorptionsfähigkeit des Darmes für Sekrete stark herabgesetzt. Es kann zu einem Flüssigkeitsverlust von 6–8 l/Tag in den Darm kommen. Die Flüssigkeitsverluste bei der Peritonitis durch transperitoneale Transsudation oder Exsudation sowie der Flüssigkeitsverlust durch Darmwandödem können bis zu 10 und mehr l/Tag gehen.

Spiegelbildungen im Darm

Geht man von der Ursache der Ileussituation aus, findet man folgende Zusammenhänge: Beim mechanischen Verschluß ist der Gasaufstau vor dem Hindernis ausgeprägt. Mit Eintreten der Lähmung der Darmwand kommt es bei Vorhandensein von Flüssigkeit zu Spiegelbildungen. Diese beim mechanischen Verschluß auftretende Erweiterung und Lähmung des Darmes tritt in gleicher Form bei zentralbedingter Lähmung auf (Stoffwechselstörung, Schlafmittelvergiftung, Apoplexie, Schädel-Hirn-Trauma), ebenso bei Lähmung der regulatorischen Darmnerven, der Störung der neuromuskulären Übertragung (Hypokaliämie) oder reflektorisch bei darmnahen oder retroperitonealen Prozessen.

Man kann folgende Regeln aufstellen:

1. **Einzelspiegel** in einer Bauchregion sind stets verdächtig auf einen lokal entzündlichen Prozeß wie Appendizitis, Divertikulitis, Adnexitis, Lymphadenitis mesenterialis usw. (vgl. Abb. **2**).

2. Spiegel **isoliert am Dünndarm** (vgl. Abb. **44–46**) sind stets Zeichen eines ernstzunehmenden Prozesses. In Frage kommen der mechanische Verschluß, die Schleimhautnekrose (Gangrän) am Dünndarm und die Entzündung mit nachfolgendem mechanischem Verschluß. Auch der Reflux von Gas bei tiefsitzendem Dickdarm-Karzinom durch die insuffiziente Ileozäkalklappe in den Dünndarm kann das gleiche Bild machen.

3. Spiegel **isoliert am Kolon** (vgl. Abb. **49–51**) sind weniger spezifisch und können verschiedene Ursachen haben: mechanischer Verschluß, Wandgängrän, retropertionealer Prozeß, extraabdomineller Prozeß, Entzündung in der Nachbarschaft des Kolons, etwa bei Cholezystitis oder Appendizitis.

4. Spiegel an **Dünn- und Dickdarm gleichzeitig** (Abb. **4**) sind gewöhnlich durch eine allgemeine Atonie bedingt. Sie tritt auf bei:

a) diffuser Peritonitis (bretthartar Bauch, fehlende Geräusche, Schocksymptomatik),

b) extraabdomineller Erkrankung, etwa bei Herzinfarkt, Lungen- oder Zwerchfellaffektion, Azidose, Hypokaliämie usw. (weiche Bauchdecken, Geräuschkulisse herabgesetzt, evtl. fehlend). Die Pulsfrequenz entspricht der Grundkrankheit.

5. Das **Fehlen von Spiegeln** schließt eine ernste Situation im Bauchbereich nicht aus. Folgende Ursachen sind möglich:

a) Die Zeit für eine atonische Reaktion des Darmes hat nicht ausgereicht (chemische Peritonitis bei frischer Perforation).

b) Die Aufnahme von Luft in den Magen wurde durch starkes Erbrechen verhindert bei gleichzeitig starker Transsudation von Flüssigkeit in das Darmlumen, etwa bei akuter Pankreatitis (vgl. Abb. **1**) oder Darmgangrän (vgl. Abb. **56**).

c) Die vorhandene Luft wurde durch anoxämische Kontraktion des Darmes bei Gangrän ausgestoßen und der Darm mit riesigen Mengen Flüssigkeit gefüllt.

Viele Spiegel können also sehr wichtig sein, müssen es aber keineswegs, wenn eine Hypokaliämie o.ä. mit unauffälligen klinischen Parametern besteht. **Einzelspiegel** sind dagegen bei lokalem klinischem Befund (Défense) beweisend für ein meist entzündliches Krankheitsbild wie Appendizitis, Divertikulitis, Cholezystitis und sind entsprechend ernst zu nehmen. *Das* **gasleere Abdomen** ist ebenfalls sehr ernst zu nehmen und kommt bei der akuten Pankreatitis und der Darmgangrän vor.

Typische Darmblähung bei den verschiedenen Ileusformen

Die Zuordnung der Spiegel zum Dünn- oder Dickdarm ist gewöhnlich einfach. Dickdarmspiegel sind charakterisiert durch ihre Lage entlang dem Kolonrahmen, ihre auffällige Länge und die Haustren (Abb. 5). Die kleinen Spiegel in den Haustren bei der Gastroenterokolitis folgen streng dem Kolonrahmen. Auch ohne den klinischen Befund kann man aus den kleinen Spiegeln, die nicht über die Haustren hinausgehen, auf die Diagnose einer einfachen Gastroenteritis oder die Verflüssigung des Stuhls bei inkompletter Stenose schließen.

Man hat zu unterscheiden zwischen der *normalen* Gasverteilung, die in Abhängigkeit vom Zeitfaktor auch bei der diffusen Peritonitis kurz nach der

Darmperforation (2–4 Std.) zu sehen ist, und der *isolierten* Gasblähung eines Darmteils, die jeweils bestimmte diagnostische Überlegungen auslöst:

– starke Gasblähung des **Magens:** Magenausgangsstenose, Perforation oder Gangrän des Magens, Azidose, Reanimation usw.;
– isolierte **Duodenalblähung:** akute Pankreatitis oder andere akute Erkrankungen im Bereich der Pankreasloge wie Blutung in das Pankreas bei Trauma oder Gefäßruptur aus anderen Gründen;
– isolierte **Duodenalblähung mit Spiegeln ileozäkal:** Lymphadenitis mesenterialis, Adnexitis usw.;
– Gasblähung von **Magen und Duodenum:** Duodenalstenose;
– **Dünndarmblähung:** isolierte Dünndarmerkrankung durch mechanischen Ileus, Gangrän, gemischten Ileus oder Reflux von Gas aus dem Kolon in den Dünndarm;
– **Dickdarmblähung:** isolierte Kolonerkrankung durch mechanischen Ileus, Gangrän, Wandläsion bei Trauma, retroperitonealer oder extraabdomineller Affektion.

Bei **mechanischem Verschluß** ist der Gasaufstau vor dem Hindernis ausgeprägt und durch Spiegelbildungen betont, sobald es zu einer Lähmung der Darmwand kommt. Dabei treten an Magen und Duodenum kaum Schwierigkeiten der Diagnostik auf, da die Diagnose mit Hilfe von Kontrastmittel gut zu stellen ist.

Die Gasblähung des Dünndarms ist schwieriger zu beurteilen. Das Hindernis kann im Dünndarm

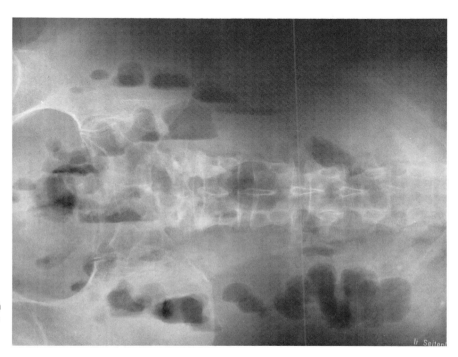

Abb. **5**
Dickdarmspiegel in den Haustren bei Sigmastenose infolge Radiatio des kleinen Beckens

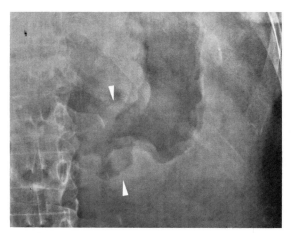

Abb. 6 Malignes Lymphom des Magens im Antrum mit fingerkuppengroßen Ulzera (Pfeile)

selbst liegen, im oralen Kolon, oder das Hindernis kann das ganze Kolon ausfüllen wie beim Mekoniumileus. Bei insuffizienter Ileozäkalklappe kann das Gas aus dem Kolon in den Dünndarm zurückströmen und dann das Bild des typischen Dünndarmileus machen. Bei Peritonealkarzinose oder Morbus Crohn gibt es nicht selten mehrere Stenosen in Dünn- und Dickdarm, die man im Leerbild aber nicht erfassen kann. Der inkomplette mechanische Verschluß ist daran zu erkennen, daß oral der Stenose eine Gasblähung mit Spiegeln besteht, aboral die Gasmenge gering ist und keine Spiegel bestehen.

Bei isolierter Dickdarmblähung könnte man durch einen Kontrasteinlauf den mechanischen Verschluß nachweisen. Allerdings besteht hier eine strikte Kontraindikation bei Wandgangrän. In den Fällen, wo die Ursache der isolierten Dickdarmblähung retroperitoneal oder extraabdominal liegt, verhindert man durch den Kontrasteinlauf möglicherweise notwendige andere Untersuchungen wie Urographie, Angiographie, Sonographie oder Computertomographie. Man wird sich zum Kontrasteinlauf also erst dann entscheiden, wenn man alle nichtmechanischen Möglichkeiten der isolierten Gasbähung des Dickdarms überlegt hat.

Bei der **Durchblutungsstörung** (Schleimhautnekrose→Gangrän) nehmen die klinischen Erscheinungen schneller zu als bei einem mechanischen Verschluß. Im allgemeinen entspricht der geblähte Darmteil dem ischämischen Bezirk. Beim Strangulationsileus mit Gangrän liegt die stärkste Darmblähung vor dem Hindernis, während in der abgeklemmten Schlinge nur das nicht resorbierte Gas (stickstoffhaltige Luft) nachzuweisen ist. Die U-förmige Schlinge ist deshalb keineswegs mit einer Darmgangrän identisch. Der Be-

griff des Kaffeebohnenzeichens sollte deshalb nicht synonym mit Gangrän benutzt werden.

Ist eine **Entzündung** Ursache des Ileus, darf man keine typische Gasblähung erwarten. Vielmehr reagiert der Darmteil mit starker Gasblähung, der der Entzündung anliegt. Bei der Gallenblase ist dies die anliegende rechte Kolonflexur, bei der Appendizitis das Zäkum und die letzte Ileumschlinge. Dehnt sich die Entzündung aus, können andere Darmteile mitergriffen werden. Es kann ebenso zur Abszeßbildung kommen wie zu einer diffusen eitrigen Peritonitis.

Bei der *diffusen Peritonitis* muß man zwischen frischen und älteren Läsionen unterscheiden. Bei der frischen Läsion, etwa dem perforierten Magen- oder Duodenalulkus, darf man keine typische Gasblähung des Darmes mit Spiegelbildung erwarten. Die Zeit für die Entwicklung von Spiegeln ist dafür im allgemeinen zu kurz, auch wenn der klinische Befund eines bretthartten Abdomens infolge der chemischen Peritonitis völlig eindeutig ist. Bei Gasblähung des gesamten Darmes kann man also sagen, daß die entzündlich bedingte diffuse Peritonitis durchweg älter als 2 Std. sein muß. Sie ist aber differentialdiagnostisch abzugrenzen von dem röntgenologisch völlig gleichen Bild der allgemeinen Darmlähmung infolge extraabdomineller Prozesse.

Veränderungen an der Darmwand

Am **Magen** sind im Leerbild häufig Antrumveränderungen zu sehen, da die im Liegen nach ventral in das Antrum aufsteigende Luft einen genügenden Kontrast gibt bei Prozessen an der Magenvorderwand. Tumoren oder große Ulzerationen können als Luftdepots oder Aussparungen erkennbar sein (Abb. 6). Gasblasen in Projektion auf den Magen entsprechen entweder einem Gasabszeß in der Bursa omentalis oder einer infizierten hämorrhagisch-nekrotisierenden Pankreatitis.

Am **Duodenum** sieht man bei Blähung und Atonie oft die breite Impression des vergrößerten Pankreaskopfes in das Duodenalknie (Abb. 7). Dabei fällt die Glättung der inneren Duodenalkontur im Vergleich zur normal strukturierten Außenkontur auf.

Am **Dünndarm** macht das Ödem der Wand bei Darmgangrän im Frühstadium eine Einengung des Lumens und eine Verdickung oder Aufhebung der Kerckringschen Falten, so daß steife fahrradschlauchartige Schlingen entstehen, die untereinander durch dieses Ödem distanziert sind (Abb. 8). Die Innenkontur zeigt dabei ein ausgesprochen unregelmäßiges Relief, das Daumenabdrücken ähnelt.

Fehlen Wandödem und Fingerabdrücke, spricht dies nicht gegen eine Gangrän, da in einem späte-

Abb. **7a** u. **b** Akute Pankreatitis mit Duodenalatonie und Kolonblähung. Solitärer Gallenstein. Verbreiterung des entzündlichen Pankreaskopftumors innerhalb von 24 Std.

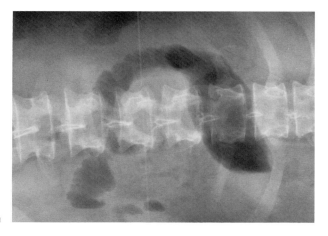

a

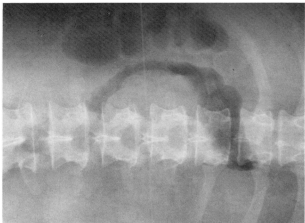

b

ren Zustand mit Ablauf des Ödems die Darmschlingen sich stark erweitern und die Wand papierdünn wird.

Bei Blutung in die Darmwand, z. B. im Rahmen einer Marcumartherapie, findet man ebenfalls lokale Schlingendistanzierungen am Dünndarm, die durch das lokale Hämatom bedingt sind. Allerdings kann dieses Hämatom eine relativ große Ausdehnung haben und mehrere Schlingen betreffen. Dabei fehlen aber der schwere klinische Aspekt ebenso wie die Zeichen der viszeralen Peritonitis.

Am **Dickdarm** ist die normale Haustrierung fast immer gut faßbar. Bei lange bestehendem Verschluß kann es sogar zur Hypertrophie der Wandmuskulatur kommen in Form der Zinnenkontur (Abb. **9**). Die Konturveränderungen bei der Wandnekrose (primärer und sekundärer Gefäßprozeß) kommen wie beim Dünndarm durch das Wandödem zustande. Meist ist die Wand aber nicht so typisch durch daumenartige Impressionen verändert, sondern sie ähnelt mehr einer wellenförmigen Kontur, die sich aber klar vom Normalrelief absetzt (Abb. **10**). Das gleiche Bild kann

auftreten, wenn es bei einer Varizenblutung im Rahmen der portalen Hypertension zu einer akuten Portalthrombose mit schlagartigem Rückstau in das Darmgefäßsystem kommt. Es zeichnet sich dadurch aus, daß die ausgeprägten Wandveränderungen sowohl am gesamten Dünndarm wie am Dickdarm auftreten (Abb. **11**). Da auch Blut im Stuhl auftritt und der klinische Befund insgesamt schwer ist, liegt die Fehldiagnose einer Gangrän nahe. Jedoch verschwindet das Wandödem infolge der Rückstauung innerhalb von Stunden durch Eröffnung der Ableitungsvenen in die V. cava inferior.

Am geblähten Kolon fällt die Impression der hydropischen Gallenblase bei akuter Cholezystitis auf (Abb. **12**). Auch Tumorabbrüche bei mechanischem Ileus geben sich oft durch den zapfenförmigen Abbruch oder durch Einschnürung der Luftsäule zu erkennen. Lokale Veränderungen der Luftsäule durch einen paratyphlitischen Abszeß oder die aus der Douglasschen Tasche übergreifenden eitrigen oder metastatischen Prozesse sieht man im Leerbild nur im Ausnahmefall (Abb. **13**). Beim mechanischen Ileus ist aber diese

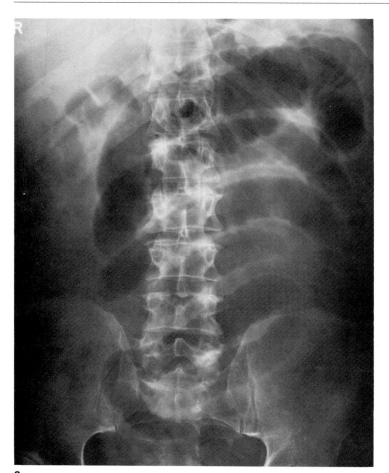

a

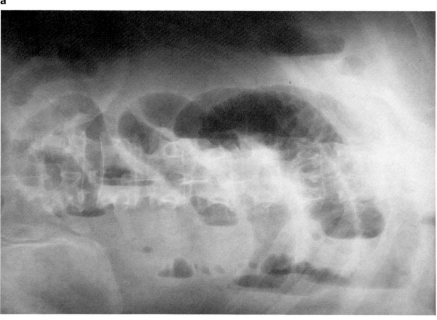

b

Abb. **8a** u. **b** Dünndarmgangrän bei Thrombembolie in der A. mesenterica superior. Wandödem an der distalen Dünndarmschlinge

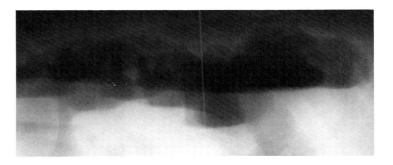

Abb. **9** Zinnenkontur im Colon ascendens bei stenosierendem Sigmakarzinom

Möglichkeit der Kompression des Rektosigmoids immer zu bedenken und ggf. durch Kontrasteinlauf zu beweisen.

Die Kolonkontur kann durch von außen übergreifende Prozesse verändert sein. Im Vordergrund stehen die Veränderungen am Querkolon (Abb. **14, 15**): Verliert die obere Kontur des Querkolons ihre Haustrierung und nimmt eine feine Zähnelung an der geglätteten Kontur des Kolons an, muß man an das Übergreifen eines metastasierenden Magentumors über das Lig. gastrocolicum annehmen. Tritt diese Veränderung

an der unteren Kolonkontur auf, liegt ein vom Pankreas über das Mesokolon kommender Prozeß vor, gewöhnlich bei akuter Pankreatitis (s. oben).

An der medialen Kontur des Colon ascendens und descendens breiten sich die Enzyme des Pankreas nach lateral und unten entlang der präformierten anatomischen Bahnen aus. Diese Veränderungen ähneln sehr dem retroperitonealen Abszeß bei retrozäkaler Appendizitis mit Übergreifen auf die hintere Wand des Colon ascendens und des Zäkums (Abb. **16**).

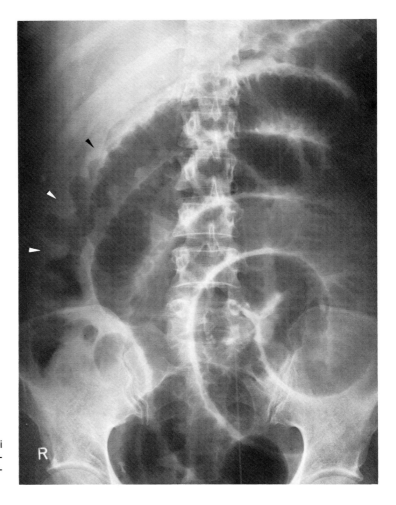

Abb. **10** Toxisches Megakolon bei Colitis ulcerosa. Typische wellenförmige Wandkontur im Colon transversum (Daumenabdrücke)

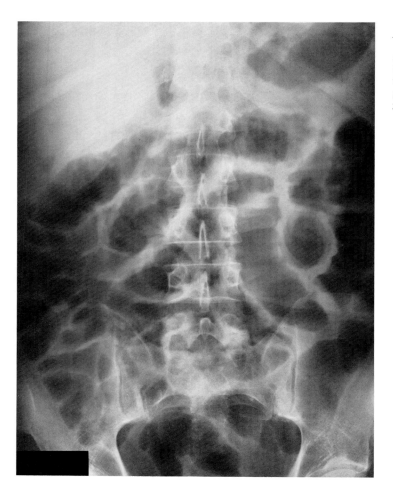

Abb. **11** Schlingendistanzierung an Dünn- und Dickdarm bei akuter Portalvenenthrombose im Rahmen einer portalen Hypertension infolge Leberzirrhose

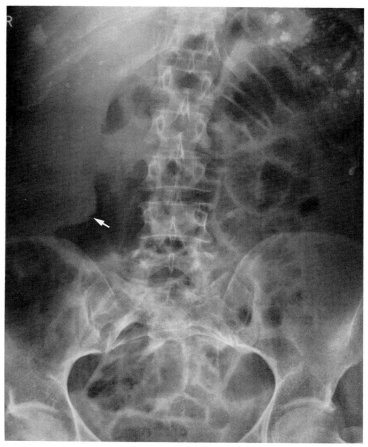

Abb. **12** Impression der rechten Kolonflexur durch Gallenblasenhydrops bei akuter Cholezystitis (Pfeil)

Abb. **13** Impression von Zäkum und Ascendens durch einen paratyphlitischen Abszeß

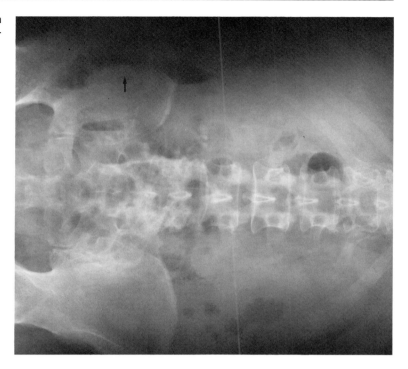

Abb. **14** Veränderungen am Querkolon. Veränderung der oberen Kontur am Transversum durch metastatische Prozesse, die vom Magen durch das Lig. gastrocolicum (1) kommen. Die Veränderungen an der unteren Kontur des Transversums kommen durch Übertritt von Pankreasenzymen durch das Mesokolon (2)

3 = Pankreas   6 = Bursa omentalis
4 = Omentum majus   7 = Magen
5 = Colon transversum

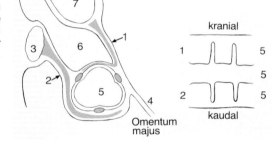

Abb. **15** Glättung der kaudalen Kontur des Colon transversum bei akuter Pankreatitis. Übergreifen der Enzyme durch das Mesokolon auf das Colon transversum

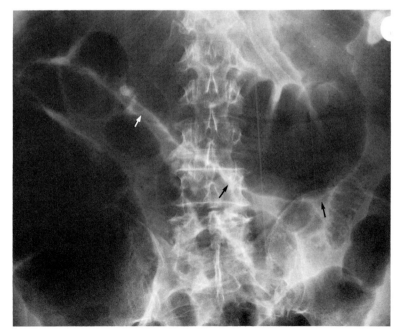

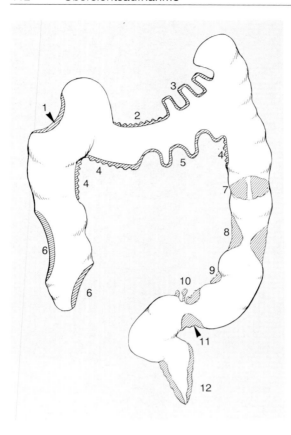

Abb. **16**   Synopsis der Veränderungen an der Kolonwand

1 = Hydrops der Gallenblase: akute Cholezystitis,
2 = aus Lig. gastrocolicum auf Kolon übergreifender Prozeß: Magenkarzinom,
3 = Zinnenkontur: Muskelhyperplasie bei chronischem Ileus,
4 = Wandarrosion an Colon transversum unten, Colon ascendens und descendens medial bei akuter Pankreatitis sowie bei entzündlichem Prozeß aus Perirenalraum,
5 = Wellenkontur bei Ödem: Gangrän (toxisches Megakolon u. a.) und Blutrückstau (Daumenabdrücke),
6 = perityphlitischer Abszeß bei Appendizitis, retrokolischer Abszeß bei retrozäkaler, retroperitonealer Appendizitis,
7 = Ringförmiger Tumor (Karzinom),
8 = Sanduhrstenose bei Morbus Crohn, Colitis ulcerosa, Kaposi-Sarkom bei AIDS, Tbc, Amöbenabszeß,
9 = Peritoneale Metastase am Kolonansatz / kleiner Tumor,
10 = divertikulitischer Abszeß,
11 = aus Douglasscher Tasche übergreifender Prozeß: Eiter, Metastasen,
12 = Ummauerung des Rektums bei intraperitonealer Metastasierung

Gas in der Wand der Hohlorgane, Leber und retroperitoneal

Die Möglichkeiten des Auftretens von Gas submukös und subserös in der Darmwand sind in der Tab. **3** aufgeführt.

Liegen schwerwiegende klinische Befunde vor, besteht kein Zweifel daran, daß ein gangränöser Darmprozeß (Abb. **17**) Ursache der Gasbildung

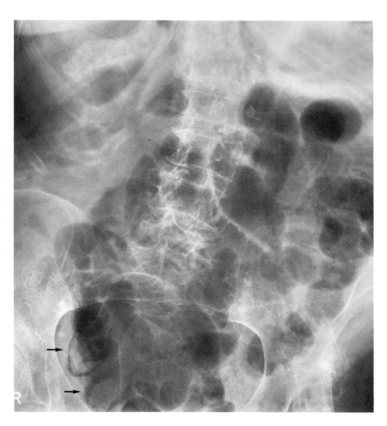

Abb. **17**   Isolierte Dünndarmblähung bei Gangrän. Gas in der Darmwand von terminalen Ileumschlingen (Pfeile)

**Tabelle 3
Extraperitoneale nicht
retroperitoneale
Gasansammlung**

Gas in der Wand des Magen-Darmkanals

Magenwand (1):

Obstruktion, Wandverletzung, Ulkus
Wandgangrän
- korrosive (Säure / Lauge)
- phlegmonöse
- enzymatisch
- gefäßbedingt
- Tumornekrose

Dünn- und Dickdarmwand (2):

Ischämische Gangrän:
- arterielle Okklusion (Thrombembolie, Kompression usw.)
- nicht okklusive Ischämie:
  - Digitalisüberdosierung
  - Linksherzversagen
  - Hypovolämie – Schock
- Zirkulationsstörung in der kapillaren Strombahn:
  - Koagulationssyndrom:
    toxisches Megakolon
    nekrotisierende Enterokolitis
  - Kontrazeptiva
  - diabetische Sklerose
  - Vaskulitis (Allergie, Urämie, Kollagenkrankheiten usw.)
- venöse Okklusion:
  - primär mechanischer Ileus
  - (Volvulus, Invagination, Inkarzeration, Strangulation)
  - Tumorkompression – Infiltration im Mesenterium
- Pneumatosis cyst. intest.

Gas in der Leber

Portalvenen (3)
- Magen-Darm-Gangrän

Gallengänge (4) (Gallenblase)
- Operation (Choledochoduodeno- / Cholezystojejunostomie,
  Roux-Anastomose)
- Fistelbildung
  - Steinperforation alt / frisch
  - Ulkusperforation
  - Karzinom (Gallenblase → Kolon)
  - septische Cholangitis durch gasbildende Bakterien

Gas in Gallenblase und Gallenblasenwand (5)

Cholecystitis emphysematosa =
    akute gangränöse Cholecystitis bei Diabetes
    (Auftreten von Gas 24–48 Std. nach Beginn der akuten Symptomatik)

Gas in der Harnblase und Harnblasenwand (6)

Cystitis emphysematosa =
    akute gangränöse Zystitis bei Diabetes
    (24–48 Std. nach Beginn der akuten Symptomatik)

Gas retroperitoneal (Sonderfall)

Im vorderen Pararenalraum
- Darmgangrän

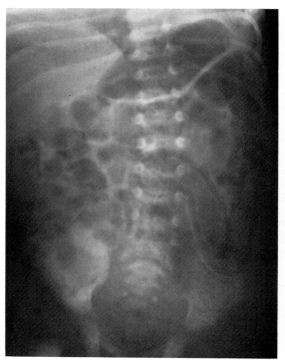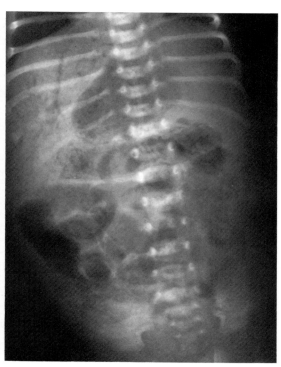

Abb. **18** Nekrotisierende Enterokolitis mit intramuraler Gasbildung im Colon descendens und Sigma

Abb. **19** Nekrotisierende Enterokolitis mit Gas intramural und im Portalvenensystem

ist: In den nekrotischen Schleimhautbezirk in Darm, Gallenblase und Harnblase wandern die gasbildenden Bakterien ein, insbesondere Klebsiellen oder Kolibakterien (Abb. **18**). Fehlt jede Klinik, handelt es sich um Gas aus dem Magen-Darm-Kanal, das mechanisch durch eine Riß- oder Spaltbildung in die Darmwand gelangt ist. Beschrieben ist dies für obstruierende Erkrankungen am Darm, insbesondere bei der Magenausgangsstenose von Säuglingen. Auch bei Endosko-

pien wird die Gasansammlung in der Wand von Magen und Kolon gesehen. Zahlenmäßig kommt dies im Vergleich zum Auftreten von Gas in der Darmwand bei Darmgangrän aber nur selten vor. Bei Koteindickung („fecal impaction") darf man sich nicht täuschen lassen von der Gasansammlung zwischen Darmwand und Kotsäule.

Das in den Portalvenen der Leber auftretende Gas ist ein sicheres Symptom der Darmgangrän (Abb. **19**). Es bleibt offen, ob dieses Gas durch

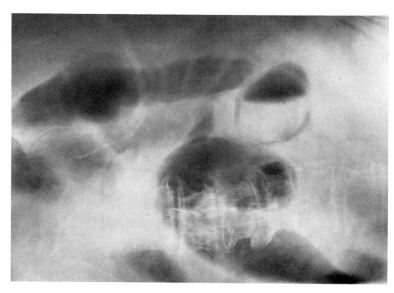

Abb. **20** Cholecystitis emphysematosa bei Diabetes mellitus. Gas intramural und im Gallenblasenlager

Abb. **21**   Cystitis emphysematosa bei Diabetes mellitus. Gas intramural

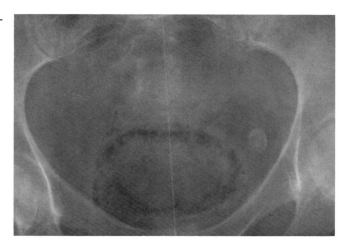

die gasbildenden Bakterien in den Portalvenen selbst entwickelt wurde oder ob es in der Darmwand entstand und in die Lebergefäße abgeschwemmt wurde, wofür Tierexperimente sprechen. Die Abgrenzung gegenüber Gas in den Gallenwegen ist meist leicht, sowohl bildmäßig als auch wegen der Klinik oder der Vorgeschichte.

Der hochfieberhaften Cholezystitis und Cystitis emphysematosa liegt ebenfalls eine Schleimhautgangrän zugrunde, deren Voraussetzung eine diabetische Angiopathie der Schleimhaut ist (Abb. **20, 21**). Das Gas zeigt sich submukös oder subserös in der Gallen- oder Harnblase und tritt früher oder später auch im Lumen auf. In manchen Fällen kommt es zur ausschließlichen Gasentwicklung in der Wand.

Tabelle 4   **Darmgas an atypischer Stelle**
     (nach *Ghahremani* und *Meyers*)

Darmverlagerung

– Chilaiditi-Syndrom: Kolon zwischen Leber und Zwerchfell
– Mesenterium commune: Nonrotation = Stillstand der ersten Entwicklungsphase bei + 90°
– Verlagerung durch Adhäsion oder expansiven Prozeß

Hernien

– *äußere*	1. retrosternal (Larey)	
	2. Hiatushernie	
	3. retrosternal (Morgagni)	
	4. posterolateral (Bochdalecki) posttraumatisch	Abb. T 1
	5. Narbenhernie	
	6. Schenkelhernie	
	7. Skrotalhernie	
– *innere*	1. paraduodenal (53%)	
	2. perizäkal (13%)	
	3. Foramen Winslowii (8%)	Abb. T 2
	4. transmesenterial (8%)	
	5. intrapelvin (7%)	
	6. transmesosigmoidal (6%)	

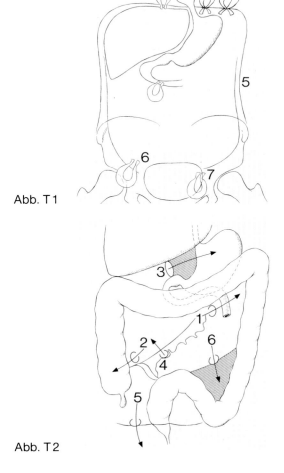

Abb. T 1

Abb. T 2

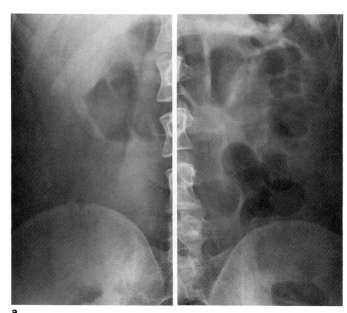

a

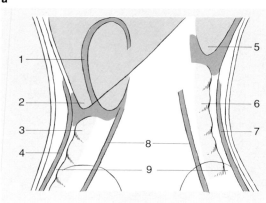

b

Abb. **22a** u. **b**   Physiologische Weichteilzeichnung im Leerbild
a   Röntgenbild
b   Fettzeichen: 1 = Nierenfettkapsel, 2 = Leberspitze,   3 = Colon   ascendens, 4 = lumbaler (präperitonealer) Fettstreifen, 5 = Milz, 6 = Colon descendens, 7 = lumbaler   (präperitonealer)   Fettstreifen, 8 = Psoasfettzeichen.
Die paracolische Rinne wird erst erkennbar, wenn Flüssigkeit das Colon ascendens und descendens vom Peritoneum und dem präperitonealen Fettstreifen abdrängt (9)

Darmgas an atypischer Stelle (Hernie)

Bei Auftreten von Darmgas an atypischen Stellen ist an Darmverlagerungen durch Mißbildungen, Verdrängungen oder Hernien zu denken (Tab. **4**). Die inneren Hernien werden gewöhnlich erst bei der Laparotomie entdeckt, da man Gasblasen an atypischen Stellen nicht von den gasgefüllten Darmschlingen unterscheiden kann. Allerdings sollten Unterschiede zwischen der Lagerung von Gasblasen in Rückenlage und linker Seitenlage immer daraufhin untersucht werden, ob eine Gasblase ihre Lage verändert oder nicht. Die Indikation zur Operation ist gegeben durch die Annahme eines mechanischen Verschlusses im Dünndarm mit oder ohne sekundären Gefäßprozeß.

Weichteilstrukturen im Leerbild

Die im Leerbild erkennbaren Weichteilstrukturen

entstehen bei günstigem Strahlengang durch orthograde Erfassung von Fettablagerungen unter dem Peritoneum in Fettkapseln und Gewebenischen (Abb. **22**).
Diese Fettzeichen sind Wegemarken, die auf bestimmte topographische Räume hinweisen und durch Betonung der Struktur durch Gas oder Verschwinden der Struktur durch Flüssigkeitsanreicherung eine Lokalisation des pathologischen Prozesses zulassen.

Leberwinkelzeichen

Die Spitze des rechten Leberlappens zeichnet sich normalerweise scharf ab. Dies rührt daher, daß die Leberspitze durch die Ausdehnung des Fetts im hinteren Pararenalraum nach lateral, durch das Fett des vorderen Pararenalraums sowie des perirenalen Fetts nach medial herausgehoben wird.
Freie Flüssigkeit im Bauchraum subhepatisch läßt die Leberspitze ebenso verschwinden wie Flüssigkeit im vorderen und hinteren Pararenalraum, desgleichen im Perirenalraum (Abb. **23**). Das gleiche gilt für die untere Milzspitze.

Lumbaler Flankenstreifen

Das Flankenfett ist im Röntgenbild lumbal beidseits zu erkennen und entspricht dem präperitonealen Fettspalt, der zum hinteren Pararenalraum gehört und vom Rücken bis zur Bauchmitte geht. Veränderungen des lumbalen Fettstreifens spiegeln pathologische Zustände im gesamten hinteren Pararenalraum wider. Flüssigkeiten oder Eiter löschen den lumbalen Flankenstreifen ebenfalls aus, Gas betont ihn.

Abb. **23** Verschwinden des Leberwinkelzeichens, Verbreiterung der parakolischen Rinne beiderseits, Verschattung des Recessus paravesicalis beiderseits

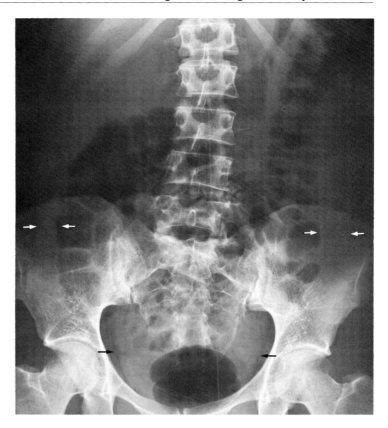

Parakolische Rinne beiderseits

Sie liegt beiderseits zwischen Colon ascendens bzw. descendens und der seitlichen Bauchwand, die vom parietalen Peritoneum mit dem außen anliegenden präperitonealen Fett (lumbaler Fettstreifen) gebildet wird. Unter normalen Bedingungen ist diese Rinne nicht abzugrenzen, da wir nur den lumbalen Fettstreifen und die laterale Wand des geblähten Kolons sehen können. Erst mit stärkerer Flüssigkeitsanreicherung tritt diese Rinne als dichtes Band zwischen dem lumbalen Fettstreifen und dem geblähten Colon ascendens wie descendens sichtbar in Erscheinung (Abb. **23**).

Paravesikaler Rezessus beiderseits

Die zwischen Blasenwand und parietalem Peritoneum gelegene Fettschicht erlaubt eine grobe Abgrenzung der Harnblase. Den paravesikalen Rezessus beiderseits sieht man ebenfalls normalerweise nicht; erst wenn sich reichlich Flüssigkeit im Rezessus beiderseits angesammelt hat, sieht man die Flüssigkeit in Form der McCortschen Hundeohren (Abb. **23**).

Psoaskontur

Das dem Psoas anliegende Fett, das nach lateral in den hinteren Pararenalraum übergeht, entwickelt sich nach kranial in die perirenale Fettkapsel hinein. Das Verschwinden der Psoaskontur auf der einen Seite ist nicht pathognomonisch, da von der orthograden Einstellung des Zentralstrahls abhängig. Körperdrehung oder Skoliose können den Fettspalt verschwinden lassen. Auch durch Abnahme von Fett bei starkem Gewichtsverlust oder Marasmus kann der Fettstreifen beiderseits verschwinden. Wichtiger als das Verschwinden des Psoasstreifens auf einer Seite ist die segmentale Auslöschung der Psoaskontur bei korrekter Einstellung: Bei perirenalen Prozessen verschwindet die Psoaskontur nur kranial, bei Flüssigkeitsanreicherung im hinteren Pararenalraum nur kaudal.

Gas betont die Psoaskontur (vgl. Abb. **42**). Im Gegensatz zu der herabgesetzten, gleichmäßig dichten und breiten Psoaskontur erkennt man die Gasblasen gut an der Schwärzungszunahme. Sie treten auf als unregelmäßig große Gasblasen, können auch in den Schichten des M. psoas strichförmig auftreten.

Gas im vorderen Pararenalraum legt sich oft so in die Bucht lateral des Psoaswulstes, daß man den Eindruck von Gas im Psoasspalt hat. Es fehlt dabei aber immer die glatte Begrenzung des Spaltes (vgl. Abb. **35** u. **37**).

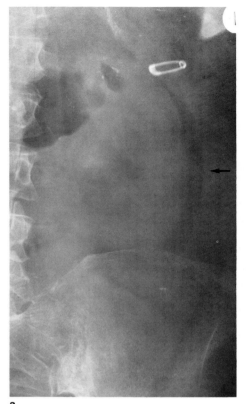

a

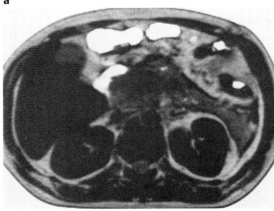

b

Abb. 24a u. **b** Nierenkorona bei hämorrhagisch-nekrotisierender Pankreatitis. Erguß im vorderen Pararenalraum
a Röntgenbild, **b** CT

Nierenfettkapsel

Das Fett im Perirenalraum erlaubt fast immer die Abgrenzung der Nieren, wenn man die Gas- und Kotüberlagerung des Darmes durch Zonographie eliminiert.

Primäre Zeichen der Affektion des Perirenalraumes sind:

1. Verlust der oberen Nierenkontur mit erhöhter Dichte im Nierenbereich,

2. Verlagerung des unteren Nierenpols nach medial, oben und vorn,
3. Verlust der oberen Psoaskontur,
4. Fixation der Niere,
5. Weichteilverschattung im Perirenalraum (Blutung, Urinom),
6. konstante Gasansammlung im Nierenlager,
7. Verlagerung des anliegenden Darmes,
8. Verlust bzw. Dichtezunahme des Flankenstreifens.

Sekundäre Röntgenzeichen sind:

1. Skoliose: in etwa 50% der Patienten mit perirenalem Abszeß,
2. herabgesetzte Zwerchfellverschieblichkeit mit Veränderungen in der Lungenbasis/Pleuraraum.

Nierenkorona

Das Fett im Perirenalraum, das unter normalen Aufnahmebedingungen die Erfassung der Nierenkontur ermöglicht, grenzt sich nach lateral zur Flanke hin nicht ab, da auch hier Fett liegt. Tritt aber ventral des Perirenalraumes Flüssigkeit im vorderen Pararenalraum auf, wird das Fett des Perirenalraumes nach lateral hin nicht mehr durch Fett, sondern durch Flüssigkeit begrenzt. Infolge des jetzt größeren Dichteunterschiedes tritt die Fettkapsel nach lateral mit scharfer Begrenzung in Erscheinung. Diese Abgrenzung kann sich sichelförmig um den lateralen Rand der Niere darstellen, kann aber auch ringförmig den unteren oder oberen Nierenpol betonen (Abb. **24**, **25**).
Die Nierenkorona tritt bei allen Flüssigkeitsanreicherungen im vorderen Pararenalraum auf, der Zahl nach am weitaus häufigsten bei hämorrhagisch-nekrotisierender Pankreatitis. Auch bei arteriellen und venösen Blutungen im vorderen Pararenalraum oder partiell im Perirenalraum kann das Phänomen der Korona auftreten.

Flüssigkeit und Gas im Abdomen
In der freien Bauchhöhle

Bei jedem akuten Abdomen beginnt die Bildanalyse mit der Suche nach freier Luft. Dies sollte wegen der häufigen Überschwärzung der rechten Flanke stets vor einem hellen Leuchtkasten geschehen, nie im Vorbeigehen vor dem Fester oder einer Flurbeleuchtung. Viele tragische Fehler sind auf diese Weise passiert.
Das freie Gas im Abdomen stammt in > 90% der Fälle von der Perforation eines Ulcus duodeni oder ventriculi. Um die Formen der Perforation zu verstehen, muß man die Raumbeziehungen im Oberbauch in Betracht ziehen (Abb. **26**). Selbst kleine Luftmengen stellen sich zwischen Leber

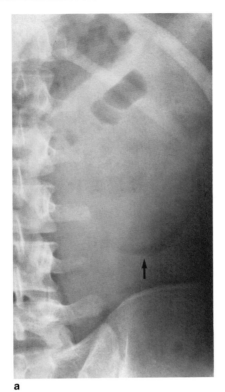
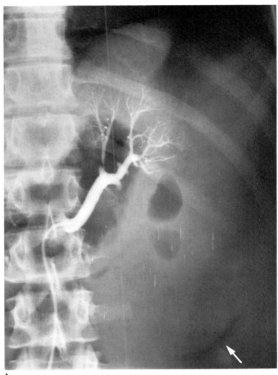

a   **b**

Abb. **25a** u. **b**
a   Leerbild: Nierenkorona im unteren Nierenpol bei stumpfem Bauchtrauma.
b   Angiographie: Abriß der Segmentarterien und Blutung in den Perirenalraum sowie in den vorderen Pararenalraum

und Brustwand in linker Seitenlage dar (Abb. **27**). Findet man hier keine Luft, sucht man die rechte Flanke im Beckenbereich ab, da dort, insbesondere bei Frauen, oft der höchste Punkt des Abdomens in Seitenlage ist und bei Perforationen von Tumoren oder bei Sigmadivertikeln hier die größte Gasmenge liegt. Nach früher durchgemachten Gallenoperationen oder Eiterungen achtet man auf die Leberunterfläche mit Morisonscher Tasche.

In 20% der Fälle von Perforation fehlt der Nachweis von freier Luft im Abdomen. In diesen Fäl-

len muß man auch an eine Gallenblasenperforation mit galliger Peritonitis denken; im Vordergrund der Überlegung steht aber immer die Darmperforation. Perforiert ein Ulkus bei gasleerem Magen oder hat sich Netz bzw. Darm über die Perforationsöffnung gelegt, findet man keine freie Luft.

Wird wegen des unklaren klinischen Befundes abgewartet, findet man nach Stunden freie Luft

Abb. **26**   Transversalschnitt durch den Oberbauch in Höhe des Pancreas (nach *Wegener*)

1 = Leber,	subphrenischer
2 = Duodenum,	Raum:
3 = Magen,	a = rechts ventral;
4 = Pankreas,	subhepatische
5 = Niere,	Räume:
6 = Milz,	b = rechts dorsal
7 = Lig. falciforme,	(Recessus Morisoni),
8 = Lig. coronarium,	c = Bursa omentalis
9 = Lig. gastrolienale,	
10 = Lig. lienorenale	
(resp. phrenicolienale),	
11 = Aorta abdominalis,	
12 = V. portae;	

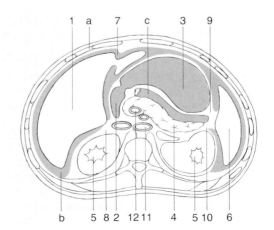

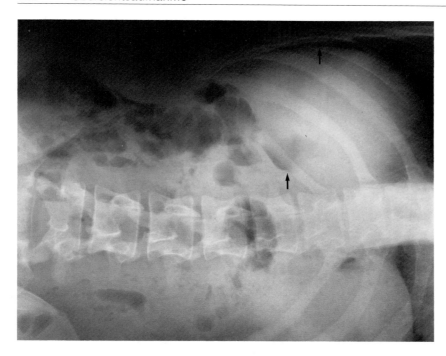

über der Leber. Führt man bei diesen Fällen eine Endoskopie durch, kommt es zu einem massiven Gasaustritt in den freien Bauchraum und damit zur Entwicklung einer diffusen Peritonitis, die vorher nur lokal im Perforationsbereich bestand (Abb. **28**).

Im Röntgenbild findet sich neben der freien Luft im Anfangsstadium kein typischer Befund am Magen-Darm-Kanal, während der klinische Befund schon stark ausgeprägt ist. Erst nach Stunden kommt es zur Gasblähung von Dünn- und Dickdarm mit Spiegelbildung. Das klinische Bild kann von dem zunächst brettharten Bauch zu dem Bild eines Prozesses im rechten Mittel- und Unterbauch wechseln und so den Eindruck einer lokal entzündlichen Erkrankung wie bei Appendizitis bieten.

Perforiert ein Ulcus ventriculi an der Hinterwand, sammelt sich das Gas in der zwischen Magen und Pankreasvorderfläche gelegenen Bursa omentalis (Abb. **29**). Die Klinik kann entsprechend der Lage hinter dem Magen gering sein, weshalb der Gasnachweis im Oberbauch zentral wichtig ist. Allerdings steht die Bursa mit dem freien Bauchraum durch das Foramen Winslowii in Verbindung, gehört also zum intraperitonealen Raum. Ist die Bursa verödet, perforiert das Hinterwandulkus in die Vorderfläche des Pankreas. Das Hinterwandulkus des Bulbus duodeni perforiert gern in den Pankreaskopf, besonders wenn es postbulbär gelegen ist. Die Beschwerde wechselt dann vom Ulkusschmerz in Richtung der akuten Pankreatitis. Es kann aber auch nach retroperitoneal in den vorderen Pararenalraum penetrieren (Abb. **30**).

Das Gas breitet sich diffus nach kaudal aus und gelangt unterhalb des Perirenalraumes nach lateral bds. in den lumbalen Fettspalt, der dem hinteren Pararenalraum angehört.

Bei Neugeborenen und Säuglingen ist die Aufnahme in linker Seitenlage oft nicht möglich. In diesem Fall wird die mit horizontalem Strahlengang angefertigte Aufnahme in Rückenlage in seitlichem Strahlengang gemacht. Dabei sieht man zwischen den stark gasgeblähten Dünndarmschlingen unter der Bauchdecke kleine dreieckige Gasansammlungen, die die Ecken zwischen den gasgeblähten Dünndarmschlingen und der Bauchwand ausfüllen.

Der Bauchraum wird durch die Anheftung des Darmes an der hinteren Darmwand gegliedert (Abb. **31**): Das Mesokolon unterteilt ihn in einen oberen Abschnitt mit Magen, Leber und Milz sowie einen unteren mit Dünndarm und Urogenitalsystem. Das Mesenterium des Dünndarms grenzt den rechten vom linken infrakolischen Raum ab. Der linke steht direkt mit dem kleinen Becken und von hier aus mit der linken und rechten parakolischen Rinne in Verbindung.

Flüssigkeiten sammeln sich bevorzugt im Raum oberhalb des Mesosigmas, im kleinen Becken und im rechten Unterbauch. Im Liegen und Stehen ist das kleine Becken der tiefste Punkt der Bauchhöhle mit der Douglasschen Tasche, die sich wie ein fingerförmiger Ausläufer des Bauchraums in der Mittellinie nach kaudal zwischen Rektum und Blase bzw. Rektum und Uterus schiebt

Abb. **28a** u. **b**
a Gedeckte Perforation, kein Nachweis von freier Luft
b Während der Endoskopie Lösung der Abdekkung: Entwicklung eines riesigen Pneumoperitoneums

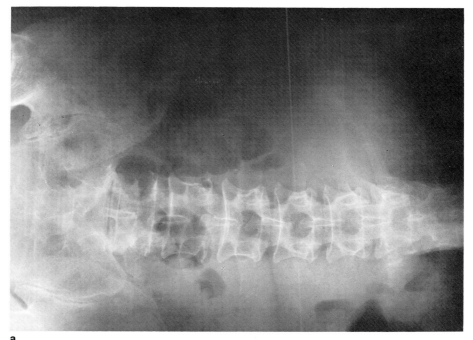

a

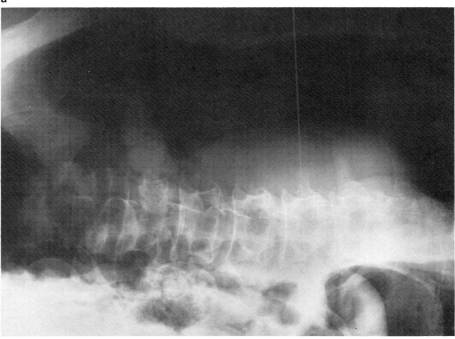

b

(Abb. **32**). Hier sammeln sich Flüssigkeiten wie Aszites, Blut und Eiter, ebenso zelluläre Elemente, die ihrerseits von hier aus wieder auf die Vorderwand des rektosigmoidalen Übergangs als Metastasen übergreifen können und ein Kompressionssyndrom provozieren. Die Durchfälle bei appendizitischem Abszeß in der Douglasschen Tasche sind Folge einer solchen Passagebehinderung.

Bei Zunahme der intraperitonealen Flüssigkeitsmenge sammelt sich diese neben dem Douglasschen Raum im Recessus paravesicalis beiderseits an. Man sieht im Röntgenbild die schon erwähnte weichteildichte Verschattung oberhalb der subperitonealen Begrenzung der Harnblase beiderseits („Hundeohren") (Abb. **33**).
Der Beckenraum steht in Verbindung mit der breiten und tiefen parakolischen Rinne rechts, die

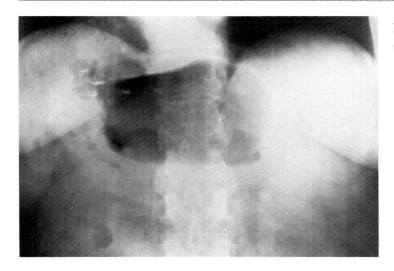

Abb. **29** Perforation eines Ulcus ventriculi nach dorsal in die Bursa omentalis

nach kranial bis zum subhepatischen Raum über-leitet. Von hier aus gelangt die Flüssigkeit nach hinten oben in die Morisonsche Tasche, nach la-teral und oben um die Leberspitze herum zum rechten subphrenischen Raum. Die linke parako-lische Rinne ist weniger ausgeprägt als die rechte

und führt nur bis zum phrenikokolischen Ligament. Der subphrenische Raum links wird deshalb nicht von kaudal her erreicht, sondern von rechts her über die parakolische Rinne und nach ventral vor dem Magen. Die Verbreiterung der parakoli-schen Rinne durch Flüssigkeit erkennt man an

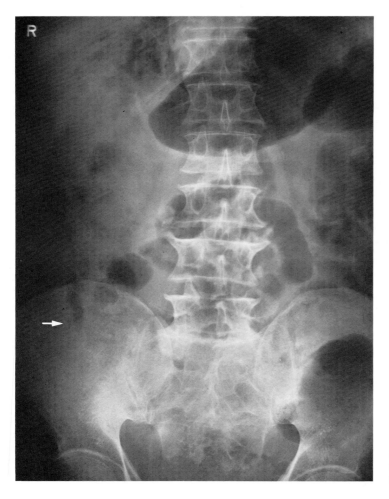

Abb. **30** Perforation eines Ulcus duodeni an der Hinterwand nach dor-sal in den vorderen Pararenalraum

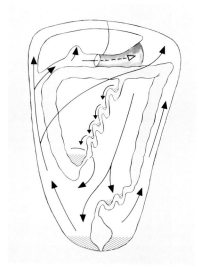

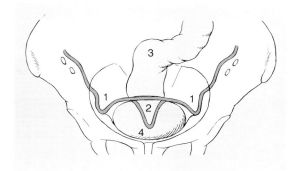

a

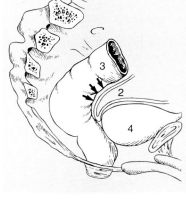

b

Abb. 31 Flüssigkeitsverschiebungen im Abdomen in Abhängigkeit von den Anheftungsstellen von Leber, Kolon und Dünndarm. Im Liegen Verschiebung der Flüssigkeit über die parakolische Rinne beiderseits nach kranial unter die Leber (mit Morisonscher Tasche) und unter das Zwerchfell. Unter das linke Zwerchfell kommt Flüssigkeit nur ventral des Magens

der Distanzierung des Colon ascendens bzw. descendens vom lumbalen Fettstreifen (vgl. Abb. 23).

Bei der Morisonschen Tasche handelt es sich um einen dreieckigen Raum, der nach kranial hin vom rechten Lig. coronare der Leber, nach links vom absteigenden Duodenum, nach ventral von der Leber und nach dorsal vom vorderen Para- und Perirenalraum begrenzt wird. Abszesse bei subhepatischen Eiterungen sind hier häufig. Auch

Abb. 32
Topographische Beziehungen im kleinen Becken:
1 = Recessus paravesicalis beiderseits,
2 = Douglassche Tasche,
3 = Rektosigmoid,
4 = Harnblase

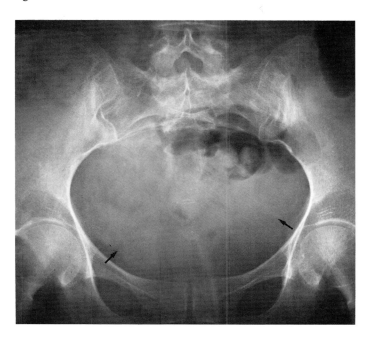

Abb. 33 Ausfüllung der Sinus paravesicalis beiderseits bei Aszites (Pfeile)

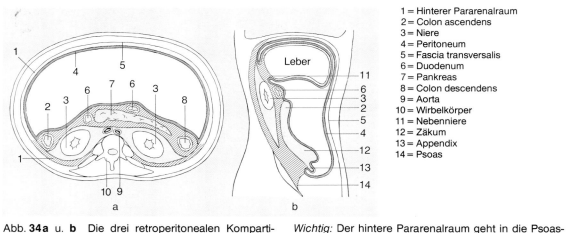

1 = Hinterer Pararenalraum
2 = Colon ascendens
3 = Niere
4 = Peritoneum
5 = Fascia transversalis
6 = Duodenum
7 = Pankreas
8 = Colon descendens
9 = Aorta
10 = Wirbelkörper
11 = Nebenniere
12 = Zäkum
13 = Appendix
14 = Psoas

Abb. **34a** u. **b** Die drei retroperitonealen Kompartimente. Vorderer Pararenalraum, Perirenalraum, hinterer Pararenalraum. Querschnitt und Sagittalschnitt rechts seitlich mit den drei Kompartimenten des Retroperitonealraums: vorderer und hinterer Pararenalraum, zwischen beiden Perirenalraum.

Wichtig: Der hintere Pararenalraum geht in die Psoasloge, Psoasrandkontur und in den präperitonealen Fettstreifen um die Zirkumferenz des Abdomens herum bis zur Mittellinie vorn. Unterhalb der Gerotafaszie des Peritonealraums besteht eine freie Verbindung zwischen vorderem und hinterem Pararenalraum (nach *Meyers*)

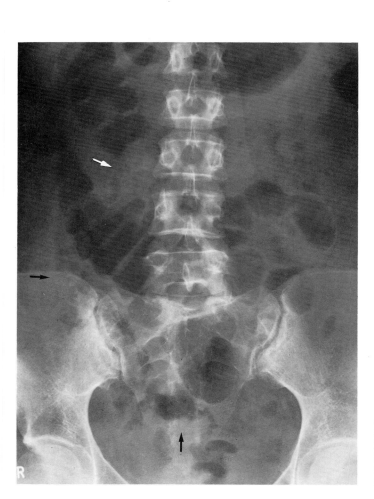

Abb. **35** Gas im vorderen Pararenalraum. Zustand nach Hysterektomie. Gasblasen im kleinen Becken und im vorderen Pararenalraum, unterhalb der Nieren und in Projektion auf die Psoaskontur (Pfeile)

Abb. **36** Hämorrhagisch-nekrotisierende Pankreatitis mit Gasabszeß im Oberbauch beiderseits bei extremer Kolonblähung (Pfeile)

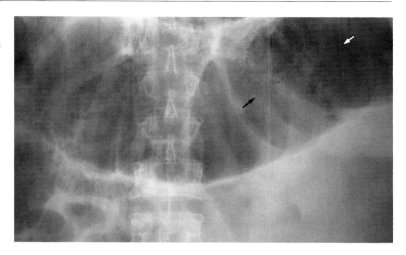

bei freien Perforationen sammelt sich hier Gas an, das auf den Leeraufnahmen als taubeneigroße Aufhellung im unteren mittleren Leberbereich zu erkennen ist (vgl. Abb. **27**). Das Verschwinden des Leberwinkelzeichens ist der sensibelste Hinweis auf eine Vermehrung der intraperitonealen Flüssigkeit. Der Nachweis von Flüssigkeit im supravesikalen Rezessus beiderseits gelingt erst bei größeren Flüssigkeitsmengen.

Bei größeren Flüssigkeitsmengen im Abdomen schwimmen die gasgefüllten Dünndarmschlingen auf der Flüssigkeit und sind gleichmäßig auseinandergedrängt. Die Unterscheidung, ob die Distanzierung durch Flüssigkeit oder einen wandeigenen Prozeß (Ödem, Blutung) bedingt ist, gelingt mit Hilfe der Aufnahme in linker Seitenlage: Bei wandeigenem Prozeß bleibt die Distanzierung der hochliegenden Schlingen erhalten; bei Flüssigkeit intraperitoneal verschwindet die Distanzierung. Liegt Eiter zwischen den Schlingen, kann die Differenzierung schwierig werden, da die untereinander verklebten Schlingen sich nicht mehr nach kranial hin konfigurieren. Eiter folgt dem gleichen Verteilungsmodus wie die übrigen Flüssigkeiten intraperitoneal.

Eine bevorzugte Lokalisation für das Ansiedeln von malignen Zellen in der Peritonealflüssigkeit bei Magen-, Ovarial- oder Kolonkarzinom sind neben der Douglasschen Tasche die obere Fläche der Taschen am Mesenterialansatz sowie des Mesosigma, dort, wo sich im Stehen Spiegel bilden können (vgl. Abb. **31**).

Im Retroperitonealraum

Dieser setzt sich aus drei Räumen zusammen (Abb. **34**):
Der vordere Pararenalraum liegt zwischen dem dorsalen parietalen Peritoneum und dem Perirenalraum beiderseits und wird lateral durch die laterokonale Fascie begrenzt. Pankreas, retroperitoneales Duodenum und Äste der A. coeliaca sind zentral darin gelegen, Colon ascendens und descendens lateral.

Kaudal des Perirenalraumes (Abb. **34b**) steht der vordere mit dem hinteren Pararenalraum in Verbindung. Prozesse des einen Raumes können hier auf den anderen übergreifen. Andererseits kann Flüssigkeit oder Gas aus dem Becken in beide Räume nach kranial hin eindringen. Flüssigkeit oder Gas können auch vom vorderen Pararenalraum unterhalb des Perirenalraumes nach lateral in den lumbalen Fettspalt eindringen, der zum hinteren Pararenalraum gehört.

Vorderer Pararenalraum

Pathologische Prozesse im vorderen Pararenalraum stammen vom retroperitonealen Kolon (Tumorperforation, Abszeß, Fistel), Pankreas (hämorrhagisch-nekrotisierende Pankreatitis, Tumor), Duodenum (Ulkuspenetration, Ruptur) sowie retroduodenale Blutungen aus der A. hepatica oder A. lienalis bzw. deren Venen oder infizierte Hämatome (Abb. **35**, vgl. Abb. **30**).

Das Pankreas spielt eine besondere Rolle. Wie die Abb. **36** zeigt, können sich bei der Pankreatitis die Enzyme im vorderen Pararenalraum nach allen Seiten hin ausdehnen. Das Duodenum als das am engsten anliegende Organ wird in jedem Fall davon betroffen und zeigt die für die akute Pankreatitis typische Duodenalatonie.

Nach ventral unten gelangen die Enzyme in das Mesokolon und erreichen das Querkolon an der hinteren und unteren Kolonkontur. Die normale Haustrierung ist hier aufgehoben, und man erkennt eine Zähnelung, die auf eine enzymbedingte Nekrotisierung zurückzuführen ist (vgl. Abb. **14–16**). Nach lateral unten hin greifen sie auf den Übergang Querkolon/Colon ascendens und descendens über.

Bei Durchbruch der Enzyme nach ventral in die

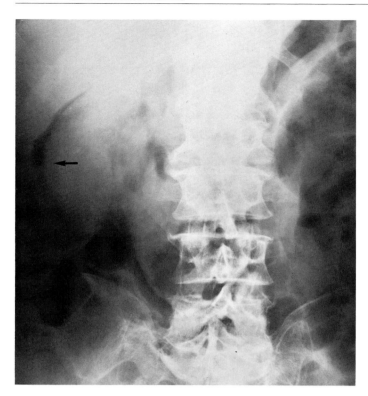

Abb. **37** Ruptur des retroperitonealen Duodenums bei D2 nach stumpfem Bauchtrauma. Das Gas liegt im vorderen Pararenalraum und legt sich von außen um die Vorwölbung des Perirenalraumes mit Niere herum (Pfeil)

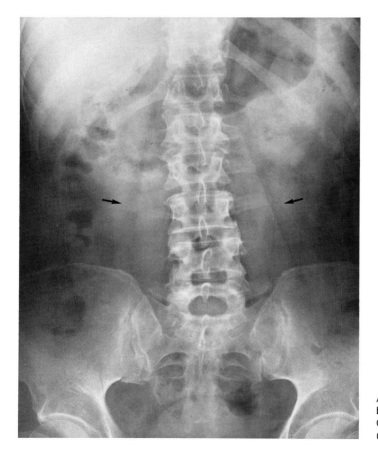

Abb. **38** Riß von Mesosigma und Sigma bei hinterem Beckenringbruch rechts. Gas um die Harnblase und im vorderen und / oder hinteren Pararenalraum

Bursa omentalis wird der Magen nach ventral verlagert. Die Enzyme können durch das Foramen Winslowii in die freie Bauchhöhle gelangen und eine chemische Peritonitis machen (weiße Stippchen auf dem Peritoneum!). Sie können auch die hintere Magenwand andauen und eine Nekrose erzeugen mit Gasabszeß.

Durch bakterielle Einwanderung in die nekrotischen Gewebe kommt es zur Gasentwicklung. Dieses Gas ist dann in der Pankreasloge zu sehen und breitet sich im ganzen vorderen Pararenalraum aus, unterhalb des Perirenalraums umbiegend in den lumbalen Fettstreifen (Abb. **36**). Gelegentlich greifen die Enzyme aggressiv nach dorsal auf den Perirenalraum über und können bis in den hinteren Pararenalraum durchbrechen.
Gas findet sich überdies nach posttraumatischer Ruptur des retroperitonealen Duodenums (Abb. **37**) ebenso wie infolge Perforation eines Ulcus duodeni nach dorsal, sofern es nicht in den Pankreaskopf penetriert (vgl. Abb. **30**). Das Gas legt sich in großen und kleinen Blasen um die Vorwölbung der Nieren und reicht nach kaudal bis zum Becken, wo es unterhalb des Perirenalraums nach lateral umbiegend bds. in den lumbalen Fettspalt gelangt.

Kommt es bei der hinteren Ringfraktur des Beckens zu einem Einreißen des Mesosigmas und des rektosigmoidalen Kolons, tritt das Gas nach retroperitoneal aus und strebt nach kranial und lateral (Abb. **38**). Es kann sowohl in den vorderen wie hinteren Pararenalraum und nach lateral in den lumbalen Fettspalt (hinterer Pararenalraum) eintreten. Das Gleiche gilt für Divertikelperforationen, die allgemein nach retroperitoneal gehen, und die Gangrän im Colon ascendens oder descendens.

Verdichtungen des vorderen Pararenalraumes etwa durch Flüssigkeit lassen sich folgendermaßen erkennen:

1. Die Achse des vorderen Pararenalraumes liegt fast senkrecht.
2. Medialwärts geht der Raum über den Psoasrand hinaus bis nahe zur Wirbelsäule.
3. Lateral bleibt der Flankenstreifen erhalten, da er durch die laterokonale Faszie abgegrenzt ist.
4. Oben bleibt die Abgrenzung der Nierenkontur erhalten, da dieser Raum ventral der Niere liegt.
5. Leber- und Milzwinkelkontur verschwinden, da sie aus dem kontrastgebenden extraperito-

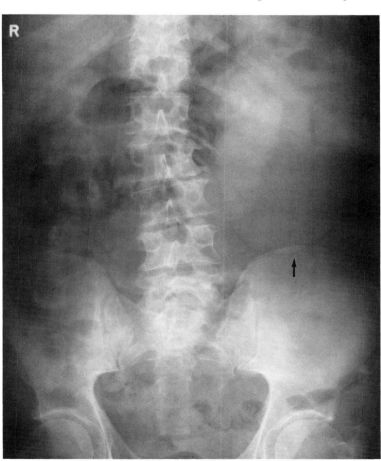

Abb. **39** Stumpfes Flankentrauma mit Nierenzerreißung. Blutung in den Perirenalraum; Kolonblähung

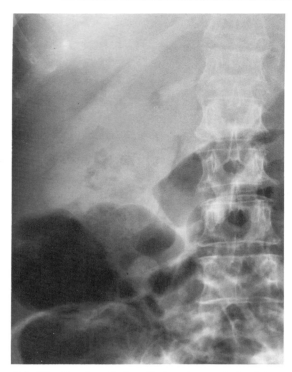

Abb. **40** Gasabszeß im Perirenalraum bei eitriger Pyelonephritis

nealen Fett heraus verlagert werden. Differentialdiagnostisch ist davon eine Flüssigkeitsvermehrung intraperitoneal abzugrenzen.

Perirenalraum

Der Perirenalraum enthält Niere, Fettkapsel sowie Nierengefäße. Gegenüber den beiden anderen Räumen grenzt er sich durch die Gerotasche Nierenfaszie ab. Er ist oben am Zwerchfell geschlossen, unten normalerweise offen. Bei pathologischen Prozessen schließt sich dort die Öffnung unten gewöhnlich. Primäre Zeichen der Affektion des Perirenalraumes sind:

1. Verlust der oberen Nierenkontur mit erhöhter Dichte im Nierenbereich,
2. Verlagerung des unteren Nierenpols nach medial, oben und vorn,
3. Verlust der oberen Psoaskontur,
4. Fixation der Niere (Beweglichkeit normalerweise 2–6 cm),
5. umschriebene Weichteilverdichtung im perirenalen Raum durch Hämatom, Urinom usw. bei stumpfem Trauma mit Nierenruptur oder Gefäßabriß (Abb. **39**),
6. Verlagerung des anliegenden Darmes: rechts Verlagerung des absteigenden Duodenums nach medial und vorn sowie der Kolonflexur nach kaudal; links Verlagerung des Colon

transversum nach kranial oder kaudal, der duodenojejunalen Flexur nach medial,
7. Verlust des lumbalen Flankenstreifens durch Übergreifen der Entzündung vom perirenalen auf den hinteren Pararenalraum durch die Gerota-Faszie hindurch,
8. Übergreifen einer akuten Pankreatitis nach dorsal auf den Perirenalraum, evtl. auch auf den hinteren Pararenalraum,
9. Auftreten von Gas bei abszedierender Pyelonephritis (Abb. **40**) oder nach Embolisation der A. renalis.

Hinterer Pararenalraum

Der hintere Pararenalraum reicht von der dorsalen Nierenfaszie bis zur Transversalfaszie der Rückenmuskulatur und besteht nur aus einer dünnen Fettschicht, die sich ohne Unterbrechung lateral des vorderen Pararenalraumes, der durch die laterokonale Faszie zum hinteren Pararenalraum abgegrenzt ist, nach ventral um die seitliche und vordere Bauchwand als präperitoneales Fett entwickelt. Nach medial reicht er bis zum Psoasfettstreifen, der nach kranial in den perirenalen Fettraum übergeht und das obere Drittel des Psoasrandstreifens bildet. Nach kranial setzt sich dieser Fettstreifen am Zwerchfell subphrenisch, ebenfalls präperitoneal fort und steht mit dem Mediastinum ventral in Verbindung. Kaudal treffen sich in der Flanke beiderseits vorderer und hinterer Pararenalraum. Sie erlauben den Übertritt von Flüssigkeiten oder Gas aus dem vorderen in den hinteren Pararenalraum, von kaudal nach kranial aufsteigend. Flüssigkeit und Gas können aber auch aus dem Becken in beide Räume eindringen oder von kranial kommend unter dem Perirenalraum her nach lateral in den hinteren Pararenalraum umbiegen.
Entzündliche Prozesse aus dem ventral gelegenen Perirenal- oder Pararenalraum können direkt nach dorsal oder seitlich in den hinteren Pararenalraum einbrechen; dies kommt am häufigsten bei der hämorrhagisch-nekrotisierenden Pankreatitis vor.
Innerhalb des hinteren Pararenalraums verteilen sich Flüssigkeiten oder entzündliche Prozesse frei. Gas steigt im Stehen nach kranial auf und bleibt dort fixiert liegen. Es tritt auf bei:

1. Perforation an Rektum und Sigma: Riß des Mesosigmas bei Beckenringfraktur (vgl. Abb. **38**), Divertikelperforation (Abb. **41**), endoskopische Biopsie rektosigmoidal, Pfählungsverletzungen Abb. **42**);
2. Pankreatitis, die sekundär vom vorderen in den hinteren Pararenalraum übergegriffen hat;
3. Einbringen von Gas aus dem Thorax über das Mediastinum in den hinteren Pararenalraum,

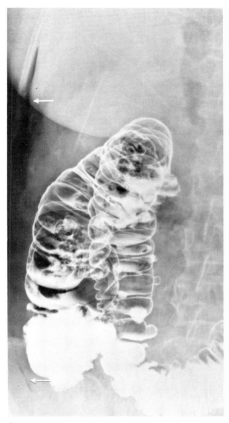
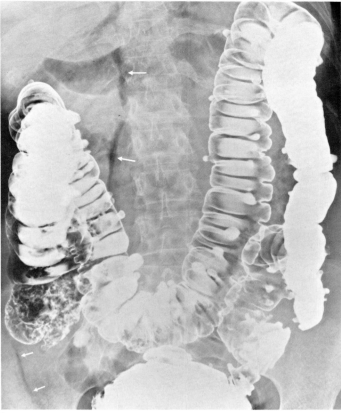

a   b

Abb. **41a** u. **b** Zustand nach Divertikelperforation im
Rektosigmoid. Gas im hinteren Pararenalraum (Psoasspalt, lumbaler Fettspalt rechts)

a Aufnahme im Stehen
b Aufnahme in Rückenlage nach Kontrasteinlauf

gewöhnlich ventral, z. B. bei Bronchialruptur
infolge obstruktiver Bronchitis, Rippenfraktur
mit Anspießen der Lunge usw.;
4. Gasübertritt bei Rupturen oder Perforationen
vom vorderen Pararenalraum in den hinteren
Pararenalraum, z. B. bei Duodenalulkus, traumatischer Duodenalruptur usw.

Erkennbar wird das Gas in typischer Weise im
lumbalen Fettstreifen bds., nach kranial ansteigend, im Psoasspalt (unteres ⅔), perirenal (oberes
⅓ des Psoasspaltes) sowie im präperitonealen
Zwerchfell.

Zur Flüssigkeitsansammlung im hinteren Pararenalraum kommt es bei:

1. spontaner Blutung: Blutungsdiathese, Therapie
mit Antikoagulantien;
2. Trauma: Stichverletzungen, Rippenfraktur,
Operation, retroperitoneale Darmverletzung;
3. Lymphansammlung – Lymphzyste;
4. Infektion: Osteomyelitis der Wirbelsäule, Tuberkulose der Rippen, Aktinomykose, Koliinfektion vom Kolon her;

5. Übergreifen einer perirenalen Abszedierung;
6. direktem oder indirektem Übergreifen einer
akuten Pankreatitis aus dem vorderen in den
hinteren Pararenalraum: Der Gasabszeß entwickelt sich medial vom Colon ascendens und
descendens bis in die Flanke und steigt von
dort nach lateral und oben in den hinteren Pararenalraum auf. Hautverfärbungen im kosto-
vertebralen Winkel und periumbilikal weisen
darauf hin.

Zeichen für den Prozeß im hinteren Pararenalraum sind.

1. Verlust der Psoaskontur in den unteren zwei
Dritteln (das obere Drittel wird vom Fett des
Perirenalraums gebildet),
2. Verschwinden des lumbalen Fettstreifens an
der Flanke beiderseits bei Anreicherung dieses
Raumes durch Flüssigkeit.

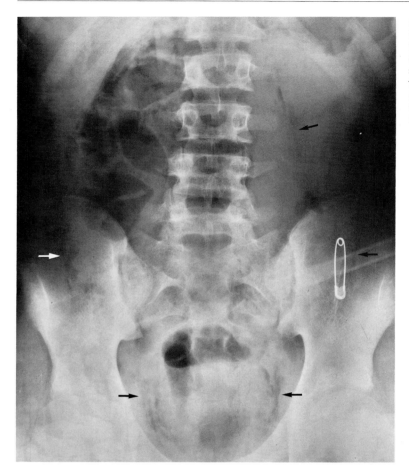

Abb. **42** Pfählungsverletzung im Damm. Gas im kleinen Becken sowie im hinteren Pararenalraum (oberer Psoas links, lumbaler Fettspalt beiderseits sowie flächenhafter Aufstieg von Gasblasen bis in den obersten Bereich des hinteren Pararenalraumes dorsal der Leber)

Röntgenologisch-klinische Korrelation bei den verschiedenen Ileusformen

Mechanischer Ileus

Er ist im engeren Sinn dadurch charakterisiert, daß die Ursache eine rein mechanische ist wie etwa die Obturation des Darmlumens durch einen Fremdkörper, die tumorbedingte Okklusion oder die Strangulation einer Schlinge.

Die Entstehung des mechanischen Ileus aus einer Entzündung etwa bei Appendizitis, Adnexitis usw. gehört nicht in diese Gruppe, da die Klinik primär die einer Entzündung ist und der mechanische Ileus sich in dessen Gefolge entwickelt (gemischter Ileus). Die Therapie hat in diesem Fall zwar die Darmunwegsamkeit zu beseitigen wie bei jedem mechanischen Ileus, hat daneben aber noch die Gesichtspunkte eines lokalen Abszesses o. ä. zu berücksichtigen. Kommt es beim mechanischen Verschluß zur Abklemmung der Gefäße, gewöhnlich zunächst der abführenden Vene, entwickelt sich eine Nekrobiose der Darmwand mit einer völlig anderen klinischen, röntgendiagnosti-

schen und therapeutischen Problematik, die keinen Bezug mehr zur mechanischen Ursache hat und deshalb nicht zu ihr zählt.

Die klinische Symptomatologie hängt vom Ort der Passagebehinderung ab. Magen und Duodenum fallen durch frühes Erbrechen auf, das mit zunehmender Näherung zum Rektum hin seltener wird und später einsetzt. Die klinischen Parameter sind bei allen Fällen des mechanischen Ileus prinzipiell gleich:

Mechanischer Ileus

– weiche Bauchdecken
– keine Défense
– kein Druckschmerz außer
  bei den Strangulationstypen
– Geräusche verstärkt
– Puls normal

Weiche Bauchdecken ohne lokale oder diffuse Défense bedeutet, daß weder eine viszerale noch eine parietale Peritonitis vorliegt.

Der *Druckschmerz* ist schwieriger zu fassen. Es geht weniger um den lokalen Druckschmerz, der

Tabelle 5   Differentialdiagnose: Magenblähung

Mechanischer Verschluß	
Röntgenkontrastuntersuchung	Magenausgangsstenose, hoher Duodenalverschluß, Schrumpfbulbus, einwachsendes Gallenblasenkarzinom, Magen-Duodenal-Karzinom, Pylorushyperplasie Magenvolvulus ohne Gefäßbeteiligung bei Zwerchfellhochstand
Atonie	
Anamnese?	metabolische Störung: relative Hypokaliämie nach Operation zentrale Lähmung: Azidose, Urämie, Coma hepaticum Wiederbelebung Zustand nach frischer Vagotomie
Gefäßprozeß	
Röntgenkontrastuntersuchung Puls > 100/Min. (Schock)	Nekrose der Magenhinterwand bei hämorrhagisch-nekrotischer Pankreatitis durch Enzyme Magenvolvulus *mit* Gefäßobstruktion bei Zwerchfellhochstand Volvulus bei paraösophagealer Hernie

bei allen Formen des Strangulationsileus sicher vorhanden ist, als um den umschrieben-brennenden Druckschmerz bei Entzündung, vor allem aber um den diffusen Druckschmerz, der typisches Symptom der viszeralen Peritonitis bei Darmgangrän ist und der in Anbetracht der weichen Bauchdecken ein sehr auffälliges Symptom darstellt. Die Untersuchung „Druckschmerz" muß deshalb sensibel durchgeführt werden, da Kranke dazu neigen, den subjektiv empfundenen Bauchschmerz über die Druckschmerzangabe an den Arzt weiterzugeben. Die Folge ist, daß auch der Druckschmerz vom untersuchenden Arzt entweder als zu allgemein empfunden und deshalb nicht ernst genommen oder als Abwehrspannung im Sinne einer parietalen Peritonitis mißverstanden wird.

Die *verstärkten Darmgeräusche* entsprechen der verstärkten Peristaltik vor dem Hindernis. Andererseits kann die Dehnung der Dünndarmschlingen durch vom Kolon zurückströmendes Gas zu einer Verstärkung der Darmgeräusche führen und bei isolierter Dünndarmblähung einen mechanischen Ileus in seltenen Fällen vortäuschen.

Tabelle 6   Differentialdiagnose: Duodenalblähung

Mechanischer Verschluß	

Röntgenkonstrastuntersuchung
 	
frühes Erbrechen
mit und ohne Galle
	– Entwicklungsanomalie: Membranstenose, Atresie
	                              Windsackmembran
	                              Laddsches Band usw.
	– Pancreas anulare
	– Morbus Crohn, Tumor, Gallenblasen-Nebennieren-Karzinom
	– Volvulus, paraduodenale Hernie
	– Gallenstein
	– akute Pankreatitis (hämorrhagisch-nekrotisierend)
	   Blutung in Bursa omentalis

Atonie	
klinische Parameter wechselnd	– akute Pankreatitis! (mit Kolonblähung?) – Lymphadenitis mesenterialis (Yersiniose): Spiegel ileozäkal – Adnexitis: Spiegel ileozäkal, Kolonblähung? – Steinperforation aus Gallenblase (Gas in Gallenwegen) – Blutung in Pankreas oder in Bursa omentalis (stumpfes Trauma) – Abszeß in Nachbarschaft (Gallenblase, subhepatischer Raum)

Tabelle 7   Differentialdiagnose: isolierte Dünndarmblähung

Mechanischer Ileus

weicher Bauch kein Druckschmerz Geräusche verstärkt Puls normal	Obstruktion:	Orangen, Ascariden, Stein, Entwicklungsanomalie, Mekonium
	Okklusion:	Tumor, Blutung, Morbus Crohn, malignes Lymphom, Metastasen
	Strangulation *ohne* Gefäßbeteiligung: Strangulation, Invagination, Inkarzeration, Volvulus	

Gemischter Ileus

lokale Défense Druckschmerz Geräusche verstärkt Puls erhöht (Fieber)	lokale Entzündung:	Appendizitis, Adnexitis, Divertikulitis, Cholezystitis, Abszeß

Gefäßprozeß

weicher Bauch diffuser Druckschmerz Geräusche ↓ – fehlend Puls > 100/Min. (Schock)	primär:	Thrombembolie, Spastik durch Digitalisüberdosierung, terminale ischämische Enteropathie (toxisches Megakolon, nekrotisierende Enterokolitis), „low output failure"
	sekundär:	Strangulation, Invagination, Inkarzeration, Volvulus

Auf die atonischen Phasen beim mechanischen Hindernis als Folge der lange bestehenden Widerstandsperistaltik wurde schon hingewiesen. Da die Hyperperistaltik für den mechanischen Verschluß ein sehr wichtiger Parameter ist, muß die Differenzierung von atonischer Phase bei Hyperperistaltik und fehlenden Geräuschen bei Peritonitis sehr genau beobachtet werden.

Der *normale* Puls signalisiert normale Verhältnisse an Herz und Kreislauf sowie das Fehlen von Entzündungen (Fieber). Eine normale Pulsfrequenz kann möglicherweise durch einen Herzblock vorgetäuscht werden. Bei absoluter Arrhythmie fällt bei niedriger Pulsfrequenz die Irregularität des Pulses auf und ist oft der wichtigste Hinweis auf die Ursache einer Durchblutungsstörung im Darm durch Thrombembolie.

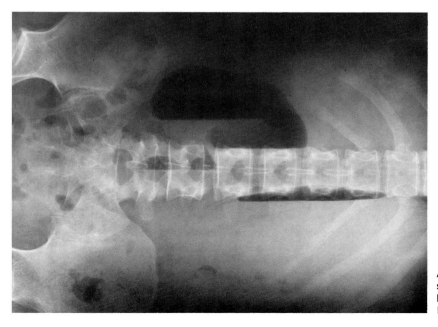

Abb. **43** Hoher mechanischer Duodenalverschluß bei Morbus Crohn („double-bubble-sign")

Tabelle 8   Differentialdiagnose: Isolierte Dickdarmblähung

Mechanischer Ileus	

weicher Bauch
kein Druckschmerz
Geräusche normal
Puls normal
	– Tumor, Obstruktion durch Stein oder Fremdkörper,
	   Morbus Hirschsprung, Analatresie, „Fecal impaction"
	– Volvulus (ohne Gefäßbeteiligung) an Zäkum, Sigma,
	   Mesenterium commune
	– Morbus Crohn, Amoebiasis, Tbc, Morbus Behçet, Yersiniose
	– Mekoniumileus

Gefäßprozeß	

weicher Bauch
diffuser Druckschmerz
herabgesetzte / fehlende
   Geräusche
Puls > 100 / Min.
	– arterielle Okklusion (Äste der A. mesenterica superior,
	                       A. mesenterica inferior)
	– nach Gefäßoperationen
	– nicht okklusive Ischämie
	   • Digitalisüberdosierung
	   • verminderte Auswurfleistung des Herzens
	   • Hypovolämie – Schock
	– Zirkulationsstörung in der kapillaren Strombahn (toxisches Megakolon
	   bei Colitis ulcerosa, Morbus Crohn, Yersiniose, Amoebiasis)
	   • pseudomembranöse (nekrotische Enterokolitis bei Säuglingen und
	     Erwachsenen)
	   • orale Kontrazeptiva
	   • immunsuppressive Therapie
	   • diabetische Sklerose
	   • Vaskulitis bei Allergie, Urämie, Kollagenkrankheiten usw.
	– venöse Okklusion bei mechanischem Verschluß (Volvulus, Invagina-
	   tion, Inkarzeration, Tumorkompression oder Infiltration im Mesenterium)
	– enzymatisch-nekrotisierender Prozeß bei Pancreatitis acuta

Atonie	
retroperitoneal	– Blutung (Trauma, Gefäßruptur, Wirbelfraktur) – akuter Nieren-Harnleiter-Prozeß (Stein, entzündlicher Prozeß, Nierenruptur) – Adnexitis, Harnblasenprozeß – akute Pankreatitis (mit Duodenalblähung)

extraabdominal	– zwerchfellnaher Prozeß:
	   akute Pleuritis, akuter basaler Lungenprozeß (Infarkt, Pneumonie)
	– Herzinfarkt, Trauma:
	   Lungenkontusion, Rippenfraktur, Herzkontusion

metabolisch	– relative / absolute Hypokaliämie (postoperativ) – Azidose, Urämie, Coma hepaticum
Lähmung zentral	– Schlafmittelvergiftung – Neuroplegika

Im *Röntgenbild* ist der Gasaufstau vor dem Hindernis das markante Röntgensymptom. Dieser Gasaufstau ist in den verschiedenen Regionen des Abdomens zwar in der Form verschieden, in der Sache aber immer gleich. Manchmal kann man aus der Form der Gassäule auf die Art des Hindernisses schließen (Tab. **5–8**).
Der Verschluß des *Magens* ist im Röntgenbild ebenso leicht zu erkennen wie der Verschluß des Duodenums, das durch die Doppelspiegel („double bubble sign") ausgezeichnet ist (Abb. **43**).
Die **isolierte Dünndarmblähung** mit Spiegelbildung beim mechanischen Verschluß (Abb. **44**) ist gewöhnlich nicht von den gleichförmigen Röntgenbildern bei gemischtem Ileus (Entzündung) (Abb. **45**) und Darmgangrän (Abb. **46**) abzugrenzen. Hier zeigt sich die Wichtigkeit der klinischen Parameter und deren genauer Erhebung. Denn

(Text weiter S. 137)

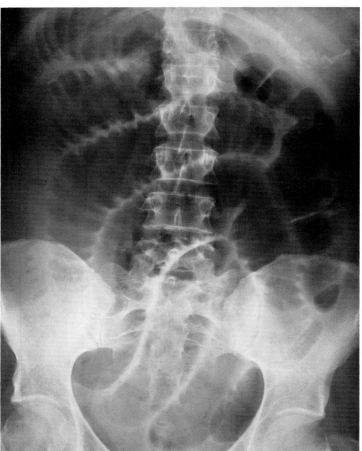

a

b

Abb. **44a** u. **b** Mechanischer Dünndarmverschluß durch Bride im kleinen Becken mit geringem Ascites
Röntgen: isolierte Dünndarmblähung
mit Spiegeln
Klinik: weicher Bauch, kein Druckschmerz, Hyperperistaltik, Puls 72/
Min.

Abb. **45a** u. **b** Gemischter Ileus: mechanischer Dünndarmileus durch rupturierten Ovarialabszeß
Röntgen: isolierte Dünndarmblähung mit Spiegeln
Klinik: Fieber 38,6 °C, weicher Bauch, Druckschmerz im kleinen Becken, Hyperperistaltik, Puls 92/Min.

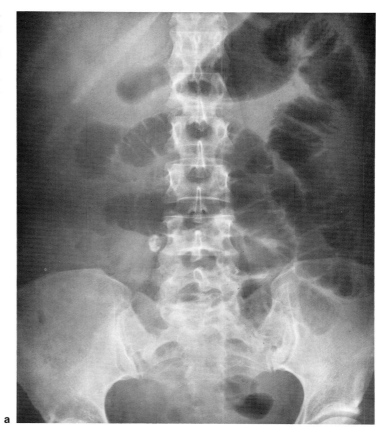

a

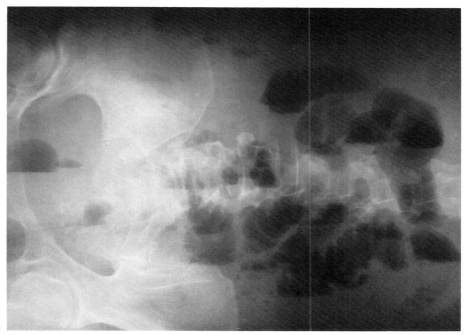

b

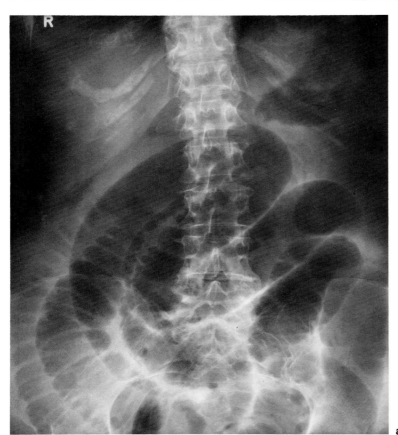

a

Abb. **46a** u. **b** Mechanischer Dünndarmverschluß mit sekundärer Gefäßbeteiligung (Gangrän) infolge ileozäkaler Invagination durch Leiomyom
Röntgen: isolierte Dünndarmblähung mit Spiegeln
Klinik: weiche Bauchdecken, Druckschmerz im Ileozäkalbereich, Hyperperistaltik, Puls 112/ Min.

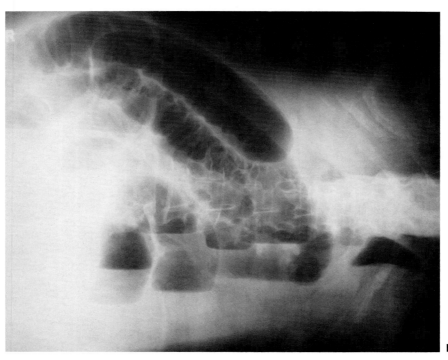

b

Abb. **47** Schema: akuter entzündlicher Oberbauch und Gallensteinileus

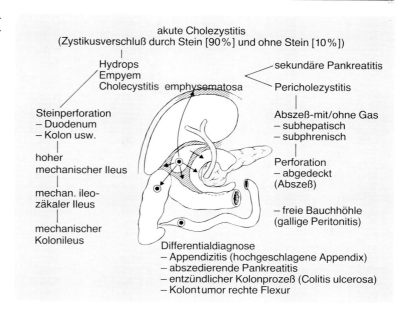

akute Cholezystitis
(Zystikusverschluß durch Stein [90 %] und ohne Stein [10 %])

Hydrops
Empyem
Cholecystitis emphysematosa

sekundäre Pankreatitis

Pericholezystitis

Steinperforation
– Duodenum
– Kolon usw.

Abszeß-mit/ohne Gas
– subhepatisch
– subphrenisch

hoher
mechanischer Ileus

Perforation
– abgedeckt
(Abszeß)

mechan. ileo-
zäkaler Ileus

– freie Bauchhöhle
(gallige Peritonitis)

mechanischer
Kolonileus

Differentialdiagnose
– Appendizitis (hochgeschlagene Appendix)
– abszedierende Pankreatitis
– entzündlicher Kolonprozeß (Colitis ulcerosa)
– Kolontumor rechte Flexur

mit dem gemischten Ileus hat der mechanische Ileus die Hyperperistaltik gemeinsam, mit der Darmgangrän die weichen Bauchdecken. Unterscheiden tun sie sich durch die lokale Défense und das Fieber beim gemischten Ileus und den diffusen Druckschmerz und die hohe Pulsfrequenz bei der Darmgangrän. Im Röntgenbild können Zusatzinformationen faßbar sein, etwa eine abszeßbedingte Impression, ein Gasabszeß, ein perforierter Kotstein oder andere Zeichen eines lokal entzündlichen Prozesses. Bei der Gangrän ist der Zeitfaktor zu bedenken: Das Wandödem entwickelt sich in den ersten Stunden nach Beginn der Durchblutungsstörung. Nach Verschwinden des Wandödems unterscheiden sich die Dünndarmschlingen nicht mehr von der Gasblähung aus anderen Gründen.

Die verschiedenen Formen des Gallensteinileus lassen sich aus der Abb. **47** ableiten. Durch die bei der Steinperforation auftretende Gallenblasenfistel tritt Luft in die Gallenblase und die Gallenwege über, bei verschlossenem Ductus cysticus nur in die Gallenblase.

Im Stadium der Perforation steht klinisch der hochakute Prozeß im rechten Oberbauch im Vordergrund, später der mechanische Dünn- oder Dickdarmverschluß ohne lokale Betonung einer Bauchregion (Abb. **48**).

Die **isolierte Dickdarmblähung** ist bei dem am häufigsten im Rektosigmoid gelegenen Verschluß praktisch immer sehr ausgeprägt (Abb. **49**). Je mehr sich die Lokalisation der Ileozäkalklappe nähert, um so weniger ausgeprägt ist die Dickdarmblähung, bis schließlich bei Sitz des Tumors nahe der Ileozäkalklappe das röntgenologische Bild eines Dünndarmverschlusses imponiert. Die

tumorbedingte Passagestörung entwickelt sich langsam, u. U. über Jahre. Der Verschluß beim divertikulitischen Abszeß dagegen ereignet sich in Tagen und ein Volvulus des Zäkum oder Sigma in Minuten (Abb. **50**). Der in diesen Fällen indizierte Kontrasteinlauf deckt die Ursache des Ileus unschwierig auf. Füllt das Hindernis den ganzen Dickdarm aus (Mekoniumileus), imponiert im Röntgenbild die starke Dünndarmblähung. Der Kontrasteinlauf mit Gastrografin dient neben der Diagnostik vor allem der Therapie: Das Mekonium geht aufgrund des hypertonischen Kontrastmittels gewöhnlich glatt ab. Eine ähnliche Form der Obturation findet man bei Menschen mit zerebralem Abbau in Form der Koteindickkung („fecal impaction"). Hier fällt die enorme Erweiterung des Rektosigmoids mit massenhaft Kot auf (Abb. **51**).

Der Kontrasteinlauf ist bei Kolonblähungen stets mit Vorsicht zu benutzen. Er ist stark kontraindiziert bei der Kolongangrän, etwa dem toxischen Megakolon, wegen der großen Perforationsgefahr (vgl. Abb. **10**). Der Nachweis von Blut im Stuhl oder am untersuchenden Finger hilft bei der Indikation.

Ileus bei Gefäßprozeß

Darunter fallen alle Prozesse, die infolge einer Durchblutungsstörung zur Ischämie umschriebener oder ganzer Darmabschnitte führen.

Etwa 20 % der gesamten Auswurfleistung des Herzens geht in den Darm, bevorzugt in die Mukosa und Submukosa. Durchblutungsstörungen führen dementsprechend zuerst zur Nekrobiose der Mukosa und Submukosa, bevor die tieferen Wand-

(Text weiter S. 143)

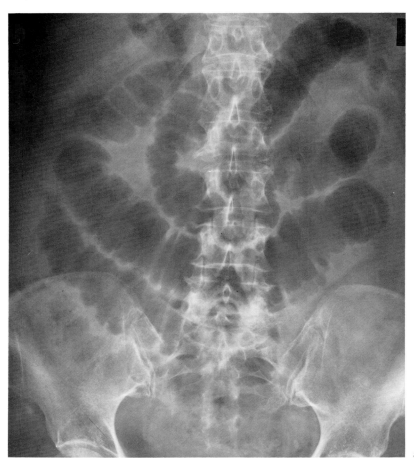

a

Abb. **48a** u. **b**
Mechanischer Ileus durch Gallenstein 3 Tage nach Perforation aus der Gallenblase in das Duodenum.
Röntgen: isolierte Dünndarmblähung mit Spiegeln. Gas in Ductus hepatocholedochus, Ductus cysticus und Gallenblase
Klinik: weicher Bauch, kein Druckschmerz, Hyperperistaltik, Puls 72/Min.

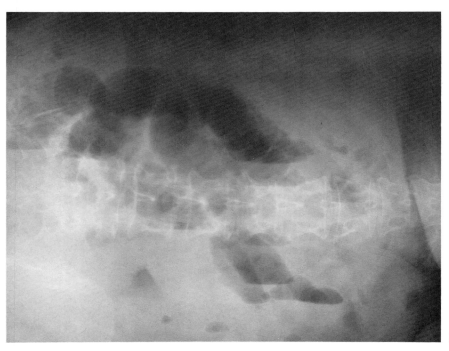

b

Abb. **49a** u. **b** Mechanischer Dickdarmileus bei Sigmakarzinom
Röntgen: isolierte Dickdarmblähung mit Spiegelbildung
Klinik: weicher Bauch, kein Druckschmerz, Geräusche normal, Puls 72/Min.

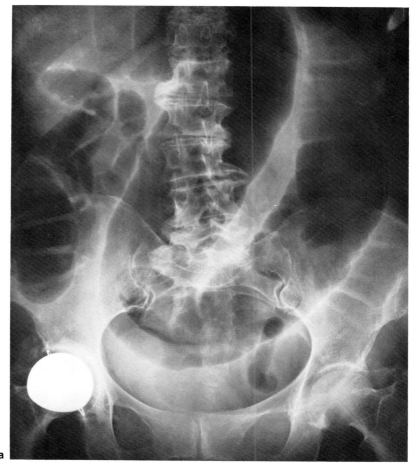

a

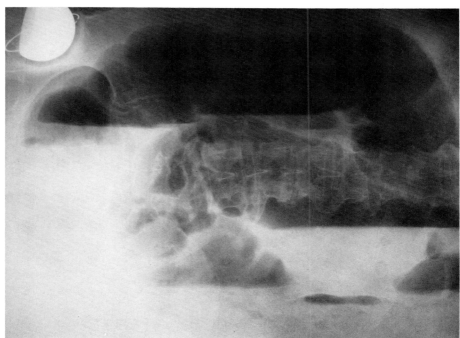

b

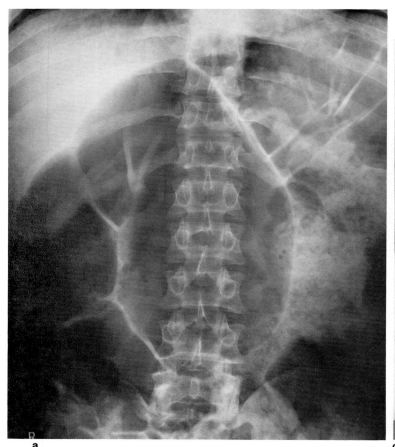

a

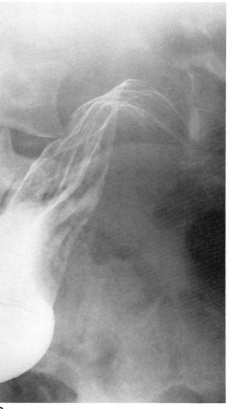

c

b

Abb. **50a–c**
a u. **b** Akuter Sigmavolvulus bei 32jähriger Patientin
Röntgen: extreme Kolonblähung mit viel Kot und *ohne* Spiegelbildung als Zeichen des akuten Verschlusses
Klinik: starker   Druckschmerz im linken Unterbauch, weiche Bauchdekken, Geräusche verstärkt, Puls 84/Min.
c Kolonkontrasteinlauf: Kolonverschluß durch Volvulus am rektosigmoidalen Übergang

Abb. **51a** u. **b** Mechanischer Dickdarmverschluß bei „fecal impaction" bei 81jähriger dementer Patientin
Röntgen: extreme Dickdarmblähung mit Spiegelbildung
Klinik: unauffällig

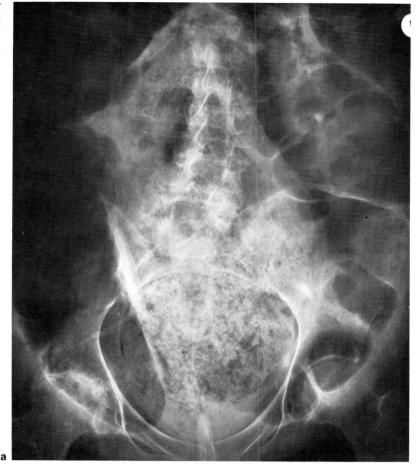

a

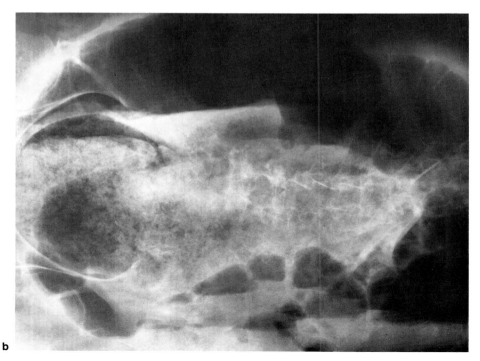

b

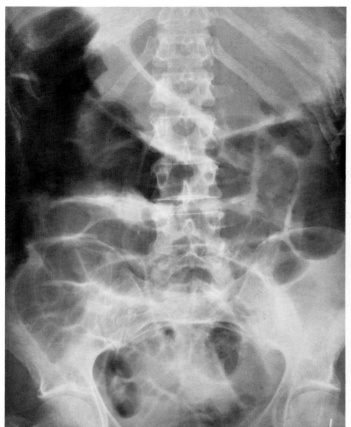

a

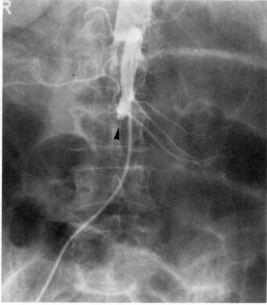

c

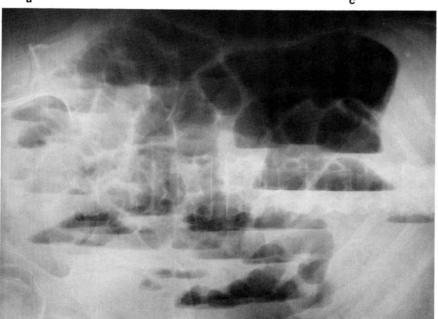

b

Abb. **52a−c**
a u. **b** Gangrän des gesamten Dünndarms und des Kolons bis zur linken Kolonflexur
Röntgen: starke Dünndarmblähung, geringere Dickdarmblähung, ringförmige Gasansammlung im linken Oberbauch (Gas in der linken Kolonflexur?)
Klinik: weicher Bauch, Druckschmerz im Unterbauch, fehlende Darmgeräusche, Puls 116/Min.
c Mesenterikographie: thrombembolischer Verschluß im Hauptstamm der A. mesenterica superior (Pfeil)

schichten erfaßt werden. Sie können sich durch Verschluß der arteriellen, kapillaren und venösen Strombahn entwickeln.

Die **arterielle Okklusion** bildet in Form der Thrombose oder der Embolie die Hauptgruppe der ischämischen Nekrosen. Je höher der Verschluß liegt, um so größer ist der ischämische Bezirk. Bei Ausfall der A. mesenterica superior im Hauptstamm bedeutet das die Nekrobiose des ganzen Dünndarms sowie des Dickdarms bis zur linken Flexur (Abb. 52). Daraus ergibt sich eine extrem hohe Letalität, wenn nicht innerhalb der ersten 6 Std. die Thrombembolie durchgeführt wird.

Die **nichtokklusive Ischämie** (Abb. 53) ist durch eine protrahierte Durchblutungsstörung bei offenem arteriellem, kapillarem und venösem Stromgebiet gekennzeichnet. Diese ist Folge einer verminderten Auswurfleistung des linken Herzen, entwickelt sich aber auch bei einer Hypovolämie bzw. Schock, in ähnlicher Weise auch bei einer medikamentös bedingten Vasokonstriktion bei Herzinsuffizienz mit Digitalisüberdosierung. Allen Formen gemeinsam ist, daß die betroffenen Darmprovinzen nicht den typischen Ausfall wie bei arterieller oder venöser Okklusion in Form eines Keils zeigen, sondern daß unzusammenhängende Darmabschnitte landkartenartig befallen sind. Es scheint, daß diese Form der Gangrän zunehmend größer wird.

Die **venöse Okklusion** tritt durchweg im Gebiet der V. mesenterica superior, seltener der V. mesenterica inferior und nur sehr selten im Portalgebiet auf. Sie entwickelt sich gewöhnlich in den kleinen Venen als Folge von Gefäßveränderungen bei Diabetes, Vaskulitis, Thrombangitis usw. und schreitet nach zentral bis in die V. portae fort. Die sekundäre venöse Okklusion bei primärmechanischem Verschluß infolge Invagination, Inkarzeration, Volvulus und Strangulation imponiert zunächst wie ein mechanischer Verschluß (Abb. **54**). Nur das schnelle Übergleiten in einen Schockzustand mit hoher Pulsfrequenz als Folge der viszeralen Durchwanderungsperitonitis und die Änderung des klinischen Bildes von der Hyperperistaltik des Dünndarms mit weichen Bauchdecken zur Abnahme der Geräusche bis zur Totenstille und zur Entwicklung eines diffusen Bauchschmerzes weisen eindringlich auf die Besonderheit des mechanischen Verschlusses hin.
Die **traumatische Ischämie** betrifft je nach Ort des Traumas alle Gefäßgebiete. Sie besteht in Ein- oder Abrissen von Darmgefäßen aller Art. Bei Schock oder Linksherzversagen können die anderen Formen der Ischämie hinzutreten, ebenfalls Thrombosierungen im arteriellen wie venösen Schenkel.

Es ist klar, daß je nach Ausdehnung der Darmischämie und der Schnelligkeit der Entwicklung die klinische Symptomatik etwas verschieden ist: schlagartige Entwicklung bei Embolie, langsame bei nichtokklusiver Ischämie usw. Andererseits kennt man den Zeitpunkt des Beginns der Erkrankung nicht und kann ausgedehnte, aber noch frische Prozesse nicht unterscheiden von wenig ausgedehnten, lokal aber schon fortgeschrittenen und klinisch eindrucksvollen. Die Diagnostik wird noch dadurch verwischt, daß die ischämischen Prozesse in Phasen ablaufen. Eine andere Schwierigkeit liegt darin, daß je nach Art und Lage der Durchblutungsstörung es nur zu einer Minderdurchblutung, nicht zur völligen Ausschaltung der Durchblutung kommen kann. Dies führt zwar zur Nekrobiose der gegen Durchblutungsstörungen sehr sensiblen Mukosa und Submukosa; Muskularis und Serosa sind kaum betroffen. In diesem Fall entwickelt sich das Bild der ischämischen Stenose, das im Operationspräparat wie histologisch dem Bild des Morbus Crohn sehr ähnlich ist (Abb. 55). Kommt es zur Infektion der Nekrose (Gangrän), ist eine wesentlich größere Aggressivität des Prozesses zu erwarten:

Gefäßprozeß → Nekrose → Gangrän

- weicher Bauch,
- diffuser Druckschmerz,
- herabgesetzte bis fehlende Geräusche,
- hohe Pulsfrequenz > 100/Min. Schocksymptomatik,
- Blut im Stuhl;

---

nach Perforation der Gangrän: diffuse Peritonitis

- brettharter Bauch,
- diffuser Druckschmerz,
- keine Geräusche,
- hohe Pulsfrequenz > 100/Min.
- Blut im Stuhl(?).

Der **klinische Befund** ist trotz der verschiedenen Stadien relativ gleichförmig, soweit es die vier klinischen Parameter betrifft; wichtig ist auch der Nachweis von Blut im Stuhl.

Der **weiche Bauch** ist der häufigste Anlaß für eine Fehlinterpretation des Bauchprozesses neben der Unterschätzung der übrigen klinischen Symptome. Die weichen Bauchdecken besagen nur, daß keine parietale Peritonitis vorliegt. Sie sind aber normal bei der viszeralen Peritonitis, wie sie bei der Darmgangrän vorliegt. Letztere gibt sich zu erkennen durch den diffusen (nicht lokalen!) Druckschmerz, der nicht mit der Abwehrspannung bei parietaler Peritonitis verwechselt werden darf. Durch das Verschwinden der Darmge-

(Text weiter S. 146)

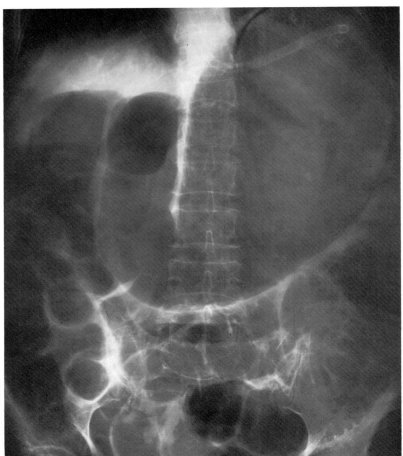

a

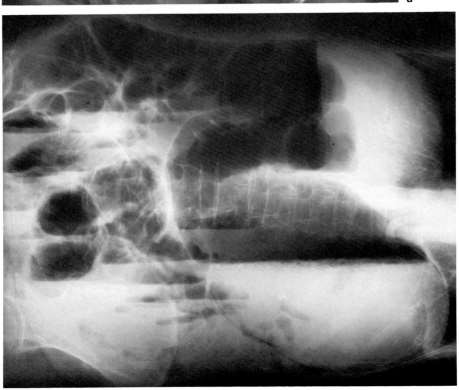

b

Abb. **53a–c**
a u. **b** Nichtokklusive Ischämie an Magen und Dünndarm sowie am oralen Kolon bei Digitalisüberdosierung und Linksherzinsuffizienz
Röntgen: extreme Gasblähung des Magens mit Gasbildung intramural. Blähung von Dünn- und Dickdarm mit Spiegelbildung
Klinik: weiche Bauchdecke, Druckschmerz diffus, keine Darmgeräusche, Puls 100 bis 150/Min. irregulär

Abb. **53c** Selektive Mesenterikographie: kurz- und langstreckige Stenosen an den Dünndarmarterien (Pfeile)

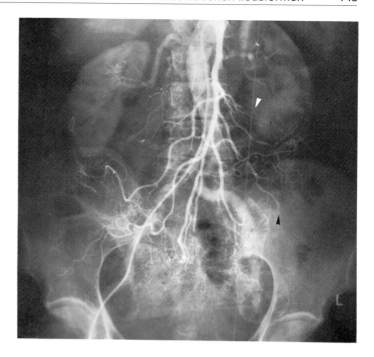

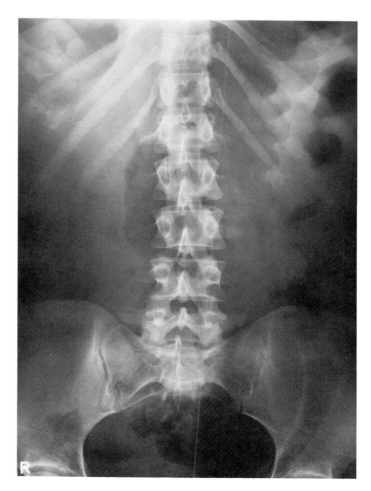

Abb. **54** Gangrän des gesamten Kolons bei zweimaliger Rotation des ganzen Kolons um sich selbst bei Mißbildung in Form einer Non-Rotation
Röntgen: extreme Daumenabdrücke am Colon descendens, wellenförmige Kontur am Colon transversum
Klinik: Bauch weich, Druckschmerz diffus, keine Darmgeräusche, Puls 136/Min.

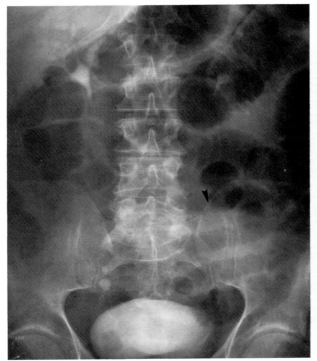

a

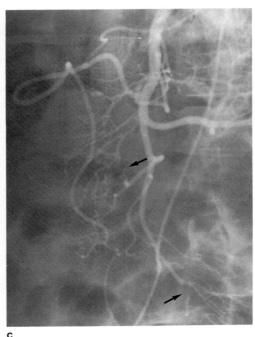

c

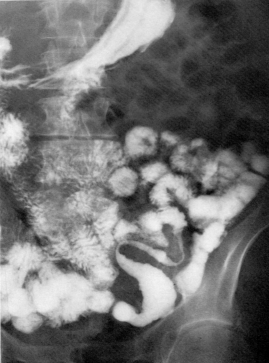

b

Abb. **55a–c** Rezidivierende Thrombembolie bei absoluter Arrhythmie
a Röntgen: Distanzierung mehrer Ileumschlingen im linken Mittel- und Unterbauch
Klinik: weiche Bauchdecken, Druckschmerz im linken Unterbauch, Geräusche normal, absolute Arrhythmie
b Selektive Mesenterikographie: inkomplette Verschlüsse von Iliakalarterien
c Fortlaufende MDP: nach 3 Monaten ischämische Enteritis im Ileum links, das operativ und histologisch dem Bild eines Morbus Crohn entsprach

räusche und durch die Schocksymptomatik in Form der hohen Pulsfrequenz sind alle Formen der Peritonitis ausgezeichnet, also der viszeralen wie der parietalen.

Das *Röntgenbild* spiegelt die pathophysiologischen Vorgänge grob wider. In 10% der Fälle liegt ein **gasleeres Abdomen** vor (Abb. **56**). Das Gas wird durch die anoxämische Hyperperistaltik ausgetrieben, und Erbrechen verhindert das Verschlucken von Luft. Der Darm füllt sich mit großen Mengen Sekret, und man sieht die Darmschlingen oft wie schattengebende Würste im gasleeren Abdomen liegen. Diese Veränderung findet man in gleicher Weise bei der hämorrhagisch-nekrotisierenden Pankreatitis.

Andererseits kommt es wesentlich schneller als beim mechanischen Ileus zu einer Gasblähung des Abdomens mit Sekretbildung und dementsprechend zur Spiegelbildung (vgl. Abb. **52**). Aus Tierversuchen haben wir einen guten Einblick in

Abb. **56** Ischämische Gangrän bei Herzbeuteltamponade Röntgen: gasleeres Abdomen Klinik: moribunde Patientin. Weicher Bauch! Diffuser Druckschmerz, keine Geräusche, Puls 80/Min. (bei Herzbeuteltamponade)

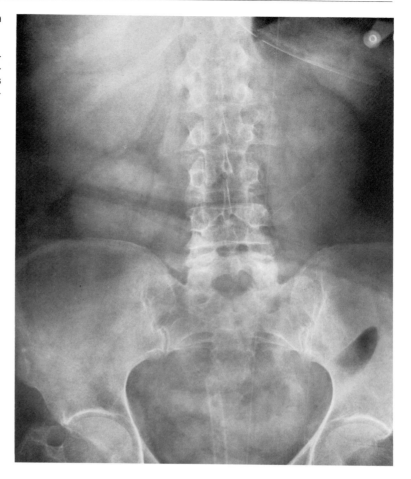

den Ablauf der Veränderungen am Darm: Nach Anlegen einer Gefäßligatur kommt es zu spastisch-anoxämischen Darmkontraktionen, die bis zu 4 Std. anhalten und röntgenologisch das beschriebene Bild des gasarmen oder gasleeren Abdomens verursachen. Die zunehmende Ischämie entwickelt nach 2–3 Std. ein Wandödem mit entsprechender Wandverdickung und steifen Darmschlingen (vgl. Abb. **55**). Nach 6–8 Std. hat die massive Sekretion von serös-sanguinolenter Flüssigkeit in die Darmwand und das Darmlumen ihren Höhepunkt erreicht. Im Röntgenbild sieht man jetzt die Einengung des Lumens der Schlingen mit Distanzierung der Nachbarschlingen durch das starke Wandödem (vgl. Abb. **8**). Bei einer solch nachweisbaren lokalen Distanzierung findet man stets eine veränderte Wandkontur in Form von unregelmäßigen Impressionen, die man als Daumenabdrücke („thumb prints") bezeichnet. Sie sind im Vergleich zu den Kerckringschen Falten deutlich irregulär, da sie statt der typischen Ausbiegung der gasgefüllten Schlingen nach innen imprimiert sind und eine unregelmäßige, grobe Zähnelung entstehen las-

sen (vgl. Abb. **54**). Diese Wandveränderungen können natürlich auch bei anderen Darmerkrankungen auftreten, bei denen es zu einem Wandödem kommt, wie etwa bei der akuten Portalthrombose oder bei der akuten Rechtsherzinsuffizienz.

Nach durchschnittlich 7 Std. wird die Mukosa für Bakterien durchgängig infolge Andauung der Mukosa durch die im Darmlumen vorhandenen Pankreasenzyme. Es kommt infolge des verstärkten Bakterienwachstums zur Gasbildung, so daß man in etwa 20% der Fälle Gas subperitoneal, retroperitoneal oder in den Portalvenen der Leber findet (vgl. Abb. **17, 19, 52**). Mit Abfließen des Ödems aus der Darmwand kommt es zu einer starken Erweiterung der Darmschlingen mit Verdünnung der Wand. Der Verlust an Plasma und Blut in die Darmwand und das Darmlumen kann bis zu 50% der gesamten intravasalen Flüssigkeitsmenge betragen.

Sehen wir von den Gefäßrupturen ab, stellt die Gangrän die für den Kliniker wichtigste und am dringlichsten zu behandelnde Erkrankung dar. Besteht klinisch oder radiologisch Verdacht auf eine Gangrän, sollte man sofort angiographieren, um die Thrombembolie im Hauptstamm der A. mesenterica superior zu lokalisieren oder auszuschließen. Eine besonders typische Veränderung bietet die nichtokklusive Ischämie bei Digitalisintoxikation: Langstreckige Stenosen in größeren und kleineren Arterien mit poststenotischer Gefäßerweiterung beherrschen das Bild. Sie erklären die landkartenartigen, unzusammenhängenden Durchblutungsstörungen. Die Möglichkeit der medikamentösen Therapie über den liegenden Mesenterikakatheter bildet die einzige Chance für einen therapeutischen Erfolg, da das Spasmolytikum präoperativ, intraoperativ und postoperativ gegeben werden muß, wenn man den digitalisbedingten Gefäßspasmus überwinden will.

Retroperitonealer Prozeß

In dieser Gruppe sind alle akuten Affektionen des Retroperitonealraums zusammengefaßt, der die drei Kompartimente des retroperitonealen Bauchraumes umfaßt, daneben das abdomensei-

Tabelle 9   Retroperitonealer Prozeß: Kolonblähung (Duodenalblähung)

Wirbelsäule

— Einklemmung der Spinalganglien bei Fraktur
— Blutung prävertebral bei Wirbelkörperfraktur, Abrißfraktur des Seitenfortsatzes usw.

Niere mit Perirenalraum

— Steinkolik in Niere und Ureterabgang
— akute eitrige Pyelonephritis
— Paranephritischer Abszeß
— Blutung in Perirenalraum, u. a. Trauma

Ureter

— Stein-Blutkoagelkolik

vorderer Pararenalraum von kranial bis kaudal

— akute Pankreatitis, insbesondere die hämorrhagisch-nekrotisierende Form
  → bis in die Flanke beiderseits absteigend,
    → Mesokolon → Mesenterium
                          → Mediastinum
— Aneurysmenblutung
— Manipulation • retrograde Pyelographie
                     • transrenale Punktion und
                       Pyelostomie / Lithotomie

kleines Becken extraperitoneal

— akuter Urogenitalprozeß u. a.
  Cystitis emphysematosa
— Blasenverletzung
— Pfählungsverletzung retroperitoneal
— postoperative Blutung, evtl. mit Infektion

tige Zwerchfell mit den darüberliegenden Organen Herz und Lungen sowie den Urogenitalbereich im kleinen Becken.

Der Dickdarm bildet mit Colon ascendens und descendens sowie Rektum einen Teil dieses Raumes und reagiert deshalb auf akute retroperitoneale Prozesse oder nimmt direkt daran teil. Das intraperitoneal gelegene Colon transversum ist durch das Mesokolon mit dem Peritonealraum verbunden, das Sigma durch das Mesosigma. Über diese Verbindungen nehmen sie an den retroperitonealen Prozessen teil.

Das röntgenologische Leitsymptom ist dementsprechend die *isolierte Dickdarmblähung.* Ob dabei Spiegel auftreten, hängt lediglich davon ab, wie stark die Kolonatonie ist, wie lange sie besteht und ob Flüssigkeit vorhanden ist. Jedenfalls hat auch hier die Spiegelbildung keinerlei spezifischen Charakter.

Retroperitonealer Prozeß

— weiche Bauchdecken
— Druckschmerz im Mittel-Oberbauch bzw. Becken in der Tiefe
— Puls normal bis erhöht je nach Art des Prozesses mit und ohne Fieber
— Geräusche gewöhnlich reflektorisch herabgesetzt

Eine isolierte Blähung des Dickdarms ist in jedem Fall auffällig, da sie nie ohne Grund auftritt. Liegt keine koloneigene Erklärung dafür vor, etwa ein mechanischer Verschluß, eine Gangrän o. ä., kommt dafür als erstes ein retroperitonealer akuter Prozeß in Frage. Liegt dieser in Höhe der Pankreasloge, tritt gewöhnlich eine Duodenalatonie als erstes Zeichen des retroperitonealen Prozesses auf, die Kolonblähung als zweites. Die Formen des retroperitonealen Prozesses sind in der Tab. 9 aufgeführt. Der Häufigkeit nach ist die Stein- oder Koagelkolik im Ureter der häufigste retroperitoneale Prozeß (Abb. 57). Selbst nach Steinabgang kann man aus der persistierenden Dickdarmblähung noch auf die Diagnose „Steinabgang" schließen. Auch bei der akuten Blockade des Blasenausgangs ist der Nachweis der isolierten Kolonblähung hilfreich, da man zunächst nicht an eine Ursache im kleinen Becken denkt, etwa bei multipler Sklerose. Die basale Pleuritis bzw. Pleuropneumonie (Abb. 58) verursacht ebenso wie der Herzinfarkt oder andere thorakobasale Prozesse eine ausgeprägte Kolonblähung als quasi retroperitonealen Prozeß.

Die Pankreatitis hat wegen ihrer topographischen Lage im vorderen Pararenalraum und der nahen Beziehung zur Bursa omentalis, zum Duodenum und zum Querkolon über das Mesokolon eine eigene Stellung mit typischer Entwicklungsreihe.

Abb. **57a** u. **b**
Tiefsitzender Harnleiterstein rechts
Röntgen: isolierte Kolonblähung mit Spiegelbildung
Klinik: Blut im Urin, Klopfschmerz über rechtem Nierenlager

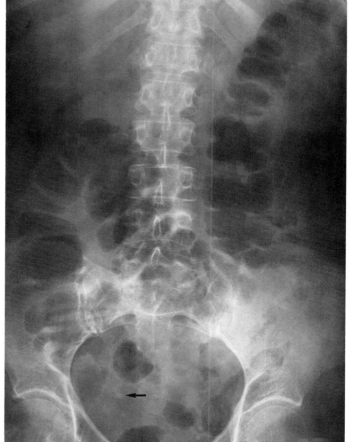

a

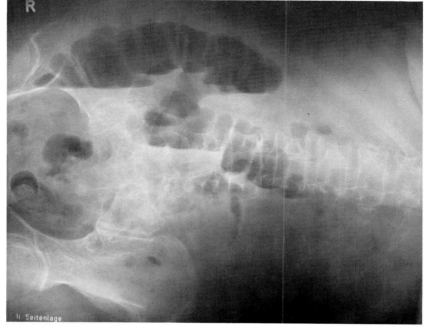

b

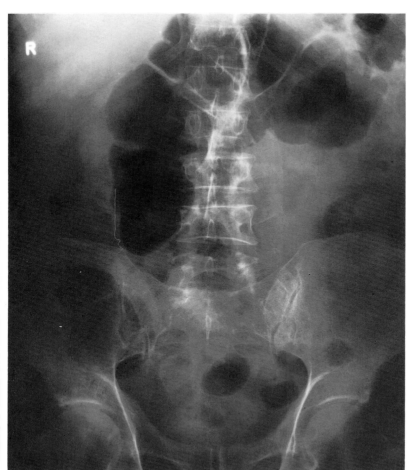

a

Abb. **58a–c**
a u. b
Basale Pneumonie links
Röntgen: isolierte Kolonblä-
hung mit Spiegeln
Klinik: weicher Bauch, kein
Druckschmerz, Darmgeräu-
sche herabgesetzt, Puls 86/
Min., Bronchialatmen links,
Fieber 38 °C

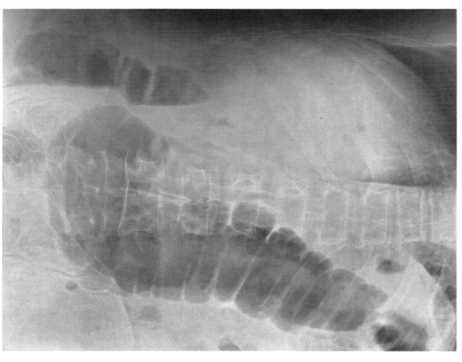

b

Abb. **58c** Röntgenthoraxaufnahme: basale Pneumonie links

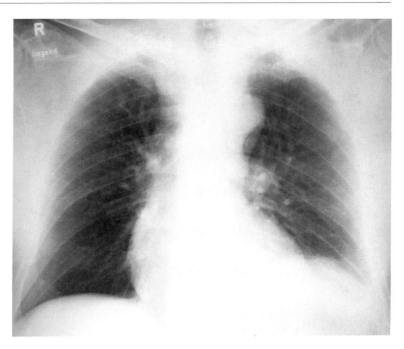

Dabei muß es sich nicht immer um eine akute Pankreatitis in ihren verschiedenen Formen handeln. Auch Eiterungen oder Blutungen in diesem Gebiet zeigen die gleichen Erscheinungen (vgl. Abb. **1, 7**).

Der pankreatitische Prozeß kann so aggressiv auf das Duodenum übergreifen, daß die Duodenalwand zerstört wird und es zum duodenalen Verschluß kommt (Abb. **59**). Die aggressive Tendenz der bei der Zerstörung des Pankreas frei werdenden Enzyme, die nach dorsal durch die Gerota-Faszien des Perirenalraums bis in den hinteren Pararenalraum, das Mediastinum oder nach kaudal bis zum Leistenband durchbrechen können, ist enorm. Brechen die Enzyme nach ventral in die Bursa omentalis durch, kommt es zur chemischen Peritonitis und zur Andauung der hinteren Magenwand sowie der inneren Wand an der linken und rechten Kolonflexur. Damit ändert sich das klinische wie röntgenologische Bild bei der Leerbauchuntersuchung erheblich, ebenso beim Kolonkontrasteinlauf und bei der Magenuntersuchung.

Die *Lymphadenitis mesenterialis* zeichnet sich ebenfalls durch eine isolierte Duodenalblähung aus (Abb. **60**). Daneben bestehen Spiegelbildungen im rechten Mittel- und Unterbauch. Klinisch findet man eine Temperatursteigerung bis etwa 38 °C sowie einen lokalen Druckschmerz im rechten Unterbauch wie bei Appendizitis. Dementsprechend kommt es unter der Annahme einer Appendizitis häufig zu einer Operation. Dabei findet sich dann eine ödematös-sulzig veränderte letzte Ileumschlinge mit Zäkum und eine enorme Vergrößerung der Lymphknoten entlang dem Mesenterialansatz bis zur Pankreasloge hin. Bei der Hälfte unserer Patienten bestand neben der Lymphadenitis mesenterialis auch eine Appendizitis. Ursache ist eine abszedierende retikuläre Lymphadenitis, die bei Kindern und Jugendlichen durch Infektion mit Yersinia pseudotuberculosis auftritt, bei Erwachsenen in Form der Yersinia enterocolitica. Auch Adenoviren und Toxoplasmen kommen als Erreger vor. Der Nachweis gelingt heute mittels Seroagglutination, Komplementbindungsreaktion, Immunfluoreszenz in der Mehrzahl der Fälle. Die Duodenalatonie geht möglicherweise auf eine toxische Reaktion des Pankreas zurück. Auch bei der *Adnexitis* tritt die Duodenalatonie in unserem Material häufig auf, ohne daß wir dafür eine Erklärung haben. Vielleicht liegt hier eine ähnliche Beziehung von Lymphabflußwegen und Pankreasloge mit Pankreas vor wie bei der Lymphadenitis.

Blutungen in den Retroperitonealraum entstehen bei allen Wirbelfrakturen und Seitenfortsatzabrissen. Auch die *Penetration des Ulcus duodeni* an der Hinterwand oder postbulbär in den Pankreaskopf führt über eine Kopfpankreatitis zur Duodenalatonie.

Extraabdomineller Ileus

Dazu gehören alle Affektionen, die auf irgendeine Weise auf den Darmtonus einwirken können (Tab. **10**). Im Vordergrund steht auch hier die ausgeprägte Dickdarmblähung. Daneben findet

(Text weiter S. 156)

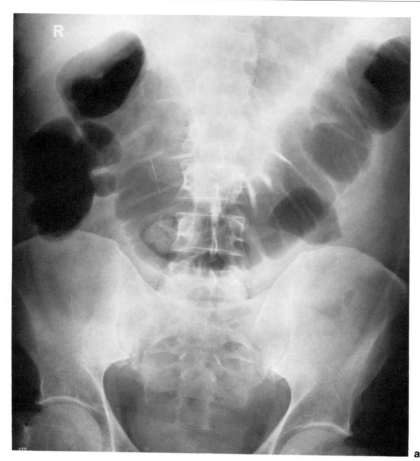

a

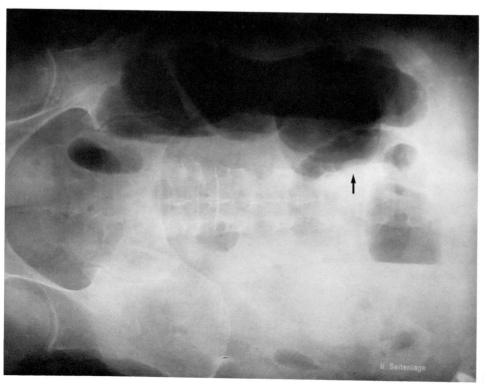

b

Abb. **59a** u. **b** Hämorrhagische Pankreasnekrose
Röntgen: typische Duodenalatonie mit Impression an der Innenkontur, Dickdarmblähung mit Spiegelbildung
Klinik: weiche Bauchdecken, Druckschmerz in der Tiefe im Epigastrium, Darmgeräusche herabgesetzt, Puls 84/Min.
OP: Nekrosestraßen retroperitoneal und Gasabszeß

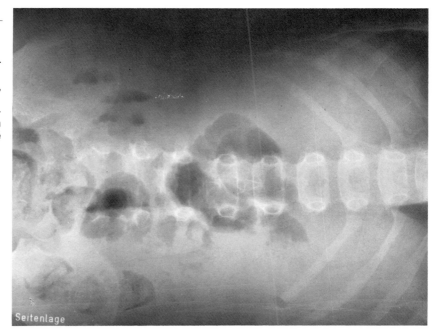

Abb. **60** Lymphadenitis mesenterialis mit Begleitpankreatitis
Röntgen: Duodenalatonie, Spiegelbildungen ileozäkal
Klinik: weiche Bauchdecken, Druckschmerz am McBurney, Urindiastase 2.048

Tabelle 10 Differentialdiagnose: Gasbildung in Dünndarm und Dickdarm

Atonie bei extraabdominellen Erkrankungen

weicher Bauch
Geräusche herabgesetzt
Puls normal
bei Schock > 100/Min.
	Zentrale Lähmung:
	– Stoffwechselstörung
	  • diabetische Azidose
	  • azotämisches Erbrechen
	  • hepatisch-urämisches Koma
	  • Salzmangelsyndrom der Leber
	– Schlafmittelvergiftung
	– Apoplexie
	– Schädel-Hirn-Trauma
	Lähmung der regulatorischen Nerven:
	– Neuroplegika
	– Operation an Ösophagus und BWS
	Störung der neuromuskulären Übertragung:
	– Kaliummangel
	akuter Blutrückstau:
	– akute Portalthrombose
	– akutes Rechtsherzversagen

Diffuse Peritonitis

diffuse Défense
keine Geräusche
Puls > 100/Min. (Schock)
	Perforation:
	  Ulkus, Tumor, Gangrän, Appendizitis, Cholezystitis usw.
	  Ausbreitung einer Abszedierung (Pyovar, Abszesse aller Art)
	hämatogene Peritonitis
	akute Pankreatitis (Enzymausschwemmung in freie Bauchhöhle)
	geplatzte Echinokokkuszyste u. ä.

Gefäßprozeß

weicher Bauch
diffuser Druckschmerz
Geräusch ↓ – fehlend
Puls > 100/Min.
	Thromboembolie an A. und V. mesenterica superior
	Gefäßspastik in verschiedenen Gefäßgebieten bei Überdigitalisierung
	terminale ischämische Enterokolitis
	  (toxisches Megakolon, nekrotisierende Enterokolitis)
	akute Portalthrombose bei portaler Hypertension:
	  Wandödem *ohne* Gangrän

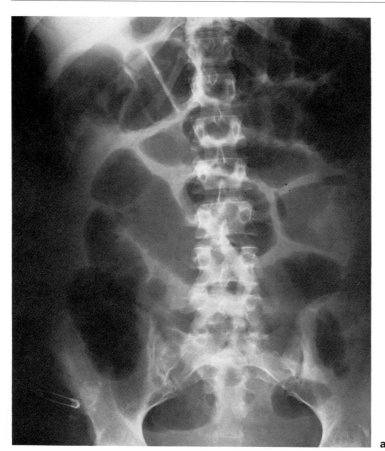

a

Abb. **61a** u. **b**
Postoperative Hypokaliämie
Röntgen: Dünn- und Dickdarmblähung mit Spiegelbildung, Flüssigkeitsvermehrung im Abdomen
Klinik: keine Darmgeräusche, Bauchdecken wegen Verbandsmaterial
nicht zu untersuchen, Puls 82/Min.

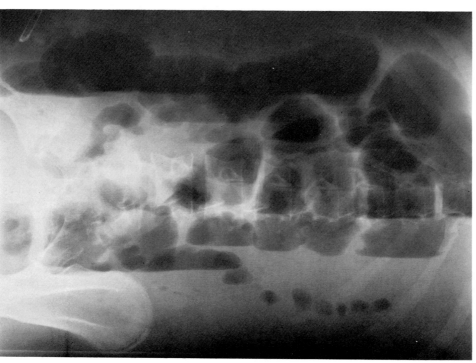

b

Abb. **62a** u. **b** Bewußtlose Patientin nach Schlafmittelvergiftung
Röntgen: Dünn- und Dickdarmblähung mit Spiegelbildungen
Klinik: Bauchdeckenbefund nicht zu erheben, keine Darmgeräusche, Puls 96/Min.

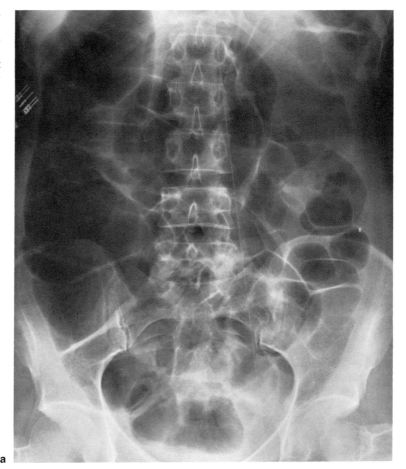

a

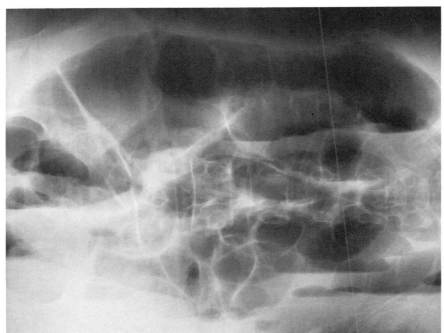

b

sich meist auch eine Dünndarmblähung, beide mit Spiegelbildung. Das Bild ist gewöhnlich sehr eindrucksvoll und macht wegen seiner vielen Spiegel in Dünn- und Dickdarm auf den ersten Blick den Eindruck eines schweren Bauchbefundes. Der klinische Befund wechselt je nach Primärkrankheit. Im typischen Fall finden sich:

Extraabdominelle Erkrankungen

- weiche Bauchdecken
- kein Druckschmerz
- Puls normal bis erhöht
- Geräusche herabgesetzt oder gar fehlend

Von den in der Tab. **10** aufgeführten Ursachen ist die nach Bauchoperationen häufig auftretende (relative) Hypokaliämie die häufigste und wichtigste (Abb. **61**). Die Abgrenzung gegenüber der diffusen Peritonitis als Folge einer Nahtinsuffizienz und einem bridenbedingten Verschlußileus ist deshalb so wichtig, weil eine Relaparotomie die Gefahren des Adhäsionsileus und des Platzbauches herausfordert.
Röntgenologisch läßt sich aus dem Leerbild der mechanische Ileus schnell ausschließen. Postoperative mechanische Verschlüsse durch Briden oder Adhäsionen beziehen sich immer auf den Dünndarm und verursachen eine reine Dünndarmblähung. Nur selten sind die mobilen Kolonteile betroffen. Das gleichzeitige Bestehen einer starken Dickdarmblähung schließt die mechanische Ursache aus.
Die ausgeprägte Gasblähung von Dünn- und Dickdarm bei der Hypokaliämie läßt sich durch den Nachweis *weicher* Bauchdecken und das Fehlen einer *Schocksymptomatik* beweisen.
Bei den anderen extraabdominellen Erkrankungen weisen Anamnese und Klinik auf die richtige Ursache hin (Abb. **62**).
Eine Sonderstellung nimmt der *akute Blutrückstau* in den Darm ein. Bei Rechtsherzinsuffizienz findet man eine Blutüberfüllung der Darmgefäße mit Atonie des Darmes und entsprechender Gasblähung. Bei akuter Portalthrombose im Rahmen der portalen Hypertension mit Varizenblutung erfolgt der Rückstau schlagartig, und das Ödem der Darmwand ist ausgeprägt, leicht erkennbar an der Distanzierung der Schlingen und den „Daumenabdrücken" an der Darmwand (vgl. Abb. **11**). Im Laufe von Stunden eröffnen sich aber zahlreiche venöse Kollateralen zur V. cava inferior hin, und der akute Bauchzustand mit extremer Gasblähung des Darmes verschwindet mit Einsetzen der Peristaltik wieder.
Entwickelt sich die akute Portalthrombose aber aus einer Thrombose der V. mesenterica superior,

kommt es gewöhnlich zur schweren Darmgangrän mit entsprechenden Wandveränderungen im Stromgebiet der V. mesenterica superior bzw. V. mesenterica inferior.

Entzündung

Klinisches Leitsymptom der umschriebenen parietalen Peritonitis ist die lokale Défense. Daneben sind Fieber und Pulserhöhung zu erwarten; evtl. ist ein entzündlicher Tumor tastbar. Ist der entzündliche Prozeß über die ganze Peritonealhöhle ausgedehnt, tritt eine diffuse parietale Peritonitis auf mit Lähmung der Darmperistaltik und Schocksymptomatik.
Der diffus-entzündliche Prozeß *retroperitoneal*, der sich aus einem nach dorsal perforierten Divertikel oder einem Kolonriß entwickelt, hat ein gänzlich anderes Gesicht. Einige Tage lang sind die subjektiven Beschwerden relativ gering und es fehlen Warnsignale wie auffällige Temperaturerhöhungen oder Hinweis auf einen peritonitischen Prozeß in Form der Défense der Bauchdecken, des Verschwindens der Darmgeräusche und des Auftretens einer Schocksymptomatik. Im Röntgenbild verschwinden die typischen retroperitonealen Strukturen. Am 4. Tag bricht der Prozeß gewöhnlich in die freie Bauchhöhle durch und ist einer chirurgischen Therapie nicht mehr zugänglich.
Das Röntgenbild ändert sich beim entzündlichen Prozeß intraperitoneal mit der Lage des entzündlichen Herdes zum Darm hin. Liegt er dem Dünndarm an, ist dieser gebläht und zeigt Spiegelbildungen. In gleicher Weise reagiert der Dickdarm. Breitet sich der Prozeß aus, können auch beide gemeinsam betroffen sein.
Die *klinische Symptomatik* wechselt, insofern die Entzündung in Hohlorganen einer typischen Symptomensequenz folgt.

Lokale Entzündung

Die typischen Entzündungen des Abdomens sind Appendizitis, Divertikulitis, Cholezystitis und Adnexitis. Abszedierungen bei Morbus Crohn und anderen Erkrankungen kommen hinzu. Jede dieser Erkrankungen hat ihre verschiedenen Entwicklungsmöglichkeiten, die von der jeweiligen topographisch-anatomischen Voraussetzung abhängen.
Bei der *Appendizitis* sind Klinik und Röntgenbild davon abhängig, ob die Appendizitis intra- oder extraperitoneal liegt (Abb. **63**) und wie diese bei intraperitonealer Lage zur letzten Ileumschlinge und zum Zäkum hin liegt. Ist die Appendix zur letzten Schlinge hin hochgeschlagen, wird man Dünndarmspiegel erwarten dürfen (Abb. **64**). Liegt sie isoliert am Zäkumpol, entwickelt sich

ein langer Zäkum-Aszendens-Spiegel (Abb. **65**).
Das Auftreten weiterer Spiegel im Dünndarm
spricht für ein Übergreifen auf den weiteren
Bauchbereich. Taucht sie in das kleine Becken
ein, entwickelt sich eine Beckenperitonitis mit einem atypischen klinischen und röntgenologischen
Bild: Man findet steife, offenbar von Eiter umgebene Darmschlingen mit Spiegeln, und der Finger tastet rektal einen Douglas-Abszeß.

Der *perityphlitische Abszeß* imprimiert das Zäkum (vgl. Abb. **13**). Enthält er Gas, stellt sich der
Abszeß medial oder lateral des Zäkums dar. Perforiert die ulzerophlegmonöse Appendizitis, kann
man gelegentlich freie Luft sehen. In Einzelfällen
leitet der Nachweis von Kotsteinen zur Diagnose
hin (Abb. **66**). Dehnt sich der eitrige Prozeß aus,
sieht man außer der ileozäkalen Veränderung eine Distanzierung der Dünndarmschlingen.
Liegt die Appendix retrozäkal (intraperitoneal),
spielt sich der abgedeckt liegende Prozeß anders
ab. Er entwickelt sich langsam und abszediert
meist. Die isolierte Zäkumblähung mit Wandim-
pression ist die Folge. Liegt die Appendix extraperitoneal, entwickeln sich Abszeß und Perforation wie intraperitoneal, es fehlt aber die lokale
Défense, da das parietale Peritoneum nicht betroffen ist. Statt dessen fällt ein schmerzhafter
Flankentumor auf, dessen Ursache oft erst beim
Kontrasteinlauf erkannt wird: An der hinteren
Seitenwand von Zäkum-Aszendens findet man eine grobe, sägezahnartige Veränderung durch
Übergreifen des Abszesses auf die hintere Kolonwand.

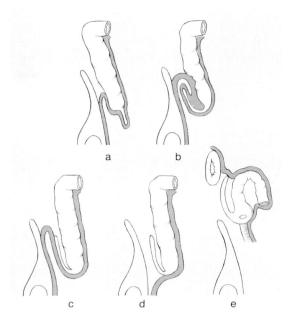

Abb. **63a–e** Lagemöglichkeiten der Appendix (nach
Meyers und *Oliphant*)
a Intraperitoneale, in das Becken hereinreichende
Appendix
b Intraperitoneal retrozäkal hochgeschlagene Appendix
c Extraperitoneale retrozäkal hochgeschlagene Appendix mit vorhandener parakolischer Rinne
d Extraperitoneale retrozäkal hochgeschlagene Appendix
e Extraperitoneale retrozäkal hochgeschlagene Appendix, die rechts bis unter die Leber reicht und vor
der Niere gelegen ist bei subhepatischem Zäkum. Extraperitoneale Mündung des terminalen Ileums in das
Zäkum von dorsal

Abb. **64**
Appendicitis ulcero-
phlegmonosa
Röntgen: mehrere
kleine Dünndarmspie-
gel im Unterbauch bei
im übrigen uncharak-
teristischem Gasge-
halt in Dünn- und
Dickdarm
Klinik: weicher Bauch,
isolierter Druck-
schmerz am McBur-
ney, unauffällige
Darmgeräusche, Puls
80/Min.

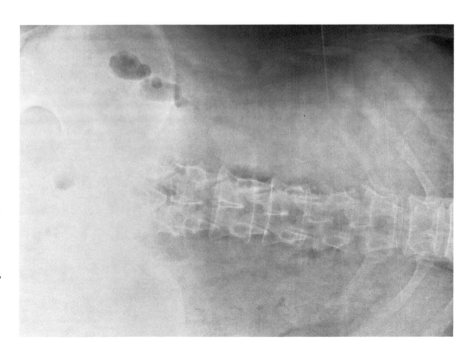

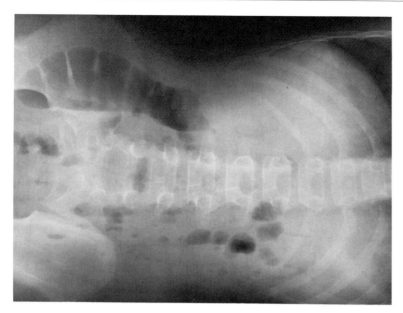

Abb. **65** Appendicitis phlegmonosa mit Periappendizitis
Röntgen: großer Spiegel im gasgeblähten Zäkum und Colon ascendens. Beginnende kleine Spiegelbildungen im Dünndarm und Haustren des linken Kolons
Klinik: lokale Défense und Druckschmerz im rechten Mittel- und Unterbauch, Darmgeräusche uncharakteristisch, Puls 100/Min., Fieber 38,6°C

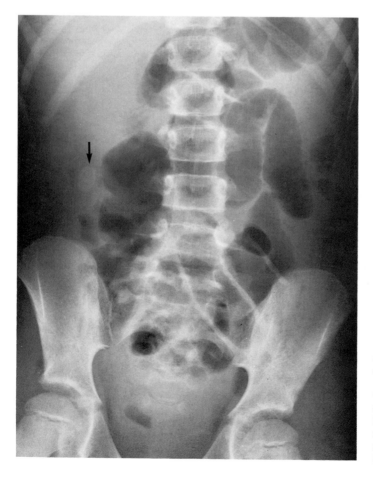

Abb. **66** Appendizitis einer retrozäkal gelegenen Appendix mit Perforation eines Kotsteins und Gasabszeß
Röntgen: Dünn- und Dickdarmblähung (mit Spiegelbildungen im Dünndarm in seitlicher Aufnahme). Impression der Darmschlingen im rechten Mittelbauch von lateral durch Kotstein und Gasabszeß
Klinik: Druckschmerz und Défense im rechten Mittel- und Unterbauch, Darmgeräusche herabgesetzt, Puls 92/Min., Fieber 38°C

Die einfache und unkomplizierte Appendizitis wird vom erfahrenen Kliniker unschwierig diagnostiziert. Die Leerbauchdiagnostik ist dabei eine große Hilfe bei den komplizierten, fast immer eitrigen Formen, insbesondere bei atypischen Entwicklungen retrozäkal und im kleinen Becken.

Eine Einschränkung ist insofern zu machen, als der lokale Druckschmerz oder die lokale Défense auch durch andere entzündliche Prozesse wie Adnexitis, infizierte Hämatome nach gynäkologischen Operationen usw. auftreten können. Liegt der Adnexprozeß oder die postoperative Infektion links, ist die Abgrenzung zur Divertikulitis nötig. Aus diesem Grund spricht man besser von „entzündlichem Prozeß im rechten oder linken Unterbauch" statt von Appendizitis oder Divertikulitis.

Die *Lymphadenitis mesenterialis* bietet klinisch das Bild einer Appendizitis und wird unter dieser Diagnose gewöhnlich operiert. Da man dabei in der Hälfte der Fälle neben der Lymphknotenveränderung und dem Ödem der Darmwand eine Appendizitis findet, erlaubt auch die eindeutige Diagnose „Lymphadenitis mesenterialis" nicht den Verzicht auf die Operation. Bei der Operation wird die sulzig-ödematös veränderte letzte Ileumschlinge gewöhnlich als frischer Morbus Crohn mißdeutet. Bei der postoperativen Kontrolle des Ileozäkalbereichs findet sich kein pathologischer Befund mehr.

Bei der *Cholezystitis* geht die Entwicklungslinie des entzündlichen Ileus vom Hydrops über das Empyem zur Pericholezystitis und von dort zum subhepatischen oder subphrenischen Abszeß hin (vgl. Abb. **47**). Im Zentrum der klinischen Symptomatologie steht auch hier die lokale Défense unter dem rechten Rippenbogen. Sie beweist, daß der entzündliche Prozeß die Gallenblasenwand bereits durchbrochen und das parietale Peritoneum erreicht hat. Fehlt die lokale Défense, hat der Prozeß das parietale Peritoneum noch nicht erreicht. Besteht eine diffuse Défense, ist die freie Bauchhöhle insgesamt betroffen.

Die röntgenologischen Symptome sind verschiedenartig: Beim Hydrops fällt am stärksten die Impression der riesigen Gallenblase in die rechte Kolonflexur auf (vgl. Abb. **12**). Das Kolon ist fast immer reflektorisch stark erweitert und gasgebläht. Kommt es zum Empyem und zur Pericholezystitis, verschwindet die normal scharf gezeichnete Leberspitze, die von Flüssigkeit oder Eiter umspült wird. Die Gasblähung des Kolons ist auch jetzt ausgeprägt; hinzu kommt aber auch eine Gasblähung des Dünndarms, der der Gallenblase naheliegt. Bei einem Gasabszeß findet man subhepatisch sowie um die Leber herum kleinere und größere Spiegelbildungen bis zum Zwerchfell

hin. Von freier Luft subperitoneal am Zwerchfell lassen sich diese Spiegel dadurch abgrenzen, daß fast immer eine querfingerbreite Distanz der bogigen Gasbegrenzung zur seitlichen Brustwand hin beim Abszeß vorliegt, während das subperitoneale Gas der Wand eng anliegt. Die meist septisch ablaufende *Cholecystitis emphysematosa* ist leicht am Gasring in der Gallenblasenwand oder an der Gasfüllung des Gallenblasenlumens zu erkennen (vgl. Abb. **20**).

Die *Divertikulitis* am Sigma entwickelt sich durchweg in das Mesosigma herein, das bei häufigeren Entzündungen schrumpft und eine Ziehharmonikaform des Sigmas verursacht. Es wird durch den Abszeß imprimiert bis zum mechanischen Kolonverschluß. Im Leerbild sieht man einen oder wenige Spiegel im linken Unterbauch, die sich mit einem lokalen Druckschmerz oder lokaler Défense korrelieren lassen. Gelegentlich kann man kleine Gasblasen in einem Abszeß nachweisen. Gewöhnlich gelingt dies aber nur nach Lokalisation des Kolons mit Hilfe des Kontrasteinlaufs. Eine Perforation des Abszesses in das Kolon behebt den Verschluß. Die Perforation des Abszesses in das venöse System in Form einer Pylephlebitis führt zu Leberabszessen und zur Sepsis. Die Perforation in den Retroperitonealraum führt zu einer ungebremsten Entzündung retroperitoneal bis zum Zwerchfell hin und in den lumbalen Fettspalt beiderseits lateral. Nur die sofortige Erkennung und die Therapie der Perforation können diese Entwicklung verhindern. Die freie Perforation in den Bauchraum wird im allgemeinen schnell erkannt. Sie tritt neben der Entzündung der Divertikel auch bei endoskopischen Untersuchungen oder starken Druckerhöhungen im rektosigmoidalen Bereich bei Kontrasteinläufen auf.

Diffuse Peritonitis

Sie ist charakterisiert durch die diffuse Abwehrspannung („brettharter Bauch"). Infolge der Darmlähmung fehlen die Geräusche (Totenstille). Auch vorübergehend kann keine normale oder verstärkte Peristaltik auftreten. Immer findet sich die hohe Pulsfrequenz von $> 100/\text{Min.}$, wie die Schocksymptomatik anzeigt.

Die Röntgensymptomatik ist zeitabhängig. Bei der frischen Perforation, etwa einem Ulcus duodeni, zeigen die Leeraufnahmen eine völlig uncharakteristische Gasfüllung des Darmes, obwohl der brettharte Bauch an der Diagnose keinen Zweifel läßt (vgl. Abb. **27**). Dies passiert gewöhnlich bei Patienten, die schnell nach der Perforation in die Klinik eingeliefert werden und wo der Darm noch keine Zeit zur Reaktion hatte. Um so wichtiger ist der Nachweis freier Luft.

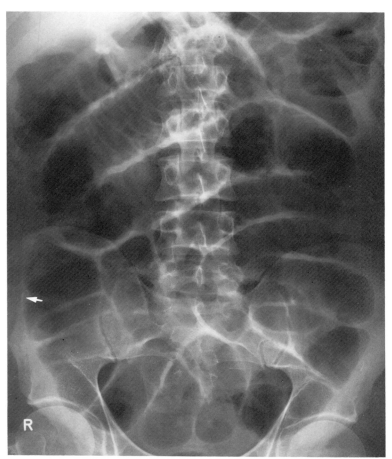

a

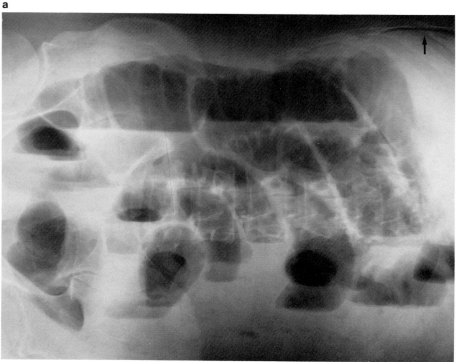

b

Abb. **67a** u. **b** Stumpfes Bauchtrauma mit Abbruch des Becken-
kammes rechts und Darmruptur
mit diffuser Peritonitis
Röntgen: freie Luft zwischen Leber und Brustwand, Dick- und
Dünndarmblähung mit Spiegelbildungen
Klinik: diffuse Défense, keine
Darmgeräusche, Puls 100/Min.

Ist die Peritonitis älter, d.h., erfolgt die Untersuchung einige Stunden nach der Perforation, findet man eine ausgeprägte Gasblähung von Dünn- und Dickdarm (Abb. **67**). Stammt die Perforation nicht von einem Ulcus duodeni mit chemischer Peritonitis, sondern perforierte ein Kolonprozeß, entwickelt sich die eitrige Peritonitis fast immer rasant mit entsprechend frühzeitiger und ausgeprägter Gasblähung von Dünn- und Dickdarm.

Findet sich keine freie Luft, ist daran zu denken, daß bei gasleerem Magen und Darm keine Luft ausgetreten ist oder die Perforationsöffnung inzwischen abgedeckt wurde. Endoskopien sind in diesem Fall gefährlich und führen wie in der Luftinsufflation zu einem enormen Pneumoperitoneum.

Eine andere Möglichkeit ist die Gallenblasenperforation mit galliger Peritonitis. Auch die Perforation eines Echinokokkus in den Bauchraum kommt vor. Die hämatogene, eitrige oder tuberkulöse Peritonitis kommt im Säuglings- und Kindesalter öfter vor als bei Erwachsenen, ist aber selten.

Ein häufiger Fall ist der Übergang eines zunächst lokalisierten entzündlichen Prozesses in eine diffuse Peritonitis. Auch das Übergreifen eines retroperitonealen entzündlichen Prozesses auf die Bauchhöhle ist zu bedenken. Dazu gehört die akute Pankreatitis mit der Ausschwemmung von Enzymen aus der Bursa omentalis in den freien Bauchraum ebenso wie das Übergreifen eines eitrigen retroperitonealen Prozesses auf die freie Bauchhöhle.

Trauma

Das Abdomen ist ein Spiegel für Verletzungen, die vom oberen Thorax bis zum Schambein hin reichen (Tab. **11**).
Die Bildanalyse beim Trauma folgt dem üblichen Schema. Man sucht zuerst nach *freier Luft* als Folge der Verletzung des Darmtraktes. Trifft das Trauma den Oberbauch, ist das Duodenum im Bereich der Flexura duodenojejunalis besonders gefährdet, in gleicher Weise das Pankreas. Die Lenkstangenverletzung bei Kindern ist eine typische Läsion dieser Art.
Fehlt freie Luft intraperitoneal, sucht man nach Gas retroperitoneal. Auch hier ist das Duodenum in seinem retroperitonealen Anteil häufig betroffen (vgl. Abb. **37**). Bei Bronchosruptur oder Stichverletzung der Lunge tritt Luft durch Pressen in das Mediastinum und von dort nach kaudal in den Retroperitonealraum über. Den umgekehrten Weg geht Gas, das aus einem Einriß am rektosigmoidalen Übergang bei hinterer Beckenringfraktur austritt (vgl. Abb. **38**). Man findet dieses

Gas sowohl im vorderen wie hinteren Pararenalraum und subperitoneal unter dem Zwerchfell sowie im lumbalen Fettspalt.
Bei Pfählungsverletzungen des Dammes kommt es durch Rektumläsion ebenfalls zum Gasaustritt in die beiden Kompartimente des Retroperitonealraums (vgl. Abb. **42**). Wegen der Gefahr der unbeherrschbaren Ausbreitung der Koliinfektion retroperitoneal ist die rechtzeitige Erkennung lebenswichtig. Das gleiche gilt für die Divertikelperforation am Sigma durch exzessive Luftinsufflation oder instrumentelle Manipulation.
Bei Schußverletzungen kommt es nicht selten zu gangränösen Veränderungen an der Darmwand. An dem im vorderen Pararenalraum gelegenen Colon ascendens oder descendens besteht dann die Gefahr des Übergreifens auf den gesamten retroperitonealen Raum (Abb. **68**). Findet man bei stumpfen Bauchtrauma kein Gas extraintestinal, analysiert man die Art der Gasblähung des Darmes. Bei isolierter Gasblähung im Dünndarm wird man eine Wandläsion dort oder im Mesenterialansatz vermuten. Bei isolierter Kolonblähung treten isolierte Rißbildungen mit Hämatomen vor allem durch Gurtverletzungen im Auto auf (Abb. **69**).
Die Gasblähung von Dick- und Dünndarm tritt bei Traumen unter den gleichen Bedingungen auf wie bei den oben erwähnten koloneigenen und kolonfremden Prozessen.

Beim stumpfen Rückentrauma (Typ: Pufferverletzungen) kommt es durch Wirbelkompression oder Abriß von Seitenfortsätzen zu retroperitonealen Blutungen mit der Folge ausgeprägter Kolonblähung. Bei Flankentraumen sind es rechts Leber- und Nierenrupturen, links Milz- und Nierenrupturen, die zu schweren Blutungen retroperitoneal führen (Abb. **70**). Man findet viel Blut in der freien Bauchhöhle von der Leber- oder Milzruptur, während bei der Nierenruptur die Blutung in den Perirenalraum erfolgt. Unter diesen Bedingungen kann, ähnlich wie bei der Pankreatitis, die sog. „Nierenkorona" auftreten (vgl. Abb. **25**).
Bei ventralen Beckentraumen mit Schambeinfraktur ist der Abriß der Urethra ebenso zu bedenken wie die Blasenruptur. Die sich schnell ausbreitende Urinphlegmone führt als retroperitonealer Prozeß wiederum zur isolierten Dickdarmblähung.

Die klinische Symptomatologie bei den verschiedenen Traumen wechselt je nach Körperregion, betroffenem Organ, Verletzungsschock, Blutverlust stark. So ist bei Verletzung der großen Gefäße der Eindruck der lebensbedrohenden Blutung beherrschend, in ähnlicher Weise die Blutung aus den Oberbauchorganen.

Tabelle 11   Trauma

Mediastinum	Emphysem	Bronchuseinriß/-abriß Riß in Sigma/Mesosigma bei hinterer Beckenringfraktur
Pleura	Pneumothorax Erguß/Hämatom	Stichverletzung, Rippenfraktur, Lungenkontusion
Lunge	Hämatom intrapulmonal	Kontusion, Stichverletzung usw.
Herz	Perikardhämatom	Kontusion, Stichverletzung usw.
Zwerchfell	Hochstand Gas subpleural Gas subphrenisch Gas subperitoneal subphrenisch	Ruptur, Verlagerung von Leber und Magen Bronchuseinriß/-abriß Riß an Sigma/Mesosigma bei hinterer Beckenringfraktur Duodenalruptur intraperitoneale Magen-Darm-Ruptur
Leber/Milz	geblähter Dünn- und Dickdarm Hämaskos	Ruptur, bei Milz ein- und zweizeitig
Duodenum	Gas intraperitoneal Gas retroperitoneal	Riß der duodenalen Vorderwand und Bulbus Riß im retroperitonealen Duodenum, besonders der Hinterwand
Pankreas	Duodenalblähung erweiterte Bursa omentalis	Hämatom bei stumpfem Trauma
Nieren	große „Niere" normale Niere	Blutung in Perirenalraum: Abriß/Einriß der A. renalis, Verletzung der Niere mit Nierenkapsel intrakapsuläre Läsion
Aorta/große Äste	fehlende Weichteilzeichnung	Rupturen, direkte Läsionen retroperitoneal
Dünndarm und Dickdarm	freie Luft Darmblähung Wandveränderung Hämaskos	stumpfes oder scharfes Trauma mit Darmruptur lokale Blutung in die Wand diffuse Blutung im freien Bauchraum
Sigma	Gas retroperitoneal	Einriß in Sigma und Mesosigma bei hinterem Beckenringbruch Gas im vorderen und/oder hinteren Pararenalraum
Blase	keine Weichteilzeichnung Blut im Urin	stumpfes Trauma, etwa bei Beckenfraktur Pfählungsverletzung
Urethra	keine Weichteilzeichnung	Abriß der Urethra bei Schambeinfrakturen
Wirbelsäule	Duodenalblähung Kolonblähung	Wirbelkompression, Bogenfraktur „Chance fracture", Seitenfortsatzabriß
Becken	Keine Weichteilzeichnung	Beckenfraktur

Abb. **68** Diffuse Peritonitis nach Schußverletzung des rechten Unterbauches mit Kolonläsion und Gangrän des Colon ascendens und Zäkum durch Infektion der Nekrose mit gasbildenden Bakterien (Zustand nach Erstoperation mit Übernähung von Leber und Magen)
Röntgen: ausgedehnte Gasblasenansammlung im rechten Mittel- und Unterbauch im vorderen Pararenalraum und kranial lateral um den Perirenalraum. Bleistiftdicke Flüssigkeitsstraße, von der Leberspitze lateral des Colon ascendens nach kaudal ziehend. Kein Nachweis freier intraperitonealer Luft (Zustand nach peroraler Kontrastmittelgabe außerhalb)
Klinik: weicher Bauch! Druckschmerz im rechten Mittel- und Unterbauch, Darmgeräusche fehlend, Puls 120/Min.

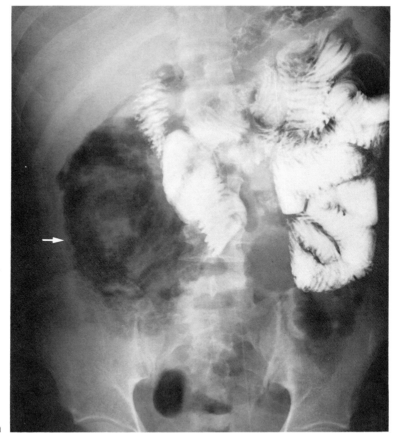

a

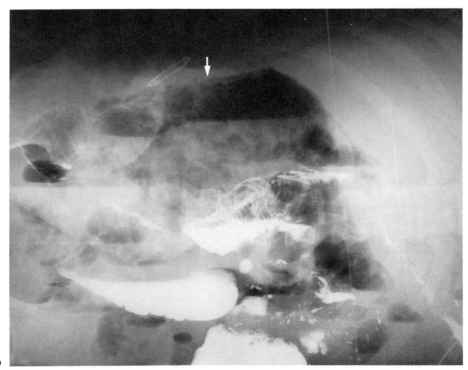

b

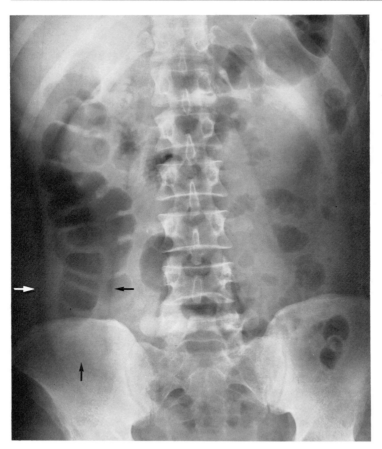

Abb. **69** Zustand nach Auffahrunfall mit Beckengurtverletzung und stumpfem Bauchtrauma vor 5 Tagen. Zäkumruptur, durch Dünndarmschlinge abgedeckt, und Hämatombildung
Röntgen: Dickdarmblähung mit Spiegelbildung (in seitlicher Aufnahme). Weichteilverdickung der Wand des Zäkums und fehlende Abgrenzbarkeit der Leberspitze
Klinik: Bauchdecken weich, Druckschmerz im rechten Mittelbauch, Darmgeräusche verstärkt, Puls 92/ Min.

Art und Umfang der Untersuchung richten sich nach der Bedeutung der Läsion und der Zeitdauer, die für Untersuchung und Therapie zur Verfügung stehen. Die Bauchübersicht in zwei Ebenen läßt sich schnell durchführen, ebenso die Thoraxübersicht im Liegen. Angiographie und Computertomographie schließen sich in besonderen Fällen an. Die Sonographie ist leicht während der Röntgenuntersuchung durchführbar. Zeitdauer und Risiko der Untersuchung wird man mit dem Kliniker im Rahmen der vitalen Bedeutung der einzelnen Verletzung diskutieren. Im allgemeinen gilt folgende Rangordnung:

1. schwere Blutung: Herz – Perikard, Lunge – Pleura, Leber, Milz, Nieren, große Gefäße;
2. Schädel-Hirn-Trauma,
3. Verletzung von Harnblase und Urethra;
4. Darmläsion: perforierende Verletzung, Wandläsion mit Blutung ohne Perforation;
5. Knochenfrakturen.

Abb. **70a–d**
a u. **b** Stumpfes Bauchtrauma am linken seitlichen Oberbauch und Flanke durch Sturz in 3 m tiefe Baugrube. Hämaturie. Zerreißung von Milz, linker Niere mit ausgedehntem Hämatom intraperitoneal, retroperitoneal und im Pankreasschwanz
Röntgen: Verlagerung von Magen weit nach medial, Weichteilverschattung im linken Oberbauch und linken Perirenalraum. Duodenalblähung
Klinik: weiche Bauchdecken! Druckschmerz im linken Oberbauch, Darmgeräusche normal, Puls 80/Min. (ansteigend), HB-Abfall

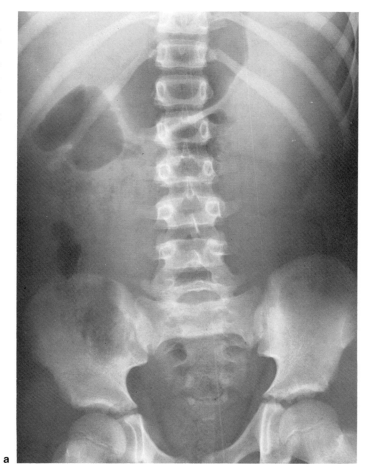

a

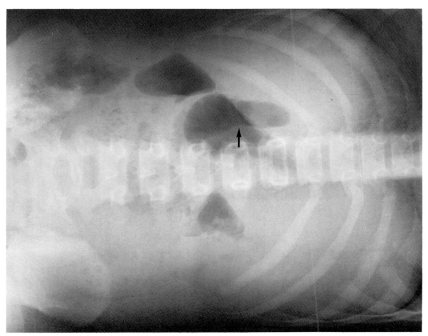

b

Abb. **70 c + d** ▶

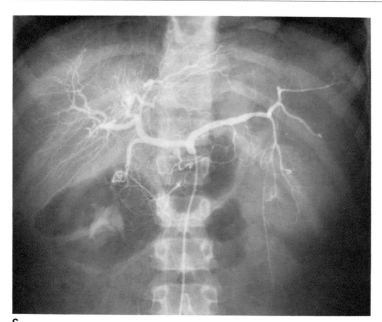

Abb. **70**
c Zöliakographie: Zerreißung der Milz in mehrere Teile mit Abriß größerer und kleinerer Gefäße
d Selektive Nierenangiographie: Zerreißung der linken Niere in mehrere Teile und Abriß von Segmentgefäßen, Blutung umschrieben im mittleren Abschnitt

c

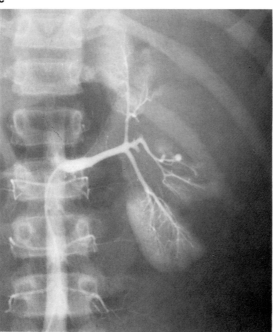

d

Gruppeneinteilung der Syndrome bei akutem Abdomen

Um sich in der Vielzahl der klinischen und röntgenologischen Erscheinungen zurechtzufinden, empfiehlt sich die Einhaltung einer bestimmten Ordnung, nach der man Anamnese, Klinik und Röntgenbilder abfragt. Die Logik dieser Ordnung liegt darin, daß alle wesentlichen Elemente der röntgenologischen und klinischen Diagnostik, aus denen sich die Richtung der Therapie ergibt, darin enthalten sind. Sie sind einfach zu behalten und sind nach eigener Erfahrung sehr hilfreich.
Die Tab. **12–14** sollen eine Hilfe bei der Korrelation der klinischen und röntgenologischen Befunde mit den möglichen Ursachen sein.

Tabelle 12

	Isolierte Dünndarmblähung		
Weicher Bauch Geräusche verstärkt (Hyperperistaltik) Puls normal Kein diffuser Druckschmerz	Lokale Défense Geräusche verstärkt (Hyperperistaltik) Pulserhöhung (Fieber)	Weicher Bauch! Geräusche herabgesetzt → Totenstille Puls > 100/Min. Diffuser Druckschmerz	Lokale Défense Geräusche uncharakteristisch Puls erhöht (Fieber)
Mechanischer Verschluß ohne Gefäß-beteiligung: • Obturation – Apfelsinen-, Gallenstein-, Mekoniumileus • Okklusion – Tumor, chronische Entzündung • Strangulation • Inkarzeration – innere, äußere, Littrésche Hernie • Invagination – ileozäkal – an Anastomose – über Tumor – noduläre lymphoide Hyperplasie • Volvulus	*Sekundärer mechanischer Dünndarm-verschluß bei Entzündung:* • Appendizitis • Cholezystitis • Divertikulitis o. ä.	*Primärer Gefäßprozeß:* • Arterielle Thrombose/Embolie in: – A. mesenterica sup. • Venöse Thrombose in: – V. mesenterica sup. • Nichtokklusive Ischämie – Digitalisintoxikation – Linksherzversagen – Hypovolämieschock *Sekundärer Gefäßprozeß bei mechan. Verschluß:* • Invagination: ileozäkal, über Tumor, in Anastomose, nod. lymph. Hyperplasie • Inkarzeration: innere, äußere, Littrésche Hernie • Volvulus • Strangulation	*Entzündlicher Oberbauchprozeß:* • Cholezystitis/Pericholezystitis • Appendizitis bei subhepatisch liegender Appendix • Subhepatischer/subphrenischer Abszeß *Entzündlicher Prozeß im Mittel-/Unterbauch:* • Appendizitis mit und ohne Abszeß ileozäkal • Divertikulitis mit und ohne Abszeß perisigmoidal (Appendicitis sinistra) • Infektion mit Yersinia pseudotubercularis/enterocolitica mit Lymphadenitis mesenterialis

Geblähte Dünndarmschlingen mit Spiegeln?
Keine Veränderungen der Darmwand?
Gallenstein, Obstrückstände?
	Impression der Darmwand durch Abszeß?
	Gasabszeß?
	Gallenstein?
	Kotstein ileozäkal, im kleinen Becken?
		Lokale Distanzierung von Schlingen?
		Einengung des Lumens und Thumb prints am Dünndarm?
		Gas in:
		  Darmwand subperitoneal, intravasal? retroperitonal?
		  Portalvenen?
			Impression der Darmwand durch Abszeß?
			Gasabszeß?
			Gallenstein, Kotstein ileozäkal?
			Duodenalatonie bei Lymphadenitis mesenterialis

Mechanischer Dünndarmileus	*Gemischter Dünndarmileus*	*Dünndarmgangrän*	*Lokale Entzündung*

Tabelle 13

Isolierte Dickdarmblähung			
Weicher Bauch Geräusche normal Puls normal Kein diffuser Druckschmerz	Weicher Bauch Geräusche uncharakteristisch Puls normal/beschleunigt Druckschmerz lokal	Weicher Bauch! Geräusche herabgesetzt → Totenstille Puls > 100/Min. Diffuser Druckschmerz	Lokale Défense? Geräusche uncharakteristisch, bei Hyperperistaltik gemischter Ileus (s. dort) Puls erhöht (Fieber)

Mechanischer Verschluß ohne Gefäßbeteiligung:
• Obturation
  – Apfelsinen-Gallensteinileus
• Okklusion
  – Tumor, chronische Entzündung (Divertikulitis)
  – Abszeß am Sigma (Divertikulitis) im Douglas-Raum (Appendizitis)
• Invagination
  – ileozäkal
• Volvulus
  – Zäkum, Sigma, Entwicklungsanomalie
• Inkarzeration
  – innere, äußere, Littrésche Hernie
• (Strangulation)
	Stein-Koagelkolik in den Ureteren:
	Hämatom
	• Wirbelkompression
	• Seitenfortsatzabriß
	• Nierenruptur
	• Gefäßabriß
	• hämorrhagische Pankreasnekrose mit Enzymstreuung in Retroperitonealraum
	Basale Pleuritis
	Pneumonie
	Herzinfarkt
	Lungeninfarkt basal
	Akuter Urogenitalprozeß im kleinen Becken
		Primärer Gefäßprozeß:
		• Arterielle Thrombose/Embolie in
		  – A. ileocolica und colica dextra der A. mesenterica sup.
		  – A. mesenterica inf.
		• Venöse Thrombose (zentral, peripher, kapillar):
		  – hämorrhagische Infarzierung des Kolons
		  – Toxisches Megakolon, (Colitis ulcerosa, Morbus Crohn, Amöbiasis, Salmonellose, nekrotisierende Enterokolitis)
		• Nichtokklusive Ischämie
		  – Digitalisintoxikation o. ä.
		  – Linksherzversagen
		  – Hypovolämie/Schock
		Sekundärer Gefäßprozeß:
		• Venöse Okklusion bei
		  – Volvulus (Zäkum, Sigma, Entwicklungsanomalien)
		  – Invagination (ileozäkal, Tumor)
		  – Inkarzeration (innere, äußere, Littrésche Hernie)
		  – Strangulation
			Entzündlicher Oberbauchprozeß:
			• Cholezystitis / Pericholezystitis
			• Appendizitis bei subhepatisch liegender Appendix
			• Subhepatischer / subphrenischer Abszeß
			Entzündlicher Prozeß im Mittel- / Unterbauch:
			• Appendizitis / Periappendizitis
			  → Abszeß ileozäkal
			• Appendizitis mit Douglasabszeß
			  → Stenose rektosigmoidal
			• Divertikulitis / Peridivertikulitis
			  → Abszeß sigmoidal
			• Divertikulitis mit Abszeßstenose sigmoidal

Impression der Darmwand durch
  Tumor?
Fecal impaction?
Gallenstein?
Obstrückstände?
	Steinnachweis?
	Frakturen?
	Weichteilschatten des Flüssigkeitsgefüllten Perirenalraums?
	Duodenalblähung?
	Gasabszeß?
	Arrosionen an der Kolonkontur
	Herz-Lungen-Befund?
		Thumb prints am Kolon?
		Extreme Kolonblähung?
		Gas in:
		  Darmwand?
		  retroperitoneal?
		  Portalvenen?
			Impression der Darmwand durch
			  Abszeß?
			Gasabszeß?
			Gallenstein?
			Kotstein ileozäkal/im kleinen Becken?
			Durchfälle: Abszeßstenose rektosigmoidal durch divertikulit./Douglas-Abszeß?

Mechanischer Dickdarmileus	*Retroperitonealer Prozeß*	*Dickdarmgangrän*	*Kolonnahe Entzündung*

Paralytischer Ileus bei extraabdominellem Prozeß	Paralytischer Ileus bei diffuser Peritonitis	Dünn-Dickdarm-Gangrän	Mechanischer Dickdarmileus mit Gasreflux im Dünndarm
Weicher Bauch Geräusche herabgesetzt (Hypoperistalt.) Puls normal Kein Druckschmerz	Weicher Bauch Diffuse Défense Keine Geräusche Puls > 100/Min.	Weicher Bauch! Geräusche herabgesetzt → Totenstille Puls > 100/Min. Diffuser Druckschmerz	Weicher Bauch Geräusche verstärkt (Hyperperistaltik) Puls normal Kein diffuser Druckschmerz

Paralytischer Ileus bei extraabdominellem Prozeß

Zentrale Lähmung:
● Azidose
  – metabolisch: Diabetes, Fieber, Hyperteriose
  – respiratorisch: obstr. Emphysem, Asthma bronchiale, Hemmung des Atemzentrums (Morphin-Barbituratvergiftung)
● Alkalose
  – metabolisch: Erbrechen, Alkalitherapie, NNR-Hormone, Saluretika
  – respiratorisch: Hyperventilation psychogen, zerebr. Störung, Leberzirrhose
● Coma diabeticum, hepaticum, uraemicum
● Schlafmittelvergiftung

Lähmung regulatorischer Nerven:
● Schädel-Hirn-Trauma
● Neuroplegika
● Operation an Ösophagus und BWS

Störung der neuromuskulären Übertragung:
● Hypokaliämie (s. Akalose und Azidose)

Akuter Blutrückstau bei:
● Rechtsherzversagen
● Portalthrombose

> Distanzierung von Dünndarmschlingen?
> Thumb prints bei akutem Blutrückstau (Wandödem, keine Gangrän!)
> Starke Magenblähung?
> Vertiefte Atmung? Tetanie?

Paralytischer Ileus bei diffuser Peritonitis

Perforation:
● Ulcus duodeni/ventriculi
● Darmtumor
● Darmgangrän
● Entzündung
● Gallenblasenrupur

Akute hämorrhagische Pankreatitis
(→ Freier Bauchraum aus Bursa omentalis)

Hämatogen

> Freie Luft?
> Gasabszeß?
> Distanzierung von Schlingen?

Dünn-Dickdarm-Gangrän

Primärer Gefäßprozeß:
● Arterielle Thrombose/Embolie in:
  – A. mesenterica sup. mit Ileocolica und Colica dextra, A. mesenterica inf.
● Venöse Thrombose:
  – V. mesenterica sup. und inf.
  – V. portae
● Koagulationssyndrom bei tox. Megakolon
  – Orale Kontrazeptiva
  – Diabetische Sklerose
  – Immunsuppressive Therapie
  – Vaskulitis bei Allergie, Urämie, Kollagenerkrankung
● Nichtokklusive Ischämie:
  – Digitalisintoxikation o.ä.
  – Linksherzversagen
  – Hypovolämie/Schock

Sekundärer Gefäßprozeß:
● Mechanische venöse Okklusion bei
  – Invagination
  – Inkarzeration
  – Volvulus
  – Strangulation

> Distanzierung von Darmschlingen?
> Thumb prints an Kolon und Dünndarm?
> Gas: in Darmwand?
> retroperitoneal?
> in Portalvenen?

Mechanischer Dickdarmileus mit Gasreflux im Dünndarm

Mechanischer Verschluß ohne Gefäßbeteiligung:
Gleiche Ursachen wie bei mechanischem Dickdarmileus, jedoch Reflux von Gas aus dem Dickdarm durch die insuffiziente Ileozäkalklappe in den Dünndarm
Infolge der starken Dehnung der Dünndarmwand durch den Gasreflux Einsetzen einer Hyperperistaltik des Dünndarms

> Impression der Darmwand durch Tumor?
> Fecal impection?
> Gallenstein, Obstrückstände?

Literatur

Athanasoulis, C. A., J. Wittenberg, R. Bernstein: Vasodilatory drugs in the management of nonocclusive bowel ischemia. Gastroenterology 68 (1975) 146

Baier, R., H. Puppel, O. Zelder, E. Heiming et al.: Häufigkeit und Bedeutung von Yersinia-enterocolitica-Infektionen bei akuter Appendicitis. Z. Gastroenterol. 20 (1982) 70–83

Ball, F.: Die Roentgendiagnostik des acuten Abdomens im Säuglings- und Kleinkindesalter. Radiologe 7 (1967) 71

Barry, W. A.: Roentgen examination of the abdomen in acute pancreatitis. Amer. J. Roentgenol. 74 (1955) 220

Berning, H.: Der paralytische Ileus. Bibl. gastroent. 3 (1961) 44

Beyer, D., R. Köster: Diagnostischer Wert von Abdomenübersichtsaufnahmen bei akuter Pankreatitis. Fortschr. Röntgenstr. 131 (1980) 9–15

Beyer, D., R. Köster: Bildgebende Diagnostik akuter intestinaler Durchblutungsstörungen. Ein klinisch-radiologisches Konzept. Springer, Berlin 1984

Beyer, D., U. Mödder: Diagnostik des acuten Abdomens mit bildgebenden Verfahren. Springer, Berlin 1985

Beyer, D., S. Horsch, M. Bohr, T. Schmitz: Roentgensymptomatik der experimentellen Darmischaemie beim Hund nach Ligatur der Arteria mesenterica superior. Fortschr. Röntgenstr. 132 (1980) 377

Boley, S. J., S. S. Siegelmann: Experimental and clinical nonocclusive mesenteric ischemia: pathophysiology, diagnosis and management. In Hilal, S. K., St. Canis: Small Vessel Angiography, chapt. 33. Mosby, St. Louis 1973

Brill, C. I., A. J. Christoforidis, U. C. Andrew: Asymptomatic spontaneous pneumoperitoneum. Amer. J. Surg. 101 (1961) 232

Brobmann, G. F., H. van Lessen, H. Mikosch, M. Mayer: Medikamentös bedingte intestinale Ischaemie. Therapiewoche 28 (1978) 1497–1500

Bryk, D.: Strangulating obstruction of the bowel: a reevaluation of radiographic criteria. Amer. J. Roentgenol. 130 (1978) 835

Bryk, D., K. J. Soong: Colonic ileus and its differential roentgendiagnosis. Amer. J. Roentgenol. 101 (1967) 329

Bünte, H.: Die Veränderungen des Wasser- und Elektrolythaushaltes beim Ileus. 2. Weltkongr. Gastroenterol., München 1962, Bd. V 1963 (S. 53)

Cipel, L.: Radiology of the Acute Abdomen in the Newborn. A Self-teaching Manual. Grune & Stratton, New York 1978

Cope, Z.: Die Frühdiagnose des akuten Abdomens. Thieme, Stuttgart 1959

Danford, R. O.: The splanchnic vasoconstrictive effect of digoxin and its reversal by glucagon. In Boley, S. J.: Vascular Disorders of the Intestine. Appleton, New York 1971

Dingendorf, W., B. Swart, H. Haberich: Inkomplette Mesenterialgefäßverschlüsse als mögliche Ursache der Enteritis regionalis Crohn. Radiologe 11 (1971) 37–42

Dinkinson, S. J., A. Shaw, T. V. Santulli: Rupture of the gastrointestinal tract in children by blunt trauma. Surg. Gynec. Obstet. 130 (1970) 655

Eklöf, O.: Abdominal plain film diagnosis in infants and children. Progr. Pediat. Radiol. 2 (1969) 3

Epstein, B.: Clinical Radiology of Acute Abdominal Disorders. Lea & Febiger, Philadelphia 1959

Fischer, F., H. Ringk, A. Heidenblut: Synopsis der Roentgendiagnostik des akuten Verschlußsyndroms der Mesenterialgefäße. Radiol. diagn. (Berl.) 5 (1975) 649

Franken, E. A., W. L. Smith, J. A. Smith: Paralysis of the small bowel ressembling mechanical intestinal obstruction. Gastrointest. Radiol. 5 (1980) 161

Frick, P. G.: Elektrolytstörungen bei Ileus. Bibl. gastroent. 3 (1961) 34

Friedmann, G., U. Mödder: Computertomographie bei Bauchtrauma. Radiologe 22 (1982) 112

Frimann-Dahl, J.: The acute abdomen. In Diethelm, L., F. Heuck, O. Olsson, F. Strnad, H. Vieten, A. Zuppinger: Handbuch der medizinischen Radiologie, Bd. XI/2. Springer, Berlin 1968

Ghahrunami, G. G., M. A. Meyers: Hernias. In J. G. Teplik, M. E. Haskin: Surgical Radiology. Saunders, Philadelphia 1981

Goldberg, H. I., W. J. Dodds: Roentgen evaluation of small bowel obstruction. Dig. Dis. Sci 24 (1979) 245

Grund, K. E., F. Kümmerle: Ileus-Pathophysiologie und Symptomatik. Dtsch. med. Wschr. 103 (1978) 1711

Hecker, W. Ch., W. Mengel, W. Bettinger, M. Bettinger: Ileus im Kindesalter. Chirurg 46 (1975) 485

Kloiber, H.: Die Roentgendiagnose des Ileus ohne Kontrastmittel. Langenbecks Arch. klin. Chir. 112 (1919) 513

Kratz, H. W., P. Hamper: Akute nekrotisierende Alkoholpankreatitis mit Abszedierung in das Mediastinum. Fortschr. Röntgenstr. 136 (1982) 262–265

Krestin, G. P., U. Mödder, D. Beyer: Diagnose retroperitonealer Gasansammlungen durch Einsatz bildgebender Verfahren. Dtsch. med. Wschr. 109 (1984) 1316–1318

Kudchadkar, A., M. C. Pauwaa, J. R. Wilder: Acute intestinal obstruction. MtSinai J. Med. (NY) 46 (1979) 247

McCort, J. J.: Radiographic Examination in Blunt Abdominal Trauma. Saunders, Philadelphia 1966

Matsuo, Y.: Degree of bowel distension on plain-radiographs – a surgical radiological study of new criteria in mechanical intestinal obstruction. Jap. J. Surg. 8 (1978) 222

Maurer, G.: Der Gallensteinileus. Langenbecks Arch. klin. Chir. 308 (1964) 177

Mellins, H. Z., L. G. Rigler: The roentgen findings in strangulating obstruction of the small intestine. Amer. J. Roentgenol. 71 (1954) 404

Mengel, W., W. Ch. Hecker, U. Dudeck, R. Fritsche, S. Nusselt: Untersuchungen zur Charakteristik des Mechanischen Ileus in den verschiedenen Altersgruppen. Ergebn. Chir. Orthop. 55, 1971

Meyer, M. A.: Dynamic Radiology of the Abdomen. Springer, Berlin 1976

Meyer, M. A., M. Oliphant: Pitfalls and Pickups in Plain-Film Diagnosis of the Abdomen. Current Problems in Radiology. Year Book Medical, Chicago 4 (1974) 1–37

Meyers, M. A., J. P. Whalen, K. Peele, A. Berne: Radiologic features of extraperitoneal effusions: an anatomic approach. Radiology 104 (1972) 249–257

Moberg, G.: Two cases of pneumoperitoneum without any sign of perforation of alimentary canal or abdominal wall. Acta radiol. 18 (1937) 798

Mödder, U.: Ausbreitung der Pankreatitis bis in die Genitalregion. Fortschr. Röntgenstr. 134 (1981) 22–27

Morrison, J. D.: Yersinia und Viren bei akutem, unspezifischem Abdominalschmerz und Appendicitis. Extracta gastroent. 11 (1982) 319–322

Morson, B. C., I. M. P. Dawson: Gastrointestinal Pathology, 2nd ed. Blackwell, Oxford 1979

Mösslacher, H., J. Slany: Funktionelle haemorrhagische Infarzierung des Darmes bei Herzinsuffizienz. In H. H. Ellegast: Ileus. Pathologische und klinische Probleme. Urban & Schwarzenberg, München 1973

Pokieser, H.: Abdominale Roentgendiagnostik bei Intensivfällen. Z. Gastroenterol., Suppl. 14 (1976) 193

Richter, H., J. Kusche: Neue Aspekte zur Pathophysiologie des Ileus. In Richter, H., P. Eckert: Ileus. (INA-Schriftenreihe, Bd. X.) Thieme, Stuttgart 1978 (S. 74)

Rigler, L. G., W. L. Pogue: Roentgen signs of intestinal necrosis. Amer. J. Roentgenol 94 (1965) 402

Rubin, A.: Ileus und ileusartiger Zustände im frühen Kindesalter. Thieme, Stuttgart 1967

Schwarz, G.: Die Erkrankung der tieferen Dünndarmstenose mittels des Roentgenverfahrens. Wien. klin. Wschr. 24 (1911) 1386

Seibert, J. J., L. S. Parvey: The telltale triangle: use of the supine cross table lateral radiograph of the abdomen in early detection of pneumoperitoneum. Pediat. Radiol. 5 (1977) 209–210

Stone, H. H.: Pancreatic and duodenal trauma in children. J. pediat. Surg. 7 (1972) 670

Susmann, N.: The renal halo sign in pancreatitis. Radiology 142 (1982) 323–327

Swart, B.: Die Roentgendiagnostik des Pankreas. Fortschr. Röntgenstr. 95 (1961) 809

Swart, B.: Duodenum und Nachbarschaft. In Diethelm, L. u. Mitarb.: Handbuch der medizinischen Radiologie, Bd. XI/2. Springer, Berlin 1968 (S. 129–177)

Swart, B.: Leerbauchdiagnostik des rechten Oberbauches. In Frommhold, W., P. Gerhardt: Erkrankungen der Organe des rechten Oberbauches. Thieme, Stuttgart 1977

Swart, B., V. Fiedler: Die Nierenkorona – ein Beweis für die Ergußbildung im vorderen Pararenalraum. Fortschr. Röntgenstr. 137 (1982) 660–664

Swart, B., G. Meyer: Die Diagnostik des akuten Abdomens bei Erwachsenen – ein neues klinisch-radiologisches Konzept. Radiologe 14 (1974) 1–57

Swart, B., G. Meyer, F. J. Herrmann, P. Blaszkiewitz: Die Roentgendiagnostik der Gallenblase und Gallenwege. In Diethelm, L. u. Mitarb.: Handbuch der medizinischen Radiologie, Bd. XII/1. Springer, Berlin 1976

Tuchel, V.: Non-Specific Mesenteric Lymphadenitis. Karger, Basel 1972 (p. 12)

Voegeli, E.: Die Angiographie bei Dünndarm- und Dickdarmerkrankungen. Thieme, Stuttgart 1974

Voegeli, E., R. Binswanger: Angiographie bei acuten Dünndarmischaemien. Schweiz. med. Wschr. 105, 1975

Waag, K.-L., W. Ch. Hecker, B. Schürler, D. Beduhn: Untersuchungen zur Resorptionsgeschwindigkeit der Luft des postoperativen Pneumoperitoneums bei Kindern. Z. Kinderchir. 7 (1969) 209

Wittenberg, J., F. S. Tomchik: Plain-film-diagnosis of acute and subacute intestinal vascular disease. In Boley, S. J.: Vascular Disorders of the Intestine. Appleton, New York 1971

Wolf, H. G.: Das acute Abdomen in der Paediatrie. Marseille Verlag, München 1971

Spezielle Untersuchungen

Abdominelle selektive Angiographie

E. Bücheler und G. Witte

Bei der selektiven Angiographie der abdominellen Aortenäste nach der Seldinger-Technik (SELDINGER 1953) wird wegen der geringeren Komplikationsrate der retrograde, transfemorale Weg (BOIJSEN u. OLIN 1964, BOIJSEN 1983, BÜCHELER u. Mitarb. 1971, DELORME u. Mitarb. 1970, HANAFEE u. Mitarb. 1972, ÖDMANN 1958, 1959, POKIESER 1972, REUTER u. REDMAN 1977, WENZ 1972) gegenüber dem transaxillären Zugang (ANTONOVIC u. Mitarb. 1976, BRON 1966, BUONOCORE u. LYNCH 1978, HIPPELI 1982, MOLNAR u. PAUL 1972, SÖRENSEN u. HOLTZ 1977) bevorzugt. Man benutzt gewöhnlich C-förmig vorgebogene Katheter mit unterschiedlich weiten Krümmungsradien, sog. Kobrakatheter. Sie erlauben bei der sog. Normalanatomie eine Sondierung des Truncus coeliacus und der A. mesenterica superior. Unterschiedliche Abgangswinkel der Eingeweidearterien oder Variationen machen jedoch die Benutzung von Manipulatoren oder einen Katheterwechsel gelegentlich erforderlich, wobei zahlreiche, speziell für die einzelnen Arterien vorgeformte Katheter zur Verfügung stehen.

Untersuchungstechnik

In Rückenlage des Patienten muß wegen des ventralen Abganges der unpaaren Aortenäste die Katheterspitze entsprechend ausgerichtet werden. Die Beachtung der Spitze bei langsamer Katheterdrehung zeigt die Richtung an. Bei unter Spannung stehendem Katheter springt dieser im Aortenlumen, und die Sondierung mißlingt. Am sichersten erfolgt daher die Sondierung in Seitenlage des Patienten oder bei seitlicher Durchleuchtung. Dadurch wird eine Sondierung von Lumbal- oder Interkostalarterien vermieden. Beim Abgang der Adamkiewczschen Arterie aus den genannten Arterien kann es vor allem bei mehrmaligen Probeinjektionen zur irreversiblen Rückenmarksschädigung kommen.
Ein langer Truncus coeliacus und ein spitzer Abgangswinkel der Eingeweidearterien können die Vorführung eines Kobrakatheters manchmal verhindern. Während der Kontrastmittelinjektion springt dieser dann leicht in die Aorta oder ungünstigenfalls in eine Lumbal- oder Interkostalarterie zurück, wobei es zu einer Querschnittslähmung kommen kann (BROY 1971). Daher sollte die feste Postion der Katheterspitze in der sondierten Arterie durch eine kraftvolle manuelle Probeinjektion einer Kochsalzlösung überprüft werden.
Außer endständig geöffneten Kathetern gibt es solche mit zusätzlichen Seitenlöchern. Letztere gewährleisten keine schnellere Applikation einer größeren Kontrastmittelmenge, sondern sollen ein Zurückspringen des

Katheters sowie Wandläsionen, die bei nur endständig geöffnetem Katheter durch den Preßstrahl möglich sind, verhindern.

Bei Sondierungsproblemen kann ferner folgendes Vorgehen hilfreich sein: Nach Aufsuchen der einfach zu sondierenden Nierenarterien oder der oberen Eingeweidearterie wird der Katheter so weit in die Arterie vorgeschoben, bis sich in der Aorta eine Schleife gebildet hat. Danach wird der Katheter nach kranial vorgeführt. Bei nach ventral gerichteter Spitze gleitet dieser dann gewöhnlich in die gewünschte Arterie. Bei diesem Vorgehen besteht jedoch die Gefahr von Intimaläsionen in der zur Schleifenbildung benutzten Arterie.
Auf diesem methodischen Vorgehen beruht auch die Anwendung des sog. Sidewinderkatheters, der eine Krümmung von 180° und eine ventrale Aufbiegung an der Spitze aufweist. Mit diesem ist die direkte Sondierung der Arterie zumeist unmöglich, da er beim Vorführen eine gestreckte Form aufweist. Am leichtesten gewinnt man seine eigentliche Krümmung in der Aorta ascendens bzw. im Bereich des Aortenbogens. Anschließend wird der Katheter zurückgezogen. Dabei lassen sich vor allem in Seitenlage des Patienten die Arterien am leichtesten sondieren.

Zöliakographie

Die Sondierung des Truncus coeliacus erfolgt in Höhe Th 12/L 1 von der Ventralfläche der Aorta (Abb. 1). Kontrastmittelmenge, Bildfrequenz und -anzahl sowie die Aufnahmezeit werden von der klinischen Fragestellung bestimmt. Die peripheren Arterien sind 5–6 Sek. p.i. gefüllt, die lineoportale Strombahn 10–15 Sek. p.i. (Abb. 2). Die sinusoidale Phase der Leber erscheint über die arterielle Strombahn 6–7 Sek. p.i. (vgl. Abb. 9c), über die portale 15–18 Sek. p.i. Bei der portalen Hypertension sind längere Aufnahmezeiten und größere Kontrastmittelmengen erforderlich.

Kontrastmittel	20–50 ml
Flow	8–10 ml/Sek.
Bildanzahl	10–15
Bildfrequenz	2 Bilder/3–4 Sek., Rest 0,5–1 Bild/Sek.

Neben der üblichen Injektion von wasserlöslichen Kontrastmitteln wurden vereinzelt Versuche mit der intraarteriellen Applikation von öligen Kontrastmitteln unternommen (LAVA-JEANTET u. Mitarb. 1972). Die Vorteile sollen in der längeren Verweildauer des Kontrastmittels in der Leber und damit in einer verbesserten Diagnostik von primären und sekundären Lebertumoren liegen. Dieses Vorgehen hatte sich bisher nicht durchgesetzt; jedoch wurde gerade in letzter Zeit über positive Ergebnisse berichtet (NAKAKUMA u. Mitarb. 1985, OHISHI u. Mitarb. 1985, YUMOTO u. Mitarb. 1985).

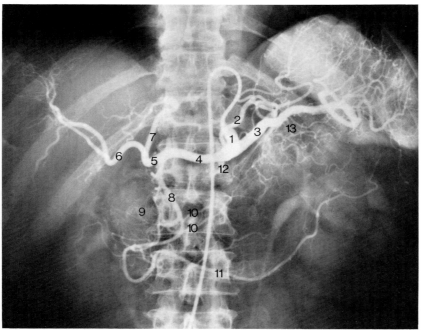

a

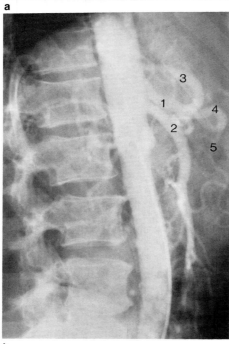

b

Abb. **1a** u. **b**   Normales Zöliakogramm

a   a.-p. Aufnahme:

1 = Truncus coeliacus	8 = A. gastroduodenalis
2 = A. gastrica sinistra	9 = Rr. duodenales
3 = A. lienalis	10 = Aa. pancreaticoduo-
4 = A. hepatica communis	denales
5 = A. hepatica propria	11 = A. gastroepiploica dextra
6 = A. hepatica dextra	12 = A. pancreatica dorsalis
7 = A. hepatica sinistra	13 = Rr. pancreatici

b   Seitliches Aortogramm:

1 = Truncus coeliacus	4 = A. hepatica communis
2 = A. mesenterica superior	5 = A. gastroduodenalis
3 = A. lienalis	

Obere Mesenterikographie

Katheterart und Untersuchungsmethodik entsprechen denen der Zöliakographie. Im allgemeinen gelingt die Sondierung der unmittelbar oberhalb der Nierenarterien nach ventral abgehenden A. mesenterica superior mit den Kobrakathetern einfach. Die Kontrastierung der arteriellen Strombahn ist nach 4–6 Sek. vollständig (Abb. **3a**), die der Mesenterialvenen erfolgt 10–15 Sek. p.i. (Abb. **3b**). Bei der portalen Hypertension sind längere Aufnahmezeiten und evtl. eine größere Kontrastmitteldosis erforderlich.

Kontrastmittel	40–50 ml
Flow	8–10 ml/Sek.
Bildanzahl	10–12
Bildfrequenz	2 Bilder/2–3 Sek., Rest 1 Bild/Sek.

Abb. **2** Normales indirektes
Splenoportogramm
1 = V. lienalis
2 = V. portae
3 = R. dexter
4 = R. sinister
5 = V. gastrica sinistra

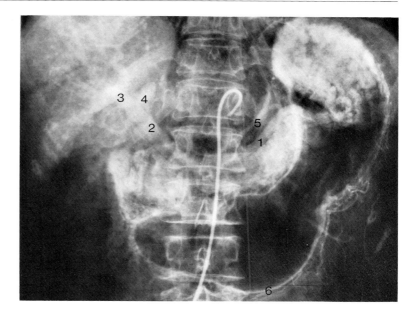

Untere Mesenterikographie

Wegen des spitzen Abganges gestaltet sich die Sondierung der A. mesenterica bei Anwendung eines Sidewinders oder eines an der Spitze doppelt gekrümmten Katheters, z. B. eines femororenalen Katheters, einfacher als mit einem Kobrakatheter. In seitlicher Position des Patienten läßt sich die ventral oder linke vorn in einem spitzen Winkel bei L 3/4 abgehende untere Eingeweidearterie am einfachsten sondieren. Da der Katheter während der Druckinjektion leicht in die Aorta zurückspringt, empfiehlt sich eine manuelle Injektion. Die komplette Darstellung der arteriellen Phase ist nach 4–6 Sek. erreicht (Abb. **4a**). Die Darstellung der inferioren Mesenterialvene erfolgt zwischen 10 und 15 Sek. p. i. (Abb. **4b**).

Kontrastmittel	10–15 ml
Flow	4–5 ml/Sek.
Bildanzahl	10–12
Bildfrequenz	2 Bilder/3 Sek., Rest 1 Bild/1 Sek.

Röntgenanatomie

Truncus coeliacus

Der Truncus coeliacus weist hinsichtlich Abgang, Verlauf und Aufteilung eine große Variabilität auf (LUNDERQUIST 1967, 1976, NEBESAR u. Mitarb. 1969). Er versorgt mit seinen Ästen Leber, Milz, Pankreas, Magen und das Duodenum. Mit einer Lumenweite bis zu 1 cm nimmt die Arterie ihren Ursprung von der Ventralfläche der Aorta in Höhe Th 12/L 1 (vgl. Abb. **1b**) und zieht in einem Abgangswinkel von 20–30° nach kaudal und ventral, bei adipösen Patienten oft nach ventral oder ventrokranial.

Der sog. Normalfall ist der Truncus hepaticolienogastricus mit Aufteilung des Truncus coeliacus nach etwa 2–4 cm in die Aa. hepatica communis, lienalis und gastrica sinistra (vgl. Abb. **1** u. **2**). Nach anatomischen Studien ist dieses in 89% (MICHELS 1955), nach angiographischen Untersuchungen in 55–56% (REUTER u. REDMAN 1977) bzw. 85,3% (LUNDERQUIST 1977) der Fall. Vor dieser Aufteilung gehen die Aa. phrenicae inferiores (vgl. Abb. **16**) in etwa 55% einzeln oder mit einem gemeinsamen Stamm aus dem Truncus ab. Gelegentlich nimmt auch die A. pancreatica dorsalis ihren Ursprung direkt aus der A. coeliaca.

Neben einer singulären Leberhauptarterie können die rechte und die linke Leberarterie direkt aus dem Truncus coeliacus abgehen, wobei die A. gastroduodenalis aus der linken Leberarterie entspringt (Abb. **5**). In etwa 10% kommt die A. hepatica sinistra aus der A. gastrica sinistra (vgl. Abb. **21**). Die A. lienalis ist kaliberstärker als die A. hepatica communis (6–7 mm).

Relativ häufig (9,3% nach LUNDERQUIST 1967, 3,5% nach FREENY u. LAWSON 1983) kommt ein gemeinsamer Abgang von Leber- und Milzarterie bei isoliertem Abgang der A. gastrica sinistra aus der Aorta vor (Abb. **6**). Ein hepatogastrischer Stamm ist mit 1,5% seltener als ein lienogastrischer mit 5,5% (FREENY u. LAWSON 1983). Beim hepatogastrischen Gefäß besteht oft eine Verbindung zwischen oberer Eingeweide- und Milzarterie. Im Falle eines lienogastrischen Stammes geht die A. hepatica als „replaced artery" aus der A. mesenterica superior ab, und die A. gastroduodenalis entspringt entweder aus der Leberarterie oder der lienogastrischen Arterie (Abb. **7**). Sehr selten findet man einen Truncus coeliacus-mesentericus (0,5%) oder einen isolierten Abgang aller Truncusäste aus der Aorta. Über die Variation

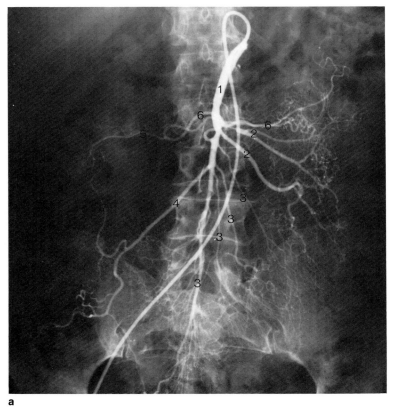

a

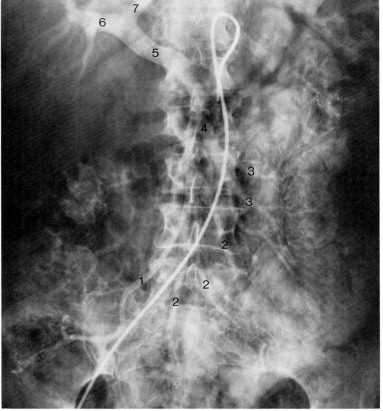

b

Abb. **3a** u. **b**
Normale Mesenterikographie
a   Arterielle Phase:
1 = A. mesenterica superior
2 = Aa. jejunales
3 = Aa. ileales
4 = A. ileocolica
5 = A. colica dextra
6 = A. colica media
b   Venöse Phase:
1 = V. ileocolica
2 = Vv. ileales
3 = Vv. jejunales
4 = V. mesenterica superior
5 = V. portae
6 = R. dexter
7 = R. sinister

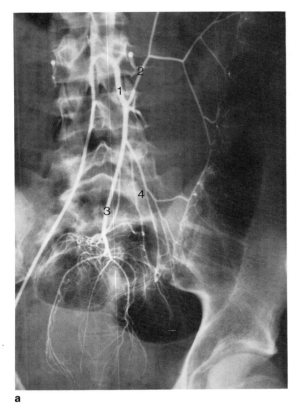

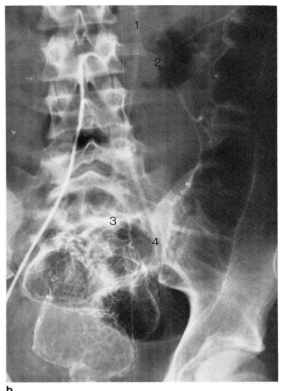

a

b

Abb. **4a** u. **b**   Angiographie der A. mesenterica inferior

a   Arteriogramm:
1 = A. mesenterica inferior
2 = A. colica sinistra
3 = A. rectalis superior
4 = Aa. sigmoideae

b   Venöse Phase:
1 = V. mesenterica inferior
2 = V. colica sinistra
3 = V. rectalis superior
4 = Vv. sigmoideae

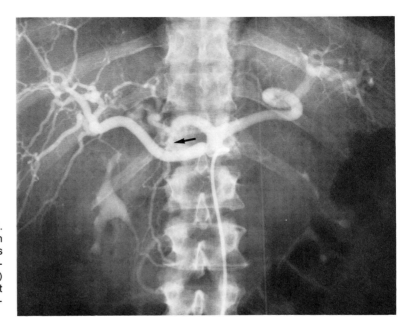

Abb. **5**   Normales Zöliakogramm. Abgang der rechten und linken Leberarterie aus dem Truncus coeliacus. Abgang einer kaliberstarken A. gastroduodenalis (←) aus der linken Leberarterie mit Darstellung der pankreatikoduodenalen Arkaden

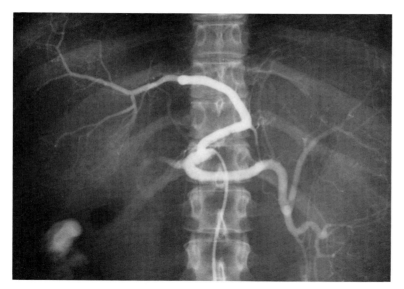

Abb. **6** Portale Hypertension. Zöliakogramm. Lumenstarke A. lienalis. Ausgeprägte A. hepatica sinistra, die die gesamte Leber versorgt. Nur flaue Darstellung der A. hepatica communis und A. gastroduodenalis

und den Verlauf der einzelnen Truncusäste siehe bei den einzelnen Organen.

Daneben kann man gelegentlich eine frühzeitige Aufteilung der Leberhauptarterie beobachten (Abb. **8**). Das gilt auch für getrennte Abgänge der linken und rechten Leberlappenarterie aus dem Truncus coeliacus und der A. mesenterica superior (Abb. **9a** u. **b**). Akzessorische Leberarterien aus der oberen Eingeweidearterie (Abb. **10**) sind keine Seltenheit. Sie versorgen zumeist Teile des rechten Leberlappens.

Arteria mesenterica superior

Die obere Eingeweidearterie, die das Intestinum, Zäkum, Colon ascendens und das rechte Querkolon versorgt, weist kaum Variationen auf. Die Arterie entspringt 0,1–2 cm unterhalb des Trunkus-

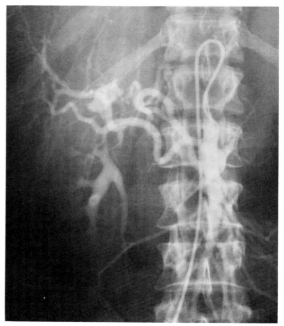

Abb. **7** Mesenterikogramm. Abgang der A. hepatica communis aus der oberen Eingeweidearterie. Frühzeitige Aufteilung der Leberhauptarterie

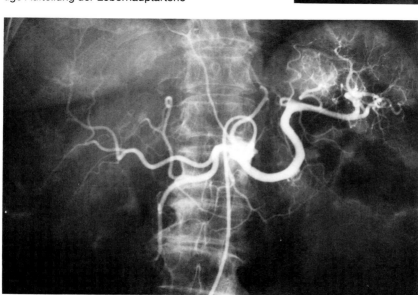

Abb. **8** Zöliakogramm. Frühzeitige Aufteilung der A. hepatica communis. Abgang der A. gastroduodenalis aus der linken Leberarterie. Gute Darstellung der A. pancreatica dorsalis sowie der A. phrenica ascendens rechts

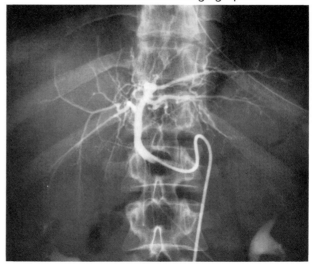

a

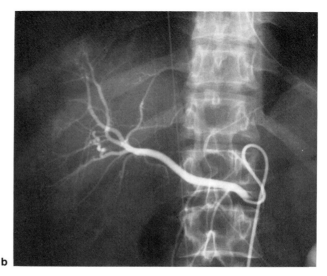

b

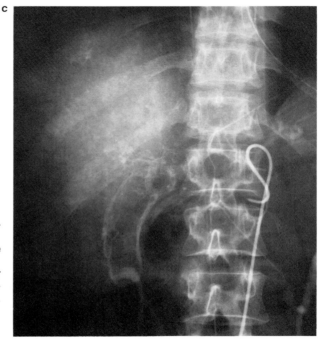

c

Abb. **9a−c** Getrennter Abgang der Leberarterien aus der Aorta
a Selektive Kontrastmittelinjektion in die linke
A. hepatica
b u. **c** Selektives Angiogramm der aus der
A. mesenterica superior abgehenden rechten Leberarterie. **b** Arterielle Phase, **c** Parenchymphase.
Kontrastierung der Gallenblasenwand

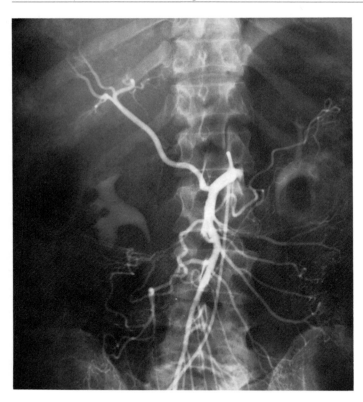

Abb. **10** Mesenterikogramm. Abgang einer akzessorischen Leberarterie aus der oberen Eingeweidearterie

abganges von der Ventralseite der Aorta in Höhe von L 1/2. Der Abgangswinkel ist größer als beim Trunkus und schwankt zwischen 30 und 50°, kann jedoch auch 90° erreichen (BOIJSEN 1983). Die Länge der Mesenterialarterie beträgt etwa 3 cm und ihr Lumen 0,8–1,2 cm. Hinter dem Pankreas und gewöhnlich links der Aorta abwärts verlaufend, manchmal jedoch auch vor oder rechts der Aorta, gibt die obere Eingeweidearterie zahlreiche jejunale und iliale Arterien, die A. iliocolica, die A. colica dextra und die A. colica media, ab (vgl. Abb. **3 a**).

Die A. mesenterica superior und die A. gastroduodenalis stehen über die pankreatikoduodenalen Arkaden in Verbindung (Abb. **11 a**). Fakultativ kann eine arterielle Kommunikation über die A. pancreatica dorsalis, die sog. Bühler-Anastomose, bestehen (GRABBE u. BÜCHELER 1980) (Abb. **12**).

Arteria mesenterica inferior

Die untere Eingeweidearterie entspringt bei L 3–L 4 in einem sehr spitzen Winkel ventral oder etwas links ventral der Aorta. Die 3–4 cm lange und bis zu 0,5 cm dicke Arterie verläuft kaudalwärts und gibt in absteigender Reihenfolge die Aa. colica sinistra, sigmoidea und rectalis superior zum linken Kolon, Sigma und Rektum ab (vgl. Abb. **4**).

Über die A. colica media aus der A. mesenterica superior und die A. colica sinistra aus der A. mesenterica inferior besteht eine hämodynamisch wichtige Verbindung zwischen oberer und unterer Eingeweidearterie, die sog. Riolan-Anastomose (Abb. **11**).

Superselektive Arteriographie

Mit der sog. superselektiven Arteriographie (BOIJSEN 1966, 1983, BÜCHELER u. THELEN 1971, EISENBERG 1973, FREENY u. Mitarb. 1979, FREENY u. LAWSON 1983, LEVY u. Mitarb. 1979, REUTER 1975, REUTER u. REDMAN 1977, RÖSCH u. GROLLMANN jr. 1969, RÖSCH u. HOLMANN 1975, RÖSCH u. KELLER 1981, TAKASHIMA 1970, TEGTMEYER 1977, TAVERNIER u. Mitarb. 1971) gelingt eine überlagerungsfreie und verbesserte Darstellung der arteriellen und der venösen Strombahn und damit eine Präzisierung der angiographischen Diagnostik. Aufgrund der zahlreichen Anomalien im Trunkusbereich sollte vor allem der angiographisch weniger Erfahrene doch nicht auf eine Zöliakographie verzichten. Diese dient als Basisdokumentation für ein gezieltes Vorgehen. Da bei der superselektiven Angiographie Spasmen in der Nähe der Katheterspitze auftreten können, klärt überdies die Zöliakographie die Differentialdiagnose gegenüber einem organischen Prozeß (Abb. **22 a–c**). Nachteile dieser speziellen Methode sind der größere methodi-

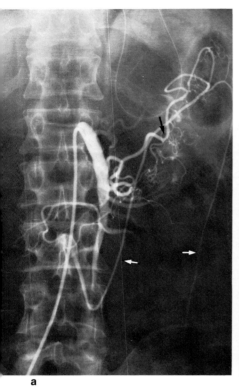

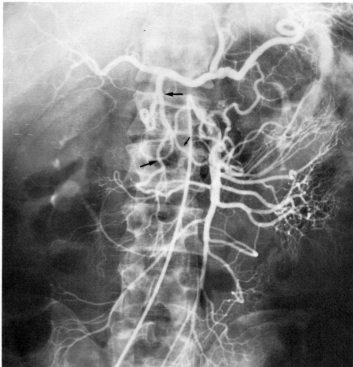

a

b

Abb. **11 a–c**
Trunkusstenose. Riolansche Anastomose
a u. b   Angiographie der A. mesenterica superior
a   Frühe Phase. Gute Kontrastierung der A. colica media mit Anschluß an die A. colica sinistra aus der unteren Eingeweidearterie (↓). Retrograde Füllung der A. mesenterica inferior über die Riolansche Anastomose (←)
b   Späte arterielle Phase. Retrograde Füllung des Truncus coeliacus und seiner Äste über erweiterte pankreatikoduodenale Arkaden (→). Normale Darstellung der Äste der A. mesenterica superior. Abgang der A. hepatica sinistra aus der A. gastrica sinistra
c   Angiographie der A. mesenterica inferior. Normale Darstellung der Kolonarterien. Retrograde Füllung der A. colica media (←) über die retrograd dargestellte Riolansche Anastomose. A. colica sinistra (↞)

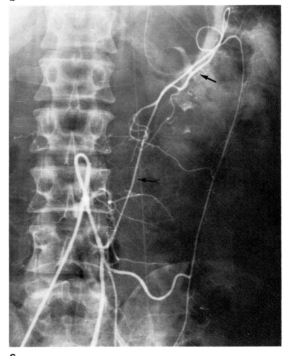

c

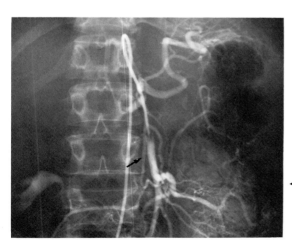

◄ Abb. **12**   Bühler-Anastomose.   Mesenterikographie. Retrograde Füllung des Truncus coeliacus und der A. lienalis über die akzessorisch vorkommende Verbindung zwischen A. mesenterica superior und Trunkus (→)

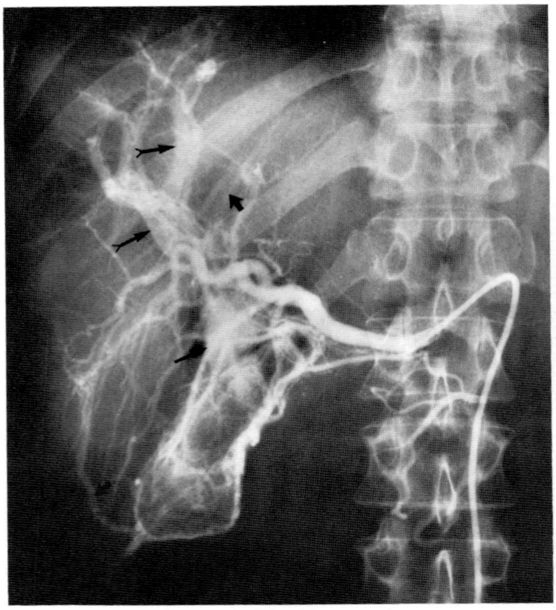

Abb. **13** Verdacht auf Gallengangtumor. Angiographie der rechten Leberarterie
Späte arterielle Phase. Atypischer Ast aus der A. hepatica mit Verbindung zur Gallenblasenarterie und zum Pankreas. Verstärkte Kontrastierung der Gallenblasenwand. Anfärbung von Sinusoiden in einem umschriebenen Areal der Leber (→). Gute Darstellung von Portalvenenästen im rechten Leberlappen (↣). Deutliche sinusoidale Anfärbung im vorbeschriebenen Bezirk. Beginnende Füllung von Lebervenen (➞)

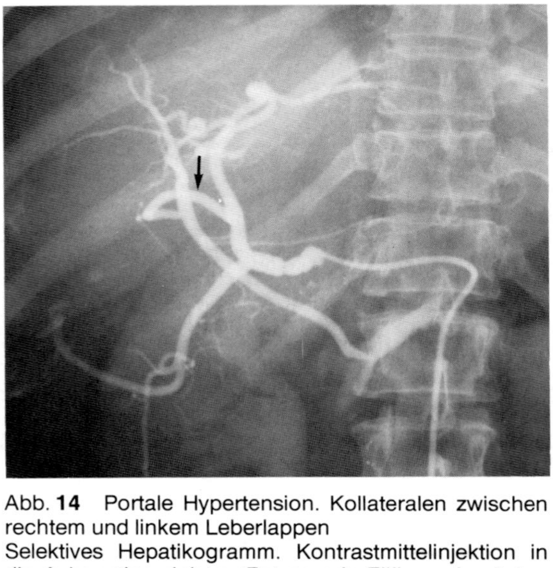

Abb. **14** Portale Hypertension. Kollateralen zwischen rechtem und linkem Leberlappen
Selektives Hepatikogramm. Kontrastmittelinjektion in die A. hepatica sinistra. Retrograde Füllung der A. hepatica dextra über eine breite Kollaterale (↓)

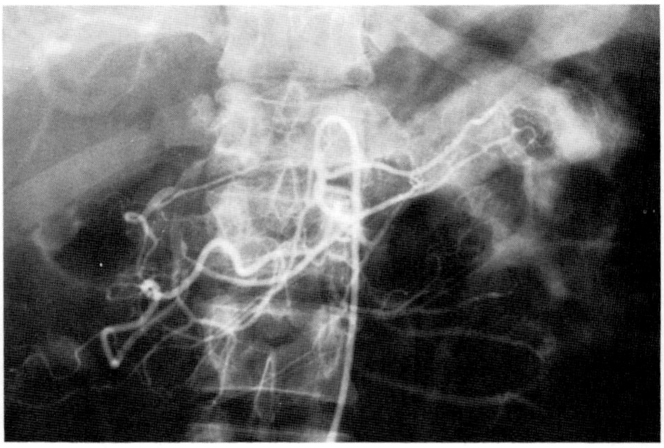

a

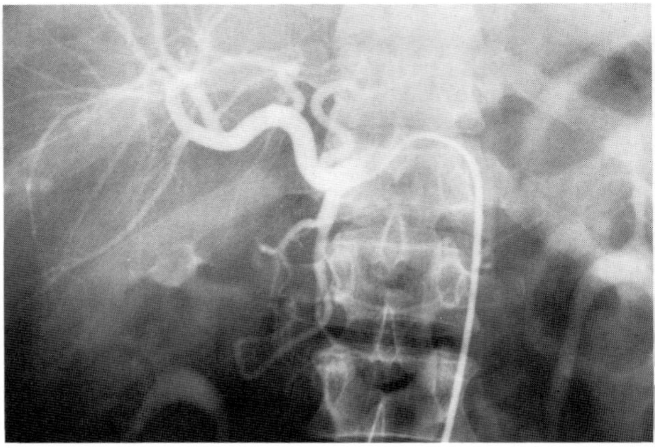

b

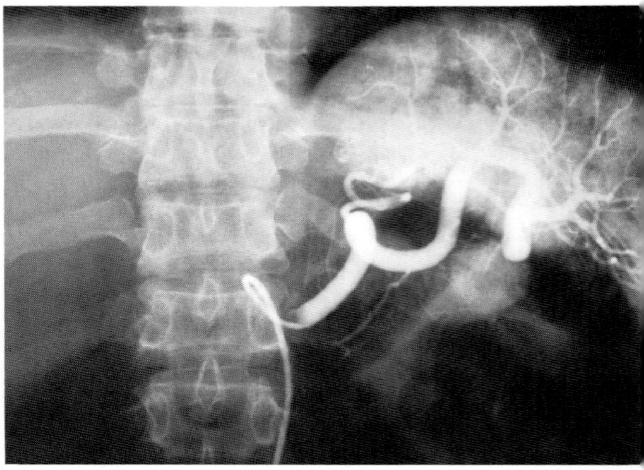

c

Abb. **15a–c** Selektive Darstellung der Pankreasarterien. Normalbefund
a Selektive Darstellung der A. pancreatica dorsalis. Übersichtliche Kontrastierung der intrapankreatischen Arterien. Doppelte A. pancreatica transversa im Pankreasschwanzbereich. Kontrastierung der pankreatikoduodenalen Arkaden
b Hepatikographie. Unauffällige Darstellung der A. gastroduodenalis und der Anfangsabschnitte der pankreatikoduodenalen Arkaden
c Lienalisangiogramm. Darstellung einer A. pancreatica transversa

Abb. **16** Zwerchfellmetastase eines Mammakarzinoms rechts. Selektive Angiographie der A. phrenica ascendens. Links unauffällige Darstellung der Zwerchfellarterie. Selektiver Ast von der rechten Zwerchfellarterie zur linken (→)

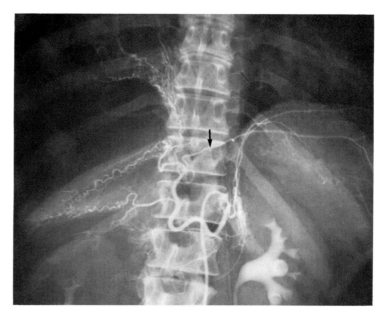

sche und zeitliche Aufwand bei Sondierungsschwierigkeiten und die Notwendigkeit von mehrmaligen Injektionen.

In manchen Fällen gelingt mit den üblichen Kobrakathetern unter Drehung der Katheterspitze die Sondierung der A. hepatica (Abb. **9 a** u. **b, 13, 14, 15 b** u. **22 a**) oder lienalis (Abb. **17 a**), seltener auch die der A. pancreatica dorsalis (Abb. **15 a, 22 c**) und der A. phrenica ascendens (Abb. **16**). Durch weitere Vorführung und Drehung der Katheterspitze können ferner die A. hepatica dextra oder sinistra (vgl. Abb. **9 a** u. **b**), die A. gastroduodenalis (Abb. **18** u. **22 b**) oder die peripheren Abschnitte der A. lienalis sondiert werden. Die Katheterisierung der A. gastrica sinistra ist mit dieser Katheterform meist unmöglich. In anderen Fällen kann versucht werden, das weiche Ende des Führungsdrahtes in die A. hepatica oder lienalis vorzuschieben und über den Führungsdraht den Katheter in die gewünschte Gefäßregion vorzuführen. Manchmal empfiehlt sich auch ein Sondierungsversuch in tiefer In- oder Exspiration. Eine Probeinjektion dient zur Kontrolle der richtigen Katheterlage.

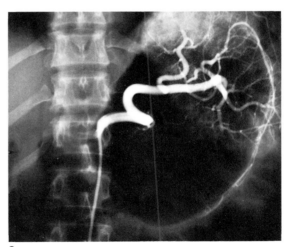

a

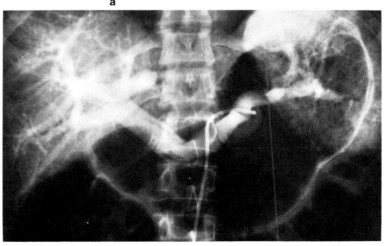

Abb. **17 a** u. **b**
Normale Lienalisangiographie
a Arterielle Phase. Normal weite A. lienalis. Unauffällige intralienale Arterien
b Venöse Phase. Parenchymanfärbung der Milz. Gute Kontrastierung der intralienalen Venen, der V. lienalis und der V. portae mit ihren intrahepatischen Abschnitten

b

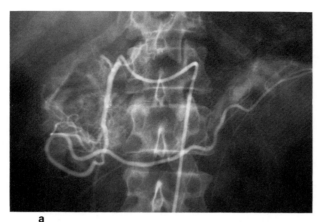

a

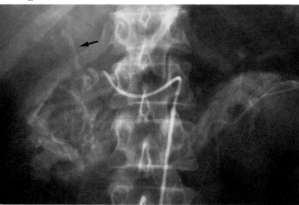

b

Abb. **18a** u. **b**
Unauffällige Angiographie der A. gastroduodenalis
a   Arterielle Phase
b   Spätphase mit Darstellung von Duodenalvenen und
einer Vene im Lig. hepatoduodenalis (↓)

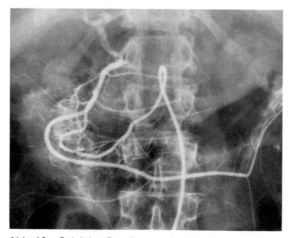

Abb. **19**   Selektive Sondierung der inferioren pankreatikoduodenalen Arkaden. Retrograder Flow zur A. gastroduodenalis mit flauer Kontrastierung der A. hepatica. Darstellung der A. pancreatica transversa

Führungsdrähte müssen an der Spitze beweglich sein.
Durch Zurückziehen eines inneren Mandrins bei dem
sog. J-Guide (JUDKINS u. Mitarb. 1967) erreicht man eine hohe Flexibilität. Selektive Sondierungen werden
wesentlich erleichtert und Wandläsionen vermieden.
Gelingt mit diesen Kobrakathetern keine superselektive
Sondierung, dann müssen entweder ein Manipulatorsy-
stem benutzt oder ein Katheterwechsel vorgenommen
werden. Im letzteren Falle erleichtert die Schleusen-
technik das Vorgehen und reduziert die Gefahr von lokalen Blutungen oder Thrombosen.
Der Katheterwechsel kann mit folgender Technik erfolgen: Über den im Truncus coeliacus liegenden Katheter
wird der flexible Führungsdraht weit in die A. hepatica
oder lienalis vorgeschoben. Unter Belassung des Führungsdrahtes wird dann der Katheter entfernt und ein
für die spezielle topographisch-anatomische Gefäßsituation vorgeformter Katheter über den Führungsdraht
in die gewünschte Arterie geleitet. Dabei darf der eingeführte Katheter den Führungsdraht nicht aus dem Gefäß heraushebeln, was bei zu weit zurückgezogenem in-
nerem Mandrin geschieht. Ein gleichzeitiges Vorschieben von Katheter und Führungsdraht kann leicht zu
Gefäßläsionen führen.
Der Sidewinderkatheter hat sich wegen seiner univer-
sellen Anwendungsmöglichkeit zur superselektiven Angiographie bewährt. Mit ihm können der Truncus
coeliacus, die A. lienalis und die A. hepatica communis
(Abb. **13**, **14**, **17** u. **18**), aber auch Eingeweidearterien
(Abb. **19** u. **20**) sondiert werden. Schwierigkeiten gibt es
wegen der etwas aufgerichteten Spitze bei der A. pancreatica dorsalis und gelegentlich der A. gastroduodenalis. Die Sondierung der A. gastrica sinistra ist bei einer
modifizierten Technik mit diesem Katheter möglich
(Abb. **21**). Beim Zurückziehen eines in der A. lienalis
liegenden Katheters springt die nach kranial gerichtete
Katheterspitze vielfach in die nach oben abgehende A.
gastrica sinistra. Mit Hilfe eines Führungsdrahtes wird
diese Manipulation erleichtert.

Dieser Katheter empfiehlt sich vor allem bei stark kaudalwärts gerichtetem Truncus coeliacus und bei einer in
sehr spitzem Winkel abgehenden A. mesenterica superior. Demgegenüber eignen sich die Kobrakatheter vor
allem zur Sondierung eines horizontal oder kranialwärts
abgehenden Truncus coeliacus.
Mit Reflektoren kann durch einen starren Führungsdraht der Krümmungsradius eines Katheters verändert
und den anatomischen Gegebenheiten angepaßt werden. Durch diese Manipulation wird die Katheterspitze
in die gewünschte Arterie geleitet. Der Führungsdraht
darf wegen der Gefahr der Intimaläsion die Katheterspitze nicht überragen (REUTER u. REDMAN 1977). Die
Handhabung ist nicht immer einfach und erfordert große Erfahrung des Untersuchers, so daß sich diese Methode nicht durchsetzen konnte.
Eine weitere, gleichfalls weniger gebräuchliche Methode ist die koaxiale Kathetertechnik (EISENBERG 1973)
zur Sondierung kleiner peripherer Arterien. Hierbei
wird ein kleiner Innenkatheter durch einen größeren,
im Truncus coeliacus oder in der A. mesenterica superior liegenden Außenkatheter geschoben und in das gewünschte Gefäß geleitet. Nach richtiger Placierung des
Innenkatheters wird das Kontrastmittel in die peripheren Äste appliziert. Andererseits kann über den Innenkatheter der äußere Katheter in eine größere Arterie,
z. B. die A. hepatica communis oder lienalis, vorgeführt
werden.

Gegenüber der konventionellen Zöliako- und Mesenterikographie werden bei gezielter Angiographie geringere Kontrastmittelmengen benötigt:

A. lienalis	25–23 ml,	8–10 ml/Sek.
A. hepatica communis	20–30 ml,	8–10 ml/Sek.
A. hepatica propria	15–20 ml,	6– 8 ml/Sek.
A. gastroduodenalis	10–15 ml,	6– 8 ml/Sek.
A. gastrica sinistra	5–10 ml,	3– 5 ml/Sek.
A. pancreatica dorsalis	5–10 ml,	2– 4 ml/Sek.
A. pancreaticoduodenalis superior	5–10 ml,	2– 4 ml/Sek.
A. pancreaticoduodenalis inferior	5–10 ml,	2– 4 ml/Sek.
A. jejunalis et ilea	5–10 ml,	4– 6 ml/Sek.

Bildanzahl sowie -frequenzen müssen in Abhängigkeit von der klinischen Fragestellung variiert werden. Die Darstellung der V. portae und ihres Zustromgebietes erfordert höhere Kontrastmittelmengen, längere Aufnahmezeiten und gelegentlich auch eine höhere Bildanzahl.

Zur Diagnostik der Leber, insbesondere von Lebermetastasen, kann die Angiographie mit Infusionstechnik hilfreich sein (FREENY u. Mitarb. 1976, KAUDE u. Mitarb. 1973, RÖSCH u. Mitarb. 1976). Hierbei werden 50–60 ml Kontrastmittel mit einem Flow von 3–4 ml/Sek. über 30 Sek. bei einer langsamen Bildfrequenz von 1 Bild alle 2–3 Sek. appliziert. Dadurch erhält man eine sehr intensive Anfärbung des Leberparenchyms. Ein Reflux von Kontrastmittel in die A. lienalis während der Injektion muß vermieden werden, da das kontrastierte portalvenöse Blut zu Überlagerungen in der Leber führt und die diagnostischen Aussagen mindert.

Im Vergleich zur Zöliakographie weist die sog. superselektive Angiographie eine höhere Komplikationsrate auf. Spasmen durch den Katheterreiz sind keine Seltenheit. Intimaläsionen und auch Verschlüsse kleinerer Arterien kommen vor (Abb. 22). Bei forcierter Kontrastmittelinjektion kann es durch den Preßstrahl sehr selten zu Gefäßperforationen kommen.

Digitale Subtraktionsangiographie

Mit der intraarteriellen digitalen Subtraktionsan-

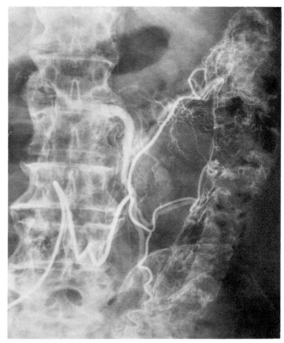

Abb. **20** Selektive Sondierung der A. colica sinistra. Deutliche Wandanfärbung des Dickdarmes. Gleichzeitige Kontrastierung der V. mesenterica inferior mit ihren zuführenden Venen und Abstrom in die V. lienalis

giographie haben sich andere Perspektiven zur angiographischen Diagnostik im Abdomen ergeben (CRUMMY u. Mitarb. 1982, FLANNIGAN u. Mitarb. 1983, FOLEY u. Mitarb. 1983, GRABBE u. Mitarb. 1982).

Zwar sind die Resultate in der morphologischen Feindiagnostik der parenchymatösen Organe aufgrund der unzureichenden Ortsauflösung schlechter als bei der konventionellen Angiographie; demzufolge können bei kleinen hypovaskularisierten Tumoren Probleme in der Beurteilung der Dignität auftreten. Hypervaskularisierte Prozesse sind aber manchmal deutlicher als im konventionellen Angiogramm darzustellen

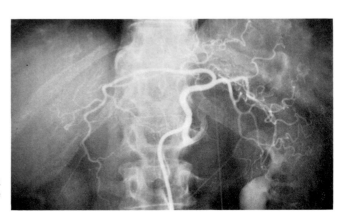

Abb. **21** Selektive Darstellung der A. gastrica sinistra. Abgang der linken Leberlappenarterie aus der A. gastrica sinistra

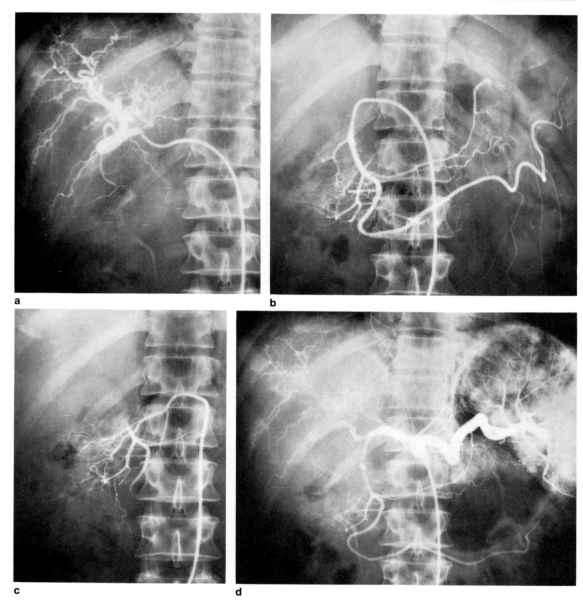

c   **d**

Abb. **22a–d** Normalanatomie. Spasmen und Gefäßverschlüsse nach superselektiver Angiographie
a Angiographie der A. hepatica dextra
b Angiographie der A. gastroduodenalis mit Darstellung der Arkaden und der A. pancreatica transversa,
die Anschluß an die A. lienalis hat

c Angiographie der A. pancreatica dorsalis. Gute
Darstellung der Arterien des Pankreaskopfes und des
Duodenums
d Abschließende Zöliakographie. Keine Kontrastierung der A. pancreatica dorsalis. Spasmus der A. hepatica dextra. Kontrastunregelmäßigkeiten in der
A. gastroduodenalis durch Wandläsionen

(Abb. **23a–d**). Pathologische Veränderungen an
den größeren Arterien lassen sich objektivieren.
Einen entscheidenden Beitrag liefert die digitale
Subtraktionsangiographie in der Darstellung der
venösen Gefäße. Hier erhält man eine gute Kontrastierung der lienomesenterikoportalen Strombahn, was sich vor allem bei der portalen Hypertension und als Kontrolle nach Shuntoperationen
als sehr vorteilhaft erwiesen hat (Abb. **24**).

Eine Beurteilung der blutungsgefährdeten Ma-
genfundus- und Ösophagusvarizen wird aber infolge der Artefaktbildung durch die Herzbewe-
gungen häufig verhindert. Die Untersuchung
führt nur zum Erfolg bei Kooperationsfähigkeit
des Patienten und wenn Artefakte durch Meteorismus und verstärkte Darmperistaltik ausge-
schaltet werden können. Letzteres ist durch die
intravenöse Gabe eines Spasmolytikums, z. B.

Abb. **23a–e** Zustand nach Ablatio mammae. Verdacht auf Lebermetastasen. Pharmakoangiographie. Intraarterielle DSA
a u. **b** Zöliakographie:
a Arterielle Phase. Unauffällige Darstellung des Truncus coeliacus und seine Äste. Lebervergrößerung. Keine sicheren pathologischen Gefäße
b Parenchymatöse Phase. Fraglicher hypovaskularisierter Bezirk im rechten Leberlappen (↓)

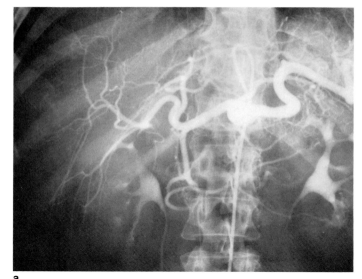

a

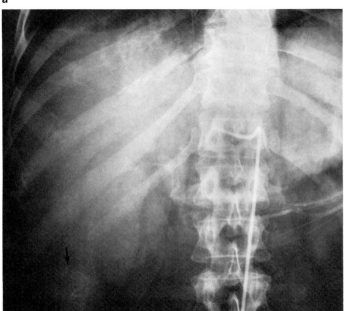

b   Abb. **23c–e** ▶

Glukagon, 30 Sek. vor der arteriellen Applikation möglich. Vorteile der digitalen Subtraktionsangiographie sind eine signifikante Reduktion der Kontrastmittelmenge und die Verwendung von sehr dünnlumigen Kathetern. Durch die sofortige Verfügbarkeit des Durchleuchtungsbildes während der Kontrastmittelinjektion kann der Zeitablauf der Untersuchung verringert werden. Diese Faktoren bedeuten Risikominderungen für den Patienten. Das methodische Vorgehen entspricht dem der konventionellen Angiographie.

Pharmakoangiographie

Bei der Pharmakoangiographie kommen neben den das Pankreassekret stimulierenden Substanzen (SCHMARSOW 1972, 1976, SCHMARSOW u. KIEFER 1978, UDEN 1972) vasodilatatorische (BERANEK u. Mitarb. 1974, DAVIS u. Mitarb. 1975, DENCKER u. Mitarb. 1975, REDMAN 1974, WEBER u. NOVAK 1976, WIDRICH u. Mitarb. 1974) und vasokonstriktive (BOIJSEN u. GÖTHLIN 1980, EKELUND u. LUNDERQUIST 1974, HAWKINS u. Mitarb. 1974, JONSSON u. Mitarb. 1978, KAPLAN u. BOOKSTEIN 1972, KAUDE u. WIRTANEN 1970, NOVAK u. WEBER 1976, STECKEL u. Mitarb. 1971,

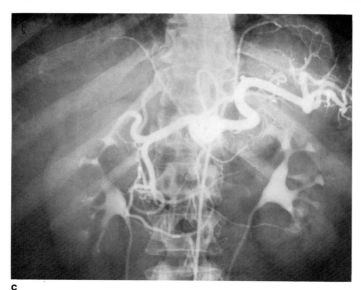

c

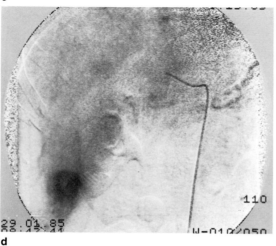

d

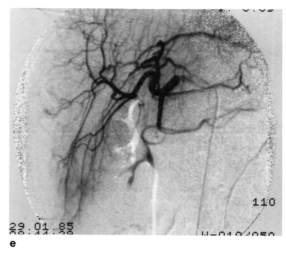

e

WEBER u. NOVAK 1976) Pharmaka zur Anwendung.

Gegenüber der konventionellen Zöliako- und Mesenterikographie zeigen sich bei der Pharmakoangiographie eine kontrastreichere Anfärbung von Arterien oder Venen, eine bessere Darstellung kleinerer Arterien, eine sichere Differenzierungsmöglichkeit zwischen normalen und pathologischen Gefäßen und eine gesteigerte Organanfärbung des Pankreas. Welche Substanz zur Anwendung kommt, wird von der klinischen Fragestellung bestimmt. Die unterschiedliche Reagibilität der Gefäße, das differente Verhalten von Organtumoren und der individuelle Wirkungsgrad der applizierten Substanzen haben zu einer kritischen Einschätzung der Pharmakoangiographie bei der Tumordiagnostik geführt. Dieses Verfahren bietet keine überzeugende Alternative zur sog. superselektiven Angiographie.

Angiotensin und Epinephrin (Adrenalin) sind die gebräuchlichsten Vasokonstriktiva zur Tumordiagnostik. Angiotensin in einer Dosis von 0,5–5 µg hat einen schnelle Wirkungsbeginn und ist mit einer Wirkungsdauer von etwa 2 Min. die bessere Substanz. Sie wirkt auf die glatte Muskulatur der normalen peripheren Gefäße, insbesondere auf die Äste der Aa. hepatica, lienalis und mesenterica superior. und weniger auf die kleineren Pankreasarterien (vgl. Abb. 23 c). Infolge der daraus resultierenden Blutumverteilung kommt es zur besseren Darstellung des Pankreas. Da tumorös veränderte Arterien nicht bzw. kaum reagieren, findet man eine kontrastreichere Darstellung pathologischer Gefäßabschnitte.

Adrenalin oder Noradrenalin wirken in einer Dosis von 5–10 µg vorwiegend auf die großen Arterien mit einer Querschnittsreduzierung von 20% (POKIESER 1975). Diese Substanzen haben durch

Abb. **24a** u. **b** Zustand nach porto-
kavaler Anastomose
a Konventionelle Mesenterikographie. Venöse Phase. Darstellung der
V. mesenterica superior mit ihrer Einmündung in die untere Hohlvene, die
flau kontrastiert ist (→)
b Intraarterielle DSA nach Glukagon. Venöse Phase. Im Vergleich zu **a**
bessere Darstellung des Shunts und
der unteren Hohlvene. (→)

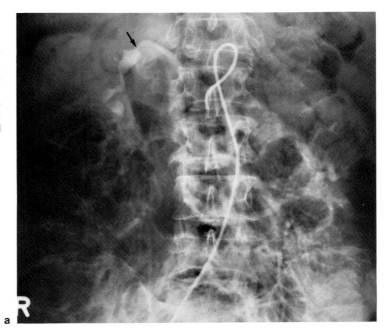

a

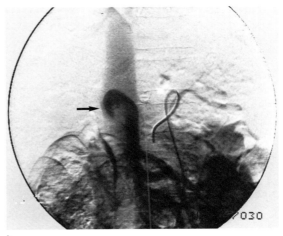

b

Einwirkung auf die Alpha- und Betarezeptoren
einen vasokonstriktiven und etwa 80–90 Sek. später einen vasodilatatorischen Effekt. Im Vergleich
zum Angiotensin ist die Wirkung auf die Arterien
uneinheitlich und weniger zuverlässig. Ferner ist
die Reaktion in den mesenterialen Arterien geringer als in den zöliakalen (REUTER u. REDMAN
1977). Durch die Injektion von 2–3 mg Proprano-
lol als Betablocker in die obere Eingeweidearterie
erreicht man eine längerdauernde Vasokonstriktion (STECKEL u. Mitarb. 1968).
Vasopressin in einer Dosis von 0,5 bis 1 E führt
durch Einwirkung auf die Muskulatur der Arteriolen und Kapillaren zur Vasokonstriktion. Da
diese länger als bei Adrenalin und Angiotensin
anhält, wird diese Substanz vorwiegend zur therapeutischen Pharmakoangiographie angewendet.

Ein Vorteil der Pharmakoangiographie mit vasokonstriktiven Substanzen ist die erhebliche Reduktion der Kontrastmitteldosis. Der Injektionsdruck muß zur Vermeidung eines Refluxes in die
Aorta vermindert werden. Die Injektion der Substanz sollte etwa 20–30 Sek. intraarteriell vor der
Kontrastmittelinjektion erfolgen. Vasokonstrikto-
ren führen zu einer verzögerten Darstellung von
6–8 Sek. in der arteriellen und parenchymatösen
Phase der Leber und Milz, wogegen es nur
in Ausnahmefällen zur Venenkontrastierung
kommt.
Bei exakter Dosierung der Pharmaka sind Nebenwirkungen wie Blutdruckanstieg, Abnahme des
Auswurfvolumens des Herzens, Bradykardien
oder Abdominalschmerzen durch verstärkte Peristaltik sehr selten (EKELUND u. LUNDERQUIST
1974) im Gegensatz zur intraarteriellen Pharma-

kotherapie. Vorsicht ist jedoch bei kurzfristigen
Wiederholungsuntersuchungen geboten.
Unumstritten ist die Bedeutung der Pharmakoangiographie mit Vasodilatatoren; sie liegt in der
verbesserten Darstellung der Pfortader und ihres
Zustromgebietes bei der arteriellen Portographie.
Bei der portalen Hypertension kann eine kontrastreichere Darstellung der Kollateralbahnen
oder eines operativ angelegten systemischen
Shunts erreicht werden.
Gegenüber dem Tolazolin haben Glukagon, Papaverin, Bradykinin, Prostaglandine nur eine geringere Bedeutung erlangt. Diese Substanzen führen zu einer Reduzierung des peripheren Gefäß-
widerstandes und damit zur Vasodilatation.
Tolazolin bewirkt über eine Blockade der Alpha-
rezeptoren und eine Einwirkung auf die kleinen

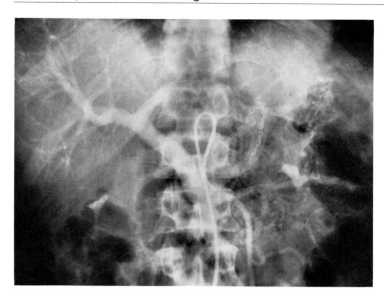

Abb. 25 Zustand nach Resektion eines Pankreasschwanztumors und der Milz. Arterielle indirekte Mesenterikographie. Gute Kontrastierung der Mesenterialvenen und der V. portae

Muskeln eine Vasodilatation. Diese ist im mesenterialen Stromgebiet deutlicher als im lineoportalen (REUTER u. REDMAN 1977). Der Effekt ist von kurzer Dauer. Die zu applizierende Dosis schwankt zwischen 25 und 50 µg in Abhängigkeit von der Größe des sondierten Gefäßes. Die mit etwa 10 ml Kochsalz vermischte Substanz sollte über 20 Sek. langsam appliziert werden. Daran schließt sich 30 Sek. später die Kontrastmittelinjektion an. Wegen der starken Vasodilatation ist die Injektion einer größeren Kontrastmittelmenge notwendig, um den erhöhten Durchfluß zu kompensieren. Die Qualität der arteriellen Bilder erreicht wegen der starken Arteriendilatation trotz hohen Kontrastmittelangebotes nicht die der superselektiven Angiographie.

In der venösen Phase bekommt man durch die um 30–40% gesteigerte arterielle Durchblutung eine exzellente Darstellung der Pfortader und ihres Zustromgebietes (Abb. **25**).

An Nebenwirkungen können Blutdruckanstieg, Arrhythmien, Tachykardien, Übelkeit, Brechreiz oder allgemeine abdominelle Beschwerden auftreten. Kontraindikationen sind zerebrovaskuläre und koronare Erkrankungen.

Zur Pankreasstimulation wurden zur stärkeren Parenchymanfärbung Sekretin, Pancreozymin und Trypsin bzw. Cholezystokinin-Pancreozymin eingesetzt. Die Resultate sind nicht überzeugend. An Nebenwirkungen treten gelegentlich Blutdruckabfall und leichte abdominelle Krämpfe auf.

Ballonkatheterangiographie

Zur Angiographie mit Ballonkatheter ist die Benutzung einer Schleuse erforderlich, um eine Läsion des Ballons zu verhindern. Ein an der Spitze vorgeformter Katheter und speziell gekrümmte Führungsdrähte erleichtern die Sondierung. Nach Positionierung der Katheterspitze in Höhe des Abganges der zu sondierenden Arterie wird der Ballon mit 1 ml Luft aufgefüllt, wobei er in die gewünschte Aortenregion eingeschwemmt wird (WEBER 1980). Nach Klärung der korrekten Lage der Katheterspitze durch eine Probeinjektion erfolgt die Blockade durch Aufblasen des Ballons bis zu seiner angegebenen Füllungskapazität.

Zur Arteriographie mit Ballonkathetern sind geringere Kontrastmittelmengen notwendig. Wichtig sind die Spülung der Schleuse mit Kochsalz sowie die systemische Heparinisierung.

Die Ballonarteriographie führt zu guten arteriellen und indirekten venösen Arteriogrammen (Abb. **26**) (BUONOCORE u. LYNCH 1978, REUTER 1970, WEBER 1980, WEBER u. NOVAK 1980, WHOLEY 1977). Die Qualität der superselektiven Angiographie wird erreicht. Im Vergleich zur konventionellen Zöliakographie bzw. Mesenteriko- und Pharmakoangiographie liefert die Ballonarteriographie jedoch bessere Bilder.

Gelegentlich treten Spasmen auf; Ballonperforationen ohne wesentliche Folgeerscheinungen sind selten. Im Vergleich zur superselektiven Sondierung kommen Intimaläsionen oder Perforationen kaum vor (WEBER 1980).

Splenoportographie

Die Splenoportographie hat zwei Indikationsbereiche. Bei der portalen Hypertension liegt ihre Aufgabe in der Lokalisation des Strombahnhindernisses und damit der Differenzierung der verschiedenen Blockformen sowie in der Beurteilung der Pfortader und ihres Zustromgebietes einschließlich der möglichen Kollateralbahnen. In

Abb. **26a** u. **b** Portale Hypertension. Mesenterikographie mit Ballonkatheter
a Arterielle Phase. Aufgeblasener Ballon in der A. mesenterica superior. Kein Reflux des Kontrastmittels in die Aorta
b Venöse Phase. Gute Kontrastierung der mesenterialen Strombahn und der V. portae. Keine Darstellung der intrahepatischen Pfortaderäste. Ausgeprägter hepatofugaler Kollateralkreislauf über die stark erweiterte V. gastrica sinistra. Ausgeprägte Magenfundusvarizen

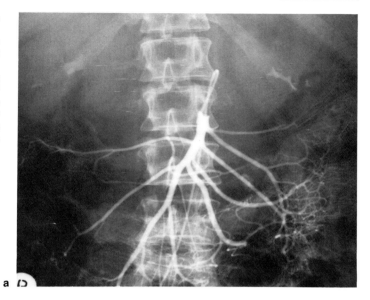

a

der Tumordiagnostik liefert die Darstellung der portalen Strombahn wichtige Hinweise auf die lokale Resektabilität eines in der Nähe der Pfortader liegenden Tumors.

Arterielle indirekte Splenoportographie

Heute hat die arterielle indirekte Methode (BOIJSEN u. REDMAN 1966, BRON 1983, BRON u. FISHER 1967, BÜCHELER u. Mitarb. 1972, CIOFFI u. Mitarb. 1973, FROMMHOLD 1974, HERLINGER 1978, JONSSON u. Mitarb. 1977, KREEL u. WILLIAMS 1964, NEBESAR u. POLLARD 1966, RUZICKA u. ROSSI 1969, VIAMONTE u. Mitarb. 1970, WIDRICH u. Mitarb. 1974) die perkutane Splenoportographie weitgehend ersetzt. Zweifelsohne sind Kontrastierung der lienoportalen und intrahepatischen Strombahn sowie Anfärbung in der Sinusoidalphase schlechter als beim direkten Verfahren; dieses hat jedoch einen umfassenderen Informationsgehalt. In einem Untersuchungsgang können die lieno- und mesenterikoportale Strombahn sowie das arterielle Gefäßsystem der Oberbauchorgane dargestellt werden. Ferner ist die Komplikationsrate geringer als bei der perkutanen Splenoportographie. Es entfällt die intralienale Druckmessung.

Voraussetzungen zur guten Kontrastierung der venösen Strombahn sind die selektive Injektion peripher in die A. lienalis und die Applikation einer genügend großen Kontrastmittelmenge, die von der Milzgröße abhängt und im Extremfall bis zu 100 ml betragen kann (vgl. Abb. **17b**).

Bei der portalen Hypertension muß infolge der Druckerhöhung im portalen System der Zeitablauf der Serie auf über 20–30 Sek. ausgedehnt werden, wobei über 50% der Kontrastmittelmenge vor Exposition der ersten Aufnahme injiziert

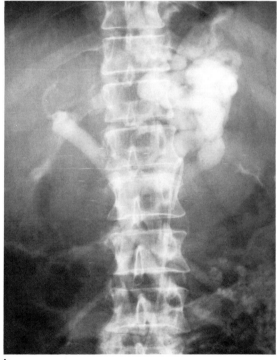

b

werden sollte. Ob durch Nachinjektion von 30–50 ml Kochsalz (HERNANDEZ u. Mitarb. 1965) durch den dadurch erzwungenen erhöhten Durchfluß der Milz kontrastreichere Venendarstellungen zu erhalten sind, ist umstritten. Die Luftfüllung des Magens mit Gas kann die Beurteilung von möglichen Kollateralbahnen erleichtern.

Kontrastmittel	30–100 ml (Milzgröße)
Flow	8–10 ml/Sek.
Bildanzahl	15–20
Bildfrequenz	1 bzw. 0,5 Bild/Sek.
Vorinjektion	50% der Gesamtdosis

Arterielle indirekte Mesenteriko-portographie

Zur Darstellung der mesenterikoportalen Strombahn erfolgt die Kontrastmittelinjektion in die A. mesenterica superior (vgl. Abb. **4a, 10, 11, 24** u. **25**). Die portale Hypertension macht eine hohe Kontrastmitteldosis und eine längere Aufnahmeserie über 20–30 Sek. erforderlich.

Kontrastmittelmenge	40–60 ml
Flow	8–10 ml/Sek.
Bildanzahl	12–15
Bildfrequenz	1 bzw. 0,5 Bild/Sek.
Vorinjektion	20–30 ml

Trotz adäquater Untersuchungstechnik wird in etwa 10% eine diagnostisch ausreichende Darstellung des Zustromgebietes der V. portae nicht erreicht. Bei der portalen Hypertension liegt diese Rate bei 25–30%, wobei vor allem die Kollateralbahnen nicht immer zu beurteilen sind. Ein hepatojugularer Flow in der V. portae kann selten Ursache mangelnder Kontrastierung sein.

Auch mit Hilfe von Ballonkathetern kann die Darstellung des venösen Gefäßsystems verbessert werden. Die unter Blockade durchgeführte arterielle Kontrastmittelinjektion und die Lösung der Sperre bei Kontrastmittelende bringen eine gute Anfärbung der venösen Gefäße (WEBER u. NOVAK 1980). Mit einem Ballonkatheter, der transvenös retrograd eingeführt wird, kann auch der abführende Teil eines splenorenalen Shunts blockiert werden. Die retrograde Kontrastmittelinjektion klärt dabei die Durchgängigkeit des Shunts (NOVAK u. WEBER 1980).

Angiographie nach Shuntoperationen

Nach Shuntoperationen liegt die Aufgabe der Angiographie in der Überprüfung der Anastomose oder anderer dekompressiver operativer Maßnahmen. Hier steht die arterielle indirekte Methode im Vordergrund (BOOKSTEIN u. Mitarb. 1971, BÜCHELER u. Mitarb. 1971, 1973, 1975, REUTER u. REDMAN 1977, THELEN und Mitarb. 1978). Die Untersuchungsmethode wird von der Art der Operation bestimmt. Bei einem zentralen splenorenalen Shunt mit Implantation der Milzvene in die linke Nierenvene erfolgt die selektive Kontrastmittelinjektion in die A. lienalis. Dagegen muß ein peripherer splenorenaler Shunt mit Entfernung der Milz über die A. mesenterica superior dargestellt werden (Abb. **27**). Das gilt auch für die mesenterikokavale Anastomose. Die Kontrastierung eines portokavalen Shunts erfolgt nach Injektion in die A. mesenterica superior (vgl. Abb. **24**).

Perkutane Splenoportographie

Bei der perkutanen Splenoportographie (ABEATICI u. CAMPI 1951, BERGSTRAND 1983, DÜX 1965, LEGER 1955, RÖSCH 1964, RUZICKA 1964) erfolgt in Narkose bei Atemstillstand die perkutane Milzpunktion im 10. und 11. ICR in der seitlichen und hinteren Axillarlinie. Nach Lokalisation der Kanülenspitze in Milzmitte beweist tropfenweises Zurückfließen des Blutes aus der Kanüle die richtige Nadellage in der Milzpulpa oder einem Gefäß.

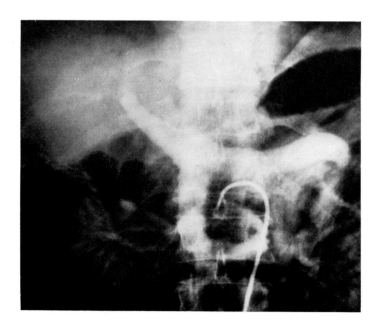

Abb. 27 Zustand nach peripherem splenorenalem Shunt. Indirekte arterielle Mesenterikographie. Darstellung der V. mesenterica superior mit Kontrastierung der in die linke Nierenvene implantierten V. lienalis. Flaue Kontrastierung der unteren Hohlvene. Antegrade Darstellung der V. portae

Abb. **28** Perkutanes Splenoportogramm. Intralienales Kontrastmitteldepot.
Gute Darstellung der V. lienalis, V. portae
und der intrahepatischen Portalvenen.
Kontrastaussparung in der V. portae
durch Thrombus

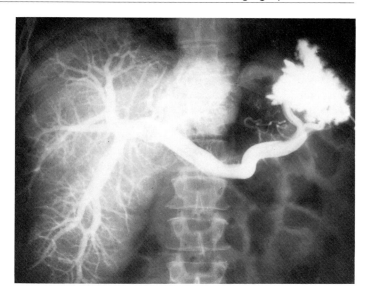

Eine Druckmessung ergibt bei normalen Bedingungen Werte unter 20 cm H_2O, analog zum Pfortaderdruck. Nach einer Probeinjektion schließt sich die Kontrastmittelinjektion, deren Menge von Milzgröße, Kanülenlage und klinischer Fragestellung bestimmt wird, an bei langsamem Ablauf der Bildserie.

Kontrastmittelmenge	40–60 ml
Flow	6– 8 ml / Sek.
Bildanzahl	10–20
Bildfrequenz	0,5–1 Bild / Sek.
Vorinjektion	15–20 ml

Nach der Untersuchung verbleibt ein Kontrastmitteldepot in der Milz. Die Seitenlage des Patienten nach Entfernung der Punktionskanüle mindert die Gefahr einer Sickerblutung aus dem Stichkanal. Wiederholte Puls- und Blutdruckkontrollen signalisieren frühzeitig eine Blutung.

Die Injektion ölhaltiger Kontrastmittel führte zu einer länger anhaltenden Kontrastierung des Leberparenchyms (CATALANO 1968, GRANONE u. JULIANO 1971, GUNTZ u. CARON 1968, LACZAY u. PALVÖGYI 1973).

Häufigste Komplikation der perkutanen Splenoportographie ist mit 13% die Blutung (DÜX 1965) aus der Punktionsstelle oder einer eingerissenen Milzkapsel. Bei wiederholten Versuchen oder bei Punktionen des ungedeckten unteren Milzpoles, bei forcierter Atmung während der Punktion und bei hohem Pfortaderdruck steigt die Blutungsgefahr. Seltene Komplikationen sind Punktionen des Thorax, des Dickdarmes, der linken Niere, des Abdominalraumes, des Magens, des vergrößerten linken Leberlappens oder einer Pankreaszyste. Eine manchmal letal ausgehende Komplikation ist die zweizeitige Milzruptur, die sogar nach einem freien Intervall von mehreren Tagen eintreten kann und die sofortige Laparatomie erfordert (BERGSTRAND 1983, DÜX 1965, RÖSCH 1964).

Kontraindikationen zur Milzpunktion sind neben der Kontrastmittelunverträglichkeit vor allem Gerinnungsstörungen. Als relative Kontraindikationen gelten eine kleine, eine atypisch gelegene, eine septische oder eine zystisch veränderte Milz.

Normales Splenoportogramm

Die Interpretation des Splenoportogramms wird durch die zahlreichen Variationen der zuführenden Vv. mesenterica inferior und superior, der Vv. gastricae breves, der V. gastrica sinistra und der Vv. gastroepiploicae erschwert. Diese Venen sind bei der portalen Hypertension z. T. als Kollateralbahn von Bedeutung (s. portale Hypertension).

Bei einer Strömungsgeschwindigkeit von 12–15 ml / Sek. werden unter normalen hämodynamischen Bedingungen (Abb. **28**) kontinuierlich die V. lienalis sofort, die V. portae in 2–3 Sek. und die intrahepatischen Portalvenenäste nach weiteren 3–4 Sek. post injectionem kontrastiert (Portohepatogramm). Nach weiteren 10 Sek. erhält man die sinusoidale bzw. parenchymatöse Anfärbung der Leber (Hepatogramm). Der linke Leberlappen ist gewöhnlich schwächer als der rechte kontrastiert, da der kleinlumige linke R. principalis wegen seines ventralen Abganges und Verlaufes weniger stark mit Kontrastmittel gefüllt wird. Gewöhnlich werden die Lebervenen 15–20 Sek. nach Injektionsbeginn sichtbar.

Infolge des schwächeren Kontrastes der lienoportalen Strombahn bei der arteriellen indirekten Splenoportographie sind die zentralen Abschnitte der V. lienalis wegen Überlagerung mit der Wirbelsäule manchmal sehr schwierig beurteilbar. Nach selektiver Injektion in die A. lienalis kommt es zu einer intensiven Anfärbung des Pankreasschwanzes sowie des Magenfundus, der wie ein Tumor imponieren kann. Bei normal großer Milz kann die V. lienalis schon bei noch restlicher Füllung der A. lienalis sichtbar werden. Die Darstellung der lienoportalen Strombahn bei stark vergrößerter Milz ist zeitlich verzögert und von schwächerem Kontrast.

Nach arterieller Injektion in die A. mesenterica superior zeigen sich die Darmwände stark kontrastiert, vor allem nach vorhergehender Applikation eines Vasodilatators. Zahlreiche jejunale und iliale Venen, variabel in ihrem Verlauf, kommunizieren zur V. mesenterica superior, die variable Verläufe aufweist. Bei ihrem häufigen rechtsseitigen paravertebralen Verlauf ist sie gut zu identifizieren; bei der Projektion auf die Wirbelsäule gibt es Interpretationsschwierigkeiten.

Nach selektiver Injektion in die A. mesenterica inferior stellt sich in der Spätphase die links paravertebral verlaufende V. mesenterica inferior dar. Sie drainiert links paravertebral oder in Projektion auf die Wirbelsäule in die V. lienalis.

Bei der indirekten Portographie ist die Kontrastierung der intrahepatischen Portalvenenäste schlechter als im perkutanen Splenoportogramm. Die Pharmakoangiographie mit einer dilatierenden Substanz bringt nach Kontrastmittelinjektion in die A. mesenterica superior kontrastreichere Aufnahmen als nach der in die A. lienalis.

Strömungsverlangsamungen und Kontrastinhomogenitäten beobachtet man manchmal während einer intraabdominellen oder intrathorakalen Drucksteigerung. Längliche Aufhellungen sowohl im perkutanen als auch im arteriellen indirekten Splenoportogramm im Anfangsteil der V. portae, gewöhnlich am unteren Rand oder seltener in der Mitte der Vene lokalisiert, werden durch den Einstrom nicht kontrastierten Blutes hervorgerufen. Im arteriellen indirekten Mesenterikoportogramm finden sich die bandförmigen Kontrastinhomogenitäten am oberen Rand der V. portae durch nicht kontrastiertes Milzvenenblut. Die Aussparungen dürfen nicht mit Thromben verwechselt werden.

Der Winkel zwischen V. lienalis und V. portae, der sog. lienoportale Winkel, beträgt zwischen 30 und 50°. Die intrahepatische Aufteilungsstelle der Pfortader unterliegt starken Variationen.

Transumbilikale Portographie

Die transumbilikale Darstellung der V. portae (KESSLER u. Mitarb. 1973, KIESSLING u. Mitarb. 1972, KÜNZLI u. LUDIN 1970, MAN u. Mitarb. 1971, MATEEV u. WIRBARTZ 1976, WATTS u. DOUGLAS 1971, hat wegen des großen methodischen und technischen Aufwandes kaum Anerkennung als Standardmethode trotz ausgezeichneter Qualität der Portogramme gefunden (Abb. **29**). Neben wasserlöslichen Kontrastmitteln wurden auch nichtwasserlösliche Substanzen benutzt (PONS u. Mitarb. 1972).

Ferner wurde der transumbilikale Weg zur Sondierung der zuführenden Abschnitte des Pfortaderstromgebietes, zur Flow- und Druckmessung sowie zur Einbringung eines Verweilkatheters im Pfortadersystem für Blutentnahmen oder zur Applikation von Pharmaka benutzt (MATEEV u. WIRBARTZ 1976, MATEEV u. Mitarb. 1969).

In Lokalanästhesie und nach Eröffnung der Bauchdecken wird in die 5–7 cm oberhalb des Nabels im Lig. falciforme verlaufende V. umbilicalis ein Bougierungskatheter eingeführt. Aspiration und Probeinjektion von 3–5 ml Kontrastmittel beweisen die richtige Lage. Über einen Führungsdraht erfolgt dann der Austausch mit einem an der Spitze zweifach gekrümmten Katheter. In etwa 91% der Untersuchungen gelingen die Placierung der Katheterspitze in der V. portae (MATEEV u. WIRBARTZ 1976) und eine gute Darstellung des portalen Stromgebietes sowie eine ausreichende sinusoidale bzw. parenchymatöse Anfärbung. Sondierungsprobleme treten bei einem Abgleiten der Katheterspitze in einen peripheren abgewinkelten Ast auf.

Kontrastmittelmenge	40–50 ml
Flow	10–15 ml/Sek.
Bildanzahl	10–12
Bildfrequenz	1 Bild/Sek.

Nach Entfernung des Katheters ist eine Kompression von etwa 5 Min. erforderlich. Andererseits kann auch ein Reservoirkatheter für eine mögliche Infusionstherapie eingeführt werden.

Eine Komplikation ist die Perforation vor dem Sphinkter mit Kontrastmittelextravasaten in das Lig. falci-

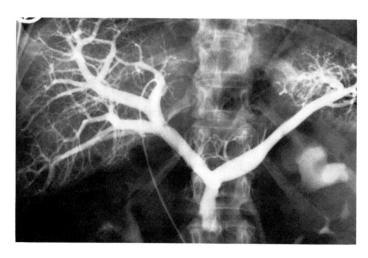

Abb. **29** Transumbilikale Portographie. Katheterspitze an der Konfluenz der V. mesenterica superior und der V. lienalis. Gute Darstellung der intralienalen Venen, der V. lienalis und der V. portae mit ihren Ästen. Geringer Reflux in die V. mesenterica superior

Abb. **30** Perkutane transhepatische Portographie. Unauffällige Kontrastierung der V. lienalis, der Pfortader und der intrahepatischen Portalvenenäste

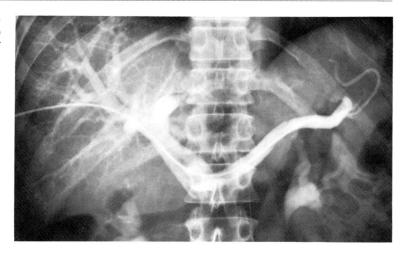

forme oder die Bauchhöhle. Selten wird die Sphinkterpassage behindert. Intrahepatisch kann es zur Läsion kleinerer Portalvenenäste ohne wesentliche Beschwerden kommen. Demgegenüber ist beim Verweilkatheter mit einer größeren Rate schwererer Komplikationen zu rechnen. Im Vordergrund stehen Thrombosen oder Thrombophlebitiden der V. portae oder ihrer Äste (MATEEV u. WIRBARTZ 1976). Kontraindikationen sind eine erhöhte Blutungsneigung sowie Thrombosen der V. portae.

Transjuguläre Portographie

Aufgrund der oft vorkommenden Sondierungsprobleme der V. portae über den Weg der Lebervenen und der zahlreichen Komplikationen hat sich die transjuguläre Protographie nicht durchgesetzt. Das methodische Vorgehen entspricht der transjugulären Gallengangsdarstellung (GOLDMANN u. Mitarb. 1976, LUSKA u. Mitarb. 1977, RÖSCH u. Mitarb. 1975, THELEN u. Mitarb. 1976).

Perkutane transhepatische Portographie

Indikationen der perkutanen transhepatischen Portographie sind die Darstellung der Pfortader (Abb. **30**) mit ihren möglichen Kollateralbahnen bei der portalen Hypertension und die Varizensklerosierung (BURCHARTH 1979, BURCHARTH u. Mitarb. 1980, HOEVELS 1978, HOEVELS u. Mitarb. 1978, 1979, LUNDERQUIST u. VANG 1974, LUNDERQUIST u. Mitarb. 1983, NUNEZ u. Mitarb. 1978, VIAMONTE u. Mitarb. 1970), ferner die Tumordiagnostik in der Leber und im Bereich der Pfortader (HOEVELS 1979, HOEVELS u. IHSE 1979) und im Pankreas (GÖTHLIN u. Mitarb. 1974, REICHARDT 1980, REICHARDT u. IHSE 1980, RÖSCH u. KELLER 1981) sowie die gezielte Blutentnahme aus dem Pankreas und dem Mesenterium zum Nachweis hormonaktiver Tumoren (BURCHARTH u. Mitarb. 1979, INGEMANSSON u. Mitarb. 1976,

1977, 1978, REICHARDT u. INGEMANSSON 1980). Durch die diagnostischen Möglichkeiten der nichtinvasiven Verfahren und der arteriellen indirekten Pfortaderdarstellung erscheint die perkutane transhepatische Methode in der Diagnostik und Kurabilitätsbeurteilung eines Leber- oder Pankreastumors nur noch mit wenigen Ausnahmen indiziert. Das trifft auch für die Diagnostik und die hämodynamische Beurteilung einer portalen Hypertension zu, da die Indikation zur Shuntoperation oder die transhepatische Varizensklerosierung heute kritisch betrachtet werden.

Die Sondierung der Pankreasvenen mit der Möglichkeit gezielter Blutentnahme liefert jedoch wichtige Informationen zur Lokalisation von hormonproduzierenden Tumoren. Der Nachweis ektopischer Tumoren ist präoperativ nur mit diesem Verfahren möglich.

Nach Prämedikation und Lokalanästhesie von Haut und Leberkapsel erfolgt die Punktion mit einem Kunststoffkatheter zumeist in Höhe des 10. ICR in der seitlichen oder besser in der vorderen seitlichen Axillarlinie. Die Kanüle wird unter Durchleuchtungskontrolle zum Leberhilus geschoben, wobei die V. portae in Höhe Th 12/L 1 vermutet wird oder besser die V. portae durch eine vorhergehende indirekte arterielle Portographie markiert und eine Pfortaderthrombose ausgeschlossen worden ist. Bei einer schweren Zirrhose können Punktion und Kathetervorführung unmöglich sein. Nach Entfernung eines Mandrins beweist der langsame Abfluß von Blut während des Zurückziehens der Kanüle die intravasale Lage der Spitze. Eine Probeinjektion klärt die Position der Arterie, Leber- oder Portalvene. Wiederholungspunktionen in einem anderen Neigungswinkel sind manchmal notwendig. Mehrmalige Punktionen von außen sind jedoch zu vermeiden. Die Kanüle sollte daher nicht vollständig aus dem Leberparenchym entfernt werden (HOEVELS 1978).

Bei intraportaler Katheterlage werden über einen eingeführten flexibel Führungsdraht die Punktionskanüle entfernt und ein an der Spitze unterschiedlich gekrümmter Katheter in die V. portae und von dort weiter in die interessierende Venenregion vorgeschoben. Den Abschluß der Untersuchung bildet die Installation von gelatinösen oder gerinnungsfördernden Substanzen durch den Katheter, um Blutungen aus dem Stichkanal vorzubeugen.

Zur Darstellung der intrahepatischen portalen Strombahn wird das Kontrastmittel in die V. portae injiziert. Außer der a.-p. Position kann eine zweite Serie in schräger Position zur Diagnostik von im Leberhilus gelegener Prozesse nützlich sein.

Beim Pfortaderhochdruck sollte die Kontrastmittelinjektion peripher in die Milzvene zur Erfassung der Kollateralbahnen erfolgen. Nicht immer wird die V. gastrica sinistra aufgrund anatomischer Besonderheiten oder unterschiedlicher Strömungs- und Druckverhältnisse in der lienalen und mesenterialen Strombahn erfaßt. Zur Beurteilung der Gesamthämodynamik sollte in diesen Fällen eine Injektion in die V. mesenterica superior erfolgen. Bei Druckmessungen müssen Werte über 12 mm H_2O als pathologisch bewertet werden.

Kontrastmenge	20–40 ml
Flow	8 ml/Sek.
Bildanzahl	10–12
Bildfrequenz	1 bzw. 0,5 Bild/Sek.

Die retrograde Pankreasphlebographie erfordert eine Sondierung der Pankreasvenen über die V. lienalis und die V. mesenterica superior, die retrograde Mesenterikographie eine Kontrastierung der Vv. mesenterica superior und inferior. In Verbindung dazu dient eine Blutentnahme aus den Pankreasvenen zur Hormonanalyse.

Kontrastmittelmenge	7–10 ml
Flow	manuelle Injektion
Bildanzahl	8–10
Bildfrequenz	2 Bilder/Sek., Rest 1 Bild/Sek.

Komplikationen: s. Varizenverödung.

Normales Portogramm

Das normale transumbilikale oder transhepatische Portogramm differenziert man in eine venöse sowie eine parenchymatöse bzw. sinusoidale Phase. Ungefähr 3 Sek. nach Injektionsbeginn in die V. portae sind die extra- und die intrahepatische Strombahn gefüllt. Nach 7 Sek. wird eine kräftige Anfärbung des Leberparenchyms erreicht, und nach etwa 15 Sek. kann es zur Darstellung der Lebervenen kommen. Dabei sind folgende Besonderheiten zu beachten (MATEEV u. WIRBARTZ 1976):

1. Der linke Leberlappen wird wie bei perkutaner oder indirekter Splenoportographie gewöhnlich schwächer kontrastiert.
2. Die Konturen des R. dorsalis sind wegen der Herzpulsationen gewöhnlich unscharf abgebildet.
3. In manchen Fällen (20%) kommt es durch den oberen Nierenpol zu einer Impression oder Aussparung an der Mediokaudalseite des rechten Leberlappens.
4. Die Fossa venae cavae kennzeichnet sich als Aufhellung am oberen Rand der Leber und am rechten Wirbelsäulenrand.
5. Einzelne kleine Aufhellungen von 0,1–1 cm Durchmesser in der parenchymatösen Phase entsprechend orthograd getroffenen Venen und dürfen nicht als Raumforderungen interpretiert werden.

Lebervenographie

Die Lebervenographie hat keine wesentliche diagnostische Bedeutung. Wegen der segmentalen Drainage des venösen Blutes über zwei oder drei größere Venenstämme in die untere Hohlvene sind selektive Darstellungen mit größerem methodischen Aufwand verbunden. In der Tumordiagnostik werden erst größere Herde nachweisbar, und eine Differentialdiagnose ist nur in Ausnahmefällen möglich. Zudem hat die Kenntnis der pathologischen Venenanatomie für Leberoperationen keine wesentliche Relevanz. Es bleiben als Indikation die Diagnostik des posthepatischen Blockes, auch Budd-Chiari-Syndrom, Venenverschlußkrankheit oder Veno-occlusive-Disease genannt, sowie die Möglichkeit der Druckmessung bei Pfortaderhochdruck.

Kavaveränderungen als Ursache eines posthepatischen Blockes werden durch eine Kavographie in zwei Ebenen erfaßt. Verbietet sich der transfemorale Zugang oder wird die Darstellung der oberen Begrenzung eines Verschlusses erforderlich, erfolgt die Kontrastmittelinjektion in den rechten Vorhof. Unter Valsalva-Bedingungen kann durch eine Kontrastmittelinjektion in Höhe der Einmündung der Lebervenen eine retrograde Darstellung ihrer zentralen Abschnitte erreicht werden.

Selektive Lebervenographie

Zur selektiven retrograden Phlebographie wird ein an der Spitze vorgebogener Katheter transfemoral, -kubital oder -jugulär eingeführt, durch die Hohlvene vorgeschoben und in eine Lebervene geleitet (RAPPAPORT 1951, RAPPAPORT u. Mitarb. 1964, REUTER u. ORLOFF 1974, RÖSCH 1976, RUZICKA u. Mitarb. 1972, SMITH u. Mitarb. 1971, TORI 1953). Beim transkubitalen Vorgehen gestaltet sich die Sondierung der in einem spitzen Winkel einmündenden Lebervenen einfacher als beim transfemoralen Zugang. Mit einem in eine Lebervene vorgeführten Führungsdraht kann dieser als Gleitschiene für die Sondierung kleinerer peripherer Äste benutzt werden. Bei freier intraluminaler Lage des Katheters erhält man nach Injektion eine gute Kontrastierung eines Hauptstammes einschließlich seiner größeren und kleineren Nebenäste (Abb. **31**). Mehrere Sondierungen sind daher zur Darstellung aller Venenabschnitte erforderlich.

Kontrastmittelmenge	20–30 ml
Flow	10–15 ml/Sek.
Bildanzahl	10
Bildfrequenz	2 Bilder/2 Sek., 1 Bild/1 Sek.

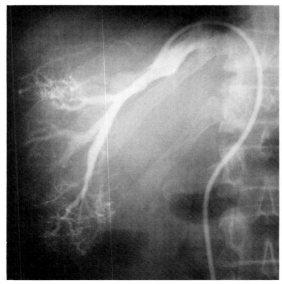

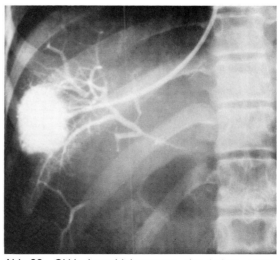

Abb. **32** Okklusionsphlebogramm der Leber. Unregelmäßiges Kontrastdepot im Leberparenchym. Darstellung einzelner kleiner Lebervenen in der Umgebung des Depots

Abb. **31** Lebervenographie. Darstellung eines Lebervenenhauptastes und zuführender Segmentvenen. Geringfügige Parenchymanfärbung

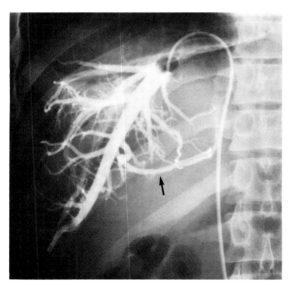

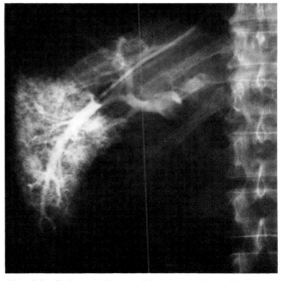

Abb. **33** Ballonphlebographie der Leber. Unauffälliges Okklusionsvenogramm. Darstellung eines Venenhauptstammes und kleinerer Segmentvenen. Kollaterale zur kaudal in die V. cava einmündenden unteren Venengruppen (↑)

Abb. **34** Ballonphlebographie der Leber. Periphere Okklusion. Kontrastierung der Sinusoide. Retrograde Darstellung von Portalvenen

Okklusionsphlebographie

Bei der Okklusionsphlebographie wird ein endständig geöffneter Katheter peripher bis zum Verschluß der Lebervene vorgeschoben. Während der Kontrastmittelinjektion kommt es zur Füllung von peripheren Venen, von Sinusoiden in einem umschriebenen Areal und unter normalen hämodynamischen Bedingungen gelegentlich auch zur Darstellung von Kollateralen zwischen größeren abführenden Lebervenen (Abb. 32). Bei der

portalen Hypertension können über portovenöse Anastomosen das portale Venensystem dargestellt sowie ein hepatofugaler Kollateralkreislauf erfaßt werden (REUTER u. ORLOFF 1974, VIAMONTE u. Mitarb. 1970, WEBER 1978). Die Okklusionsphlebographie hat die Nachteile, daß nur kleinere periphere Areale dargestellt werden und durch die Anfärbung von Leberparenchym nach Überspritzen des Kontrastmittels kleinere Venen und Anastomosen überlagert werden.

Kontrastmittelmenge   2–10 ml
Flow   2– 3 ml/Sek.
Bildanzahl   10
Bildfrequenz   2 Bilder/2 Sek., 1 Bild/ 1 Sek.

Mit diesem Verfahren kann gleichzeitig eine Druckmessung in freier oder okkludierender Position der Katheterspitze durchgeführt werden. Durch Substraktion des Verschlußdruckes vom freien Druck erhält man den ungefähren sinusoidalen bzw. portalen Druck.

Ballonkatheterphlebographie

Die Lebervenographie mit einem Ballonkatheter (BÜTZOW u. NOVAK 1977, NOVAK u. Mitarb. 1976, 1977, WEBER 1978) erlaubt neben der Druckmessung eine gute Darstellung sowohl der zentralen (Abb. 33) als auch der peripheren Abschnitte (Abb. 34) eines Lebervenenhauptstammes.

Ein an der Spitze gekrümmter Ballonkatheter wird unter Verwendung einer Schleuse in eine Lebervene geführt und der Ballon mit 1–2 ml Luft oder verdünntem Kontrastmittel gefüllt. Bei richtigem Venenverschluß darf während einer Probeinjektion kein Kontrastmittel abfließen.

Kontrastmittelmenge   10–15 ml
Flow   5– 6 ml/Sek.
Bildanzahl   10
Bildfrequenz   1 Bild/Sek.

Komplikationen der Lebervenographie sind selten. Die intraparenchymatöse Kontrastmittelinjektion wird gewöhnlich problemlos toleriert. Lediglich bei kapselnaher Kontrastmittelinjektion oder bei Okklusionsphlebographie kann es zur Gefäßruptur und zu einer Blutung kommen. Die Ruptur eines Ballons hat gewöhnlich keine Embolisation von Fragmenten zur Folge. Die frei werdende Luft ist bedeutungslos.

Normales Venogramm

Die glattwandigen Lebervenen nehmen einen geraden oder gering gebogenen Verlauf (DOEHNER 1968, SMITH u. Mitarb. 1971) bei kontinuierlicher Lumenzunahme in Richtung zur unteren Hohlvene. Die großen Segmentvenen drainieren ge-

wöhnlich spitzwinklig in einen der Hauptstämme, diese wiederum in den zwerchfellnahen Abschnitt der unteren Hohlvene. Sie weisen zahlreiche Variationen hinsichtlich Einmündung und Lumenweite (4 und 25 mm nach HELLER u. BUCHNER 1976) auf.

Man unterscheidet einen rechten, mittleren und linken Hauptstamm. Zumeist mündet der Hauptstamm des rechten Leberlappens allein von rechts in die V. cava inferior, wogegen die mittlere und die linke Leberhauptvene mit einem gemeinsamen Stamm in die anterolateralen zwerchfellnahen Abschnitte der unteren Hohlvene drainieren (RÖSCH 1976). Der häufigste Variationstyp ist durch die selbständige Einmündung der drei Lebervenenhauptstämme in die Kava charakterisiert. Dagegen sind vier kraniale Leberveneneinmündungen, die jeweils paarig übereinander liegen, seltener (HELLER u. BUCHNER 1976). Neben dieser kranialen Einmündungsgruppe existiert regelmäßig noch eine kaudale mit variabler Zahl von kleineren Venen mit direkter Kavaeinmündung. Diese kleinen Venen spielen jedoch im Vergleich zu der kraniellen Einmündungsgruppe keine wesentliche Rolle bei der Lebervenographie.

Hepatographie

Die Parenchymdarstellung durch direkte Punktion der Leber (DEIMER 1971, 1973, RUZICKA u. Mitarb. 1972) hat keine klinische Relevanz erlangt. Das intraparenchymatös applizierte Kontrastmittel strömt über Venen und Lymphbahnen ab, wodurch gewisse Aussagen vor allem über die Lymphzirkulation in der Leber möglich sind (DEIMER u. Mitarb. 1973).

Arterielle Lebervenographie

Bei der selektiven Leberarteriographie kommt es in sehr seltenen Fällen in der Spätphase über arteriovenöse Anastomosen zur Darstellung der Lebervenen, jedoch ist der Kontrast für diagnostische Zwecke unzureichend (vgl. Abb. 13).

Literatur

Abeatici, S., L. Campi: Visualizzazione radiologica della porta via splenica. Minerva med. 92 (1951) 593

Antonovic, R., J. Rösch, C. T. Dotter: Complications of percutaneous transaxillary catheterization for arteriography and selective chemotherapy. Amer. J. Roentgenol. 126 (1976) 386 f

Beranek, I., A. Belán, J. Vasmik: Arterielle Pharmakoangiographie bei Pfortaderhochdruck. Fortsch. Röntgenstr. 120 (1974) 673

Bergstrand, J.: Splenoportography. In Abrams, H. L.: Abrams Angiography. Vascular and Interventional Radiology, 3rd ed. Little, Brown, Boston 1983

Boijsen, E., H. Redman: Effect of bradykinin on celiac and superior mesenteric angiography. Invest. Radiol. 1 (1966) 422

Boijsen, E., H. C. Redman: Effect of epinephrine on celiac and superior mesenteric angiography. Invest. Radiol. 2 (1967) 184 f

Boijsen, E., J. Goethlin: Abdominal angiography after intraarterial injection of vasopressin. Acta radiol. 21 (1980) 523

Boijsen, E.: Pancreatic Angiography. In Abrams, H. L.: Abrams Angiography. Vascular and Interventional Radiology, 3rd ed., vol. II. Little, Brown, Boston 1983

Bollaert, A., J. P. Lambiliotte, J. Danelie, C. Pector: L'hepatographie transombilicale. J. belge Radio. 53 (1970) 266

Bookstein, J., E. Boijsen, T. Olin, J. Vang: Angiography after end-to-side portovacal shunt. Clinical, laboratory and pharmacoangiographic observations. Invest. Radiol. 6 (1971) 101

Bron, K. M.: Selective visceral and total abdominal arteriography via the left axillary artery in the older age group. Amer. J. Roentgenol. 97 (1966) 432

Bron, K. M., B. Fisher: Arterial portography: indications and technique. Surgery 61 (1967) 137

Bron, K. M.: Arterial Portography. In Abrams, H. L.: Abrams Angiography. Vascular and Intervention Radiology, 3rd ed., vol. II. Little, Brown, Boston 1983

Broy, H.: Die Querschnittslähmung, eine fatale angiographische Komplikation, Kasuistik und Übersicht. Fortschr. Röntgenstr. 114 (1971) 353

Bücheler, E., M. Thelen: Superselektive Angiographie der Äste des Truncus coeliacus, Röntgen-Bl. 24 (1971) 11

Bücheler, E., D. Schulz, A. Düx: Angiographische Darstellung des Pfortadersystems nach Shuntoperationen. Fortschr. Röntgenstr. 114 (1971) 740

Bücheler, E., M. Thelen, P. Thurn: Indikationen und Ergebnisse der Coeliacographie. Dtsch. med. Wschr. 96 (1971) 43

Bücheler, E., H. Frommhold, D. Schulz, E. Raschke: Die indirekte (arterielle) Spleno- und Portographie in der Diagnostik des Pfortaderhochdrucks. Fortschr. Röntgenstr. 116 (1972) 627

Bücheler, E., H. Frommhold, D. Schulz: Die angiographische Kontrolle der peripheren splenorenalen Anastomose bei portaler Hypertension. Fortschr. Röntgenstr. 119 (1973) 1

Bücheler, E., E. Fahrtmann, P. Eckert, H. W. Schreiber: Milzarterienligatur und latero-laterale splenorenale Anastomose bei portaler Hypertension. Fortschr. Röntgenstr. 123 (1975) 535

Buonocore, E., T. P. Lynch: Flow-directed balloon catheterization for aortofemoral arteriography using the axillary artery approach, Amer. J. Roentgenol. 131 (1978) 823

Burcharth, F.: Percutaneous transhepatic portography. I. Technique and application. Amer. J. Roentgenol. 132 (1979) 177

Burcharth, F., T. I. A. Sörensen, B. Andersen: Findings in percutaneous transhepatic portography and variceal bleeding in cirrhosis. Surg. Gynec. Obstet. 150 (1980) 887

Bützow, H. B., D. Novak: Clinical value of hepatic vein catheterization. Improved practicability by Balloon catheter technique. Gastrointest. Radiol. 2 (1977) 153

Catalano, D.: Nuove possibilità dell'epatografia venosa: epatografia spleno-portale con contrasto oleoso. Radiol. med. 54 (1968) 1061

Cioffi, C. M., F. F. Ruzicka jr., F. J. Craillo, H. R. Gould: Enhanced visualization of the portal system using phentolamine and isoproterenol. Radiology 108 (1973) 43

Crummy, A. B., M. F. Stieghorst, P. A. Tursky, C. M. Strother, R. P. Liebermann, J. F. Sackett, W. D. Turnipseed, D. E. Detmer, C. A. Mistretta: Digital substraction angiography: current status and use of intraarterial injection. Radiology 145 (1982) 303

Danford, R. O., A. J. Anderson: The use of glucagon as a vasodilatator in visceral angiography. Radiology 93 (1969) 173

Davis, L. J., J. H. Anderson, S. Wallace: The use of prostaglandin E_1 to enhance the angiographic visualization of the splanchnic circulation. Radiology 114 (1975) 281

Deimer, W.: Die perkutane Hepatographie. Fortschr. Röntgenstr. 114 (1971) 84

Deimer, E., M. Wenzl, G. Wolf: Zur Erkennung der pathologischen Lymphdynamik der Leber. Fortschr. Röntgenstr. 118 (1973) 245

Deimer, W.: Intrahepatische Blockformen bei der portalen Hypertension. Zur röntgenologischen Differenzierung und klinischen Bedeutung. Fortschr. Röntgenstr. 119 (1973) 315

Delorme, G., M. Tavernier, M. Fagola, J. Caille, P. Grelet: Apport en hépatologie de l'artériographie coeliaque et mésenterique. J. Radiol. Électrol. 51 (1970) 457

Dencker, H., J. Göthlin, P. Hedner, A. Lunderquist, C. Norryd, U. Tylén: Mesenteric angiography and blood flow following intra-arterial injection of prostaglandin F_2a. Amer. J. Roentgenol. 125 (1975) 111

Doehner, G. A.: The hepatic venous system; its normal roentgen anatomy. Radiology 90 (1968) 1119

Doehner, G. A.: The hepatic venous system; its pathologic roentgen anatomy. Radiology 90 (1968) 1124

Düx, A.: Splenoportographie. In Schinz, H. R., W. A. Baensch, W. Frommhold, G. Glauner, E. Uehlinger, J. Wellauer: Lehrbuch der Röntgendiagnostik, 6. Aufl., Bd. I. Thieme, Stuttgart 1965 (S. 355)

Eisenberg, H.: Pancreatic angiography, In Hilal, S. K.: Small Vessel Angiography: Imaging, Morphology, Physiology and Clinical Applications. Mosby, St. Louis 1973 (p. 405)

Ekelund, L., A. Lunderquist: Pharmacoangiography with angiotensin. Radiology 110 (1974) 533

Flannigan, B. D., A. S. Gomes, E. C. Stambuc, J. F. Louis, O. S. Pais: Intra-arterial digital subtraction angiography: comparison with conventional hepatic arterigraphy. Radiology 148 (1983) 17

Foley, W. D., E. T. Stewart, J. R. Milbrath, M. Sandretto, M. Milde: Digital subtraction angiography of the portal venous system. Amer. J. Roentgenol. 140 (1983) 497

Freeny, P. C., T. J. Ball, J. Ryan: Impact of new diagnostic imaging methods on pancreatic angiography. Amer. J. Roentgenol. 133 (1979) 619

Freeny, P. C., A. Antonovic, O. H. Gutierrez, J. Rösch: Diagnostic effectiveness of infusion hepatic angiography. A comparison with conventional technique. Fortschr. Röntgenstr. 124 (1976) 534

Freeny, P. C., T. L. Lawson: Radiology of the Pancreas. Springer, Berlin 1983

Frommhold, H.: Das indirekte (arterielle) Splenoporto- und Portogramm beim prähepatischen Block. Fortschr. Röntgenstr. 120, 662, 1974

Goldman, M. L., W. Jafman, J. Galambos: Transjugular obliteration of the gastric coronary vein. Radiology 118 (1976) 453

Göthlin, J., A. Lunderquist, U. Tylén: Selektive phlebography of the pancreas. Acta radiol. 15 (1974) 474

Grabbe, E., E. Bücheler: Die Bühlersche Anastomose. Fortschr. Röntgenstr. 132 (1980) 541

Granone, F. G., G. Julianis: Portohepatography with an oil contrast medium. Amer. J. Roentgenol. 111 (1971) 547

Guntz, M., J. Caron: Hepatographie par injection intra-splenique de contraste huileux (Lipiodol ultrafluide) son intérêt dans le diagnostic des formations in morales intra-hépatiques. Ann. Radiol. 11 (1968) 777

Hanafee, W. N., E. W. L. Fletcher, J. P. Gastland, J. H. Grollmann jr., J. W. Lecky, J. Rösch, R. J. Steckel: Selective angiography. In: Golden's Diagnostic Radiology. Williams & Wilkins, Baltimore 1972

Hawkins, E. F., J. Kaude, A. McGregors: Priscoline and epinephrine in selective pancreatic angiography: a comparison study using high pressure injection, Valsalva maneuver and geometric magnification. Radiology 116 (1974) 311

Heller, O., G. Buchner: Topographie der Lebervenenmündung. Fortschr. Röntgenstr. 125 (1976) 243

Herlinger, H.: Arteroportography. Clin. Radiol. (1978) 255

Hernandez, C., G. Morin, B. Ecarlat: L'embol pulsé en artériographie sélective diagnostive. Presse méd. 73 (1965) 2888

Hippeli, R.: Technik und Problematik des transaxillären Zuganges bei der Angiographie der distalen Aorta und ihrer Aufzweigungen. Radiologe 22 (1982) 133

Hoevels, J.: Ergebnisse der perkutanen transhepatischen Portographie. Fortschr. Röntgenstr. 128 (1978) 432

Hoevels, J., A. Lunderquist, U. Tylén: Percutaneous transhepatic portography. Acta radiol. 19 (1978) 643

Hoevels, J.: A comperative diagnostic study malignant lesions of the liver by infusion angiography and percutaneous transhepatic portography. Fortschr. Röntgenstr. 130 (1979) 676

Hoevels, J., I. Ihse: Percutaneous transhepatic portography in bile duct carcinome. Correlation with percutaneous transhepatic cholangiography and angiography. Fortschr. Röntgenstr. 131 (1979) 140

Hoevels, J., A. Lunderquist, U. Tylén, G. Simert: Portosystemic collaterals in cirrhosis of the liver. Selective percutaneous transhepatic catheterization of portal venous system in portal hypertension. Acta radiol. 20 (1979) 865

Ingemansson, S., A. Lunderquist, J. Holst: Selective catheterization of the pancreatic vein for radioimmunoassay in glucagon-secreting carcinoma of the pancreas. Radiology 119 (1976) 555

Ingemansson, S., J. Holst, J. Larsson, A. Lunderquist: Localization of glucagonomas by pancreatic vein catheterization and glucagon assay. Surg. Gynec. Obstet. 145 (1977) 504

Ingemansson, A., C. Kühl, L. I. Larsson, A. Lunderquist, I. Lunderquist: Localization of insulinomas and islet cell hyperplasia by pancreatic vein catheterization and insulin assay. Surg. Gynec. Obstet. 146 (1978) 725

Jonsson, K., S. Wallace, E. D. Jacobson, J. H. Anderson, J. Zornoza, N. Granmayeh: The use of prostaglandin E_1 for enhanced visualization of the splanchnic circulation. Radiology 125 (1978) 373

Judkins, M. P., H. J. Kidd, J. H. Frische, C. T. Dotter: Lumen-following safety, J-guide for catheterization of fortnous vessels. Radiology 88 (1967) 1127

Kaplan, J. H., J. J. Bookstein: Abdominal visceral angiography with angiotensin. Radiology 103 (1972) 79

Kaude, J., G. W. Wirtanen: Celiac epinephrine enhanced angiography. Amer. J. Roentgenol. 110 (1970) 818

Kaude, J., R. Jensen, G. W. Wirtanen: Slow injection hepatic angiography. A comparison with a high injection rate. Acta radiol. 14 (1973) 700

Kessler, R. E., D. A. Tiece, D. S. Zimmon: Value, complications and limitations of umbilical vein catheterization. Surg. Gynec. Obstet. 136 (1973) 529

Kiessling, J., K. Riecke, W. Wirbartz, B. Mateev, B. Ziegenbein: Transumbilikale Blutuntersuchungen am Menschen aus der V. portae. Acta hepato-gastroent. 19 (1972) 148

Kreel, L., R. Williams, Ateriovenography of the portal system. Brit. med. J. 1964/II, 1500

Künzli, H. F., H. Ludin: Zur Lokalisation und Beurteilung herdförmiger Lebererkrankungen mittels Hepatographie durch die wiedereröffnete Nabelvene. Schweiz. med. Wschr. 100 (1970) 280

Laczay, A., L. Pálvögyi: Lipiodol-Ultra-Fluid-Hepatographie. Eine kritische Betrachtung. Fortschr. Röntgenstr. 118 (1973) 399

Lava-Jeantet, M., H. Tristant, M. Guerbet, J. L. Lemarque, F. Ginestie, A. M. Laval-Jeantet, J. Seňac: Une nouvelle méthode d'hépatographie lipiodolée par voie intraartériélle. J. Radiol. Électrol. 53 (1972) 29

Leger, L.: Spleno-portography. Masson, Paris 1955

Levy, J. M., P. F. Sheedy, R. E. Fulton, A. W. Stanson: Abdominal angiography. Radiology 131 (1979) 251

Lunderquist, A.: Arterial segmental supply of the liver. An angiographic study. Acta radiol., Suppl. (1967) 272

Lunderquist, A. J. Vang: Transhepatic catheterization and obliteration of the coronary vein in patients with portal hypertension and esophageal varices. New Engl. J. Med. 291 (1974) 646

Lunderquist, A.: The normal arterial supply of the liver. In Diethelm, L. u. Mitarb. Handbuch der medizinischen Radiologie, Bd. XII/1: Röntgendiagnostik der Leber und der Gallenwege. Springer, Berlin 1976

Lunderquist, A., J. Hoevels, S. T. Owman: Transhepatic portal Venography. In Abrams, H. L.: Abrams Angiography. Vascular and Interventional Radiology, 3rd ed., vol. III. Little, Brown, Boston 1983

Luska, G., W. Küpper, G. Nönning, G. Reznik, H. Huchzermeyer: Transjugulare Pfortaderpunktion, Portographie und selektive Phlebographie viszeraler Organe. Fortschr. Röntgenstr. 126 (1977) 213

Man, B., L. Kraus, S. Pikielug: Catheterization of the umbilical vein and its use for hepatography. Clin. radiol. 22 (1971) 350

Mateev, B., W. Wirbartz, J. Kiessling, S. Witbrodt, H. J. Eichhorn: Über die Technik der Katheterisierung der Vena portae über die Vena umbilicalis (transumbilicale Portohepatographie). Radiol. diagn. (Berl.) 10 (1969) 301

Mateev, B., W. Wirbartz: Transumbilikale Portohepatographie. In Diethelm, L. u. Mitarb.: Handbuch der medizinischen Radiologie, Bd. XII/1: Röntgendiagnostik der Leber und der Gallenwege. Springer, Berlin 1976

Michels, N. A.: Blood supply and Anatomy of the Upper Abdominal Organs. Lippincott, Philadelphia 1955

Molnar, W. D., D. J. Paul: Complications of axillary arteriotomies. An analysis of 1762 consecutive studies. Radiology 104 (1972) 269

Nakakuma, K., T. Tshiro, T. Hiraoka, K. Ogoata, K. Ootsuka: Hepatocellular carcinoma and metastatic cancer detected by iodized oil. Radiology 154 (1985) 15

Nebesar, R. A., J. J. Pollard: Portal venography by selective arterial catheterization, Amer. J. Roentgenol. 97 (1966) 477

Nebesar, R. A., P. L. Kornblith, J. J. Pollard, N.A. Michels: Anatomic considerations. In Nebesar, R. A.: Celic and Superior Mesenteric Arteries: A Correlation of Angiograms and Dissections. Little, Brown, Boston 1969

Novak, D., J. Weber: Pharmakoangiographie mit Angiotensin. Fortschr. Röntgenstr. 124 (1976) 301

Novak, D., G. H. Bützow, K. Becker: Hepatic occlusion venography with a balloon catheter in patients with end-to-side portocaval shunts. Amer. J. Roentgenol. 127 (1976) 949

Novak, D., G. H. Bützow, K. Becker: Hepativ occlusion venography with a balloon in portal hypertension. Radiology 122 (1977) 623

Novak, D., J. Weber, G. H. Bützow: Okklusionsphlebographie. Technik und Anwendungsmöglichkeiten. Fortschr. Röntgenstr. 127 (1977) 222

Nunez jr., D., E. Russell, J. Yrizarry, R. Pereiras, M. Viamonte jr.: Portosystemic communications studied by transhepatic portography. Radiology 127 (1978) 75

Ödman, P.: Percutaneous selective angiography of the celiac artery. Acta radiol., Suppl. 159 (1958) 9

Ödman, P.: Percutaneous angiography of the superior mesenteric artery. Acta radiol. 51 (1959) 25

Ohishi, H., H. Uchida, H. Yoshimura, S. Ohue, J. Ueda, M. Katsuragi, N. Matsuo, Y. Hosogi: Hepatocellular carcinoma detected by iodized oil. Use of anticancer agents. Radiology 154 (1985) 25

Pons, H., J. B. Carcy, J. P. Boucard, E. Joffre: L'ombilicoportographie lipiodolée. Ann. radiol. 15 (1972) 77

Pokieser, H.: Angiography der abdominellen Organe. Ergebn. med. Radiol. 4, 1972

Pokieser, H.: Pharmacoangiography. In Anacker, H.: Efficiency and Limits of Radiologic Examinations of the Pancreas. Thieme, Stuttgart 1975

Rappaport, A. M.: Hepatic venography. Acta radiol. 36 (1951) 165

Rappaport, A. M., R. B. Holmes, H. O. Stolberg, J. L. McIntyre, R. J. Bang: Hepatic venography. Gastroenterology 46 (1964) 115

Redman, H. C., S. R. Reuter, W. J. Miller: Improvement of superior mesenteric and portal visualization with tolazoline. Invest. Radiol. 4 (1969) 24

Redman, H. C.: Mesenteric arterial an venous blood flow changes following selective arterial injection of vasodilators. Invest. Radiol. 9 (1974) 193

Redman, H. C.: Demonstration of portocaval shunts and superior mesenteric venous collateral channels following selective intra-arterial injection of vasodilators. Invest. Radiol. 9 (1974) 199

Reichard, W.: Selektive phlebography in pancreatic and perpancreatic disease. Acta radiol. 21 (1980) 513

Reichard, W., S. Ingemansson: Selective vein catheterization for hormon assay in endocrine tumors of the pancreas. Technique and results. Acta radiol. 21 (1980) 177

Reichard, W., I. Ihse: Percutaneous transhepatic portography in pancreatic carcinoms. Diagnosis and evaluation of resectability. Acta radiol. 21 (1980) 579

Reuter, S. R.: Modification of pancreatic blood flow with balloon catheters: a new approach to pancreatic angiography. Radiology 95 (1970) 57

Reuter, S. R., M. J. Orloff: Wedges hepatic venography in patients with end-to-side portocaval shunts. Radiology 111 (1974) 563

Reuter, S. R.: Superselective pancreatic angiography. In Anacker, H.: Efficiency and Limits of Radiologic Examinations of the Pancreas. Thieme, Stuttgart 1975 (p. 149)

Reuter, S. R., H. Redman: Gastrointestinal Angiography, 2nd ed. Saunders, Philadelphia 1977

Rösch, J.: Splenoportographie. Ergebn. med. Strahlenforsch. (N.F.) 1 (1964) 143

Rösch, J., D. C. Holmann: Superselective arteriography of the pancreas. In Anacker, H.: Efficiency and Limits of Radiology Examinations of the Pancreas. Thieme, Stuttgart 1975 (p. 159)

Rösch, J., R. Antonovic, C. T. Dotter: Transjugular approach to the liver, biliary systems, and portal circulation. Amer. J. Roentgenol. 125 (1975) 602

Rösch, J.: Hepatic venography. In Diethelm, L. u. Mitarb.: Handbuch der medizinischen Radiologie, Bd. XII/1: Röntgendiagnostik der Leber und der Gallenwege. Springer, Berlin 1976

Rösch, J. P. Freeny, R. Antonovic, O. H. Guttierrez: Infusion hepatic angiography in diagnosis of liever metastasis. Cancer 38 (1976) 2278

Rösch, J., F. S. Keller: Pancreatic arteriography, transhepatic venography and pancreatic venous sampling in diagnosis of pancreatic cancer. Cancer 47 (1981) 1679

Ruzicka, jr., F. F.: Percutaneous splenography. In Schobinger, R. A., F. F. Ruzicka jr.: Vascular Roentgenology. McMillan, New York 1964 (pp. 588–607)

Ruzicka jr., F. F., P. Rossi: Arterial portography: patterns of venous flow. Radiology 92 (1969) 777

Ruzicka, jr., F. F., F. J. Carillo, D. D. Alessandro, P. Rossi: The hepatic wedged pressure and venogram vs. the intraparenchymal liver pressure and venogram. Radiology 102 (1972) 253

Schmarsow, R.: Angiography of the pancreas following the administration of secretin, trypsin and histamine. Acta radiol. 12 (1972) 175

Schmarsow, R.: Der pankreatographische Effekt bei der Pankreasangiographie nach Verabrechung von Glukagon. Fortschr. Röntgenstr. 124 (1976) 310

Schmarsow, R., H. Kiefer: Der pankreatographische Effekt bei der Pankreasangiographie von Dopamin und Tolazolin. Fortschr. Röntgenstr. 129 (1978) 429

Seldinger, S. I.: Catheter replacement of the needle in percutaneous arteriography. A new technique. Acta radiol. 39 (1953) 368

Simmons, J. T., S. Baum, B. A. Sheehan, E. J. Ring, C. A. Athanasoulis, A. C. Waltmann, P. C. Coggins: An effects of vasopressin on hepatic artery blood flow. Radiology 124 (1977) 637

Smith, G. W., T. Westgard, R. Björn-Hansen: Hepatic venous angiography in the evaluation of cirrhosis of the liver. Ann. Surg. 173 (1971) 469

Sörensen, R., U. Holtz: Stellenwert der transaxillären Aortographie mit einem Spezialkatheter. Radiologie 17 (1977) 136

Steckel, R. S., G. Gross, J. H. Grollmann jr.: A potent drug combination for producing constriction of the superior mesenteric artery and its branches. Radiology 91 (1968) 579

Steckel, R. J., J. Rösch, G. Ross, J. H. Grollmann jr.: New developments in pharmacoangiography (and arterial pharmacotherapy) of the gastrointestinal tract. Invest. Radiol. 6 (1971) 199

Takashima, T., J. Yamamoto, I. Mitani, M. Shini: Transfemoral superselective celiac angiography. Amer. J. Roentgenol. 110 (1970) 817

Tavernier, J., G. Delorme, M. Faglia: L'artériographie "superselective" du pancreas. Ann. Radiol. 14 (1971) 555

Tegtmeyer, C. J.: A simplified technique for selective and superselective abdominal angiography, J. Canad. Ass. Radiol. 28 (1977) 224

Thelen, M., R. Janson, D. Schulz, K. J. Paquet, P. Thurn, B. Hasler: Transjuguläre retrograde Portographie. Fortschr.: Röntgenstr. 124 (1976) 531

Thelen, M., D. Schulz, H. Schild, H. J. Biersack, H. Frommhold: Änderungen der Leberhämodynamik nach mesenterikokavaler Dacron-Prothesen-Anastomose (sog. „H- Shunt") bei portaler Hypertension. Fortschr. Röntgenstr. 128 (1978) 423

Tori, G.: Hepatic venography in man. Acta radiol. 39 (1953) 89

Uden, R.: Cholecystokinin-pancreozymin in celiac and superior mesenteric angiography. Acta radiol. 12 (1972) 363

Viamonte, jr., M., P. Danner, W. D. Warren, O. Martinez: Angiographic investigation in portal hypertension. Surg. Gynec. Obstet. 130 (1970) 37

Warren, W.: Preoperative assessment of portal hypertension. Ann. Surg. 165 (1967) 999

Watts, J., M. C. Douglas: Clinical applications and complications of umbilical vein cannulation. Brit. J. Surg. 58 (1971) 61

Weber, J., D. Novak: Abdominelle und periphere Pharmakoangiographie mit Angiotensin und Bradykinin. Radiologe 16 (1976) 524

Weber, J.: Phlebographie und Venendruckmessung im Abdomen und Becken. Witzstrock, Baden-Baden 1978

Weber, J.: Viszerale abdominale Akklusionsarteriographie. Methodik und diagnostische Ergebnisse im Vergleich mit der konventionellen Kathetertechnik. Radiologe 20 (1980) 515

Weber, J., D. Novak: Okklusionsarteriographie. Diagnostic and therapeutic applicability of balloon catheters. Cardiovasc. intervent. Radiol. 3 (1980) 81

Wenz, W.: Abdominelle Angiographie. Springer, Berlin 1972

Wholey, M. H.: The technology of balloon catheters in interventional angiography. Radiology 125 (1977) 671

Widrich, W. C., D. L. Nordahl, A. H. Robbins: Contrast enhancement of the mesenteric and portal veins using intraarterial papaverine. Amer. J. Roentgenol. 121 (1974) 375

Yumoto, Y., K. Jinno, K. Tokuyama, Y. Araki, T. Ishimitsu, H. Maeda, T. Kunno, S. Iwamuto, K. Onoshi, K. Okuda: Hepato cellular carcinoma detected by iodized oil. Radiology 154 (1985) 19

Angiographie zur Lokalisation einer Blutungsquelle

E. Bücheler und G. Witte

Die Angiographie kann wichtige Beiträge zur Lokalisation einer akuten oder chronischen Blutung im Abdomen und Beckenbereich leisten (ATHANASOULIS 1980, 1982, ATHANASOULIS u. Mitarb. 1973, BAUM 1983, BOIJSEN u. Mitarb. 1969, CLARK u. RÖSCH 1970, FREY u. Mitarb. 1970, RAHN u. Mitarb. 1982, REUTER u. REDMAN 1977, RÖSCH u. Mitarb. 1971, TODD 1978, WALKER u. Mitarb. 1980). Neben Blutungen aus Ulzera, Erosionen oder Tumoren des gesamten Verdauungstraktes können solche aus Divertikeln, Aneurysmen, a.v. Fisteln und Angiodysplasien objektiviert werden. Auch postoperative oder posttraumatische Blutungen aus Leber, Pankreas oder den Abdominal- und Beckenorganen sind angiographisch zu lokalisieren.

Bei der akuten Blutung aus Ösophagus, Magen und oberem Duodenum sollte erst bei negativer Gastroduodenoskopie eine Angiographie angeschlossen werden. Demgegenüber ist die Angiographie bei akuten Blutungen aus dem mittleren und unteren Verdauungstrakt zumeist die entscheidende Untersuchungsmethode. Nach negativer Rektosigmoideoskopie sollte sofort die Indikation zur Angiographie gestellt werden, zumal die Resultate der Kolonoskopie wegen der starken Darmverunreinigungen oft unbefriedigend sind.

Bei der chronischen gastrointestinalen Blutung im unteren Verdauungstrakt sollte erst nach sorgfältiger Dünn- und Dickdarmkontrastdarstellung und nach erfolgloser Kolonoskopie die Angiographie erfolgen. Nicht immer kann bei der chronischen intestinalen Blutung der Nachweis der Blutung angiographisch erbracht werden (40% nach SHEEDY u. Mitarb. 1975).

Bei der akuten gastrointestinalen Blutung hat die Angiographie nur dann Erfolg, wenn die Blutung zum Zeitpunkt der Untersuchung persistiert. Die Größenordnung einer angiographisch nachweisbaren Blutung schwankt zwischen einem Blutaustritt von 0,5 und 2 ml/Min. Mit der intraarteriellen digitalen Subtraktionsangiographie gelingt in manchen Fällen die Lokalisation sehr kleiner Blutaustrittsquellen. Das jedoch hat eine gute Kooperationsbereitschaft des Patienten zur Voraussetzung sowie das Fehlen von starken Darmbewegungen und Meteorismus.

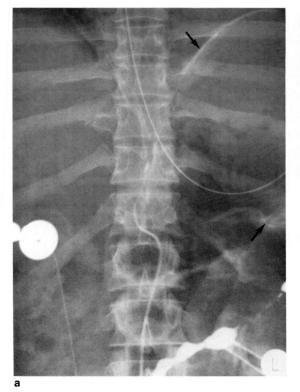

a

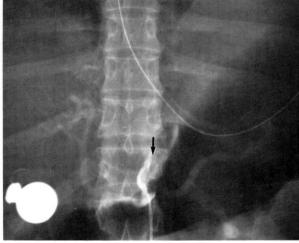

b

Abb. 1a u. b   Erosionsblutung aus der A. gastrica sinistra beim Zustand nach Oberbauchoperation. Embolisation der A. gastrica sinistra

a   Selektive Angiographie der A. gastrica sinistra, Spätphase, Kontrastdepots im Magenfundus (→) und im Magenkorpus (→)

b   Embolisation der A. gastrica sinistra mit Fibrospum. Vollständiger Verschluß der A. gastrica sinistra (↓). Reflux des Kontrastmittels in den Truncus coeliacus nach der 2. Embolisation

Abb. **2** Blutung aus dem Pankreasgang. Selektive Angiographie der A. gastroduodenalis. Kontrastmittelaustritt aus der hinteren pankreatikoduodenalen Arkade und unregelmäßiges Kontrastmitteldepot

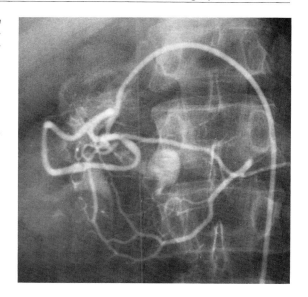

Die Blutung charakterisiert sich im Angiogramm durch die Extravasation von Kontrastmittel in der frühen oder mittleren arteriellen Phase und durch die Kontrastmitteldeponierung über einen längeren Zeitraum. Ausmaß und Dichte der Kontrastmittelansammlung hängen von der Schwere der Blutung ab. Bei einer nur leichten Blutung ist die Dichte des ausgetretenen Kontrastmittels gering und liegt nur mäßig höher als die der normalen Darmwand. In diesen Fällen kann die langsame Injektion einer größeren Kontrastmittelmenge über einen längeren Zeitraum diagnostisch wei-

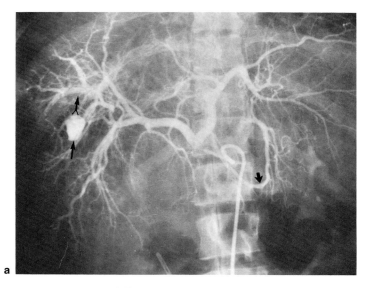

Abb. **3a–e** Leberruptur nach Oberbauchtrauma. Embolisation und Kontrolle nach 2 Monaten:
a u. **b** Hepatikographie
a Arterielle Phase. Deutliches Kontrastmitteldepot im rechten Leberlappen (↑). Verdacht auf a.-v. Shunt (⇡). Kaliberstarke A. hepatica sinistra und A. gastrica dextra (↓)
b Parenchymphase. Darstellung weiterer kleinerer Kontrastmitteldepots

Abb. **3c–e** s. Rückseite

a

terhelfen. Zusätzliche schräge Aufnahmepositionen werden empfohlen (REUTER u. REDMAN 1977).
Der methodische Ablauf bei der akuten arteriellen oberen gastrointestinalen Blutung, als deren Ursache im wesentlichen peptische Ulzera, akute Erosionen oder ein Mallory-Weiß-Syndrom und selten Tumoren in Frage kommen, beginnt mit der Zöliakographie. Bei negativem Resultat schließt sich die Angiographie der oberen Eingeweidearterie an. Ein negativer Befund erfordert eine Darstellung der Aa. gastrica sinistra und gastroduodenalis. Letztere muß auch bei Blutungen aus dem Pankreasgang dargestellt werden (Abb. **2**). Die Hämobilie bedingt die Angiographie der A. hepatica (Abb. **3a** u. **b**).
Bei der unteren gastrointestinalen Blutung be-

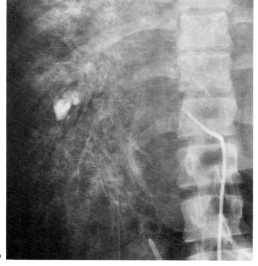

b

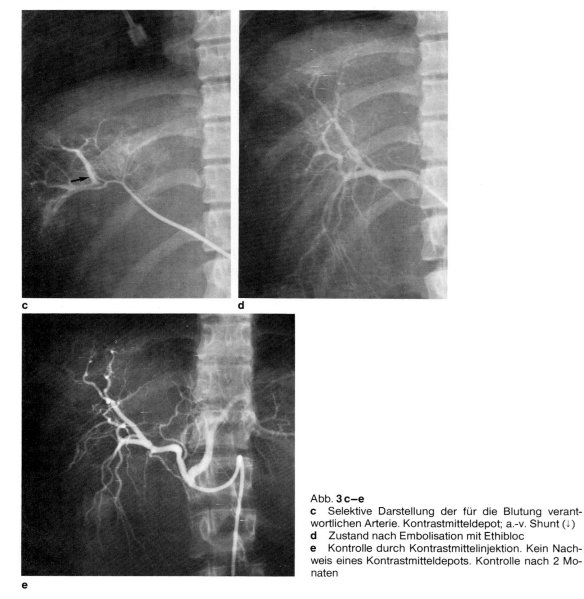

c   d

e

Abb. 3 c–e
c Selektive Darstellung der für die Blutung verantwortlichen Arterie. Kontrastmitteldepot; a.-v. Shunt (↓)
d Zustand nach Embolisation mit Ethibloc
e Kontrolle durch Kontrastmittelinjektion. Kein Nachweis eines Kontrastmitteldepots. Kontrolle nach 2 Monaten

ginnt die angiographische Untersuchung mit der Darstellung der A. mesenterica inferior; anderenfalls kommt es zur Überlagerung durch die kontrastgefüllte Harnblase. Zur Freiprojektion des Sigmabereiches bewährt sich die gering links schräge Aufnahmeposition. Bei negativem Befund folgt die Angiographie der A. mesenterica superior und ggf. die des Truncus coeliacus zum Ausschluß einer seltenen Blutungsquelle im unteren Duodenum.

Die angiographischen Befunde der akuten Dünn- und Dickdarmblutung entsprechen denen der oberen Gastrointestinalblutung. Das Verteilungsmuster in der späteren Phase kann allerdings unterschiedlich sein. Bei Dünndarmblutungen kann

man einen Kontrastmittelbeschlag ähnlich der konventionellen Dünndarmdarstellung beobachten. Ursache der akuten Blutung aus dem unteren Verdauungstrakt sind postoperativ bedingte Gefäßarrosionen (Abb. 4 u. 5), Tumoren (Abb. 6), Divertikel und insbesondere das Meckelsche Divertikel (Abb. 7), entzündliche Veränderungen (Abb. 8), Aneurysmen (Abb. 9) und a. v. Fisteln (Abb. 10). Eine Kontrastmitteldeponierung im Darmlumen und eine Kontrastansammlung in einer Wand sprechen für ein Meckelsches Divertikel. In der Divertikelwand kommen gelegentlich unregelmäßige Arterien zur Darstellung.

Für eine Tumorblutung aus dem Gastrointestinaltrakt spricht das angiographische Bild der

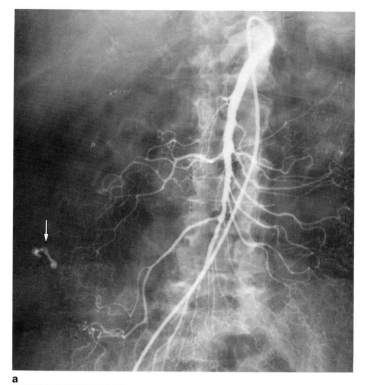

a

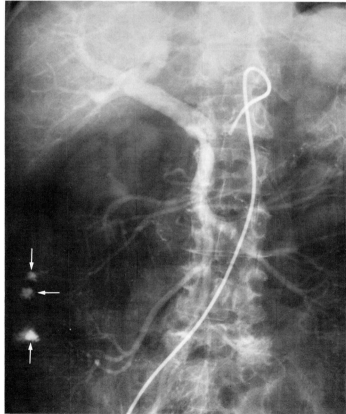

b

Abb. **4a** u. **b** Akute postoperative Gastrointestinalblutung.   Mesenterikographie
a Arterielle Phase. Umschriebene Extravasation, die der A. colica dextra bzw. ileocolica zuzuordnen ist (↓). Engstellung und scheinbare Wandunregelmäßigkeiten des arteriellen Systems im Schockzustand
b Venöse Phase. Mehrere Kontrastmitteldepots rechts im Darmlumen (↓). Gute Darstellung   der   mesenterikoportalen Strombahn

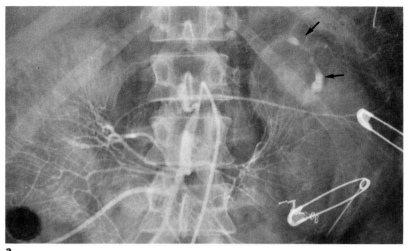

a

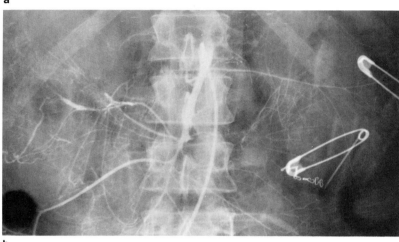

b

Abb. **5a** u. **b**
Postoperative akute gastrointestinale Blutung aus dem Jejunum. Pharmakotherapie
a Mesenterikographie. Kontrastmittelextravasat aus einer Jejunalarterie (↓)
b Pharmakotherapie mit Angiotensin. Stopp der akuten Blutung. Keine Extravasation mehr nachweisbar

Neoplasie mit pathologischen Gefäßneubildungen, a. v. Fisteln und Tumoranfärbungen.

Die Veränderungen müssen nicht immer sehr ausgeprägt sein und können sowohl bei gut- als auch bösartigen Neubildungen vorkommen (Abb. **6**).

Die pathogenetisch unklare Angiodysplasie als häufigste Ursache der chronischen Darmblutung manifestiert sich vorwiegend im Zäkum und im Colon ascendens, seltener im unteren Ileum. Angiographisch beobachtet man eine oder mehrere erweiterte Arterien, die frühzeitig in eine weite Vene drainieren (Abb. **11**). Diese bleibt längere Zeit kontrastiert. Die Befunde sind nach Größe und Ausdehnung unterschiedlich ausgeprägt und erinnern an a. v. Shunts.

Bei der Dickdarmblutung (Abb. **8**) findet sich das Kontrastmittel an den dorsal gelegenen Stellen des Darmlumens, so daß es die Form einer Vene annehmen kann (RING u. Mitarb. 1973). Eine relativ glatt begrenzte Kontrastmittelansammlung ähnlich einem Aneurysma auf der mesenterialen Seite oder eine Kontrastmittelverteilung über die Schleimhäute findet man vor allem bei Divertikelblutungen, die im rechten Kolon häufiger anzutreffen sind. Aneurysmen (Abb. **9**) charakterisieren sich durch glatt begrenzte Kontrastmittelansammlungen. Bei einer Perforation in das Darmlumen beobachtet man außerdem eine unregelmäßige intraluminale Kontrastmittelverteilung.

Blutungen bei portaler Hypertension

Bei der portalen Hypertension gelingt nur in Ausnahmefällen der direkte Nachweis einer Blutungsquelle. Man muß sich mit der Darstellung der Varizen begnügen und kann damit nur indirekt auf eine Varizenblutung schließen, wenn eine arterielle Blutung ausgeschlossen ist. Bei einer portalen Hypertension kommen jedoch auch andere Blutungsquellen, z. B. aus einem Ulkus oder einer hämorrhagischen Gastritis, vor.

(Text weiter S. 213)

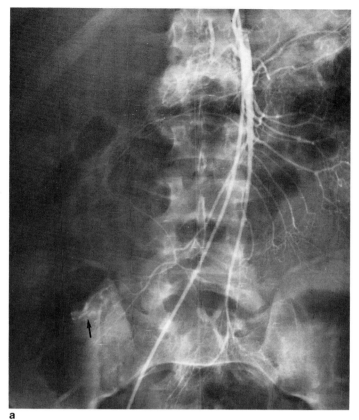

a

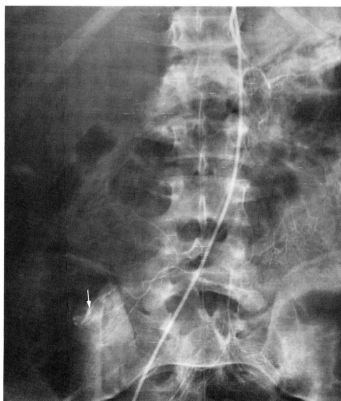

Abb. **6a** u. **b** Dünndarmmetastasen eines Hodenteratoms
a Arterielle Phase. Atypische Gefäße im
Versorgungsgebiet der A. ileocolica mit
geringer Extravasation (↓)
b Spätphase. Kontrastmitteldepots im
Ileum (↓)

b

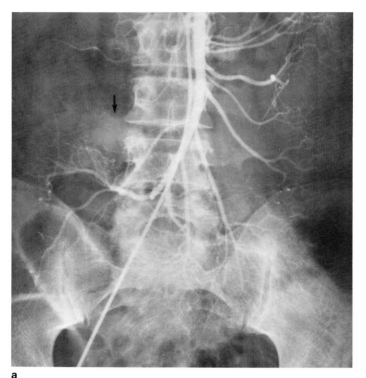

a

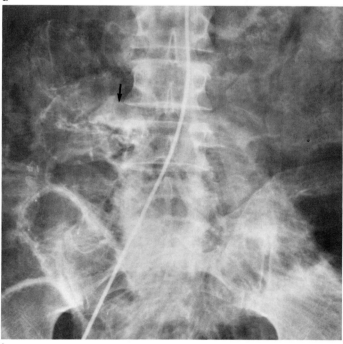

b

Abb. **7a** u. **b**   Meckel-Divertikel. Mesenterikographie
a   Arterielle Phase. Angedeutetes Kontrastmitteldepot rechts paravertebral (↓)
b   Spätphase. Deutliches Kontrastmitteldepot (↓) rechts paravertebral. Zeichen
des Ileus

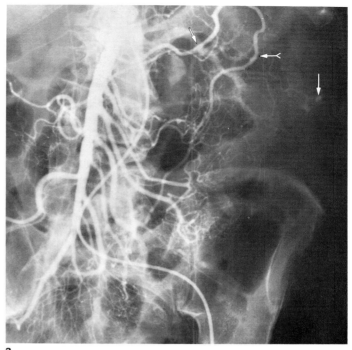

a

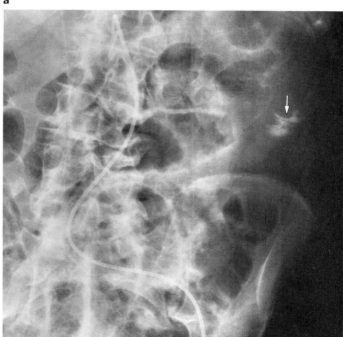

Abb. **8a** u. **b**   Akute Blutung bei Agranulozytose und pseudomembranöser Kolitis. Mesenterikographie
a   Arterielle Phase. Umschriebene Extravasation (←) aus einem Ast der A. colica sinistra, die über die Riolansche Anastomose aus der A. colica media gefüllt wird (←‹)
b   Spätphase. Kontrastmitteldepot im Colon descendens (↓)

b

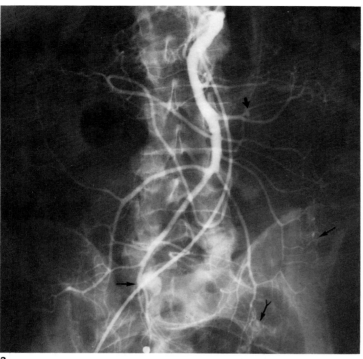

a

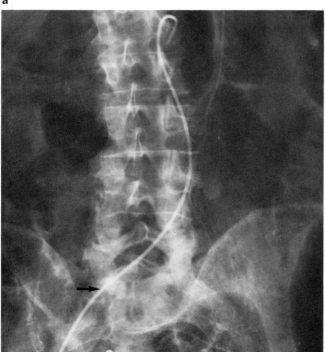

b

Abb. **9a** u. **b**   Rezidivierende Blutung unge-klärter Genese. Mesenterikographie
a   Arterielle Phase. Umschriebenes Extra-vasat neben der unteren Ilealarterie (→). Kontrastmittelaustritt aus einer weiteren Ilealarterie (⑂). Kleine Aneurysmata zentral einer Jejunalarterie (↓) und peripher an klei-nen Darmarterien (↓)
b   Spätphase. Persistenz der Kontrastmit-teldepots im Ileumbereich (↓). Kontrastmittel aus dem Aneurysma verschwunden

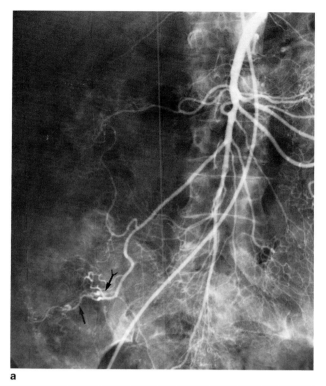

a

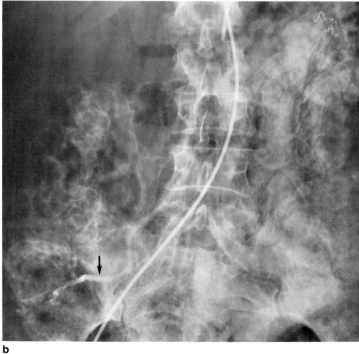

b

Abb. **10a** u. **b** Chronisch rezidivierende Blutung. a.-V. Fistel
a Arterielle Phase. Schlängelung und geringe Erweiterung eines Astes der A. iliocolica (↓). Beginnende frühzeitige Darstellung einer Vene (Ƴ)
b Spätere Phase. Bessere Kontrastierung der frühzeitig gefüllten Venen (↓). Keine Venendarstellung in den übrigen Darmabschnitten

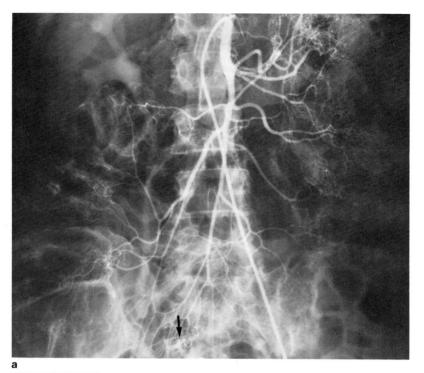

a

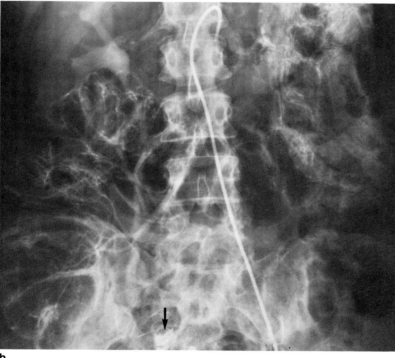

b

Abb. **11a** u. **b**
Chronisch rezidivierende Blutung. Angiodysplasie-Mesente-
rikographie
a Arterielle Phase. Irreguläre
und gering erweiterte Arterien
im unteren Ileum (↓). Keine
a.-v. Fisteln
b Parenchymphase   7 Sek.
p.i. Deutliche Darstellung atypischer Venen im unteren
Ileum (↓)

Abb. **12** Akute Blutung bei portaler Hypertension. Arterielles indirektes Mesenterikoportogramm. Varikös erweiterte Venen im Bereich der V. colica dextra (↓), die Ursache der Blutung war (Kolonoskopie). Ausgeprägte Magenfundusvarizen. Nur flaue Kontrastierung der intrahepatischen Portalvenen infolge starker Drucksteigerung

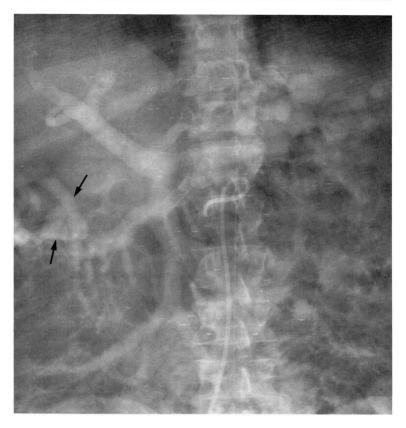

Entscheidende Untersuchungsmethode ist die arterielle indirekte Spleno- und Mesenterikoportographie nach Kontrastmittelinjektion in die A. lienalis bzw. A. mesenterica superior oder evtl. in die A. gastrica sinistra. Dabei können in einem Untersuchungsgang die arterielle Seite abgeklärt und in der späteren Phase die Varizen im Magenfundus und im Ösophagus dargestellt werden. Wichtig ist dabei die Angiographie sowohl der A. lienalis als auch der A. mesenterica superior, da die Umgehungsbahnen bei Injektionen in nur eine Arterie nicht immer gefüllt werden. Man muß ferner beachten, daß Blutungen aus Varizen auch aus dem Duodenum, dem Dünn- oder Dickdarm vorkommen können (Abb. **12**) (BRILL u. Mitarb. 1969).

Angiographische Kontrolle der Blutungen

Durch die Fortschritte in der angiographischen Untersuchungstechnik ergaben sich Möglichkeiten zu einer gezielten arteriellen Therapie durch Applikation von Pharmaka oder Embolisation von Fremdpartikeln. Beide Therapieverfahren können sich ergänzen (ECKSTEIN u. Mitarb. 1984). Zunächst sollte ein Versuch mit der Pharmakoangiographie gemacht werden. Tumorblutungen

sprechen gewöhnlich nicht auf eine Pharmakotherapie an. Bei einem negativen Resultat kann eine Embolisation angeschlossen werden.

Pharmakoangiographie

Das wichtigste Pharmakon ist Vasopressin. Es wirkt auf die glatte Muskulatur vorwiegend der terminalen Arteriolen, Kapillaren und kleinen Venen konstriktiv. Durch Erhöhung des peripheren Widerstandes kommt es zur schnellen und länger anhaltenden Abnahme der mesenterialen Blutströmung (ATHANASOULIS u. Mitarb. 1973, 1974, 1975, BAR u. Mitarb. 1980, BAUM 1983, BAUM u. NUSBAUM 1971, BAUM u. Mitarb. 1973, CONN u. Mitarb. 1975, JOHNSON u. WIDRICH 1976, KADIR u. ATHANASOULIS 1977, RAHN u. Mitarb. 1982, RÖSCH u. Mitarb. 1971, 1972, SHERMAN u. Mitarb. 1979, WALTMAN u. Mitarb. 1979).

Arterielle Blutungen

Nach Lokalisation der Blutungsquelle im Versorgungsgebiet des Truncus coeliacus sollte der Katheter gezielt in die für die Blutung verantwortliche Arterie geführt werden; anderenfalls muß die Infusion in den Trunkus erfolgen. Im Versorgungsgebiet der oberen und unteren Eingeweidearterien sollte die Infusion in den Hauptstamm und nicht in eine kleinere Arterie wegen der Gefahr der regionären Ischämie erfolgen.

Bei der Vasopressininfusion werden mit einem Perfusator 0,2 IE/Min. in einem Zeitraum von 20 Min. appliziert. In einem Kontrollangiogramm gilt als wichtiges Kriterium des Therapieerfolges die Beseitigung der Extravasation. Ein weiterer Hinweis ist die Kaliberreduzierung der infundierten Arterien im Vergleich zur prätherapeutischen Angiographie (vgl. Abb. **5**). Steht die Blutung, sollte die Infusion unter Reduzierung der Dosis auf 0,1 IE über weitere 12–24 Std. fortgesetzt werden. Als Abschluß wird eine Infusion von 5%igen Glukose- oder Kochsalzlösung zum Ausgleich des Vasopressineffektes empfohlen. Bei liegendem Katheter sollte der Patient für einige Zeit intensiv überwacht werden.

Bei persistierender Blutung nach den ersten 20 Min. kann die Dosis auf 0,3 IE/Min. über weitere 20 Min. erhöht werden. Nach einem Blutungsstop im Kontrollangiogramm wird die Dosis für die nächsten 24 Std. jeweils auf 0,2 bzw. 0,1 IE/Min. reduziert. Bei fehlendem Erfolg kann die Dosis kurzfristig auf 0,4 IE erhöht und nach 20 Min. der Erfolg angiographisch kontrolliert werden.

Eine Dosiserhöhung kann zu unerwünschten Nebeneffekten führen. Es sollten 0,2 IE/Min. nicht über einen zu langen Zeitraum gegeben werden, da es bei einem hohen Blutspiegel der Substanz zu Komplikationen kommen kann, obwohl ECKSTEIN u. Mitarb. (1984) 0,2 IE/Min. über 12–18 Std. ohne Probleme verabfolgten.

Viele Patienten geben Schmerzen oder Krämpfe infolge verstärkter Darmkontraktionen während der Infusion an. Persistierende Krämpfe weisen auf eine lokale Ischämie und erfordern eine sofortige Kontrollangiographie. Selten zeigt sich eine starke periphere Vasokonstriktion an den Extremitäten. Arrhythmien und Bradykardien kommen gelegentlich vor. Wegen der vasokonstriktiven Wirkung von Vasopressin besteht bei koronarer Herzkrankheit eine Kontraindikation. Der antidiuretische Effekt von Vasopressin führt gelegentlich zu Flüssigkeitsretentionen, erkennbar an der Abnahme der Harnausscheidung. Ausscheidung und Elektrolyte müssen daher sorgfältig überwacht werden.

Die Leberarterien reagieren unterschiedlich auf die Pharmakotherapie (BAR u. Mitarb. 1975). Nach anfänglicher Reduktion der Blutströmung in der Leberarterie kommt es mit zunehmender Infusionsdauer infolge einer verminderten portalen Perfusion zur verstärkten arteriellen Leberdurchströmung. Geht in diesen Fällen eine für die Blutung verantwortliche Arterie aus der A. hepatica ab, dann kann ein Blutungsstop durch eine Vasopressininfusion nicht erzielt werden.

Bei Patienten mit einer fortgeschrittenen Leberzirrhose liegt wegen einer reduzierten Pfortaderperfusion eine kompensatorisch verstärkte arterielle Leberdurchblutung vor. Infundiert man Vasopressin in die Arterie über einen längeren Zeitraum, so bewirkt die Vasokonstriktion eine zusätzliche Reduktion der Leberdurchblutung, die zu hepatischen Problemen führen kann (REUTER u. REDMAN 1977).

Katheterbedingte Komplikationen sind keine Seltenheit, z.B. Katheterperforationen (BROWN u. Mitarb. 1971) oder -dislokationen (KADIR u. ATHANASOULIS 1978).

Die Ergebnisse der pharmakologischen Angiotherapie werden kontrovers bewertet, wobei die Schwierigkeit besteht, daß vergleichende klinische Studien fehlen. ECKSTEIN u. Mitarb. (1984) erreichten bei 200 Patienten in 73% der Fälle einen primären Stopp der Blutung, wobei in 18% Wiederholungsblutungen auftraten. Nach den klinischen Eindrücken der Autoren sind die Resultate vor allem beim Mallory-Weiß-Syndrom, bei hämorrhagischer Gastritis und beim Streßulkus zufriedenstellend. Blutungen aus Magenulzera sprechen besser auf die Angiotherapie an als die aus Duodenalulzera. Bei blutenden Dickdarmdivertikeln sind die Erfolge unterschiedlich. Demgegenüber sprechen Blutungen aus Neoplasien wegen der schlechten Reagibilität der Tumorgefäße im allgemeinen nicht gut an. Auch bei Angiodysplasien sind die Resultate unbefriedigend. Bei postoperativen Blutungen aus dem Gastrointestinaltrakt weist die Angiotherapie gute Erfolge auf. Letztendlich werden die Ergebnisse von der Stärke der Blutung und von dem Alter des Patienten bestimmt; vor allem bei einem arteriosklerotischen Gefäßsystem mit eingeschränkter Reagibilität muß mit unzureichenden Ergebnissen gerechnet werden.

Infusionstherapie bei Varizenblutung

Zur Infusionstherapie bei der Varizenblutung (ATHANASOULIS 1976, BAUM u. NUSBAUM 1971, CONN u. Mitarb. 1975, REUTER u. REDMAN 1977, SHALDON u. Mitarb. 1960) ist eine Vasopressindosis von 0,2 IE über 24 Std. und 0,1 IE über weitere 24 Std. notwendig. Die Ergebnisse sind unbefriedigend und entsprechen denen bei systemischen Applikationen von Vasopressin (BAR u. Mitarb. 1975). Wegen der höheren Komplikationsrate bei der intraarteriellen Therapie wurde dieses Verfahren weitgehend verlassen. Andere Autoren (JOHNSON u. WIDRICH 1976, JOHNSON u. Mitarb. 1977) kamen zumindest dagegen in der akuten Phase zu guten Resultaten bei der Blutstillung. Auf längere Sicht ist jedoch die endoskopische Varizenverödung der arteriellen Infusionstherapie überlegen.

Transarterielle Perfusionstherapie der Leber

Da die primären und sekundären Neoplasien der Leber überwiegend aus dem arteriellen System versorgt werden, wurde die direkte arterielle Infusion zur Chemotherapie aus Gründen des hohen lokalen Wirkungsgrades und der besseren Verträglichkeit propagiert (KURIBAYASHI u. LEVIN 1973, MASSAY u. Mitarb. 1971, TANDON u. Mitarb. 1973).

Nach Klärung der Gefäßtopographie wird die Katheterspitze in die A. hepatica propria distal des Abganges der A. gastroduodenalis plaziert und dort infundiert. Gelingt dieses nicht, muß durch eine Kontrastmittelinjektion mit niedrigem Druck und Flow die Flußrichtung in der A. gastroduodenalis bestimmt werden, denn bei antegrader Kontrastierung der A. gastroduodenalis gelangen infundierte Chemotherapeutika in Magen und Duodenum mit der möglichen Konsequenz von toxischen Veränderungen in den Organen. In diesen Fällen sollte vor der Chemotherapie ein transkatheteraler embolischer Verschluß der A. gastroduodenalis in Erwägung gezogen werden.

Abgesehen von Problemen an der Punktionsstelle, können bei der arteriellen Perfusionstherapie relativ häufig Thrombosen oder Dissektionen der Leberarterie (GOLDMAN u. Mitarb. 1976) eintreten. Gleichfalls beobachtet man manchmal Dislokationen der Katheterspitze. Gelegentlich auftretende Verschlüsse der Leberarterien, die jedoch langsam einsetzen, werden aufgrund der guten Kollateralversorgung der Leber gewöhnlich ohne größere Probleme toleriert.

Embolisationstherapie

Zur Therapie der akuten und chronischen Blutung aus dem Verdauungstrakt hat die arterielle Embolisation zunehmendes Interesse gefunden (ANDERSON u. Mitarb. 1979, ATHANASOULIS 1982, BAUM 1983, CHUANG u. WALLACE 1980, 1981, CHUANG u. Mitarb. 1979, 1980, DOTTER u. Mitarb. 1975, EISENBERG u. STEER 1976, FREENY u. Mitarb. 1979, GIANTURCO u. Mitarb. 1975, GOERTTLER 1977, GOLDBERGER u. BOOKSTEIN 1977, GOLDIN 1975, GOLDMAN u. Mitarb. 1976, GOLDSTEIN u. Mitarb. 1975, 1976, GRANDMAYER u. Mitarb. 1979, GROSSE-VORHOLT u. ZEITLER 1980, JANDER u. ROSSINOVICH 1980, KATZEN u. Mitarb. 1976, KAUFMAN u. Mitarb. 1979, PALMAZ u. Mitarb. 1984, REUTER u. CHUANG 1974, REUTER u. Mitarb. 1975, RÖSCH u. Mitarb. 1972, VOGEL u. BÜCHELER 1981, WALLACE u. Mitarb. 1976, 1983, WENZ u. Mitarb. 1977, WHITE jr. u. Mitarb. 1977, WOLF u. Mitarb. 1978, 1979). Weitere Indikationen sind posttraumatische Blutungen aus der Leber (FRANKLIN u. Mitarb. 1980, JANDER u. Mitarb. 1977, PERLEBERGER 1977, RUBIN u. KATZEN 1977), Lebertumoren (CARRASCO u. Mitarb. 1983, DICK 1978, DOPPMAN u. Mitarb. 1978, FREENY u. Mitarb. 1979, VOGEL 1980, 1981) und Milzausschaltung bei unterschiedlichen Erkrankungen (BÜCHELER u. Mitarb. 1975, CANELLOS u. Mitarb. 1979, CASTENADA-ZUNIGA u. Mitarb. 1977, LEVY u. Mitarb. 1979, MADDISON 1973, OWMAN u. Mitarb. 1979, PAPADIMITRIO u. Mitarb. 1976).

Der transkatheterale Gefäßverschluß weist bei sachkundiger Durchführung eine hohe Erfolgsra-

te auf. FELDMAN u. Mitarb. stellten unter 219 Embolisationen bei Blutungen, Tumoren oder Blutumverteilung in der Leber zur Chemotherapie in 85% der Fälle einen guten und in 8% einen partiellen Erfolg fest. Immerhin konnte in 53% ein vollständiger klinischer Erfolg erreicht werden. Somit kann man die Embolisationstherapie vor allem bei Schwerkranken als eine Alternative zur Operation (GRACE u. Mitarb. 1976, KAUFFMAN u. Mitarb. 1979) oder zumindest als vorbereitende Maßnahme zur Operation diskutieren.

Die Vielzahl der applizierten Substanzen (BÜCHELER u. Mitarb. 1980, PROBST u. Mitarb. 1978) sind ein Beweis für die Probleme der Embolisationstherapie. Es kommen zahlreiche schattengebende und nichtschattengebende, körpereigene und körperfremde Substanzen zur Anwendung (BÜCHELER u. Mitarb. 1980, GOLDMAN 1983, HARRINGTON 1983, WALLACE u. Mitarb. 1983, WHITE jr. 1983).

Am häufigsten werden autologe Thromben (EISENBERG u. STEER 1976, REUTER u. CHUANG 1974, REUTER u. Mitarb. 1975, RÖSCH u. Mitarb. 1972), Polyvinylalkohole bzw. Gelfoam oder Fibrospum (CHUANG u. Mitarb. 1981, 1982, CHUANG u. WALLACE 1981, HARRINGTON 1983, KAUFFMAN u. Mitarb. 1979, JANDER u. ROSSINOVICH 1980, TADAVARTHY u. Mitarb. 1975, ZOLLIKOFFER u. Mitarb. 1980), Acrylate und andere schnell polymerisierende Substanzen (DOTTER u. Mitarb. 1975, FREENY u. Mitarb. 1979, GOLDIN 1975, GOLDMAN u. Mitarb. 1978, GOLDMAN 1983), Spiralen (ANDERSON u. Mitarb. 1979, GIANTURCO 1975, GROSSE-VORHOLT u. ZEITLER 1980, NÖLDGE 1983, WALLACE u. Mitarb. 1976, 1983) oder kleine absetzbare Ballons (WHITE jr. u. Mitarb. 1978) benutzt. Auch doppelläufige Ballonkatheter fanden zur temporären Arterienblockade Anwendung.

Im allgemeinen kann man feststellen, daß weiche, kleine Partikel und schnell polymerisierende Substanzen sich zu peripheren Gefäßverschlüssen, härtere Substanzen und Spiralen sich vorwiegend zu zentralen Verschlüssen eignen. Autologe Thromben unterliegen oft innerhalb von Stunden einer schnellen Lyse. Sie sind daher für dauerhafte Gefäßverschlüsse weniger geeignet. Durch Beimengung von Y-Aminocarbonsäure kann die Lysetendenz verringert werden (REUTER u. BOOKSTEIN 1968).

Fibrospum bzw. Gelfoam führen als gelatinöse Substanzen durch Aufquellung im Gefäß zu Verschlüssen und begünstigen eine zusätzliche Thrombosierung. Auch diese Substanzen unterliegen einer starken Lysetendenz, die jedoch im Vergleich zu Thromben erst nach Tagen oder Wochen einsetzt. Autologe Thromben und gelatinöse Substanzen sind schwer steuerbar und führen oft zu Verschlüssen von unerwünschten Gefäßregionen.

Demgegenüber hat der schnellpolymerisierende Gewebekleber Butyl-2-Cyanoacrylat oder Ethibloc meistens eine dauerhafte Okklusion zur Folge, obwohl vereinzelt auch Rekanalisationen nachgewiesen wurden. In Abhängigkeit von der Größe des zu verschließenden Gefäßes werden 0,5–1 ml der Substanz appliziert. Das Problem ist die schnelle Polymerisation bei Kontakt der Lösung mit Blut oder Kochsalz, wodurch es zur Verfestigung im oder mit dem Katheter kommen kann. Diese Gefahr kann durch eine sorgfältige Durchspülung des Katheters mit einer Glukoselösung verhindert werden. Besser ist die Mischung von Acrylat mit Lipiodol im Verhältnis 1:2 oder 1:3 mit dem Vorteil der leichteren Injizierbarkeit, der Kontrastgebung und der Verminderung der Polymerisationsgeschwindigkeit. Durch Beimischung von Tantalpuder oder Lipiodol können autologe Thromben, Fibrospum oder Bucrylacrylate schattengebend gemacht werden, wodurch der Embolisationsvorgang am Monitor direkt verfolgt werden kann. Ethibloc als schnell okkludierende Substanz ist direkt schattengebend.

Die von GIANTURCO u. Mitarb. 1975 entwickelte Spirale dient vorwiegend zu dauerhaften Verschlüssen zentraler Arterien. Sie eignet sich daher zur Embolisation von a.v. Mißbildungen, aber auch von Tumoren und Shunts bei gastrointestinalen Blutungen (CASTANEDA-ZUNIGA u. Mitarb. 1980, CHUANG u. Mitarb. 1980, GIANTURCO u. Mitarb. 1975, WALLACE u. Mitarb. 1976, 1983). Die Spiralen wurden vielfach modifiziert, z.B. durch Anbringung von Dacron- oder Seidenfäden und ferner von Ivalon- oder Gelfoamzylindern. Mit der Entwicklung von Minispiralen können auch periphere Okklusionen kleinerer Gefäße vorgenommen werden (ANDERSON u. Mitarb. 1979, NOELDGE 1983).

Methodik

Vor der Embolisation wird die Katheterspitze in die zu embolisierende Arterie oder in unmittelbarer Nachbarschaft plaziert. Die zu kleinen Partikeln vorbereiteten autologen Thromben oder Fibrospum werden mit Hilfe von Kochsalz durch den Katheter gepreßt, wobei sie mit dem Blutstrom in die Peripherie abschwimmen. Gelingt keine gezielte Sondierung, muß die Embolisation in einem größeren Ast erfolgen. Wegen des verminderten peripheren Widerstandes gelangen zwar die Partikel zumeist in die für die Blutung verantwortlichen Arterien, es läßt sich aber bei dieser semiselektiven Technik eine Embolisation in andere Gefäßregionen nicht vermeiden. Ein zu starker Injektionsdruck führt zu einem Reflux von Partikeln mit Abstrom in unerwünschte Regionen. Diese Gefahr wird größer, wenn es mit zunehmender Embolisation im Kontrollangiogramm zu einer

gewissen Stase in der Arterie gekommen ist. Ein Ballonkatheter wirkt hier protektiv (GREENFIELD u. Mitarb. 1978, WEBER 1980). Das Ausmaß einer Embolisation wird durch eine Kontrollangiographie festgestellt. Diese erfolgt wegen der schnellen Verfügbarkeit der Bilder am besten mit der DSA. Diese bestätigt ferner, daß am Katheterende keine Thromben oder Partikel sitzen. Bei der Okklusion bis zur Katheterspitze besteht die Gefahr, daß Thromben oder Fremdpartikel an der Spitze haften, die während des Zurückziehens sich lösen und in andere Gefäßabschnitte verschleppt werden können.

Zur Spiralembolisation wird ein Spezialbesteck, bestehend aus einem Katheter, einem Einführungsdraht, einem an der Spitze flexiblen Schiebemandrin und der eigentlichen Spirale, benutzt. Nach richtiger Positionierung der Katheterspitze wird die in einer Teflonhülse aufgesteckte Spirale in den Katheter und dann in einem Einführungsmandrin bis vor die Katheterspitze geschoben. Unter Bildverstärker-Fernsehkontrolle kann mit dem Schiebemandrin die Spirale in das gewünschte Gefäß gebracht werden, wobei sie in die Peripherie abdriftet. Eine nachfolgende Thrombosierung bewirkt den vollständigen Gefäßverschluß. Mit der koaxialen Kathetertechnik wird der ganze Untersuchungsgang erleichtert. Als Nachteile des Systems sind die Starre und Druckinstabilität des Katheters zu bewerten. Auch die Starre des Schiebemandrins erweist sich bei geschlängelten Beckenarterien als hinderlich.

Die Erkrankung und die klinische Symptomatologie, die anatomische Gefäßsituation und nicht zuletzt die Erfahrung des Untersuchers bestimmen Indikation und Verwendung einer bestimmten Substanz. Die Indikation zur Embolisationstherapie sollte aufgrund der Risiken sehr sorgfältig gegenüber anderen Verfahren, z.B. Infusionstherapie, endoskopische Blutstillung oder Notfalloperation, abgewägt werden. Ferner bestimmt die Art der Erkrankung das therapeutische Handeln und die Substanzauswahl. Der zentrale Punkt ist die durch die Embolisation verursachte Ischämie. Während diese bei der akuten, nicht tumorös bedingten Blutung nach Möglichkeit vermieden werden soll, wird sie bei der tumorbedingten Blutung oder Embolisation von Lebertumoren oder Ausschaltung der Milz durchaus angestrebt. Aus dieser widersprüchlichen Situation, aber auch wegen der unterschiedlichen Reagibilität der verschiedenen Organe auf eine Unterbrechung der arteriellen Versorgung erklärt sich, daß differente Substanzen bei individuellen Indikationen angewandt werden müssen.

Die gezielte Sondierung der Arterien gelingt im Versorgungsgebiet des Truncus coeliacus in den meisten Fällen (vgl. Abb. 1), so daß hier Fibrospum oder auch Acrylate, gelegentlich auch kleine Spiralen benutzt werden können. Aufgrund der guten kollateralen Blutversorgung des Magens sind Komplikationen relativ selten. Vorsicht ist jedoch bei vorausgegangenen Magenoperationen wegen möglicher Gefäßunterbindungen oder bei arteriosklerotischen Patienten geboten, da in diesen Situationen die Gefahr von Infarkten bzw. Nekrosen besonders groß ist (BRADLEY u. GOLDMAN 1978, GOLDMAN u. Mitarb. 1976, 1978). Das gilt auch für Gefäßanomalien. So kann beim Abgang der linken Leberarterie aus der A. gastrica sinistra die Okklusion der Magenarterie zu Problemen der Leber führen. Nach einer arteriellen Infusionstherapie sind bei einer anschließenden Embolisation Infarzierungen beschrieben (CHUANG u. Mitarb. 1976), da durch Vasokonstriktion die Kollateralen beeinflußt werden können.

In manchen Fällen wird ein Blutungsstopp nicht erreicht (EISENBERG u. STEER 1976, GOLDMAN u. Mitarb. 1976). Rezidivblutungen aus Kollateralen kommen vor (ATHANASOULIS 1983). Verschleppungen von Fremdpartikeln oder Spiralen in unerwünschte Gefäßregionen sind bekannt. EISENBERG u. STEER (1976) und GOLDIN 1975) berichteten über Reflux aus der A. gastroduodenalis in die A. hepatica propria, wobei es zur Nekrose der Gallenblasenwand und zu Leberinfarkten kommen kann (JACOB u. Mitarb. 1979). Daneben wurde über einen kompletten Trunkusverschluß bei Anwendung von Acrylaten (GOLDMAN 1976) und eine Nierenfarzierung bei Embolisation eines Leberhämangioendothelioms berichtet.

Problematischer als beim Truncus coeliacus ist die Embolisation bei Blutungen aus dem Versorgungsgebiet der oberen und unteren Eingeweidearterie, z. B. bei Angiodysplasien, Divertikeln, Tumoren, Entzündungen oder nach Operationen, wegen der Schwierigkeit der selektiven Sondierung und der Gefahr der Darmischämie (JANDER u. RUSSINOWICH 1980, WALKER u. Mitarb. 1980). Dabei ist die Situation im Versorgungsgebiet der oberen Eingeweidearterie kritischer als bei der unteren (CHUANG u. Mitarb. 1979), da letztere gute Kollateralverbindungen aus den Ästen der A. iliaca interna hat.

Im Darmbereich wird die Okklusionstherapie zumeist dann eingesetzt, wenn eine arterielle lokale Infusionstherapie versagt. Der primäre Einsatz der Embolisation ist bei Blutungen aus Tumoren (Abb. 13), a. v. Fisteln oder Divertikeln anzuraten, da deren Gefäße auf eine vasokonstruktive Therapie schlecht bzw. nicht dauerhaft reagieren. Die Applikation autologer Thromben oder möglicherweise Fibrospum erscheint trotz der Gefahr einer Embolisation in unerwünschte Gefäßregionen risikoärmer, da Thromben in normalen Arterienabschnitten schneller als in der für die Blutung verantwortlichen Arterie aufgelöst werden. Das gilt auch für Embolisationen der Leberarterie bei posttraumatischen oder iatrogenen Blutungen. In den Fällen, bei denen eine gezielte Sondierung der für die Blutung verantwortlichen Ar-

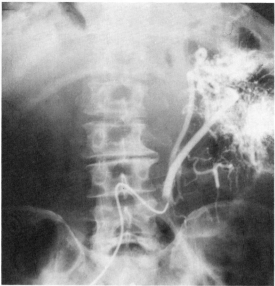

a

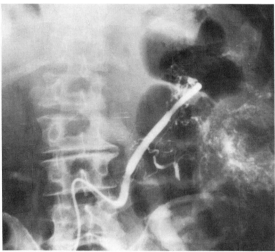

b

Abb. 13a u. b Blutung aus einem in den Dickdarm eingebrochenen Tumorrezidiv eines Hypernephroms. Embolisation
a Arterielle Phase. Ausgeprägte pathologische Gefäßformation im Versorgungsgebiet der A. colica sinistra
b Zustand nach Embolisation mit Fibrospum. Peripherer Verschluß der A. colica sinistra. Blutungsstopp

terie möglich ist, sollte die Anwendung eines Klebers oder einer kleinen Spirale diskutiert werden. Eine andere Situation liegt bei den Blutungen aus Tumoren des Gastrointestinaltraktes vor. Hierbei wird man das Problem der Darmischämie großzügiger betrachten und dadurch zentrale Okklusionen der den Tumor versorgenden Arterien durchführen.

Indikationen zur Embolisation der Leber sind nicht resezierbare primäre Neoplasien (Abb. **14**), Metastasen sowie gelegentlich auch posttraumatische (vgl. Abb. **3**) oder iatrogene Blutungen. Voraussetzung zur Embolisationstherapie ist eine funktionstüchtige Pfortader. Als Substanz kommen Fibrospum, Acrylate, Spirale oder die Kombination von verschiedenen Substanzen in Frage. Probleme bereitet gelegentlich die arterielle Versorgung der Leber. Ferner stellt sich die Frage der peripheren oder zentralen Okklusion. Zentrale Verschlüsse der Leberhauptarterie werden zumeist toleriert, da dadurch die Möglichkeiten einer Kollateralzirkulation erhalten bleiben. Auf der anderen Seite stellt diese Kollateralzirkulation den therapeutischen Erfolg oft in Frage.

DOPPMAN u. Mitarb. (1978) haben auf das Problem der gezielten Schädigung eines Lebertumors hingewiesen, wenn Malignome und Leberparenchym gleiche Reaktionen auf eine Minderdurchblutung aufweisen. Dementsprechend sollen nach DICK (1978) nur stark hypervaskularisierte Tumoren embolisiert werden. Bei ausschließlicher und ausgedehnter peripherer Okklusion besteht die Gefahr der Leberinfarzierung und -insuffizienz (DICK 1978, VOGEL u. Mitarb. 1980, 1981), manchmal mit letalem Ausgang (FREENY u. Mitarb. 1979, DOPPMAN u. Mitarb. 1978), sobald die Möglichkeit der kollateralen Blutzirkulation erheblich eingeschränkt wird. WALLACE u. Mitarb. (1983) hatten die besten Resultate bei peripherer Okklusion in Kombination mit einer zentral plazierten Spirale.

Die Embolisation der Leber wird ferner im Rahmen einer Perfusionstherapie zur Blutumverteilung bei Anomalien des arteriellen Zustroms eingesetzt (CHUANG u. WALLACE 1980). Das Prinzip ist, durch embolische Ausschaltung einer Arterie die ausschließliche Blutversorgung über eine andere Arterie zu gewährleisten. Da hierbei die Kollateralbahnen offen bleiben müssen, ist ein zentraler Verschluß, am besten durch eine Spirale, notwendig. Über die offene Leberarterie werden dann Zytostatika infundiert, die danach über intrahepatische Kollateralen die gesamte Leber erreichen.

Die Milzembolisation ist wegen der relativ hohen Komplikationsrate in Form von Abszessen oder

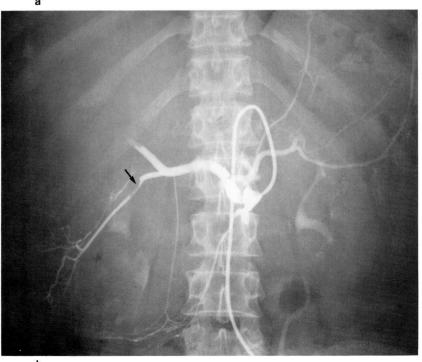

a

b

Abb. **14a–d**
Ausgedehntes Hämangiom in beiden Leberlappen. Embolisation
a Intraarterielle DSA der A. hepatica. Zahlreiche atypische Gefäße und unregelmäßige Kontrastmitteldepots in beiden Leberlappen. Keine a.-v. Fisteln
b Hepatikographie. Embolisation mit Fibrospum. Verschluß des größeren rechten Leberarterienastes. Partieller Thrombus in einer rechten unteren Segmentarterie (↓)

Rupturen, Perisplenismus oder sogar Todesfällen (CASTANEDA-ZUNIGA u. Mitarb. 1977, GOLDSTEIN u. Mitarb. 1976, WHOLEY 1978) nicht unumstritten. Die meisten Probleme entstehen bei peripherer Embolisation, so daß die Milz partiell embolisiert werden sollte (Abb. 15) (SPIGOS u. Mitarb. 1979). Demgegenüber werden zentrale Verschlüsse der Milzarterien durch Spiralen wegen der gu-

ten Kollateralzirkulation zu angrenzenden Organen gewöhnlich toleriert. Obligatorisch wird eine Antibiotikaprophylaxe gefordert.

Allgemeine Nebenwirkungen

Als allgemeine Nebenwirkung kommen Übelkeit, Schmerzen, Fieber, Brechreiz, Erbrechen in unterschiedlicher Ausprägung vor. Bei der Emboli-

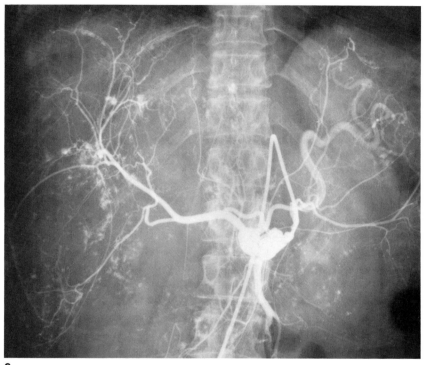

c

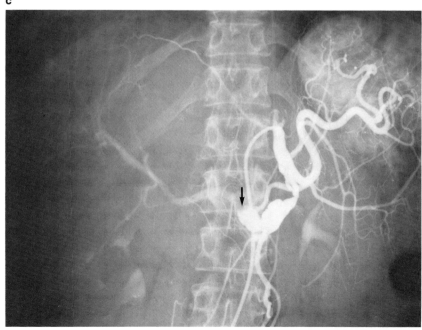

Abb. **14c** u. **d**
c Konventionelle Hepatikographie. Spätphase. Deutliche Läsion der A. hepatica mit Wandunregelmäßigkeiten infolge forcierter Kathetermanipulation. Intramurale Kontrastmitteldepots an der A. hepatica propria und am Abgang der A. lienalis
d Erneute Embolisation. Kontrolle durch Kontrastmittelinjektion. Kein Abstrom in die A. hepatica dextra (↓). Unauffällige Darstellung der A. hepatica sinistra

d

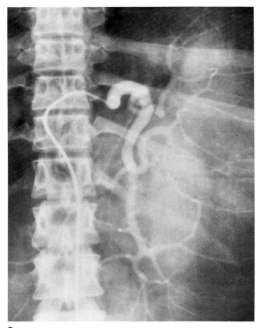

a

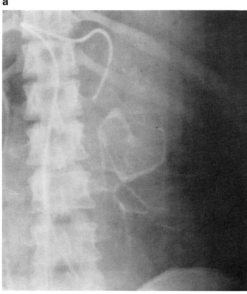

b

Abb. 15a u. b
Hypersplenismus. Partielle Milzembolisation
a Lienalisangiogramm. Erweiterte Arterien in der stark vergrößerten Milz
b Zustand nach Embolisation. Nativaufnahme. Schattengebende Substanzen in der mittleren und unteren Partie der Milz

sation des Gastrointestinaltraktes, aber auch anderer Organe, kann sich ein paralytischer Ileus entwickeln.

Neben diesen bei den einzelnen Organen schon beschriebenen spezifischen Komplikationen kommen methodische oder materialspezifische Ne-

benwirkungen vor (VOGEL u. Mitarb. 1981). Hierzu zählt vor allem die Verschleppung von Partikeln in unerwünschte Gefäßregionen durch zu hohen Injektionsdruck oder Zurückspringen des Katheters aus dem sondierten Gefäß sowie durch Adhäsion von polymerisierenden Substanzen an der Katheterspitze. Dislokationen von Spiralen kommen selten vor. Die dislozierten Spiralen können manchmal auf transarteriellem Wege aus der Aorta entfernt werden (CHUANG 1979, WEBER 1980). Demgegenüber ist bei Anwendung von Mini- oder Mikrospiralen die Wahrscheinlichkeit einer Dislokation sehr gering.

Perkutane transhepatische Varizenverödung

Nach Einführung der perkutanen transhepatischen Portographie bot sich die Möglichkeit zu therapeutischen Maßnahmen bei der portalen Hypertension (FREENY u. KIDD 1979, GOLDMAN u. Mitarb. 1978, GÜNTHER u. Mitarb. 1976, 1977, LUNDERQUIST 1980, LUNDERQUIST u. VANG 1974, LUNDERQUIST u. Mitarb. 1977, 1978, 1983, VIAMONTE u. Mitarb. 1977). Anfangs nur bei der akuten Varizenblutung, später jedoch im freien Blutungsintervall wurden intravasale Embolisationen bzw. Thrombosierungen der Ösophagusvarizen durchgeführt.

Das methodische Vorgehen entspricht der perkutanen transhepatischen Portographie. Zunächst erfolgt die Darstellung der hepatofugalen Kreisläufe über die Vv. gastricae breves und die V. gastrica sinistra durch Injektion in die V. lienalis. Anschließend werden die genannten Venen gezielt zur Embolisation sondiert (Abb. **16**), wobei die kleinen Magenvenen nicht immer zu erreichen sind. Für die Sklerosierung soll die Katheterspitze zur Vermeidung eines Refluxes möglichst weit in die Venen vorgeschoben werden. Die von LUNDERQUIST u. VANG (1974) angegebene Applikation von 50–100 ml einer 50%igen Glukoselösung in Verbindung mit Thrombin (3000–6000 IE) ist wegen der häufigen Rekanalisation der Varizen verlassen worden (LUNDERQUIST 1980, LUNDERQUIST u. Mitarb. 1977). Das trifft auch für Gelfoam bzw. Fibrospum zu. Demgegenüber bietet der schnell polymerisierende Gewebekleber die Chance einer dauerhaften Okklusion, obwohl vereinzelt auch hier Rekanalisationen nachgewiesen wurden. In Abhängigkeit zu der Größe der zu verschließenden Vene wird 0,5–1 ml der Substanz verabfolgt. Das Problem ist die schnelle Polymerisation bei Kontakt der Lösung mit Blut oder Kochsalz, d. h. die unmittelbare Verfestigung im oder mit dem Katheter.

Bei der Verwendung von Acrylaten benutzt man am besten die koaxiale Kathetertechnik. Durch

Abb. **16a–c** Portale Hypertension. Perkutane transhepatische Portographie. Varizensklerosierung

a Perkutanes transhepatisches Portogramm. Katheterspitze in der V. mesenterica superior. Reflux in die V. mesenterica inferior. Hepatofugaler Kollateralkreislauf über zwei Vv. gastricae sinistrae mit Darstellung von ausgeprägten Varizen. Kein antegrader Flow in die V. portae infolge erheblicher intrahepatischer Drucksteigerung

b u. **c** Zustand nach Verödung

b Verschluß der V. gastrica sinistra

c Portogramm. Nach Embolisation kein Nachweis eines hepatofugalen Kollateralkreislaufes nach kranial durch Verschluß der die Varizen drainierenden Venen. Retrograder Flow in der V. mesenterica inferior deutlicher als in Abb. **a**. Kontrastierung der V. lienalis

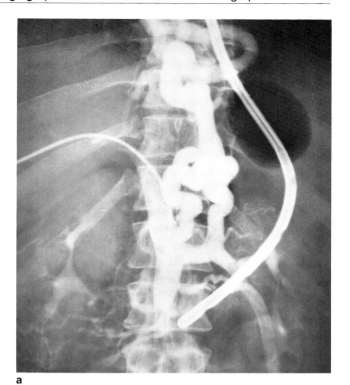

a

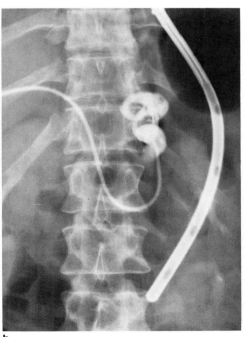

b

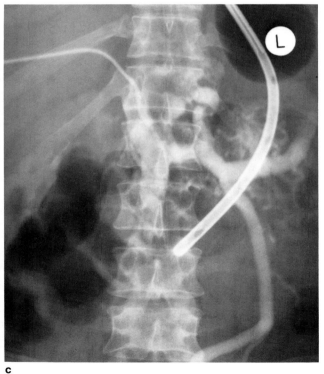

c

einen Außenkatheter wird ein dünner Innenkatheter etwa 1 cm mit seiner Spitze weiter distal vorgeführt. Beide Katheter werden mit isotonischer Glukoselösung gefüllt. Gleichzeitig wird die Embolisationssubstanz durch den Innenkatheter und die Glukose durch den Außenkatheter appliziert. Danach erfolgt die Nachspülung des inneren Katheters mit Glukose unter gleichzeitigem Zurückziehen beider Katheter für etwa 1–1,5 cm. Den Abschluß der Untersuchung bildet eine Kontrollportographie. Die Entfernung des Katheters entspricht der perkutanen Portographie.

Bei der koaxialen Kathetertechnik besteht ferner die Möglichkeit eines problemlosen Wechsels eines evtl. obliterierten Katheters. Es haben gelegentlich auch schon Stahlsubstanzen zur Verschlußtherapie Verwendung gefunden (Freeny u. Mitarb. 1979).

Ziel der perkutanen transhepatischen Varizenverödung ist der Stopp der akuten Varizenblutung, um den Patienten einer elektiven Shuntoperation zuzuführen. Eine dauerhafte Therapie und eine Blutungsprophylaxe werden nicht erreicht (Lunderquist u. Mitarb. 1978, 1979). Rekanalisationen kommen vor; es können sich neue Kollateralen entwickeln, und die Komplikationsrate ist hoch. Die endoskopische Varizensklerosierung ist einfacher durchführbar, bringt längerfristig bessere Resultate und ist daher der perkutanen transhepatischen Varizenembolisation vorzuziehen.

Komplikationen

Eine gefürchtete Komplikation ist die Thrombose der V. portae, die entweder durch eine Stase des Pfortaderblutes oder durch Reflux und Verschleppung von Embolisationsmaterial verursacht wird (Bengmark u. Mitarb. 1979, Greenfield u. Mitarb. 1978, Henderson u. Mitarb. 1979, Widrich u. Mitarb. 1978). Mit einem Ballonkatheter kann ein Reflux verhindert werden (Roche u. Mitarb. 1979). Durch transhepatische Punktionen können intraabdominelle Blutungen oder gallige Peritonitiden, durch Punktion des Sinus phrenicocostalis intrapleurale Blutungen oder Ergüsse entstehen. Selten kommt es auch zu einem letalen Ausgang (Lunderquist u. Mitarb. 1983). 1984 beschrieben Luska u. Mitarb. einen Todesfall infolge Mesenterialvenenthrombose nach Pankreasvenensondierung.

Literatur

Anderson, J. H., S. Wallace, C. Gianturco, L. P. Gerson: Mini-Gianturco stainless coils for transcatheter vascular occlusion. Radiology 131 (1979) 301

Athanasoulis, C. A.: Angiography methods for the control of gastric hemorrhage. Dig. Dis. Sci. 21 (1976) 174

Athanasoulis, A. C.: Therapeutic applications of angiography. New Engl. J. Med. 302 (1980) 1117

Athanasoulis, C. A., B. Brown, J. H. Shapiro: Angiography in diagnosis and management of bleeding stress ulcers and gastritis. Amer. J. Surg. 125 (1973) 468

Athanasoulis, A. C., R. C. Fister, R. E. Greene, G. H. Roberson: Interventional Radiology. Saunders, Philadelphia 1982

Athanasoulis, C. A., A. C. Waltman, E. J. Ring, J. C. Smith jr., S. Baum: Angiography management of postoperative bleeding. Radiology 113 (1974) 37

Athanasoulis, A. C., S. Baum, A. C. Waltman, E. J. Ring, A. Imbembo, J. van der Salm: Control of acute gastric mucosal hemorrhage: intra-arterial infusion of posterior pituitary extract. New Engl. J. Med. 290 (1974) 597

Athanasoulis, A. C., S. Baum, J. Rösch, A. C. Waltman, E. J. Ring, J. C. Smith jr., E. Sugarbaker, W. Wood: Mesenteric arterial infusions of vasopressin for hemorrhage from colonic diverticulosis. Amer. J. Surg. 129 (1975) 212

Bar, A. H., D. A. de Laurentic, C. E. Parry, R. B. Keohane: Angiography in the management of massive lower gastrointestinal tract hemorrhage. Surg. Gynec. Obstet. 150 (1980) 226

Bar, J. W., R. C. Lakin, J. Rösch: Vasopressin and hepatic artery. Effect of selective celiac infusion of vasopressin on the hepatic artery flow. Invest. Radiol. 10 (1975) 200

Baum, S.: Arteriographic diagnosis and treatment of gastrointestinal bleeding. In Abrams, H. L.: Abrams' Angiography. Vascular and Interventional Radiology, 3rd ed. Little, Brown, Boston, 1983

Baum, S., M. Nusbaum: The control of gastrointestinal hemorrhage by selective mesenteric arterial infusion of vasopressin. Radiology 98 (1971) 497

Baum, S., J. Rösch, C. T. Dotter, E. J. Ring, C. A. Athanasoulis, A. C. Waltman, W. R. Conrey: Selective mesenteric arterial infusions in the management of massive diverticular hemorrhage. New Engl. J. Med. 288 (1973) 1269

Bengmark, S., B. Börjesson, J. Hoevels, B. Joelsson, A. Lunderquist, T. Owman: Obliteration of esophageal varices by PTP – a follow up of 43 patients. Ann. Surg. 190 (1979) 549

Boijsen, E., J. Göthlin, T. Hallböck, T. Sandblom: Preoperative angiography diagnosis of bleeding aneurysma of abdominal visceral arteries. Radiology 93 (1969) 781

Bradley III, E. L., M. L. Goldman: Gastric infarction after therapeutic embolization. Control by arterial embolization. J. Urol. 119 (1978) 261

Brill, D. R., B. Bolasny, V. A. Vix: Colonic varices. Amer. J. dig. Dis. 14 (1969) 801

Brown, D. R., B. H. Rice, J. E. Szakas: Intestinal bleeding and perforation complicating treatment with vasoconstrictors. Ann. Surg. 150 (1971) 353

Bücheler, E., M. Thelen, G. Schirmer, D. Schulz, H. Frommhold, M. Siedeck, C. Käufer: Katheterembolisation der Milzarterien zum Stop der akuten Varizenblutung. Fortschr. Röntgenstr. 122 (1975) 224

Canellos, G. P., S. B. Sutcliffe, V. T. de Vita, T. A. Lister: Treatment of refractory splenomegaly in myeloproliferative disease by splenic artery infusion. Blood 53 (1979) 1014

Carrasco, C. H., V. P. Chuang, S. Wallace: Apudomas metastatic to the liver: treatment by hepatic artery embolization. Radiology 149 (1983) 79

Castaneda-Zuniga, W. R., D. E. Hammerschmidt, R. Sanchez, K. Amplatz: Nonsurgical splenectomy. Amer. J. Roentgenol. 129 (1977) 805

Chuang, V. P., S. R. Reuter, K. J. Cho, R. W. Schmidt: Alternations in gastric physiology caudes by selective embolization and vasopressin infusion of the left gastric artery. Radiology 120 (1976) 533

Chuang, V. P.: Nonoperative retrieval of Gianturco coils from abdominal aorta. Amer. J. Roentgenol. 132 (1979) 996

Chuang, V. P., S. Wallace, J. Zornoza, L. J. Davis: Transcatheter arterial occlusion in the management of rectosigmoidal bleeding. Radiology 133 (1979) 605

Chuang, V. P., S. Wallace: Hepatic arterial redistribution for intraarterial infusion of hepatic neoplasms. Radiology 135 (1980) 295

Chuang, V. P., S. Wallace, C. Gianturco: New improved coil for tapered-tip catheter for arterial occlusion. Radiology 135 (1980) 507

Chuang, V. P., S. Wallace: Current status of transcatheter management of neoplasm. Cardiovasc. Radiol. 3 (1980) 256

Chuang, V. P., C. S. Cho, S. Wallace: Ivalon embolization in abdominal neoplasms. Amer. J. Roentgenol. 136 (1981) 729

Chuang, V. P., S. Wallace, G. Gianturco, C. S. Soo: Complications of coil embolization. Prevention and management. Amer. J. Roentgenol. 127 (1981) 809

Chuang, V. P., S. Wallace, C. S. Soo, C. Charusangarej, T. Bowers: Therapeutic ivalon embolization of hepatic tumors. Amer. J. Roentgenol. 138 (1982) 289

Clark, R. A., J. Rösch: Arteriography in the diagnosis of large bowel bleeding. Radiology 94 (1970) 83

Clark, R. A., D. P. Colley, F. M. Eggers: Acute arterial gastrointestinal hemorrhage efficiency of transcatheter control. Amer. J. Roentgenol. 136 (1981) 1185

Conn, H. O., G. R. Rambsby, E. H. Storer, M. G. Mutchnik, M. M. Philips, G. A. Cohen, G. N. Fields, D. Petrosk: Intraarterial vasopressin in the treatment of upper gastrointestinal hemorrhage: a prospective controlled clinical trial. Gastroenterology 68 (1975) 211

Dick, R.: Transcatheter embolization in liver disease. Brit. J. Radiol. 51 (1978) 601

Doppman, J. L., M. Girton, E. R. Kahn: Proximal peripheral hepatic embolization: experimental study in monkeys. Radiology 128 (1978) 575

Dotter, C. T., M. L. Goldman, J. Rösch: Instant selective arterial occlusion with isobutyl-2-cyanoacrylate. Radiology 114 (1975) 227

Eckstein, M. R., V. Kelemouridis, C. A. Athanasoulis, A. C. Waltman, L. Feldman, A. van Brede: Gastric bleeding: therapy with intraarterial vasopressin and transcatheter embolization. Radiology 152 (1984) 643

Egberts, E. G.: Z. Gastroent. 21 (1983) 82

Eisenberg, H., M. L. Steer: The nonoperative treatment of massive pyloroduodenal hemorrhage by retracted antologous clot embolization. Surgery 79 (1976) 414

Feldman, L., A. J. Greenfield, A. C. Waltman, R. A. Novelline, A. van Brede, L. Luers, C. A. Athanasoulis: Transcatheter vessel occlusion: angiographic results versus clinical success. Radiology 147 (1983) 1

Franklin, R. H., W. F. Bloom, R. O. Schoffstall: Angiographic embolization as the definitive treatment of post-traumatic hemobilia. J. Trauma 20 (1980) 702

Freeny, P. C., C. R. Kidd: Transhepatic portal venography and selective obliteration of gastroesophageal varices using isobutyl-2-cyanoacrylate (Bucrylate). Amer. J. dig. Dis. 24 (1979) 321

Freeny, P. C., R. Mennemeyer, C. R. Kidd, W. H. Busch: Long-term radiographic-pathologic follow-up of patients treated with visceral transcatheter occlusion with isobutyl-2-cyanoacrylate (bucrylate). Radiology 132 (1979) 51

Frey, C. F., S. R. Reuter, J. J. Bookstein: Localisation of gastrointestinal hemorrhage by selective angiography. Surgery 67 (1970) 548

Funaro, A. H., E. J. Ring, D. B. Freiman, J. A. Olega, R. L. Gordon: Transhepatic obliteration of esophageal varices using the stainless steel coils. Amer. J. Roentgenol. 133 (1979) 1123

Gianturco, C., J. H. Anderson, S. Wallace: Mechanical devices for arterial occlusion. Amer. J. Roentgenol. 124 (1975) 428

Goerttler, U.: Indikationen zur Embolisation, Radiologe 17 (1977) 492

Goldberger, L. E., J. J. Bookstein: Transcatheter embolization for treatment of diverticular hemorrhage. Radiology 122 (1977) 613

Goldin, A. R.: Control of duodenal hemorrhage with cyanoacrylate. Brit. J. Radiology 49 (1975) 583

Goldman, M. L., W. C. Land jr., E. L. Bradley, J. Anderson: Transhepatic therapeutic embolization in the management of massive upper gastrointestinal bleeding. Radiology 120 (1976) 513

Goldman, M. L.: Bucrylate, silicones and ivalon as agents for intravascular embolization. In Abrams, H. L.: Abrams' Angiography. Vascular and Interventional Radiology, 3rd ed., vol. III. Little, Brown, Boston 1983 (p. 2192)

Goldstein, H. M., H. Medellin, Y. Ben-Menachem, S. Wallace: Transcatheter arterial embolization in the management of bleeding in the cancer patient. Radiology 115 (1975) 603

Goldstein, H. N., S. Wallace, J. H. Anderson, R. L. Bree, C. Gianturco: Transcatheter occlusion of abdominal tumors. Radiology 120 (1976) 539

Grace, D. N., A. F. Pitt, R. E. Gold: Vascular embolization and occlusion by angiography techniques as an aid alternative to operation. Surg. Gynec. Obstet. 143 (1976) 469

Grandmeyer, M., S. Wallace, D. Schwarten: Transcatheter occlusion of the gastroduodenal artery. Radiology 131 (1979) 59

Greenfield, A. J., A. Athanasoulis, A. C. Waltman, E. R. LeNoure: Transcatheter embolization: Protection of embolic reflux using balloon catheters. Amer. J. Roentgenol. 131 (1978) 651

Grosse-Vorholt, R., E. Zeitler: Ergebnisse und technische Probleme der therapeutischen Gefäßembolisation unter besonderer Berücksichtigung der Spiralembolisation. Radiologe 20 (1980) 188

Günther, R., M. Georgi, H. Kutenbach, H. Brünner, H. D. Schmidt: Perkutane transhepatische Pfortaderpunktion mit Verödung blutender Oesophagusvarizen. Dtsch. med. Wschr. 101 (1976) 1491

Günther, R., P. Kurtenbach, M. Georgi, H. D. Schmidt, U. Farack: Perkutane transhepatische Thrombosierung der Vena coronarica ventriculi bei Oesophagusvarizenblutung. Fortschr. Röntgenstr. 126 (1977) 6

Harrington, P. D.: Particulate Embolization Materials. In Abrams, H. L.: Abrams' Angiography. Vascular and Interventional Radiology, 3rd ed., vol. III. Little, Brown, Boston 1983 (p. 2135)

Henderson, J. M., T. A. S. Buist, A. I. A. MacPhersson: Percutaneous transhepatic occlusion for bleeding esophageal varices. Brit. J. Surg. 66 (1979) 569

Jacob, E. T., Z. Shapiro, B. Morga, Z. Rubinstein: Hepatic infarction and gallbladder necrosis complicated arterial embolization for bleeding duodenal ulcer. Dig. Dis. Sci. 24 (1979) 482

Jander, H. P., H. L. Laws, M. S. Kogutt, A. A. Mihas: Emergency embolization in blunt hepatic trauma. Amer. J. Roentgenol. 129 (1977) 249

Jander, H. P., N. A. E. Russinovich: Transcatheter gelfoam embolization in abdominal, retroperitoneal and pelvic hemorrhage. Radiology 136 (1980) 337

Johnson, W. C., W. C. Widrich: Efficacy of selective splanchnic arteriography and vasopressin perfusion in diagnosis and treatment of gastrointestinal hemorrhage. Amer. J. Surg. 131 (1976) 481

Johnson, W. C., W. C. Widrich, J. E. Ansell, A. H. Robbins, D. C. Nabseth: Control of bleeding varices by vasopressin: a prospective radiological study. Ann. Surg. 186 (1977) 369

Kadir, S., C. A. Athanasoulis: Angiography management of gastrointestinal bleeding with vasopressin. Fortschr. Röntgenstr. 127 (1977) 111

Kadir, S., A. C. Athanasoulis: Catheter dislodgement: A cause of failure of intraarterial vasopressin infusion to control gastrointestinal bleeding. Cardiovasc. Radiol. 1 (1978) 187

Katzen, B. T., P. Rossi, R. Passariello, G. Simonetti: Transcatheter therapeutic arterial embolization. Radiology 120 (1976) 523

Kauffmann, G., K. Matthias, D. Waldmann: Embolisationsbehandlung der Magen-Darm-Blutung – eine Alternative zur chirurgischen Intervention. Chirurg 50 (1979) 701

Kaufman, S. L.: Simplified method of transcatheter embolization with polyvinyl alcohol foam (ivalon). Amer. J. Roentgenol. 132 (1979) 853

Kaufman, S. L., D. P. Harrington, S. S. Siegelman: Superior mesenteric artery embolization. An angiographic emergency. Radiology 124 (1977) 625

Levy, J. M., P. Wasserman, N. Pitha: Presplenectomy transcatheter occlusion of the splenic artery. Arch. Surg. 114 (1979) 198

Lunderquist, A., J. Vang: Sclerosing injection of esophageal varices through transhepatic selective catheterization of the gastric coronary vein. A perliminary report. Acta radiol. 15 (1974) 546

Lunderquist, A., J. Vang: Transhepatic catheterization and obliteration of the coronary vein in patients with portal hypertension and esophageal varices. New Engl. J. Med. 26 (1974) 646

Lunderquist, A., G. Simert, U. Tylén, J. Vang: Follow up of patients with portal hypertension and esophageal varices with percutaneous obliteration of gastric coronary vein. Radiology 122 (1977) 59

Lunderquist, A.: Embolization of esophageal varices by angiography approach. In Anacker, H., U. Gulotta, N. Rupp: Percutaneous Biopsy and Therapeutic Vascular Occlusion. Thieme, Stuttgart 1980

Luska, G., H. E. Langer, S. E. Blanc: Mesenterialvenenthrombose nach perkutaner Pfortadersondierung bei der Lokalisationsdiagnostik eines Insulinoms. Fortschr. Röntgenstr. 141 (1984) 68

Luska, G., R. Zick, G. Otten, H. J. Mitzkat: Perkutane transhepatische Pfortadersondierung (PTP) zur Diagnostik hormonproduzierender Tumoren im Splanchnikusgebiet. Fortschr. Röntgenstr. 135 (1981) 566

Maddison, F. E.: Embolic therapy of hypersplenism. Invest. Radiol. 8 (1973) 280

Nöldge, G.: Die neue „Micro-Spirale" mit koaxialem Applikationsset für den superselektiven Gefäßverschluß. Fortschr. Röntgenstr. 139 (1983) 408

Owman, T., A. Lunderquist, A. Alwmark, B. Borjesson: Embolization of the spleen for treatment of splenomegaly and hypersplenism in patients with portal hypertension. Invest. Radiol. 14 (1979) 457

Palmaz, J. C., J. F. Walter, K. J. Cho: Therapeutic embolization of the small-bowel arteries. Radiology 152 (1984) 377

Papadimitriou, J., C. Tritakis, G. Karatzas, A. Papaioannou: Treatment of hypersplenism by embolus placement in the splenic artery. Lancet 1976/II, 1268

Perleberger, R. R.: Control of hemobilia by angiography embolization. Amer. J. Roentgenol. 128 (1977) 672

Probst, P., W. R. Castaneda-Zuniga, S. Gomes, K. Amplatz: Which embolic material is best suited for which embolization procedure? Fortschr. Röntgenstr. 129 (1978) 447

Rahn, N. H., J. M. Tishler, S. Y. Han, N. A. E. Russinovich: Diagnostic and interventional angiography in acute gastrointestinal hemorrhage. Radiology 143 (1982) 361

Reuter, S. R., J. J. Bookstein: Angiographic localization of gastrointestinal bleeding. Gastroenterology 54 (1968) 876

Reuter, S. R., V. P. Chuang: Control of abdominal bleeding with autogenous embolized material. Radiology 14 (1974) 86

Reuter, S. R., V. P. Chuang, R. L. Bree: Selective arterial embolization for control of massive upper gastrointestinal bleeding. Amer. J. Roentgenol. 125 (1975) 119

Reuter, S. R., H. C. Redman: Gastrointestinal Angiography. Saunders, Philadelphia 1977

Ring, E. J., C. A. Athanasoulis, A. C. Waltman, S. Baum: The pseudovein: an angiography appearance of arterial hemorrhage. J. Canad. Ass. Radiol. 24 (1973) 242

Roche, A., F. Kunstlinger, P. Curst, D. Doyon: Balloon catheter to control transhepatic obliteration of gastroesophageal varices. Amer. J. Roentgenol. 132 (1979) 647

Rösch, J., C. T. Dotter, R. W. Rose: Selective arterial infusions of vasoconstrictors in acute gastrointestinal bleeding. Radiology 99 (1971) 27

Rösch, J., C. T. Dotter, R. W. Rose: Röntgenologische Kontrolle akuter Magen-Darm-Blutungen. Fortschr. Röntgenstr. 114 (1971) 729

Rösch, J., C. T. Dotter, M. J. Brown: Selective arterial embolization. A new method for control of acute gastrointestinal bleeding. Radiology 102 (1972) 303

Rösch, J., C. T. Dotter, R. Antonovich: Selective vasoconstrictor infusion in the management of arterio-capillary gastrointestinal hemorrhage. Amer. J. Roentgenol. 116 (1972) 279

Rubin, B. E., B. T. Katzen: Selective hepatic artery embolization to control massive hepatic hemorrhage after trauma. Amer. J. Roentgenol. 129 (1977) 253

Shaldon, S., S. Sherlock: The use of vasopressin (Pitressin) in the control of bleeding esophageal varices. Lancet 1960/II, 222

Sheedy II, P. F., R. E. Fulton, D. T. Atwell: Angiographic evaluation of patients with chronic gastrointestinal bleeding. Amer. J. Roentgenol. 123 (1975) 338

Sherman, L. M., S. S. Shenoy, F. B. Cerra: Selective intraarterial vasopressin: clinical efficacy and complications. Ann. Surg. 189 (1979) 298

Spigos, D. G., O. Jonasson, M. Mozes, V. Capek: Partial splenic embolization in the treatment of hypersplenism. Amer. J. Roentgenol. 132 (1979) 177

Tadavarthy, S. M., J. M. Moller, K. Amplatz: Polyvinyl alcohol (ivalon). A new embolic material. Amer. J. Roentgenol. 125 (1975) 609

Tegtmeyer, C. J., T. H. Smith, A. Shaw, K. W. Barwick, J. Kattwinkel: Renal infarction: A complication of gelfoam embolization of a hemangioendothelioma of the liver. Amer. J. Roentgenol. 128 (1977) 305

Todd, M. C.: Selective mesenteric angiography and colon bleeding. Int. Surg. 63 (1978) 35

Viamonte jr., M., R. Pereiras, E. Russell, J. R. LePage, D. Hutson: Transhepatic obliteration of gastroesophageal varices: Results in acute and non acute bleeders. Amer. J. Roentgenol. 129 (1977) 237

Vogel, H., V. Schumpelick, E. Bücheler, H. W. Schreiber: Transkatheteraler Verschluß der A. hepatica. Fortschr. Röntgenstr. 133 (1980) 289

Vogel, H., E. Bücheler: Transkatheteraler Verschluß der A. mesenterica inferior. Röntgen-Bl. 34 (1981) 223

Vogel, H., J. Belz, E. Bücheler: Komplikationen des transkatheteralen Verschlusses der Abdominalarterien. Röntgen-Bl. 34 (1981) 342

Walker, W. J., H. R. Goldin, M. I. Shaff, G. W. Allibone: Per catheter control of hemorrhage from the superior and inferior mesenteric arteries. Clin. Radiol. 31 (1980) 71

Wallace, S., C. Gianturco, J. H. Anderson, H. M. Goldstein, L. J. Davis, R. L. Bree: Therapeutic vascular occlusion utilizing steel coil technique: clinical applications. Amer. J. Roentgenol. 127 (1976) 381

Wallace, S., V. P. Chuang, J. H. Anderson, G. Gianturco: Steel embolus and its therapeutic applications. In Abrahms, H. L.: Abrams' Angiography. Vascular and Interventional Radiology, 3rd ed., vol. III. Little, Brown, Boston 1983 (p. 2152)

Waltman, A. C., A. J. Greenfield, R. A. Novelline, A. Athanasoulis: Pyloroduodenal bleeding and intraarterial vasopressin: clinical results. Amer. J. Roentgenol. 133 (1979) 643

Weber, J.: Viszerale abdominale Okklusionsarteriographie. Methodik und diagnostische Ergebnisse im Vergleich mit der konventionellen Kathetertechnik. Radiologe 20 (1980) 515

Weber, J.: A complication with the Gianturco coil and its nonsurgical management. Cardiovasc. Radiol. 3 (1980) 156

Wenz, W., K. Mathias, D. Beduhn: Gefäßverschluß bei der röntgenologischen Kathetertechnik. Radiologe 17 (1977) 483

White jr., R. I., J. V. Strandberg, G. S. Gross, K. H. Barth: Therapeutic embolization with long-term occluding agents and their effects on embolized tissues. Radiology 125 (1977) 677

White jr., R. I., T. A. Urisic, S. L. Kaufman, K. H. Barth, W. Kim, G. S. Gross: Therapeutic embolization with detachable balloons: Physical factors influencing permant occlusion. Radiology 126 (1978) 521

White jr., R. I.: Embotherapy with detachable balloons: In Abrams, H. L.: Abrams Angiography. Vascular and Interventional Radiology, 3rd ed., vol. III. Little, Brown, Boston 1983 (pp. 221, 2222)

Wholey, M. H., H. A. Chamorro, G. Rao, W. Chapman: Splenic infarction and spontaneous rupture of the spleen after therapeutic embolization. Cardiovasc. Radiol. 1 (1978) 249

Widrich, W. C., W. C. Johnson, A. H. Robbins, D. C. Nabseth: Esophagogastric variceal hemorrhage: its treatment by percutaneous transhepatic coronary vein occlusion. Arch. Surg. 113 (1978) 1331

Widrich, W. C., A. H. Robbins, D. C. Nabseth, W. C. Johnson, S. A. Goldstein: Pittfalls of transhepatic portal venography and therapeutic coronary vein occlusion. Amer. J. Roentgenol. 131 (1978) 637

Wolf, K. J.: Therapeutische Embolisation von Organarterien – Tierexperimentelle Untersuchungen, erste klinische Erfahrungen, Einführung eines neuen Embolsationsmaterials. Fortschr. Röntgenstr. 128 (1978) 414

Wolf, K. J.: Therapeutische Embolisation. Dtsch. med. Wschr. 104 (1979) 531

Zollikofer, Ch., W. R. Castaneda-Zuniga, C. Galliani, A. Rysary, A. Formanek, K. Amplatz: Therapeutic blockade of arteries using compressed ivalon. Radiology 136 (1980) 635

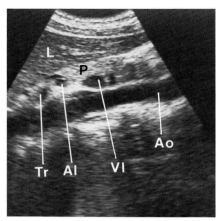

Abb. **1** Oberbauchgefäße. Longitudinalschnitt über der Aorta
Aorta (Ao), Truncus coeliacus (Tr), Pankreas (P), A. lienalis (Al), V. lienalis (Vl), Leber (L)

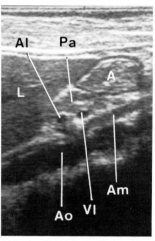

Abb. **2** Pankreas. Korpusbereich. Longitudinalschnitt
Pankreas (Pa), V. lienalis (Vl), linker Leberlappen (L), Aorta (Ao), A. lienalis (Al), Antrum des Magens (A), A. mesenterica superior (Am)

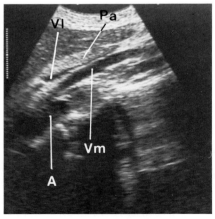

Abb. **3** Pankreas. Longitudinalschnitt
Pankreas (Pa), V. mesenterica superior (Vm), V. lienalis (Vl), Aorta (A)

Sonographie

H. Frommhold

Leber

Untersuchungstechnik

Zur Untersuchung der Leber ist keine spezielle Vorbereitung erforderlich. Es ist jedoch vorteilhaft, die Sonographie vormittags am nüchternen Patienten durchzuführen, da dadurch eine optimale Füllung der Gallenblase gewährleistet ist und störende Darmgasüberlagerungen in Grenzen gehalten werden können.

Die Echographie erfolgt meist in Rückenlage des Patienten. Gelegentlich kann die linke Seitenlage zur Darstellung der rechtsdorsalen Leberabschnitte hilfreich sein. Da die Leber in ihren kranialen Anteilen von lufthaltigen Lungenstrukturen sowie von den schallabsorbierenden Rippen überlagert wird, ist eine Untersuchung in tiefer Inspiration und wenn möglich in Atemstillstand angezeigt. Bei tiefstehenden Lebern gelingt eine optimale Darstellung des Organs auch ohne inspiratorischen Atemstillstand, besonders wenn Sektorscanner verwendet werden.

Die heute gebräuchlichen Ultraschallgeräte mit schnellem Bildaufbau (Parallel- und Sektorscan, Schallkopffrequenz zwischen 2–5 MHz) erlauben eine rasche und systematische Durchmusterung des gesamten Organs. Insbesondere können dynamische Vorgänge (Zwerchfellexkursionen, Verschieblichkeit zwischen rechter Niere und Leberrückfläche) sehr gut sichtbar gemacht werden; desgleichen gelingt durch Schallkopfkippung oder Schallkopfverschiebung die rasche Identifikation größerer und kleinerer Blutgefäße sowie der echographisch erfaßbaren Anteile des Gallensystems.

Es empfiehlt sich, mit einem Longitudinalschnitt, welcher in der Mittellinie angesetzt wird, zu beginnen (Abb. **1–3**). Dabei sind Anteile des linken Leberlappens, des Magens und des Pankreas erfaßbar. Nunmehr werden durch Applikatorverschiebung nach links die Aorta und der linke Leberlappen bis zu seinem linkslateralen Zipfel dargestellt. So erfolgt eine Orientierung über die Ausdehnung der Leber nach links (Abb. **4**). Danach wird die Untersuchung durch Kippung und durch Schallkopftranslation nach rechts fortgeführt und die hilusnahen Anteile der Leber abgebildet. Im Bereich der Kava-Gallenblasen-Linie als der Grenze vom linken zum rechten Leberlappen kommen Lobus caudatus, Lobus quadratus, Gallenblase und das Lig. teres hepatis zur Darstellung. Lobus caudatus und Lobus quadratus nehmen von dem zur Leberpforte hin gelegenen

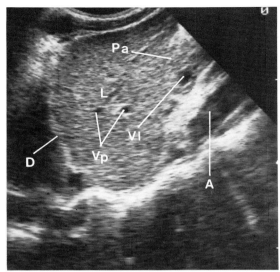

Abb. 4 Linker Leberlappen. Longitudinalschnitt
Diaphragma (D), Leber (L), Portalvenen (Vp), Pankreas
(Pa), V. lienalis (Vl), Aorta (A)

Teil der Pars visceralis des linken Leberlappens
ihren Ausgang. Dabei ist der Lobus caudatus kranial der Leberpforte und unmittelbar ventral der
V. cava gelegen, während sich der Lobus quadratus ventral der Leberpforte und medial des Gal-
lenblasenbettes ausbildet. Beide Lappen können
hyperplastisch verändert sein.

Das Lig. teres hepatis markiert sich als stark re-
flektierende Struktur im ventralen Leberbereich
(Abb. 5). Zwischen Medioklavikularlinie und Medianlinie treten die Strukturen der Leberpforte
hervor, die zunächst ein verwirrendes Bild bieten

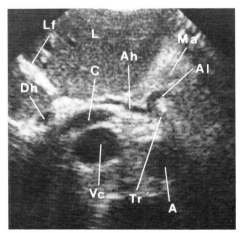

Abb. 5 Normale Leber. Transversalschnitt
Linker Leberlappen (L), Lig. falciforme (Lf), Konfluens
(C), Ductus hepaticus (Dh), V. cava (Vc), Aorta (A),
Truncus coeliacus (Tr), A. lienalis (Al), A. hepatica
communis (Ah), Magen (Ma)

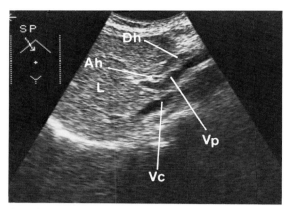

Abb. 6 Leberhilus. Longitudinalschnitt
V. cava (Vc), V. portae (Vp), A. hepatica (Ah), Ductus
hepatocholedochus (Dh)

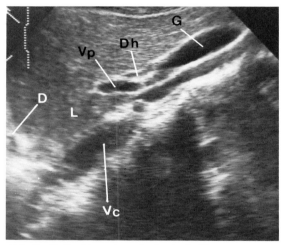

Abb. 7 Gallenblase. Longitudinalschnitt
Gallenblase (G), Ductus hepaticus (Dh), V. portae (Vp),
V. cava (Vc), Diaphragma (D), Leber (L)

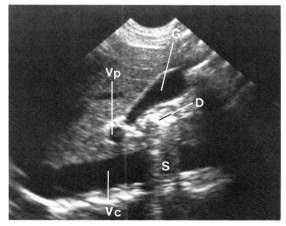

Abb. 8 V. cava. Longitudinalschnitt
V. cava (Vc), Gallenblase (G), V. portae (Vp), Duodenum (D) mit Schallschattenzone (S)

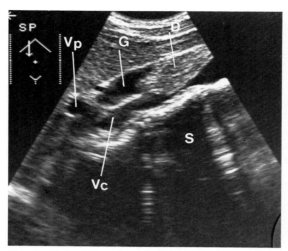

Abb. **9**   Gallenblase. Longitudinalschnitt. Darstellung der Beziehung zum Duodenum
Gallenblase (G), V. cava (Vc), flüssigkeitsgefülltes Duodenum (D) mit Störechos (S), V. portae (Vp)

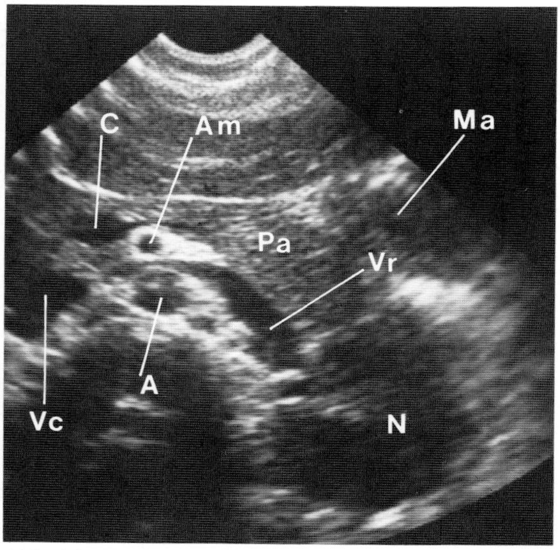

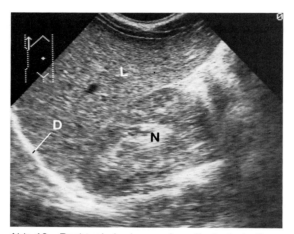

Abb. **10**   Rechter Leberlappen. Longitudinalschnitt
Leber (L), rechte Niere (N), Diaphragma (D)

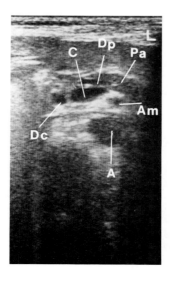

Abb. **11**   Oberbauchgefäße. Transversalschnitt
Aorta (A), A. mesenterica superior (Am), Konfluens (C), Pankreas (Pa) mit erweitertem Ductus pancreaticus (Dp), Ductus choledochus (Dc)

Abb. **12**   Pankreas. Korpus- und Schwanzbereich. Transversalschnitt
Pankreas (Pa), linke Niere (N), V. renalis sinistra (Vr), Aorta (A), V. cava (Vc), Konfluens (C), A. mesenterica superior (Am), Magen (Ma)

(Abb. **6**). Es dominiert der Hauptstamm der V. portae. Zusätzlich sind auch die A. hepatica propria und der Ductus hepaticus communis erkennbar. Die Gallenblase ist in variabler Position und Größe etwa in der Medioklavikularlinie anzutreffen (Abb. **7–9**).
Longitudinalschnitte in vorderer und mittlerer Axillarlinie erfassen die rechtslateralen und dorsalen Anteile des rechten Leberlappens mit der dorsal der Leber gelegenen V. cava und der rechten Niere (Abb. **8, 10** u. **20**).
Die Untersuchung der Leber wird nunmehr mit Transversalschnitten fortgesetzt, welche so kranial wie möglich, d.h. unmittelbar unterhalb des Processus xiphoideus beginnen sollen. Meist stellt sich hier der linke Leberlappen dar. Man erhält somit nochmals eine gute Orientierung über Größe und Form des linken Leberlappens (vgl. Abb. **5**). Dorsal des linken Leberlappens erkennt man Magenanteile und das Pankreas (Abb. **5** u. **11**). Dorsal des Pankreas verlaufen Aorta und V. cava inferior sowie A. mesenterica superior (Abb. **12** u. **13**). Bei fortlaufender Schallkopfverschiebung nach kaudal und Einkippung nach kranial stellt sich unmittelbar subdiaphragmal die Einmündung der Lebervenen in die V. cava inferior dar (Abb. **14**). Weiter kaudal bilden sich die

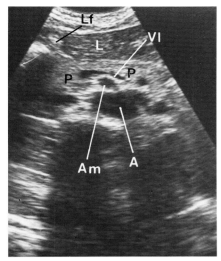

Abb. 13 Pankreas. Kaput- und Korpusbereich. Transversalschnitt
Pankreas (P), Aorta (A), A. mesenterica superior (Am), V. lienalis (Vl), linker Leberlappen (L), Lig. falciforme (Lf)

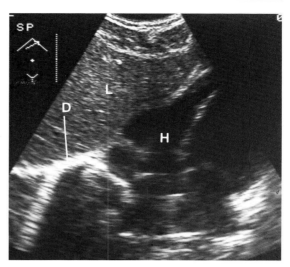

Abb. 15 Subdiaphragmale Anteile des linken Leberlappens. Subkostalschnitt
Linker Leberlappen (L), Diaphragma (D), Herz (H)

Strukturen der Leberpforte ab; schließlich trifft man auf die Margo inferior hepatis. Dorsal der Margo inferior hepatis findet sich am rechten Leberrand wiederum die Gallenblase und weiter dorsal der Gallenblase die rechte Niere (vgl. Abb. 24).

Longitudinale und transversale Schnittbilder sind durch subkostale Schrägschnitte, welche parallel zum rechten Rippenbogen ausgeführt werden, zu ergänzen. Dabei werden die größeren, vorwiegend subkostalen Leberanteile bis zur Zwerchfellkuppel dargestellt. Hierbei wird der Durchtritt der V. cava inferior durch das Zwerchfell mit der

etwas kaudal davon erfolgenden Einmündung der Lebervenen besonders deutlich sichtbar (Abb. 14). Zusätzlich hat sich diese Schnittführung am geeignetsten zur allgemeinen Beurteilung der Leberstruktur und der Lebervenen erwiesen. Durch das Diaphragma hindurch sind auch Perikard- und Herzstrukturen darzustellen sowie pathologische Veränderungen, insbesondere Perikard- und Pleuraergüsse, zu erkennen (Abb. 15).

Abschließend sei auch auf die interkostale Schnittführung in Linksseitenlage hingewiesen. Sie eignet sich zur Beurteilung jener Leberanteile, die rechtslateral der Thoraxwand anliegen. Allerdings wird durch den zunehmenden Einsatz von kleineren Sektorscannern auf diese Schnittführung weniger zurückgegriffen (Abb. 16).

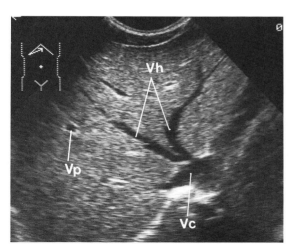

Abb. 14 Rechter Leberlappen. Subkostalschnitt
V. cava (Vc), Lebervenen (Vh), Pfortaderäste (Vp)

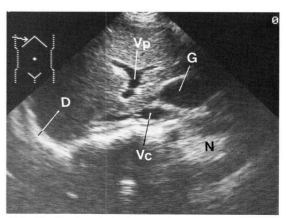

Abb. 16 Rechter Leberlappen. Interkostalschnitt
Rechte Niere (N), V. cava (Vc), V. portae (Vp), Gallenblase (G), Diaphragma (D)

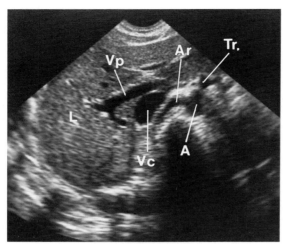

Abb. 17 Oberbauchgefäße. Transversalschnitt
Aorta (A), Truncus coeliacus (Tr), A. renalis dextra
(Ar), V. cava (Vc), V. portae (Vp), Leber (L)

Gelegentlich können patientengegebene und untersuchungstechnische Hindernisse eine suffiziente Untersuchung der Leber erschweren.
Als Grenzen der Lebersonographie durch den Patienten sind zu nennen:

1. Behinderung der Ankoppelung des Schallkopfes durch Operationsnarben, starke Behaarung, schuppende Hauterkrankung, Verbände, offene Wunden, Drainagen, Fisteln,
2. begrenzte Eindringtiefe des Schalls bei Adipositas permagna und starker Leberverfettung sowie ausgeprägter Muskulatur,
3. Behinderung durch extreme Impedanzsprünge, durch Reflexion des Schalls an Darmgas oder freier Luft im Abdomen.

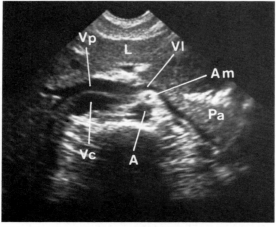

Abb. 18 Darstellung der V. lienalis. Transversalschnitt
V. lienalis (Vl), V. portae (Vp), A. mesenterica superior
(Am), V. cava (Vc), Aorta (A), Pankreasschwanz (Pa),
linker Leberlappen (L)

Auch eine verminderte Zwerchfellbeweglichkeit bzw. Zwerchfellparese rechts können die Untersuchungen stören.

Normale Sonoanatomie der Leber

Das typische Innenreflexmuster der Leber ist durch zahllose kleinfleckige Echostrukturen gekennzeichnet (vgl. Abb. **10** u. **14**), die entsprechend der Echointensität helligkeitsmoduliert dargestellt werden. Größere Gefäße bzw. flüssigkeitshaltige Strukturen sind echofrei. Dichtere bindegewebige Strukturen (z. B. Wände der intrahepatischen Pfortaderabschnitte) zeichnen sich durch kräftige Schallreflexionen aus.
In Einzelfällen kann der Einsatz von Ultraschallkontrastmitteln (z. B. SHU 454 „Echovist") als sog. Echokontrastsonographie zu einer verbesserten Darstellung des Leberparenchyms und der Lebergefäße (Leberperfusion) führen und damit zu einer subtileren Diagnostik beitragen (FRANK u. Mitarb. 1986a, HOLLSTEIN u. Mitarb. 1986).

Form und Lagevarianten der Leber

Die Leberform und Größe sowie deren Varianten sind aufgrund der dreidimensionalen sonographischen Darstellung gut beurteilbar. Anhand des Transversalschnittes lassen sich verschiedene Organkonfigurationen differenzieren, wobei in den meisten Fällen der überwiegende Teil der Leber rechts der Wirbelsäule liegt. Gelegentlich besteht aber auch ein kräftig entwickelter linker Leberlappen, der den rechten Leberlappen an Größe überragt.
Die physiologische Schwankungsbreite der Leber nach Größe und Form erschwert die Festlegung von Normalwerten. Die maximale kraniokaudale Ausdehnung des rechten Leberlappens, gemessen in der Medioklavikularlinie, ist für die Beurteilung der Lebergröße ein wenig signifikantes Maß. Von einigen Autoren wird als Normalwert der Leberausdehnung in dieser kraniokaudalen Richtung der Wert von 11–12 cm angeführt. Besser ist eine möglichst dreidimensionale Beurteilung des Organs durch eine Organvolumenberechnung aufgrund echographischer Schnittbilder (KOISCHWITZ 1979).
Bei zirka 4–5% der Patienten findet sich eine lange, zungenförmige Ausziehung des rechten Leberlappens nach kaudal, so daß die kraniokaudale Ausdehnung in der vorderen oder mittleren Axillarlinie bis 18–20 cm messen kann (sog. „Riedelscher Lappen" mit Schnürfurche in Höhe der unteren Thoraxapertur) (RAUBER u. KOPSCH 1987). Weitere Formvarianten der Leber wie z. B. eine weit nach kaudal herabreichende Ausziehung des rechten Leberlappens werden leicht mit

einer Lebervergrößerung verwechselt. Zeigt sich jedoch bei kräftig angelegtem rechtem Leberlappen ein rudimentärer bzw. hypoplastisch angelegter linker Leberlappen, so weist das tatsächliche Lebervolumen auf den Normalbefund hin.

Atypische Leberkonfigurationen werden weiterhin bei atavistischen Spaltbildungen, Furchungen des linken Leberlappens oder als Folge von Lebernekrosen angetroffen.

Pfortadersystem

Der Pfortaderstamm, welcher aus dem Konfluens von V. lienalis und V. mesenterica superior entsteht, läßt sich von seiner Ursprungsstelle an unmittelbar hinter dem Isthmus des Pankreas und gering links und ventral der V. cava inferior bei Beachtung der Kontinuität der beiden genannten venösen Gefäße eindeutig lokalisieren. Der Hauptstamm der V. portae erscheint als echofreies Band von kräftigem Kaliber, dessen Randbegrenzung durch starke Schallreflexionen hervorgehoben wird (Abb. 17 u. 18). Anhand des Verlaufes des Hauptstammes der V. portae gelingt deren eindeutige Identifizierung: Von der Medianlinie verläuft der Hauptstamm nach kranial und rechts paramedian zum Leberhilus hin gerichtet, wo er sich entweder noch extrahepatisch oder bereits intrahepatisch in seine beiden Hauptstämme teilt, die annähernd in einem Winkel von 180 Grad auseinanderstreben (Abb. 19). Im Längsschnitt verläuft die V. portae spitzwinklig zur V. cava inferior von kaudal nach kranial und wird dorsal durch die V. cava inferior und ventral durch den Gallengang und linken Leberlappen begrenzt (Abb. 8 u. 20).

Die intrahepatischen Pfortaderäste sind an ihrem Ursprung aus der V. portae im Leberhilus und an ihrer kräftig schallreflektierenden Wandkontur (reflexogene „Uferbegrenzung") nachzuweisen (Abb. 21).

Intrahepatische Venen

In Exspiration sind die intrahepatischen Venen schwerer darzustellen, da ihre Lumina kollabieren. In Inspiration und in Atemstillstand beim Valsalvaschen Preßversuch kommt es jedoch zu einer Erweiterung der intrahepatischen Lebervenen, so daß sie eindeutig erfaßt werden können. Echographisch sind der rechte mittlere und linke Lebervenenast mit den einmündenden Segmentvenen eindeutig zu differenzieren (vgl. Abb. 14).

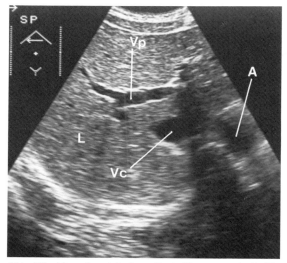

Abb. **19**   V. portae, intrahepatisch. Transversalschnitt Leber (L), Aorta (A), V. cava (Vc), intrahepatische Aufzweigung der V. portae (Vp)

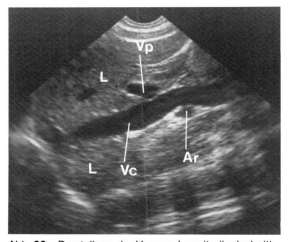

Abb. **20**   Darstellung der V. cava. Longitudinalschnitt Rechter Leberlappen (L), V. portae (Vp), V. cava (Vc), A. renalis dextra (Ar)

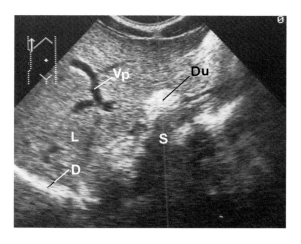

Abb. **21**   Rechter Leberlappen. Longitudinalschnitt ▶ Pfortaderaufzweigung (Vp), Duodenum (Du) mit Schallschattenzone (S), Diaphragma (D), Leber (L)

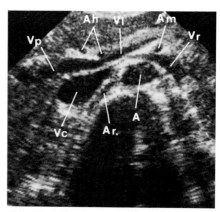

Abb. 22 Oberbauchgefäße. Transversalschnitt
Aorta (A), V. cava (Vc), A. renalis dextra (Ar), V. renalis sinistra (Vr), A. mesenterica superior (Am), V. lienalis (Vl), V. portae (Vp), A. hepatica communis (Ah)

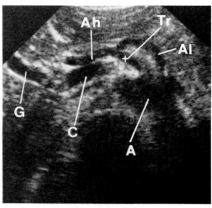

Abb. 23 Oberbauchgefäße in Höhe des Truncus coeliacus. Transversalschnitt
Aorta (A), Truncus coeliacus (Tr), A. hepatica communis (Ah), A. lienalis (Al), Konfluens (C), Gallenblasenhals (G)

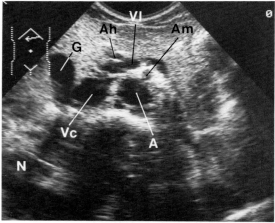

Abb. 24
Gefäße des Oberbauches. Transversalschnitt
Aorta (A), A. hepatica communis (Ah), A. mesenterica superior (Am), V. lienalis (Vl), V. cava (Vc), Gallenblase (G), rechte Niere (N)

Diese Gefäße ziehen dann von der Peripherie nach zentral unter Zunahme ihres Kalibers gradlinig zur V. cava inferior, die sie im unmittelbar subdiaphragmal gelegenen Abschnitt erreichen. Dabei bilden die intrahepatischen Lebervenen zur V. cava inferior einen Winkel von zirka 45–60 Grad.

Die intrahepatischen Venen stellen sich also als echoleere bandförmige Strukturen dar, die sich zur Leberperipherie hin verjüngen (vgl. Abb. **26**). Die Randbegrenzungen zeigen normalerweise keine verstärkten Schallreflexionen. Ihr Durchmesser beträgt in der Regel 2 mm, vor der Konfluens nicht mehr als 5 mm; der normale Maximaldurchmesser liegt bei 1 cm.

Arterielle Lebergefäße

Bei günstigen Schallbedingungen läßt sich die A. hepatica communis, ausgehend vom Truncus coeliacus, gut darstellen. Im weiteren kann die A. hepatica propria bis zu ihrem Eintritt in die Porta hepatis verfolgt werden. Die eng beieinander liegenden Lumina der A. hepatica propria und des Ductus hepatocholedochus können durch ihren unterschiedlichen Verlauf voneinander differenziert werden (Abb. **5, 22** u. **23**).

Gallenblase und Gallenwege

Gallenblase

Untersuchungstechnik

Für die Untersuchung des Gallensystems muß der Patient nüchtern sein, um eine maximale Organfüllung zu gewährleisten. Er sollte nicht geraucht haben, da Nikotin über den Kontakt mit der Duodenalschleimhaut Cystokinin freisetzt und eine Gallenblasenkontraktion zu provozieren vermag. In den Morgenstunden bestehen günstige Untersuchungsbedingungen, da Darmgasüberlagerungen im Laufe des Tages zunehmen.

Die Untersuchung erfolgt in Rückenlage des Patienten bei angehaltenem Atem und tiefer Inspiration. Bei störenden Darmgasüberlagerungen können die Untersuchungsbedingungen durch eine Linksseitenlage des Patienten verbessert werden. Ferner sei darauf hingewiesen, daß während des dynamischen Untersuchungsganges auch eine Darstellung der Gallenblase in liegender und stehender Position notwendig sein kann.

Die Gallenblase wird rechts paramedian unterhalb der Margo inferior hepatis mittels Transversalschnitten, Longitudinalschnitten und Schrägschnitten dargestellt. Dabei ist aber zu beachten, daß bei der dynamischen Real-time-Untersuchung selbstverständlich auch andere Schnittebenen den topographisch-anatomischen Gegebenheiten Rechnung tragen.

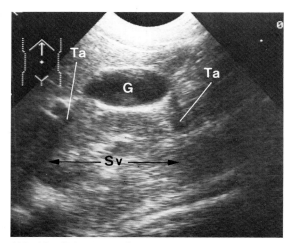

Abb. **25**   Gallenblase. Schrägschnitt
Gallenblase (G), Schallverstärkungszone (Sv), Tangentialartefakte (Ta)

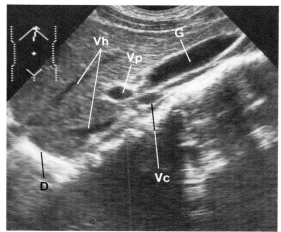

Abb. **27**   Gallenblase. Longitudinalschnitt
Gallenblase (G), V. cava (Vc), V. portae (Vp), Lebervenen (Vh), Diaphragma (D)

Auf Transversal- oder Schrägschnitten ist das Organ als runde oder ovale echofreie Struktur mit
maximal 3,5–4 cm Durchmesser nachweisbar
(Abb. **24** u. **25**). Die Gallenblase liegt medial und
kaudal der noch dargestellten Anteile des rechten
Leberlappens und ventral der rechten Niere. Auf
longitudinalen Schnittebenen wird sie unmittelbar unterhalb der Facies visceralis liegend erfaßt,
wobei das Infundibulum der Gallenblase bis in
die unmittelbare Nähe des rechtsseitigen Pfort-
aderhauptstammes heranreicht (Abb. **9, 26** u. **27**).
Überhaupt kann durch die Darstellung der Leberpforte das Auffinden einer schlecht zu identifizierenden Gallenblase erleichtert werden. Der
Ductus cysticus bzw. das Infundibulum liegen un-

mittelbar dorsokaudal und etwas rechts der Pfort-
adergabelung (vgl. Abb. **5** u. **11**).
Dorsal der Gallenblase werden die kranialen Abschnitte der rechten Niere sichtbar.
Der Gallenblasenfundus wird gelegentlich von
Darmstrukturen überlagert, was zu Fehlinterpretationen führen kann (Abb. **8, 9** u. **28**).
Zur Prüfung der Kontraktionsfähigkeit der Gallenblase sind Untersuchungen vor und nach Gabe einer Reizmahlzeit oder eines Cholekineti-
kums angezeigt (BACHMAYER 1986).

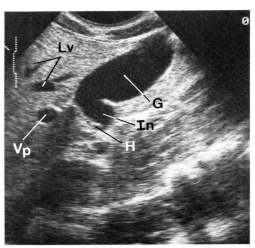

Abb. **26**   Gallenblase. Schrägschnitt
Gallenblase (G), Infundibulum (In), Hals (H), V. portae
(Vp), Lebervenen (Lv)

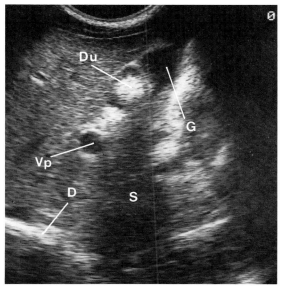

Abb. **28**   Rechter Leberlappen. Schrägschnitt
Gallenblase (G), Duodenum (Du) mit Schallschattenzone (S), Pfortader (Vp), Diaphragma (D)

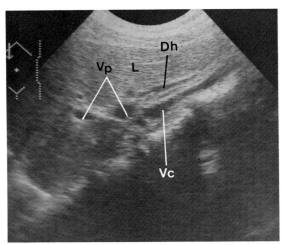

Abb. **29**   Ductus hepaticus, Longitudinalschnitt
Ductus hepaticus (Dh), V. portae (Vp), V. cava (Vc),
Leber (L)

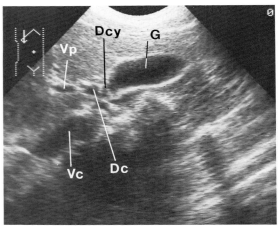

Abb. **30**   Gallenblase. Longitudinalschnitt
Gallenblase (G), Ductus cysticus (Dcy), Ductus choledochus (Dc), V. portae (Vp), V. cava (Vc)

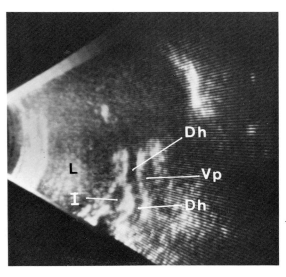

Gallenwege

Untersuchungstechnik

Das intrahepatische Gallengangsystem läßt sich
im Normalzustand, d. h. ohne Vorliegen einer
Cholestase, schwer identifizieren. Der Nachweis
intrahepatischer Gallengänge ist immer pathologisch (SHAWKER u. Mitarb. 1981). Die Hauptäste
lassen sich jedoch unter normalen Schallbedingungen und bei gezielter Suche darstellen. So
sieht man besonders ventral des rechten Portalve-
nenastes häufig eine oder zwei zarte tubuläre
Strukturen (Ductus hepaticus dexter, R. dexter
der A. hepatica propria). Der Gallengang liegt gewöhnlich ventral der Arterie (vgl. Abb. **6**). Die
endgültige Identifikation kann sonographisch sichergestellt werden, wenn es gelingt, die tubulären Strukturen bis zu ihrem Ursprung zu verfolgen (WING u. Mitarb. 1985).
Der Ductus choledochus ist normalerweise
4–5 mm, seltener 6–7 mm, nach Cholezystektomie gelegentlich ohne Abflußstörung bis 11 mm
weit. Das portale Venensystem dient als Leitschiene zur sonographischen Lokalisation des
Ductus hepaticus communis und des Ductus choledochus (Abb. **6** u. **29**). Auf Transversalschnitten
liegt der Ductus choledochus kranial und ventral
der V. portae. Er läßt sich in Höhe des Pankreaskopfes in seinem unmittelbar präpapillären Abschnitt dorsal der A. hepatica communis erkennen, wobei sich die A. hepatica wiederum durch
ihre Pulsationen und durch ihren kontinuierli-
chen Verlauf aus dem Truncus coeliacus mittels
Real-time-Verfahren, besonders bei Verwendung
kleiner Sektorscanner, demonstrieren läßt (vgl.
Abb. **5, 22** u. **23**).
Auf Schrägschnitten findet sich der Ductus choledochus ventral und gering lateral des Hauptstammes der V. portae (vgl. Abb. **5**).
Paramediane Longitudinalschnitte zeigen den
fließenden Übergang der Gallenblase in den
Ductus cysticus (Abb. **30**). Zur eindeutigen topographischen Identifizierung wird eine rechts-
schräge Lagerung des Patienten empfohlen, wobei sich auf rechtsparamedianen nach medial in-
klinierten Longitudinalschnitten zwei annähernd
parallel verlaufende Gangstrukturen darstellen.
Dabei entspricht die ventral gelegene Struktur
dem Ductus choledochus und die weiter dorsal
gelegene Struktur der V. portae (vgl. Abb. **6**).
Durch Kompression der Bauchdecken kann die
retroduodenal gelegene Pars pancreatica des
Choledochus bis zu seinem präpapillären Ab-

◀ Abb. **31**   Abführende Gallenwege. Koronarer Schnitt
von links
Ductus hepatocholedochus (Dh), V. portae (Vp), Infundibulum der Gallenblase (I), Leber (L)

schnitt verfolgt werden (SEITZ 1985, SWOBODNIK u. Mitarb. 1986). Die Gabe von Glukogen oder eine Wasserfüllung des Dünndarms verbessert die Darstellung des Ductus choledochus nicht wesentlich (COOPERPERG u. GOLDING 1982).

Eine weitere bewährte Schnittebene zur Darstellung des Ductus choledochus ist die koronare Darstellung (Abb. 31) (HELWEG u. Mitarb. 1983).

Untersuchungshindernisse

Die normal gefüllte Gallenblase ist glatt begrenzt und zeigt ein echofreies Lumen. Gelegentlich ist der ventrale Teil des Fundus von Echos überlagert (Wiederholungsechos oder Reverberationsartefakte an der applikatornahen Seite bei zystischen Befunden). Dorsal der Gallenblase findet man in der Regel eine Zone vermehrter Echodichte (sog. dorsale Schallverstärkung); auch stellt sich die dorsale Gallenblasenwand aufgrund dieser physikalischen Gegebenheiten echoreicher dar (Betonung des Rückwandechos) (Abb. 25 u. 32). Diagnostisch bedeutsam ist der sog. „Tangentialartefakt" in Form eines kompletten Schallschattens an den tangential getroffenen Abschnitten bzw. Seitenkanten der Gallenblase (Abb. 25 u. 32) (SOMMER u. Mitarb. 1979).

Beim gesunden nüchternen Patienten läßt sich die Gallenblase in über 90% hinreichend beurteilen.

Ursachen für eine ungenügende Analyse oder fehlende Darstellung sind: die kleine kontrahierte Gallenblase, die Schrumpfgallenblase, das inkomplett gefüllte Lumen, Darmgasartefakte, Adipositas sowie Normvarianten und Anomalien (z. B. Dystopie, linksliegende Gallenblase).

Pankreas

Untersuchungstechnik

Ein geringer Gasgehalt im Intestinum gehört zu den wesentlichsten Voraussetzungen für eine optimale Diagnostik der Pankreasregion. Die Untersuchung wird am nüchternen Patienten morgens durchgeführt. Blähende Kost ist am Tag vor der Untersuchung zu vermeiden. Weder die Anwendung von Dimethicone noch von Sennaextrakt kann zur Verminderung des Gasgehaltes beitragen (HELDWEIN u. Mitarb. 1987).

Das Organ läßt sich in der Regel bis zu 90% ausreichend beurteilen. Trotzdem ist es bei einer kleinen Patientengruppe, die je nach Untersucher anteilmäßig zwischen 5 und 20% liegt, schwierig, das Pankreas sicher zu beurteilen.

Die Untersuchung erfolgt in Rückenlage des Patienten bei normaler Atemtiefe zunächst mit Longitudinalschnitten. Dabei ist eine Einstellung des

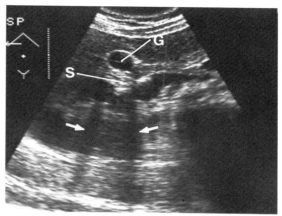

Abb. 32 Gallenblase. Transversalschnitt
Gallenblase (G), sog. Schallverstärkungszone (S), Tangentialartefakte (Pfeil)

linken Leberlappen über der Aorta der Ausgangspunkt (vgl. Abb. 2–4). Weitere Längsschnitte werden nach rechts bis zur Darstellung der Gallenblase angeschlossen.

Die Transversalschnitte beginnen in Höhe des Xiphoides, wobei die Schnittrichtung entsprechend der Lage des Pankreas schräg von links kranial nach rechts kaudal führt. Der Schallkopf wird dabei mit seiner Auflagefläche leicht nach kaudal gekippt (vgl. Abb. 12 u. 13). Die genannten Schnittebenen können durch weitere Schnittführungen in Rechtsseitenlage oder durch Schnittführungen in Rückenlage ergänzt werden.

Sollte damit keine ausreichende Beurteilung des Organs möglich sein, so kann zusätzlich die Darstellbarkeit durch tiefe Inspiration oder Exspiration, durch Kompression, durch eine rechte oder linke Seitenlagerung sowie durch eine Untersuchung im Sitzen oder Stehen ergänzt werden.

Besonderer Wert kommt dabei der Linksseiten- oder Lordoselagerung mit Verwendung der linken Niere als Schallfenster zu. Es gelingt mit dieser Schnittführung besonders die Darstellung und Beurteilung der Korpus- bzw. Kaudaregion.

Durch Füllung des Magens mit Flüssigkeit (z. B. Tee) läßt sich die kritische Region des Pankreasschwanzbereiches besser beurteilen („erect gastric window"-Technik) (MACMAHON u. Mitarb. 1979).

Bei schlanken Patienten liegt das Pankreas ziemlich bauchdeckennahe und gerät somit in das Nahfeld des Schallkopfes. Der mangelnde Abstand zwischen Scanner und Pankreas kann durch eine Wasservorlaufstrecke ausgeglichen werden. Zunehmend werden unter endoskopischer Sicht kleinste Sektor- oder Linearschallköpfe in Magen und Doudenum eingeführt. Von der Magenhinterwand aus können Pankreaskor-

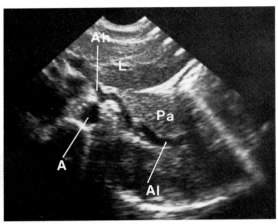

Abb. **33**   Darstellung der A. lienalis. Transversalschnitt
Aorta (A), A. lienalis (Al), A. hepatica communis (Ah),
linker Leberlappen (L), Pankreasschwanz (Pa), Milz (M)

pusanteile gut erkannt werden. Ebenso läßt sich
der Pankreaskopf vom Duodenum her gut diagnostizieren. Diese Untersuchungen bieten den
Vorteil einer Anwendung hochfrequenter Schallköpfe und damit eines besseren Auflösungsver-
mögens sowie die Ausschaltung von störenden In-
testinalgasartefakten.

Normalanatomie

Die Darstellung des Pankreas orientiert sich an
Gefäßstrukturen im Bereich des Oberbauches
(STRUVE 1981). Aorta, V. cava inferior, A. mesenterica superior, V. mesenterica superior und V.
lienalis sowie V. portae dienen als Leitschienen
zur Identifikation des Organs. Die venösen Gefäße, V. lienalis, V. mesenterica superior, V. portae,
liegen ventral der großen Gefäße Aorta und V.
cava inferior (vgl. Abb. **22**). Die Darstellung dieser Gefäße im Oberbauchquerschnitt ist Voraussetzung für eine suffiziente Pankreasdiagnostik.
Zur Markierung der Pankreasrückfläche dienen
im Kopfbereich die V. cava inferior, im Bereich
des Korpus der Konfluens zwischen V. lienalis
und V. mesenterica superior und im Bereich des
Pankreasschwanzes die V. lienalis. Die Ventralfläche des Pankreas hebt sich gegenüber der Rück-
fläche des linken Leberlappens deutlich ab (vgl.
Abb. **12** u. **13**) (GHORASHI u. RECTOR 1977, WEILL
u. Mitarb. 1977, POCHHAMMER u. SZEKESSY 1982,
SZEKESSY u. POCHHAMMER 1985).
Auf Oberbauchlängsschnitten über Aorta und A.
mesenterica superior sowie über der V. mesenterica superior und über der V. cava liegt zwischen
Aorta bzw. A. mesenterica superior und linkem
Leberlappen der quergetroffene Pankreaskörper,
welcher ventral an den quergeschnittenen Magen

und dorsal an die quergetroffene V. lienalis angrenzt (vgl. Abb. **2–4**). Im unmittelbaren Kontakt
zur V. mesenterica superior liegt ventral der
Übergang vom Pankreaskopf zum Korpusbereich, während das Caput pancreatis in Schnitthöhe der V. cava inferior zur Darstellung kommt.
Weitere Schnittebenen ziehen durch den Leberhilus und stellen die Pfortader in ihrer Achse dar;
gleichzeitig wird geringfügig von der Richtung
der V. portae nach rechts lateral abweichend der
Choledochus sichtbar, der bis in den Pankreaskopf hinein zu verfolgen ist.
Eine transrenale Schnittführung in Rechtsseitenlage benutzt die Nachbarschaft des Pankreasschwanzes zum oberen Nierenpol, der sich als
Schallfenster für diesen Organabschnitt anbietet.
Der Pankreasschwanz beginnt in Höhe des Lig.
lienorenale und verläuft ventral der Milzgefäße
und des linken oberen Nierenpols bis zum Milzhilus (Abb. **12, 18** u. **33**) (POCHHAMMER u. SZE-
KESSY 1982).

Werden alle technischen Möglichkeiten der Pan-
kreasdarstellung ausgeschöpft und evtl. Wiederholungsuntersuchungen durchgeführt, so ist die
Rate inadäquater Pankreasuntersuchungen gering. Sie liegt bei zirka 6%. Diese Zahlenangabe
gilt allerdings nicht für die echographische Diagnostik bei akuter Pankreatitis.
Die Angabe des Pankreasdurchmessers in a.-p.-
Richtung als Bewertungskriterien für pathologische Veränderungen hat sich nicht bewährt, da
diese Distanz großen individuellen Schwankungen unterliegt. Auch eine Planimetrie der Pan-
kreasfläche als Hilfsmittel der klinischen Diagnostik ist unbrauchbar, denn das Pankreas wird nur
in seltenen Fällen in seiner Längsausdehnung in
einer Schnittebene erfaßt.

Von klinischer Relevanz ist die Beurteilung der
Kontur und Struktur des Pankreas. Die Kontur
des Organs ist im allgemeinen glatt und scharf gegen die benachbarten topographischen Strukturen abgesetzt. Allerdings unterliegt auch die Kontur hinsichtlich ihrer Regelmäßigkeit oder Unregelmäßigkeit einer erheblichen Schwankungsbreite. In der Regel zeigt das Pankreas ein fein
granuliertes homogenes Echomuster, wobei die
Echoverteilung ebenfalls variieren kann. Die
Echogenität des Organs steigt mit zunehmendem
Alter an. Das Pankreas ist also bei Jugendlichen
insgesamt weniger reflexbelegt.
Die Darstellung des Pankreasganges als kanaliku-
läre Struktur innerhalb des Pankreas ist möglich
(BRYAN 1982). Dazu müssen jedoch ideale Untersuchungsbedingungen (schlanke Patienten, Verwendung hochfrequenter Schallköpfe) vorliegen.
Meist ist der Ductus pancreaticus intraparenchy-
matös als strichförmige echofreie tubuläre Struk-

tur mit reflexreicher Begrenzung ventral und parallel zur V. lienalis in etwa 70–90% der Untersuchungsfälle erkennbar. Der Ductus pancreaticus minor ist nicht zu erfassen. Eine Gangerweiterung liegt vor, wenn der Gangdurchmesser sein strichförmiges Aussehen verliert und das erkennbare Lumen über 5 mm ansteigt (vgl. Abb. **11**). Dabei gilt ein Durchmesser von 2 cm als oberer Grenzwert (BRANDT u. GEBEL 1981, GEBEL u. Mitarb. 1985). Eine Verabreichung von Sekretin i. v. oder i. m. führt zu einer Verbesserung der Darstellung des Ductus Wirsungianus (OHTO u. Mitarb. 1980, GLASER u. Mitarb. 1985).

Allerdings kann vorerst auf echographisch morphologische Kriterien des Pankreasganges in der Differentialdiagnostik einer Pankreaserkrankung nicht zurückgegriffen werden.

Täuschungsmöglichkeiten

Verwechslungen zwischen Ductus choledochus, Ductus pancreaticus und Gefäßstrukturen sind aufgrund der engen anatomischen Nachbarschaft sehr leicht möglich. Dies besonders dann, wenn aufgrund von Darmgasartefakten eine kontinuierliche Verfolgung der Gefäßstrukturen nicht möglich ist.

Milz

Untersuchungstechnik

Für eine ausreichende Beurteilbarkeit der Milz sollte darauf Wert gelegt werden, einen übermäßigen Meteorismus am Untersuchungstag zu vermeiden. Leichte Mahlzeiten am Vorabend der Untersuchung ohne blähende Bestandteile sowie eine mehrmalige Applikation eines Karminativums sind angezeigt.

Die nicht vergrößerte normale Milz liegt nicht palpabel unter dem linken Rippenbogen und ist daher mit einer normalen longitudinalen bzw. transversalen Schnittführung in Rückenlage des Patienten nur schlecht erfaßbar. Die echographische Diagnostik erfolgt besser in Rechtsseitenlage oder Rechtsschräglage des Patienten, wobei der linke Arm über dem Kopf geführt wird. Nunmehr kann das Organ durch Longitudinalschnitte in mittlerer Axillarlinie dargestellt werden (Abb. **34**). Außerdem kann der Schallapplikator in der linken Axillarlinie zwischen unterem Rippenbogenrand und Beckenkamm zu einem transversalen Flankenschnitt aufgesetzt und leicht nach kranial unter den Rippenbogen eingekippt werden (Abb. **35**). Damit gelingt es bei maximaler Inspiration, die Milz bis zum Zwerchfell ausreichend darzustellen. Auch besteht die Möglichkeit, den Schallkopf im 10. Interkostalraum auf-

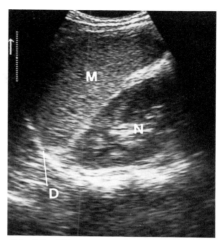

Abb. **34**   Milz. Longitudinalschnitt
Milz (M), linke Niere (N), Diaphragma (D)

zusetzen und winkelförmig von kranial nach kaudal zu führen. Da die kranialen Anteile der Milz von lufthaltigem Parenchym der Lunge im linken Rippenzwerchfellwinkel verdeckt sind, lassen sich Störechos in diesem Anteil nur schlecht vermeiden (Abb. **36**). Trotzdem erhält man mit einem dynamischen Untersuchungsgang, der sich aus mehreren Schnittebenen zusammensetzt, eine umfassende Information, besonders wenn einzelne Milzanteile bei In- und Exspiration durch die akustischen Fenster der Interkostalräume beurteilt werden. Bei großen Milzen wird eine optimale Längsdarstellung des Organs durch einen subkostalen Schrägschnitt erreicht, bei welchem der Applikator unterhalb des Rippenbogens und pa-

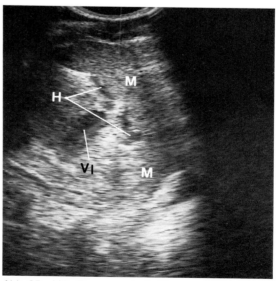

Abb. **35**   Milz. Transversalschnitt
Milz (M), Hilus mit Hilusgefäßen (H), V. lienalis (VI)

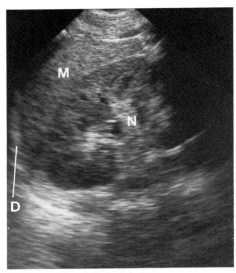

Abb. 36   Milz. Schrägschnitt
Milz (M), Diaphragma (D), linke Niere (N)

und dient besonders in der sonographischen Pankreasdiagnostik als Leitschiene zur Identifikation des Pankreas (vgl. Abb. **18**).

Die A. lienalis verläuft nach ihrem Ursprung aus dem Truncus coeliacus am Oberrand des Pankreas bogenförmig geschlängelt von ventral rechts nach dorsal links zum Milzhilus. Meist ist hier nur der proximale Abschnitt dieses Gefäßes echographisch abbildbar (vgl. Abb. **33**).

Zur Größenbestimmung hat sich der Querdurchmesser besser bewährt als der anatomische Längsdurchmesser, da die kranialen Anteile der Milz oft durch Störreflexionen überlagert werden. Daher werden zur Milzvolumenbestimmung häufiger Querabtastungen vorgenommen. Die erreichten Ergebnisse zeigen eine gute Korrelation zum Milzgewicht. Als Grenzwert des Querdurchmessers gilt eine Distanz von 40–50 mm. Es kann aber auch das sog. „Milzschätzgewicht", berechnet aus Milzlänge, Milzdicke und Milzbreite, verwendet werden (FRANK u. Mitarb. 1986).

rallel zu diesem aufgesetzt wird. Zur Untersuchung von Kleinkindern empfiehlt sich die Vorschaltung einer Wasservorlaufstrecke.

Ultraschallbild der normalen Milz (Normalanatomie, Morphologie und Topographie)

Die Milz lagert sich mit der Facies diaphragmatica breitflächig dem Zwerchfell an. Die Längsachse des Organs verläuft etwas steiler als die X. Rippe. Normalerweise überragt die Milz den Rippenbogen nicht; allerdings verschiebt sich das Organ während der Inspiration bei gleichzeitiger Verlagerung nach ventral und kaudal. Diese Tatsache kann bei sonographischen Untersuchungen zur besseren Darstellbarkeit benutzt werden.

Sonographisch zeigt die Milz eine halbmondförmige Konfiguration; sie kann sich aber auch queroval, keil- oder sichelförmig abbilden (Abb. **34–36**). Sie ist glattrandig und besitzt ein homogenes mittelstarkes feingranuliertes Binnenreflexmuster. Dieses ist aufgrund der stärkeren Blutfülle gegenüber dem Reflexmuster der Leber echoärmer und homogener. Der Milzhilus ist an der Facies visceralis als bogenförmige Einkerbung leicht zu erkennen. Hier läßt sich die V. lienalis mit ihren meist drei aus der Milz ziehenden konfluierenden Ästen erkennen (Abb. **35**). Die Abgrenzung des oberen linken Nierenpols zur Facies renalis der Milz gelingt bei geeigneter Schnittführung ohne Schwierigkeiten.

Die V. lienalis zieht vom Milzhilus aus hinter dem Corpus pancreatis zur Pfortader. Sie kann nahezu in ihrem gesamten Verlauf abgebildet werden

Magen-Darm-Trakt

Untersuchungstechnik

Die Darstellung des Magens erfolgt am nüchternen Patienten in Rückenlage von vorn. Durch zusätzliche Füllung des Magens mit Flüssigkeit (z. B. 500–800 ml Tee), besser noch mit Ultraschallkontrastmitteln, welchen haftungseigene Zusätze beigemengt sind, gelingt die transkutane Darstellung der Magenwand in allen Abschnitten (WORLICEK 1986, FESSLER u. Mitarb. 1986).

Im Longitudinalschnitt findet man das Magenantrum häufig links paramedian, kaudodorsal des linken unteren Leberrandes (vgl. Abb. **2**). Es bildet eine zarte Ringstruktur, wobei der Peristaltikablauf mit Veränderungen von Durchmesser und Form dieser Ringstruktur direkt beobachtet werden kann. Der Nachweis von peristaltischen Wellen ist für die Differenzierbarkeit einer physiologischen von einer pathologischen Kokarde relevant.

Rechts der physiologischen Kokarde erkennt man den Übergang in das luftgefüllte Duodenum (vgl. Abb. **8** u. **9**); links kann mit abnehmender Wanddicke und zunehmendem Lumen die Magenblase dargestellt werden. Dies ist jedoch wegen der immer vorhandenen Luftfüllung sonographisch nur selten beurteilbar. In der Kardiaregion stellt sich in zirka 40% dorsal des Leberlappens präaortal und kaudal des Zwerchfells die Kardia bzw. das Corpus ventriculi vor dem Pankreas dar (Abb. **37**). Nach kranial kann oft auch der untere Anteil des Ösophagus mit seinem Durchtritt durch das Zwerchfell verfolgt werden. Die überschaubaren Magenanteile werden anschließend in transversaler bzw. organoaxialer Schnittführung untersucht. Damit kann ein großer Anteil des keilförmig nach rechts zulaufenden Antrums und des Pyloruskanals beurteilt werden.

Die Differentialdiagnostik zwischen pathologischen und funktionellen Wandveränderungen wird durch die Gabe von darmwirksamen Spasmolytika erleichtert; bei Atonie regt die Gabe von Paspertin die Peristaltik an und ermöglicht so eine dynamische Untersuchung der Wandkonturen und deren topographisch-anatomischen Beziehungen zur Umgebung.

Nach Gabe von Bariumsulfat oder Doppelkontrastdarstellungen im Rahmen der Magen-Darm-Passage ist eine echographische Untersuchung des Verdauungstraktes nicht möglich.

Zur systematischen Untersuchung des Bauchraumes gehört auch die Sonographie des Darmes, wobei besonders auf lokale Wandverdickungen, pathologische intra- oder extraluminäre Flüssigkeitsansammlungen und auf Darmverlagerungen durch raumfordernde Prozesse zu achten ist.

Ein zusätzlicher Wassereinlauf oder die Gabe von Methylzellulose kann die Diagnostik im Bereich des Kolons erleichtern. Selbstverständlich besitzt die Echographie auch zur Klärung eines akuten Abdomens zusammen mit röntgenologischen Untersuchungen einen hohen Stellenwert.

Die Untersuchungstechnik wird hier der jeweiligen Notfallsituation angepaßt. Das Abdomen wird dann meist in mehreren Schallebenen untersucht.

Die endoskopische Untersuchung (Endosonographie) mit Ultraschallendoskopen (GFUM 2/

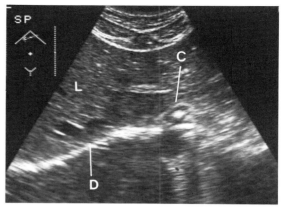

Abb. 37
Kardiaregion. Eingekippter Transversalschnitt
Leber (L), Diaphragma (D), Kardia (C)

EUM 2; Olympus Opt./Aloca; Schallsonde 2 cm Länge, Durchmesser 1,3 cm, Schallfrequenzen 7–10 MHz) ermöglicht im oberen Gastrointestinaltrakt eine weitgehende Analyse der Wandschichten. Sie ergänzt damit die endoskopische Betrachtung der Oberfläche (DANCYGIER 1988). Die normale Magenwand ist zirka 6 mm dick. Sowohl im Korpus als auch im Antrum sind fünf Schichten deutlich voneinander abgegrenzt. Dabei scheinen die beiden inneren Schichten der Mukosa, die mittlere echoreiche Schicht der Submukosa und die äußeren Schichten der Tunica muscularis propria bzw. der Serosa zu entsprechen (STROHM u. CLASSEN 1983, LUTZ u. Mitarb. 1986).

Literatur

Bachmayer, K.: Quantifizierung der Gallenblasenkinetik bei der Hypothyreose mit Hilfe einer einfachen sonographischen Methode. Ultraschall 7 (1986) 126–129

Brandt, M., M. Gebel: Darstellung und Beurteilung des Ductus pancreaticus in Ultraschall. In A. Kratochwil, E. Reinold: Ultraschalldiagnostik in der Medizin. Thieme, Stuttgart 1981 (S. 62)

Bryan, P. J.: Appearence of normal pancreatic duct: A study using real-time ultrasound. J. Clin. Ultrasound 10 (1982) 63–66

Cooperberg, P., R. H. Golding: Advances in ultrasonography of the gallbladder and biliary tract. Radiol. Clin. N. Amer. 20 (1982) 611–633

Dancygier, H.: Endoskopische Sonographie des oberen Gastrointestinaltraktes. Dtsch. med. Wschr. 113 (1988) 621–622

Feßler, B., R. Schlief, W. Fiegler, R. Felix: Verbesserte sonographische Magendarstellung durch Anwendung eines neuen Ultraschallkontrastmittels. Ultraschall Klin. Prax. (Suppl.) 1 (1986) 91

Frank, K., M. Licher, H. P. Kuhn, K. Klose, R. Schlief, M. Thelen: Echokontrastsonographie der Leber: erste klinische Erfahrungen. Ultraschall Klin. Prax. (Suppl.) 1 (1986 a) 2

Frank, K., P. Linhart, C. Kortsik, H. Wohlenberg: Sonographische Milzgrößenbestimmung: Normalmaße beim milzgesunden Erwachsenen. Ultraschall 7 (1986 b) 134–137

Gebel, M., M. Stiehl, J. Freise: Wert der sonographischen Pankreasgangdarstellung für die Diagnose der chronischen Pan-

kreatitis und des Pankreaskarzinoms im Vergleich zur ERP. Ultraschall 6 (1985) 127–130

Glaser, J., W. Esser, K. Holtmannspötter: Sonographische Darstellung des Pankreasganges vor und nach Sekretinstimulation: hilfreich in der Diagnose der chronischen Pankreatitis. Ultraschall 6 (1985) 106–109

Ghorashi, B., W. R. Rector: Gray scale sonographic anatomy of the pancreas. J. clin. Ultrasound 5 (1977) 25–29

Heldwein, W., Th. Sommerlatte, J. Hasford, P. Lehnert, G. Littig, S. Müller-Lissner: Evaluation of the usefulness of Dimethnicone and/or Senna extract in improving the visualization of abdominal organs. J. clin. Ultrasound 15 (1987), 455–458

Helweg, G., H. Frommhold, G. Egender: Vergleichende topographisch anatomische-/sonomorphologische Untersuchungen zur Echodiagnostik des Ductus choledochus. In Otto, R. Ch., F. X. Jann: Ultraschalldiagnostik 82. Thieme, Stuttgart 1983 (S. 220–225)

Hollstein, H., B. Hagmann, A. Alhassan, H.-J. Kirstaedtler: Echokontrastmittel in der Lebersonographie – Pilotstudie. Ultraschall Klin. Prax. (Suppl.) 1 (1986) 38

Koischwitz, D.: Sonographische Lebervolumenbestimmung. Problematik, Methodik und praktische Bedeutung der Quantifizierung des Lebervolumens. Fortschr. Röntgenstr. 131 (1979) 237

Lutz, H., U. Bauer, M. Stolte: Ultraschalldiagnostik der Magenwand – experimentelle Untersuchungen. Ultraschall 7 (1986) 255–259

MacMahon, H., J. D. Bowie, Ch. Beezhold: Erect scanning of pancreas using a gastric window. Amer. J. Röntgenol. 132 (1979) 587–591

Ohto, M., N. Saotome, H. Saisho, Y. Tsuchiya, T. Ono, K. Okuda, E. Karasawa: Real-time sonography of the pancreatic duct: Application to percutaneous pancreatic ductography. Amer. J. Röntgenol. 134 (1980) 647–652

Pochhammer, K.-F., T. Szekessy: Sonografische Darstellung der Pankreasschwanzregion. Leber Magen Darm 12 (1982) 162–164

Rauber, A., F. Kopsch: Anatomie des Menschen, Bd. II, 20. Aufl. Thieme, Stuttgart 1987 (S. 366)

Seitz, K.: Ultraschalldiagnostik bei Erkrankungen der Gallenwege. Dtsch. med. Wschr. 110 (1985) 1539–1542

Shawker, T. H., B. L. Jones, M. E. Girton: Distal common bile duct obstruction: an experimental study in monkeys. J. clin. Ultrasound 9 (1981) 77

Sommer, F. G., R. A. Filly, M. J. Minton: Acoustic shadowing due to refractive and reflective effects. Amer. J. Röntgenol. 132 (1979) 973–977

Strohm, W. D., M. Classen: Endoskopisch-sonographische Diagnostik der Magenwand. Dtsch. med. Wschr. 108 (1983) 1425–1427

Struve, C.: Sonographische Pankreasdiagnostik. Dtsch. med. Wschr. 106 (1981) 67–70

Swobodnik, W., K. Seitz, U. Klüppelberg, J. G. Wechsler, G. Rettenmaier, H. Ditschuneit: Ergebnisse der sonographischen Choledochussteindiagnostik. Ultraschall 7 (1986) 108–113

Szekessy, T., K.-F. Pochhammer: Sonographische Darstellbarkeit des Pankreas im Tagesverlauf. Ultraschall 6 (1985) 134–136

Weill, F., A. Schraub, A. Eisenscher, A. Bourgion: Ultrasonography of the normal pancreas. Radiology 123 (1977) 417–423

Wing, V. W., F. C. Laing, R. B. Jeffrey, J. Guyon: Sonographic differentiation of enlarged hepatic arteries from dilated intrahepatic bile ducts. Amer. J. Roentgenol. 145 (1985) 57–61

Worlicek, H.: Sonographie des flüssigkeitsgefüllten Magens. Ultraschall Klin. Prax. (Suppl.) 1 (1986) 5

Computertomographie

K.-H. Hübener

Untersuchungstechnik – apparative Voraussetzungen

Um die derzeit erreichbaren diagnostischen Möglichkeiten bei der abdominalen Röntgen-Computertomographie ausschöpfen zu können, bedarf es vom Tomographiegerät her mehrerer Voraussetzungen. Zur Vermeidung von Bewegungsartefakten durch Atmung, gastrointestinale Peristaltik und physiologische Organmotilität muß eine Aufnahmezeit von maximal 5 Sek./Schicht gefordert werden. Für Standarduntersuchungen sollte die Schichtdicke bei 8–10 mm liegen; die Möglichkeit hochauflösender Spezialaufnahmen mit Schichtdicken von 1–4 mm muß gewährleistet sein. Die zeitliche Schichtfolge sollte es ermöglichen, 4–8 Transversalschichten/Min. aufzunehmen (BAERT 1981, YOUNG u. Mitarb. 1981), um dynamische Vorgänge, vornehmlich die Verteilung angiographischer Kontrastmittel in den Abdominalorganen als Funktion der Zeit in der ersten Kreislaufpassage nach bolusmäßiger intravenöser Applikation zu verfolgen. Die Voraussetzungen der optimalen Kontrastmittelauflösung bei physikalisch-technisch erreichbarer Ortsauflösung nach dem Kontrast-Detail-Diagramm des Computertomographen müssen bei minimaler Strahlendosis erfüllt werden.

Das Abdomen schließt bei der computertomographischen Untersuchung die Abdominalwand, den intraperitonealen Raum mit seinen Organen einschließlich der retroperitonealen Bauchspeicheldrüse ein.

Die Untersuchung des gesamten Abdomens muß den Raum des kleinen Beckens unter Einschluß der Excavatio recto-uterina (Douglasscher Raum) bis zu den Zwerchfellkuppen einschließen. Die organspezifische Diagnostik (z. B. Leber, Milz, Pankreas) muß die Organe in ihrer gesamten Ausdehnung lückenlos erfassen. Der mitabgebildete anteilmäßige Retroperitonealraum bleibt hier außer Betracht.

Die Untersuchung des Abdomens erfolgt üblicherweise in respiratorischer, am sichersten in inspiratorischer Apnoe. Ist eine Kooperation des Patienten nicht möglich, empfiehlt es sich, eine flache Spontanatmung einer nicht sicher kontrollierten forcierten Atmung vorzuziehen, um eine Minimierung der Bewegungsartefakte zu erreichen (HÜBENER 1984). Bei einer Schichtdicke von 8–10 mm sollte im Rahmen einer Routineuntersuchung des gesamten Abdomens eine Tomo-grammsequenz in Körperlängsrichtung Schicht an Schicht oder mit geringen, 2–4 mm nicht überschreitenden Distanzen der Schichtabstände aufgenommen werden. Eine Verbesserung der Detailauflösung kann durch aneinandergrenzende Schichtfolgen mit kleinerer Scanbreite (2–4 mm) erfolgen. Größere Zwischenschichtdistanzen bergen die Gefahr des Übersehens von Details in sich.

Die Möglichkeit der individuellen Fenstereinstellung und Nutzung der Software (Schwächungswertmessung, Distanzmessung u. a.) maximiert eine optimale diagnostische Ausschöpfung der Aufnahmen, da besonders im Abdominalbereich bei Leber, Milz und Pankreas eine individuelle Wahl der Fensterlage und -breite notwendig ist, um geringe Densitätsunterschiede als morphologisches Substrat eines pathologischen Prozesses zu erkennen. Die computertomographische Diagnostik der Abdominalorgane hat daher am Auswertegerät zu erfolgen.

Daneben führt die sofortige Vorbeurteilung am Auswertegerät speziell bei der Abdominaldiagnostik zur Entscheidung, ob Zwischenschichten mit hoher räumlicher Auflösung oder eine Kontrastmittelapplikation erforderlich sind.

Der intraabdominale Anteil des Gastrointestinaltraktes ist selten Ziel der computertomographischen Untersuchung (MARGULIS u. BURHENNE 1979). Die eingeschränkte räumliche Auflösung des Verfahrens, die zur Beurteilung kleinster Schleimhautläsionen nicht ausreicht, sowie die schwierige Zuordnung des abgebildeten Magen- oder Darmabschnitts zum Gesamtorgan limitieren den Einsatz der Computertomographie in der Regel auf organüberschreitende Erkrankungen. Um den meist heterogen mit Speiseresten und Flüssigkeit gefüllten Gastrointestinaltrakt zu identifizieren und homogen gefüllte Darmschlingen nicht mit pathologischen Raumforderungen zu verwechseln, bedarf es, besonders bei schlanken Patienten, der möglichst kompletten Darmkontrastierung mit oral appliziertem Kontrastmittel (GRABBE u. Mitarb. 1979); gelegentlich kann das Legen einer Duodenalsonde zu diesem Zweck erforderlich werden. Isotone Flüssigkeit wie Wasser als Negativkontrastmittel vermag dabei nicht mit Zuverlässigkeit eine Markierung der Darmstrukturen zu ermöglichen. Jodiertes Kontrastmittel in hinreichender Verdünnung (2–4 Vol.-%, z. B. Gastrografin), peroral mit einem Volumen

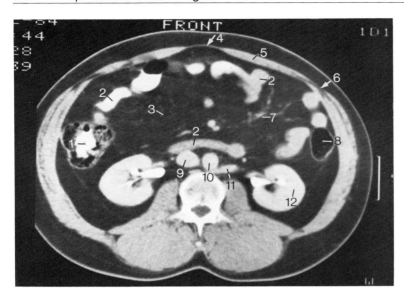

Abb. **1** Computertomogramm in Höhe von LWK 3/4:

1 = oral appliziertes Kontrastmittel im Colon ascendens
2 = gastrografinkontrastiertes Dünndarmkonvolut
3 = mesenteriales Fettgewebe mit Gefäßzeichnung
4 = Linea alba
5 = M. rectus abdominis
6 = Faszien der Bauchdeckenmuskeln von dem M. obliquus externus in den M. rectus abdominis einstrahlend
7 = mesenteriale Vene
8 = Colon descendens
9 = V. cava inferior
10 = Aorta abdominalis
11 = retroaortal verlaufende linke Nierenvene
12 = linke Niere in Höhe des Hilus 2 min. nach intravenöser bolusmäßiger Kontrastmittelgabe

von 300–500 ml verabreicht, kontrastiert etwa 30–40 Min. nach der Applikation den gesamten Dünndarm. Bei der Diagnostik des Pankreas sollte unmittelbar vor der Untersuchung eine orale Kontrastmittelaufnahme erfolgen, um das Duodenum zu markieren. Daneben sind Präparationen bariumhaltiger Pharmaka auf dem Markt (HATFIELD u. Mitarb. 1979), die im Vergleich zur konventionellen Röntgendiagnostik ebenfalls stark verdünnt (2–4%) sind und mit einer Stabilisatorsubstanz versehen werden, die ein Ausfallen dieses Kontrastmittels verhindert. Im Gegensatz zu den jodhaltigen Substraten, die aufgrund ihrer Hyperosmolarität zu Hygrophilie bei der Dünndarmpassage neigen, weisen die bariumhaltigen Stoffe eine konstante Dichte bis ins terminale Ileum auf.

Der Dickdarm bedarf in der Regel nur bei speziellen Fragestellungen einer Kontrastmittelmarkierung, da sich das Lumen gut identifizieren läßt (Abb. **1–3**) und die geringere Ortsvariabilität eine eindeutige Zuordnung wesentlich erleichtert. Zur rektalen Instillation eignen sich die genannten Kontrastmittel in gleicher Weise.

Über die Anwendung intravenös applizierter Kontrastmittel wird bei der Behandlung der Organe des Abdominalraumes speziell Stellung genommen.

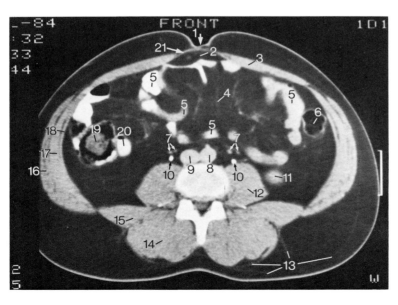

Abb. **2** Computertomogramm in Höhe von LWK 4:

1 = Nabel
2 = kaudaler Ausläufer des Omentum majus
3 = M. rectus abdominis
4 = mesenteriales Fettgewebe mit mesenterialen Gefäßen
5 = gastrografinkontrastiertes Dünndarmkonvolut
6 = Colon descendens
7 = (Pfeile) normale lumbale Lymphknoten
8 = Aorta abdominalis
9 = V. cava inferior
10 = (Pfeile): Ureteren 5 Min. nach bolusmäßiger Applikation von nierengängigem Kontrastmittel
11 = unterer linker Nierenpol
12 = M. psoas
13 = Hüllfaszien des dorsalen subkutanen Fettgewebes
14 = M. erector spinae
15 = M. quadratus lumborum
16 = M. obliquus externus abdominis
17 = M. obliquus internus abdominis
18 = M. transversus abdominis
19 = M. colon ascendens im Bereich des Ileozäkalpols
20 = terminales Ileum
21 = Rektusscheide (Linea alba)

Abb. 3 Computertomogramm in Höhe von LWK 5:

1 = M. obliqus externus abdominis
2 = M. obliqus internus abdominis
3 = M. transversus abdominis
4 = gastrografinkontrastiertes Ileum
5 = Kolonschlinge im Aszendensbereich
6 = M. rectus abdominis
7 = Colon transversum
8 = Hautvene der ventralen Bauchdecke
9 = Colon descendens
10 = kontrastierter linker Harnleiter
11 = A. iliaca communis
12 = V. iliaca communis
13 = M. psoas major et minor
14 = M. gluteus minimus
15 = M. iliacus

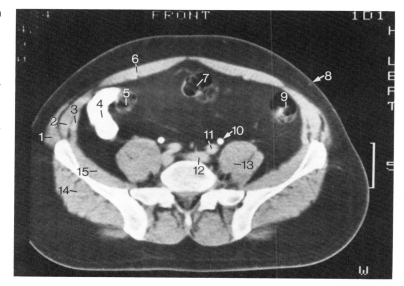

Spezielle Computertomographie des Abdominalraumes

Neben der *Abdominalwand* sind die parenchymatösen Organe *Leber, Milz, Pankreas* und deren Gefäßsysteme wie auch die *abdominalen Spatien*, das *Mesenterium* und die kontrastierten *Darmabschnitte* zu beurteilen. *Gallenblase* und *galleableitende Wege* werden bei der Oberbauchdiagnostik eingeschlossen.

Computertomographisch läßt sich die ventrolaterale *Abdominalwand* in die makroskopischen Kompartimente Haut mit Subkutis, subkutanes Fettgewebe und Muskelschichten (Abb. 2–4) auflösen. Epidermis und Korium sind als nicht zu separierende periphere Hautschichten als dichte Membran (Densität +40–60 H) mit einer Dicke von 1–2 mm gut gegen die aus lockerem Fettbindegewebe (Paniculus adiposus) bestehende Tela subcutanea abzugrenzen (vgl. Abb. 2), die – vom allgemeinen Ernährungszustand abhängig – mehrere Millimeter bis Zentimeter messen kann. Dieses subkutane Fett ist durch eine computertomographisch meist gut darstellbare dünne Faszie von einer weiteren Gewebeschicht aus lockerem, überwiegend Fett enthaltendem Substrat gegen die abdominale Muskulatur differenzierbar. Das Fett der Abdominalwand weist Schwächungswerte von –90 bis –120 H auf; Bindegewebesepten (vgl. Abb. 2) lassen sich in der Regel vom Fettkörper separieren. Computertomographisch finden sich bei ausreichender Dicke dieser Fettschichten als runde, wenige Millimeter messende dichte Strukturen die Hautvenen (Abb. 5) und der Nabel mit seinen residualen Gefäßzügen periumbilikal.

Die ventrolateralen Muskeln der Abdominalwand sind als dichte flache Gewebe (Densität +50 H) gut gegeneinander abzugrenzen. Weder die Muskelfaszien noch das Peritoneum lassen sich von den drei Muskelgruppen differenzieren, die jedoch untereinander durch wenige Millimeter starke fetthaltige Gewebelamellen computertomographisch aufgelöst werden können. Der äußere laterale Bauchdeckenmuskel (M. obliquus externus abdominis) (vgl. Abb. 2 u. 3) inseriert an den Außenflächen der V.–XII. Rippe und läuft nach medial in die gut erkennbare Rektusscheide

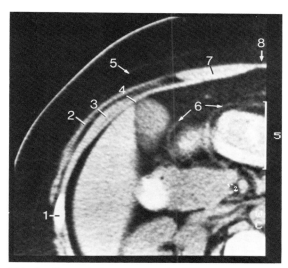

Abb. 4 Computertomogramm in Höhe von LWK 2 (Ausschnitt der Abdominalwand):

1 = schräg angeschnittene Rippe der rechten Thoraxwand
2 = Faszie des M. obliquus externus abdominis
3 = Insertion des M. obliquus internus abdominis
4 = Faszie des M. transversus abdominis
5 = Tela subcutanea der vorderen rechten Bauchwand
6 = (Pfeile) peritoneale Faszie
7 = M. rectus abdominis
8 = Linea alba

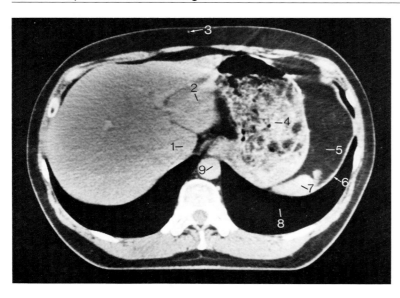

Abb. **5** Computertomogramm des Oberbauchs in Höhe BWK 11/12:

1 = intrahepatischer Anteil der V. cava inferior
2 = linker Leberlappen
3 = Hautvene der Bauchdecke
4 = Magen, heterogen mit Speise und Kontrastmittel gefüllt
5 = infradiaphragmales Fettgewebe links
6 = (Pfeil) linkes dorsales Zwerchfell
7 = oberer Milzpol
8 = hinterer Lungenrezessus links
9 = Aorta abdominalis

(Abb. **4** u. **6**), ein Bestandteil der Linea alba, aus. Medial dieses Muskels liegt die Platte des M. obliquus internus abdominis (vgl. Abb. **2** u. **3**), der seinen Ursprung an der Fascia thoracolumbalis in seinen kranialen, an der Crista iliaca und am Lig. inguinale in seinen kaudalen Teilen nimmt. Auch dieser Muskel läuft, ebenso wie die medialen Anteile des innersten lateralen Bauchdeckenmuskels, des M. transversus abdominis (vgl. Abb. **2** u. **3**), in die Rektusscheide aus. Die starken Faszien der drei Muskeln bilden die Muskelhüllen der beiden symmetrisch zur ventralen Medianlinie liegenden Mm. recti abdominis, deren Stärke, abhängig vom Trainingszustand des Patienten, wenige Millimeter bis mehrere Zentimeter messen kann.

Im kranialen Abdominalbereich bilden die trans-

versal bis schräg angeschnittenen Rippen mit den Interkostalmuskeln die innere Lamelle der Bauchwand. Interkostalgefäße und -nerven sind nicht von den Muskeln abgrenzbar darzustellen.

Die dorsale Abdominalwand wird von den kräftigen, beidseits paravertebralen, von gut separierbaren Hüllfaszien umgebenen Muskelbündeln der Mm. erectores spinae (vgl. Abb. **2**) bestimmt. Feine Fettgewebeschichten lassen dabei häufig noch eine weitere Substruktur dieser kräftigen Muskelgruppen erkennen. Die gemeinsame Hüllfaszie dieser Muskelgruppen, die Fascia thoracolumbalis separiert dieses Organsystem vom M. quadratus lumborum (vgl. Abb. **2**), der die innere computertomographisch auflösbare Begrenzung der dorsalen Abdominalwand zum Retroperitonealraum bildet.

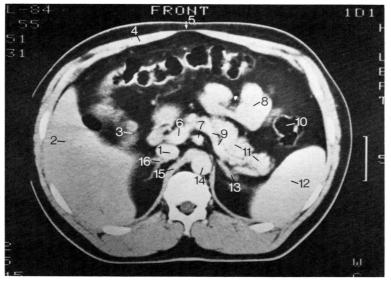

Abb. **6** Computertomogramm in Höhe von L2/L3:

1 = V. cava inverior
2 = rechter Leberlappen
3 = Flexura dextra des Kolons
4 = M. rectus abdominis
5 = Rektusscheide
6 = Confluens der V. lienalis und der V. mesenterica superior (Ursprung der V. portae)
7 = A. mesenterica superior
8 = Dünndarmkonvolut
9 = V. lienalis
10 = Colon descendens
11 = Pankreasschwanz
12 = Milz
13 = linke Nebenniere
14 = Aorta abdominalis
15 = rechter Zwerchfellschenkel
16 = rechte Nebenniere

Abb. **7** Schema der intraabdominellen Taschen im Bereich des
Oberbauchs (nach *Wegener*):

  1 = rechter subphrenischer und sub-
    hepatischer Raum
  2 = Lig. falciforme
  3 = Magen
  4 = linke Kolonflexur
  5 = linker subphrenischer suprameso-
    kolischer Raum
  6 = Milz
  7 = Bursa omentalis
  8 = Pankreas
  9 = „Morison-Pouch"
 10 = Leber

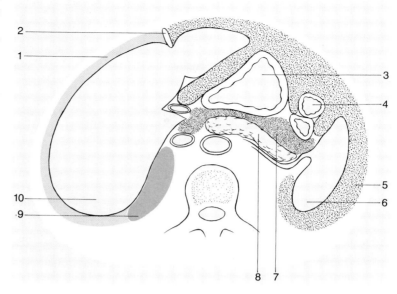

Die Fascia transversalis, die die innere Begrenzung der Bauchdecke bildet, läßt sich beim Gesunden computertomographisch weder von den
genannten Abdominalmuskeln nach peripher
noch nach innen vom bindegewebigem Peritoneum separieren, da physiologisch keine ausreichende Grenzlamelle vorhanden ist, um bei der
erreichbaren räumlichen Auflösung eine hinrei-
chende Densitätsstufung zu gewährleisten.
Das bindegewebige *Peritoneum* läßt sich im Computertomogramm auch im Bauchraum normalerweise *nicht* identifizieren, so daß eine sichere Zuordnung der Organe zum Intra- bzw. Retroperitonealraum anhand dieser Leitfaszie nicht möglich
ist. Nur nach entzündlichen oder exsudativen Er-

krankungen im Bauchraum wird das Peritoneum
als verdickte Lamelle oder als Grenzfläche bei intraabdominalen Exsudaten bildmäßig faßbar.
Die computertomographisch dargestellten Organe müssen daher aus der anatomischen Kenntnis
der Topographie dem jeweiligen Körperraum zu-
geteilt werden (Abb. 7).
Eine Darstellung der *Bauchhöhle* als eigenständiges Kavum gelingt computertomographisch nur
bei intra- und retroperitonealen trans- oder exsu-
dativ produktiven Erkrankungen, die die physiologisch aneinanderliegenden Lamellen der peritonealen Falten auseinanderdrängen und damit erst
einen dreidimensionalen Raum bilden. Die von
ROUB u. Mitarb. (1979) vorgestellte Infusion der

Abb. **8** Computertomogramm
des Abdomens in Höhe von BWK
12/LWK 1:

  1 = intrahepatischer Anteil der V. cava
    inferior
  2 = intrahepatische Äste der Pfortader
    (nach intravenöser Kontrastmittel-
    applikation)
  3 = V. portae (kontrastiert)
  4 = Lig. falciforme
  5 = linker Leberlappen
  6 = Omentum majus
  7 = Omentum minus
  8 = Flexura sinistra des Kolons
  9 = Magenkavum
 10 = Milzgefäße im Organhilus
 11 = Milz
 12 = Aorta abdominalis

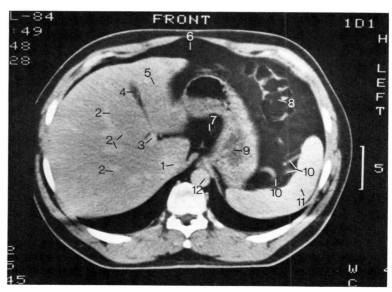

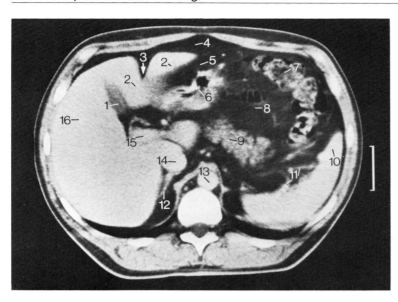

Abb. 9 Computertomogramm in Höhe von LWK 1:

1 = Gallenblase
2 = linker Leberlappen
3 = Lig. falciforme
4 = Omentum majus
5 = mesenteriales Fettgewebe
6 = präpylorisches Magenantrum
7 = Flexura sinistra des Kolons
8 = mesenteriales Fettgewebe
9 = Übergang Pankreaskorpus/Pankreasschwanz
10 = Milz
11 = Milzgefäße im Organhilus
12 = rechte Nebenniere
13 = Aorta abdominalis
14 = V. cava inferior
15 = V. portae
16 = rechter Leberlappen

Peritonealhöhle mit verdünntem 3–10%igem nierengängigem Kontrastmittel hat sich nicht durchsetzen können. Beim normalen Computertomogramm erscheinen die zwischen den parenchymatösen und Hohlorganen des Abdomens gelegenen Gewebeareale relativ homogen durch Fettgewebe dargestellt. Dabei wird die – je nach Ernährungszustand des Patienten – ganz ventral, unmittelbar hinter dem Xiphoid, vor Magen und Colon transversum wenige Millimeter bis mehrere Zentimeter starke Fettgewebeschicht – durch wenige orthograd oder schräg durchzogene Gefäßstrukturen gekennzeichnet – vom *Omentum majus* (Abb. **8** u. **9**) gebildet. Nicht gegen das große Netz abzugrenzen ist das wesentlich geringvolumige *Omentum minus* (Abb. **8**), das sich zwischen der kleinen Kurvatur des Magens und den medialen Leberkonturen ausbreitet.

Das nach dorsal angrenzende, individuell außerordentlich variable Fettdepot, charakterisiert durch eine besonders große Zahl von Gefäßen, die schräg oder rechtwinklig die transversale Aufnahmeschicht kreuzen, stellt die retroperitoneal gelegene Mesenterialwurzel (vgl. Abb. **1, 2** u. **9**) mit ihrem großen Fettdepot und Anhangsstrukturen dar. Die oberhalb des Mesocolon transversum – parallel zum Colon transversum verlaufend – angelegten intraabdominalen Peritonealduplikaturen sind zum einen rechtsseitig der suphrenische Raum, der mit dem peri- und subhepatischen Rezessus (Morison-Pouch) in Verbindung steht; zum anderen ist es linksseitig der oberhalb des Milzpols gelegene subphrenische Raum, der den perisplenalen Spaltraum integriert und sich nach medial bis zum Lig. falciforme des linken Leberlappens fortsetzt (vgl. Abb. **7**). Das Lig. phrenicocolicum schottet – da es hier zu Verkle-

bungen kommt – dieses Spatium nach kaudal gelegentlich ab. Medial bildet im supramesokolischen Raum die *Bursa omentalis* eine Peritionealduplikatur, die computertomographisch ebenfalls nur bei flüssigkeits- oder gasbildenden Erkrankungen der angrenzenden Organe zur Darstellung kommen kann.

Die Bursa omentalis als bevorzugte Tasche bei Exsudatbildungen wird dorsal von der das Pankreas bedeckenden peritonealen Faszie gebildet, rechtslateral durch den medialen Leberrand bis zum Lobus caudatus. Der obere Rezessus der Bursa omentalis erstreckt sich zwischen V. cava inferior und Ösophagus nach kranial; der untere dehnt sich zwischen Magen, Colon transversum, gelegentlich auch zwischen den vorderen und hinteren Blättern des Omentum majus aus. Der Rezessus lienalis als linke Begrenzung wird durch die Milzbänder markiert. Diese Subspatien der Bursa können bei Erkrankungen solitär (z.B. bei Pankreasexsudaten, Pseudozysten) oder insgesamt betroffen sein (Aszites).

Die intraabdominalen Anteile des inframesokolischen Raumes der Bauchhöhle werden durch die kaudal nicht abgrenzbare Peritonealduplikatur des subhepatischen Rezessus unter Einschluß der Morisonschen Bursa fortgesetzt, die sich rechts- und linksseitig bis zum pelvinen Douglas-Raum erstreckt (LOVE u. Mitarb. 1981); sie sind computertomographisch in der Regel nicht von den dorsal liegenden inframesokolischen Taschen zu separieren.

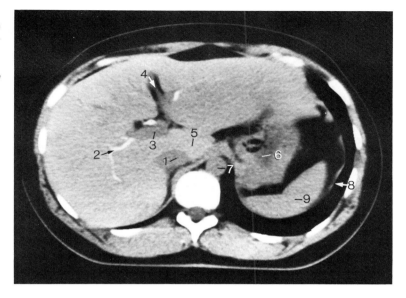

Abb. **10** Computertomogramm in Höhe von LWK 1, 30 Min nach intravenöser Applikation von gallegängigem Kontrastmittel:

1 = V. cava inferior
2 = (Pfeil) kontrastierte, intrahepatische Gallenwege
3 = Pfortader
4 = Lig. falciforme
5 = Lobus caudatus der Leber
6 = Magen
7 = Aorta abdominalis
8 = (Pfeil) linker Zwerchfellbogen
9 = Milz

Leber

Intraperitoneal imponiert im rechten Oberbauch, weder vom rechten Zwerchfell noch gegen die bindegewebige Organkapsel zu trennen, die *Leber* als homogene weichteildichte Fläche im Computertomogramm, die beim Gesunden eine homogene Struktur mit relativ starker Röntgenstrahlabsorption (MATEGRANO 1977, HÜBENER 1981) entsprechend einer mittleren Densität von 56 ± 6 H aufweist. Peripher erweist sich das Lebergewebe als sehr homogen; zentral sorgen Gefäße und intrahepatische Gallenwege für eine komplexe Substrukturieung. Viele Varianten kennzeichnen die individuelle Organform (HAAGA 1978). Der linke Leberlappen ist normalerweise nicht sicher vom rechten Lappen im Computertomogramm abzugrenzen; als Hilfslinie kann eine gedachte Verbindungsgerade zwischen dem Mittelpunkt der V. cava inferior und der Pfortader im Leberhilus dienen, deren Verlängerung nach peripher ungefähr eine Unterteilung ermöglicht. Der linke Leberlappen erreicht infradiaphragmal meist linksseitig die Mitte des linken Abdominalraumes, kann jedoch auch die laterale Abdominalwand tangieren oder sogar die Milz nach medial verdrängen. Der linke Leberlappen wird durch das Lig. falciforme sagittal unterteilt (vgl. Abb. **7** u. **9**); die ventrale dreieckige Einschnürung ist von Fettgewebe ausgefüllt. Im Lig. teres hepatis finden sich als Residuum die bindegewebigen Reste der V. umbilicalis. Die Lebersegmente lassen sich computertomographisch nicht voneinander abgrenzen.
Eine Formvariante stellt der Lobus quadratus dar, der, rechts lateral vom Lig. falciforme gelegen, zum rechten Lappen durch eine periphere

Einschnürung distanziert wird. Der Lobus caudatus schiebt sich zungenförmig zwischen V. cava inferior und den extrahepatischen Stamm der Pfortader (SCHERER u. Mitarb. 1979) (Abb. **10**). Zentral sind in der Umgebung des Leberhilus die großen Gefäßstämme zu unterscheiden, wobei die V. portae als volumenstarke, partiell schräg oder längs abgebildete Struktur einige Zentimeter in den Leberhilus verfolgt werden kann, wenngleich die zum Lebergewebe ähnliche Röntgendensität des Blutes eine visuelle Diskriminierung intrahepatisch ohne Anwendung von angiographischen Kontrastmitteln erschwert (HÜBENER 1979). Volumenschwächer als die V. portae lassen sich im Leberhilus die Leberarterien weiter ventral identifizieren, während die Lebervenen (vgl. Abb. **8** u. **10**) weiter kranial zwerchfellnah durch ihr sternförmig auf die V. cava inferior gerichtetes Zusammenfließen zentral erkennbar werden. Die intrahepatischen Gallenwege sind im Computertomogramm nahe des Leberhilus ventral der großen Gefäße als hypodense Areale nachzuweisen, da die Fließgalle mit Dichtewerten von 5–15 H eine hohe Dichtedifferenz zu den extravasalen Geweben bietet.

Gallenblase und Gallenwege

Die *Gallenblase,* am kaudalen medialen Rand des rechten Leberlappens liegend, kann computertomographisch sicher identifiziert werden (Abb. **11** u. **12**). Die Gallenblasenwand imponiert als dünne homogene Gewebeschicht mit zur Leber isodenser Dichte, die gut zur Blasengalle mit mittleren Densitätswerten von $+5$ bis $+25$ H kontrastiert. Die Gallenblasenkompartimente sind computertomographisch nicht weiter voneinander zu unterscheiden; ebenso sind bei Gesunden der

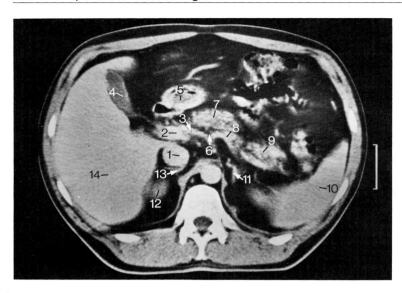

Abb. **11** Computertomogramm
in Höhe von LWK 2:

1 = V. cava inferior
2 = V. portae
3 = A. hepatica
4 = Gallenblase
5 = präpylorisches Antrum
6 = Truncus coeliacus
7 = Pankreaskorpus
8 = A. lienalis
9 = Pankreasschwanz
10 = Milz
11 = linke Nebenniere
12 = oberer rechter Nierenpol
13 = rechte Nebenniere
14 = rechter Leberlappen

Ductus zysticus und der Ductus hepaticus im Bereich der Leberpforte wie auch der Ductus choledochus nicht routinemäßig zu identifizieren. Bei Aufnahme von dünnen Transversalschichten (2–4 mm) kann im Bereich der Papilla vateri der intrapankreatogene Teil des Gallen- und zentralen Pankreashauptganges im orthograden Schnittbild gelegentlich erfaßt werden.

Die Indikation zur Anwendung und zur Applikationsform angiographischer Kontrastmittel bei der Leberuntersuchung richtet sich nach der klinischen Frage bei unklarer Nativdarstellung. Zur Verbesserung der *räumlichen Auflösung* ist – erkennbar an der Kontrast-Detail-Charakteristik des jeweiligen CT-Gerätes – eine möglichst hohe Kontrastanhebung des normalen Leberparenchyms wünschenswert; dabei soll die gesamte Leber möglichst homogen kontrastiert werden (HÜBENER u. KLOTT 1980). Die Applikationsform des nierengängigen Kontrastmittels sollte dazu in der Kombination eines initial intravenös gegebenen Kontrastmittelbolus von 50 ml eines 60%igen mit 100–200 ml eines 30%igen Kontrastmittels bestehen. Dabei läßt sich für die Dauer der Infusion eine Densitätsanhebung des Lebergewebes um 30–40 H auf 80–100 H erreichen, die für eine vollständige Schichtuntersuchung des gesamten Organs ausreicht (BURGENER u. Mitarb. 1981).

Über die Kinetik der Kontrastmittelverteilung in der Leber nach intravenöser Kontrastmittelgabe liegt eine große Zahl von theoretischen wie klinischen Untersuchungen vor: KORMANO (1976) weist wie DEAN u. Mitarb. (1978, 1980) auf die rasche Extravasation der Angiographika hin, die

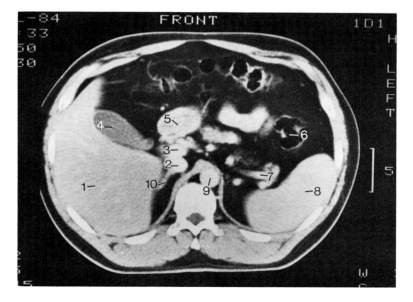

Abb. **12** Computertomogramm
in Höhe von LWK 2 (Unterkante):

1 = rechter Leberlappen
2 = V. cava inferior
3 = V. portae
4 = Gallenblase
5 = Bulbus duodeni
6 = Colon descendens
7 = V. lienalis
8 = Milz
9 = Aorta abdominalis
10 = rechte Nebenniere

bereits nach der ersten Kreislaufpassage des Pharmakons zu über 50% in den interstitiellen Raum diffundieren. Bei der Infusion eines Nephrographikums findet sich daher bereits 1 Min. nach Infusionsbeginn ganz überwiegend der Extravasalraum als Jodspeicher (FUCHS u. Mitarb. 1979), so daß abhängig von der jeweiligen Zielsetzung – hoher Kontrast für eine initiale kurze Zeitdauer oder mittleres Enhancement für mehrere Minuten – unterschiedliche Applikationsformen gewählt werden können (GALANSKY u. Mitarb. 1980, HELLER u. Mitarb. 1981).

Die von ROSSI u. Mitarb. (1981) vorgeschlagene Kontrastierung der Leber mit mehrfacher Bolusinjektion mittlerer Volumina (50 ml) nierengängiger Kontrastmittel hat sich nicht durchsetzen können.

Zur Verbesserung der *Differentialdiagnostik* einer Leberläsion sind die Anwendung eines Kontrastmittelbolus in einer definierten Schichtebene und die Aufnahme einer Zeit-Dichte-Kurve über dem in Frage stehenden Gewebebezirk und Referenzstrukturen am zweckmäßigsten. Als Referenzen für den kontrastmittelinduzierten Densitätsanstieg („Enhancement") dienen Aorta, Milz und normal perfundiertes Lebergewebe während der ersten Kreislaufpassage des Kontrastmittels bis 120 Sek. nach Injektionsbeginn. Eine sequentielle Computertomographie mit 4–8 Schichten/Min. ist erforderlich, um den Dichteanstieg und -abfall ausreichend zu erfassen; dabei ist eine gute Ko-

operationsfähigkeit des Patienten zwingende Voraussetzung (HÜBENER u. KLOTT 1980).

Die Analyse der Kontrastmittelanreicherung als Funktion der Zeit setzt über den atemverschieblichen Organen des Oberbauchs zur möglichst deckungsgleichen Aufnahme mehrerer Schichten eine Mindestgröße der in Frage stehenden Läsion von 20–30 mm Durchmesser voraus, da auch bei guter Kooperation geringe Atemexkursionen eine Bewegung der Organe unvermeidbar erscheinen lassen. Zur Darstellung von Zeit-Enhancement-Kurven in Funktionsform (Abb. 13) kann es zudem zweckmäßig sein, den zu messenden Gewebebezirk („Region of interest") in den zur Auswertung kommenden Transversalschichten separat festzulegen.

Die Enhancement-Zeit-Funktion des normalen Lebergewebes nach standardmäßiger Bolusapplikation (maschinell oder per Hand) mit z. B. 50 ml Nephrographikum (60% Jodgehalt) bei 5–10 ml Kontrastmittel/Sek. ist durch das biphasische, meist jedoch auch bei hoher Aufnahmesequenz nicht separierbare und langsam abfallende Densitätsverhalten geprägt (Abb. 13), das durch die initiale Komponente der arteriellen Kontrastierung und die 5–15 Sek. später einsetzende portale Phase meßbar wird. Ionische und nichtionische Kontrastmittel zeigen dabei keinen signifikanten Unterschied. Durch die rasche Extravasation in den interstitiellen Raum kommt es bereits nach der ersten Kreislaufpassage des Pharmakons zu

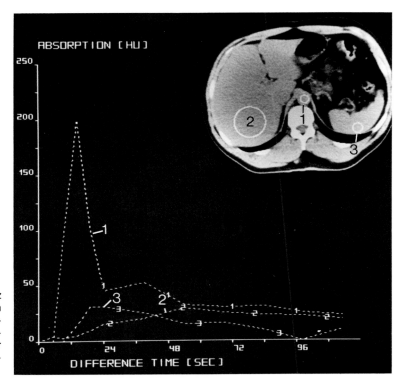

Abb. **13** Enhancement-Zeitdiagramm von Leber, Aorta und Milz nach bolusmäßiger Applikation von 50 ml 60%igem nierengängigem Kontrastmittel: typische Enhancement-Zeitfunktionen über der Aorta abdominalis (1), der Leber (2) und der Milz (3)

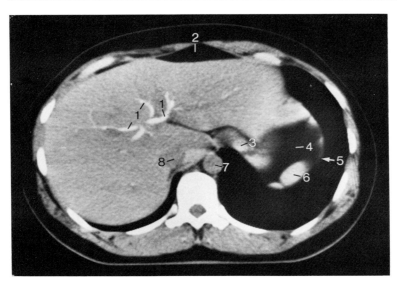

Abb. **14** Computertomogramm in Höhe von BWK 11/12, 30 Min. nach intravenöser Applikation gallegängigen Kontrastmittels:

1 = kontrastierte intrahepatische Gallenwege
2 = Omentum majus
3 = Übergang Ösophagus-Kardia
4 = infradiafragmales Fettgewebe
5 = (Pfeil): linker Zwerchfellrand
6 = oberer Milzpol
7 = Aorta abdominalis
8 = V. cava inferior (intrahepatischer nicht kontrastierter Anteil)

einem Dichtemuster, das durch die interstitielle Komponente bestimmt wird; ihr entspricht die langsame Eliminierung der Kontrastmittel aus dem Lebergewebe. Bei der genannten Applikationsform kann über gesundem Lebergewebe ein maximales Enhancement von 30–60 H im Mittel 50 Sek. post injectionem erreicht werden. Um vergleichbare und reproduzierbare Ergebnisse nach bolusmäßiger Kontrastmittelgabe zu gewährleisten, sollten neben der Anwendungsform immer der Zeitpunkt der Schichtaufnahme p.i. angegeben werden.

Cholegraphische Kontrastmittel finden bei computertomographischen Untersuchungen der Leber nur selten Anwendung, da ihr Enhancement zwar selektiv, jedoch zu gering ist, um eine für die meisten differentialdiagnostischen Fragestellungen ausreichende Kontrastanhebung zu erreichen. So führt die Gabe von 50 ml intravenös injiziertem Cholegraphikum im Mittel 30–60 Min. p.i. zu einer Dichteanhebung der Leber von ca. 15 H (HÜBENER 1978). In einzelnen Fällen kann Cholegraphikum zur Markierung intra- oder extrahepatischer Gallenwege (Abb. **10** u. **14**) dienen.

Andere Kontrastmittel, die selektiv vom retikuloendothelialen System des Leber- und Milzgewebes aufgenommen werden, haben bislang überwiegend experimentellen Stellenwert. Die gilt gleichermaßen für die von VERMESS u. Mitarb. (1979) vorgestellten fettlöslichen Pharmaka wie auch für die von WEGENER u. Mitarb. (1980) und WEINMANN u. Mitarb. (1981) erprobten wasserlöslichen Präparationen.

Orale Cholegraphika haben bei der abdominalen CT-Untersuchung keinen Platz, da die Gallenblase nativ bereits genügend Kontrast im Schnittbild bietet und es bei üblicher Dosierung des Kontrastmittels durch die hohe Konzentration in der Blasengalle zu Densitätsartefakten führen kann.

Milz

Die intraperitoneal gelegene Milz zeigt als im Mittel 160 cm³ großes parenchymatöses Organ im Computertomogramm (vgl. Abb. **6, 8, 9, 11** u. **12**) eine äußerst homogene Struktur mit Densitätswerten, die beim Gesunden bei $+50 \pm 4$ H liegen (PIEKARSKI u. Mitarb. 1980, SCHERTEL 1980). PIEKARSKI u. Mitarb. (1980) weisen besonders auf die beim Gesunden außerordentliche Konstanz der Densitätsrelation von Milz und Leber hin. Pathologische anorganische Einlagerungen (Eisen, Kupfer) bei Speicherkrankheiten werden besonders beim Schwächungswertvergleich beider Organe bemerkbar. Die derbe von Peritoneum umgebene Milzkapsel läßt sich computertomographisch nicht vom Parenchym trennen. Regelmäßig lassen sich im nach medial lokalisierten Organhilus die kaliberschwächere, sich bereits im Hilus aufzweigende A. lienalis von der 8–10 mm breiten Milzvene unterscheiden, die, meist weniger geschlängelt als die Organarterie, nach dorsomedial zieht und, z.T. den Pankreasschwanz kreuzend, in der Region des Pankreaskopfes mit der V. mesenterica superior die Pfortader bildet (vgl. Abb. **6**).

Die volumen- und formvariante Milz läßt sich im Computertomogramm in allen Anteilen lückenlos abbilden, bei der transversalen Abbildung jedoch nur bei reichlich abdominalem Fettgewebe gegen das linke Zwerchfell abgrenzen. Nebenmilzen, meist im Bereich des Milzhilus situiert, imponieren durch ihre Isodensität zum regulären Milzgewebe und sind zumeist durch ihre Homogenität gut gegen die angrenzenden Dünndarmschlingen

Abb. **15a–c** Computertomographische
Sequenz dreier Aufnahmen von Kontrastmittelapplikation (**a**) sowie 15 und
40 Sek. (**b** u. **c**) nach bolusmäßiger intravenöser Injektion von 50 ml 60%igem nierengängigem Kontrastmittel. In Abb. **b**
findet sich neben einer starken Kontrastierung der arteriellen Gefäße die ausgeprägte trabekuläre Zeichnung der Milz.
40 Sek. nach Injektion (**c**) findet sich ein
homogenes Enhancement sowohl der
Milz wie auch der Leber

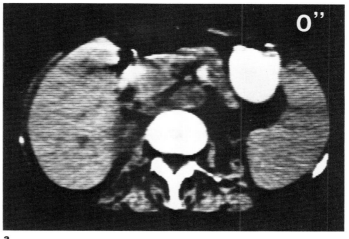

a

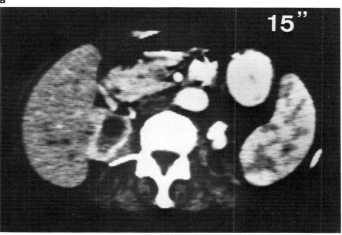

b

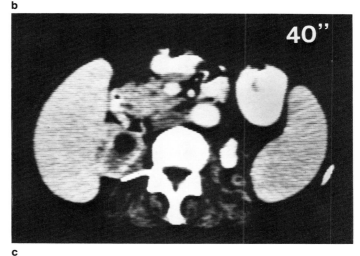

c

zu differenzieren (GOODING 1977). Ohne Kontrastmittelapplikation in Bolusform sind Kompartimente des Organs nicht analysierbar. Das Organvolumen ist exakt meßbar (HEYMSFIELD
1979).
Wird intravenös nierengängiges Kontrastmittel

bolusmäßig injiziert, so findet sich bei rascher
Aufnahmesequenz innerhalb der ersten 30 Sek.
ein sehr heterogenes, grobfleckiges Enhancement
(Abb. **15**) (GAZER u. Mitarb. 1981), wobei die
initial stark kontrastierten Areale von der Milzpulpa und kaliberstärkeren Gefäßen repräsentiert

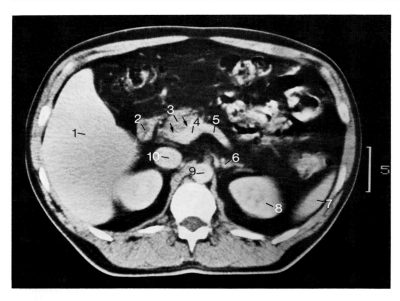

Abb. 16 Computertomogramm
in Höhe von LWK 2/3:

1 = rechter Leberlappen
2 = duodenale C-Schlinge
3 = Pankreaskopf (Pfeile: Abgrenzung
zur anliegenden Pfortader)
4 = V. portae
5 = V. lienalis
6 = linke Nebenniere
7 = unterer Milzpol
8 = oberer linker Nierenpol
9 = Aorta abdominalis
10 = V. cava inferior

werden, während die bindegewebigen Trabekel – das elastische Stützgewebe der Organs – minderperfundiert erscheinen. Nach 30 Sek. kommt es zum raschen Densitätsequilibrium, so daß das Organ – nahezu synchron zur Aorta abdominalis – ein wieder homogenes Enhancement erkennen läßt, das 20–30% des maximalen Dichteanstiegs der Aorta erreicht. Das kontrastmittelmarkierte Durchblutungsmuster ist wenig variabel und eignet sich ausgezeichnet als Indikator für pathologische Perfusionsstörungen bzw. als Referenz bei dynamischen CT-Studien.

Zur Beurteilung pathologischer umschriebener Prozesse der Milz (z. B. Infiltrate von Lymphknotenneoplasien, Milzmetastasen) sollte wegen der heterogenen Trabekelstruktur nur die Aufnahme-sequenz nach mindestens 20 Sek. p. i. zur Auswertung kommen.

Bauchspeicheldrüse

Die Bauchspeicheldrüse (Abb. **7, 9** u. **16–18**) wird trotz ihrer retroperitonealen Lage zumeist wegen ihrer funktionellen Zugehörigkeit zum Trakt der Verdauungsorgane in diesem Kapitel behandelt. Computertomographisch lassen sich die auch morphologisch nicht unterscheidbaren Teile, der Pankreaskopf (Abb. **17** u. **18**) in Höhe des 2. Lendenwirbelkörpers mit seinem isodensen, gelegentlich bis in Höhe des rechten Nierenstiels erkennbaren Prozessus uncinatus, nicht vom Pankreaskorpus abgrenzen, der prävertebral in Höhe von LWK 1–2 liegt. Nach links kraniolateral geht die-

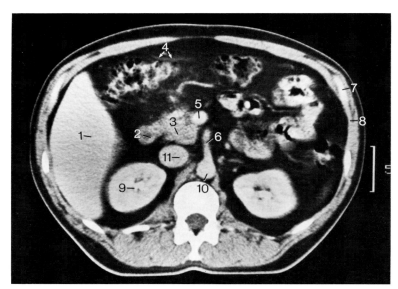

Abb. 17 Computertomogramm
in Höhe von LWK 2/3:

1 = rechter Leberlappen
2 = Pars II des Duodenums
3 = Pankreaskopf im Übergang zum
Processus uncinatus
4 = (Pfeile): Peritoneum als Grenze
des Omentum majus zum Mesenterium
5 = V. mesenterica superior
6 = A. mesenterica superior
7 = angeschnittene Rippe der unteren
Thoraxwand
8 = Interkostalmuskulatur
9 = oberer rechter Nierenpol
10 = Aorta abdominalis
11 = V. cava inferior

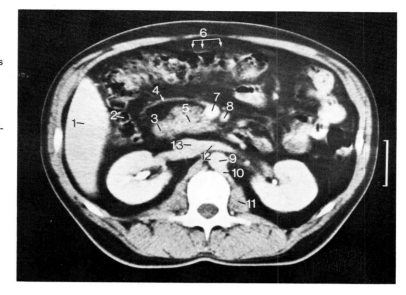

Abb. **18** Computertomogramm
in Höhe von LWK 3:

1 = unterer rechter Leberlappen
2 = rechte Kolonflexur
3 = Pars descendens des Duodenums
4 = (Pfeil): Mesenterialduplikatur
5 = Pankreaskopf
6 = (Pfeile): Peritoneum
7 = V. mesenterica superior
8 = A. mesenterica superior
   (nach intravenöser Kontrastmittelgabe)
9 = Aorta abdominalis
10 = linker Zwerchfellschenkel
11 = M. psoas
12 = V. lienalis dextra et sinistra
13 = V. cava inferior

ser Organteil ohne streng determinierte Grenze in den Pankreasschwanz über, der sich, leicht verjüngend – meist in mehreren aneinandergrenzenden Transversalschichten bis in den Milzhilus hinein –, im Computertomogramm vollständig abbilden läßt. Volumen- und Längenbestimmungen der Bauchspeicheldrüse gestalten sich schwierig, weil der schräge Organverlauf in bezug zur transversalen Aufnahmerichtung und die variable Atemverschieblichkeit des Organs keine exakte Reproduzierbarkeit gewährleisten. Das 150–200 mm lange Organ weist im Mittel ein Volumen vom 70–120 cm³ auf.

Die computertomographische Aufnahmetechnik muß beim Pankreas besonderen Wert auf eine hohe räumliche Auflösung legen, um eine subtile Beurteilung kleinster Parenchymläsionen zu gewährleisten (BAERT 1981). Daher ist eine dünne, 3–5 mm breite Schicht zu bevorzugen, die lückenlos das gesamte Organ zu erfassen hat. Das Organ wird im Computertomogramm homogen, d. h. von gleichmäßiger Densität, die bei +45 ±8 H liegt, abgebildet. Die physiologische Organatrophie des älteren Menschen spiegelt sich dabei zum einen in einer Organverschmälerung, zum anderen in einer betonter werdenden Läppchenstruktur der Drüse wider, die durch den Parenchymschwund bei sistierender Gerüstabbildung zur „Lipomatose" führt. Die Angaben zur Breite des Pankreasgewebes gelten deshalb für den jüngeren Patienten (mod. nach KREEL u. Mitarb. 1977 und HAERTEL u. Mitarb. 1978):

mittlerer Durchmesser
des Pankreaskopfes: 23 ± 4 mm
Pankreaskorpus: 19 ± 4 mm
Pankreasschwanz: 17 ± 4 mm

Bei Aufnahme dünner Schichten (3–5 mm) läßt sich – meist nur unregelmäßig – der 1–2 mm messende Ductus pancreaticus schräg angeschnitten abbilden; die Papilla vateri als sehr formenvariabler Ort des Confluens von Ductus choledochus und Ductus pancreaticus ist in aller Regel nicht zu identifizieren. Exokrine und endokrine (Insellzellapparat) Anteile der Bauchspeicheldrüse sind computertomographisch – auch nach Kontrastmittelapplikation – nicht aufzulösen.

Besonders bei dünnen Patienten erfordert die Abgrenzbarkeit des Pankreaskopfes vom lateral angrenzenden duodenalen C die Applikation von oral verabreichtem Kontrastmittel (s. oben). Der isodens groß erscheinende Pankreaskopf kann nach einer bolusmäßig injizierten Gabe von nierengängigem Kontrastmittel häufig in die nativ integriert erscheinenden Substrukturen der V. mesenterica superior, V. portae und die Einmündung der V. lienalis aufgelöst und diesen Gefäßen eindeutig zugeordnet werden (KIVISAARI u. Mitarb. 1979). Die bei Computertomographiegeräten mit längerer Aufnahmezeit (20 Sek. bis 2 Min.) empfohlene zusätzliche Aufnahmesequenz in Rechtsseitenlage zur Separation des Duodenums kann bei den schneller aufnehmenden Geräten heute in aller Regel entfallen.

Die intravenös applizierte bolusmäßige Kontrastierung des Pankreas muß von drei wesentlichen Prämissen ausgehen: Es muß auch hier eine hohe räumliche Auflösung gewährleistet sein; zusätzlich sollte ein ausreichend großes Enhancement für eine eindeutige Beurteilung kleiner pathologischer Läsionen sorgen, welche (wie das kleine Adenokarzinom des Pankreas) nur eine mäßige Densitätsdifferenz zum Normalgewebe zeigen,

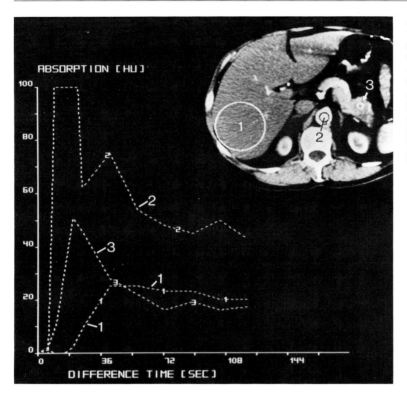

Abb. **19** Enhancement-Zeitfunktion nach bolusmäßiger intravenöser Applikation von 50 ml 60%igem nierengängigem Kontrastmittel. Enhancement-Zeitfunktion über der Leber (1), der Aorta abdominalis (2) und dem Pankreasschwanz (3). Die maximale Amplitude der Aorta wird zur besseren Auflösung der Enhancement-Zeitfunktion bei 100 HE begrenzt

und drittens muß die schnelle sequentielle Aufnahme in mehreren Schichtebenen häufig nach wiederholter Bolusinjektion des Kontrastmittels erfolgen, um das gesamte Organ gleichermaßen subtil zu erfassen (MARCHAL u. Mitarb. 1979).
Die Kontrastierung des Pankreas (Abb. **19**) zeigt nach bolusförmiger Gabe ein initiales Enhancement, das 3–5 Sek. nach der Aorta abdominalis mit 15–25% des Dichteanstieges der Aorta nicht ganz das Densitätsmaximum der Milz erreicht und parallel um 2–5 Sek. zeitversetzt (später) ver-

läuft. Nach Applikation von 50 ml eines 60%igen Nephrographikums kann so in der ersten Kreislaufphase ein Enhancement um 60–80 H gemessen werden. Zur Ausschöpfung aller Möglichkeiten der Computertomographie des Pankreas sollte immer die wiederholte Bolusinjektion des Kontrastmittels und nicht die Kontrastmittelinfusion Anwendung finden, die wegen der raschen Dichteequilibrierung normaler und pathologischer Gewebeanteile die differentialdiagnostischen Möglichkeiten nicht voll ausschöpfen kann.

Literatur

Alfidi, R. J., J. Haaga, M. Weinstein, J. De Groot: Computed Tomography of the Human Body. An Atlas of Normal Anatomy. Mosby, St. Louis 1977

Baert, A. L.: Dynamic scanning of liver and pancreas. Dynamic body CT-scanning in Europe. Tübingen, 30.–31.10.1981. CT-Sonographie 2 (1981) 96

Baert, A. L., L. Jeanmart, A. Wackenheim: Clinical Computer Tomography. Springer, Berlin 1978, 1980

Baert, A. L., R. Usewils, G. Wilms, G. Marchal, E. Ponette: Computed Tomography. Excerpta medica, Amsterdam 1981

Burgener, F. A., D. J. Hamlin: Contrast enhancement in abdominal CT: bolus vs. infusion. Amer. J. Roentgenol. 137 (1981) 351

Carter, B. L., J. Morehead, S. M. Wilpert, St. B. Hammerschlag, H. J. Griffiths, P. C. Kahn: Cross-Sectional Anatomy – Computed Tomography and Ultrasound Correlation. Appleton-Century-Crofts, New York 1977

Claussen, C., B. Lochner: Dynamische Computertomographie. Springer, Berlin 1983

Dean, P. B.: Contrast media in body computed tomography: experimental and theoretical background, present limitations,

and proposals for improved diagnostic efficacy. Invest. Radiol. 15 (1980) 164

Dean, P., M. R. Violante, J. A. Mahowey: Hepatic CT contrast enhancement: effect of dose, duration of infusion and time elapsed following infusion. Invest. Radiol. 15 (1980) 158

Friedmann, E., E. Bücheler, P. Thurn: Ganzkörper-Computertomographie. Thieme, Stuttgart 1981

Fuchs, W. A., P. Vock, M. Haertel: Pharmakokinetik intravasaler Kontrastmittel bei der Computer-Tomographie. Radiologe 19 (1979) 90

Galanski, M., B. M. Cramer, G. Drewes: Möglichkeiten der Kontrastmittelanwendung bei der Computertomographie. Fortschr. Röntgenstr. 132 (1980) 139

Gambarelli, J., G. Guerinel, L. Chevot, M. Mattei: Ganzkörper-Computertomographie. Ein anatomischer Atlas von Serienschnitten durch den menschlichen Körper. Anatomie-Radiologie-Scanner. Springer, Berlin 1977

Gazer, G. M., L. Axel, H. I. Goldberg, A. A. Moss: Dynamic CT of the normal spleen. Amer. J. Roentgenol. 137 (1981) 343

Gerhardt, P., G. v. Kaick: Total Body Computerized Tomography Thieme, Stuttgart 1979

Gooding, G. A. W.: The ultrasonic and computed tomographic appearance of splenic lobulations: a consideration in the ultrasonic differential of masses adjacent to the left kidney. Radiology 125 (1977) 719

Grabbe, E.: Methodik und Wert der Darmkontrastierung bei der abdominalen Computertomographie. Fortschr. Röntgenstr. 131 (1979) 588

Haaga, J., N. E. Reich: Computed Tomography of Abdominal Abnormalities. Mosby, St. Louis 1978

Haaga, J., N. E. Reich: Computed Tomography of Abdominal Abnormalities, chapt. 10: Current Status and Future Directions: the Spleen. Mosby, St. Louis 1978 (p. 365)

Haertel, M., L. Kreel: Das normale Pankreas im computerisierten Tomogramm. Fortschr. Röntgenstr. 128 (1978) 1

Hatfield, K. D., S. D. Segal, K. Tait: Barium sulfate for abdominal computer assisted tomography. J. Comput. assist. Tomogr. 4 (1980) 570

Heller, M., E. Grabbe, E. Bücheler: Serien-Computertomographie – Methodik und erste Erfahrungen. Fortschr. Röntgenstr. 134 (1981) 16

Heymsfield, S. B., T. Fulenwider, B. Nordlinger, R. Barlow, P. Sones, M. Kutner: Accurate measurement of liver, kidney and spleen volume and mass by computerized axial tomography. Ann. intern. Med. 90 (1979) 185

Hübener, K.-H.: Computertomographische Densitometrie von Leber, Milz und Nieren bei intravenös verabreichten lebergängigen Kontrastmitteln in Bolusform. Fortschr. Röntgenstr. 129 (1978) 289

Hübener, K.-H.: Computertomographie des Körperstammes. Thieme, Stuttgart 1981; 2. Aufl. 1985

Hübener, K.-H., K. J. Klott: Statisches und dynamisches Kontrastmittelenhancement der Körperstamm-Computertomographie. Fortschr. Röntgenstr. 133 (1980) 347

Hübener, K.-H., B. Kurtz: Qualitätskontrolle in der Computertomographie: Abdomen. Springer, Berlin 1983

Hübener, K.-H., W. G. H. Schmitt: Computertomographische Densitometrie des menschlichen Blutes. Einfluß auf das Absorptionsverhalten von parenchymatösen Organen und Ergußbildungen. Fortschr. Röntgenstr. 130 (1979) 185

Kivisaari, L., M. Kormano, V. Rantakokko: Contrast enhancement of the pancreas in computed tomography. J. Comput. assist. Tomogr. 3 (1979) 722

Kormano, M., P. B. Dean: Extravascular contrast material – The major component of contrast enhancement. Radiology 121 (1976) 379

Kreel, L.: Medical Imaging CT/US NMR: A Basis Course. HM & M Publ., Aylesbury/Buckinghamshire 1979

Kreel, L., M. Haertel, D. Katz: Computed tomography of the normal pancreas. J. Comput. assist. Tomogr. 1, 1977

Lee, J. K. T., S. S. Sagel, R. J. Stanley: Computed Body Tomography. Raven, New York 1983

Love, L., M. A. Meyers, R. J. Churchill, C. J. Reynes, R. Moncado, D. Gibson: Computed tomography of extraperitoneal spaces. Amer. J. Radiol. 136 (1981) 781

Margulis, A. R., H. J. Burhenne: Computed Tomography in Alimentary Tract Radiology, vol. III. Mosby, St. Louis 1979 (p. 3)

Marshal, G., A. L. Baert, G. Wilms: Intravenous pancreaticography in computed tomography. J. Comput. assist. Tomogr. 3 (1979) 727

Mategrano, V. C., J. Petasnick, J. Clark, R. Weinstein: Attenuation values in computed tomography of the abdomen. Radiology 125 (1977) 135

Moss, A. A., G. Gamsu, H. K. Genant: Computed Tomography of the Body. Saunders, Philadelphia 1983

Piekarski, J., M. P. Federle, A. A. Moss et al.: Computed tomography of the spleen. Radiology 135 (1980) 683

Piekarski, J., H. I. Goldberg, S. A. Royal et al.: Difference between liver and spleen CT numbers in the normal adult. Its usefulness in predicting the presence of diffuse liver disease. Radiology 137 (1980) 727

Redman, H. C., A. E. Fisch: Computed Tomography of the Body. Advanced Exercises in Diagnostic Radiology, vol. XIII. Saunders, Philadelphia 1979

Rossi, P., L. Rovighi, L. Tipaldi, C. Bompiari, G. Simonetti: High contrast enhancement of the liver in CT by repeated dosed of contrast medium. Europ. J. Radiol. 1 (1981) 126

Roub, L. W., B. P. Drayer, D. P. Orr et al.: Computed tomographic positiv contrast peritoneography. Radiology 131 (1979) 699

Sager, W.-D., G. Ladurner: Computertomographie. Thieme, Stuttgart 1979

Scherer, U., J. Lissner: CT of the liver. In Gerhardt, P., G. v. Kaick: Total Body Computerized Tomography. Thieme Stuttgart 1979 (p. 87)

Scherer, U., J. Lissner, J. Eisenburg, M. Zrenner, F. W. Schildberg: Computertomographie der Leber. Fortschr. Röntgenstr. 130 (1979) 531

Schertel, L.: Computertomographie der Milz, Röntgen-Bl. 33 (1980) 91

Takahashi, Sh.: Illustrated Computer Tomography. Springer, Berlin 1983

Vermess, M., D. C. Chatterji, J. L. Doppman, G. Grimes, R. H. Adamson: Development and experimental evaluation of a contrast medium for computed tomographic examination of the liver and spleen. J. Comput. assist. Tomogr. 3 (1979) 25

Wegener, O. H.: Ganzkörpercomputertomographie. Karger Basel 1982

Wegener, O. H., W. Muetzel, R. Souchon: Contrast media for computer tomography of the liver. Acta radiol. Diagn. 21 (1980) 239

Weinmann, H. J., W. Muetzel, R. Souchon, O. H. Wegener: Experimental water-soluble contrast media for computed tomography of the liver. In Felix R., E. Kaszner, O. H. Wegener: Contrast Media in Computed Tomography. Excerpta medica, Amsterdam 1981 (p. 95)

Young, S. W., M. A. Noon, B. Marincek: Dynamic computed tomography time-density study of normal human tissue after intravenous contrast administration. Invest. Radiol. 16 (1981) 36

Endoskopische retrograde Pankreatikocholangiographie (ERPC)

H.-D. Weiss

JOHANN-GEORG WIRSUNG (1600–1643) entdeckte 1642 als Prosektor des Anatomen und Pathologen VESLING in Padua das Gangsystem der Bauchspeicheldrüse des Menschen. GIOVANNI D. SANTORINI (1681–1737) bestätigt die Vermutung VESLINGS (1666), daß häufig ein zweiter, kleinerer Ausführungsgang existiert, der regelmäßig das Duodenum erreicht.

Das Gallengangsystem war schon im Altertum bekannt. Mit der Entdeckung der Röntgenstrahlen (WILHELM-KONRAD RÖNTGEN 1895) entstand schon frühzeitig der Wunsch, die kanalikulären Strukturen des Pankreas- und Gallengangsystems darzustellen, was, die Gallenwege betreffend, durch die perkutane transhepatische Cholangiographie (HUARD u. DO-XUAN-HOP 1937), später mit der Entwicklung gallegängiger Kontrastmittel durch die perorale und intravenöse Cholezystcholangiographie frühzeitig gelang.

Die Darstellung des Pankreasgangsystems bereitete Schwierigkeiten. Versuche, durch Refluxpankreatikographie (STILLER 1984, SANCHEZ SAN JULIAN u. Mitarb. 1952, WAPSHAW 1955, BERGKVIST 1957, THAL u. Mitarb. 1959, HAYES 1960) die abführenden Wege der Bauchspeicheldrüse zu kontrastieren, mißlangen. Versuche zur indirekten (SILVERMANN u. HILL 1963) und direkten (LEDOUX-LEBARD u. Mitarb. 1964) Pankreatikographie hatten ebenfalls keinen Erfolg. LEGÉR u. ARWAY (1951) sowie DOUBILET u. Mitarb. (1955) beschreiben den neuen Weg der intraoperativen retrograden Pankreatikographie, die durch weitere Untersuchungen – vorwiegend Chirurgen wie MERCADIER u. HEPP (1956), VOSSSCHULTE (1961), VOSSSCHULTE u. WAGNER (1968) und vor allem HESS (1969) – vervollständigt wird. Diese Methode hat letztlich zwar den Nachteil, daß sie nur peroperativ durchgeführt werden kann, die durch die intraoperative Pankreatikographie – auch Cholangiographie – erhobenen Befunde sind jedoch mit denen der endoskopischen retrograden Pankreatikocholangiographie (ERPC) identisch.

WATSON berichtet (1966) unter ausdrücklichem Hinweis auf bereits 1961 von HIRSCHOWITZ durchgeführte bulbäre und postbulbäre Duodenoskopien über gelungene Inspektionen der Papillenregion, so daß dieser Autor wohl der erste gewesen zu sein scheint, der endoskopisch die Papilla Vateri gesehen und beurteilt hat. Prospektiv erkennt WATSON, daß diese Möglichkeit einen erheblichen Fortschritt in der Diagnostik von Erkrankungen der Bauchspeicheldrüse und der Gallenwege bringen wird, wobei er jedoch betont, daß die von ihm mit einem Gastroskop durchgeführten Untersuchungen in Zukunft nur dann routinemäßige Anwendung finden können, wenn längere, dünnere und flexiblere Endoskope entwickelt würden.

Diese Entwicklung der Endoskope fand statt, so daß es 1968 MCCUNE mittels eines „Ederfiberglasduodenoskops" gelang, die Papilla Vateri optisch einzustellen und zu kanülieren. Die Kanülierungsquote mit röntgenologischer Darstellung des Gangsystems betrug etwa 25%; die Abbildungen waren ungenügend.

In Zusammenarbeit mit OI (1969) wurden durch japanische Firmen Fiberglasduodenoskope entwickelt, mit denen erste klinisch relevante Erfolgsquoten (50–70%) der ERPC erreicht wurden. In schneller Reihenfolge erschienen weitere Berichte von TAKAGI und Mitarb. (1970), OGOSHI u. Mitarb. (1970), DEMLING u. CLASSEN (1970), ANACKER u. Mitarb. (1971) und JEANPIERRE u. LEGER (1971).

Weiterentwicklungen, die über die hervorragenden diagnostischen Ergebnisse der ERPC hinausgehen, sind die endoskopische Papillotomie (DEMLING u. Mitarb. 1974), die die außeroperative Steinextraktion aus den Gallenwegen ermöglicht, die nasobiliäre Verweilsonde (NAGAI u. Mitarb. 1976), die bei Gallengangstenosierungen eine passagere Entlastung der Gallenwege ermöglicht, zudem die Litholyse sowie die Therapie der akuten Cholangitis. SOEHENDRA u. RAYNDERS-FREDERIX (1979) und SOEHENDRA (1980) finden den Weg zur Einsetzung einer transpapillären Gallengangendoprothese zur passageren oder paliativen Ableitung aufgestauter Gallenwege.

Untersuchung (ERPC)

Entscheidend für den klinischen Wert dieser Methoden ist ihre Erfolgsquote bezüglich gelungener Kanülierungen der Papille mit Darstellung des Pankreas- und Gallengangsystems, wobei allerdings bereits der endoskopische Blick auf die Papilla Vateri insofern eine differentialdiagnostische Bedeutung hat, als oberflächlich in Erscheinung tretende Papillenprozesse – insbesondere das Papillenkarzinom – ausgeschlossen oder bestätigt werden können.

Abb. **1** Duodenoskop
JFB 1 (4) der Firma
Olympus mit Katheter,
Biopsiezange und
Bürste

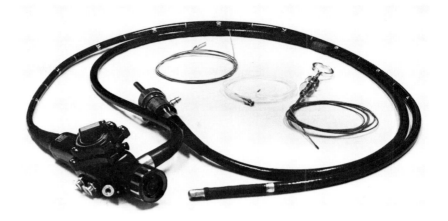

Da die normale Lage der Papille bekannt war, lag es nahe, ein Untersuchungsverfahren zu entwikkeln, das unter physiologischen wie pathologischen Verhältnissen in standardisierter und somit reproduzierbarer Folge wiederholbar war.

Dies wiederum führte zu dem Ergebnis – vorausgesetzt, der Untersucher verfügt über genügend Erfahrung – einer gleichbleibenden Kanülierungsquote der Papille mit Darstellung beider oder eines der beiden Gangsysteme von 93–95% (CLASSEN u. Mitarb. 1972, COTTON u. Mitarb. 1972, OI 1972, WEISS u. Mitarb. 1972).

Die unterschiedliche Häufigkeit der Darstellung des Pankreasgangsystems (84%) und des Gallengangsystems (74%) erklärt sich aus dem individuell unterschiedlichen Bau der Papille (STERLING 1954).

Instrumentelle Voraussetzungen

Endoskop

Grundsätzlich ist jedes Duodenoskop, das eine Seitwärtsblickoptik besitzt, für die ERPC geeignet. Persönliche Erfahrungen überwiegen sicherlich bei der Gerätewahl tatsächliche und vermeintliche Qualitäten des optischen oder mechanischen Systems. Beachtenswert scheint jedoch:
1. daß ein Festfokus einer stufenlos einstellbaren Nah- und Fernfokussierung vorzuziehen ist.

Die auf den ersten Blick wünschenswert erscheinende Möglichkeit der stufenlos einstellbaren Nah- und Fernfokusierung erweist sich als Nachteil, da die auch bei bester medikamentöser Ruhigstellung des Duodenums nicht zu verhindernde atmungsabhängige Exkursion des Darmes, ge-

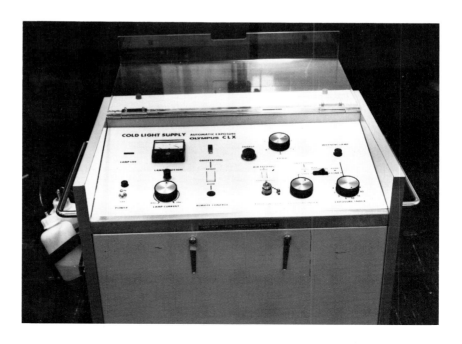

Abb. **2**
Lichtquelle CLX
der Fa. Olympus

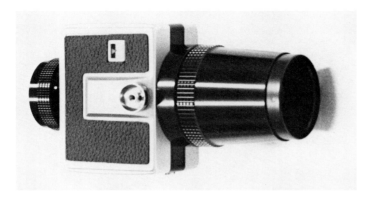

Abb. **3** Kleinstbildkamera SC 16/2 der
Fa. Olympus

fäßbedingte Pulsationen sowie gelegentliche Peristaltik den Untersucher ständig mit der Aufgabe der Nachfokusierung beschäftigen.

2. daß die Flexibilität des Endoskops nicht zu Lasten der Längsstabilität die wegen der Seitwärtsblickoptik ohnehin erschwerte Pyloruspassage zusätzlich behindern darf.

Einzelne Geräte werden mit einer schwenkbaren Optik angeboten, so daß zunächst mit der prograden Stellung der Optik eine Ösophagogastro- und Bulbuskopie, schließlich nach Umschwenken des Blickwinkels zur Seite, also zur orthograden Optik, die Kanülierung der Papille durchgeführt werden kann. Diese Geräte erscheinen dann sinnvoll, wenn aus Kostengründen Alternativmöglichkeiten fehlen.

Als außergewöhnlich geeignetes Instrument sollen stellvertretend die Fiberglasduodenoskope JF-B 2-4 (Fa. Olympus) beschrieben sein, die eine Fortentwicklung des ersten und geeigneten voll flexiblen Endoskopes (JF-B 1) zur ERPC darstellen.

Das Instrument (Abb. **1**) ist 1520 mm lang; die Arbeitslänge beträgt 1370 mm. Der Außendurchmesser des Endoskopschlauches beträgt 10 mm; aktiv flexibel sind 46 mm des distalen Endoskopendes. Die Beweglichkeit nach oben und unten beträgt 120 Grad, nach rechts und links 90 Grad. Das Instrument besitzt Kanäle für Absaugung, Wasserspülung und Luftzufuhr sowie einen Instrumentierkanal, durch welchen der Kanülierungskatheter oder andere Instrumente wie Biopsiezange und -bürste, Papillotom und Drainagekatheter eingeführt werden können. Mittels des Albarran-Hebels lassen sich Katheter bzw. die übrigen diagnostischen oder therapeutischen Instrumente zusätzlich um 80 Grad abwinkeln.

Als sehr geeignet erweist sich das optische System, wobei insbesondere die Festfokussierung des Objektfokus (5–60 mm) der stets vorhandenen Eigen- und Mitbewegung der Pars descendens duodeni eine gute optische Konstanz entgegenbringt. Der Blickwinkel der Optik beträgt 65 Grad, 80 Grad zur Seite gerichtet.

Der Blickwinkel sowie die gute aktive Flexibilität der Instrumentenspitze werden ergänzt durch eine ausgezeichnete Längsstabilität des Instrumentes, das geringste äußere Drehungen des Instrumentenkopfes gut auf das die Optik tragende Instrumentenende überträgt, so daß feinste, zur Kanülierung unbedingt nötige Einstellungsveränderungen möglich sind.

Als Lichtquelle stehen die Kaltlichtquellen CLE, CLF sowie CLX (Abb. **2**) zur Verfügung. Empfehlenswert ist die große Lichtquelle CLX, insbesondere dann, wenn eine Foto- oder Filmdokumentation durchgeführt werden soll.

Zur Fotodokumentation steht die automatische Kleinstbildkamera SC 16/2 zur Verfügung. Die Belichtungssteuerung ist automatisiert, das Endoskopbild bei aufgesetzter Kamera leicht vergrößert, so daß die gesamte Endoskopie mit aufgesetzter und schußbereiter Kamera vorgenommen werden kann (Abb. **3**).

Katheter und Biopsie

Grundsätzlich ist jeder endoskopgängige Katheter mit verformbarer Spitze zur Kanülierung der Papilla Vateri geeignet, wobei allerdings bestimmte Materialien wie Teflon oder Polyäthylen Vorteile aufzuweisen scheinen. Wichtig ist die Längsstabilität des Katheters, insbesondere der Katheterspitze, die am besten mittels einer fest eingeschraubten abgerundeten Metallspitze zu erreichen ist. Die Mindestlänge des Katheters beträgt 2100 mm, der Außendurchmesser 1,5 mm. Weitere Spezialkatheter wie Ballon- oder Koaxialkatheter zur Optimierung der Gallenwegsdarstellung bzw. Silikoneinschwemmkatheter in Koaxialtechnik zur selektiven Sondierung peripherer Ganganteile haben keinen Eingang in die Routinediagnostik gefunden.

Zur Entnahme bioptischen Materials stehen Biopsiezange und -bürste zur Verfügung. Die wichtigste Forderung an die Zange ist ein ausreichend tiefer Zugriff, so daß insbesondere maligne Prozesse von der umgebenden perifokalen Entzündung unterschieden und histologisch erfaßt werden können. Die Biopsiebürste muß kathetergängig sein, um ein Abstreifen der Zellen beim Zurückziehen der Bürste durch den Endoskopkanal zu vermeiden.

Radiologisch-apparative Ausstattung

Grundsätzlich genügt für die Untersuchung und Darstellung des Pankreas- und Gallengangsystems ein Röntgentisch mit Aufnahmeröhre sowie Durchleuchtungsmöglichkeit in einem Strahlengang.

Aufgrund möglicher Komplikationen bei Überspritzung des Pankreasgangsystemes mit Darstellung azinärer und periazinärer Strukturen empfiehlt sich jedoch eine hochauflösende Bildverstärker-Fernsehkette, so daß die Menge des injizierten Kontrastmittels vom Füllungsgrad abhängig gemacht und genau kontrolliert werden kann. Letzteres erscheint um so wichtiger, als bei Erreichen einer gezielten Kontrastierung des Hauptganges sowie der Seitengänge erster und zweiter Ordnung die diagnostische Sicherheit außerordentlich zunimmt bzw. umgekehrt eine falsch-negative Diagnose – bei unzureichender Kontrastierung des Gangsystems – unwahrscheinlicher gemacht werden kann. Als Kontrastmittel finden letztlich alle jene Verwendung, die wasserlöslich sind, eine niedrige Viskositätskonstante aufweisen sowie einen ausreichenden Kontrast abgeben.

Kontrastmittel mit niedrigprozentigem Jodgehalt ergeben zu wenig Kontrast und erhöhen somit die Gefahr einer Überspritzung des Gangsystems im Sinne einer Kontrastierung azinärer und periazi-

närer Strukturen. Die aus der chirurgischen peroperativen Pankreatikographie bekannten Kontrastmittelmengen (2–3 ml) sind insofern nicht relevant, als die diagnostisch nötige Kontrastmittelmenge vorab nicht bestimmbar ist, da die Papilla Vateri in der Regel durch den eingeführten Katheter nicht vollständig abgedichtet ist, so daß ein Teil des injizierten Kontrastmittels als Folge der intrakanalikulären Druckerhöhung ins Duodenallumen zurückfließt.

Vorbereitung des Patienten

Entsprechend jeder endoskopischen Untersuchung des Gastrointestinaltraktes wird die ERPC am nüchternen Patienten durchgeführt. Im Einzelfall kann die Endoskopie vorgenommen werden, wenn die letzte Mahlzeit mindestens 3 Std. zurückliegt sowie keine Erkrankung besteht, die eine normale Entleerung des Magens und des Duodenums verhindert.

Die Untersuchung kann grundsätzlich ohne jegliche Prämedikation durchgeführt werden. Als hilf-

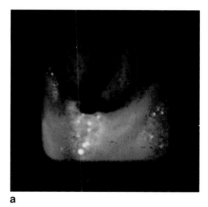

a

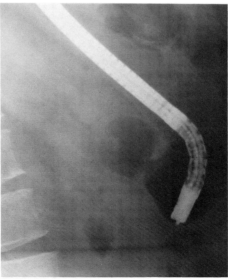

b

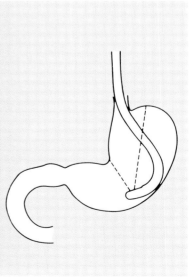

c

Abb. **4 a–c**
a Endoskopischer Blick auf die kleine Magenkurvatur
b Röntgenologische Lokalisation des Endoskopes
c Schematische Darstellung des endoskopischen Blickwinkels

reich hat sich jedoch erwiesen, dem Patienten 15 Min. vor Beginn der Endoskopie 10 mg Psyquil (Triflupromazin) i. m. sowie 0,0005 g Atropin i. m. in einer Mischspritze zu verabreichen. Ersteres begünstigt die Ruhigstellung des Magens und des Duodenums unter Wahrung eines ausreichenden Wandtonus; letzteres soll vasovagale Reflexe als Folge der Endoskopie und Lufteinblasung verhindern bzw. eine Sekretionshemmung bewirken. Unmittelbar vor der Untersuchung empfiehlt sich, 50 mg Dolantin (Meperidine) i. v. zu verabreichen, wobei neben einer allgemeinen Ruhigstellung des Patienten eine deutliche Verlangsamung der Darmperistaltik erreicht wird.

Diese „Ruhigstellung" des Patienten ist nicht obligat und sollte vom Ausmaß der Kooperationsbereitschaft des Patienten abhängig gemacht werden. Statistisch besteht unter Dolantinmedikation keine objektivierbare Verbesserung oder Verschlechterung der Sondierungsquote.

Als weiteres Hilfsmittel kann unmittelbar vor Einführung des Instrumentes peroral ein sog. „Blasensprenger" wie Endoparactol (Dimethyl-polysiloxan) zur Verbesserung der Sichtverhältnisse verabreicht werden. Zur Anästhesie des Rachens wird kurz vor Untersuchungsbeginn ein Oberflächenanästhetikum eingesprüht.

Untersuchungstechnik

Endoskopischer Teil

Die Endoskopie des Magens sowie der Pars descendens duodeni wird in Linksseiten- oder Bauchlage des Patienten durchgeführt. Bei dieser Lagerung sammelt sich das Nüchternsekret im Magenfundus, während die Luft sich im Antrum, Bulbus bzw. in der Pars descendens duodeni befindet. Aufgrund des fixierten Objektfokus, der eine endoskopische Sicht erst bei einem Objekt-Fokus-Abstand von 0,5 cm erlaubt, ist eine Detailerkennung mittels der Seitwärtsblickoptik im Ösophagus in der Regel nicht möglich. Das Instrument wird demzufolge „blind" bis zur Kardia vorgeschoben. Treten Passagebehinderungen im Bereich des Ösophagus auf, empfiehlt es sich, diese röntgenologisch oder mittels prograder Optik endoskopisch abzuklären, um eine Perforation bei einem Ösophagusdivertikel oder stenosierendem Prozeß zu vermeiden.

Nach Erreichen des Magens wird unter normalen Verhältnissen das Instrument entlang der großen Kurvatur mit Blickrichtung auf die minorseitige Magenwand in Richtung Magenausgang vorgeschoben. Entscheidend ist die kontinuierliche endoskopische Lagekontrolle, wobei die dazu nötige Luftaufblasung des Magens ein gewisses Problem darstellt. Die Luftinsufflation sollte möglichst geringgehalten werden, da eine Überdehnung des Magens zu einer die Pyloruspassage und Kanülierung der Papille erheblich erschwerenden Peri-

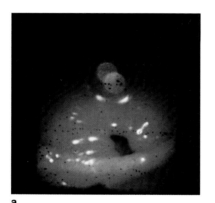

a

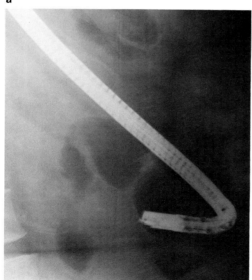

b

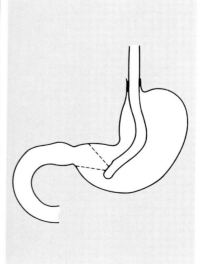

c

Abb. 5a–c
a Endoskopischer Blick auf den Pyloruskanal
b Röntgenologische Lokalisation des Endoskopes
c Schematische Darstellung des endoskopischen Blickwinkels

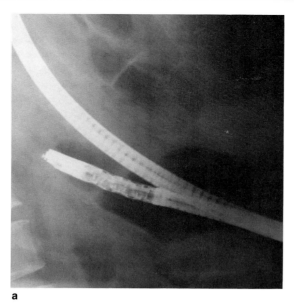

a

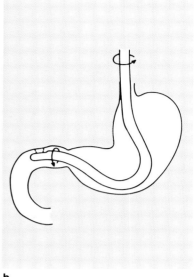

b

Abb. **6 a** u. **b**
a Röntgenologische Lokalisation des Endoskops in der Bulbusspitze
b Schematische Darstellung des endoskopischen Blickwinkels

staltik, gelegentlich Hyperperistaltik des Magens und des Duodenums führt. Eine vollständige Gastroskopie empfiehlt sich demzufolge erst nach Abschluß der Pankreas- und Gallengangdarstellung.

Schwierigkeiten können angesichts der Seitwärtsblickoptik beim Kaskadenmagen auftreten, da sich das Instrument dabei in der Regel im nach dorsal überhängenden Magenfundus verfängt bzw. nach kranial umschlägt, so daß neben der geringen Wahrscheinlichkeit der Magenperforation die größere Gefahr des retrograden Einschiebens der Instrumentenspitze in die Kardia bzw. den Ösophagus besteht. Diese Situation ist selten, u. U. jedoch schwerwiegend, da es, wie WIENDL (1972) berichtete, nurmehr durch eine Operation

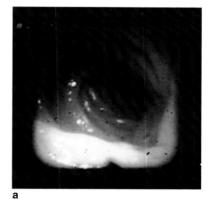

a

Abb. **7 a–c**
a Endoskopischer Blick in die Pars descendens duodeni
b Röntgenologische Lokalisation des Endoskopes nach Drehung um 180 Grad
c Schematische Darstellung des endoskopischen Blickwinkels

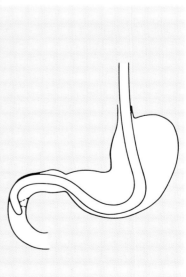

b

c

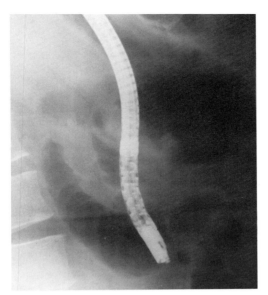

Abb. **8**   Nach Begradigung des Instrumentes bessere Steuerbarkeit

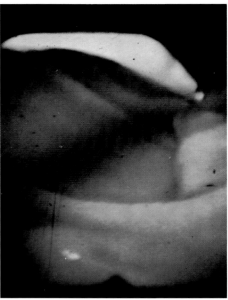

Abb. **10**   Papilla Vateri und Katheter unmittelbar vor der Kanülierung

gelang, das Instrument in den Magen zurückzuziehen und zu entfernen.

Letztlich ist die Untersuchung bis zur Kanülierung der Papille in standardisierten Schritten darstellbar, deren erster die orientierende Endoskopie der Antrumfalte, in der Regel mit Inversion und Rückblick auf den proximal gelegenen Instrumentenanteil darstellt (Abb. **4**).

Der zweite Schritt bei weiter in Richtung Magenausgang vorgeschobenem Instrument ergibt den Blick über die Antrumfalte in das präpylorische Antrum sowie den Pyloruskanal (Abb. **5**).

Der dritte Schritt ist die Pyloruspassage, die „blind" vonstatten geht, wobei nach Erreichen der Bulbusspitze und Drehung des gesamten In-

strumentes um 180 Grad im Uhrzeigersinn der Blick in die Pars descendens duodeni frei wird (Abb. **6** u. **7**).

Der vierte Schritt stellt die Streckung des Instrumentes im Magen dar, so daß die sich im Duodenum befindende Instrumentenspitze tiefer in Richtung unteres Duodenalknie vorgleitet. Diese Begradigung des Instrumentes im Magen ergibt neben der Reduktion des peristaltikanregenden Druckes auf den unteren Magenpol eine verbesserte Drehmöglichkeit des Instrumentes um die Längsachse, somit insgesamt eine bessere Manövrierbarkeit der Optik (Abb. **8**).

Der fünfte Schritt ist das Aufsuchen der Papille. Endoskopisch bietet sich in allen Abschnitten des postbulbären Duodenums ein ähnliches Bild. Man erkennt die zirkulären Kerckringschen Falten (Abb. **7a**) sowie die Faltentäler; das eingebrachte Licht wird gleichmäßig reflektiert. Abweichungen vom Normalbild müssen abgeklärt werden, so daß versucht werden muß, Auflagerungen abzuspülen bzw. pathologische Prozesse mittels Zangen- und Bürstenbiopsie zu verifizieren. Als Leitschiene zur Papille dient die Plica longitudinalis major duodeni, eine durch den intramuralen Verlauf des Ductus choledochus aufgeworfene Längsfalte. Diese Falte kreuzt demzufolge vertikal die Plicae circulares und endet proximal an der Papilla Vateri. Aus endoskopischer Sicht ist somit die topographische Lage der Papille im oberen, mittleren oder unteren Drittel der Pars descendens duodeni unwichtig. Das endo-

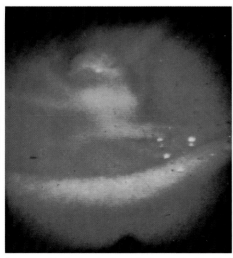

Abb. **9**   Endoskopischer Blick auf die Papilla Vateri

skopische Auffinden der Papille ist, abgesehen von Zufallseinstellungen, allein durch Aufsuchen und Verfolgen der Plica duodeni major nach distal oder kranial möglich (Abb. **9**).

Die Sondierung der Papille gelingt am besten bei direkter Aufsicht der Optik, d.h., daß sich endoskopisch die Papille in der Mitte oder am unteren Rand des Bildausschnittes befindet. Andere Sondierungsrichtungen sind allerdings ebenfalls möglich (Abb. **10**).

Radiologischer Teil

Nach Kanülierung der Papilla Vateri und Kontrastmittelinjektion kommt das Pankreasgangsystem in etwa 86%, die Gallenwege in 74% zur Darstellung. Im Bereich der Bauchspeicheldrüse sollte eine Darstellung der azinären Strukturen eben erreicht, der periazinären vermieden werden. Die komplette Kontrastierung der Gallenwege ist obligat.

Um eine diagnostisch bedeutsame „Unterspritzung" bzw. eine komplikationsbehaftete „Überspritzung" zu vermeiden, wird ausschließlich unter Fernsehkontrolle injiziert. Eine gute bis hochauflösende Bildverstärker-Fernsehkette ist unerläßlich.

Nach Kontrastierung der Gangsysteme werden zur Dokumentation Röntgenaufnahmen in Seiten- und Rückenlage sowie, bei Bedarf, in weiteren Aufnahmeprojektionen vorgenommen. Entleert sich das Gangsystem außergewöhnlich schnell, so daß eine Bilddokumentation nach Umlagerung in Rückenlage nicht gelingt, empfehlen sich eine Zweitsondierung und die Kontrastierung des Gangsystems in Bauchlage des Patienten. Eine Standardisierung der Aufnahmeprojektionen, wie vorgeschlagen (KULKE 1975) mit routinemäßig angefertigten Aufnahmen in Kopftieflage, Bauchlage und leicht aufgerichteter Position, ist nicht erforderlich; eine dem Bedarf angepaßte Röntgendokumentation ist am geeignetsten.

Als Bildgröße hat sich das Bildformat 18 × 24 bewährt. In der Regel sind alle Pankreasgangabschnitte in beiden Ebenen auf diesem Format erfaßbar. Im Bedarfsfall werden Zielaufnahmen einzelner Regionen angefertigt, wobei insbesondere die Papillenregion zur Beurteilung der Papillenmotorik und Entleerungsform dokumentiert werden muß. Die Gallenwege kommen bei leichter LAO-Position des Patienten am besten zur Darstellung, der Ductus cysticus bei leichter RAO-Stellung.

Wichtige Parameter zur Beurteilung normaler und pathologischer Zustände der abführenden Gangsysteme sind die Entleerungszeit sowie die Papillenmotorik. Normalerweise entleert sich das Pankreasgangsystem in etwa 5 Min., wobei 7–10 Min. noch als tolerabel angesehen werden müssen. Ein Überschreiten dieser Zeiten ist als pathologisch anzusehen, so daß nach weiteren funktionellen oder morphologischen Ursachen geforscht werden sollte. Kürzere Entleerungszeiten scheinen keinerlei Bedeutung zu haben.

Das Gallengangsystem entleert sich entsprechend im niedrigeren Sekretionsdruck sowie der Dehnbarkeit des extrahepatischen Gallengangsystems bzw. der Reservoirfähigkeit der Gallenblase wesentlich langsamer, so daß hier neben der Funktion des Sphincter choledochus und papillaris eher die Weite des extrahepatischen Gallengangsystems als Kriterium herangezogen werden muß. Eine deutliche Verdünnung des Kontrastmittels sollte nach etwa 20 Min. aufgetreten sein.

Als wichtiger Faktor ist die präpapilläre und papilläre Muskulatur des Sphincter pankreaticus, choledochus proprius sowie papillaris anzusehen. Diese Sphinktermuskulatur unterliegt einer 3phasigen rhythmischen Motorik, die sich grundsätzlich am terminalen Gallen- oder Pankreasgang nicht unterscheidet:

1. die Entleerungsphase,
2. die Kontraktionsphase,
3. die Ruhephase.

Die Entleerungsphase entspricht einem aktiven Auspressen des Sekrets durch Kontraktion der terminalen Gangmuskulatur. Die Zielaufnahmen zeigen eine mehrere Millimeter lange fadenförmige Kontrastmittelstraße zum Duodenum, deren stromaufwärts gelegenes Ende trichterförmig oder mit einem kräftigen Kalibersprung in das normale Ganglumen übergeht. Die dünne Kontrastmittelstraße zum Duodenallumen kann dabei gestreckt bzw. aufgrund der schräg und spiralig verlaufenden Muskelzüge korkenzieherartig gekrümmt sein (Abb. **11a** u. **b**).

Die Kontraktionsphase schließt sich an die Entleerungsphase an. Sie entspricht einer völligen konzentrischen Kontraktion der Sphinktermuskulatur, so daß der betroffene Gang in einer Distanz von mehreren Millimetern stromaufwärts der Papille abrupt endet. Der Ductus pancreaticus kann konisch, kranial konkav oder geradlinig begrenzt sein, während aufgrund der kräftigeren Choledochusmuskulatur im Gallengang eine kranial konvexe Begrenzung möglich ist, die bei ungenügender Dokumentation das Bild eines präpapillären Choledochuskonkrementes vortäuschen kann (Abb. **11c** u. **d**.

Die Ruhephase (Abb. **11e** u. **f**) entspricht einer Erschlaffung der Sphinktermuskulatur, so daß sich eine indifferente papilläre, bis an die Duodenalwand reichende Kontrastmittelstraße ergibt, die übergangslos aus dem normalen Ganglumen

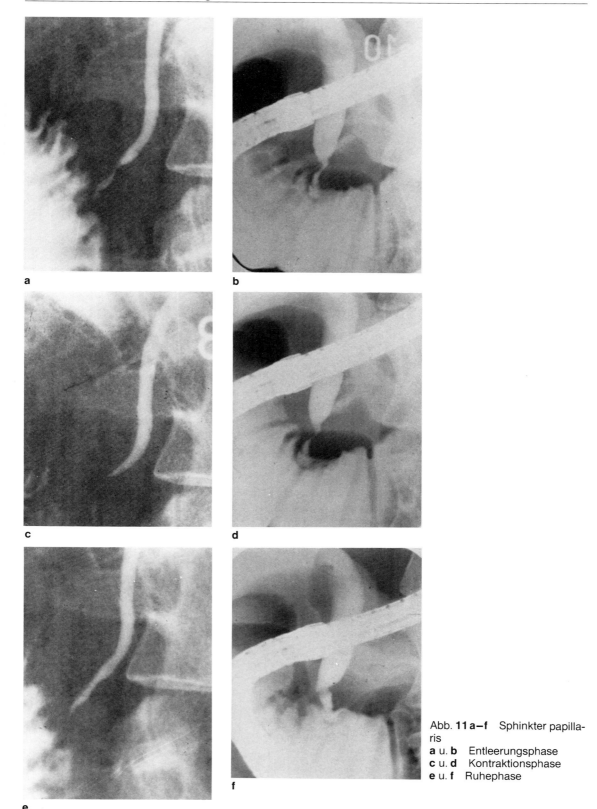

Abb. **11 a–f**   Sphinkter papillaris
a u. **b**   Entleerungsphase
c u. **d**   Kontraktionsphase
e u. **f**   Ruhephase

hervorgeht. Diese Phasen dauern einzeln 2–5 Sek. Sie treten simultan oder alternierend an beiden Gangsystemen auf, wobei die simultane Gangentleerung die weitaus häufigere ist. Obwohl hierbei die Gefahr eines biliopankreatischen Refluxes größer erscheint, tritt dieser normalerweise infolge des deutlich höheren pankreatischen Sekretionsdruckes nicht ein, so daß der von Jacobsen u. Mitarb. (1959) bei der T-Rohrcholangiographie, von Bergquist u. Seldinger (1958) bei der peroperativen Cholangiographie beobachtete Reflux von Galle in den Pankreasgang die Folge einer artefiziellen oder pathologischen Drucksteigerung im Ductus choledochus entspricht.

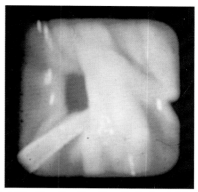

Abb. **12**   Intradivertikuläre Papille. Der Katheter ist in das Divertikel und die Papille eingeführt

Untersuchungsschwierigkeiten

Duodenaldivertikel

Unmittelbar para- oder intradivertikulär gelegene Papillen können außergewöhnlich schwierig zu sondieren sein, wobei die Übergänge zwischen den tief intradivertikulär bzw. den hoch am Divertikelrand gelegenen Papillen fließend sind. Die Häufigkeit von juxta- oder intradivertikulären Papillen wird mit 1–5% der Gesamtbevölkerung veranschlagt (Shiflet 1937, Eaton u. Ferrucci 1973).

Bei Sondierungsschwierigkeiten gelingt es gelegentlich, durch Spasmolytika das Divertikel zu glätten oder zumindest abzuflachen bzw. den Divertikeleingang zu erweitern, so daß optisch eine günstigere Einstellung der Papilla Vateri gelingt (Abb. **12**).

Papillenspasmus

Bei normaler Papillenfunktion ist endoskopisch in unterschiedlichem Ausmaß eine regelmäßige „Papillenperistaltik" im Sinne eines rhythmischen Öffnens und Schließens des Papillenorifiziums zu erkennen. Papillenspasmen reagieren in der Regel auf Spasmolytika, ebenso die papillennahe, gangeigene Sphinktermuskulatur des Ductus choledochus, so daß bei fehlender Gallengangdarstellung der Einsatz spasmolytisch wirkender Medikamente sinnvoll ist.

Papillenstenosen

Benigne und maligne Papillenstenosen bedeuten eine erhebliche Komplizierung der Untersuchung. Während bei benignen Papillenstenosen das Orificium papillaris in der Regel sondierbar ist, so daß zumindest eines der beiden Gangsysteme dargestellt werden kann, ergeben sich beim Papillenkarzinom in der Mehrzahl der Fälle erhebliche endoskopische Schwierigkeiten. Entspre-

chend dem Ausmaß der Infiltration ist die Papille vom umgebenden mitinfiltrierten Duodenalgewebe nicht eindeutig abgrenzbar; die Papillenöffnung liegt inmitten von höckrigem, kontaktblutendem und stark sekretbelegtem Gewebe, so daß eine Sondierung oft nicht möglich ist.

Andererseits zeigt die Erfahrung, daß die Komplikationshäufigkeit bei der Sondierung der abflußgestörten Gangsysteme ansteigt, so daß nach endoskopischer, histologischer und zytologischer Diagnosesicherung eine Gangdarstellung erst unmittelbar vor der vorgesehenen Operation vorgenommen werden sollte.

Zustand nach Magenteilresektion

Sondierungsschwierigkeiten können bei ⅔-Resektion des Magens nach Billroth II entstehen. Bei hochsitzender zuführender Schlinge bereitet es außergewöhnliche Schwierigkeiten, die Papilla Vateri endoskopisch zu erreichen. Entscheidend für den Grad der endoskopischen Probleme ist das Ausmaß der Magenresektion, so daß bei großem Restmagen die Sondierungsquote deutlich höher liegt als nach einer ¾-Magenresektion (Abb. **13**). Als Instrument der Wahl empfiehlt sich häufig ein Endoskop mit prograder Optik, mit der eine hohe Sondierungsquote erreicht werden kann. Die Endoskopie des nach Billroth I resezierten Magens zum Zweck der ERPC bereitet keine Schwierigkeiten. Nach totaler Gastrektomie ist eine ERPC in der Regel nicht möglich.

Allgemeine Probleme

Probleme allgemeiner Art sind vornehmlich die benigne oder maligne Magenausgangsstenose bzw. Duodenalstenose, postoperative Verziehung des Duodenums mit entsprechender Lageänderung der Papille sowie eine mit Spasmolytika nur begrenzt beherrschbare duodenale Hyperperistaltik.

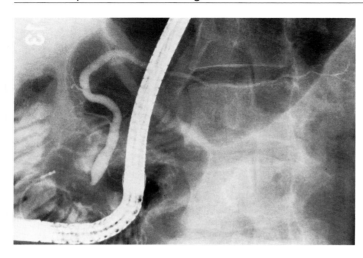

Abb. **13** ERPC bei Zustand nach Billroth-II-Resektion

Papilla Vateri

Normales retrogrades Pankreatico-cholangiogramm

Papille

Aufgrund früherer Untersuchungen wurde mit Hilfe der Ausscheidungscholangiographie die Lage der Papilla Vateri in Beziehung zum angrenzenden Wirbel gebracht, wobei sich ergab, daß in über 80% die Papille in Höhe des 2. und 3. Lendenwirbelkörpers lokalisiert werden konnte. (ANACKER 1961).

Bei pathologisch-anatomischen Untersuchungen fand BECKER (1973) die Papille in 73% im unteren Drittel, in 18% im mittleren Drittel der Pars descendens duodeni.

Diesen Werten stehen endoskopische Untersuchungen gegenüber, aufgrund derer die Papilla Vateri überwiegend in höher gelegenen Abschnitten des D2 gefunden wurden. Aufgrund eigener Untersuchungen (Abb. **14**) liegt die Papille in 70% im mittleren Drittel, in 28% im oberen Anteil des unteren Drittels und lediglich bei 2% im oberen Drittel der Pars descendens duodeni.

Der Aufbau der Papilla Vateri bzw. die Mündungsverhältnisse der beiden Gangsysteme sind für die ERPC besonders interessant, da es letztlich davon abhängt, in welchem Prozentsatz die simultane oder getrennte Darstellung des Pankreas- und Gallengangsystems gelingt.

Da bereits vor der Möglichkeit der endoskopischen Kanülierung ein gelegentlich ursächlicher Zusammenhang zwischen der Art der Gangmündungen und entzündlichen Pankreaserkrankungen erkannt worden war – sog. „pankreatitisfähiges" Gangsystem –, wurden frühzeitig anatomisch-pathologische und radiologische Untersuchungen des Papillenaufbaus durchgeführt.

Die Angaben über die gemeinsame oder getrennte Mündung des Ductus pancreaticus und Ductus choledochus schwanken außerordentlich, zumal die Untersuchungszahlen verhältnismäßig klein waren. Zwischen den Berichten von OPIE (1903), NUBOER (1931), STERLING (1949), MILBOURN (1959) sowie KLEITSCH (1955) sind differente Ergebnisse zwischen 29 und 90% erkennbar, was die gemeinsame Mündung beider Gangsysteme betrifft. Charakteristisch ist eine Studie von STERLING (1954), der in 55% der Fälle ein gemeinsames Orifizium, in 42% getrennte Mündungen nachweist. STERLING beschreibt zusätzlich die verschiedenartigen Formen der ampullären Gangabschnitte, wobei sich ergibt, daß lediglich in 3% eine eindeutige Ampulla Vateri besteht, in

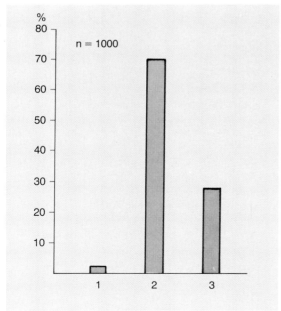

Abb. **14** Lage der Papille im Bereich der Pars descendens duodeni
1 = oberes Drittel, 2 = mittleres Drittel, 3 = unteres Drittel

Abb. **15 a** u. **b**
Papilläre Mündungsformen des
Pankreas- und Gallengangsystems.
a nach *Sterling,* **b** häufigste
Mündungsformen nach *Anacker*
Ch = D. choledochus
S = D. Santorini
W = D. Wirsungianus

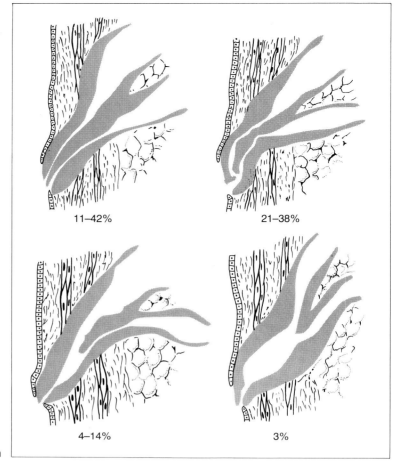

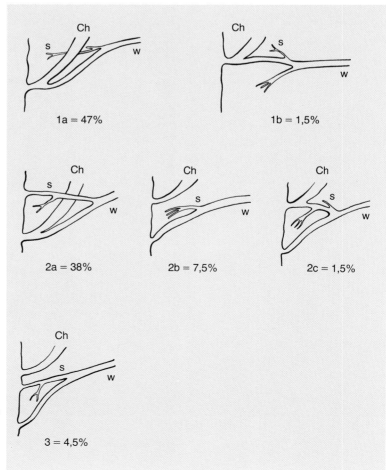

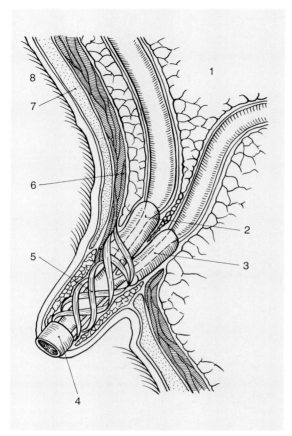

Abb. **16** Muskulatur der Papille sowie der terminalen Abschnitte des Pankreas- und Gallenganges (nach *Hentschel*)

1 = Pankreas
2 = Sphincter choledochus
3 = Sphincter pancreaticus
4 = Sphincter pori papillaris
5 = Sphincter papillaris
6 = M. longitudinalis duodeni
7 = M. circularis
8 = Duodenum

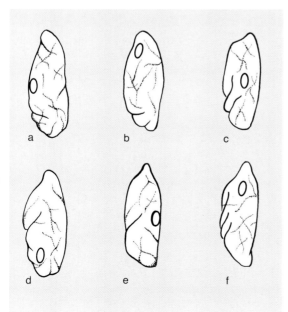

◀Abb. **17a–f** Lage des Ductus pancreaticus im Drüsengewebe (nach *Anacker*)
a 43,5%, **b** 36%, **c** 14%, **d** 4%, **e** 1,5%, **f** 1%

14% ein längeres gemeinsames Endstück, in 38% eine nur wenige Millimeter lange gemeinsame Mündung.

ANACKER (1961), der in 88% eine etwa 5 mm lange gemeinsame Endstrecke nachweist, faßt die verschiedenen Mündungstypen in drei größere Gruppen zusammen, deren erste eine gemeinsame Mündung, deren zweite zwei duodenale Orifizien und deren dritte unter Einbeziehung des Ductus Santorini drei getrennte duodenale Abflüsse nachweist (Abb. **6** u. **15a**).

Aufgrund einer Literaturzusammenstellung kommt BECKER (1973) bei insgesamt 2500 Untersuchungen zu dem Ergebnis, daß in 62% eine gemeinsame, in 30% eine getrennte Endstrecke vorliegt.

Für die simultane oder getrennte Darstellung des Pankreas- und Gallengangsystems sind diese Studien außerordentlich wichtig.

Aufgrund eigener Untersuchungen (ANACKER u. Mitarb. 1977) ist nach Kanülierung der Papilla Vateri eine simultane Pankreatikocholangiographie in 58% der Fälle möglich. In 26% kommt lediglich das Pankreasgangsystem, in 16% allein der Gallengang zur Darstellung. Daraus ergibt sich, daß die Pankreatikographie bei gelungener Papillenkanülierung in 84%, die Cholangiographie dagegen in 74% möglich ist. Dies bedeutet, daß selbst bei einer gemeinsamen Mündung von Pankreas und Gallengang die simultane Darstellung nicht in allen Fällen gelingt.

Die Gründe für diese unterschiedlichen Darstellungshäufigkeiten sind nicht sicher objektivierbar (Abb. **16**). Mögliche Ursachen sind:

1. die unterschiedliche muskuläre Umhüllung der terminalen Gangabschnitte (HENTSCHEL 1968).

2. das klappenartige Schleimhautfaltensystem der beiden Gangabschnitte sowie der Ampulle (GIERMANN u. HOLLE 1961).

3. Die Länge der Ampulla bei gemeinsamer Gangmündung (STERLING 1954).

Dies scheint insofern wichtig, als bei der Sondierung die Katheterspitze 2–3 mm in die Papille eingeführt werden muß, um einen ausreichenden Injektionsdruck in Richtung der beiden Gangsysteme zu erzielen. Da andererseits der Ductus pancreaticus mehr zur Horizontalen, der Gallengang dagegen steil nach kranial verläuft, dürfte die Einführungsrichtung des Katheters als weiterer Faktor anzusehen sein. Zur Darstellung des Pankreasganges empfiehlt es sich somit, die Katheterspitze senkrecht in die Papille einzuführen,

Abb. **18** Prävertebrale Lokalisation des Pankreasganges

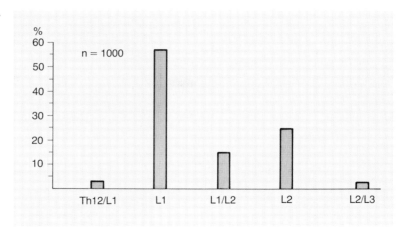

zur retrograden Cholangiographie dagegen von kaudal nach kranial zu sondieren.

Verlauf, Weite, Kontur der Pankreashaupt- und Seitengänge

Obwohl entsprechend der Stromrichtung des Sekretes der Ductus pancreaticus strenggenommen vom unteren Pol des Milzhilus nach kaudal zur Pars descendens des Duodenums verläuft, ist definitionsgemäß die Beschreibung der einzelnen Gangabschnitte stromaufwärts von der Papille zum Pankreasschwanz üblich.

Der Ductus Wirsungianus sowie die Seitenäste sind in allen Abschnitten von Drüsengewebe umgeben (Abb. **17**), wobei der Hauptgang eher dorsal-kranial als ventral in die Drüse eingebettet ist (ANACKER 1961). Der Ductus pancreaticus verläuft von der Papilla Vateri, die in der Regel im mittleren Drittel (70%), seltener im unteren Drittel (28%) des Pars descendens duodeni liegt, zunächst schräg nach ventral und kranial. Der Hauptgang bildet im Pankreaskopf einen durchschnittlichen Winkel von 70 Grad zur queren Körperachse.

Am sog. Wirsungianus-Knie, der Stelle der Verschmelzung der Ductus pancreaticus minor und major, biegt der Gang in Richtung zur Körperachse ab. Er verläuft nun in der Regel zwischen der Horizontalen und einem nach kranial gerichteten Winkel von 30 Grad. Der Winkel zwischen der Kopf- und Körperportion des Ductus pancreaticus beträgt durchschnittlich 132 Grad bei einer Schwankungsbreite von 90 zu 180 Grad, wobei letzteres einem exakt horizontalen Verlauf der Bauchspeicheldrüse entspricht.

Der Pankreasschwanz ist häufig nach kranial ausgerichtet; der Winkel zur Horizontalen kann zwischen 0 und 80 Grad betragen. Andererseits verläuft der Ductus pancreaticus im Schwanzabschnitt nicht selten flach nach kaudal, so daß festzustellen ist, daß die Verlaufsvariabilität des Ganges in diesem Bereich außergewöhnlich groß ist, somit keiner verwertbaren Regelmäßigkeit unterliegt; dies um so mehr, als atmungsabhängige Lageänderungen auftreten. Mißt man dagegen den Winkel zwischen einer Längsachse der Bauchspeicheldrüse zur Körperachse, ergeben sich mit einer gewissen Regelmäßigkeit Werte um 30 Grad, um die die Bauchspeicheldrüse nach kranial aus der Horizontalen ansteigt.

Der Ductus pancreaticus – somit die Bauchspeicheldrüse – überkreuzt die Wirbelsäule in der Regel zwischen Th 12 und L 3, in 71% jedoch in Höhe L 1 bzw. L 1/L 2, in Höhe L 2 dagegen nur in 24% (Abb. **18**).

Die durchschnittliche Entfernung des prävertebralen Pankreasgangabschnittes zu der zugehörigen vorderen Wirbelkante beträgt 7,2 cm bei einer Schwankungsbreite von 4–12 cm. Dies erscheint insofern bedeutend, als die Diagnose einer retropankreatischen Raumforderung bei einer derart großen Variationsbreite ohne weitere direkte Parameter der Gangverlagerung nicht möglich ist.

Zur Bestimmung der normalen Weite des Ductus pancreaticus werden Messungen des Ganges im Bereich des Pankreaskopfes, am Wirsungianus-Knie, im Pankreaskörper sowie im Pankreasschwanz durchgeführt. Eine statistisch verwertbare Relation zu früheren Organpräparatmessungen ist nicht möglich, da der Vergrößerungsfaktor durch den größeren Objekt–Film-Abstand berücksichtigt werden muß. Andererseits spielt dies für die ERPC insofern keine Rolle, als letztlich alle Untersuchungen unter denselben Untersuchungsbedingungen durchgeführt werden, so daß auch relative Gangabmessungen eine diagnostische Relevanz besitzen. Aufgrund eigener Abmessungen ergibt sich eine durchschnittliche Gangweite im Pankreaskopfbereich von 4,3 mm.

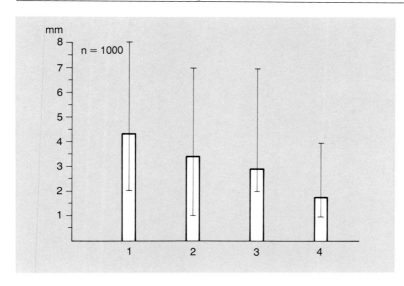

Die Schwankungsbreite im normalen zwischen 2 und 8 mm ist enorm.

Im Bereich des „Wirsungianus-Knies" mißt der Ductus pancreaticus durchschnittlich 3,4 mm. Das Ganglumen schwankt zwischen 1 und 7 mm, was bedeutet, daß am Verschmelzungspunkt des Gangsystemes der kranial gelegenen dorsalen und kaudal gelegenen ventralen Pankreasanlage eine außergewöhnliche Variabilität des Lumens besteht, so daß diese „Wetterecke" von BECKER (1973) als bevorzugter Sitz von pankreatitischen Veränderungen und begünstigender Faktor akuter Komplikationen bezeichnet wird.

Prävertebral – im Bereich des Pankreaskörpers – hat der Ductus pancreaticus einen mittleren Durchmesser von 2,9 mm bei einer Schwankungsbreite von 2–7 mm.

Der Durchmesser des Ganges im Bereich des Pankreasschwanzes beträgt durchschnittlich 1,8 mm, die Schwankungsbreite 1–4 mm. Alle Untersucher sind sich über das normalerweise enge Kaliber des Ductus pancreaticus im Pakreasschwanzbereich einig; wesentliche Meßunterschiede bestehen nicht.

Somit ist erkennbar (Abb. **19**), daß das Lumen des Ductus pancreaticus vom Kopfbereich über den Pankreaskörper und -schwanz kontinuierlich abnimmt bzw. sich verjüngt. Entwicklungsgeschichtlich bedingte Stenosierungen, die gelegentlich zu einer fadenförmigen Einengung des Ductus Wirsungianus oder Ductus Santorini führen können, sind am sog. Wirsungianus-Knie möglich. In den übrigen Gangabschnitten ist die kontinuierliche Lumenabnahme die Regel, so daß bei Abweichungen nach pathologischen Ursachen gesucht werden muß.

Der Ductus Santorini ist der zweite Hauptgang der Speicheldrüse, der im Falle von Stenosierungen des Ductus Wirsungianus im Kopf- oder Papillenbereich als „Überlaufventil" (BECKER 1973) wirksam werden kann.

Der Ductus pancreaticus minor hat ein durchschnittliches Lumen von 1,2 mm bei einer Variationsbreite von 1–2 mm. Er verläuft im Bereich der kranial gelegenen, ehemals dorsalen Anlage von der Gegend des Wirsungianus-Knies zur Papilla minor duodeni, die in der Regel 1–2 cm oral der Papilla major zu finden ist. Endoskopisch scheint die Papilla minor häufiger angelegt, als tatsächlich eine Mündung des Ganges im Duodenum vorliegt.

Eindeutige Zahlenangaben über die Kommunikation des Ductus Santorini mit dem Ductus Wirsungianus sowie über eine selbständige Mündung des Ductus Santorini sind im wesentlichen aus Präparatuntersuchungen bekannt, wobei bei letzterer offensichtlich die Technik der prograden Gangfüllung über den am Pankreasschwanz sondierten Ductus Wirsungianus der Darstellungshäufigkeit zugute kommt. Bei der ERPC ist es durchaus möglich, daß aufgrund der Gegenstromfüllung innerhalb derselben Untersuchungen bei einer Injektion der Ductus Santorini sich darstellt, bei einer weiteren nicht.

ANACKER (1961) findet in 20 von 50 Präparatuntersuchungen eine eigene Einmündung des Ductus Santorini an der Papilla minor, BECKER (1973) in etwa 10–20% der Fälle, wobei ein Verlauf des Ganges kranial (Abb. **20**) oder kaudal (Abb. **21**) des Ducutus Wirsungianus möglich ist. Die Kommunikation des Ductus Santorini mit dem Pankreashauptgang wird in durchschnittlich 30% angegeben.

Die direkten Seitenäste des Ductus Wirsungianus sind die Rr. pancreatici, die in annähernd gleichen Abständen vom Pankreaskopf zum Pankre-

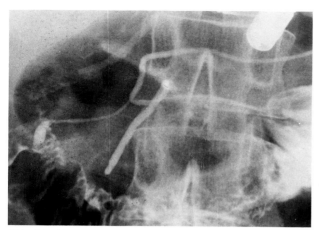

Abb. **20** Kranial verlaufender Ductus Santorini

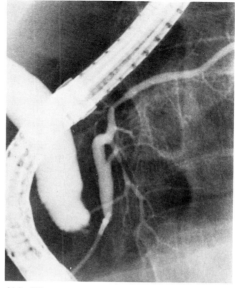

Abb. **21**
Kaudal verlaufender Ductus Santorini

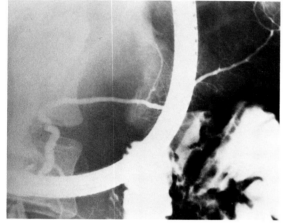

Abb. **22** R. corporis superior

asschwanz zu einem großen Teil rechtwinklig in den Hauptgang einmünden. Durchschnittlich werden 15–30 R. pancreatici gefunden. Ein größerer, die normale Pankreaskontur nach kranial überragender Seitengang findet sich gelegentlich im Bereich des Pankreaskörpers, der in solchen Fällen ein stärker ausgebildetes Tuber omentale des Pankreas drainiert (Abb. **22**). Dieser Seitenast wird als R. corporis superior bezeichnet.

Die Seitenäste der Rami werden als Duktuli, die Aufzweigungen der Duktuli als Kanalikuli bezeichnet. Die Detaillierung der weiteren Aufzweigungen geht in dem räumlichen Auflösungsver-

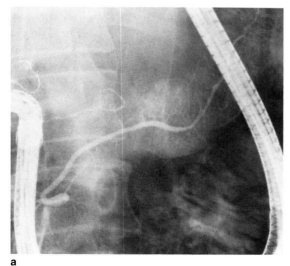

a

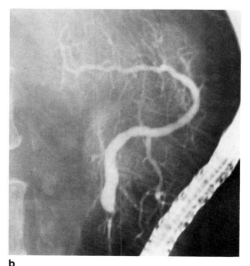

b

Abb. **23 a** u. **b** Normales Pankreasgangsystem **a** a.-p., **b** seitlich

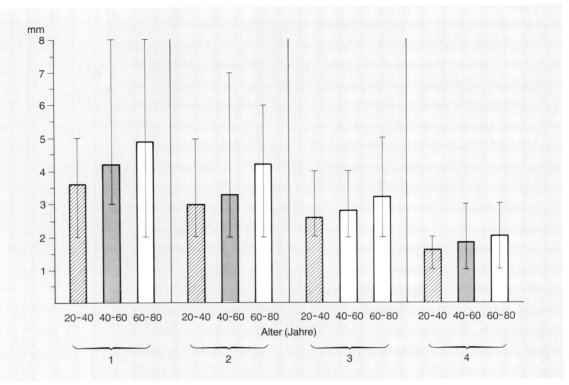

Abb. **24** Zunahme der Gangweite als Folge degenerativer Pankreasveränderungen

1 = Pankreaskopf, 2 = Pankreasknie
3 = Pankreaskörper, 4 = Pankreasschwanz

mögen der Darstellbarkeit verloren, so daß bei
Kontrastierung peripherer Seitenäste bzw. azinä-
rer Strukturen ein verhältnismäßig homogenes
Füllungsbild entsteht.

Im Bereich des Pankreasschwanzes teilt sich der
Ductus pancreaticus in die sog. Schwanzgabe-
lung, deren oberer Ast flach nach kranial, deren
unterer leicht nach kaudal verläuft (Abb. **23**).

Retrogrades Pankreatikogramm
bei Altersveränderungen

Die das Gangsystem betreffenden Altersverände-
rungen der Bauchspeicheldrüse sind einerseits sekundäre Folgen des chronischen Parenchymum-
baus, andererseits direkte Veränderungen und
Mehrfachschichtungen des Gangepithels. BECKER
(1973) faßt diese morphologischen Altersverände-
rungen zusammen in:

1. Atrophie,
2. Fibrose,
3. Lipomatose,
4. Metaplasie,
5. papilläre oder adenomatöse Hyperplasie des
   Gangepithels,
6. tubuläre Wucherungen.

Diese Veränderungen sind degenerativer Natur.

Sie entsprechen letztlich jedoch denen der chronischen bzw. chronisch-rezidivierenden Pankreatitis, wenn auch nicht so ausgeprägt. Während die
Atrophie im fortgeschrittenen Stadium in einer
deutlichen Verkleinerung des Organs – feststellbar aufgrund der durch die Darstellung der Seitenäste ausmeßbaren Organgrenzen – zu erkennen ist, führt die Fibrose zu einer altersbedingten
Erweiterung des Pankreasganges (Abb. **24**).
KREEL u. Mitarb. (1973) nehmen eine jährliche
Weitenzunahme um 0,8% des Ausgangslumens
an.

Eine weitere Folge der inter- und intralobulären
Bindegewebsvermehrungen sind Gangverziehun-
gen, die unter dem Begriff „Verlaufsirregularitäten" zusammengefaßt sind. Diese scheinen aufgrund eigener Erfahrungen früher im Bereich des
Pankreasschwanzes als in den rechtsseitig gelegenen Anteilen der Bauchspeicheldrüse aufzutreten
(Abb. **25**).

Primär intraluminäre Gangveränderungen entstehen durch Metaplasien und papilläre Abfaltun-
gen der Gangepithelien. Die papillären Abfaltun-
gen können zu Gangstenosierungen und Verschlüssen von kleineren Seitengängen führen, so
daß differential-diagnostische Probleme zur chronischen Pankreatitis I. Grades auftreten können.

Abb. **25** Degenerative Verlaufsirregularitäten des Ductus pancreaticus

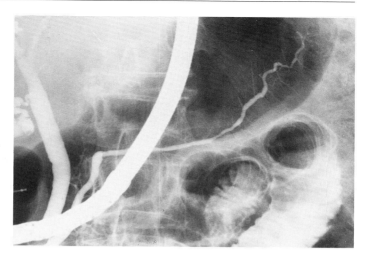

Entwicklungsfehler der Bauchspeicheldrüse

Die zwei wesentlichen Entwicklungsfehler der Bauchspeicheldrüse – im retrograden Pankreatikogramm gut erkennbar – sind:

1. das „funktionelle" Pancreas divisum,

2. das Pancreas anulare.

Das *Pancreas divisum* (HYRTL 1873) entspricht einer Verschmelzungsanomalie der ehemals dorsalen und ventralen Pankreasanlage, wobei zwei verschiedene Zustände möglich sind.

1. Die Verschmelzung der beiden Drüsenabschnitte ist komplett unterblieben.

2. Die dorsale und ventrale Pankreasanlage sind parenchymatös verbunden, die Verschmelzung der Gangsysteme ist jedoch ausgeblieben.

Durch die ERPC ist das Fehlen oder Bestehen einer parenchymatösen Verschmelzung der dorsalen und ventralen Pankreasanlage bei fehlender Kommunikation des Ductus Santorini mit dem Ductus Wirsungianus nicht feststellbar, so daß die Diagnose eines kompletten Pancreas divisum nicht möglich ist.

Die fehlende Vereinigung des Ductus Santorini und Ductus Wirsungianus ist jedoch darstellbar, insofern, als bei Sondierung der Papilla Vateri und alleiniger Kontrastierung des unteren Kopfabschnittes nach einer kranial gelegenen zweiten Papille gesucht werden kann, die gelegentlich – wenn auch unter außergewöhnlichen Schwierigkeiten – sondierbar ist. Gelingt diese zweite Sondierung nicht, stellt sich lediglich das die kaudalen Pankreaskopfanteile drainierende Gangsystem dar, das definitionsgemäß zusammen mit

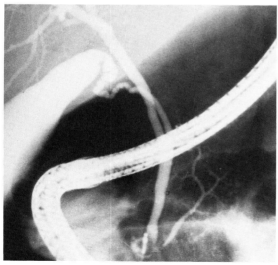

Abb. **26** Pancreas divisum

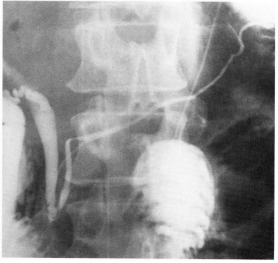

Abb. **27** Fadenförmiger Anschluß des Ductus Wirsungianus an den Ductus Santorini

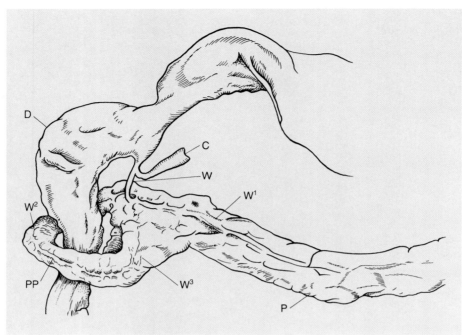

Abb. **28**
Pancreas anulare
(nach *Ecker*)
C = D. choledochus
D = Duodenum
P = Pankreas
PP = Pankreasring
W = Wirsungianus

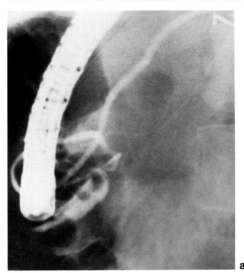

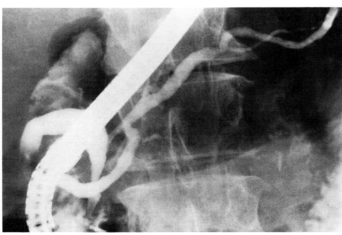

dem Ductus choledochus an der Papilla major mündet und somit dem Ductus Wirsungianus entspricht (Abb. **26**).

Die Darstellung von Übergangsstadien mit fadenförmigem Anschluß des Ductus Wirsungianus an den Ductus Santorini im Bereich des Wirsungianus ist gelegentlich möglich (Abb. **27**).

BECKER (1973) bezeichnet die fehlende Vereinigung von dorsaler und ventraler Pankreasanlage als außergewöhnlich selten, geht allerdings von einer anatomischen Parenchymtrennung aus.

Bei der Auswertung eigener retrograder Pankreatikogramme fand sich in 3,2% ein „funktionelles" Pancreas divisum, was jedoch nicht bedeutet, daß unbedingt eine komplette Parenchymtrennung vorhanden sein müßte. Es ist verständlich, daß – gelingt die Darstellung der links gelegenen Gang-

Abb. **29a** u. **b**   Pankreasgangsystem bei Pancreas anulare
a Normallumig, **b** erweitert

anteile der dorsalen Pankreasanlage nicht – erhebliche diagnostische Schwierigkeiten entstehen.

Das *Pankreas anulare* (ECKER 1862) entspricht einer Ringbildung von Pankreasgewebe um die Pars descendens duodeni, so daß in der Regel eine mehr oder weniger ausgeprägte Duodenalstenose entsteht. Entwicklungsgeschichtlich wird eine Persistenz bzw. sich fortsetzende Entwicklung des hepatopankreatischen Ringes diskutiert. Andererseits könnte eine Weiterentwicklung der aus demselben Grundgewebe hervorgehenden Brunnerschen Drüsen zu Pankreasgewebe vorliegen, wobei zwei Formen des Pankreas anulare möglich sind: Der das Duodenum ringförmig umgreifende Pankreasanteil entspricht nur einem Teil des Pankreaskopfes, oder der Pankreasring stellt die einzige Bauchspeicheldrüsenanlage dar (Abb. **28**).

Das Pankreas anulare ist eine seltene Entwicklungsstörung. LINDNER u. FRITZSCHE (1956) berichten über 110 Literaturveröffentlichungen sowie 2 eigene Fälle. Bei 2000 eigenen retrograden Pankreatikogrammen konnte in 3 Fällen (0,15%) ein Pancreas anulare nachgewiesen werden.

Pankreatikographisch erkennt man den ringförmig um das Duodenum verlaufenden Ganganteil, der als beweisend anzusehen ist (Abb. **29**). Abhängig vom Grad der Duodenalstenose sowie dem klinischen Bild ist ein frühzeitiger operativer Eingriff notwendig. Dementsprechend ist der Anteil der operativen Eingriffe bei Neugeborenen am größten, beim Erwachsenen dann eine seltene Indikation zur ²/₃-Resektion des Magens, wenn aufgrund einer chronischen bzw. chronisch-rezidivierenden Pankreatitis mit Beteiligung des Pankreasringes eine fortschreitende Duodenalstenosierung eingetreten ist (Abb. **29**).

Indikationen, Kontraindikationen und Komplikationen

Indikationen zur ERPC

Als Indikationen zur retrograden Pankreatikographie ergeben sich als Verdachtsdiagnose oder unmittelbar präoperative Bestätigung folgende Erkrankungen:

- der Verdacht einer Pankreaserkrankung – unter Berücksichtigung der Kontraindikation
- die chronische bzw. chronisch rezidivierende Pankreatitis,
- der Pankreassequester – Pankreasabszeß
- die Pankreaspseudozyste
- das Pankreaskarzinom
- das Papillenkarzinom

- bei bekannter chronisch rezidivierender Pankreatitis der Verdacht einer Sekretabflußbehinderung im Gang- oder Papillenbereich.

Die Indikation zur endoskopischen retrograden Cholangiographie ist allgemein die Differentialdiagnose der Galleabflußstörung.

Die Indikationen zur retrograden Pankreatikographie entsprechen somit im wesentlichen denen, die bereits zuvor bei der intraoperativen Pankreasgangdarstellung angewendet wurden. LEGÉR u. ARWAY (1951) DOUBILET u. Mitarb. (1955) und HESS (1969) verweisen auf die Indikationen zur präoperativen Pankreatikographie, wobei insbesondere letzterer die Darstellung des Pankreasgangsystems vor dem direkten operativen Eingriff an der Bauchspeicheldrüse fordert. Dementsprechend sind die o.g. Indikationen in den ersten Veröffentlichungen über die Möglichkeit oder den Erfolg einer endoskopischen Papillenkanülierung (WATSON 1966, McCUNE u. Mitarb. 1968, OI 1969, DEMLING u. CLASSEN 1970, ANACKER u. Mitarb. 1971) bereits enthalten.

Die Hauptindikation bezüglich der Bauchspeicheldrüse ist aufgrund der eigenen Erfahrung der morphologische Nachweis der Folgen der chronischen bzw. chronisch rezidivierenden Pankreatitis. Der Nachweis von abflußbehindernden Pankreasgangstenosierungen, hochgradigen Gangdilatationen sowie Abflußbehinderungen im Papillenbereich erleichtert die Entscheidung zur operativen Therapie bzw. läßt bereits präoperativ eine Auswahl der Operationsmethode" zu.

Dies trifft auch bei dem klinischen Verdacht einer Spätkomplikation nach Pankreatitis im Sinne einer Nekrose mit Sequestrierung oder Ausbildung einer Pankreaspseudozyste zu.

Der klinische Verdacht auf ein Papillen- oder Pankreaskarzinom ist, nicht zuletzt aufgrund der außergewöhnlich hohen Rate richtig positiver Resultate, eine absolute Indikation zur ERPC.

Das ursprüngliche Verhältnis der Untersuchungsindikation der Bauchspeicheldrüse und Gallenwege von 60:40 hat sich insofern geändert, als die Fragestellung nach Gallenwegserkrankungen nunmehr deutlich im Vordergrund steht. Die Indikation zur retrograden Cholangiographie ergibt sich im wesentlichen aus dem negativ oder ungenügend beurteilbaren Infusionscholangiogramm.

Kontraindikationen zur ERPC

Als allgemeine Kontraindikation gilt die Operationsunfähigkeit oder -unwilligkeit des Patienten. Dies ergibt sich aus der Tatsache, daß bei einer retrograden Darstellung einer Sekretabflußbehinderung im Bereich des Pankreas- oder Gallengangsystems bzw. einer Sekretverhaltung in Pseudozysten, Pankreasabszeß oder Sequester eine operative Entlastung zur Vermeidung einer im Anschluß an die ERPC eintretenden Infektion durchgeführt werden muß.

Spezielle Kontraindikationen sind:

1. die akute Pankreatitis,

2. die echte Pankreaszyste,

3. die Pseudozyste (Sequester, Abszeß) dann, wenn diese bereits durch ein anderes Untersuchungsverfahren therapiefähig diagnostiziert worden ist,

4. die akute eitrige Cholangitis.

Gefahren, Komplikationen und therapeutische Konsequenzen

Gefahren, Komplikationen, operative Konsequenzen stehen eng im Zusammenhang mit den Indikationen und Kontraindikationen der ERPC. Selbst bei klinisch bzw. klinisch-funktionell wenig aussagekräftigen Befunden können erhebliche und operationsbedürftige Veränderungen des Pankreasgangsystems vorhanden sein. Diese Veränderungen sind somit letztlich nicht voraussehbar, so daß der unter Kontraindikation erwähnte Vorbehalt der Operationsfähigkeit und -willigkeit des Patienten vor jeder ERPC geklärt sein muß. Die typischen Befunde der fortgeschrittenen chronisch rezidivierenden Pankreatitis, der Pankreasteilnekrose oder Pseudozyste sind neben den ausgeprägten morphologischen Veränderungen die verzögerte Entleerung oder Retention des Kontrastmittels. Eine fortschreitende Infektion des retinierten Sekretes ist somit nur vermeidbar, wenn innerhalb eines Erfahrungszeitraumes von 24 Std. ein operativer Eingriff mit ursächlicher Beseitigung der Sekretverhaltung vorgenommen wird.

Dieselbe Problemstellung ergibt sich beim Verschlußikterus bzw. der ausgeprägteren extrahepatischen Cholestase, wobei hier vielfältige Erkrankungsursachen in Frage kommen. Entscheidend für die Festsetzung des Operationszeitpunktes ist die unter Bildverstärker-Fernsehkontrolle bestimmte Entleerungszeit, die im Pankreasgangsystem 10 Min. nicht überschreiten sollte, wobei morphologische Veränderungen zusätzlich berücksichtigt werden müssen. Bezüglich des Gallengangsystems ergibt sich eine mittlere Entleerungszeit von 20 Min., wobei letztere jedoch deutlich variabler als die des Pankreasganges ist, so daß die zeitgerechte und zunehmende Verdünnung des injizierten Kontrastmittels durch zufließende Galle bereits die regelrechte Entleerung erkennen läßt. Vorbeugend empfiehlt es sich bei dem Verdacht einer extrahepatischen Cholestase,

eine medikamentöse Vorbehandlung mit gallegängigen Antibiotika einzuleiten.

Die Gefahr einer tödlichen Komplikation ist groß, falls im Zusammenhang mit dargestellten Pankreasnekrosen oder Pseudozysten bzw. einer ausgeprägten Abflußbehinderung im Bereich des Pankreas- oder Gallengangsystems eine Operation zur Entlastung unterbleibt.

Die Möglichkeit von Komplikationen sind vielfältig, der Prozentsatz tatsächlich aufgetretener Zwischenfälle insgesamt jedoch gering.

Die Angaben über Komplikationen sind z.T. pauschal, z.T. systematisiert publiziert. COTTON u. Mitarb. (1973) berichten über 2 Todesfälle bei 142 Untersuchungen. GUBLIS u. Mitarb. (1972) sehen zweimal bei 144 Untersuchungen, OGOSHI u. HARA (1972) dreimal bei 283 sowie OI (1972) dreimal bei 310 retrograden Pankreatikocholangiographien letale Komplikationen. Weitere Berichte über einzelne Todesfälle liegen vor (DEYHLE u. Mitarb. 1972).

Unter ausgewerteten 2000 eigenen Untersuchungen sind in unmittelbarem Zusammenhang mit der ERPC 2 Todesfälle aufgetreten.

Symptomatisch für alle Berichte über letale Komplikationen ist die Tatsache, daß gangstenosierende Prozesse oder Pankreaspseudozysten, Nekrosen oder Abszesse vorgelegen haben. Die Mehrzahl der Todesfälle wird aus den Jahren 1970–1975 berichtet, somit zu einem Zeitpunkt, als die größere Erfahrung mit der ERPC auf wenige Zentren begrenzt war.

BILBAO u. Mitarb. (1976) veröffentlichten eine Studie über 10 000 retrograde Pankreatikocholangiographien. Die Komplikationen sind wie bereits bei COTTON u. Mitarb. (1973) bzw. ZIMMON u. Mitarb. (1975) nach verschiedenen Möglichkeiten aufgeschlüsselt. Es werden endoskopische und medikamentöse Zwischenfälle von den Folgen der retrograden Kontrastierung der Gangsysteme unterschieden. Als häufigste Komplikationen sind nach dieser Statistik die akute Pankreatitis (0,9%) sowie die akute Cholangitis (0,7%) anzusehen. Septische Zustandsbilder werden nach etwa 0,2% der retrograden Gangdarstellung beobachtet. ZIMMON u. Mitarb. (1975) kommen bei der Auswertung von 300 Untersuchungen zu ähnlichen Ergebnissen. Aufgrund der eigenen Erfahrungen (ANACKER u. Mitarb. 1977) erscheinen diese Komplikationsraten außergewöhnlich hoch. Bezogen auf die bei uns durchgeführten Untersuchten, ergibt sich eine pankreasspezifische Komplikationsrate von 0,1%, von seiten der Gallenwege von 0,05%.

Auf eine seltenere Möglichkeit eines Zwischenfalls wird von BILBAO u. Mitarb. (1976) hingewiesen, die bei 3 von 10 000 Untersuchungen als Folge der Kontrastmittelapplikation flüchtige Hauterytheme beobachtet hatten. Ein eigener Fall zeigte jedoch (GMELIN u. Mitarb. 1977), daß schwere allergoide Reaktionen bis zum Stadium des anaphylaktoiden Schocks möglich sind, eine Tatsache, der bis zu diesem Zeitpunkt keine wesentliche Beachtung geschenkt worden war. Die Kontrastmittelallergie als Kontraindikation zur i.v. Cholangiographie schien geradezu eine Indikation zur retrograden Darstellung, wobei man von der Voraussetzung ausgehen konnte, daß die Elimination des Kontrastmittels – in erster Linie über den Darm – allenfalls zu einer stark verzögerten und im Ausmaß geringgradigen Rückresorption des Allergens führen würde. So sehen ROSEN u. JACOBSEN (1965) beim Versuch, durch perorale Gabe von großen Mengen wasserlöslichen Kontrastmittels Ausscheidungsurogramme zu erzielen, im Gegensatz zu anderen Autoren in 17% der Fälle röntgenologisch faßbare Kontrastierungen des Nierenhohlsystems, wobei allerdings lediglich bei einem Patienten eine wirklich verwertbare Darstellung gelang. Im Gegensatz zu anderen Autoren glauben sie nicht, daß die Rückresorption nur bei Vorschädigung der Darmwand oder einer Perforation im gastrointestinalen Bereich zustande kommt. Trotz der von uns bei der ERPC verwendeten geringen Kontrastmittelmenge ist dieser Weg der Rückresorption möglich, ebenso jedoch:

1. der Abfluß des Kontrastmittels über pankreatische Lymphgefäße in die Niere sowie den Blutkreislauf,

2. der Abfluß über pankreatische Lymphgefäße in den Ductus thoracicus sowie über den Venenwinkel in den Blutkreislauf,

wie WALDRON u. Mitarb. (1971) beweisen, so daß bei retrograder Füllung der Pankreasgänge mit jodiertem Kontrastmittel und nachfolgenden bioptischen und elektronenmikroskopischen Untersuchungen dieser mögliche Weg des Kontrastmittels nachgewiesen ist.

Die naheliegende Frage, ob durch die Kontrastmittelinjektion in das Pankreasgangsystem eine Lipaseausschüttung ins Blut zustande kommt, haben GRIMMEL u. Mitarb. (1974), BORNSCHEIN u. Mitarb. (1974), RUPPIN u. Mitarb. (1974) sowie KOCH u. Mitarb. (1975) untersucht. Da die Ergebnisse der verschiedenen Autoren im wesentlichen identisch sind, soll hier die zusammen mit BORNSCHEIN durchgeführte Studie besprochen werden. Bei 46 Patienten, bei welchen eine ERPC durchzuführen war, wurden vor und nach der Untersuchung bis zu 48 Std. Bestimmungen des Serumlipasespiegels vorgenommen.

Dabei zeigt sich (Abb. **30**), daß unmittelbar nach der Untersuchung zwar eine Lipaseausschüttung stattfindet, letztere jedoch im Gesamtkollektiv

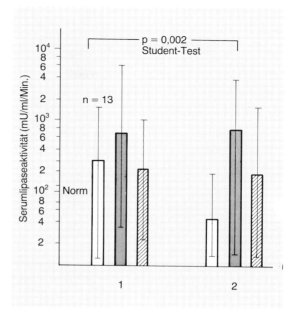

Abb. **30**   Serumlipaseaktivität

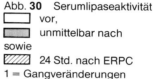

☐   vor,
▨   unmittelbar nach
sowie
▨   24 Std. nach ERPC
1 = Gangveränderungen
2 = Gang o. B.

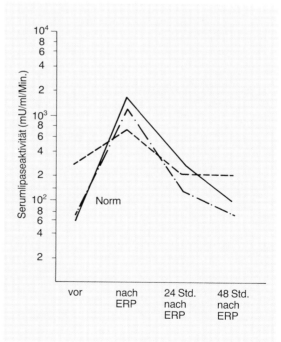

Abb. **31**   Verlauf der Serumlipaseaktivität nach ERPC
———   Normalfälle mit hoher Lipaseaktivität nach ERPC
– – – –   Fälle mit duktalen Veränderungen in der ERPC
–·–·–·–   Fälle mit Parenchymanfärbung bei ERPC

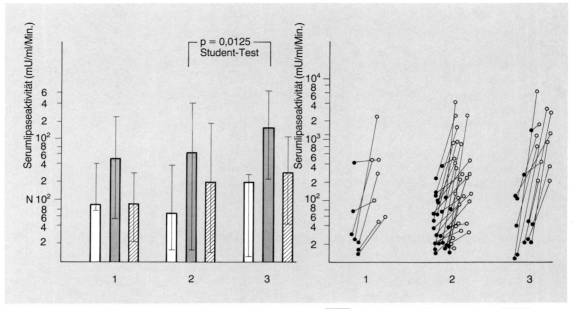

Abb. 32 Signifikanter Anstieg der Serumlipaseaktivität nach azinärer Kontrastierung
1 = Hauptgang, 2 = Hauptgang und Seitengänge,
3 = Parenchym

Links: ☐ vor ERPC, ▨ nach ERPC, ▨ 24 Std. nach ERPC
Rechts: ● vor ERPC, ○ nach ERPC (*Borwschein* et al.)

weder statistisch signifikant ist noch sich bei pathologischem oder normalem Gangsystem unterscheidet.

Es ist andererseits zu erkennen (Abb. 31), daß der nach der ERPC erfolgende Anstieg des Serumlipasespiegels nach 48 Std. in der Regel auf seinen Ausgangswert zurückgegangen ist.

Es hat sich jedoch gezeigt (Abb. 32), daß der Serumlipasespiegel statistisch signifikant ansteigt, wenn eine „Überspritzung" der Bauchspeicheldrüse im Sinne einer Parenchymdarstellung stattgefunden hat. Da andererseits die Serumlipase ein guter Parameter für das reaktive Verhalten der Bauchspeicheldrüse darstellt, die Gefahr der Auslösung einer akuten Pankreatitis bei Darstellung azinärer und periazinärer Strukturen ansteigt, ist letztere unbedingt zu vermeiden. Bei Beachtung dieses Grundsatzes ist aufgrund eigener Erfahrungen die Wahrscheinlichkeit gering, eine akute Pankreatitis durch die ERPC auszulösen. Da andererseits eine sichere Verhütung einer akuten Entzündung nach Pankreasgangdarstellung nicht möglich ist, verlagert sich die Problematik in Richtung der Indikation, Kontraindikation sowie, wenn erforderlich, konsequenten Therapie. Aus letzterem ergibt sich, wie schon erwähnt, schließlich der wichtigste Vorbehalt der Operationswilligkeit und Operationsfähigkeit des Patienten. Berücksichtigt man daneben die diagnostischen Ergebnisse der ERPC sowie die Tat-

sache, daß eine falsche Diagnose den Patienten mindestens ebenso betrifft wie die außergewöhnlich geringe Gefahr der Auslösung einer akuten Pankreatitis mit Komplikationen, ist es sicher besser, im Zweifelsfall die ERPC durchzuführen, als darauf zu verzichten.

In Zusammenfassung der diskutierten Probleme scheint somit folgendes Vorgehen sinnvoll:

1. Bei Operationsunwilligkeit bzw. -unfähigkeit: keine ERPC.

2. Bei erhöhtem Serum-Lipasespiegel: keine ERPC.

3. Bei persistierendem erhöhtem Lipasespiegel und klinischem Verdacht auf eine Komplikation nach Pankreatitis: ERPC bei Operationsbereitschaft.

4. Bei Kontrastierung von Zysten, Pseudozysten oder Nekrosen bzw. Abszedierung: operative Entlastung.

5. Bei Darstellung von stenosierenden Prozessen mit ausgeprägter Entleerungsverzögerung des Kontrastmittels aus dem Pankreas- oder Gallengangsystem: operative Entlastung.

6. Bei bekannter Kontrastmittelallergie: strengste klinische Indikation und entsprechende Vorbereitung, wie Sicherung eines venösen Zugangs und Prämedikationen.

Literatur

Anacker, H.: Röntgenanatomie des Pankreas. Fortschr. Röntgenstr. 94 (1961) 1–13

Anacker, H., H.-D. Weiss, B. Kramann: Endoscopic Retrograde Pancreatico-Cholangiography (ERPC). Springer, Berlin 1977

Anacker, H., H.-D. Weiss, W. Wiesner, H. Scholze: Die Bedeutung der transduodenalen endoskopischen Pankreatographie. Dtsch. med. Wschr. 95 (1971) 1764–1765

Becker, V.: Bauchspeicheldrüse. In Doerr, W., G. Seifert, E. Uehlinger: Spezielle pathologische Anatomie. Springer, Berlin 1973

Bergkvist, A., S. I. Seldinger: Pancreatic reflux in operative cholangiography in relation to pre- and postoperative pancreatic affection. Acta chir. scand 114 (1958) 191–196

Bilbao, K. M., C. T. Dotter, T. G. Lee, R. M. Katon: Complications of ERPC. A study of 10 000 cases. Gastroenterology 70/3 (1976) 314–320

Bornschein, W., H.-D. Weiss, B. Kramann: Das Verhalten der Serum-Lipase-Aktivität bei endoskopischer retrograder Pankreatikographie. Dtsch. med. Wschr. 99 (1974) 20–28

Classen, M., H. Koch, L. Demling: Diagnostische Bedeutung der endoskopischen Kontrastdarstellung des Pankreasgangsystems. Leber Magen Darm 2 (1972) 79–81

Cotton, P. B., J. S. M. Beales, I. A. Cole: Hazards of endoscopic retrograde cholangio-pancreatography. In Demling, L., M. Classen: Endoscopy ot the Small Intestine with Retrograde Pancreato-Cholangiography. Thieme, Stuttgart 1973

Cotton, P. B., P. R. Salmon, L. H. Blumgart, R. J. Burwood, G. T. Davies, G. T. Lawrie, J. W. Pierce, A. E. Read: Cannulation of the papilla of Vater via fiberduodenoscope. Lancet 1972/I, 53–58

Demling, L., M. Classen: Duodenojejunoskopie. Dtsch. med. Wschr. 95 (1970) 1427–1428

Demling, L., M. Classen: Duodenojejunoscopy. Endoscopy 2 (1970) 115–117

Demling, L., H. Koch, M. Classen: Endoskopische Papillotomie und Gallensteinentfernung. Dtsch. med. Wschr. 99 (1974) 2255

Deyhle, P., J. Fumagalli, C. Paez, S. Jenny, B. Pretet, M. Jenny, R. Ammann: Klinischer Wert der endoskopischen retrograden Pankreato-Cholangiographie. Dtsch. med. Wschr. 97 (1972) 1139–1141

Doubilet, H., M.-H. Poppel, J. H. Mullholland: Pancreatography. Technics, principles and observations. Radiology 64 (1955) 325–339

Eaton, S. B., I. T. Ferrucci: Radiology of the Pancreas and Duodenum. Saunders, Philadelphia 1973 (p 334)

Ecker, A.: Bildungsfehler des Pankreas und des Herzens. Henle-Pteuters Z. rat. Med. r. Reihe 354 (1862)

Giermann, H., G. Holle: Stereoskopische und mikroskopische Untersuchungen zur Pathologie des Schleimhautreliefs und Klappenapparate der Papilla Vateri. Acata hepato-splenol. (Stuttg.) 8 (1961)

Gmelin, E., B. Kramann, H.-D. Weiss: Kontrastmittelzwischenfall bei einer endoskopischen retrograden Cholangio- Pankreatikographie. Münch. med. Wschr. 119, Nr. 44 (1977)

Grimmel, K., H. Liehr, H. Kasper, H. Kulke: Lipase-Aktivität im Serum nach retrograder transduodenaler Pankreato-Cholangiographie. Dtsch. med. Wschr. 99 (1974) 43–48

Gublis, A., M. Cremer, L. Engelholm, I. P. Peters, N. Dumont: The Retrograde cholangio-Wirsungographie. 2. Europ. Congr. Gastroenterol. Paris, Juli 1972

Hayes, M. A.: Operative Pancreatography. Surg. Gynec. Obstet. 110 (1960) 404–408

Hentschel, M.: Variationen der Pankreasgang-Anatomie und Duodenalstumpfverschluß. Chirurg 39 (1968) 181–184

Hess, W.: Die chronische Pankreatitis. Bd. VI, Huber, Bern 1969 (S. 140–150)

Huard, P., Do-Xuan-Hop: La ponctio trashepatique des canaux biliares. Bull. Soc. Med. Chir. Indochine 15 (1937) 1090

Hyrtl, I.: Die Corrosions-Anatomie. Braumüller, Wien 1873

Jacobsen, B., L. O. Lanner, C. Radberg: The dynamic variability of the choledocho-pancreatico-duodenal junction. Acta radiol. (Stockh.) 52 (1959) 269–281

Jeanpierre, R., L. Leger: Pancréatographie transpapillaire sous duodénoscopic. Chirurgie 97 (1971) 489

Kleitsch, W. P.: Anatomy of the pancreas. Arch. Surg. 71 (1955) 795–80

Koch, H., D. Belohlavek, O. Schaffner, F. Tympner, W. Rösch, L. Demling: Prospective study for the prevention of pancreatitis following endoscopic retrograde cholangio-pancreatography (ERPC). Endoscopy 7 («»] 221–224

Kreel, L., B. Sandin, G. Slavin: Pancreatic morphology – a combined radiological and pathological study. Clin. Radiol. 24 (1973) 154–161

Kulke, H., H. Lietz, K. Grimmel, H. Braun: Die Bedeutung der Patientenlagerung bei der endoskopierten retrograden Cholangio-Pankreaticographie. Röntgen-Berichte 3 (1974)

Ledoux-Lebard, G., F. Heitz, H. Atlan, J. Rosier, A. Behar, M. Aries: La pancréatographie par excrétion d'un produit tétra-jodé. Presse méd. 72 (1964) 1579–1582

Legér, L., N. Arway: Pancreatographie pre-opératoire. Presse méd. 35 (1951) 735

Lindner, F., P. Fritzsche: Das Pankreas anulare. Langenbeck's Arch. klin. Chir. 23 (1956) 428

McCune, S. W., E. P. Shorb, H. Moscovitz: Endoscopic cannulation of the ampulla of Vater: A preliminary report. Ann. Surg. 167, (1968) 752–756

Mercadier, M., J. Hepp: L'apport de l'examen radiologique opératoire au cours du traitement chirurgical des affections pancréatiques. Ann. Chir. 32 (1956) 725–731

Mercadier, M., J. Hepp: Radiologie dans les tumeurs pancréatiques. Ann. Chir. 32 (1956) 981–988

Millbourn, E.: Calibre and appearance of the pancreatic ducts and relevant clinical problems. Acta chir. scand. 118 (1959/1960) 286–303

Nagai, N., F. Toki, J. Oi, H. Suzuki, T. Kozu, T. Taker: Continous endoscopic pancreatocholedochal catheterisation. Gastrointest. Endosc. 23 (1976) 78–91

Nuboer, J. F.: Studien über das extrahepatische Gallenwegssystem. Der Bau der Muskeln und des elastischen Gewebes in den normalen extrahepatischen Gallenwegen. Frankf. Zschr. Path. 41 (1931) 198

Ogoshi, K., Y. Hara: Retrograde pancreatocholedochography. Jap. J. clin. Radiol. 17 (1972) 455–466

Ogoshi, K., Y. Tobita, Y. Hara: Endoscopic observation of the duodenum and pancreatocholedochography using duodeno-fiberscope unter direct vision. Gastroenterol. Endosc. 12 (1970) 83–94

Oi, I.: Endoscopic pancreatography by fiberduodenoscope (FDS-Lb). Jap. J. Gastroent. 66 (1969) 880–883

Oi, I.: Pancreatography in chronic pancreatitis. In Demling, L., M. Classen: Endoscopy of the Small Intestine with Retrograde Pancreato-Cholangiography. Thieme, Stuttgart 1972 (pp. 55–60)

Opie, E. L.: The anatomy of the pancreas. Amer. Med. (Philad.) (1903) 996–998

Rosen, R. S., G. Jacobsen: Visible usinary tract excretion following oral administration of watersaluble contrast medien. Radiology 84 (1965) 6

Ruppin, H., R. Amon, H. Ettl, M. Classen, L. Demling: Acute pancreatitis after endoscopic/radiological pancreaticography (ERP). Endoscopy 6 (1974) 94–98

Sanchez San Julian, J., A. Pascual, Megias: La imagén colangiográfica del conducto de Wirsung y su significado. Rev. esp. Enferm. Apar. dig. 2 (1952) 3–11

Shiflet, E. L.: Diverticuls of the stomach. Amer. J. Roentgenol. 38 (1937) 280–288

Silvermann, J., B. J. Hill: Intravenous pancreatography – a negative result. Radiology 81 (1963) 596–597

Soehendra, N.: Palliative bile duct drainage – A new endoscopic method of introducing a transpapillary drain. Endoscopy 12 (1980) 8–14

Soehendra, N., V. Raynders-Frederix: Palliative Gallengangsdrainage. Dtsch. med. Wschr. 104 (1979) 206

Sterling J.: The common channel for bile and pancreatic ducts. Surg. Gynec. Obstet. 98 (1954) 420

Stiller, H.: Ein Beitrag zur röntgenologischen Darstellung des Ductus pancreaticus. Röntgenpraxis 1 (1948) 18–23

Takagi, K., S. Ikeda, Y. Nakagawa, K. Kumakura, M. Maruyama, N. Someya, T. Takada, T. Takekoshi, T. Kin: Endoscopic cannulation of the ampulla of Vater. Endoscopy 2 (1970) 107–115

Thal, A. P., B. Goott, A. R. Margulis: Sites of pancreatic duct obstruction in chronic pancreatitis. Ann. Surg. 150 (1959) 49–56

Vossschulte, K.: Chirurgie der chronischen Pankreaserkrankungen. Dtsch. med. Wschr. 86 (1961) 1369

Vossschulte, K., E. Wagner: Chirurgische Maßnahmen bei chronischer Pankreatitis. Chirurg 39 (1968) 307–312

Waldron, R. L., S. A. Luse, H. W. Wollowick, W. B. Seaman: Demonstration of a retrograde pancreatic pathway: Correlation of roentgenographic and electron microscopic studies. Amer. J. Roentgenol. 111 (1971) 695–699

Wapshaw, H.: Radiographic and other studies of the biliary and pancreatic ducts. Brit. J. Surg. 43 (1955) 132–141

Watson, W. C.: Direct vision of the ampulla of Vater. Lancet 1966/I, 902–903

Weiss, H.-D., H. Anacker, W. Wiesner: Die Technik der Duodenoskopie mit retrograder Pankreato- und Cholangiographie. Fortschr. Röntgenstr. 116 (1972) 517–522

Wiendl, H.-J.: Seltene Komplikationen bei der Fibergastroskopie. Endoskopy, 3 (1969) 123

Veslingins, J.: Syntagma anatomicum comentario atque appendice. Amstelodami 1666

Zimmon, D. S., D. B. Falkenstein, Ch. Riccobono, B. Aaron: Complication of endoscopic retrograde cholangiopancreatography. Gastroenterology 69 (1975) 303–309

Endoskopische retrograde Cholangio-(Pankreatiko-)graphie – ERC(P)

H.-D. Weiss und K.-O. Kagel

Einleitung

Mit der endoskopischen retrograden Cholangiographie hat sich eine Methode etabliert, die im diagnostischen Bereich bisherige invasive Verfahren (perkutane transhepatische und transvenöse transhepatische Cholangiographie) weitgehend verdrängt hat (ANACKER u. Mitarb. 1977, COTTON u. Mitarb. 1972). Außerdem ist die Kombinierbarkeit der endoskopischen Methode mit therapeutischen Schritten (endoskopische Papillotomie, endoskopische Drainage, endoskopische Ballondilatation von Stenosen) von Bedeutung (CLASSEN u. DEMLING 1974, SOEHENDRA u. REYNDERS-FREDERIX 1979, KAWAI u. Mitarb. 1974, SOEHENDRA 1980, IKEDA u. Mitarb. 1988, KOZAREK 1988, LAURENCE u. COTTON 1980, SEIFERT 1988, SPINELLI u. Mitarb. 1988).
Methodisch entspricht die ERC der endoskopischen Pankreatikographie (WEISS u. Mitarb. 1972). Es scheint so, daß das Gallengangsystem selektiv häufiger darstellbar ist, wenn die Endoskopie bei Bauchlage des Patienten durchgeführt wird bzw. die Katheterisierung der Papille aus etwas größerem Abstand erfolgt.
Die gegenseitige Beeinflussung von Pankreas und Gallenwegserkrankungen – nicht zuletzt wegen ihrer besonderen anatomischen Beziehungen – ist Anlaß, beide Gangsysteme in einem Untersuchungsablauf darzustellen.

Normales endoskopisches retrogrades Cholangiogramm

Aus röntgenanatomischer Sicht hat das endoskopische retrograde Cholangiogramm gegenüber der intravenösen Ausscheidungscholezystcholangiographie (FROMMHOLD 1961) keine neuen Erkenntnisse gebracht.
Eine Darstellung in mindestens zwei Ebenen ist sinnvoll (Abb. 1 u. 2). Die Gallenblase ist in hoher Frequenz darstellbar. Bei normalen Gang- und Abflußverhältnissen gelingt die Füllung problemlos (Abb. 4). Anomalien und anatomische Varianten, insbesondere akzessorische Gangsysteme, werden nicht immer vollständig erfaßt (RÖSCH 1979) (Abb. 3). Der Ductus choledochus wird am besten abschnittsweise beurteilt, sowohl im Hinblick auf seine Kontur (Konturdiagnostik) als auch auf seine Weite (metrische Diagnostik). Dabei ist zu berücksichtigen, daß der Ductus choledochus bei papillennahen Obstruktionen sich zunächst in seinen lebernahen Anteilen erweitert, der intra- bzw. retropankreatische Abschnitt erst bei zunehmender intraduktaler Druckerhöhung weiter wird. Im Mittel liegen die Gangweiten (Abb. 5) beim Gesunden im präpapillären Abschnitt bei 5,5 mm, im retropankreatischen bei 7,3 mm, im retroduodenalen bei 8,2 mm sowie im supraduodenalen Anteil bei 7,9 mm.

Abb. **1** Normales retrogrades Cholangiogramm im sagittalen Strahlengang. Glatt konturierte, nicht erweiterte intra- und extrahepatische Gallenwege. Zustand nach Cholezystektomie

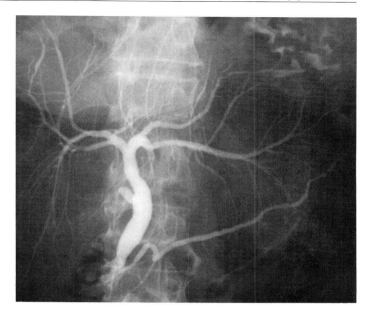

Der Druckkurvenverlauf im Ductus choledochus läßt sich in einen feinwelligen Typ 1 (Abb. **6**) sowie einen grobwelligen Typ 2 (Abb. **7**) gliedern.
Die intraduktalen Druckwerte übersteigen den Basisdruck im Duodenum, sind allerdings niedriger als der Sekretionsdruck im Ductus pancreaticus (Abb. **8**) (WEISS u. Mitarb. 1977).

Der Sphinkterapparat der Papilla Vateri ermöglicht durch das „Papillenspiel" einerseits den duodenalwärts gerichteten bedarfsgerechten Gallefluß, verhindert andererseits eine Reflux von Duodenalinhalt in das Gallen- und Pankreasgangsystem. Der außeroperativen Beurteilung der Druckverhältnisse sowie des Papillenspiels

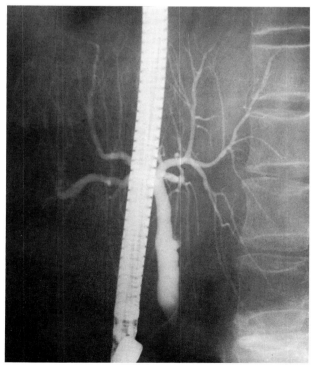

Abb. **2** Normales retrogrades Cholangiogramm im frontalen Strahlengang. Zustand nach Cholezystektomie

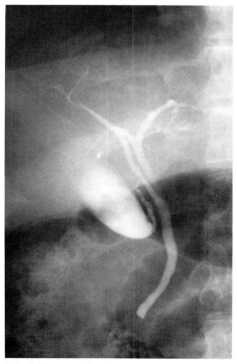

Abb. **3** Retrogrades Cholangiogramm. Akzessorischer Ductus hepaticus dexter, in den der Ductus zysticus mündet

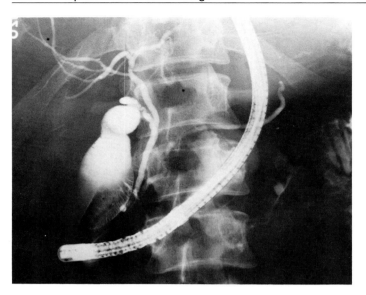

Abb. **4** Normales retrogrades Cholezystcholangiogramm

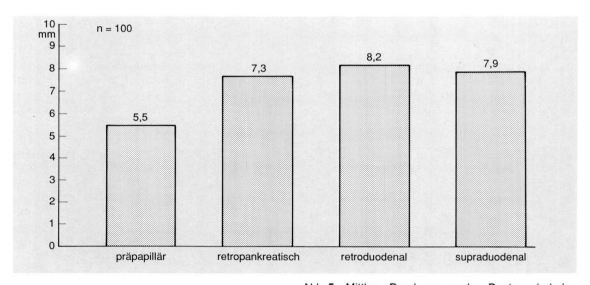

Abb. **5** Mittlere Durchmesser des Ductus choledochus in den einzelnen Abschnitten

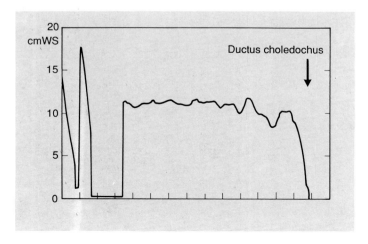

Abb. **6** Druckkurve des Ductus choledochus, feinwelliger Typ (Typ I)

Abb. 7
Druckkurve des
Ductus choledo-
chus, grobwelliger
Typ (Typ II)

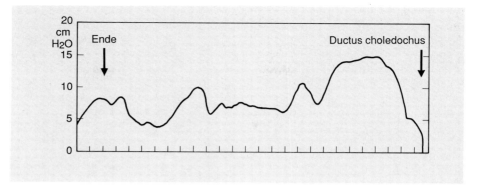

Abb. 8
Druckkurve des
Duodenums bei
Atemstillstand

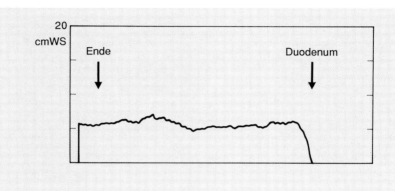

(Funktionsdiagnostik) kommt in der klinischen Praxis gelegentlich in der Differentialdiagnose der Papillenstenose zu papillären Konkrementen Bedeutung zu.

Gegenüber der Ausscheidungscholezystcholangiographie bietet die ERC den wesentlichen Vorteil einer besseren Detailerkennbarkeit infolge der steuerbaren Kontrastmitteldichte, die insbesondere bei obstruktiven Gallenwegserkrankungen unabhängig von der Ausscheidungssuffizienz der Leber ist.

Indikationen

Gallenwegserkrankungen obstruktiven Charakters stellen im weitesten Sinne die Hauptindikation zur ERC(P) dar. Die differentialdiagnostische Abklärung zwischen hepatozellulärem und mechanischem Ikterus kann notwendig werden, wenn anderweitige Verfahren, insbesondere laborchemische oder mikrobiologische, nicht zum Ziel führen. Obstruktive Gallenwegserkrankungen umfassen ätiologisch unterschiedliche Gruppen. Unter den benignen Obstruktionen (Tab. **1**) stehen Steine und entzündliche Erkrankungen im Vordergrund. Maligne Abflußbehinderungen (Tab. **2**) kommen entweder durch primäre Gallenblasen- oder Gallengangsmalignome bzw. Kompressionen oder Infiltrationen von Geschwülsten der Nachbarorgane (am häufigsten Pankreaskopf) zustande. Schließlich können auch

Tabelle 1 Differentialdiagnose des Stauungsikterus benigner Genese

Choledocholithiasis
cholangitische Stenosen
iatrogene Stenosen
Kompressionsstenosen (Pankreaspseudozyste)
Anomalien und Mißbildungen
gutartige Tumoren
Anastomosenstenosen

Tabelle 2 Differentialdiagnose des Stauungsikterus maligner Genese

Gallengangskarzinom (intra- und extrahepatisch)
Pankreaskopfkarzinom
Papillenkarzinom
Metastasen
Leberzellkarzinom
Duodenaltumoren

Lymphknotenmetastasen in Nachbarschaft der Gallengänge durch Kompressionen derselben einen Stauungsikterus induzieren. Das Auftreten eines schmerzlosen Ikterus, intermittierend oder rasch progredient, ist häufig nur klinisches Erstsymptom einer oftmals fortgeschrittenen malignen Erkrankung (Pankreas, Gallenwege, Metastasen). Im Interesse der Erhaltung der Leberfunktion einerseits sowie einer möglichst raschen

Therapie andererseits ist eine unverzügliche diagnostische Sicherung von entscheidender Bedeutung.

Anomalien und Mißbildungen können zu klinisch relevanten Beschwerden führen und somit Anlaß zur Diagnostik auf endoskopischem Wege sein.

Kontraindikationen

Absolute Kontraindikationen aus radiologischer Sicht gibt es nicht. Über die Eignung ionischer und nichtionischer Kontrastmittel liegen aus letzter Zeit mehrfach Mitteilungen vor (BUB u. Mitarb. 1983, JENSEN u. Mitarb. 1985, HANNIGAN u. Mitarb. 1985, O'CONNOR u. Mitarb. 1988). BILBAO u. Mitarb. (1976) fanden bei Auswertung von 10 000 endoskopisch retrograden Cholangiopankreatikographien bei 3 Kranken Hauterytheme, die als Folge der Kontrastmittelapplikation gedeutet wurden. Einen Fall einer schweren anaphylaktoiden Kontrastmittelreaktion nach ERC haben GMELIN u. Mitarb. (1977) beschrieben.

Aus klinischer Sicht sollte die ERC bei akuter septischer Cholangitis nur dann versucht werden, wenn durch Papillotomie oder Drainage eine therapeutische Zielsetzung zwecks Abflußentlastung zu erwarten ist.

Da auch mit operationspflichtigen Komplikationen (STARITZ u. EWE 1984) gerechnet werden muß, gelten die allgemeine Operationsfähigkeit und die Therapiewilligkeit des Kranken als Grundvoraussetzungen für die Durchführung einer ERC.

Literatur

Anacker, H., H.D. Weiss, B. Kramann: Endoscopic Retrograde Pancreatico-cholangiography (ERCP). Springer, Berlin 1977

Bilbao, M.K., C.T. Dotten, T.G. Lee, R.H. Katon: Complications of endoscopic retrograde cholangiopancreaticography. A study of 10 000 cases. Gastroenterology 70 (1976) 314

Bub, H., W. Burner, J.F. Riemann, M. Stolte: Morphology of the pancreatic ductal epthelium after traumatisation of the papilla of Vater or endoscopic retrograde pancreatography with various contrast media in cats. Scand. J. Gastroenterol. 18 (1983) 581

Classen, M., L. Demling: Endoskopische Sphinkteromie der Papilla Vateri und Steinextraktion aus dem Ductus choledochus. Dtsch. med. Wschr. 99 (1974) 496

O'Connor, H.J., W.R. Ellis, A.P. Manning, D.J. Lintott, M.J. McMahon, A.T.R. Axon: Iopamidol as contrast medium in endoscopic retrograde pancreatography: A prospective randomised comparison with diatrizoate. Endoscopy 20 (1988) 244

Cotton, P.B., P.R. Salmon, L.H. Blumgart, R.J. Burwood, G.T. Davis, G.T. Lavrie, J.W. Pierce, A.E. Read: Cannulation of the papilla of Vater via fiberduodenoscope. Lancet 1972/I, 53

Frommhold, W.: Die Röntgendiagnostik der Gallenwege. Radiol. Diagn. 2 (1961) 185

Gmelin, E., B. Kramann, H.D. Weiss: Kontrastmittelzwischenfall bei einer endoskopischen retrograden Cholangio-Pankreatikographie. Münch. med. Wschr. 119 (1977) 44

Hannigan, B.F., P.W.N. Keeling, B. Slvin, R.P.H. Thompson: Hyperamylasaemia after endoscopic retrograde pancreaticography with ionic and non-ionic media. Gastroint. Endoscopy 31 (1985) 109

Ikeda, S., M. Tanaka, S. Matsumoto, H. Yoshimoto, H. Itoh: Endoscopic sphincterotomy: Long-term results in 408 patients with complete-follow-up. Endoscopy 20 (1988) 13

Jensen, R.A., A. Melchow-Moller, P. Matzen, F. Moller, J.R. Andersen, E. Magid: A randomized trial of Iohexol versus amidotrizoate in endoscopic retrograde pancreaticography. Scand. J. Gastroenterol. 20 (1985) 83

Kawai, K., Y. Akasaka, K. Murakami: Endoscopic sphincterotomy of the ampulla of Vater. Gastroint. Endoscopy 20 (1974) 148

Kozarek, R.A.: Balloon dilatation of the sphincter of ODDI. Endoscopy 20 (1988) 207

Laurence, B.H., P.B. Cotton: Decompression of malignant biliary obstruction by duodenoscopic intubation of the bile duct. Brit. Med. J. 280 (1980) 522

Rösch, W.: Die klinische Bedeutung anatomischer Varianten von Pankreas und Gallengang. In L. Demling, H. Koch, W. Rösch: Endoskopisch retrograde Cholangio-Pankreatikographie – ERCP. Schattauer, Stuttgart 1979

Soehendra, N., V. Reynders-Frederix: Palliative Gallengangsdrainage. Eine neue Methode zur endoskopischen Einführung eines inneren Drain. Dtsch. med. Wschr. 104 (1979) 206

Soehendra, N.: Palliative bile duct drainage – A new method of introducing a transpapillary drain. Endoscopy 12 (1980) 8

Spinelli, P., E. Minori: Endoscopic dilatation of cystic duct. Endoscopy 20 (1988) 276

Staritz, M., K. Ewe: Indikationen und Risiken der ERCP. Literaturübersicht und eigene Erfahrungen. Diagnostik 9 (1984) 3

Weiss, H.D., H. Anacker, W. Wiesner: Die Technik der Duodenoskopie mit retrograder Pankreato- und Cholangiographie. Fortschr. Röntgenstr. 116 (1972) 517

Weiss, H.D., B. Kramann, V. Wuttke, H. Anacker: Der Basisdruck im Ductus pancreaticus und ductus choledochus. Med. Klin. 72 (1977) 519

Nuklearmedizinische Diagnostik in der Gastroenterologie

H. Hundeshagen

Speicheldrüsen-Funktionsszintigraphie

Wie andere Anionen, z. B. Jod, wird ^{99m}Tc-Pertechnetat (^{99m}Tc) von den Speicheldrüsen aufgenommen und mit dem Speichel ausgeschieden. Die Glandulae Parotites und Glandulae Submandibulares können so dargestellt werden. Mit Hilfe eines Stimulationstestes werden die normale und die pathologische Funktion der Organe analysiert. Außerdem werden die Größe der Drüsen bestimmt und eine Analyse des Speicherungsmusters vorgenommen (PARRET u. PEYRIN 1979, BÖRNER 1978). Das Verfahren ist für die Diagnostik von Speicheldrüsenerkrankungen von Bedeutung, insbesondere zur Beurteilung der einzelnen

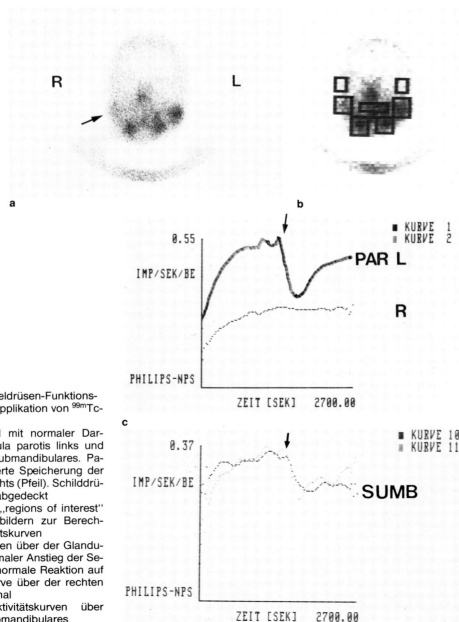

Abb. **1a–d** Speicheldrüsen-Funktionsszintigraphie nach Applikation von ^{99m}Tc-Pertechnet und Reiz
a Ein Sequenzbild mit normaler Darstellung der Glandula parotis links und beider Glandulae submandibulares. Pathologisch verminderte Speicherung der Glandula parotis rechts (Pfeil). Schilddrüse durch Bleischild abgedeckt
b Darstellung der „regions of interest" (ROI) auf Sequenzbildern zur Berechnung der Zeitaktivitätskurven
c Zeitaktivitätskurven über der Glandula Parotis links: Normaler Anstieg der Sekretionsphase und normale Reaktion auf Reiz (Pfeil). Die Kurve über der rechten Parotis ist nicht normal
d Normale Zeitaktivitätskurven über beiden Glandula submandibulares

Speicheldrüsen selbst, sowie der Produktion und Abflusses des Speichels.

37–74 MBq ^{99m}Tc-Pertechnetat werden i. v. appliziert. Der Patient wird mittels einer Gammakamera und entsprechendem Kollimator (Low Energy All Purpose –140 Kev) sitzend oder liegend mit Gesicht und Hals ventral zur Kamera untersucht. Die Schilddrüse wird, um die Streustrahlung aus dem Organ auszuschalten, mit einem Bleischild abgedeckt. Über 45 Min. werden in 30-Sek.-Abständen Sequenzszintigramme aufgenommen. 20 Min. nach Injektion des radioaktiven Indikators erfolgt die Stimulation der Speicheldrüsen durch orale Gabe von 2–3 ml 15%iger Zitronensäure. Sequenzszintigramme werden über weitere 25 Min. aufgenommen.

Auf den einzelnen Sequenzszintigrammen sind zunächst zu beurteilen: die Darstellung der Speicheldrüsen, Größe, Form und Lage sowie Radioaktivitätsverteilungsmuster. In dem Beispiel der Abb. 1 stellen sich die Glandula parotis links sowie beide Glandulae submandibulares normal dar. Die Glandula parotis rechts (Abb. 1a Pfeil) zeigt eine verminderte Radioaktivitätsaufnahme. Der nächste Schritt ist die Auswertung der Funktionszintigraphie. Über die einzelnen im Sequenzszintigramm abgebildeten Speicheldrüsen

werden mittels des Datenverarbeitungssystems an der Gammakamera sog. „regions of interest" (ROI) gelegt (Abb. 1b). Die Zeitaktivitätskurven werden aus den jeweiligen Impulszahlen der ROI berechnet. Man erhält Kurven, wobei die Radioaktivitätsabgabe nach Reiz im Normalfall deutlich zu sehen ist. (Abb. 1c, d Pfeil). In dem hier dargestellten Fall eines Patienten mit einer Parotitis rechts findet man einen normalen Kurvenverlauf über der Glandula Parotis links und über beiden Glandulae submandibulares (1d). Die rechte Glandula parotis zeigt einen verminderten Anstieg in der Sekretionsphase und keinen Kurvenabfall nach Reiz.

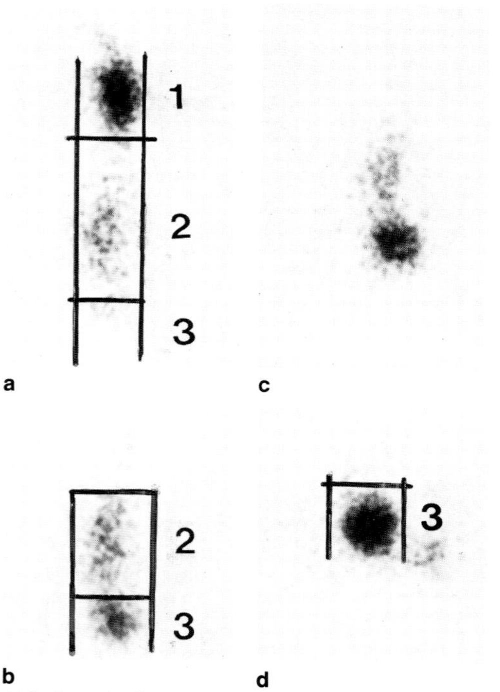

Indikation

Akute und chronische Sialadenitis, Speicheldrüsentumoren, Nachweis von Funktionsausfällen nach Strahlentherapie.

Ösophagusfunktionsszintigraphie

Ein einfaches, reproduzierbares und den Patienten kaum belästigendes Untersuchungsverfahren mit guter Spezifität und Sensitivität ist die Ösophagusfunktionsszintigraphie. Die Einführung der mit dem kurzlebigen Radionuklid ^{99m}Tc-markierten Pharmaka und die Verwendung von Gammakameras mit Datenverarbeitungssystemen ermöglichen den Fortschritt für die Diagnostik. Die Ösophagusfunktionsszintigraphie ergibt quantitativ erfaßbare Ergebnisse und ergänzt bzw. ersetzt Röntgenkineösophagogramm, den Säuretest und die Ösophagusmanometrie. Vergleicht man die Verfahren miteinander (FISHER u. MALMUD 1981), so ist eine breite Anwendung der Radionuklidmethode mit ihrer geringen Strahlenbelastung in der Klinik zu empfehlen.

Ein besonderer Schwerpunkt liegt im Nachweis eines gastroösophagealen Refluxes (WILLIAMS u. Mitarb. 1983). Aber auch die verschiedenen Störungen des Durchganges eines Indikators durch die Speiseröhre können quantitativ erfaßt werden.

Der nüchterne Patient wird liegend oder sitzend, unter bzw. vor eine Gammakamera mit einem Low-Energy-All-Purpose-(140 Kev-)Kollimator positioniert. 0,074–0,111 MBq ^{99m}Tc-markiertes Schwefelkolloid oder Chelex (Kunstoff-Harz Kügelchen) werden in 10–20 ml Wasser verteilt und mittels eines Strohhalms in den Mund der Untersuchungsperson aufgenommen. Dann erhält der Proband die Aufforderung zu schlucken. Der Durchgang der Radioaktivität wird in 15-Sek.-Intervallen über 10 Min. gemessen. Mittels der Datenverarbeitung lassen sich wiederum über „regions of interest" (ROI) Zeitaktivitätskurven berechnen, und zwar über drei Regionen des Öso-

Abb. **2a–d** Ösophagussequenzszintigraphie:
1 = Mundboden, 2 = Ösophagus, 3 = Magen
a Beginn des 2. Schluckes
b Durchgang durch den Ösophagus
c Radioaktivität im Magen (1–5 Sek.)
d Passage durch den Ösophagus beendet

phagus. Zur Bestimmung der Transitzeiten über diesen kommt die Formel

$$C_t = \frac{Q_{max} - Q_t}{Q_{max}} \times 100$$

zur Anwendung; dabei ist C_t die Prozentzahl des Ösophagusinhaltes zur Zeit t, Q_{max} die maximale Zählrate und $Q_t =$ die Zählrate zur Zeit t. Die Transitzeiten über den ROI sind sehr kurz und liegen bei Normalpersonen bei 4–10 Sek. nach dem Schlucken.
Die Transitraten (C_t) betragen mehr als 90%. Bei Patienten mit Sklerodermie liegen diese Raten bei 15–40%. In der Abb. 2a sind Sequenzszintigramme eines Schluckaktes abgebildet. Man sieht den problemlosen Durchgang der Radioaktivität durch den Ösophagus in den Magen.

Indikation

Patienten mit unklaren Symptomen bei Achalasie, Sklerodermie, Reflux, diffusen Ösophagusspasmen, Karzinomen der Kardia, Pylorusstenosen.
Mit dem gleichen Verfahren kann auch die Magenentleerung funktionsszintigraphisch erfaßt werden (MALMOD u. Mitarb. 1982).
Eine Erweiterung des Verfahrens ist zur quantitativen Bestimmung des gastrooesophagealen Refluxes erforderlich (Abb. 3). Hierbei wird eine Bauchmanschette so angelegt, daß der untere Ösophagussphinkter erfaßt wird. Die Manschette wird von 0 bis 100 mbar aufgepumpt und zwar in 30-mbar-Schritten. Nach jedem Schritt wird ein Gammakameraszintigramm aufgenommen. Der Reflux wird bestimmt als das Verhältnis der ansteigenden Impulsraten im Ösophagus zur Magenimpulszahl, ausgedrückt in Prozent. Bei Normalpersonen liegt die obere Grenze bei diesem Verfahren bei 3–4%.

Szintigraphie des Magens

Die Belegzellen der Magenschleimhaut nehmen ^{99m}Tc-Pertechnetat auf, ohne daß dieses verstoffwechselt wird, Trappingmechanismus (HARPER u. Mitarb. 1962). Die Radioaktivität wird über die Magenschleimhaut entsprechend der Magensaftmenge ausgeschieden. Eine einigermaßen homogene Verteilung ist bis zu 30 Min. nach Applikation zu erwarten.
Der Patient wird unter einer Gammakamera so lokalisiert, daß der Magen in der Bildmitte liegt. 37–185 MBq ^{99m}Tc-Pertechnetat werden i.v. appliziert und in kurzen Zeitabständen bis 30 Min. Sequenzszintigramme des Magens, auch in verschiedenen Winkelprojektionen zur Kamera, aufgenommen (Abb. 4). Fehlbeurteilungen sind durch verschiedene Störfaktoren, wie z.B. Peri-

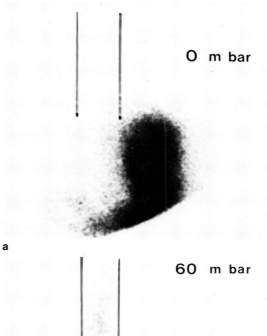

a

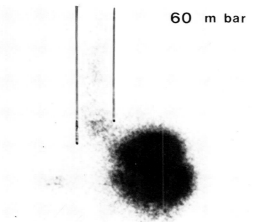

b

Abb. 3a u. b   Gastroösophagealer Reflux. Nach oraler Gabe von ^{99m}Tc-markierten DTPA
a   Erreichen der normalen Background-Aktivität im Ösophagus
b   Provokationstest mit einer Manschette über dem Oberbauch bis zu einem Druck von 100 mbar. Ansteigen der Radioaktivität über dem Ösophagus auf über 4%

staltik, Atembewegung, Überprojektion der verschiedenen Magenabschnitte, möglich. Eine besondere diagnostische Bedeutung kommt diesem Verfahren bei der Suche nach einem Meckelschen Divertikel zu.

Nuklearmedizinische Leberuntersuchungen

Zur Diagnostik von Lebererkrankungen stehen verschiedene nuklearmedizinische Untersuchungsverfahren zur Verfügung. Für Sensitivität und Spezifität der diagnostischen Aussagemöglichkeit ist die Indikationsstellung entscheidend, auch im Zusammenhang mit anderen Untersuchungsverfahren. Gerade bei der Leberdiagnostik

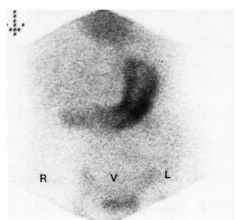

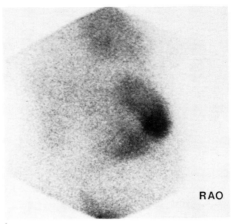

a

b

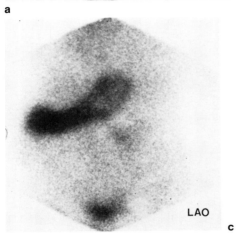

c

ist der Einsatz der verschiedenen bildgebenden
Verfahren in Abhängigkeit von der Pathophysiologie und im Hinblick auf die zu erwartende Ef-
fektivität genau zu überlegen.

Statische Leberszintigraphie

Um strukturelle Veränderungen der Leber zu
analysieren, steht die Sonographie an erster Stelle, gefolgt von der Computertomographie und in
speziellen Fällen oder wenn eines der anderen
Verfahren nicht verfügbar ist, die statische Leberszintigraphie. Es gibt verschiedene Mikrokol-
loidpräparationen, die mit dem Radionuklid
^{99m}Tc markiert werden. Zwischen 74 und
185 MBq werden intravenös appliziert. Die radio-

Abb. **5a–d**
Statische Leberszintigraphie
bei einem Patienten mit Lebermetastasen. Nach i.v. Applikation von 185 MBq ^{99m}Tc-Mi-
crospheres werden mit der
Gammakamera Szintifotos der
Leber **a** von ventral, **b** rechts-
und **c** links lateral sowie **d** von
dorsal angefertigt. Normal
konfigurierte Leber mit mehreren „kalten Knoten" (in diesem
Fall Metastasen). Auf dem dorsalen Bild (**d**) stellt sich auch
die Milz dar

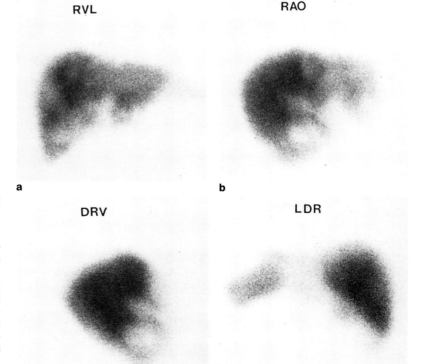

a

b

c

d

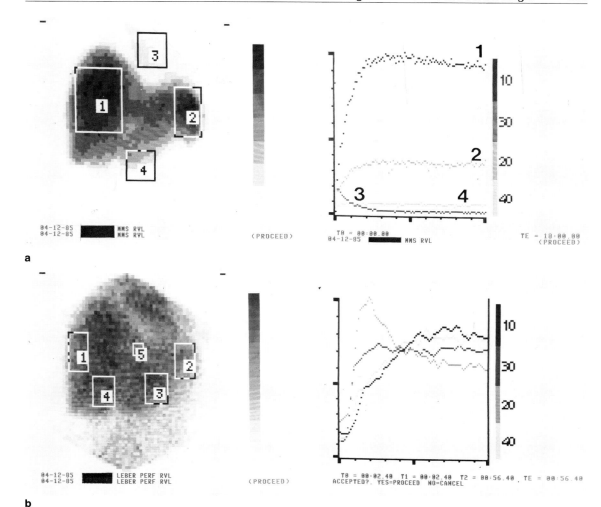

b

Abb. **6a** u. **b**   Darstellung der Leberperfusion und der Zeitaktivitätskurven über einzelnen ROI zur Berechnung des arteriellen Anteils bei einem Patienten mit transplantierter Leber
a   Micropartikel-Clearance, „regions of interest" über (1) rechten Leberlappen, (2) linken Leberlappen, (3)

Herz, (4) allgemeine Körperregion zur Backgroundbestimmung, weiterhin die über diesen ROI errechneten Zeitaktivitätskurven
b ^{99m}Tc-DTPA-Aktivitätskurven über entsprechenden ROI ° innerhalb der Leber bei dem gleichen Patienten, wobei bei der ROI 5 die Aorta getroffen ist

aktiven Mikropartikel gelangen über die Blutbahn in die Leber und werden von den Kupferschen Sternzellen (RES) aufgenommen und gespeichert. Mittels Gammakamera und entsprechendem Kollimator werden Bilder des Verteilungsmusters oder Radioaktivität in der Leber aufgenommen. Es sollen mindestens drei verschiedene Einstellungen, und zwar von ventral, dorsal und rechts seitlich, vorgenommen werden (Abb. **5**).
Bei der normalen Leber ist die Verteilung der Radioaktivität homogen. Es sind jedoch verschiedene Formvarianten möglich (McAfee u. Mitarb. 1965). Beurteilt werden die Größe der Leberlappen, die Form, die Lage, das Verteilungsmuster und die Partikelablagerung in der Milz sowie im Knochenmark.

Die Single-Photon-Emissions-Tomographie (SPECT) erweitert die Aussagemöglichkeit des Verfahrens.

Indikation

Frage nach raumfordernden Läsionen, chronische Hepatitis und Leberzirrhose.

Funktionsszintigraphie

Diese Verfahren kommen immer häufiger zum Einsatz. Die Darstellung der Durchblutung der Leber mit dem arteriellen Anteil, die Blutpoolszintigraphie sowie die Analyse der Leberfunktion durch Radiopharmaka, die entsprechend der Galle ausgeschieden werden, ergeben wichtige diagnostische Hinweise und sind typische Beispiele für die Methodik des „functional-imaging".

Für die Bestimmung der *Leberdurchblutung und des arteriellen Anteils* (CREUTZIG u. Mitarb. 1981, WOLF u. KRÖNERT 1978) wird der Patient unter eine Gammakamera mit Kollimator in ventraler Position lokalisiert. Die Gammakamera muß eine Datenverarbeitungsanlage haben, die die Meßdaten aufnimmt, speichert und später entsprechend analysiert. Es werden zunächst 37 MBq ^{99m}Tc-Milli-Microspheres appliziert und Aufnahmesequenzen von 60×1 Sek., 6×2 Sek. und 180×5 Sek. gespeichert. Diese Untersuchung dauert 18 Min. Daran anschließend können die o. a. statischen Szintigramme angefertigt werden. Die Auswertung erfolgt so, daß Zeitaktivitätskurven über „regions of interest", Leber, Milz und Herz, und für die Untergrundradioaktivität seitlich ne-

ben der Leber zwischen den Nieren ausgegeben werden (Abb. 6a). Aus diesen Kurven, die die Kolloidclearance in der Leber und Milz sowie die Blutradioaktivität repräsentieren, wird der Faktor k = Eliminationskonstante (Min.$^{-1}$) berechnet, der normal über 0,9–1,0 liegt. In dem in Abb. 6a dargestellten Fall einer transplantierten Leber liegt sie bei 0,79 erniedrigt. Außerdem kann man noch den Leber-Milz-Quotienten der Partikelclearance berechnen.

Nach diesem ersten Untersuchungsabschnitt folgt die i.v. Injektion von 370 MBq ^{99m}Tc-DTPA (Diäthylen-Triamino-Pentacetat) in gleicher Lage unter der Gammakamera. Es wurden $150 \times 0,4$ Sek.-Sequenzbilder aufgenommen. Die Untersuchung dauert also 1 Min. Die Zeitaktivitätskurven werden von ROI° über Leber, Milz, beiden Nieren und der Aorta berechnet und mit einem speziellen Rechenprogramm aus diesem der arteriel-

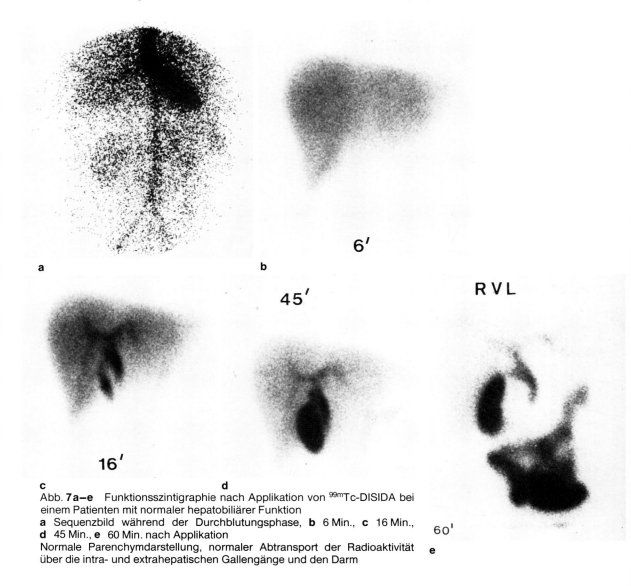

Abb. 7a–e Funktionsszintigraphie nach Applikation von ^{99m}Tc-DISIDA bei einem Patienten mit normaler hepatobiliärer Funktion
a Sequenzbild während der Durchblutungsphase, **b** 6 Min., **c** 16 Min., **d** 45 Min., **e** 60 Min. nach Applikation
Normale Parenchymdarstellung, normaler Abtransport der Radioaktivität über die intra- und extrahepatischen Gallengänge und den Darm

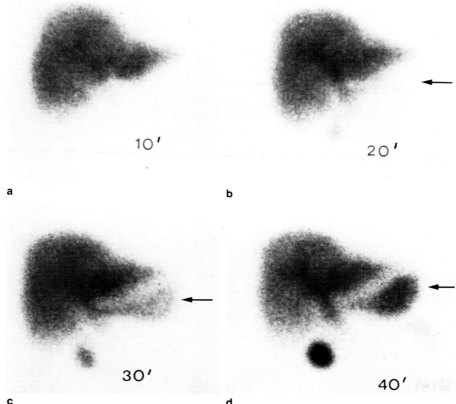

Abb. 8a–d Darstellung des Duodeno gastralen Refluxes mittels hepatobiliärer Sequenzszintigraphie (HBSS)
a 10 Min.   **b** 20 Min. nach Injektion
c 30 Min.; hier ist der gastrale Reflux schon sichtbar (Pfeil)
d 40 Min. nach Injektion: erheblicher Reflux

le Anteil der Durchblutung der Leber in Prozent ausgegeben. Der Normwert liegt bis 30% arterieller Anteil (Abb. **6b**). Der arterielle Anteil bei der in dieser Abb. dargestellten Untersuchung einer transplantierten Leber war mit 71% erhöht.

Indikation

Frage der pathologischen Leberdurchblutung, speziell bei Leberzirrhose, Leberteilresektion, Lebertransplantation.

Hepatobiliäre Funktionsszintigraphie

Die Einführung der Derivate der Iminodiessigsäure (CHERVU u. Mitarb. 1982, MAHLSTEDT 1982) und die Markierung dieser mit ^{99m}Tc zusammen mit den technischen Möglichkeiten der Gammakamera-Funktionsszintigraphie erbrachte für die Diagnostik hepatobiliärer Erkrankungen neue Möglichkeiten. Das Verfahren wird hepatobiliäre Funktionsszintigraphie (HBSS) genannt. Im allgemeinen wird das Derivat ^{99m}-o-disoprophyl-IDA (^{99m}Tc-DISIDA) verwendet. Bei Ikterus

eignet sich das ^{99m}Tc-JODIDA besser, da es nicht so stark über die Nieren ausgeschieden wird. Der Patient liegt unter einer Gammakamera mit Kollimator in ventraler Position. Es werden i.v. 370 MBq ^{99m}Tc-DISIDA appliziert. Die Aufnahmen der Sequenzen erfolgen in drei Phasen.

1. Durchblutungsphase, d.h. bis 1 Min. nach Injektion,
2. Parenchymphase, Aufnahmen in verschiedenen Kamerapositionen zur Leber, d.h. ventral, dorsal, seitlich, und Bilder in Minutenabständen bis 10 Min. nach Injektion, Die 10-Minuten-Aufnahme von ventral wird bei 800 000 Counts aufsummiert und die Zeitdauer der Aufnahme bestimmt.
3. Die nachfolgende Ausscheidungsphase wird in gleicher Aufnahmezeit wie die 10-Minuten-Aufnahme nach 20, 30, 40 und 60 Min., dann je nach Erfordernis nach 1, 2 und 4 Std. in verschiedenen Projektionen aufgenommen. Die sowohl analog als auch digital gewonnenen Bilder werden beurteilt (Abb.7).

Indikation

Differentialdiagnostik des Ikterus, Gallengangatresie, follikulärnoduläre Hyperplasie (FNH), Erfolgsbeurteilung und Abklärung von Symptomen nach operativen Eingriffen am Leber-Galle-System, Galleleck, duodenogastraler Reflux (Abb. **8**).

Blutpoolszintigraphie

Ein weiteres, besonders zur Diagnose von Hämangiomen auch in der Leber geeignetes funktionsszintigraphisches Verfahren ist die Blutpoolszintigraphie. Zunächst erhält der Patient zur Vorbereitung der Erythrozyten Pyrophosphat i. v. appliziert. 30 Min. später wird der zu Untersuchende unter die Gammakamera mit Kollimator gelegt und 740 MBq ^{99m}Tc-Pertechnetat, möglichst in Form eines guten Bolus injiziert. In den ersten Minuten werden zur Analyse der Durchblutungsphase 30-Sek.-Sequenzen eingestellt; später werden Bilder in verschiedenen Winkelprojektion und in Abständen von 15, 30, 60 Min. aufgenommen und beurteilt.

Indikation

Hämangiome in der Leber, Leberdurchblutungsstörungen.

Milzszintigraphie

Zur Darstellung der Milz mittels radioaktiver Tracer kann man zwei Funktionen des Organs ausnutzen: die Funktion der Erythrozytensequestrierung und die RES-Funktion.

Will man die Milz darstellen, so ist das einfachste Verfahren, die Gammakameraszintigraphie nach i. v. Applikation von 370 MBq ^{99m}Tc-Kolloid. Es sollen Szintigramme von dorsal, links seitlich und wenn erforderlich, von ventral angefertigt werden. Durch Planimetrieren der Fläche der Milz in den jeweiligen Szintigrammen lassen sich die Größe und das Gewicht abschätzen. Der obere Normwert des so ermittelten Milzgewichtes liegt bei 200 g (FISCHER u. WOLF 1969).

Eine genauere Methode zur Analyse der Milzfunktion ist die Sequenzszintigraphie nach Injektion von wärmealterierten, patienteneigenen radioaktiv markierten Erythrozyten.

Bei diesem Verfahren wird dem Patienten zunächst wie bei der Blutpoolszintigraphie Pyrophosphat i. v. injiziert. Nach 20–30 Min. werden 10 ml Blut abgenommen und in diesem die Erythrozyten mit ^{99m}Tc markiert. Die anschließende Hitzedenaturierung führt zu einer mechanischen Schädigung im Sinne einer Erhöhung der osmotischen Brüchigkeit. Die so behandelten Erythrozyten werden dem Patienten reinjiziert. Sie werden dann in der Milz abgelagert. Statt mit ^{99m}Tc kann auch das Radionuklid ^{51}Cr eingesetzt werden.

Indikation

Splenomegalie, Akzessorische Milzen, Durchblutungsstörung, Abszesse, Traumen, Tumoren, Leukosen, portale Stauung, Erkrankung des hämatopoetischen Systems.

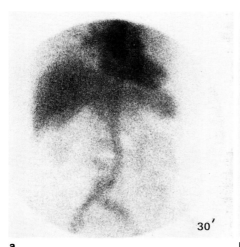 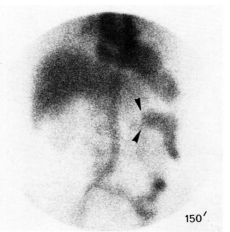

a   **b**

Abb. **9a** u. **b**   Patient mit einer Anämie: Nachweis einer Blutungsquelle im oberen Dünndarm nach In-vivo-Markierung von Erythrozyten mit ^{99m}Tc
a   30 Min. nach Markierung der Erythrozyten: typisches Bild wie bei der Blutpoolszintigraphie
b   150 Min. nach Applikation: deutliche Radioaktivitätsanreicherung im oberen Dünndarm

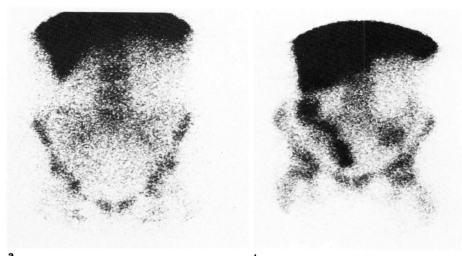

a   b

Abb. **10a** u. **b**   Darstellung von Entzündungsherden im Magen-Darm-Trakt nach i.v. Applikation von ¹¹¹In-markierten patienteneigenen Leukozyten
a   Normaler Situs von ventral
b   Radioaktivitätsanreicherung im Dickdarm in befallenen Abschnitten einer Colitis ulcerosa

Gastrointestinale Blutung

Magen-Darm-Blutungen treten oft intermittierend auf. Für weitergehende Untersuchungen, wie Angiographie oder Endoskopie, besteht dann oft keine Möglichkeit. Nuklearmedizinische Verfahren und hier besonders die Blutpoolszintigraphie mit in vivo markierten Erythrozyten ermöglichen es, bei den meisten Fällen die Blutungen nachzuweisen und den Ort zu bestimmen (WINZELBERG u. Mitarb. 1979).

Der Patient erhält Pyrophosphat appliziert. Nach 30 Min. werden 370 MBq ⁹⁹ᵐTc-Pertechnetat injiziert. Der Magen-Darm-Trakt wird in Zeitabständen von 10–30 Min. in verschiedenen Winkelprojektionen mit der Gammakamera dargestellt. Die Blutungsquelle läßt sich durch Anstieg von Radioaktivität im jeweiligen Darmabschnitt nachweisen (Abb. **9**).

Blutungsraten von 0,05–0,1 cm³ pro Min. lassen sich auch mit ⁹⁹ᵐTc-Schwefelkolloid nachweisen (ALAVI 1982). Dieses Radiopharmakon wird ebenfalls i.v. appliziert. Die Radioaktivität gelangt zu der Blutungsquelle und wird im Darm abgelagert, während das übrige Kolloid im RES gespeichert wird. So erreicht man einen guten Kontrast, da die Blutaktivität abnimmt im Gegensatz zu der im Darm abgelagerten Radioaktivität.

Indikation

Gastrointestinale Blutungen, Nachweis und Lokalisation.

Leukozytenszintigraphie

Zum Nachweis von Abszessen oder entzündlichen Herden im Magen-Darm-Trakt wurde die ⁶⁷Ga-Zitrat-Szintigraphie verwendet. Gleiche bzw. bessere Ergebnisse erhält man mit der neuen Technik der Markierung von patienteneigenen Leukozyten bzw. Granulozyten. Diese werden in Abszessen bzw. entzündlichen Darmabschnitten eingelagert.

Die Leukozyten oder Granulozyten werden auf 45 ml Patientenblut isoliert und mit 18,5 MBq ¹¹In-Oxin markiert und i.v. reinjiziert (LAUE u. HEINKEN 1984). Es werden danach in Zeitabständen z.B. 4, 24, 48 Std. Ganzkörperszintigramme von ventral und dorsal aufgenommen und Spezialszintigramme von einzelnen Körperabschnitten mittels der Gammakamera angefertigt. Pathologische Herde stellen sich neben einer starken Radioaktivitätseinlagerung in Leber und Milz dar (Abb. **10**).

Indikation

Entzündungsherde, Abszesse.

Literatur

Alavi, A.: Detection of gastrointestinal bleeding with ^{99m}Tc-Silfür colloid. Semin. nucl. Med. 12 (1982) 126–138

Börner, W.: Speicheldrüsenfunktions- und Lokalisations-Diagnostik mit Radionukliden. In Diethelm, L., F. Heuck, O. Olsson, F. Strnad, H. Vieten, A. Zuppinger: Handbuch der medizinischen Radiologie, Bd. XV/2 Nuklearmedizin. Springer, Berlin 1978 (S. 98–115)

Chervu, L., A. Nunn, M. Loberg: Radiopharmaceuticals for hepatobiliary imaging. Sem. Nucl. Med. 12 (1982) 5–12

Creutzig, H., O. Schober, C. M. Brölsch, R. Pichlmayr, H. Hundeshagen: Der arterielle Anteil an der Gesamtperfusion. Nucl. Med. 20 (1981) 25

Fischer, R., U. Wolf: Funktionsdiagnostik mit Radioisotopen in der Hämatologie. Internist. (Berl.) 10 (1969) 351–359

Fisher, R. S., L. S. Malmud: Esophageal scintigraphy; are there advantages? Gastroenterology 70 (1981) 301–308

Harper, P. V., G. Antros, K. Lathrop: Preliminary observations in the use of six-hour Tc^{99m} as or tracer in biology and medicine. Argonne Cancer Research Hospital Semianual Report to the Atomic Energy Commission 18 (1962) 76

Laue, A., U. Heinken: Leucocyte scanning: preparation and labelling of leucocytes with ^{111}-Indium oxine and its clinical application. Europ. J. nucl. Med. 9 (1984) 17–22

McAfee, J. G., R. G. Ause, H. N. Wagner: Diagnostic value of scintillation scanning of the liver. Arch. intern. Med. 116 (1965) 95–110

Mahlstedt, J.: Unterschiedliche Kinetik hepatobiliärer Substanzen. Der Nuklearmediziner: 1 (1982) 3–9

Malmud, L. S., R. S. Fisher, L. C. Knight, E. Rock: Scintigraphic evaluation of gastric emptying. Semin. nucl. Med. 12 (1982) 116–125

Parret, I., I. O. Peyrin: Radioisotopic investigations in solivary pathology. Clin. nucl. Med. 4 (1979) 250–261

Williams, I. G., H. N. Blackford, D. N. Croft: Gastroenterology. In Maisey, M. N., K. E. Britton, D. L. Gildag: Clinical Nuclearmedizin. Chapman & Hall, London 1983 (pp. 259–276)

Winzelberg, G. G., K. A. McKusick, H. W. Strauss: Evaluation of gastrointertinal bleeding by red cells labeled in vivo with technetium-99m. J. nucl. Med. 20 (1979) 1080–1086

Wolf, F., E. Krönert: Leber und Gallenwege. In Diethelm, L., F. Heuck, O. Olson, F. Strnad, H. Victen, A. Zuppinger: Handbuch der medizinischen Radiologie, Bd. XV/2 Nuklearmedizin Springer, Berlin (1978) 765–852

Magen

E. Ponette und J. Pringot

Untersuchungstechnik

Leeraufnahme

Die aufmerksame Analyse von Abdomenleeraufnahmen kann der Ausgangspunkt der Diagnose einiger autochthoner Magenveränderungen sowie extragastraler Erkrankungen sein.

Freie Luft unter dem Zwerchfell ist ein wohlbekanntes Zeichen der Magenperforation; eine Perforation an der Hinterwand des Magens kann eine Ansammlung von Flüssigkeit und Luft in der Bursa omentalis verursachen (Abb. 1).

(Text weiter S. 298)

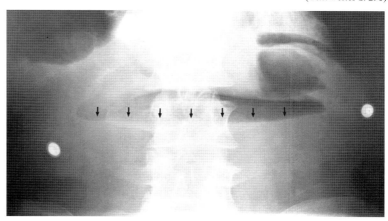

Abb. **1** Luft-Flüssigkeits-Spiegel in der Bursa omentalis
Der Luft-Flüssigkeits-Spiegel im Epigastrium (kleine Pfeile) zeigt die Lokalisation in der Bursa omentalis. Unter beiden Zwerchfellkuppeln zeigt sich Luft. Bei der Laparotomie fand sich ein perforiertes Ulcus ad pylorum

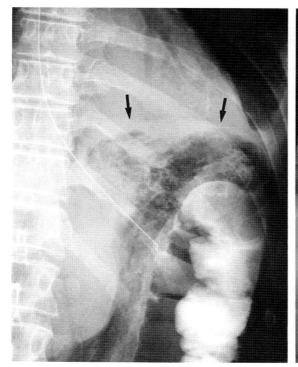

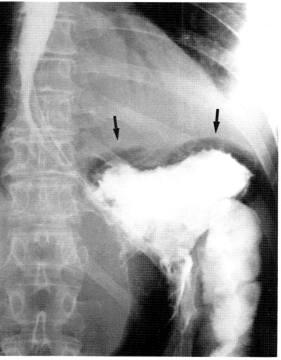

Abb. **2a** u. **b**   Gastritis nach Verätzung. 3 Tage nach NH$_3$-Verätzung: inhomogener Luftrand im Fundus infolge eines Magenemphysems (Pfeile)
a   Ohne Kontrastmittel im Magen (das Kontrastmittel in der linken Flexur des Kolons stammt von einer früheren Untersuchung)

b   Die Luft in der Magenwand wird durch Kontrastmittel gegen das Magenlumen abgegrenzt
Zusätzlich besteht ein Pleuraerguß links

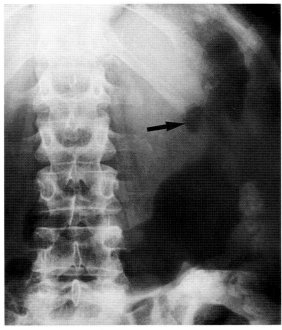
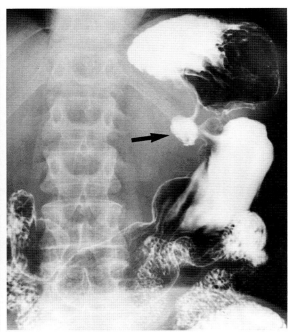

Abb. **3a** u. **b**   Peptisches Magenulkus
a   Die luftgefüllte Nische ist auf der Leeraufnahme sichtbar (Pfeil)

b   Dieselbe Nische bei der Bariumuntersuchung (Pfeil)

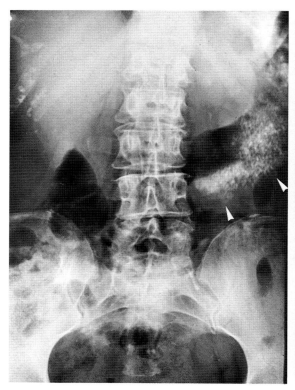
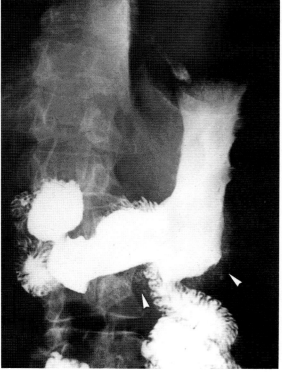

Abb. **4a** u. **b**
Kalzifiziertes Adenokarzinom des Magens
a   Multiple Kalzifikationen auf der linken Seite, besonders entlang der großen Kurvatur des Magens (Pfeilspitzen)

b   Der kalzifizierte Bezirk korrespondiert teilweise mit den Füllungsdefekten an derselben Stelle; einige Kalzifikationen sind nach wie vor sichtbar (Pfeilspitzen)

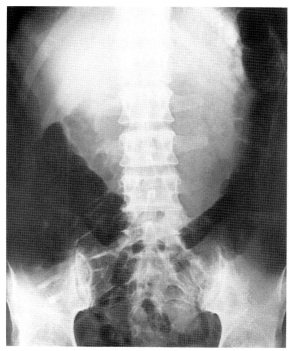 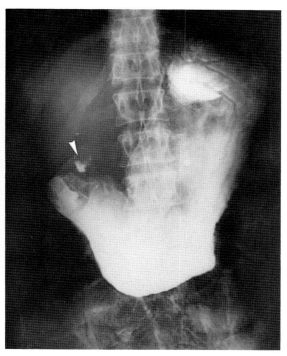

Abb. 5a u. b   Magendilatation

a Leeraufnahme: großer „Tumor" im Epigastrium und Mesogastrium, der das Colon transversum verdrängt

b Das Phänomen auf der Leeraufnahme kommt durch eine Magendilatation auf Grund eines stenosierenden Ulkus im Bulbus duodeni zustande (Pfeilspitze)

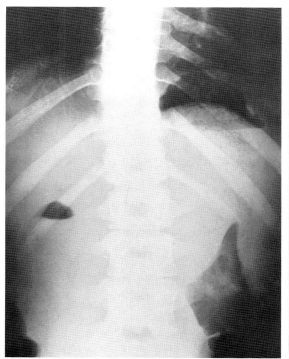 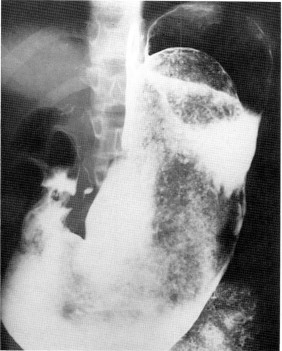

Abb. 6a u. b   Magenbezoar bei einem Kind

a Der Bezoar kann auf der Leeraufnahme auf Grund einer sich konvex in die Magenblase vorwölbenden Masse vermutet werden

b Bestätigung durch Kontrastmitteluntersuchung
Da es nicht möglich war, den Bezoar endoskopisch zu entfernen, wurde gastrotomiert: Trichobezoar (Dr. *A. Brys,* Herentals)

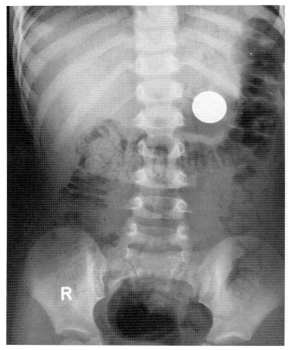

a

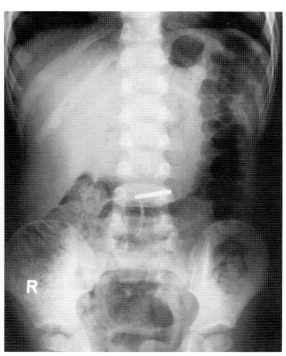

b

Abb. **7a** u. **b**   Münze im Magen
Die Leeraufnahme in verschiedenen Positionen (**a** = Rückenlage, **b** = im Stehen) erlaubt die Lokalisation eines verschluckten Fremdkörpers

Ein Emphysem der Magenwand erkennt man am Auftreten von Luftblasen und unregelmäßigen, geradlinigen Luftspuren (Abb. **2**); im Gegensatz zur normalen Luftblase des Magenlumens und der freien Luft im Abdomen ändert das Emphysem bei Lageänderung des Patienten seine Lage nicht. Bisweilen jedoch ist die Differentialdiagnose zwischen Emphysem und Pneumoperitoneum schwierig (KOWAL u. Mitarb. 1982). Ein intrathorakaler suprahiataler Luft-Flüssigkeits-Spiegel spricht für eine gravierende Hiatushernie des Magens. Ein großes kleinkurvaturseitig gelegenes Magenulkus kann bisweilen auf der Leeraufnahme durch Luftretention in der Ulkusnische erkannt werden (PARADISGARTEN 1983) (Abb. **3**).

Magentumoren (ITZCHAK u. Mitarb. 1974, STAUBER u. Mitarb. 1983) können sich darstellen entweder durch eine Vorwölbung im luftgefüllten Magenlumen oder dadurch, daß sie eine unregelmäßige Verengung des Lumens verursachen; Tumorverkalkungen sind selten und werden bei muzinösen Adenokarzinomen, beim Leiomyom, beim Hämangioperizytom und beim Teratom angetroffen (MESHAN 1966) (Abb. **4** u. **114**).

Eine Flüssigkeitsansammlung in der Fornix des Magens kann in Rückenlage des Patienten ein pseudotumoröses Bild verursachen.

Eine Magendilatation kann vermutet werden, wenn sich eine formvariable lufthaltende Masse zeigt, die das Colon transversum nach kaudal verdrängt (Abb. **5** u. **6**). Die Bedeutung von Leeraufnahmen liegt auf der Hand, wenn der Verdacht auf einen verschluckten Fremdkörper besteht (Abb. **7** u. **8**).

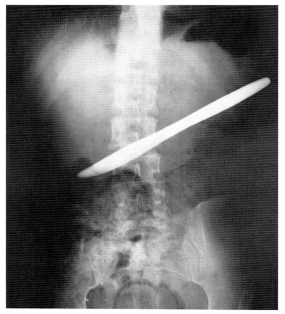

Abb. **8**   Messer im Magen (Dr. *E. Kint* und Dr. *S. Ponette*, Halle)

Orale Kontrastmitteluntersuchung

Die wesentlichen Bestandteile der Bariumuntersuchung

Untersuchungsphasen

Vor vielen Jahren bestand die radiologische Untersuchung des Magens aus einer „Dünnschichtphase", auf die eine Prallfüllungsphase des Magens mit Kompression folgte; manchmal wurde die Untersuchung vervollständigt durch eine noch in den Anfängen befindliche Doppelkontrastphase.

In der ersten Phase werden etwa 20–25 ml hochkonzentriertes Barium verabreicht, um das Muster der Schleimhautfalten zu beurteilen. Die optimale Darstellung dieses Musters erfordert bisweilen zusätzlich eine Kompression, besonders in Bauchlage. In dieser Phase werden Läsionen des Schleimhautfaltenmusters erkannt.

In der zweiten Phase bekommt der Patient etwa 300 ml verdünntes Barium. Dies erlaubt, die Ausdehnung der Magenwand zu untersuchen. Durch zusätzliche Rotation projizieren sich tangential Läsionen der vorderen und hinteren Wand wie auch Impressionen von außen. Viele Magenwandläsionen stellen sich jedoch besser durch systematische Kompression sämtlicher Magenabschnitte dar (Abb. **9**).

Einige Radiologen führten bereits in diesen frühen Jahren zusätzlich eine begrenzte Doppelkontrastuntersuchung unter Verwendung der Magenblase durch.

Später wurde die Doppelkontrasttechnik verbessert durch bessere Methoden der Luftinsufflation, durch besseres Barium und durch spasmolytische Medikamente. Zu Beginn wurde die Doppelkontrasttechnik in zahlreichen Varianten unter verschiedenen Bedingungen (FRIK u. Mitarb. 1976) oder als Second-look-Kontrolluntersuchung eingesetzt; allmählich jedoch entwickelte sie sich zur primären Untersuchungstechnik des Magens. In dieser Zeit fanden unter den Radiologen heroische Diskussionen statt; die einen verteidigten die Prallfüllungs-Kompressions-Technik, die anderen die Doppelkontrasttechnik.

Heutzutage wissen wir, daß die meisten kleinen oder oberflächlichen Schleimhautläsionen in der Doppelkontrasttechnik leichter darzustellen sind als in der Prallfüllung (GELFAND 1976, BLOOM u. Mitarb. 1977, GOLDBERG 1981, WILLIAMS u. HARNED 1983). Weniger oberflächliche (GELFAND u. OTT 1981, OTT u. Mitarb. 1982, KAUDE 1983, WILLIAMS u. HARNED 1983) und manchmal auch oberflächliche (AMARAL 1978) Läsionen werden mit beiden Methoden gleich gut entdeckt (Abb. **9**). Andere Läsionen, besonders in den Hauptanteilen der vorderen Magenwand, lassen sich jedoch besser durch Kompression in aufrechter Position oder in Bauchlage darstellen (LAUFER 1979, OP DEN ORTH 1979, TREICHEL 1982) (Abb. **10**), da es nicht ganz einfach ist, dieses Gebiet in einer guten Doppelkontrastuntersuchung darzustellen (GOLDSMITH u. Mitarb. 1976, MAGLINTE u. Mitarb. 1983).

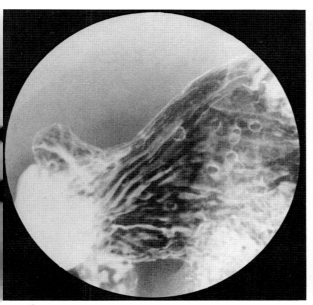

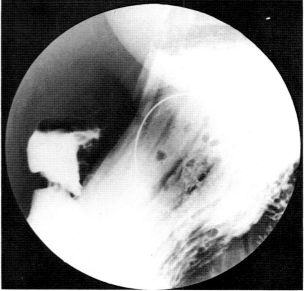

a   **b**

Abb. **9a** u. **b**   Mehrere kleine Polypen im Magenkorpus, dargestellt sowohl in Doppelkontrasttechnik (**a**) als auch bei der Prallfüllung mit Kompression (**b**)

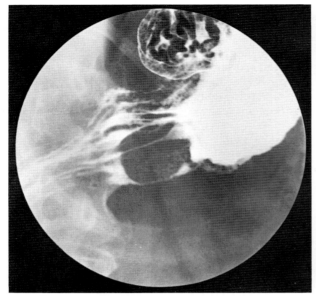

a

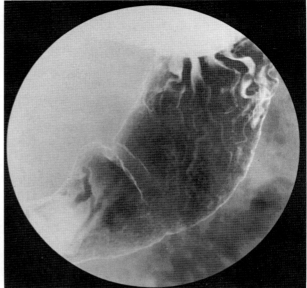

b

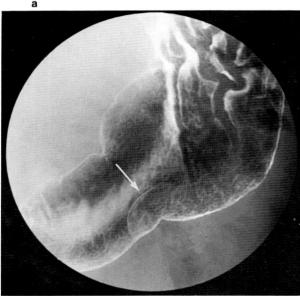

c

Abb. **10a–c**   Submuköser Vorderwandtumor
a   Der Tumor ist in Bauchlage nach Prallfüllung und Kompression klar darzustellen
b   Der Tumor ist in Rückenlage mit der Doppelkontrastmethode nicht sichtbar
c   Bei einer anderen Untersuchung konnte der Tumor unter den letztgenannten Bedingungen dargestellt werden (Pfeil)

Aus all diesen Gründen sind wir überzeugt, daß der beste Weg eine biphasische Untersuchung des Magens ist, die die Vorteile des Doppelkontrasts und der Prallfüllungs-Kompressions-Technik kombiniert (LAUFER 1979, LÄNGLE u. Mitarb. 1981, LOTZ 1982, THOMPSON u. Mitarb. 1982, MAGLINTE 1984, YARITA u. Mitarb. 1984). Einige Autoren plädieren ferner für die Beibehaltung der Dünnschichttechnik in Bauchlage zu Beginn der Untersuchung („triphasische Untersuchung") (KAWAI u. TANAKA 1974, OP DEN ORTH 1979, PRINGOT 1979, SHIRAKABE u. Mitarb. 1982, TREICHEL 1982). Einzelheiten zu Barium, Luft und Medikamenten, wie sie gegenwärtig bei der Un-

tersuchung benutzt werden, werden nachfolgend besprochen.

Barium

Ein guter Bariumbrei muß folgende physikalische Eigenschaften aufweisen: Fehlen von intragastraler Ausflockung, gute und gleichmäßige Schleimhautbeschichtung, ausreichend hohe Dichte und relativ niedrige Viskosität (ANDERSON u. Mitarb. 1980, VIRKKUNEN 1981).

Zur In-vitro-Testung des Bariums wurden verschiedene Methoden entwickelt (KREEL 1975, TREICHEL u. Mitarb. 1977, TREUGUT u. HÜBENER 1980, VIRKKUNEN u. LAUNATMAA 1980, VIRKKUNEN u. RETULAINEN 1980).

Als verläßliches Kriterium für einen guten Bariumbrei gilt die regelmäßige Darstellung der Areae gastricae und Magenerosionen (TREICHEL u. Mitarb. 1977, LOTZ u. LIEBENOW 1980, HYSLOP u. Mitarb. 1982, MONTGOMERY u. Mitarb. 1982, TOISCHER 1983).

Für eine optimale Doppelkontrastuntersuchung ist eine hohe Dichte wünschenswert: Konzentrationen bis zu 250 Gew.-/Vol.-% wurden vorgeschlagen (LAUFER 1979, OTTO u. KARHOFF 1984) im Gegensatz zu den viel niedrigeren Konzentrationen von $\leqq 50$ Gew.-/Vol.-%, wie sie bei der klassischen Prallfüllungs-Kompressions-Technik zur Anwendung kommen. Die Autoren, die für eine biphasische Untersuchung plädieren, benutzen entweder eine mittlere Bariumkonzentration (OP DEN ORTH 1979) oder beginnen die Magenuntersuchung mit einem Barium hoher Dichte und beenden sie mit einem Barium niedriger Dichte (LOTZ 1982).

Zugabe von Gas

Die Menge verschluckter Luft in einem normalen Magen reicht nicht für eine gute Doppelkontrastuntersuchung. Wird die Nase beim Schlucken zugehalten oder saugt man das Kontrastmittel durch einen Strohhalm mit Löchern, sind die Ergebnisse nicht konstant (MOHAMMED u. HEGEDIS 1977). Die Zugabe von Luft über eine Magensonde wird nur selten angewandt (KETO u. Mitarb. 1979).

Die meisten Radiologen verwenden Brausemittel in Form von Pulver, Granulat oder Tabletten, die $NaHCO_3$ enthalten; diese Mittel setzen nach dem Schlucken CO_2 frei durch Kontakt mit dem Wasser und mit den Säuren (KOEHLER u. Mitarb. 1981, VIRKKUNEN u. KREULA 1981).

Andere Radiologen verwenden ein Barium, in dem CO_2 gelöst ist, entweder kurz vor der Untersuchung durch einen Mixer und Kapseln mit flüssigem CO_2 (POCHACZEVSKY 1973, OP DEN ORTH 1979), oder in handelsüblichen Präparaten.

Kürzlich wurde ein Gerät entwickelt, das mit einer Luftpumpe Luft in ein partiell verschlossenes Gefäß mit Barium insuffliert (MAHIEU u. PRINGOT 1982). Nach unserer Erfahrung sind die Ergebnisse dieser Methode gut, besonders für die Untersuchung des Ösophagus.

Bei all diesen Methoden der Zugabe von Gas in den Magen ist die zusätzliche Gabe eines Antischaummittels unerläßlich, um eine Blasenbildung zu vermeiden. Meist enthält das kommerziell hergestellte Barium oder das Schäummittel ein solches Präparat.

Medikamente

Ein hoher Magentonus und Magenkontraktionen beeinträchtigen die Darstellung kleinerer Schleimhautläsionen und können eine organische Enge vortäuschen. Daher werden bei der heutigen radiologischen Untersuchung des Magens meist routinemäßig spasmolytische Medikamente

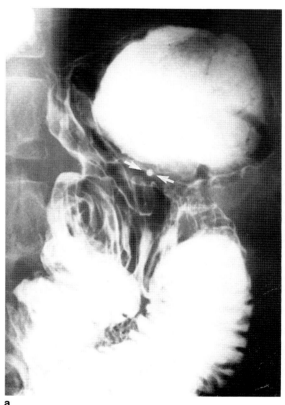
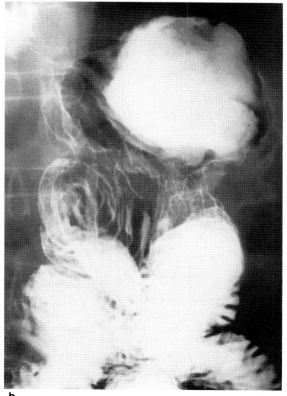

a
Abb. **11a** u. **b** Stalaktitenphänomen. Ein stecknadelkopfgroßer Bariumfleck (kleine Pfeile) ist im Bereich der Gastrojejunostomie zu sehen (**a**) (Billroth II). Weni-

b
ge Sekunden später (**b**) ist dieses kleine Bariumtröpfchen verschwunden. Es darf nicht als kleines Ulkus mißdeutet werden

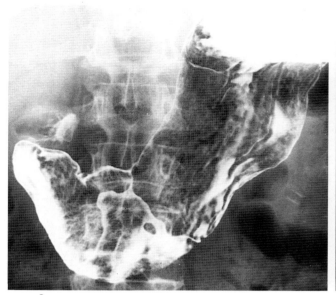

a

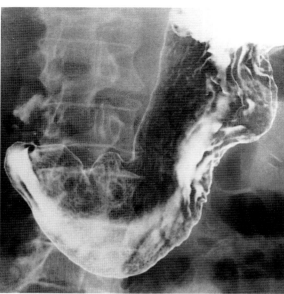

b

Abb. **12a** u. **b**   Kissing-Artefakt. Ein landkartenartiger Bariumfleck ist im Bereich der Inzisur zu sehen (**a**), in **b** jedoch verschwunden. Dies ist auf einen vorüberge- henden Kontakt zwischen der Vorder- und Hinterwand des Magens zurückzuführen

verwendet. Diese Medikamente haben zusätzlich den Vorteil, daß die Füllung des Duodenums verzögert wird, wodurch eine Überlagerung der Magendarstellung verhindert werden kann (HERON u. Mitarb. 1985).

Sehr häufig verwendete spasmolytische Medikamente sind Glucagon (MILLER u. Mitarb. 1979, MAGLINTE u. Mitarb. 1982, HERON u. Mitarb. 1985) und Buscopan (Hyoscin-N-Butylbromid), das auch anticholinerge Eigenschaften aufweist (HUEPSCHER u. DOMMERHOLT 1984, HERON u. Mitarb. 1985); spezifische anticholinerge Medikamente und Visceralgine forte (Tiemonii jodidum) werden auch verwendet. Um einen schnellen Wirkungseintritt zu erreichen, ist die intravenöse Verabreichung die Methode der Wahl.

Glucagon ist kontraindiziert beim Phäochromozytom (BEGGS 1978), Insulinom und Glukagonom. Anticholinerge Medikamente sind kontraindiziert beim Glaukom und bei der Prostatahypertrophie. Visceralgine forte hat praktisch keine Nebenwirkungen.

Es wurde versucht, die Bariumbeschichtung der Magenschleimhaut durch Vorbehandlung mit einigen Medikamenten zu verbessern: Nach vorheriger Gabe von Cimetidin und Pirenzepin konnten die Areae gastricae in einem höheren Prozentsatz dargestellt werden (BRÜHLMANN u. Mitarb. 1981); NaHCO$_3$ (KINNUNEN u. Mitarb. 1983) oder Metoclopramid (KETO 1980) zeigten jedoch keine derartige Wirkung.

Im Falle einer Magendilatation, mit oder ohne Pylorusstenose, hat es keinen Sinn, ein spasmoly-

tisches Medikament zu verabreichen; es kann im Gegenteil nützlich sein, ein Präparat zu verabreichen, das die Magenkontraktionen und damit die Entleerung stimuliert. Hierfür sind Metoclopramid (SCHULZ u. GOTTSCHILD 1973) oder Domperidon die Substanzen der Wahl.

Artefakte

Stalaktiten sind Bariumtröpfchen, die an Vorwölbungen der nicht abhängigen Oberfläche des Magens hängen und entweder von einer normalen Falte oder von einer pathologischen Vorwölbung ausgehen (OP DEN ORTH u. PLOEM 1975, ARONCHICK u. Mitarb. 1983) (Abb. **11**).

Der Kissing-Effekt ist eine Pseudoläsion, die dadurch entsteht, daß die vordere und hintere Magenwand in Kontakt miteinander treten (GOHEL u. Mitarb. 1978) (Abb. **12**).

Ein fleckiger Überzug und ein Niederschlag oder Ausflocken von Barium können Ulzerationen vortäuschen, wohingegen die unvollständige Auflösung von Schäummitteln oder nicht aufgelöste Gasblasen Probleme bei der Differentialdiagnose mit kleinen Polypen verursachen können (KRESSEL u. LAUFER 1979).

Untersuchung mit wasserlöslichem, jodhaltigem Kontrastmittel

Die Indikationen zur Anwendung eines wasserlöslichen Kontrastmittels bei der Untersuchung des Magens sind begrenzt: Diese Präparate haf-

ten offensichtlich weniger gut an der Magenschleimhaut als Barium und sind zur Darstellung
von Läsionen des Magens weniger gut geeignet.
Die Hauptindikationen sind die Bestätigung einer
vermuteten Perforation oder die Lokalisation einer radiologisch festgestellten Perforation (DES-
MONS 1964, WELLWOOD u. Mitarb. 1971, MARGU-
LIS 1977, OTT u. GELFAND 1983) (Abb. **13**). Wenn
wasserlösliches Kontrastmittel in das Peritoneum
gelangt, wird es sehr schnell resorbiert im Gegensatz zu Barium, das überhaupt nicht resorbiert
wird.
Aus dem gleichen Grund werden wasserlösliche
Kontrastmittel auch in der frühen postoperativen
Phase verwendet, um nach einer Nahtinsuffizienz
zu suchen (LÖHR 1964, MARGULIS 1977). Die Untersuchung des Magens bei einem Patienten mit
einer bekannten hochgradigen Kolonstenose
kann eine weitere Indikation darstellen, da die
Gefahr einer Barytbildung proximal der Stenose
besteht.
Die Verwendung hyperosmolarer wasserlöslicher,
jodhaltiger Kontrastmittel ist nicht ohne Gefahren. Der hohe osmotische Druck dieser Präparate
kann eine Dehydratation und Elektrolytstörungen verursachen, die besonders bei Neugeborenen, kleinen Kindern, älteren und schwerkranken
Patienten zu einem schweren Krankheitsbild führen können (MARGULIS 1977, OTT u. GELFAND
1983). Diese Komplikationen kann man vermeiden, wenn die Dosierungs- und Verdünnungs-
richtlinien des jeweiligen Präparates vor der Verabreichung genau befolgt werden.
Der Übertritt des Präparates in die Luftwege, verursacht durch Störungen des Schluckaktes oder
eine Ösophagusfistel, kann ein Lungenödem hervorrufen (MARGULIS 1977, OTT u. GELFAND
1983). Eine verlängerte Stase dieses Präparates
führt zu Schleimhautirritationen im Bereich des
Gastrointestinaltrakts und verursacht Erosionen
und Ulzerationen (GALLITANO u. Mitarb. 1976,
LEONIDAS u. Mitarb. 1976, MURTAGH u. SANDERS
1978, OTT u. GELFAND 1983).
Schließlich sind allgemeine allergische Reaktionen nach Resorption des Kontrastmittels aus dem
Magen-Darm-Trakt möglich (EISENBERG u. Mitarb. 1979).
Tatsächlich wird bisweilen eine Kontrastmittelan-
färbung der ableitenden Harnwege nach oraler
Gabe bei Erwachsenen auch bei Fehlen einer
Perforation beobachtet, wodurch sich die Resorption des Kontrastmittels anzeigt. Dasselbe Phänomen tritt auf nach retrograder Kontrastmitteldarstellung des Kolons bei Neugeborenen mit einem
Mekoniumileus (POOLE u. ROWE 1976). Bei jungen Hunden mit einer normalen Schleimhautre-
sorption des Kontrastmittels in die Bultbahn wurde dieses Phänomen nach retrograder Gabe

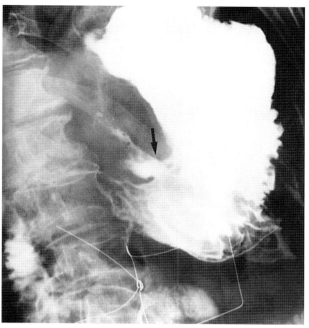

Abb. 13 Freie Perforation eines peptischen Ulkus.
Das wasserlösliche jodhaltige Kontrastmittel verläßt
den Magen durch ein Ulkus im Angulus (Pfeil) und
fließt in kranialer Richtung ab

ebenfalls festgestellt (ROWE u. Mitarb. 1973,
KATZBERG u. WOOD 1977).
In den letzten Jahren wurde eine Reihe neuer
wasserlöslicher, jodhaltiger Mittel mit niederos-
molaren Eigenschaften entwickelt. Diese Präparate sind mit zahlreichen Nachteilen der hyperos-
molaren Präparate nicht mehr behaftet (MERADJI
1980, GINAI 1985, GINAI u. Mitarb. 1985, RAT-
CLIFFE 1986, BELL u. Mitarb. 1987). (Vgl. auch
S. 312: Die Untersuchung bei Säuglingen und
Kindern).

Angiographie

Lokalisation und Therapie einer akuten oberen
gastrointestinalen Blutung sind die Hauptindikationen zur Angiographie des Magens; eine weitere Indikation ist die präoperative Darstellung des
venösen Kollateralkreislaufs bei Patienten mit
portaler Hypertension, die zu Ösophagusvarizen
und/oder Magenvarizen geführt hat.
Bei der akuten oberen gastrointestinalen Blutung
ist die Endoskopie die Untersuchung der ersten
Wahl.
Eine *diagnostische* Angiographie ist indiziert,
wenn die endoskopische Lokalisation der Blutung
nicht möglich ist. Eine Barium- oder Gastrografinuntersuchung ist unter diesen Umständen selten hilfreich, da die Blutung zu einer Verdünnung
und zur verminderten Adhäsion dieser Kontrastmittel führt.

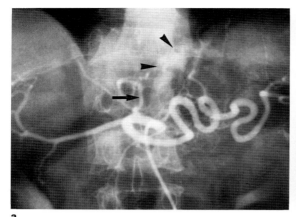

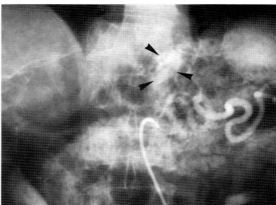

a

Abb. **14a** u. **b**   Akute Blutung aus einem Magenulkus.
Selektive Darstellung des Truncus coeliacus
a   Arterielle Phase: Kontrastmittelextravasation (Doppelpfeil) im Verlauf der A. gastrica sinistra (Pfeil)

b

b   Späte arterielle Phase: Kontrastmittelfleck (Doppelpfeil) im Magenfundus

Zunächst wird eine Arteriographie des Truncus coeliacus durchgeführt; ist das Ergebnis negativ, wird die A. mesenterica superior dargestellt. Superselektive Katheterisierung und Vasodilatantien können nützlich sein. Die arteriographische Diagnose einer Blutung wird aufgrund der Extravasation eines amorphen Kontrastmittelflecks gestellt (WENZ 1972, REUTER u. REDMAN 1977, PONETTE u. Mitarb. 1978) (Abb. **14** u. **15**). Die Blutungsrate muß hoch genug sein, um ein positives Untersuchungsergebnis zu erhalten (NUSBAUM u. BAUM 1963). WENZ (1972) zeigte, daß die Darstellung einer Blutung des weiteren von der

Konzentration des Kontrastmittels und dem Injektionsdruck abhängt.

Eine Extravasation wird am liegenden Patienten leichter an der Hinter- als an der Vorderwand erkannt, da das Blut aus der Vorderwand sich eher über eine große Fläche ausbreiten wird, als daß es sich an einer bestimmten Stelle sammelt (REUTER u. REDMAN 1977).

Die häufigsten Ursachen einer akuten Magenblutung, die durch die Angiographie dargestellt werden können, sind das Ulkus (Abb. **14** u. **15**) und die hämorrhagische Gastritis. Eine Blutung aus Varizen kann selten angiographisch darge-

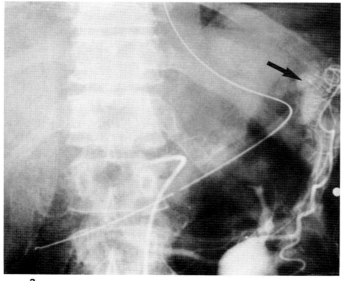

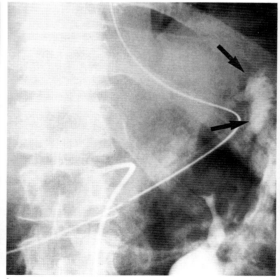

a

Abb. **15a** u. **b**   Akute Blutung aus einem Magenulkus.
Selektive Darstellung der A. hepatica
a   Späte arterielle Phase: Kontrastmittelextravasation (Doppelpfeil) entlang der großen Kurvatur des Magens

b

b   Kapilläre Phase: Ein Kontrastmittelfleck (Doppelpfeil) persistiert als Extravasat im Magenlumen

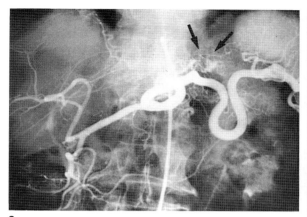

a

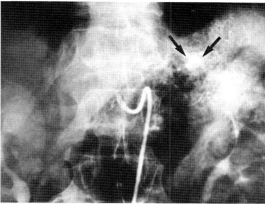

b

Abb. **16a** u. **b**   Angiodysplasie im Magenfundus. Selektive Darstellung des Truncus coeliacus
a   Arterielle Phase: Konglomerat aus hypertrophischen, pathologischen Gefäßen (Doppelpfeil) im Magenfundus, gespeist von der A. gastrica sinistra

b   Kapilläre Phase: eine kleine hypervaskularisierte Zone (Doppelpfeil) im Magenfundus
Anmerkung: Die Angiodysplasie wurde operativ und pathologisch-anatomisch bestätigt (Prof. *G. Wilms*, Leuven)

stellt werden, vielleicht aufgrund der z. T. niedrigen Kontrastmittelkonzentration in den Varizen (REUTER u. REDMAN 1977). Es ist darüber hinaus wichtig zu wissen, daß etwa 20% der Patienten mit einer schweren gastrointestinalen Blutung bei bekannter portaler Hypertension aus anderen Läsionen als den Varizen bluten (MCCRAY u. Mitarb. 1969).
Weniger häufige Ursachen einer akuten Magenblutung sind die Angiodysplasie (ROBERTS u. Mitarb. 1981, SELLU u. Mitarb. 1981) (Abb. **16**) und das Aneurysma einer Magenarterie (BOIJSEN u. Mitarb. 1969) (Abb. **17**). Die angiographischen Charakteristika von Magentumoren sind bekannt (SHIBATA u. IWASAKI 1970, EFSEN u. FISCHERMAN

1974), eine Angiographie ist aber für diese Diagnose nicht sehr nützlich.

Die *Therapie* einer akuten Blutung durch angiographische Techniken wird im Prinzip sofort nach dem diagnostischen Verfahren, durch das die Blutungsstelle lokalisiert wurde, durchgeführt. Zwei wesentliche Techniken stehen zur Verfügung: die selektive Infusion von Vasopressin in die blutende Arterie und die selektive Embolisierung.

Nebenwirkungen des Vasopressins sind die Vasokonstriktion der Koronararterien und eine antidiuretische Wirkung. Eine Koronarinsuffizienz ist daher eine relative Kontraindikation. Nach REUTER u. REDMAN (1977) sind die Ergebnisse einer

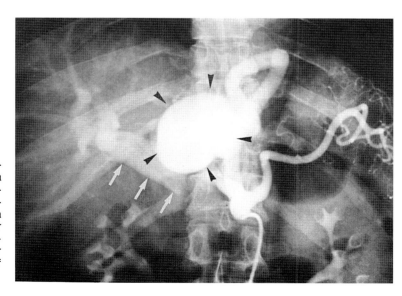

Abb. 17   Posttraumatisches Aneurysma der A. gastrica sinistra mit arterioportalem Shunt. Selektive Darstellung des Truncus coeliacus. Riesiges Aneurysma (Pfeilspitzen), ausgehend von der A. gastrica sinistra. Sofortige massive Füllung des Hauptstamms der V. portae (Pfeile) als Hinweis auf eine große arteriovenöse Fistel

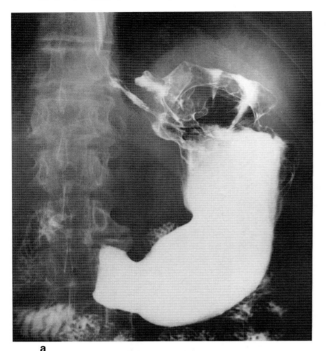

a

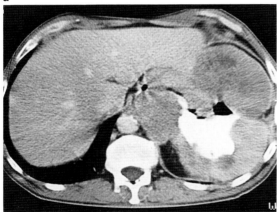

b

Abb. 18a u. b   Non-Hodgkin Lymphom des Magens
a Irreguläre Schleimhautfalten und Stenosierung des Magenfornix bei der Bariumkontrastmitteluntersuchung
b Das CT zeigt zusätzlich das Ausmaß des intramuralen und extraluminären Wachstums

Vasopressininfusion um so schlechter, je größer die blutende Arterie und je älter der Patient ist.

Zur selektiven Embolisierung einer blutenden Arterie können verwendet werden: entweder resorbierbare Materialien mit kurzer Wirkungsdauer wie das autogene Blutgerinnsel, das mit Epsilonaminokapronsäure gemischt ist (REUTER u. CHUANG 1974, BOOKSTEIN u. Mitarb. 1974), mit mittlerer Wirkungsdauer wie Gelschaum (REUTER u. CHUANG 1974, RÖSCH u. Mitarb. 1984), und Oxycelfasern (BOOKSTEIN u. Mitarb. 1974), oder

nichtresorbierbare Materialien. Die Gefahr eines postembolischen Infarkts des Magens und Duodenums ist wegen der ausgeprägten Kollateralkreisläufe nicht groß. Diese Gefahr ist jedoch größer nach chirurgischen Eingriffen, wenn ein Teil der Durchblutung dieses Organs geopfert wurde; von einer Embolisierung bei diesen Patienten ist abzuraten (REUTER u. REDMAN 1977).

Blutende Ösophagus- und Magenvarizen sind ein spezielles Problem. Es gibt Literaturberichte mit guten Ergebnissen nach Vasopressininfusion in die A. mesenterica superior (CONN u. Mitarb. 1975, ATHANASOULIS u. Mitarb. 1976), aber auch mit intravenösen Infusionen (ATHANASOULIS u. Mitarb. 1976).

LUNDERQUIST u. Mitarb. (1983) berichten über gute Ergebnisse mit der Embolisierung von Varizen über eine perkutane transhepatische Portographie, raten aber zu dieser Technik wegen der möglichen Komplikationen nur, wenn andere Techniken versagt haben; darüber hinaus weisen sie darauf hin, daß die Ergebnisse nur vorübergehend sind.

In dieser Übersicht über therapeutische Methoden zur Behandlung akuter Blutungen des Magens und angrenzender Segmente werden nur Techniken besprochen, soweit sie zur interventionellen Radiologie gehören. Die Diskussion anderer therapeutischer Techniken wie Laser, Sengstaken-Blakemore-Sonde, transösophageale Sklerosierungsbehandlung und chirurgische Methoden unterbleibt an dieser Stelle.

Computertomographie

Schnelle, hochauflösende Computertomographen (CT) haben die Anwendung des CT auf die Untersuchung speziell auch der Organe des Gastrointestinaltrakts ausgedehnt (COSCINA u. Mitarb. 1986, FALKE u. Mitarb. 1983, PRINGOT 1985).

Bei der Suche nach Magenerkrankungen sind die Röntgenkontrastuntersuchungen und/oder die Endoskopie die primären Verfahren; das CT spielt zu diesem Zweck nur gelegentlich eine Rolle (SOULEN u. Mitarb. 1986).

CT und Bariumuntersuchungen liefern jedoch sich gegenseitig ergänzende Informationen. Das CT erwies sich äußerst nützlich zur Bestimmung der Ausdehnung eines malignen Gewächses des Magens (Abb. **18**) und zur Nachuntersuchung bei nichtchirurgischer Behandlung, zur Aufdeckung eines Rezidivs nach Gastrektomie, zur Differenzierung von Tumoren, deren Ursprung innerhalb oder außerhalb der Magenwand liegt, und zur Diagnostik einer durch Bariumuntersuchung oder Sonographie nicht erklärbaren Magenimpression. Die Sonographie weist eine höhere Flexibilität auf, ist aber technisch begrenzt durch die Interposition von Luft, durch eine dicke Fettschicht und durch chirurgische Narben. Im Vergleich dazu zeigt das CT weniger technische Einschränkungen und liefert ein genaueres makroskopisch-anatomisches Bild des Magens, seiner Aufhängebänder und der umgebenden Organe (vgl. Abb. **39–41**).

Methoden

Optimale CT-Untersuchungen des Magens erfordern eine ausreichende Dehnung der Magenwand zur genauen Erkennung von verdickten Magenwandbezirken (KOMAKI 1982, MEGIBOW 1986). Eine Magenwanddehnung wird erzielt entweder durch ein positives Kontrastmittel, d. h. eine verdünnte Bariumsulfatlösung, oder eine verdünnte Lösung eines wasserlöslichen, jodhaltigen oralen Kontrastmittels oder durch Gas aus einem Brausemittel oder durch Wasser (vgl. Abb. **35**).

Hypotonieinduzierende Medikamente können nützlich sein, um die Magenwanddehnung während der gesamten Untersuchungsdauer aufrechtzuerhalten, indem eine Magenentleerung vermieden wird.

Die Gabe intravenöser Kontrastmittel erhöht den Grad an Information durch das CT durch Verstärkung der Magenwand, der umgebenden Gefäße und Organe.

Nichtneoplastische Magenwandverdickung

Die normal gedehnte Magenwand zeigt eine glatte Schleimhautoberfläche, reguläre Falten ohne dazwischenliegende Kontrastmittelspuren und eine dünne Wand. Die Dicke einer normalen Wand schwankt zwischen 1,2 und 13 mm bei einem Durchschnittswert von 5 mm (KOMAKI 1982).

Praktisch überschreitet die Dicke 10 mm nur selten; dieser Wert sollte als obere Normgrenze betrachtet werden.

Die normale Wanddicke ist jedoch in der Kardiaregion größer, wo im Falle einer Hiatushernie oder einer suboptimalen Magendehnung Pseudotumoren beobachtet werden können (PUPOLS u. RUZICKA 1984).

Eine Verdickung der Magenwand kann generalisiert oder lokalisiert auftreten und auch beim normalen Magen beobachtet werden. In diesem Falle ist die äußere Begrenzung des Magens rund und glatt; das perigastrische Fett ist normal. Wird die Untersuchung nach Dehnung durch orales Kontrastmittel oder Gas wiederholt, erscheint die Magenwand nicht mehr verdickt (KOMAKI 1982). Eine echte Magenwandverdickung lokalisierter oder diffuser Art wird bei verschiedenen Erkrankungen beobachtet: schwere atrophische Gastritis, eosinophile Gastritis, Morbus Crohn des Magens, Amyloidose, Erkrankungen des Mesenterium, Zollinger-Ellison-Syndrom (MEGIBOW 1986) sowie auch bei granulomatösen Erkrankungen in der Kindheit (KENNEY u. Mitarb. 1985) und bei infektiösen Gastritiden bei AIDS-Patienten (SOULEN u. Mitarb. 1986).

Gas findet sich in der Magenwand beim Magenemphysem (MARTIN u. HARTLEY 1986). Im Falle eines großen peptischen Ulkus zeigt sich eine lokalisierte Magenwandverdickung oder eine damit in Verbindung stehende Schleimhauteinsenkung. Die Differenzierung zwischen einer nichtmalignen und einer malignen Wandverdickung im CT ist häufig unmöglich, auch wenn bei nichtmalignen Erkrankungen die Wandverdickung weniger ausgeprägt ist und damit in Verbindung stehende Wandtumoren und Zeichen einer Infiltration und eines Lymphknotenbefalls fehlen (BALFE u. Mitarb. 1981).

Fokale tumoröse Läsionen

Intraluminale Tumoren aufgrund von Magenvarizen zeigen sich als rundliche oder tubuläre Verdichtungen an der posteromedialen Wand des Magenfundus oder im proximalen Bereich des Magenkorpus. Durch intravenöse Gabe von Kontrastmittel treten sie deutlicher hervor (vgl. Abb. **207**) (BALTHAZAR u. Mitarb. 1984). Wandtumoren können zu einem malignen Tumor oder einem submukösen mesenchymalen Tumor gehören. Leiomyome und Leiomyosarkome erscheinen als sphärische oder ellipsoide Magentumoren, häufig sehr groß und vorwiegend extragastral gelegen. Leiomyosarkome sind normalerweise nekrotisch, können in angrenzende Organe penetrieren, sich intraperitoneal ausbreiten und nekrotische Lebermetastasen verursachen (vgl. Abb. **163**). Leiomyome sind kleiner, durchschnittlich 5 cm im Durchmesser, und erscheinen als rundliche intramurale oder intraluminale Tumoren, die exulzeriert sein können. Leiomyoblastome sehen ähnlich aus wie Leiomyosarkome; Magenwandzysten erscheinen als flüssigkeitsgefüllte Wandtumoren (RICE u. Mitarb. 1986). Lipome ergeben sich mit einer negativen Densität auf der Hounsfield-Skala (Abb. **168**). Magendivertikel können einen Nebennierentumor vortäuschen (SCHWARTZ u. Mitarb. 1986). Karzinomatöse und lymphomatöse Wandtumoren gehen normalerweise mit einer zirkulären oder regionalen Magenwandverdickung und/oder einer Lymphknotenvergrößerung einher. Schleimbildende Adenokarzinome können Verkalkungen aufweisen, die miliar, punktförmig oder diffus verteilt auftreten können (ROTONDO u. Mitarb. 1986). Bei Leiomyomen und Leiomyosarkomen sind die Kalzifikationen normalerweise umschrieben und fleck-förmig (NISHIMURA u. Mitarb. 1984).

Maligne Tumoren

Beim Magenkarzinom ist das CT nützlich zur radiologischen Staginguntersuchung vor der Operation (vgl. Abb. **141** u. **142**).

Trotz fehlender Sensitivität kann das CT hilfreich sein, Lymphknoten, Organmetastasen und eine makroskopische Infiltration angrenzender Organe zu erkennen (GROTE u. Mitarb. 1984, TERRIER u. Mitarb. 1984). Beim Magenlymphom (Abb. **18**) zeigt das CT nicht selten den Magenbefall, in einigen Fällen noch vor der Diagnose durch die Barium- und Ultraschalluntersuchung (MEGIBOW u. Mitarb. 1983). Das CT zeigt auch die Ausdehnung der Erkrankung auf Lymphknoten und andere Organe und das Ansprechen eines Tumors auf medikamentöse Therapie.

Die Differenzierung zwischen Magenlymphom und infiltrativ wachsendem Magenkarzinom im CT kann schwierig sein, obwohl beim Lymphom die Magenwanddicke häufig mehr als 5 cm beträgt, die Falten keulenförmige Ausläufer haben, ein infrarenaler Lymphknotenbefall häufiger beobachtet wird und eine perigastrische Infiltration selten ist (MEGIBOW 1986). Nach Gastrektomie trägt das CT zur Diagnose von Lymphknotenmetastasen und Lebermetastasen bei (MULLIN u. SHIRKHODA 1985).

Ultraschalluntersuchung

Unterschieden werden muß zwischen perkutaner, endoskopischer und intraoperativer Ultraschalluntersuchung.

Die *perkutane Ultraschalluntersuchung* hat bei der Untersuchung des Magens verschiedene Anwendungsbereiche.

Die Ultraschalluntersuchung ist gegenwärtig die Methode der Wahl bei der Diagnose einer hypertrophen Pylorusstenose des Kindes; sie hat den Bariumbreischluck auf den zweiten Platz verdrängt (HALLER u. COHEN 1986, STUNDEN u. Mitarb. 1986). Die entsprechenden Informationen werden in dem betreffenden Abschnitt gegeben (vgl. Abb. **183**).

Impressionen des Magens von außen, die durch einen Bariumbreischluck entdeckt werden, können durch die Ultraschalluntersuchung näher abgeklärt werden, indem das den Tumor tragende Organ und in vielen Fällen auch die Ätiologie des Tumors festgestellt werden können.

Wie bereits früher berichtet, kommen auch große Magentumoren für die Ultraschalldarstellung in Betracht (SLASKY u. Mitarb. 1982, VOLK u. Mitarb. 1983). Die Möglichkeit, Lebermetastasen eines bekannten Magentumors und Lymphknotenmetastasen, besonders an der kleinen Kurvatur, aufzudecken, ist ebenso seit längerem bekannt (CRONE-MUENZEBROCK u. BROCKMAN 1983, YOSHINAKA u. Mitarb. 1985), obwohl auch das CT-Problem falsch positiver und falsch negativer Lymphknotenmetastasen bei der Ultraschalluntersuchung weiterhin zu bestehen scheint (KALINA u. WOJNAR 1987).

Ferner wurden kürzlich Studien zur perkutanen Untersuchung der Magenwand, ihrer Dicke (RAPACACCINI u. Mitarb. 1987) und ihrer Schichten (MIYAMOTO u. Mitarb. 1987) durchgeführt. Dies geschah im allgemeinen nach Füllung des Magens mit einer Flüssigkeit und Gabe spasmolytischer Medikamente. So wurde versucht, nicht nur

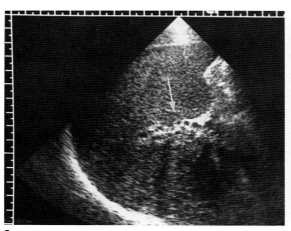
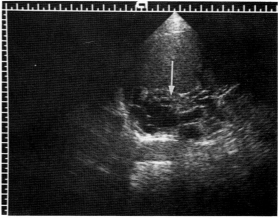

a
Abb. **19a** u. **b** Möglichkeiten der Ultraschalluntersuchung bei portaler Hypertension
a Venöser Kollateralkreislauf (Pfeil) im Bereich des Leberhilus bei Pfortaderthrombose

b
b Darstellung von Magenvarizen (Pfeil) (Prof. *A. L. Baert,* Leuven)

kleinere Magentumoren verschiedener histologischer Typen (Adenokarzinom, Lymphom, benigne Polypen, submuköse Tumoren) darzustellen (WORLICEK u. SCHMIDT 1987), sondern auch die lokale Tiefenausdehnung oder die Infiltration in die Magenwand (MIYAMOTO u. Mitarb. 1987, WORLICEK u. SCHMIDT 1987) sowie eine evtl. Infiltration umgebender Organe (KALINA u. WOJNAR 1987) festzustellen.

Bei der Diagnose von Magenvarizen kann die perkutane Ultraschalluntersuchung eine Leberzirrhose, eine Pfortaderthrombose und manchmal auch die Varizen selbst darstellen (Abb. **19**).

Es ist möglich, einen gastroösophagealen Reflux mit der Ultraschalluntersuchung darzustellen; dies ist jedoch mit einem Bariumbreischluck einfacher.

Bei der *endoskopischen Ultraschalluntersuchung* ist die ideale Untersuchungssituation für die Magenwand realisiert, entweder nach Füllung des Magens mit luftfreiem Wasser oder unter Zuhilfenahme eines wassergefüllten Ballons. Es ist offensichtlich, daß unter diesen Umständen eine deutlich bessere Analyse der Magenwand durchgeführt werden kann als mit der transkutanen Ultraschalluntersuchung: die Strukturen fünf echographischer Schichten sind klar voneinander abzugrenzen (TIO u. TYTGAT 1986).

Beim Magenlymphom kann auf diese Weise die Ausbreitung unter einer normal aussehenden Schleimhaut entdeckt werden (CASANOVA u. Mitarb. 1987); des weiteren wird über recht gute Ergebnisse bei der Staginguntersuchung der Invasion des Magenkarzinoms in die Magenwand und Lymphknoten berichtet (FUKUDA u. Mitarb. 1987).

Ob sich diese Ergebnisse weiter verbessern lassen, wird die Zukunft lehren.

Szintigraphie

Magendarstellung

Technetium-99m-Pertechnat konzentriert sich in der Magenschleimhaut, wo es von den Schleimzellen der Oberfläche ausgeschieden wird. Innerhalb des Magens ist seine Anreicherung im Fundus und im Antrum höher. Verschiedene Medikamente und Hormone beeinflussen die Pertechnatausscheidung durch die Magenschleimhaut. So verbessern z.B. Glucagon und Cimetidin die Darstellung der Magenschleimhaut. Bei entzündlichen Läsionen ändert sich die Pertechnatausscheidung in gleicher Weise wie die Säuresekretion, indem sie zunimmt bei Hyperazidität und abnimmt bei Hypazidität. Das Fehlen einer Spezifität und Sensitivität schließt die Anwendung

der Pertechnatszintigraphie zur Aufdeckung struktureller Erkrankungen des Magens aus. Dieser Test mag jedoch hilfreich sein bei der Bestimmung des Volumens funktionierender Magenschleimhaut nach Gastrektomie, bei der Identifikation intrathorakaler gastrogener Zysten und bei der Lokalisation von Herden ektopischer Magenschleimhaut in Abhängigkeit vom Vorhandensein schleimsezernierender Zellen (HARBERT u. GONCALVES DA ROCHA 1984).

Die fiberoptische Gastroskopie führt im allgemeinen zu einer klaren Diagnose bei Magenblutungen, so daß Radionukliduntersuchungen zu diesem Zweck selten eingesetzt werden (BUNKER u. Mitarb. 1984). Technetium-99m-markierte Erythrozyten waren jedoch bei der Aufdeckung von Blutungsherden im oberen Gastrointestinaltrakt schon erfolgreich (WILTON u. Mitarb. 1984).

Bei Gastritis und anderen entzündlichen Erkrankungen, die mit einer reaktiven Hyperämie einhergehen, sowie bei gut vaskularisierten Neoplasien und Varizen nimmt der Magen vermehrt mit ^{99m}Tc markierte Erythrozyten auf (WILTON u. Mitarb. 1984). Eine fokale Akkumulation von Gallium 67 im Magen, in gleicher Menge oder mehr als dies in der Leber beobachtet wird, sieht man in etwa 10% dieser Patienten als Zufallsbefund. Obwohl einige dieser Patienten an einer Gastritis oder anderen Magenerkrankungen leiden, haben die meisten von ihnen keine erkennbare Magenkrankheit (MacMAHON u. Mitarb. 1985).

Technetium-99m-markiertes Sucralfat, eine Substanz, die sich besonders in Ulzera ablagert, hat sich in vorläufigen Studien zur Identifikation von peptischen Ulzera und Erosionen bei Kaninchen und Patienten als sehr sensitiv und spezifisch erwiesen. Trotz dieser technischen Entwicklung haben diese Studien noch keinen breiten Eingang in die Klinik gefunden (PERA u. Mitarb. 1985).

Jod-131-Metajodobenzylguanidin wird bei metastasierenden Karzinoidtumoren in der Leber und in Lymphknoten konzentriert. Dieses Radionuklid reichert sich jedoch bei Karzinoiden des oberen Magen-Darm-Trakts weniger gut an (FELDMAN u. Mitarb. 1986).

Studien zur Magenentleerung

Seit ihrer Einführung im Jahre 1966 wurden Radionuklidmessungen der Magenentleerung für den klinischen Gebrauch akzeptiert, da sie nichtinvasiv, quantifizierbar und reproduzierbar sind (DE GRAF u. WOUSSEN-COLLE 1982, DUBOIS 1979, SHEINER 1984). Sie haben die sequentiellen radiographischen Untersuchungen und die dynamische Radiographie ersetzt, die nur eine qualitative und semiquantitative Untersuchung der motorischen Magenfunktion erlaubten und den Patienten ionisierender Strahlung aussetzten.

Die Technik mit der Gammakamera mit einer Darstellung der Magengegend von außen nach Verabreichung eines nichtresorbierbaren Markers – meistens technetium- oder indiummarkiertes DTPA – hat den Vorteil, die Magenentleerung direkt zu messen. Die Kopplung eines Computers mit der Gammakamera erlaubt die Erstellung von Kurven der abnehmenden intragastralen Radioaktivität und die Messung der Halbwertszeit des Markers, die als Index der Entleerung verwendet wird.

Die Ergebnisse mit dieser Technik sind ähnlich denen, wie man sie mit den verschiedenen Testmahlzeiten oder mit den Farbstoffverdünnungstechniken erhält.

Der Vorteil der szintigraphischen Methoden muß jedoch abgewogen werden gegenüber der Tatsache, daß szintigraphische Messungen das Vorhandensein eines kompetenten Untersuchers und einer relativ aufwendigen Ausstattung erfordern und daß die Möglichkeiten eines Irrtums und Artefakts beträchtlich sind (HEADING 1983).

Die Magenentleerung ist verzögert bei der Pylorusstenose, der atrophischen Gastritis, nach Vagotomie, bei Patienten mit Sklerodermie, bei primärer Anorexie und nach Operationen. Lage, Diät und Medikamente wirken sich auf die Magenentleerungsrate aus. Eine beschleunigte Entleerung wird bei Patienten mit einem Dumpingsyndrom nach Operation, bei Patienten mit einem Ulcus duodeni und beim Zollinger-Ellison-Syndrom beobachtet.

Um die Entleerung fester und flüssiger Bestandteile zweifelsfrei zu unterscheiden, wurde eine Doppelisotopenuntersuchung entwickelt, bei der ein Radionuklid als Marker für die Flüssigkeitsphase und ein anderes als Marker für die feste Phase dient. Mit dieser Methode durchgeführte Messungen zeigten deutlich, daß bei gesunden Probanden ein Unterschied in der Entleerung fester und flüssiger Bestandteile besteht und daß dieser Unterschied bei Patienten nach Magenteilresektion verlorengeht (HEADING 1983).

Enterogastrischer Reflux

Ein Reflux von Galle in den Magen kann in Verbindung mit einigen Formen des Magenulkus, bei der alkalischen Refluxösophagitis, der funktionellen Dyspepsie und beim Postgastrektomiesyndrom auftreten (HARBERT u. GONCALVES DA ROCHA 1984). Szintigraphische Messungen des duodenogastralen Refluxes wurden entweder nach Infusion von ^{99m}Tc Schwefelkolloid ins Duodenum oder unter Anwendung der Dualmarkertechnik durchgeführt. ^{99m}Tc HIDA wird zunächst intravenös verabreicht, um die intestinale Galle

zu markieren; anschließend wird eine Testmahlzeit mit ^{111}In DTPA markiert gegeben und der Reflux von ^{99m}Tc HIDA aufgezeichnet.

Gastroösophagealer Reflux

Szintigraphische Methoden für diesen Zweck sind weit verbreitet, gehören aber nicht in diesen Zusammenhang.

Radiologie und Endoskopie

Der Wert der *Endoskopie* ist weltweit anerkannt. Die Möglichkeit der *histologischen Diagnose* durch Biopsie ist im Vergleich zur Radiologie ein wesentlicher Vorteil. Die wichtigste Aufgabe der Radiologie ist es, eine Läsion aufzudecken; es ist ein Irrtum, zu glauben, daß die Differentialdiagnose z. B. zwischen einem exophytisch wachsenden Frühkarzinom des Magens und einem benignen Polyp, definitiv durch die Radiologie gestellt werden könnte (LÄNGLE u. Mitarb. 1981).

Darüber hinaus zeigen die meisten vergleichenden Studien, daß offensichtlich exophytisch wachsende oder exulzerierende Schleimhautläsionen in ungefähr der gleichen Häufigkeit radiologisch und endoskopisch diagnostiziert werden, daß aber *oberflächliche Läsionen* der Magenschleimhaut leichter und in einem größeren Prozentsatz endoskopisch dargestellt werden können (BREZINA u. Mitarb. 1979, KETO u. Mitarb. 1979, THOENI u. CELLO 1980, MUNITZ u. Mitarb. 1985). Diese Divergenz ist beim operierten Magen eher noch größer (GOHEL u. LAUFER 1978, OTT u. Mitarb. 1982) und auch in den Fällen, in denen durch Restmagensaft oder Blut die Adhäsion des Bariums an der Magenwand beeinträchtigt ist.

Eine korrekte *Röntgenuntersuchung* des Magens weist jedoch gegenüber der Endoskopie auch mehrere Vorteile auf, wodurch sich unsere Überzeugung bestätigt, daß sich beide Techniken ergänzen und daß die Röntgenuntersuchung in der Regel als erste Untersuchung durchgeführt werden sollte.

Die Röntgenuntersuchung wird ohne Prämedikation durchgeführt und ist für den jungen Patienten *weniger unangenehm*.

Die iatrogenen *Komplikationen* sind bei der Endoskopie häufiger, können aber reduziert werden, wenn durch eine vorausgehende Röntgenuntersuchung evtl. prädisponierende Erkrankungen wie ein Zenkersches Divertikel oder eine Ösophagusstenose dargestellt wurden.

Die Röntgenuntersuchung des oberen Verdauungstraktes kann in der *gleichen Sitzung* durch Untersuchung des Duodenums *und des Dünndarms* erfolgen. Aus Gründen der Zeit- und Ko-

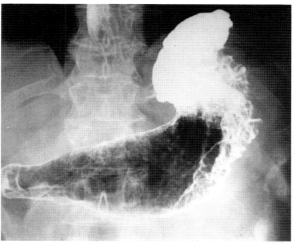

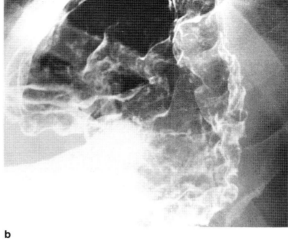

a

b

Abb. **20a** u. **b**
Fortgeschrittenes Adenokarzinom Typ Borrmann IV
a Geringfügig herabgesetzte Dehnungsfähigkeit der großen Kurvatur im Bereich des Magenfundus und -korpus trotz maximaler Prallfüllung und Verabreichung von Spasmolytika

b Darstellung von verdickten und gewundenen Schleimhautfalten, die nicht verstreichen; am besten zu sehen auf einer Zielaufnahme.
Magenbiopsien waren bei diesem Patienten zweimal negativ

stenersparnis ist es interessant, von dieser Möglichkeit bei Patienten mit unklaren abdominellen Beschwerden oder bei der Nachsorge von Erkrankungen, die mehrere Segmente des Gastrointestinaltraktes betreffen, z. B. bei der Crohnschen Erkrankung, Gebrauch zu machen.

Jeder Kliniker weiß, daß trotz der höheren Frequenz positiver Befunde bei der Endoskopie, die Röntgenuntersuchung *Schleimhautläsionen* darstellen kann, die durch eine primäre endoskopische Untersuchung nicht entdeckt wurden, aber später auch endoskopisch oder bei der Operation bestätigt wurden; diese Feststellung betrifft sowohl oberflächliche Läsionen wie das Frühkarzinom (Treichel 1982) als auch weiter in die Tiefe reichende Läsionen wie eine Ulzeration zwischen zwei verdickten Falten (Thoeni u. Cello 1980). Röntgenuntersuchung und Endoskopie sind daher einander ergänzende Techniken bei der Darstellung von Schleimhautläsionen (Brezina u. Mitarb. 1979, Thoeni ů. Cello 1980, Treichel 1982, Fraser u. Earnshaw 1983, Taylor u. Gillespie 1986).

Eine nur geringfügige Beeinträchtigung der Dehnfähigkeit der Magenwand ist leichter radiologisch als endoskopisch darzustellen (Rutgeerts u. Mitarb. 1980). Daher sind *infiltrierende Magentumoren*, besonders solche mit partiell submukösem Wachstum, manchmal besser bei einer radiologischen Untersuchung zu sehen (Brezina u. Mitarb. 1979), zumal Biopsien in solchen Fällen negativ sein können (Abb. **20**). *Submuköse, intramural wachsende Magentumoren und außer-*

halb des Magens gelegene Tumoren, die eine Magenimpression verursachen, werden ebenfalls aus denselben Gründen leichter radiologisch entdeckt (vgl. Abb. **164** u. **237**). Ferner kann die Ätiologie der Impression von außen durch eine zusätzliche Ultraschalluntersuchung oder Computertomographie bestimmt werden (vgl. Abb. **39–41**).

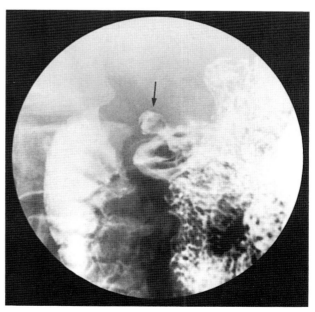

Abb. **21** Ulkus im Bulbus duodeni aboral einer Pylorusstenose. Das Ulkus (Pfeil) war endoskopisch nicht darzustellen, da das Endoskop den Pylorus nicht passieren konnte; durch Laparotomie wurde das Ulkus bestätigt

Während die endoskopische Untersuchung durch den Durchmesser des Instruments begrenzt ist, ist die radiologische Untersuchung in den meisten Fällen auch *distal* einer Ösophagus- oder Pylorusstenose möglich, so daß nicht nur die Länge und die Form des stenotischen Segments, sondern auch der poststenotische Bezirk beurteilt werden können (Abb. **21**).

Der Ausgangspunkt einer *Magenfistel* mag endoskopisch zu sehen sein, aber der Verlauf der Fistel ist nur oder wenigstens leichter radiologisch darzustellen (vgl. Abb. **69**).

Die Röntgenuntersuchung ist in der Lage, mehrere Organe gleichzeitig darzustellen, so daß es möglich ist, die *Beziehungen* zwischen einigen Magenveränderungen und den angrenzenden Organen aufzuzeigen (vgl. Abb. **68**).

Wird eine *Magenperforation* vermutet, ist die endoskopische Untersuchung kontraindiziert; die Abdomenleeraufnahme ohne Kontrastmittel, evtl. gefolgt von einer Anfärbung des Magens mit einem wasserlöslichen, jodhaltigen Präparat, sind die Techniken der Wahl in dieser Situation (vgl. Abb. **13**).

Ein weiterer Vorteil der Röntgenuntersuchung ist es, dem Kliniker ein objektives *Dokument* an die Hand zu geben, das sowohl für Nachuntersuchungen als auch für den operativen Eingriff nützlich ist; es ist für den Operateur wichtig, präoperativ die genaue Lokalisation der Läsion und ihre Beziehung zu den umgebenden Organen zu kennen.

Zu den genannten Argumenten, die für die Röntgenuntersuchung als primäre Maßnahme sprechen, muß hinzugefügt werden, daß eine frühere Röntgenuntersuchung dem Endoskopiker bei der *Orientierung* hilft, besonders bei problematischen Läsionen (BREZINA u. Mitarb. 1979).

Bei der akuten oberen gastrointestinalen Blutung jedoch ist die Endoskopie meist die Untersuchung der ersten Wahl: Zum einen sind die Ergebnisse der Bariumuntersuchung in Gegenwart von Blut im Magen schlecht, zum anderen lassen sich endoskopisch einige Blutungsursachen, so z.B. ein Einriß bei einem Mallory-Weiss-Syndrom, leichter darstellen und einige von ihnen auch behandeln. Dennoch ist bisweilen eine Angiographie indiziert.

Bei der Nachsorge des Magenulkus hat die Endoskopie ebenfalls Priorität, da es wichtig ist, Biopsien zur Differentialdiagnose zwischen einem benignen und einem malignen Ulkus zu gewinnen.

Untersuchung bei Säuglingen und Kindern

Ein ausreichender *Strahlenschutz* ist bei Säuglingen und Kindern noch wichtiger als bei Erwachsenen. Nachweislich sind junge und heranwachsende Tiere deutlich strahlensensibler als erwachsene (WEEKS 1971); darüber hinaus hat die Übertragung des genetischen Potentials bei Kindern noch nicht begonnen. Strahlenschutz kann auf verschiedenen Stufen durchgeführt werden (CLAUS u. Mitarb. 1972). Die apparative Empfindlichkeit radiographischer Aufnahmetechniken kann gesteigert werden durch Weglassen der Streustrahlenblende bei kleinen Kindern, durch die Verwendung von 100-mm-Kleinfilmaufnahmen für Zielaufnahmen und durch die Verwendung hochempfindlicher Filme und Verstärkerbildschirme zur Overheadprojektion.

Weiter kann die Strahlendosis limitiert werden durch Reduktion der Belichtungszeit und -dosis (besonders mA), bei der Durchleuchtung mit einem Bildschirmverstärker auf ein Minimum, durch strikte Ausblendung, durch Reduktion der Zahl der Aufnahmen auf ein Minimum und durch einen Gonadenschutz mit Blei. Schließlich muß die Indikation zur Röntgenuntersuchung streng gestellt werden: Jede Untersuchung des kindlichen Verdauungstrakts muß durch Anamnese und klinische Untersuchung begründet sein, indem die diagnostische Wahrscheinlichkeit genau abgewogen und eingegrenzt werden muß (GIRDANY 1985).

Der *Untersuchungsraum* für Kinder muß einige *spezielle Erfordernisse erfüllen* (PRINGOT u. Mitarb. 1974, MERADJI 1980, GYLL u. BLAKE 1986). Kurze Belichtungszeiten, vorzugsweise unter 0,01 Sek, sind notwendig; dies kann durch einen starken Generator, durch Kleinfilmaufnahmen und durch Weglassen der Strahlenblende erreicht werden.

Die Temperatur des Untersuchungsraumes muß höher sein als bei Erwachsenen; besonders frühreife Säuglinge kühlen leicht aus. Die Immobilisation des Patienten ist ein spezifisches Problem der pädiatrischen Radiologie. Hilfsmittel zur Immobilisation sind unter einem Alter von etwa 3 Monaten sehr nützlich. Das Gerät nach Aimé garantiert nicht nur eine gute Immobilisation, sondern erlaubt auch, das Kind in jeder Position von aufrecht bis Rückenlage und in jeder Rotation um die Längsachse zu untersuchen.

Videoaufnahmen sind bei der Magenuntersuchung weniger gebräuchlich, sind aber besonders interessant zum Studium des Schluckakts; die Videoaufzeichnung erfordert kleinere Strahlendosen als die Filmaufzeichnung.

Geräte zur Reanimation und Behandlung einer

Aspiration, einschließlich Sauerstoff, müssen in dem Raum vorhanden sein: Sie sind äußerst nützlich, wenn Kontrastmittel in die Luftwege übertritt.

Die *Abdomenleeraufnahme* ist natürlich unverzichtbar, wenn der Verdacht auf einen verschluckten Fremdkörper (vgl. Abb. 7) oder eine Magenperforation besteht. Bei einer Magenausgangsstenose können mehrere peristaltische Kontraktionsringe auf dem gasgefüllten Magen sichtbar sein; ist die Ausgangsstenose komplett, wie bei einer Pylorusatresie oder einem nichtperforierten antralen oder pylorischen Segel, wird aboral des Magens keine Luft zu finden sein (BERDON 1985). Beim Magenteratom können Kalzifikationen zu sehen sein (vgl. Abb. **114**).

Bezüglich der *Kontrastmittel* zur Magenuntersuchung bei Kindern müssen zwei Probleme diskutiert werden: die Wahl und der Verabreichungsmodus.

Barium ist immer noch das beste Kontrastmittel wegen seiner hohen Dichte und der guten Haftfähigkeit an der Mukosa. Es ist jedoch kontraindiziert, wenn eine Perforation des Gastrointestinaltrakts vermutet wird; darüber hinaus kann die perorale Gabe von Barium zur Eindickung und Verklebung des Bariums im Kolon führen, besonders oral einer Kolonstenose, ebenso im Dünndarm bei Patienten mit einer zystischen Fibrose (COHEN 1987). Schließlich kann der Übertritt von Barium in die Luftwege bei kleinen Kindern letal sein (MCALISTER u. Mitarb. 1984). Bis vor einigen Jahren wurden wasserlösliche jodhaltige Kontrastmittel mit hoher Osmolalität (Conray, Gastrografin, Hypaque, Renographin) bei Perforation oder Stenose empfohlen; bestand die Gefahr eines Übertritts in die Luftwege, waren jodhaltige Kontrastmittel wie sie zur Bronchographie benutzt werden (Dionosil, Hytrast), zur Untersuchung des Schluckakts und des Ösophagus besonders anzuraten. Die hochosmolaren, wasserlöslichen jodhaltigen Kontrastmittel haben jedoch auch schwerwiegende Nachteile: Dehydration, Elektrolytstörungen, Lungenödem mit tödlichem Ausgang nach Aspiration (MCALISTER 1984), gastrointestinale Schleimhautulzerationen und Resorption aus dem Verdauungstrakt (s. auch Abschnitt „Untersuchung mit wasserlöslichen jodhaltigen Kontrastmitteln"). Beim Versuch, diese Nebenwirkungen zu vermeiden, wurden die Substanzen verdünnt, da die Nebenwirkungen von ihrer Hyperosmolarität im Vergleich zum menschlichen Blut herrühren; das führte jedoch zu einer ziemlich schlechten Bildqualität (KUHNS u. Mitarb. 1982). Seit einigen Jahren gibt es eine Reihe niedrigosmolarer, wasserlöslicher jodhaltiger Kontrastmittel, die die meisten Nachteile der hochosmolaren Gruppe nicht mehr aufweisen und trotzdem einen guten Kontrast erzeugen: Metrizamid (Amipaque), Iohexol (Omnipaque), Iopamidol (Isovue, Niopam), Ioxaglat (Hexabrix).

Diese Mittel verursachen keine wesentliche Flüssigkeitsverschiebung der Körpergewebe ins Darmlumen und damit keine Dehydratation, keine Elektrolytstörungen und keine Verdünnung im Dünndarm. Sie sind im Bronchialsystem weniger irritierend und verursachen keine Schädigung der gastrointestinalen Schleimhaut. Schließlich werden sie aus dem Gastrointestinaltrakt praktisch nicht resorbiert und verursachen infolgedessen keine Flüssigkeitsverschiebungen aus den interstitiellen Räumen in die Gefäße (GINAI u. Mitarb. 1984, BERDON 1985, RATCLIFFE 1986, COHEN 1987). Aus all diesen Gründen nimmt die Anwendung der niedrigosmolaren Substanzen trotz ihrer höheren Kosten mehr und mehr zu, besonders wenn ein Übertritt des Kontrastmittels in die Lungen befürchtet werden muß, z. B. bei Schluckstörungen, Ösophagusstenose, tracheoösophagealen Fisteln und unter bestimmten Umständen von Erbrechen bei Säuglingen und Kindern. Besteht ein Aspirationsrisiko, sollte man mit kleinen Kontrastmittelmengen beginnen: Große Volumina eines aspirierten Kontrastmittels können in jedem Falle letal sein, unabhängig von der chemischen Zusammensetzung (COHEN 1987).

Das Kontrastmittel kann bei kleinen Kindern entweder durch eine Flasche oder durch eine Magensonde verabreicht werden. Die Flasche bietet den Vorteil, auch die Schluckfunktion prüfen zu können. Die Nachteile durch zu vieles oder zu rasches Trinken können aufgewogen werden durch einen aus einem Schnuller einer Sonde und einer Spritze bestehenden Apparat. (GIEDION 1968, BECKER u. GENIESER 1972). Die Kathetermethode hat den Vorteil, daß sie eingesetzt werden kann, wenn der Säugling nicht trinkt, daß das Aspirationsrisiko geringer ist, und daß eine Entleerung des Mageninhalts bei einer Magenausgangsstenose möglich ist, bevor das Kontrastmittel verabreicht wird (GIRDANY 1985). Die Verwendung röntgendichter Katheter erlaubt den Nachweis, daß die Katheterspitze im Magen oder im Ösophagus und nicht in den Luftwegen liegt.

Die hohen Anforderungen an einen Strahlenschutz bei Kleinkindern erklären teilweise den enormen Aufschwung einer Untersuchungsmethode wie der *Ultraschalluntersuchung*. KAUFMANN (1987) gibt an, daß mehr als 50% des täglichen Arbeitsvolumens derzeit den zahlreichen Anwendungsmöglichkeiten der Ultraschalluntersuchung gewidmet wird. Die Ultraschalluntersuchung wird derzeit empfohlen als primäre Untersuchung zur Diagnose einer hypertrophischen Pylorusstenose (vgl. Abb. **183**) und anderen Ursachen des Erbrechens bei Säuglingen (BLUMHAGEN 1986) (s. auch Abschnitte „Ultraschalluntersuchung" und „Hypertrophische Pylorusstenose bei Säuglingen"). Stellt sich die Pyloruswand im Ultraschall nicht gut dar oder beträgt der Durchmesser der Pyloruswand weniger als 4 mm, ist nach GIRDANY (1985) die Röntgenuntersuchung des Magens indiziert. Die Röntgenuntersuchung ist auch nützlich, um eine simultane Hiatushernie auszuschließen (MERADJI 1980).

Die Indikationen zur *Arteriographie* bei Kindern sind ähnlich denen im Erwachsenenalter (COX u. AMENT 1979, MEYEROVITZ u. Mitarb. 1984). Bei der akuten gastrointestinalen Blutung ist die Endoskopie meist die Methode der ersten Wahl, gefolgt von der Arteriographie, wenn die endoskopische Untersuchung erfolglos war. Bei der chronischen Blutung wird die Arteriographie erst ausgeführt, wenn alle anderen Untersuchungen (Bariumuntersuchungen, Endoskopie und Szintigraphie) negativ waren. Die Hauptursachen einer gastrointestinalen Blutung bei Kindern und Säuglingen sind Magen- und Duodenalulzera, Ösophagitis, Gastritis, Gefäßfehlbildungen und Ösophagusvarizen.

Die Arteriographie findet manchmal auch bei Neugeborenen Anwendung; hierzu wurde die transumbilikale Katheterisierung der Aorta beschrieben (FLIEGEL u. Mitarb. 1977). Auch die therapeutische Arteriographie kam bei Kindern und Säuglingen zur Anwendung. Es wurde berichtet über die erfolgreiche Anwendung von Vasopressininfusionen sowie Embolisation (FILSTON u. Mitarb. 1979, JANIK u. Mitarb. 1981, MEYEROVITZ u. Mitarb. 1984). Für weitere Details siehe auch Abschnitt „Angiographie".

Die Indikationen zur *Computertomographie* bei Kindern sind praktisch beschränkt auf die Tumorpathologie und die unklare Peritonitis (FERRAN 1986, GYLL u. BLAKE 1986). Infolgedessen wird die Computertomographie zur Untersuchung von Magenerkrankungen bei Kindern selten benötigt.

Wichtig ist die Tatsache, daß sich die *pädiatrische Magenpathologie* sehr von der bei Erwachsenen unterscheidet. Aus praktischen Erwägungen schlagen wir eine Klassifikation in Erkrankungen der neonatalen Periode und solchen, die im wesentlichen im älteren Alter vorkommen, vor (BERDON 1985, GIRDANY 1985). Manchmal jedoch werden kongenitale Erkrankungen erst im späteren Leben aufgedeckt.

Eine neonatale Magenausgangsstenose kann verursacht sein durch eine Pylorus- oder Antrumatresie, ein pylorisches oder antrales Segel oder durch einen Magenvolvulus, gewöhnlich in Verbindung mit einer Eventration durch das linke Zwerchfell. Die hypertrophische Pylorusstenose ist die häufigste Erkrankung der späten neonatalen Periode (vgl. Abb. **182** u. **183**). Im typischen Fall beginnen die Symptome zwischen der 3. und 6. Woche; sie können aber auch unmittelbar nach der Geburt oder sogar erst im Alter von 5 Monaten beginnen (s. auch Abschnitt „Hypertrophische Pylorusstenose bei Säuglingen").
Eine Magenperforation bei Neonaten kann auch bei Fehlen eines Ulkus auftreten. Die Perforation kann eintreten nach Aufblähung des Magens durch assistierte Beatmung bei Ösophagusatresie mit tracheoösophagealer Fistel; manchmal ist die Magenperforation auch idiopathisch.
Ein Magentumor bei Neonaten kann durch ein Teratom (vgl. Abb. **114**) oder eine Magenduplikaturzyste (vgl. Abb. **188**) verursacht sein.
Die Mikrogastrie ist eine sehr seltene Anomalie, die Dextrogastrie eine kongenitale Positionsanomalie.
Die Hiatushernie und der gastroösophageale Reflux gehören nicht hierher; daher mag es genügen, auf BERDON (1985) hinzuweisen, der der Ansicht ist, daß alle Neugeborenen einen Reflux aufweisen, daß die meisten Säuglinge weiterhin einen Reflux während der ersten Lebensmonate haben und daß die wenigsten Säuglinge deshalb Komplikationen entwickeln.

Unter den Erkrankungen des älteren Alters können die Verätzungsgastritis, das Magenulkus (vgl. Abb. **74**), Bezoare (vgl. Abb. **6**), Magenvarizen, die Menetriersche Erkrankung und Magentumoren eingereiht werden.

Radiologische Anatomie des Magens

Teile und Grenzen des Magenlumens

Bezüglich der Nomenklatur der verschiedenen Teile des Magens besteht in der Literatur keine Einheitlichkeit. Wir schlagen vor, dem Index for Roentgen Diagnosis des American College of Radiology (1975) zu folgen (Abb. 22). Die größeren Magenanteile sind der Fornix, das Korpus, die Region der Inzisur und das Antrum; die Region der Kardia und die pylorusnahe Region sind kleinere Teile an beiden Enden des Magens. Die Grenze zwischen Fornix und Korpus ist gegeben durch eine horizontale Linie durch die Öffnung der Kardia. Die Region der Inzisur, die einem keilförmigen Gebiet zwischen Korpus und Antrum entspricht, ist an der kleinen Kurvatur durch die Inzisur des Angulus definiert, hat aber an der großen Kurvatur keine wohldefinierten Begrenzungslinien.

Das Magenlumen wird begrenzt durch die vordere und hintere Wand und durch die große und kleine Kurvatur.

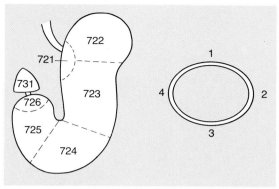

Abb. 22 Modifizierte Angaben zum Index für Röntgendiagnosen zur Anatomie des Magens (nach American College of Radiology)

Links:
72 = Magen
721 = Kardia (einschließlich ösophagokardialer Übergang)
722 = Fornix
723 = Korpus
724 = Mageninzisurregion
725 = Antrum
726 = präpylorische Region

Rechts:
Vierteilung zur Beschreibung des Horizontalschnittes
1 = Vorderwand
2 = große Kurvatur
3 = Hinterwand
4 = kleine Kurvatur

Radiologische Aspekte der Magenschleimhaut

Die Schleimhautoberfläche weist *Falten* auf, die größtenteils mehr oder weniger parallel der Längsachse des Magens verlaufen; diese Falten sind nahe der großen Kurvatur etwas gewundener und dicker als in der Nähe der kleinen Kurvatur. Die Herkunft dieser Falten ist nicht genau bekannt, aber die Muskularis (FRIK 1965), wahrscheinlich der Flüssigkeitsgehalt der Submukosa (FRIK 1965) und möglicherweise die Muscularis

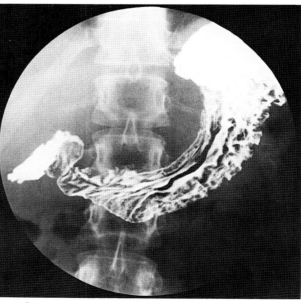
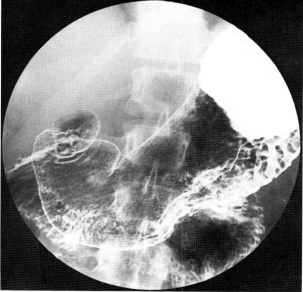

a
b
Abb. 23a u. b Die meisten Schleimhautfalten, die in der Dünnschichttechnik (a) darzustellen sind, verstreichen nach Gabe von mehr Barium und Gas (b)

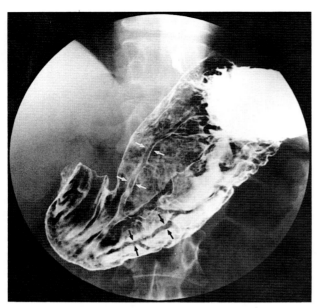

Abb. **24**   Schleimhautfalten an der Hinter- und Vorderwand des Magens. Patient in Rückenlage. Die schwarzen Bänder sind Falten der Hinterwand (schwarze Pfeile), die im Bariumsee liegen. Die gedoppelten weißen Linien („Eisenbahnschienen") sind Falten an der Vorderwand (weiße Pfeile): Die Linien entsprechen der Projektion des Kontrastmittelüberzugs der beiden vertikalen Anteile der Falten

mucosae (FORSSELL 1934, DUNN u. EISENBERG 1985) sind Faktoren, die zu ihrer Ausprägung beitragen. Wird der Magen mit Barium und Luft gedehnt, werden manche Falten flacher und können vollständig verschwinden, während andere weniger prominent werden; dieser Abflachungseffekt ist nach Gabe von spasmolytischen Medi-

kamenten ausgeprägter (Abb. 23). Diese Variabilität in Abhängigkeit vom Muskeltonus erklärt vielleicht teilweise, weshalb es bezüglich des normalen Durchmessers der Schleimhautfalten keine Übereinstimmung gibt. FRIK (1965) stellt aufgrund des Literaturstudiums fest, daß es eine genaue obere Grenze der Faltendurchmesser nicht gibt und daß ein Durchmesser von mehr als 5 mm im allgemeinen als pathologisch angesehen wird. Nach ENGELHOLM u. DE TOEUF (1978) ist auch ein Durchmesser von 10 und selbst 15 mm bisweilen noch normal. Diese Angaben zeigen die großen Schwierigkeiten bei der Festlegung der Grenze zwischen normalen und verdickten Schleimhautfalten.

Bei der Doppelkontrastuntersuchung in Rückenlage kann oft zwischen Schleimhautfalten der Vorder- und Hinterwand unterschieden werden (OP DEN ORTH 1979) (Abb. **24**).

Auch nach vollständiger Abflachung der Schleimhautfalten ist die glatte Oberfläche der Mukosa durchsetzt von zahlreichen feinen Rillen, die kleine, runde, ovale oder polygonale Inseln mit einem Durchmesser von wenigen Millimetern voneinander trennen; diese kleinen Inseln sind die sog. *Areae gastricae* und bilden das feine Relief des Magens (FRIK u. ZEIDNER 1953) (Abb. **25**). Auf der Oberfläche dieser Areae gastricae sind die Magengrübchen, das sind die Mündungen der Magendrüsen, mit einem Vergrößerungsglas sichtbar (SOBOTTA 1920). Die genaue Herkunft dieser Rillen zwischen den Areae gastricae ist unbekannt. Die obere normale Grenze des Diameters der Areae gastricae beträgt 3–4 mm (FRIK 1953, 1964, BOVERIE 1978).

Magenform

Die Form des Magens wird beeinflußt vom Tonus der Muskularis des Magens, vom Tonus der Bauchwandmuskulatur, durch die umgebenden Organe und durch die Lage des Patienten.

Normalerweise reicht die große Kurvatur bis etwa in Höhe der Crista iliaca in stehender Position („orthotoner Magen"); projiziert sich diese Linie deutlich oberhalb der Crista iliaca, wird der Terminus „hypertoner Magen" gebraucht; projiziert sich die große Kurvatur im Gegensatz dazu unterhalb der Crista, wird der Magen als „hypoton" oder „aton" bezeichnet.

Muskulatur des Magens

Die Muskulatur der Magenwand besteht aus einer inneren schrägen, einer mittleren zirkulären und einer äußeren longitudinalen Schicht.

Während die schräge und die longitudinale Schicht nicht die ganze Zirkumferenz des Magens einnimmt, umfaßt die zirkuläre Schicht den Ma-

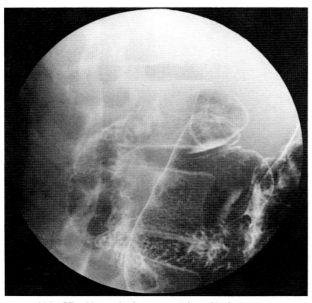

Abb. **25**   Normale Areae gastricae im Antrum

gen vollständig. Der Pylorus ist eine umschriebene Verdickung der zirkulären Schicht (SOBOTTA
1920).

TORGERSEN (1942) machte auf zwei Bezirke mit
einem speziellen Muskelaufbau aufmerksam,
nämlich das Gebiet der Membrana angularis und
des Pylorus. Im Bereich unterhalb der Angulusfalte an der kleinen Kurvatur ist die Muskelschicht schwächer als in anderen Bereichen; diese
Stelle geringerer Widerstandsfähigkeit wurde
schon von FORSSELL „Membrana angularis" genannt (PEAVY u. Mitarb. 1975) (Abb. **26**). Die
Muskulatur des Pylorus soll im wesentlichen aus
zwei zirkulären Muskelbündeln zusammengesetzt
sein, die zur kleinen Kurvatur hin in einer
Verdickung oder einem Knoten zusammenlaufen, genannt der Torus, während die Konzentration der zirkulären Muskelfasern zwischen diesen
Schleifen an der großen Kurvatur geringer sein
soll, so daß ein Rezessus entsteht (Abb. **26**). Der
Torus und die distale Schlinge sind besser entwik-
kelt als die proximale Schlinge und bilden das
normal am Pylorum gefühlte Muskelband (KEY-
NES 1965). Sowohl die Membrana angularis als
auch dieser Rezessus sollen der Grund für falsch-
positive Ulkusbilder sein (BREMNER 1968, PEAVY
u. Mitarb. 1975) (Abb. **101**).

Die beschriebene detaillierte Anatomie der
Muskulatur im Bereich des Pylorus ist hilfreich,
einerseits die systolische Kontraktion des termi-
nalen Antrums (Abb. **36**) und andererseits das
Bild der Hypertrophie des Pylorus zu verstehen
(Abb. **184**).

Der Sphinkter der Kardia, der ins Magenlumen

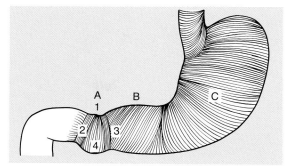

Abb. 26
Die mittlere oder zirkuläre Muskelschicht des Magens
A = Muskelkomponenten in der Gegend des Pylorus:
    1 = Wulst („Torus")
    2 = distale Schlinge
    3 = proximale Schlinge
    4 = intermediäre Fasern
B = Bezirk der Membrana angularis
C = Bezirk uniformer zirkulärer Fasern
(nach *Peavy* u. Mitarb.)

vorspringt, kann ein pseudotumoröses Bild verursachen; dieses Bild ändert sich jedoch bisweilen
nach der Einnahme von Barium (HERLINGER u.
Mitarb. 1980) (Abb. **27**); der Sphinkter läßt sich
manchmal auch bei der computertomographischen Untersuchung darstellen (THOMPSON u.
Mitarb. 1984).

Blutversorgung des Magens

Die *arterielle* Blutversorgung geht vom Truncus
coeliacus aus (Abb. **28–30**). Die A. gastrica sini-

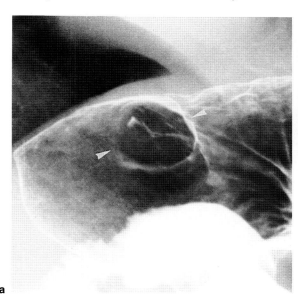

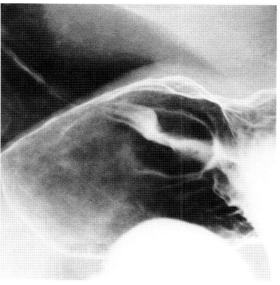

a

b

Abb. **27a** u. **b** Pseudotumoröses Bild an der Kardia
a Der regelmäßig begrenzte polypoide Füllungsdefekt (Pfeilspitzen) wird durch eine geringfügige Vorwölbung der Kardia in den Fornix des Magens verursacht

b Das Lumen der Kardia reicht in das Zentrum des
Defekts herein. Bei diesem Bild handelt es sich um eine
normale Variante der Kardia

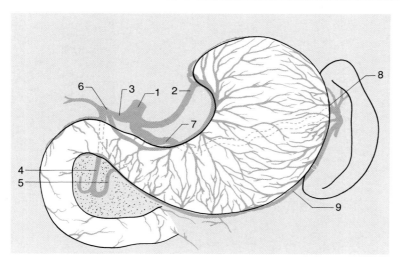

Abb. **28**   Arterielle Blutversorgung des Magens
(nach *Reuter* u. *Redman*)

1 = Truncus coeliacus
2 = A. gastrica sinistra
3 = A. hepatica communis
4 = A. gastroduodenalis
5 = A. gastroepiploica dextra
6 = A. gastrica dextra
7 = A. lienalis
8 = Aa. gastricae breves
9 = A. gastroepiploica sinistra

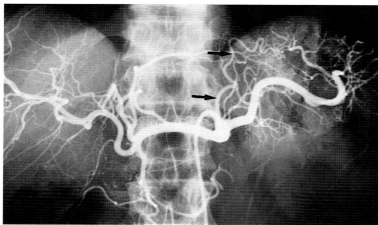

Abb. **29**   Normale Gefäßanatomie des Magens. Selektive Darstellung des Truncus coeliacus. Die A. gastrica sinistra (Doppelpfeile) entspringt direkt aus dem Truncus coeliacus und versorgt den Magenfundus

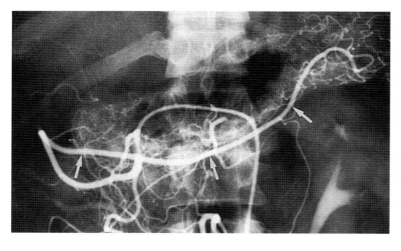

Abb. **30**   Normale Gefäßanatomie des Magens. Selektive Darstellung der Arteria gastro-duodenalis. Die Arteria gastro-epiploica (Doppelpfeile) verläuft entlang der großen Kurvatur des Magens. Füllung der Gefäße der Magenwand

stra verläuft von oben nach unten entlang der kleinen Kurvatur und bildet eine Anastomose mit der A. gastrica dextra, die ein Ast der A. hepatica propria ist und von rechts nach links verläuft. Die A. lienalis verzweigt sich nahe der Milz in die Aa. gastricae breves, die zum oberen Teil der großen Kurvatur verlaufen und in die A. gastroepi-ploica sinistra, die von oben nach unten an der großen Kurvatur entlang verläuft. Die letztgenannte Arterie bildet eine Anastomose mit der A. gastroepiploica dextra, die ein Ast der A. gastroduodenalis ist und von rechts nach links verläuft.

Die *Magenvenen* verlaufen parallel zu den Arterien (Abb. **201**). Die Vv. gastrica sinistra und dextra laufen an der kleinen Kurvatur entlang und münden in die V. portae, bilden aber zusätzlich eine Anastomose mit den Ösophagusvenen; diese Anastomose ist wichtig bei der Entstehung von Ösophagusvarizen bei portaler Hypertension. Die Vv. gastroepiploica sinistra und dextra verlaufen an der großen Kurvatur und münden in die V. lienalis bzw. die V. mesenterica superior (VAN DER SCHUEREN 1962).

Lymphabfluß

Bezüglich des Lymphabflusses kann der Magen in vier Bezirke eingeteilt werden, denen die korrespondierenden Hauptgruppen der primären regionalen Lymphknoten entsprechen; sie liegen entlang dem Verlauf der den Magen versorgenden Arterien (WEINSHELBAUM 1974) (Abb. **31**). Die erste Gruppe wird gebildet durch die oberen Magenlymphknoten an der kleinen Kurvatur entlang dem Verlauf der A. gastrica sinistra. Die zweite Gruppe besteht aus den unteren Magenlymphknoten an der großen Kurvatur und den subpylorischen Knoten an der kaudalen Grenze des gastroduodenalen Übergangs; beide Gruppen liegen entlang dem Verlauf der A. gastroepiploica dextra. Komponenten der dritten Gruppe sind die linken gastroepiploischen, die pankreatikolienalen und die Milzknoten; sie liegen im Lig. gastrocolicum und gastrolienale, entlang der kranialen Grenze des Pankreaskorpus und -schwanzes und im Milzhilus; sie folgen dem Verlauf der A. gastroepiploica sinistra, den kurzen Magengefäßen und der A. lienalis. Die vierte Gruppe wird gebildet von den suprapylorischen Knoten entlang der kranialen Grenze des Pankreaskopfes und entlang der A. hepatica propria.
Alle diese primären Lymphknoten drainieren zu den zöliakalen Knoten am Truncus coeliacus, weiter über den gastrointestinalen Lymphstamm zur Zysterna chyli und weiter zum in die Verbindung zwischen der linken V. jugularis interna und der linken V. subclavia (in der linken Fossa supraclavicularis) ausmündenden Ductus thoracicus.
Darüber hinaus ist es wichtig, einige zusätzliche Faktoren zu kennen:
1. Zwischen den vier Magenregionen existieren keine strikten Trennungen: Ein Segment der einen Region drainiert u. U. nicht nur in die korrespondierende Gruppe von Lymphknoten, sondern auch in eine andere.
2. Es bestehen Verbindungen zwischen dem Lymphabfluß des Magens und dem des Ösophagus, des Duodenums, des Pankreas und der Milz.

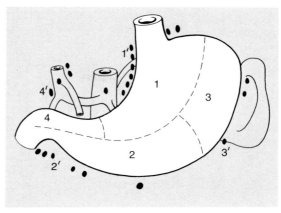

Abb. 31
Lymphabfluß des Magens (nach *Weinshelbaum*)
1−4 = Lymphabflußbezirke
1' = obere Magenlymphknoten
2' = untere Magen- und subpylorische Lymphknoten
3' = linke gastroepiploische, pankreatikolienale und Milzknoten
4' = suprapylorische Lymphknoten

3. Es bestehen Verbindungen zwischen mehreren primären Lymphknotengruppen.

Topographische Anatomie

Die Beziehung des Magens zu den umgebenden Organen (VAN DER SCHUEREN 1962, NETTER 1966) kann computertomographisch gut dargestellt werden (ZIEDSES DES PLANTES u. Mitarb. 1983, MEYERS u. Mitarb. 1987) (Abb. **32−34**). Der Magen wird an seiner *Vorderwand* bedeckt vom linken Zwerchfell, dem linken Leberlappen, bis zu einem gewissen Grade in der Region des Pylorus vom Lobus quadratus der Leber und von der Gallenblase und schließlich von der vorderen Bauchwand.
Die *Hinterwand* des Magens steht über die Bursa omentalis in Kontakt mit dem linken Zwerchfell, der Milz, der linken Nebenniere, dem oberen Pol der linken Niere, dem Pankreas und dem Mesocolon transversum.
Die *große Kurvatur* wird begrenzt vom linken Zwerchfell, der Milz, dem großen Netz und dem Colon transversum, wohingegen die *kleine Kurvatur* in Kontakt steht mit dem kleinen Netz und dem linken Leberlappen.
Aufgrund von Leichenuntersuchungen und klinischen Untersuchungen nach Kontrastdarstellung des Magens und der Nieren machte WHALEN u. Mitarb. (1974) auf die Tatsache aufmerksam, daß gewisse normalerweise weniger gut bekannte radiologische Impressionen am Magen in Erscheinung treten können, die nicht fälschlicherweise als pathologisch angesehen werden sollten, so be-

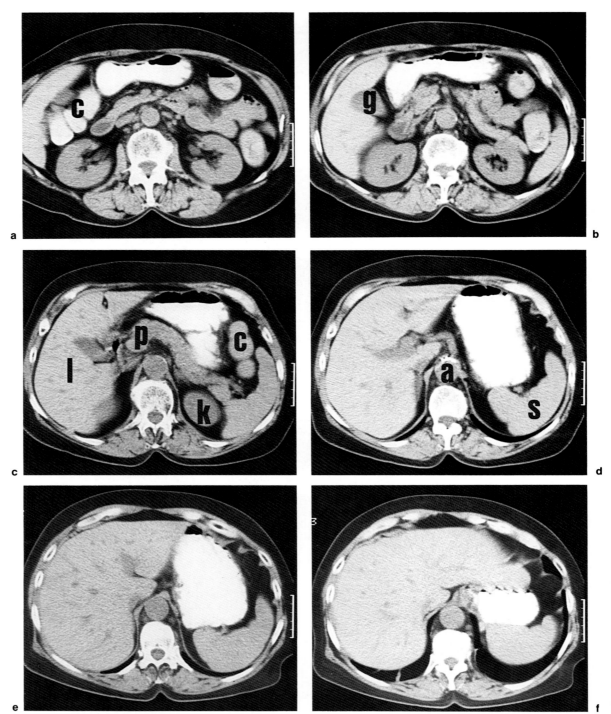

Abb. **32a–f** Normale topographische Anatomie des Magens. Die Schnitte sind in kaudal-kranialer Richtung angelegt. Der Magen ist mit Kontrastmittel gefüllt a = Aorta, c = Kolon, g = Gallenblase, k = Niere, l = Leber, p = Pankreas, s = Milz

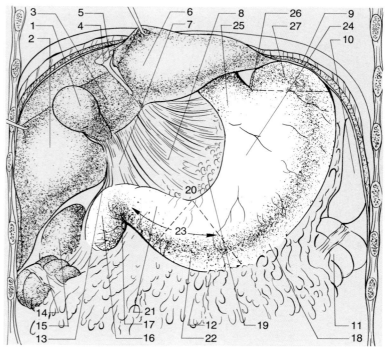

Abb. **33** Topographische Anatomie des Magens (nach *Netter*)

1 = Gallenblase
2 = rechter Leberlappen
3 = Lobus quadratus der Leber
4 = Lig. teres
5 = Lig. falciforme
6 = linker Leberlappen
7 = Lig. hepato- duodenale ⎫
8 = Lig. hepato- gastricum ⎬ kleines Netz ⎭

9 = Zwerchfell
10 = Milz
11 = linke Kolonflexur
12 = großes Netz
13 = Foramen epiploicum (Winslowi)
14 = rechte Kolonflexur
15 = rechte Niere (retroperi- toneal)
16 = Duodenum
17 = Pylorus

18 = große Kurvatur
19 = kleine Kurvatur
20 = Incisura angularis
21 = Canalis pyloricus
22 = Antrum pyloricum
23 = pylorischer Magenanteil
24 = Korpus
25 = Kardia
26 = Kardiainzisur
27 = Fundus (Fornix)

sonders der linke Leberlappen im Bereich der Magenvorderwand und umgekehrt die Milz, die Milzgefäße im Bereich des Hilus, die linke Niere und die Flexura duodenojejunalis im Bereich der Magenhinterwand (Abb. **35**).

Der kardiale Anteil des Magens liegt auf der ventralen Seite des linken Zwerchfellschenkels vor dem 11. Brustwirbelkörper; der Pylorus liegt rechts des 1. Lendenwirbelkörpers in Atemmittellage.

Als Folge dieser topographischen Beziehungen liegt das Magenantrum weiter vorn als der Fornix, so daß sich das Barium bei einem Patienten in Rückenlage im Fornix ansammelt. Der Abstand zwischen der Hinterwand des Magens und dem Vorderrand der Wirbelsäule ist im seitlichen Strahlengang ein Maß für den retrogastralen

Raum. Bei einer computertomographischen Studie an 60 Patienten ohne Erkrankungen des Retrogastriums fanden wir (VERHAEGHE u. Mitarb. 1985) eine gute Korrelation zwischen dem retrogastralen Raum, gemessen am ausladensten Abschnitt der hinteren Magenwand, und dem Gewicht des Patienten; die Korrelation zwischen dem retrogastralen Raum und dem Bauchumfang war noch deutlicher. Der Index, gewonnen aus dem Quotienten dieses retrogastralen Raums mit dem anteroposterioren Durchmesser des anliegenden Wirbelkörpers, schwankte in unserer Serie zwischen 0,85 und 3,20 bei einem Durchschnittswert von 1,83. Diese Studie entspricht den Ergebnissen der Arbeit von POOLE (1970) zur Korrelation zwischen dem retrogastralen Raum und dem Gewicht des Patienten.

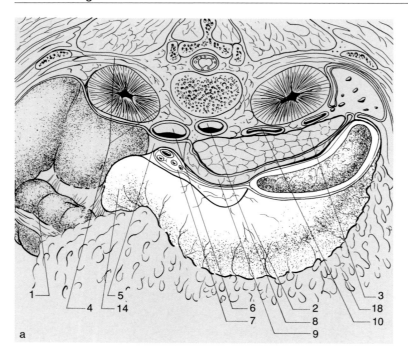

a

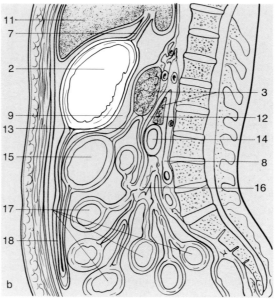

b

Abb. **34a** u. **b**   Topographische Anatomie des
Magens (nach *Netter*)

1 = Kolon
2 = Magen
3 = Pankreas
4 = Zwerchfell
5 = Foramen epiploicum
     (Winslowi)
6 = V. cava inferior
7 = kleines Netz (Lig. hepato-
     duodenale und hepato-
     gastricum)
8 = Aorta

 9 = Bursa omentalis
10 = V. lienalis
11 = Leber
12 = A. mesenterica superior
13 = Mesocolon transversum
14 = Duodenum
15 = Colon transversum
16 = Mesenterium
17 = Dünndarm
18 = großes Netz

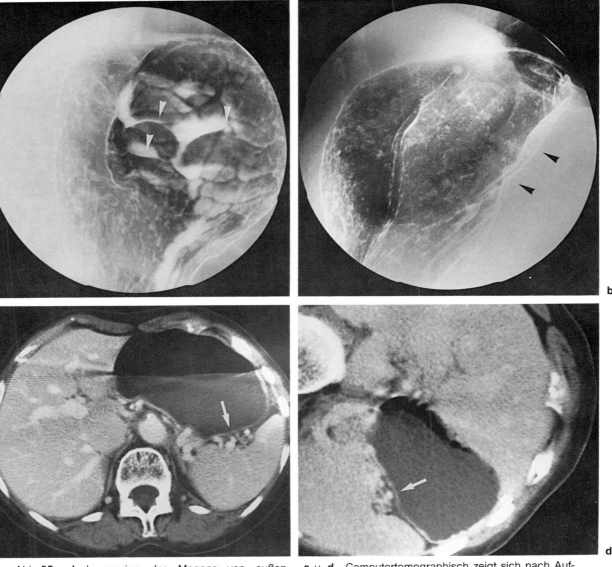

Abb. **35a–d** Impression des Magens von außen durch die normale Milz und Hilusgefäße
a Zu beachten sind die drei bogenförmigen Wölbungen im Magenfornix auf der anteroposterioren Ansicht (Pfeilspitzen)
b Diese Wölbungen liegen auf der Profilansicht an der Hinterwand (Pfeilspitzen)

c u. **d** Computertomographisch zeigt sich nach Auffüllung des Magens mit Wasser eine normale, gut abgegrenzte Magenwand (Pfeil) und eine normale Milz mit Milzhilusgefäßen; kein intramuraler oder von außen anliegender Tumor
In der Abb. **d** liegt der Patient im linken schrägen Strahlengang (Prof. *A. L. Baert,* Leuven)

Magenmotilität

Magenmotilität und Magenentleerung können beim Menschen am besten mit einem Bariumbreischluck, der Manometrie, der Radionuklidszintigraphie, der Elektromyographie und mit Ultraschall untersucht werden.

Normale Motilität

Betrachtet man die motorische Funktion, kann der Magen in zwei Teile eingeteilt werden: Der proximale Teil verhält sich wie ein Reservoir und der distale Teil wie eine Pumpe (VAN TRAPPEN u. Mitarb. 1969, EHRLEIN u. AKKERMANS 1984).

Während des Schluckens relaxieren Fundus und Korpus des Magens: Dies ist die sog. rezeptive Relaxation. Der Druckabfall, der bis zu 30 Min. nach einer Mahlzeit andauert, ist die sog. adaptive Relaxation.

Über den bariumgefüllten Magen gehen peristaltische Wellen hinweg mit einer Frequenz von drei pro Minute.

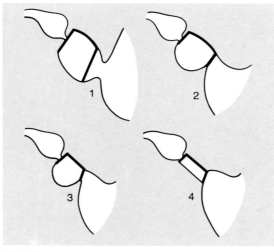

Abb. **36**
Schematische Darstellung der Entleerungsmotorik
1. Bevor die peristaltische Welle die linke Kanalisschlinge erreicht, sind beide Kanalisschlingen und die dazwischenliegende Muskelplatte an der kleinen Kurvatur erschlafft
2. Nach Erreichen der linken Kanalisschlinge durch die Peristaltik sind beide Kanalisschlingen kontrahiert, die dazwischenliegenden Abschnitte der großen Kurvatur pseudodivertikelartig aufgeweitet
3. Die Muskelplatte an der kleinen Kurvatur ist zusätzlich kontrahiert (abgeplattet und verkürzt)
4. Durch Kontraktion der Ringmuskulatur des Kanalisgebietes ist dieses röhrenförmig kontrahiert. Nach der 4. Phase erfolgt die Erschlaffung (1)
(nach *Frik*)

Eine peristaltische Welle wird im allgemeinen zunächst sichtbar als flache konzentrische Einziehung an der großen und kleinen Kurvatur des distalen Magenkorpus; sie bewegt sich langsam nach unten in aboraler Richtung und zeigt sich im Antrum deutlicher. Mehrere peristaltische Wellen können gleichzeitig beobachtet werden.

Schwache Magenkontraktionen befördern normalerweise kein Barium ins Duodenum. Werden die Kontraktionen stärker, folgt auf eine initiale peristaltische Welle, die über den größten Teil des Magens hinweggeht, häufig eine „systolische" Kontraktion im terminalen Antrumbereich (FRIK 1965, SAUVEGRAIN u. Mitarb. 1969, KEET u. HEYDENRYCH 1982, PERSIGEHL 1982) (Abb. **36**); diese optisch gleichzeitig erscheinende Kontraktion des terminalen Antrums steht wahrscheinlich in Verbindung mit einer erhöhten Fortpflanzungsgeschwindigkeit der antralen Welle zum gastroduodenalen Übergang hin (EHRLEIN u. AKKERMANS 1984).

Nach kräftigen Magenkontraktionen folgt entweder die Magenentleerung oder die Retropulsion des antralen Bariumbolus oder beides. Durch Kontraktion des Bulbus duodeni wird das Barium in die weiter distal gelegenen Teile des Duodenums befördert.

Häufig beobachtet man zyklische Schwankungen der Amplitude der antralen Kontraktionen und der durch eine Kontraktion entleerten Bariummenge: Auf eine kräftige Magenentleerung folgt meist eine schwache antrale Kontraktion, wodurch nichts oder nur wenig entleert wird; während der folgenden Kontraktionen nimmt die Intensität allmählich wieder zu.

Es sieht eher so aus, als ob die Pylorusmuskulatur als Teil der antralen Muskulatur funktioniere, als daß sie ein klassischer Sphinkter wäre, der unabhängig vom Antrum arbeitet (THOMAS 1957, ATKINSON u. Mitarb. 1957, QUIGLEY u. LOUCKES 1962, ARMITAGE u. DEAN 1963, PONETTE 1974, PERSIGEHL 1982, KING u. Mitarb. 1985). Bei Hunden allerdings können im Verhalten beider Strukturen einige Unterschiede beobachtet werden (PONETTE 1974, KEINKE u. EHRLEIN 1983, BROOKS 1985).

Da eine Reihe unterschiedlicher Faktoren wie Menge, chemische Zusammensetzung, Temperatur der Mahlzeit und die psychische Verfassung des Patienten die Magenentleerung beeinflussen, ist es schwierig, die normale Magenentleerungszeit für Barium im allgemeinen anzugeben.

FRIK (1965) stellte fest, daß 250 ml flüssigen Bariums meist in 1–2 Std. den Magen verlassen, und daß der Magen unter normalen Umständen in weniger als 4 Std. bariumfrei ist.

Barium hat jedoch den Nachteil, daß es keine physiologische Mahlzeit ist und keinerlei Information über die Entleerung solider Substanzen erlaubt. Um diesen Einwänden zu begegnen, wurden mehrere Standardmahlzeiten entwickelt, die mit Barium markiert und mit Serienradiographien untersucht wurden.

MATTSSON u. Mitarb. (1960) schlugen eine flüssige Standardmahlzeit mit Kohlenhydraten, Protein und Fett, gemischt mit Barium, vor und fanden damit eine normale Magenentleerungszeit von etwa 4 Std.; eine Pulverform derselben Zusammensetzung wurde später angegeben (EMBRING u. MATTSSON 1966).

RASKIN (1971) entwickelte eine Standardmahlzeit, die aus gebratenen, mageren „Hamburgern" bestand, auf die der Bariumbreischluck folgte; unter diesen Umständen betrug die normale Magenentleerung weniger als 6 Std.

In den letzten Jahren wurden jedoch mehr und mehr Isotopen zur Messung der Magenentleerung verwendet: Sie erlauben eine eher quantitative Messung und die getrennte Markierung flüssiger und solider Anteile (s. Abschnitt „Szintigraphie"). In einem normal funktionierenden Magen ist kein wesentlicher gastroösophagealer Reflux festzustellen (HEITMANN 1974).

Ein duodenogastraler Reflux wird teilweise durch die Tatsache verhindert, daß zahlreiche Kontraktionen des Bulbus duodeni zu einem Zeitpunkt auftreten, zu dem der Pylorus noch geschlossen ist (TEXTER u. Mitarb. 1968); radiologische Untersuchungen mit flüssigem Barium (KEET 1962, SAUVEGRAIN u. Mitarb. 1969, PONETTE 1974, HUGHES u. Mitarb. 1982) und Bariumtabletten (PONETTE 1974) zeigten, daß ein duodenogastraler Reflux bei normalen Menschen relativ häufig ist. Eine Quantifizierung der Fluxe mit Galleradionukliden und Chrommarkern ergab, daß bei normalen Probanden die Magenentleerungsrate das 13fache des duodenogastralen Refluxes betrug (BROOKS 1985).

Es ist interessant, einige zusätzliche Angaben zur normalen Magenmotilität zu kennen, wie sie von BROOKS zusammengefaßt wurden (1985). Bei der Elektromyographie können im Magen zwei Typen von elektrischen Wellen registriert werden: flache Wellen und Spikes.

Die flachen Wellen entspringen an einem Schrittmacher oben an der großen Kurvatur; beim Menschen haben sie eine Frequenz von etwa 3 pro Minute und breiten sich sowohl zirkulär als auch longitudinal zum Pylorus hin aus.

Spikes („Aktionspotentiale") sind rasche Potentialänderungen, die zusammen mit den flachen Wellen nur während der Magenkontraktionen auftreten.

Während der interdigestiven Phase beginnen Salven von Spikes und phasischen Kontraktionen am unteren Ösophagussphinkter und breiten sich zum Pylorus und der Ileozökalklappe hin aus; dies ist der sog. wandernde myoelektrische oder motorische Komplex (W.M.C.), der sich in Intervallen von 1–2 Std. wiederholt, bis der Proband wieder zu essen beginnt.

Jeder Zyklus des W.M.C. wird in vier Phasen unterteilt: Phase I ist charakterisiert durch kontraktile Ruhe, Phase II durch Kontraktionen unterschiedlicher Frequenz und Amplitude, Phase III durch rhythmische Salven von Kontraktionen von etwa 3 pro Minute und Phase IV durch allmählichen Übergang auf erneute Ruhe.

Die Kontrolle von Magenmotilität und Magenentleerung wird in verschiedenen Stufen ausgeübt, von der glatten Muskelzelle bis zum Gehirn, und umfaßt neurale und humorale Mechanismen (MALAGELADA u. CAMILLERI 1985, MALAGELADA u. Mitarb. 1986).

Auf der Ebene der Magenzellen geht eine rhythmische Depolarisation vom Magenschrittmacher aus, der die Aktivität der glatten Muskelzellen des Magens koordiniert.

Die neurale Kontrolle wird sowohl von einem extrinsischen Teil (Vagus und Sympathikus) als auch von einem intrinsischen Teil (enterische intramurale Plexus) des autonomen Nervensystems, aber auch bis zu einem gewissen Grade vom Zentralnervensystem aus ausgeübt. Die Hormone und Peptide, die die Magenentleerung zu beeinflussen scheinen, sind Motilin, Neurotensin, Sekretin, Katecholamine und β-Endorphin.

Abnormale Motilität

Formen

Hypomotilität ist die wichtigste Störung der Magenmotilität und verursacht eine beeinträchtigte Magenentleerung, Aufstau von Sekreten und Nahrung, manchmal auch Magendilatation und Ausbildung eines Bezoars. Diese Erscheinungen können Nausea, Erbrechen und Bauchschmerzen hervorrufen; Anorexie, Völlegefühl und Blähungserscheinungen sind die häufigsten Begleitsymptome (MALAGELADA u. Mitarb. 1986).

Hypermotilität des Magens kann in den frühen Stadien einer Pylorus- oder Duodenalstenose anzutreffen sein (DONNER 1976) und nach Injektion von motilitätsfördernden Medikamenten.

Abänderungen des allgemeinen Magentonus beeinflussen wahrscheinlich die Form des Magens, aber die klinische Bedeutung der unterschiedlichen Magentypen („hypertoner, hypotoner und atoner Magen") ist nicht geklärt.

Eine generalisierte Kontraktion des Magens wird beschrieben bei der tabischen Krise, bei Bleiintoxikationen und nach Einnahme von hochkonzentrierten Säuren (DONNER 1976). Einen lokalisierten, ringförmigen Spasmus sieht man bisweilen in Höhe eines Magengeschwürs. Antrale Spasmen trifft man möglicherweise im Falle von antralen Ulzera, aber ebenso in Verbindung mit einem Ulkus im Bereich der Angulusfalte oder auch bei anderen Erkrankungen (ALBOT u. LUNEL 1963, BROMBART u. Mitarb. 1969).

Ein gastroösophagealer Reflux wird besonders in Verbindung mit einer Gleithernie beobachtet, kann aber auch ohne das morphologische Bild einer Zwerchfellhernie auftreten. Ein exzessiver duodenogastraler Reflux wurde mit der Pathogenese des Magenulkus in Verbindung gebracht (s. „peptisches Magenulkus").

Ätiologie

Die wichtigsten ätiologischen Faktoren einer gestörten Magenmotilität sind in der Tab. 1 zusammengefaßt, die eine geringfügige Modifikation des Schemas nach MALAGELADA u. CAMILLERI (1985) wiedergibt.

Tabelle 1
Ätiologische Faktoren der gestörten Magenmotilität

Magenerkrankung
  Schleimhaut
  glatte Muskulatur, Bindegewebe
  autochthones Nervensystem des Magens

Erkrankungen anderer Teile des Magen-Darm-Trakts

Beeinträchtigung der neuralen Kontrolle
  vegetative Nervenversorgung des Magens
  – zentrales Nervensystem
  – autonomes Nervensystem
  neurale Reflexe

psychiatrische Erkrankungen

metabolische Erkrankungen

Verschiedenes

postoperativer Status

Medikamente

Magenschleimhauterkrankungen

Das *Magenulkus* ist assoziiert mit antraler Hypomotilität, wohingegen die Magenentleerungsrate der großen Sekretmenge beim Duodenalulkus erhöht ist. Die ulkusbedingte Pylorus- oder Duodenalstenose verursacht zunächst eine Hyperperistaltik des Magens, auf die ein Ausbleiben der Peristaltik folgt, wenn die Stenose persistiert (DONNER 1976).

Ein *infiltrativ wachsendes Adenokarzinom* löst eine Hypomotilität der betroffenen Wandbezirke

aus; trotzdem kann die Entleerung von Barium normal oder sogar schneller sein als normal, wenn der Pylorus nicht infiltriert ist.

Magenerkrankungen der glatten Muskulatur und des Bindegewebes

Diese Kategorie umfaßt die *myotone Dystrophie* (Steinertsche Erkrankung), die *Sklerodermie* (progressive systemische Sklerose), die *Dermatomyositis* (HOROWITZ u. Mitarb. 1986), den *systemischen Lupus erythematodes* und das *Ehlers-Danlos-Syndrom*, bei dem es sich um eine Störung der Kollagensynthese handelt, und einige Fälle von chronischer idiopathischer intestinaler Pseudoobstruktion. Bei diesen Erkrankungen können Hypomotilität des Magens, Magenatonie, beeinträchtigte Magenentleerung, Aufstau des Magens, Bezoarbildung oder eine Kombination mehrerer Faktoren anzutreffen sein.

Magenerkrankungen des autochthonen Nervensystems

Die meisten Fälle von chronischer idiopathischer intestinaler Pseudoobstruktion gehören in diese Kategorie.

Erkrankungen anderer Teile des Magen-Darm-Trakts

Bei der Hiatushernie und *Refluxösophagitis* besteht offensichtlich eine verzögerte Magenentleerung (COLLINS u. Mitarb. 1986). Bei Patienten mit *Cholelithiasis* soll ein duodenogastraler Reflux Literaturberichten zufolge häufiger sein als in normalen Fällen.

Erkrankungen des Zentralnervensystems

Erbrechen kann ausgelöst werden durch steigenden *intrakraniellen Druck*, durch Läsionen des *frontotemporalen Kortex* oder *Thalamus* bei der viszeralen Epilepsie oder durch Läsionen der vagalen und vestibularen Kerne im *Hirnstamm*. Bei Durchtrennung des *Halsmarks* besteht keine Kontrolle sympathischer spinaler Reflexmechanismen durch den Einfluß höherer Zentren mehr, wodurch eine vorübergehende Magendilatation verursacht werden kann.

Erkrankungen des autonomen Nervensystems

Einige *Infektionen*, einschließlich Botulismus B, Herpes zoster, infektiöse Mononukleose und Guillain-Barré-Syndrom sollen eine autonome Dysfunktion mit Magendilatation und Erbrechen verursachen.

Der *Diabetes mellitus* ist eine bekannte Ursache einer Magenlähmung; der Mechanismus beruht

Abb. **37** Diabetische Gastroparese: Mehr als 4 Stunden nach Verabreichung ist immer noch eine beträchtliche Bariummenge im Magen; der Magen ist geringfügig dilatiert

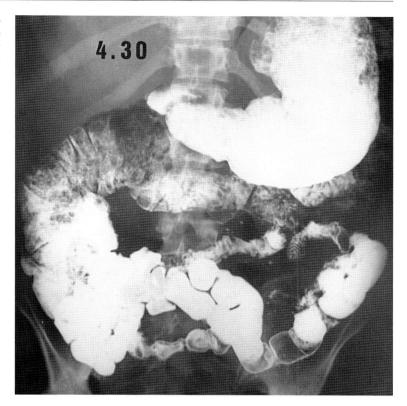

wahrscheinlich auf einer „Autovagotomie" infolge einer diabetischen viszeralen Neuropathie; in einem geringeren Ausmaß werden auch Veränderungen der glatten Muskulatur und des Plexus myentericus des Magens gefunden.

In einer Serie von 1500 Patienten mit Diabetes mellitus wurde über eine Magenparese in 1% berichtet (HOEFFEL u. Mitarb. 1980). Eine Magenparese tritt hauptsächlich bei Patienten mit langjährigem oder schlecht eingestelltem Diabetes auf; mit anderen diabetischen Komplikationen besteht eine enge Korrelation (GRAMM u. Mitarb. 1978). Residuen fester Speisen, Magenatonie, beeinträchtigte Peristaltik, Magendilatation oder eine Ausziehung des Magens, Bariumretention im Magen, Bezoarbildung und eine Atonie des Bulbus duodeni können die radiologischen Symptome sein (Abb. **37**). Kontraktionsfördernde Medikamente können die antrale Motilität wiederherstellen und die Magenentleerung beschleunigen (MALAGELADA u. Mitarb. 1986). Die Magenlähmung bei der *Amyloidose* ist auf eine Infiltration der autonomen Nerven, der in der Wand liegenden Plexus und der Magenwand zurückzuführen.

Eine Beeinflussung der autonomen Nerven mit reduzierter Magenentleerung wird auch nach *Strahlentherapie* und bei *maligner Infiltration des Retroperitoneums* beschrieben.

Erkrankungen der neuralen Reflexe

Reflektorisches Erbrechen wird beschrieben bei Schädigungen des *Labyrinths*, bei *Migräne* und beim akuten *Myokardinfarkt*.

Psychiatrische Erkrankungen

Der Großteil von Patienten mit *Anorexia nervosa* weist eine verzögerte Magenentleerung auf (MCCALLUM u. Mitarb. 1985). Ein weiterer psychiatrischer Zustand mit Rückwirkung auf die motorische Funktion des Magens wird repräsentiert durch das *psychogene Erbrechen*.

Metabolische Erkrankungen

Bei der *Hyperthyreose* wird eine rasche Magenentleerung beschrieben. Im Falle einer *Hypothyreose* gibt es einige Berichte über Magenatonie oder reduzierter Magenentleerung. Beim *Hyperparathyreoidismus* werden niedrige Druckwerte im Bereich des unteren Ösophagussphinkters gefunden, beim *Hypoparathyreoidismus* wird eine antrale Tetanie beschrieben.

Verschiedenes

In der *Schwangerschaft* wurde ein verminderter Druck des unteren Ösophagussphinkters festgestellt. *Blutungsschock* und *Sepsis* können assozi-

Tabelle 2   Medikamente, die die Magenmotilität beeinflussen

Stimulatoren	
– cholinerge Substanzen:	Neostigmin (Prostigmin)
	Betanechol
– sympathische Ganglienblocker:	Guanethidin
– Dopaminantagonisten:	Metoclopramid (Paspertin)
	Domperidon (Motilium)
– Opiate in niedriger Dosierung	
hemmende Substanzen	
– adrenerge Substanzen:	Isoproterenol
	Salbutamol
	Lidamidin
	Clonidin
– cholinerge Antagonisten:	Atropin
– Substanzen mit anticholinerger Aktivität:	Butylhyoscin (Buscopan)
	trizyklische Antidepressiva
	einige Antiparkinsonmittel
– dopaminerge Substanzen:	Dopamin
	Dopaminerge-D2-Substanzen (Apomorphin, Bromocriptin, Levodopa)
– Opiate in hoher Dosierung	
– Kalziuminhibitor:	Tiemonii jodidum (Visceralgine forte)
– Glucagon	

iert sein mit einer Magenatonie (DONNER 1976). Die Auswirkungen einer *tabischen Krise* und *Bleiintoxikation* sind bereits im Abschnitt „Formen abnormaler Motilität" besprochen. Die Magenentleerung ist verlangsamt bei der Urämie infolge eines *chronischen Nierenversagens* (MCNAMEE u. Mitarb. 1985).

Bei der *idiopathischen Magenlähmung* ist der auffallendste Befund eine Verzögerung der Magenentleerung von soliden Substanzen infolge einer antralen Hypomotilität, wohingegen die Entleerung von flüssigen Substanzen normal oder nur geringfügig verzögert ist. Das erklärt, weshalb radiologische Untersuchungen mit flüssigem Barium nicht selten bei der Aufdeckung dieser Anomalie versagen (MALAGELADA u. Mitarb. 1986).

Postoperativer Status

Die Magenlähmung kann Teil eines allgemeinen *postoperativen paralytischen Ileus* sein.
Die *Vagotomie* vermindert die Magenmotilität und Magenentleerung; daher wird bei diesem Verfahren gleichzeitig eine Drainageoperation, entweder eine Pyloroplastik oder eine Gastroenteroanastomose, angelegt.
Eine Studie von WILKINSON u. JOHNSTON (1973) 1 Jahr nach superselektiver Vagotomie ohne Drainageoperation zeigte keine Anzeichen einer verzögerten Magenentleerung (s. auch Abschnitt „Operierter Magen").
Nach *Fundoplikatio* wird ein Aufstau solider Nahrungsbestandteile aufgrund einer Abnahme der antralen Motilität beschrieben (MALAGELADA u. CAMILLERI 1985).

Medikamente

Die Tab. 2 zeigt eine Liste von Medikamenten mit stimulierender oder verminderter Wirkung auf die Magenmotilität.
Bei der Pharmakoradiologie des Magens werden nahezu routinemäßig Spasmolytika eingesetzt, um gute Untersuchungsbedingungen für die Schleimhautoberfläche und die Dehnung der Magenwand zu bekommen. Motilitätsfördernde Medikamente können bei beeinträchtigter Magenentleerung eingesetzt werden.

Magenverformungen bei Erkrankungen angrenzender Organe

Pathologische Erscheinungen, die die Kontur, die Form oder die Lage des Magens von außen beeinflussen, können bei der Bariumuntersuchung aufgedeckt werden; in vielen Fällen kann das verantwortliche Organ angegeben werden, zur ätiologischen Abklärung sind jedoch Computertomographie und Ultraschalluntersuchung die Techniken der Wahl. Der Stellenwert der Kernspintomographie wird in der Zukunft deutlicher abzugrenzen sein.

Zum Verständnis pathologischer Impressionen ist die Kenntnis der topographischen Anatomie des Magens essentiell.

Darüber hinaus ist es wichtig, sich im klaren darüber zu sein, daß eine Impression von außen im Prinzip einen Füllungsdefekt mit glatten Konturen, erhaltener Mukosa, allmählichem Übergang, evtl. einer Doppelkontur und möglicherweise wechselndem Aussehen verursacht, aber Probleme der Differentialdiagnose können bei der Bariumuntersuchung auftreten. Tatsächlich kann ein Tumor, der mit der Magenwand verbacken ist oder in sie hineinwächst, radiologisch wie ein ortsständiger Magentumor aussehen (Abb. 38), und ein submuköser Magentumor mit extralumi-

nalem Wachstum kann einem außerhalb des Magens wachsenden Tumor ähnlich sehen.

Impressionen von außen können an der vorderen und hinteren Magenwand sowie an der kleinen und großen Kurvatur auftreten (CHILDRESS u. Mitarb. 1979, ROESCH u. Mitarb. 1981, BISSINGER u. Mitarb. 1983, MEYERS u. Mitarb. 1987). Die wichtigsten Ursachen pathologischer Impressionen des Magens sind in der Tab. 3 zusammengefaßt (SOBOTTA 1920, TREICHEL 1982), und einige von ihnen sind in den Abb. 39–42 dargestellt. Obwohl die meisten fehlerhaften Lagen des Magens durch Impression einer anderen Organvergrößerung verursacht werden, kann der Magen manchmal seine Lage auch ändern infolge einer Schrumpfung eines angrenzenden Organs, z. B. bei einer Atrophie des linken Leberlappens oder nach Splenektomie (VOGEL u. Mitarb. 1983).

Bei Situs inversus, einer angeborenen Anomalie, liegt der Magen im rechten und die Leber im linken Hypochondrium.

Magenhernie durch den Hiatus im Zwerchfell wird im Kapitel „Radiologie des Magens" nicht behandelt. Einige Angaben über die Bochdalek-Foramen-Hernie (angeborener linker posterolate-

Tabelle 3 Magenpathologie durch Einwirkungen von außen

	Angrenzendes Organ (direkt oder indirekt) beim Normalen	Pathologie
Vorderwand	linkes Zwerchfell	
	linker Leberlappen	Hepatomegalie, Lebertumor
	(Lobus quadratus)	Lebertumor
	(Gallenblase)	Hydrops
	vordere Bauchwand	
Hinterwand	Bursa omentalis	
	linkes Zwerchfell	
	Milz	Splenomegalie, Milztumor, Aneurysma der Milzarterie
	linke Nebenniere	Nebennierentumor
	linke Niere	Nierentumor
	Pankreas	akute Pankreatitis, Pseudozyste, Tumor
	(Aorta)	Aortenaneurysma
	Mesocolon transversum	
	Flexura duodenojejunalis	
	Lymphknoten	vergrößerte Lymphknoten (Metastasen, Lymphome)
	retroperitoneales Fett	Adipositas
kleine Kurvatur	kleines Netz	
	linker Leberlappen	Hepatomegalie, Lebertumor
große Kurvatur	linkes Zwerchfell	
	Milz	Splenomegalie, Milztumor
	großes Netz	
	Colon transversum	Kolontumor, Crohn-Kolitis

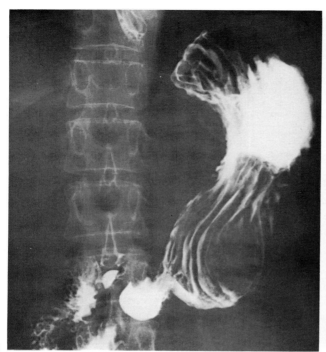
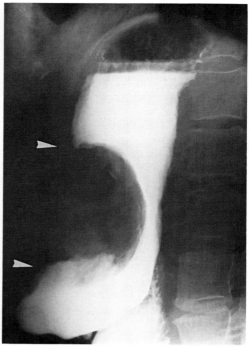

a

b

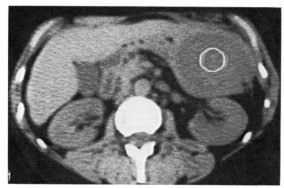

c

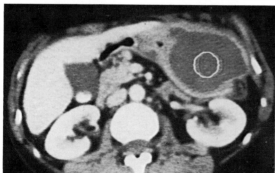

d

Abb. **38a–d**　Extragastraler Abszeß
a　Ausgeprägter Füllungsdefekt im Magenkorpus mit erhaltenen Schleimhautfalten
b　Der Füllungsdefekt zeigt einen abrupten Übergang zur normalen Vorderwand (Pfeilspitzen), besonders am oberen Pol, woraus sich mehr die Diagnose eines intramuralen Tumors als eines von außen imprimierenden Abszesses ergibt
c u. d　Bei der Computertomographie stellt sich eine röntgendurchlässige Höhle (Kreis) mit einer Dichte von 13 Hounsfield-Einheiten vor und 19 Hounsfield-Einheiten nach i.v. Gabe eines Kontrastmittels heraus, woraus sich die Verdachtsdiagnose eines Abszesses ergibt.
Laparotomie: voluminöser Abszeß vor dem Magen

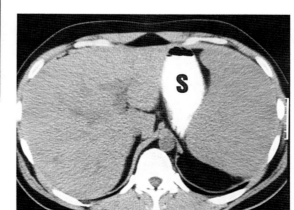

Abb. **39**　Verlagerung des Magens durch Splenomegalie. Splenomegalie auf Grund eines Lymphoms. Der Magen (S) ist nach medial verlagert

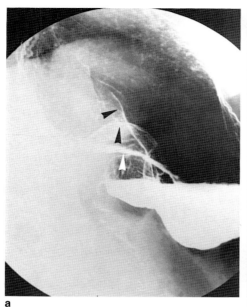

a

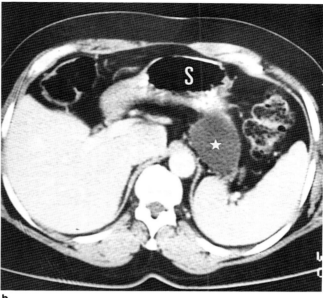

b

Abb. **40a** u. **b** Verlagerung des Magens durch eine Pankreaspseudozyste
a Dreifachkontur an der Hinterwand des Magenfornix bei der Kontrastmitteluntersuchung (Pfeilspitzen)
b Im CT zeigte sich eine Pseudozyste (Stern) im Pankreasschwanz, die das Magenkorpus verdrängte; der Magen ist luftgefüllt (S) und enthält noch einen kleinen Kontrastmittelrest (Dr. *R. Usewils,* Leuven)

raler Zwerchfelldefekt) und die traumatische Zwerchfellhernie des Magens finden sich im Abschnitt „Magenvolvulus"; die gastrische Hernie durch die abdominale Wand wird im Abschnitt „Magendivertikel" kurz behandelt.

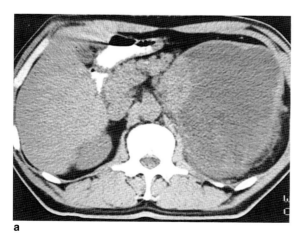

a

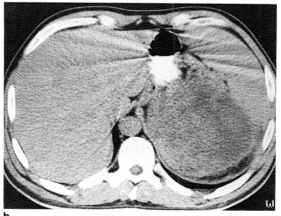

b

Abb. **41a** u. **b** Verdrängung des Magens durch ein Phäochromozytom. Große Tumormasse auf der linken Seite der Wirbelsäule. Verlagerung des Magenantrums (**a**) und -fornix (**b**) zur vorderen Bauchwand hin

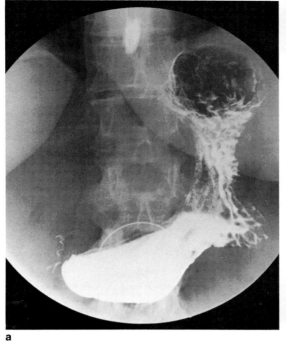

a

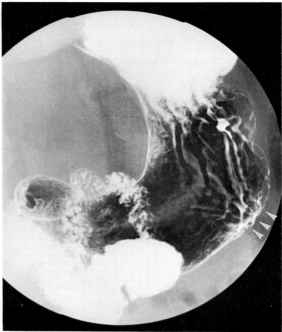

b

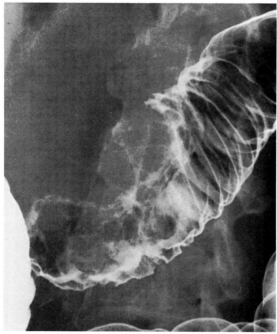

c

Abb. **42a–c** Adenokarzinom des Colon transversum mit Infiltration der Magenwand, bestätigt durch Laparotomie

a Verziehung der großen Kurvatur des Magens nach links

b Verschwinden der Verziehung nach Dehnung des Magens mit Gas; bemerkenswert ist jedoch die Persistenz der konvergierenden Falten mit geringfügig unregelmäßigem Aussehen (Pfeilspitzen)

c Großer polypöser Tumor des linken Colon transversum nahe der großen Kurvatur des Magens

Gastritis

Akute Gastritis nach Verätzung

Ätiologie

Die ausgeprägteste Ätzwirkung auf die Schleimhaut wird nach Einnahme von hochkonzentrierten Säuren und alkalischen Lösungen festgestellt.

Pathologie

Obwohl bei beiden Formen der Verätzung Läsionen vom Mund bis zum Duodenum gefunden werden, haben alkalische Lösungen mehr die Tendenz, Mund, Pharynx und Ösophagus zu schädigen, wohingegen Säuren mehr den Magen schädigen (IVEY u. ROTH 1985).
Ätzende Mittel verursachen eine akute Entzündung der Schleimhaut mit Ödem, hämorrhagischen Erosionen und Ulzerationen. Nekrosen sämtlicher Schichten der Magenwand mit Perforation können auftreten. Im Falle einer Heilung kann eine Fibrose zur Stenosierung führen.

Radiologische Diagnose

Die Radiologie hat früher bei der Diagnose und Nachsorge eine zentrale Rolle gespielt (FROMM-HOLD 1976). Zur frühzeitigen Beurteilung der Schwere und Ausdehnung der Läsionen besteht heute ein Trend, sich mehr auf die Endoskopie zu verlassen, außer wenn klinisch oder aufgrund von Leeraufnahmen eine Perforation vermutet wird (DI CONSTANZO u. Mitarb. 1981, FIASSE u. Mitarb. 1982).

Im *akuten Stadium* bestehen die wesentlichen radiologischen Merkmale aus einer irregulären Verdickung der Magenfalten, Ulzerationen, Atonie und Rigidität (MUHLETALER u. Mitarb. 1980) (Abb. **43**). Ein starrer und offener Pylorus ist ein häufiger Befund.

Große Füllungsdefekte bei der Bariumuntersuchung sind möglicherweise durch intramurale Hämatome verursacht.

In einigen Fällen sieht man ein Emphysem der Magenwand; dies kann auf den Leeraufnahmen durch einen nichthomogenen Luftrand oder Luftblasen vermutet werden (BERNARDINO u. LAWSON 1977) (Abb. **2** u. **44**).

Magenwandperforation mit linksseitigem Pleuraerguß und die Ausbildung einer Fistel bis in die Pleurahöhle können festzustellen sein (Abb. **44**).

Im *weiteren Verlauf* treten unterschiedliche Grade von Stenosen der am meisten betroffenen Bezirke auf, häufig im Antrum, aber manchmal auch im Fundus. Das Faltenmuster der Schleimhaut ist in aller Regel zerstört (Abb. **45** u. **46**). Weiter beobachtet man eine Verkürzung und Irregularität der kleinen Kurvatur, Schrumpfung des Magens,

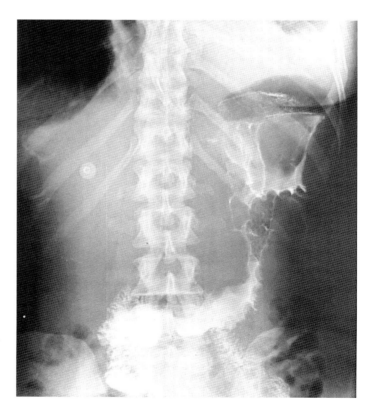

Abb. **43** Gastritis nach Verätzung. 4 Tage nach NH$_3$-Verätzung: deutlich verdickte Falten und verminderte Dehnungsfähigkeit des Magens. Pleuraerguß links

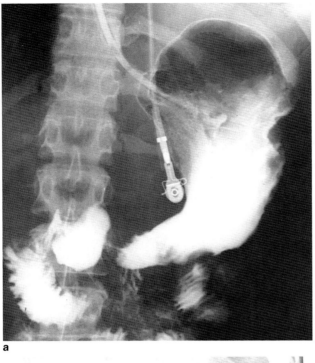

a

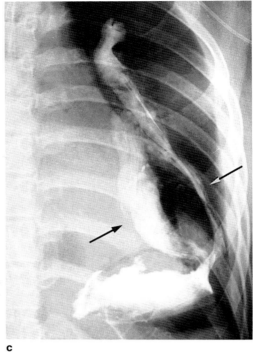

c

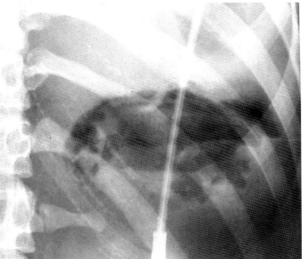

b

Abb. **44a–c**   Gastritis nach Verätzung
a   8 Tage nach NH$_3$-Verätzung: verdickte Falten
und geringfügig verminderte Dehnungsfähigkeit
des Magenantrums
b   13 Tage nach Verätzung: Luftblasen im Fundus auf Grund eines Magenemphysems
c   19 Tage nach Verätzung: Doppelfistel (Pfeile)
zwischen Magenfundus und linkem Hemithorax
auf Grund einer Nekrose im linken Zwerchfell

Atonie und bei einigen Patienten eine Dilatation des Magens proximal des verengten Bezirks. Eine Antrumstenose erkennt man normalerweise 3–4 Wochen nach der Einnahme des Ätzmittels (MUHLETALER u. Mitarb. 1980).

Radiologische Differentialdiagnose

Fehlen anamnestische Daten, kann die Deformierung des Magens im chronischen Stadium einen infiltrativen Magentumor nahelegen, die Begleitstenose des Ösophagus kann aber zur richtigen Diagnose führen (Abb. **45**). Eine Crohnsche Erkrankung des Magens und auch wesentlich seltenere Erkrankungen wie eine Magentuberkulose, Syphilis, einige Pilzerkrankungen und die eosinophile Gastritis müssen ebenfalls in Erwägung gezogen werden.

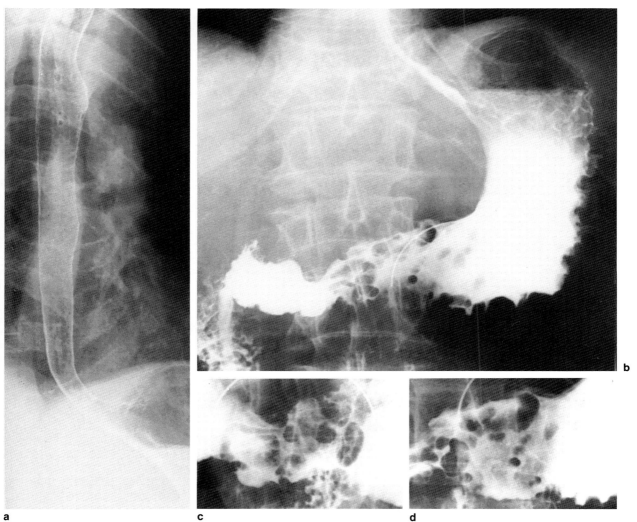

a

c

Abb. **45 a – d**   Gastritis nach Verätzung. 3 Wochen nach
NH$_3$-Verätzung:
a   geringfügige Stenose im distalen Drittel des Ösophagus

b

d

b – d   mäßiggradig eingeschränkte Dehnungsfähigkeit,
besonders des Magenantrums mit multinodulärem
Schleimhautmuster (Dr. A. *Van der Hauwaert-De Jonck-*
heere und Dr. A. *Ruelens,* Mechelen)

Akute nicht verätzungsbedingte Gastritis

Ätiologie

Außer Ätzmitteln können zahlreiche andere Substanzen für weniger schwere Formen einer akuten
Gastritis verantwortlich sein (VILARDELL 1985).
Die meistgenannten Medikamente und chemischen Substanzen (IVEY u. ROTH 1985) sind Alkohol, Kortikosteroide und die nichtsteroidalen,
antientzündlichen Medikamente (NSAEM) einschließlich der älteren, seit langem bekannten
(Acetylsalicylsäure, Phenylbutazon, Indometha-
cin) und eine noch längere Liste neuerer
Präparate.
Eine akute Gastritis kann auch durch andere

Substanzen wie Histamin, Kalium und durch viele toxische chemische Substanzen verursacht sein.
Sehr heiße Getränke und die Bestrahlung des
Magens können Schleimhautschäden verursachen.
Schließlich sind mehrere Formen einer Infektion,
einschließlich der bakteriellen (Sepsis, Nahrungs-
mittelvergiftung durch Staphylokokken und neuerdings auch Campylobacter pylori), der viralen
(Herpes zoster, Herpes simplex, Zytomegalievirus
[BALTHAZAR u. Mitarb. 1985]) und der Pilzinfektionen (Candidiasis) bekannte Ursachen einer
akuten Gastritis. Prädisponierende Faktoren wie
z. B. eine Behandlung mit Immunsuppressiva,
Kortikosteroiden, Antibiotika, Bestrahlung, maligne Erkrankungen und AIDS können eine Rolle
spielen.

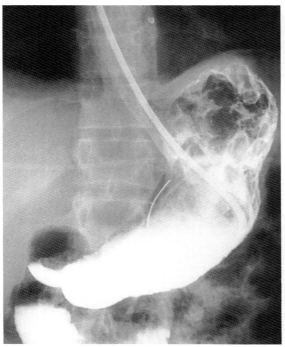

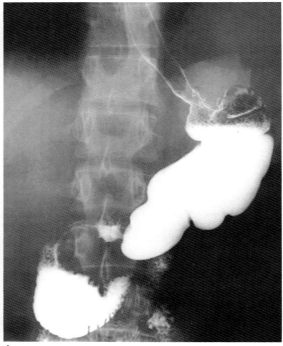

a
Abb. 46a u. **b**   Gastritis nach Verätzung
a   7 Tage nach NH₃-Verätzung: unregelmäßig verdickte Magenfalten

b

b   2 Monate später: Schrumpfung des Magenfundus und geringfügige Stenose an der Kardia

Pathologie

Eine breite Palette von Mukosaveränderungen kann endoskopisch und histologisch bei diesen unterschiedlichen Ursachen festgestellt werden (SUGIMACHI u. Mitarb. 1984). Endoskopisch ist die akute Gastritis gekennzeichnet durch Hyperämie, exzessive Schleimsekretion, Faltenverdikkung, petechiale Blutungen, Erosionen, Ulzerationen oder eine Kombination dieser verschiedenen Befunde.

Beim Herpes zoster können blutgefüllte Bläschen im Magen zu sehen sein, bei der Candidiasis Knötchen mit nekrotischen Spitzen und manchmal auch größeren Ulzerationen, die durch weißliche Membranen belegt sind (VILARDELL 1985). Die zytomegalievirusbedingte Gastritis kann als opportunistische Infektion bei immunsupprimierten Patienten auftreten (BALTHAZAR u. Mitarb. 1985). Ein Magenbefall stellt sich mit breiten knotigen, runzeligen Falten im Fundus oder als eine zirkuläre Stenose im Antrum mit knotigen Defekten in der Kontur dar. Bei der Endoskopie stellen sich dann Erosionen, serpiginöse Ulzera und entzündliche Exsudationen heraus. Bioptisch lassen sich typische Einschlußkörperchen in den epithelialen und endothelialen Zellen dokumentieren.

Eine akute phlegmonöse Gastritis ist ein seltener Befund bei einer bakteriellen Infektion, meist als Sekundärerkrankung bei einem oropharyngealen Herd; die gesamte Magenwand ist normalerweise betroffen von einer nekrotisierenden Entzündung mit intramuraler Gasentwicklung, und eine Perforation kann folgen (VILARDELL 1985).

Zusätzlich zu den bereits erwähnten Erosionen und Ulzerationen finden sich bei der histologischen Untersuchung oberflächliche Nekrosen, Hämorrhagien und entzündliche Reaktionen mit Ödem und polymorphzelligen Infiltrationen in den meisten Fällen einer akuten Gastritis (WHITEHEAD 1985, GEBOES 1987).

Meist ist eine rasche Rückkehr zum Normalzustand festzustellen, wenn der ätiologische Faktor eliminiert ist (GEBOES 1987).

Radiologische Diagnose

Die bei der akuten Gastritis endoskopisch sichtbaren Läsionen wie Erosionen und Ulzera können auch radiologisch dargestellt werden (s. Abschnitte „Erosive Gastritis" und „Peptisches Ulkus").

Das Vorhandensein verdickter Magenfalten und eine Steigerung des Magensafts können auch bei der Röntgenuntersuchung dargestellt werden; diese Zeichen haben aber nur eine geringe Spezifität (Abb. **47** u. **48**).

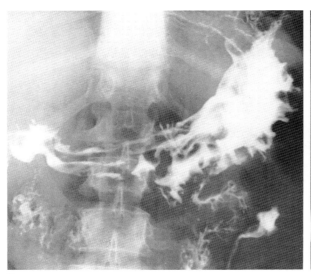

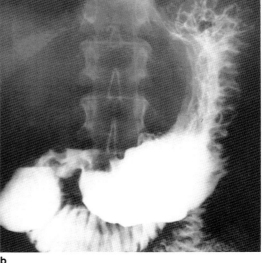

a
Abb. **47a** u. **b** Akute Gastritis. Diffus verdickte Magenfalten (**a** u. **b**) und Magensaft (**b**) bei einem Patienten mit Alkoholabusus. Bei der Gastroskopie fanden sich verdickte hyperämische Falten und eine Erosion.

b
Die pathologisch-anatomische Untersuchung der Magenbiopsien ergab eine geringfügige oberflächliche interstitielle Gastritis

Bei der akuten phlegmonösen Gastritis kann ein Magenwandemphysem auf Leeraufnahmen sichtbar sein (KEMPMANN u. BECKER 1978).

Radiologische Differentialdiagnose

Wie in vielen anderen Gebieten ist es nicht so einfach, die normalen Grenzen des Durchmessers der Magenfalten zu bestimmen. Die meisten Autoren stellen 5 mm als obere Normengrenze vor, aber einige meinen, daß 15 mm zuweilen noch normal ist. (s. Abschnitt „Radiologische Anatomie des Magens"). Verdickte Magenfalten finden sich bei der akuten Gastritis, aber auch bei der chronisch erosiven Gastritis, beim Zollinger-Ellison-Syndrom (Abb. **49**), der Ménétrierschen Erkrankung, der Niereninsuffizienz (KHAZINE u. Mitarb. 1981) (Abb. **50**), beim Adenokarzinom, dem Lymphom und auch bei den Varizen. Es gibt eine gewisse Proportionalität zwischen der Dicke der Magenfalten und Säurensekretion (PRESS 1975). Ein flüchtiges Ödem und neuromuskuläre Störungen sind ebenso als Ursache verdickter Magenwandfalten beschrieben (VILARDELL 1985). Das Aussehen der verdickten Magenwandfalten im allgemeinen, ihre Verteilung, die mögliche Abflachung bei der Füllung des Magens mit Barium oder Luft und weitere zusätzliche Zeichen können bei der Differentialdiagnose hilfreich sein (Tab. **4**).

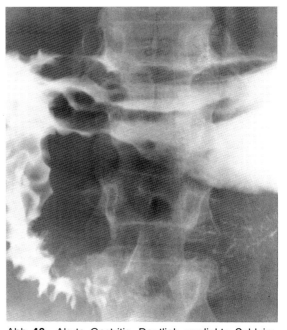

Abb. **48** Akute Gastritis. Deutlich verdickte Schleimhautfalten im Magenantrum bei einem Patienten, der mit oralen Analgetika behandelt wurde. Bei der Gastroskopie wurden diese verdickten Falten bestätigt; sie verschwanden nach Insufflation nicht vollständig. Die pathologisch-anatomische Untersuchung der Magenbiopsien ergab eine unspezifische akute und chronisch-interstitielle Gastritis

Tabelle **4**   Verdickte Magenwandfalten

	Aspekt	Verteilung	Variabilität oder Auslöschung (beim Doppelkontrast oder Kompression)	Mögliche Zusatzbefunde	Diagnose
normale Grenzen	regulär	diffus	ja		
akute Gastritis	regulär	diffus	ja	Magensaft	
chronisch erosive Gastritis	aphthoide Erosionen auf dem Faltenscheitel	Prädilektion Antrum	ja		
Zollinger-Ellison-Syndrom	regulär	diffus	ja	Magensaft Ulzerationen (besonders Duodenum) verdickte Falten im Duodenum und Jejunum Hypermotilität des Dünndarmes	Gastrinspiegel im Blut ↑
Ménétriersche Erkrankung	manchmal Riesenfalten manchmal irregulär	diffus oder lokalisiert	nein		Hypoproteinämie Magen-(Schlingen-)Biopsie
Niereninsuffizienz	regulär	Prädilektion Korpus	ja		Nierenfunktionstests
Lymphom	meist irregulär prominent	diffus oder lokalisiert	nein	Ulzeration(en) polypoider Tumor Ausdehnung ↓	Magen-(Schlingen-)Biopsie
Adenokarzinom (infiltrierende Form)	irregulär wenig prominent	lokalisiert oder diffus	nein	Ulzeration(en) Ausdehnung ↓	Magenbiopsie manchmal negativ
Varizen	gewundene Falten oder Pseudotumor	Fornix	ja	Ösophagusvarizen Splenomegalie	Computertomographie Gastroskopie Angiographie

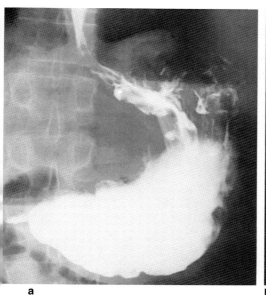
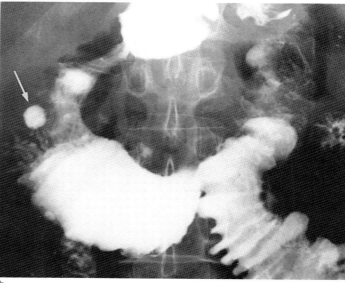

a   b

Abb. 49a u. b Zollinger-Ellison-Syndrom. Exzessive Flüssigkeitsansammlung und verdickte Falten im Magen (a), im Duodenum und im Jejunum (b). Wenig-stens *eine* Ulzeration im atonischen Duodenum (Pfeil) ist darstellbar (Dr. *A. Van Steen,* Leuven)

Chronische unspezifische erosive Gastritis

Definition

Eine Erosion ist ein Schleimhautdefekt, der die Muscularis mucosae nicht erreicht. Eine inkomplette oder beginnende Erosion ist ein flacher Mukosadefekt; bei der kompletten oder voll ausgebildeten Erosion ist der Schleimhautdefekt umgeben durch einen Wall reaktiven entzündlichen Gewebes (ROESCH u. OTTENJANN 1970).

Erosionen findet man bei zahlreichen Magenerkrankungen wie z.B. bei der akuten Gastritis, Morbus Crohn, Tuberkulose, Candidiasis; darüber hinaus gibt es aber auch eine relativ chronische Magenerkrankung, die durch meist multiple komplette Erosionen ungeklärter Ätiologie gekennzeichnet ist. In der radiologischen und endoskopischen Literatur (HENNING u. SCHATZKI 1933, FRIK u. HESSE 1956, SATA u. Mitarb. 1971, VILARDELL 1985) werden mehrere Bezeichnungen deskriptiven Charakters zur Beschreibung dieser Krankheitseinheit verwendet: „Gastritis erosiva", „erosive Gastritis", „aphthoide Gastritis", „varioliforme Gastritis", „pockenähnliche Gastritis", „verruköse Gastritis", „Gastrite en ventouse de poulpe", „Gastritis ulcerosa et erosiva", „Gastritis polyposa", „Gastrite pseudopolypoide ombiliquée", „Polypensaugergastritis", „Dellengastritis", „aphthöse Ulzera", „Magenerosionen", „varioliforme Erosionen", „komplette Erosionen" und „vollständige Erosionen".

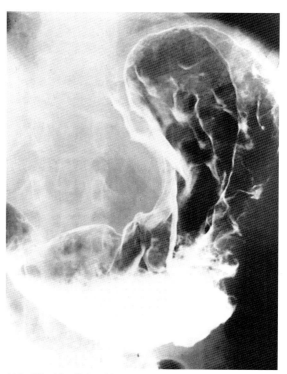

Abb. 50 Verdickte Magenfalten bei Niereninsuffizienz

Häufigkeit

Die Häufigkeit varioliformer Magenerosionen schwankt in der radiologischen Literatur meist zwischen 2 und 15% der untersuchten Patienten (LAUFER 1976, DE TOEUF u. Mitarb. 1978, OP DEN

ORTH 1978, TREICHEL 1982, LOTZ u. Mitarb. 1984).

Auch höhere Zahlen werden in einigen radiologischen Serien genannt, wenn sowohl imkomplette als auch komplette gastroduodenale Erosionen berücksichtigt werden (CATALANO u. PAGLIARI 1982), wie auch in einigen endoskopischen Serien (KAWAI u. Mitarb. 1970).

Ätiologie und Pathogenese

Zur Ätiologie und Pathogenese der chronischen Magenerosionen ist sehr wenig Gesichertes bekannt. Allergische (WALK 1955) und immunologische (KAWAI u. Mitarb. 1968, 1970) Hypothesen wurden von einigen Autoren vorgeschlagen, durch andere aber nicht bestätigt (DEKKER u. Mitarb. 1983). Besonders antientzündliche Medikamente und Alkohol werden als provozierende Faktoren genannt (SUGAWA u. Mitarb. 1973, GREEN u. Mitarb. 1977). Nach unserer Erfahrung kommen 18% der Fälle mit erosiver Gastritis zusammen mit gastroduodenalen Ulzera vor. Magenerosionen in Verbindung mit akuter Gastritis, Morbus Crohn, Tuberkulose und Candidiasis werden an anderer Stelle diskutiert.

Pathologie

Endoskopisch sehen Magenerosionen wie kleine runde oder elliptische Krater aus, entweder braun oder mit einer weißlichen Membran belegt. Bei den kompletten Erosionen sind die kleinen Krater von einem erhöhten Randwall umgeben. Mikroskopisch ist die Lamina propria infiltriert von Rundzellen und einigen polymorphkernigen Leukozyten (VILARDELL 1985).

Radiologische Diagnose

Obwohl die radiologischen Kennzeichen von Magenerosionen bereits in der früheren Literatur beschrieben wurden (HENNING u. SCHATZKI 1933, FRIK u. HESSE 1956), begann die routinemäßige Darstellung dieser Läsionen nach 1970 infolge einer Verbesserung der radiologischen Technik, besonders der Anwendung der Doppelkontrastmethode (MORTELMANS u. Mitarb. 1975, LAUFER 1976, BOVERIE 1978, DE TOEUF 1978, OP DEN ORTH 1978, CATALANO u. PAGLIARI 1982, MCLEAN u. Mitarb. 1982, TREICHEL 1982, LOTZ u. Mitarb. 1984).

Das radiologische Bild einer kompletten Erosion ist ein Bariumfleck, der von einem kleinen Füllungsdefekt umgeben ist (Abb. **51**). Der Durchmesser des in der Erosion liegenden Bariumflecks schwankt zwischen 1 und 6 mm. Dieser Fleck ist meist rundlich oder oval, manchmal sternförmig (Abb. **52**), linear oder gewunden (Abb. **53**).

Der umgebende Füllungsdefekt wird verursacht durch den entzündlichen Rand und zeigt sich mit einem Durchmesser zwischen 3 und 11 mm und weist eine ziemlich scharfe Kontur auf.

Die meisten Läsionen sind multipel und liegen auf dem Scheitel der Magenfalten (Abb. **54**). Das Magenantrum ist die bevorzugte Lokalisation. In schweren Fällen sind sie oft diffus und auch im proximalen Antrum und Korpus lokalisiert. Komplette Erosionen lassen sich durch adäquate, wohldosierte Kompression darstellen, in einem

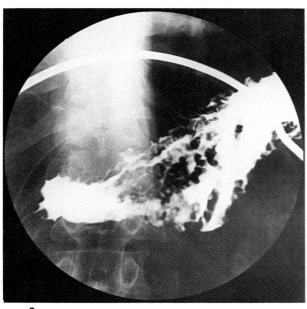 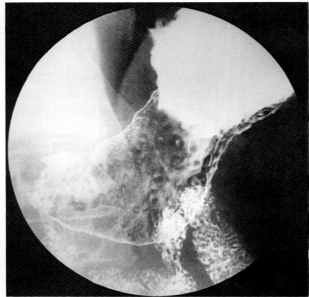

a

b

Abb. **51a** u. **b** Komplette Magenerosionen. Multiple aphthoide Erosionen im Magenantrum und -körper

a Prallfüllungstechnik mit dosierter Kompression
b Doppelkontrasttechnik

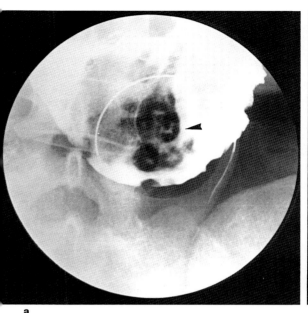

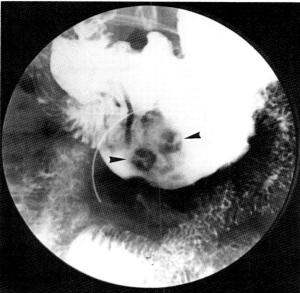

a

b

Abb. **52a** u. **b**   Chronisch erosive Gastritis. In diesem Fall sind einige sternförmige Erosionen sichtbar (Pfeilspitzen in **a** u. **b**); der umgebende Halo einiger Erosio-nen ist breiter als bei klassischen aphthoiden Erosio-nen. Pathologisch-anatomische Untersuchung: Gastri-tis ohne Anhalt für Tumor

größeren Prozentsatz jedoch durch die Doppel-kontrasttechnik; bei beiden Techniken ist eine gute Magenhypotonie wesentlich. In der Aushei-lungsphase kann die Erosion verschwinden; der umgebende Saum kann jedoch noch für eine lan-ge Zeit persistieren (Abb. **55**). Bei den meisten Patienten beobachtet man einen chronischen Ver-lauf mit langsamem Abnehmen und Zunehmen der Läsionen (VILARDELL 1985).

Inkomplette Erosionen zeigen einen konstanten Bariumfleck ohne den umgebenden Füllungsde-fekt und sind radiologisch weniger leicht zu ent-decken.

Radiologische Differentialdiagnose

Die kompletten Erosionen bei unspezifischer ero-siver Gastritis können radiologisch von denen ei-

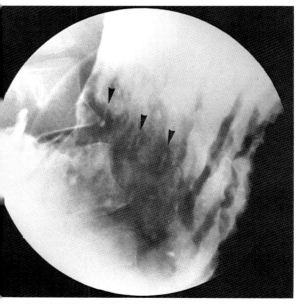

Abb. **53**   Komplette Magenerosionen. Zwischen aph-thoiden Erosionen mit klassischer Morphologie sind ei-nige lineare Erosionen (Pfeilspitzen) sichtbar

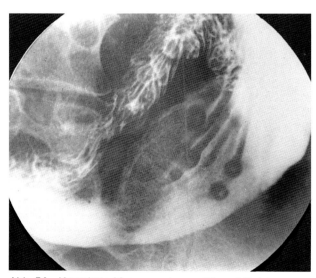

Abb. **54**   Komplette Magenerosionen. Die aphthoiden Erosionen sitzen auf dem Kamm der Magenfalten

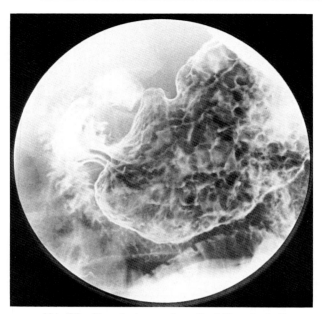

Abb. **55** Chronisch erosive Gastritis: Ausheilungsphase. Diffuses knötchenförmiges Aussehen der Magenschleimhaut mit zentralen Bariumflecken in einigen
Knötchen. Bei der endoskopischen Untersuchung fanden sich nodulär verdickte Magenfalten mit einigen
Erosionen, mehrere Knötchen wiesen jedoch keine
zentrale Erosion auf. Die pathologisch-anatomische
Untersuchung ergab eine chronische Gastritis ohne
Anhalt für Tumor

ner akuten Gastritis, Crohnschen Gastritis und
infektiösen Gastritis nicht unterschieden werden.

Erosionen beim Magenlymphom treten häufig
zusammen mit anderen Magenmanifestationen
des Lymphoms auf, wie z. B. einer Faltenverdikkung, polypoiden Läsionen oder Ulzerationen.

Magenmetastasen haben bisweilen das gleiche
Aussehen wie aphthoide Erosionen, aber der
Durchmesser der verschiedenen Läsionen ist häufig unterschiedlich und kann sehr viel größer als
11 mm sein.

Magenerosionen können auch bei der Ménétrierschen Erkrankung und bei der Amyloidose gefunden werden. Magenpolypen können mit kompletten Erosionen in der Abheilungsphase verwechselt werden (Abb. **55**).

Die Differentialdiagnose zwischen inkompletten
Erosionen und Artefakten durch Bariumausflok-
kung beruht auf der Persistenz von Bariumflek-
ken und den leichten Einsenkungen im Profil im
Falle von Erosionen.

Chronische nichterosive Gastritis

Definition

In der früheren Literatur wurden sowohl radiologische, endoskopische als auch histologische Kriterien zur Diagnose einer chronischen Gastritis
angewandt; im Verlauf der Jahre hat sich aber gezeigt, daß die Korrelation zwischen diesen verschiedenen Kriterien nicht gut war. Daher akzeptieren wir die histologische Untersuchung als Basis der Diagnose einer chronischen nichterosiven
Gastritis.

Häufigkeit und Verlauf

Eine chronische Gastritis ist ein häufiger Befund
in der allgemeinen Bevölkerung. Sie ist häufig
asymptomatisch und nimmt mit dem Alter zu;
die histologischen Befunde ändern sich langsam
und verschlimmern sich normalerweise häufiger,
als daß sie sich mit der Zeit bessern (HEINKEL u.
Mitarb. 1967).

In einer finnischen Studie bei 358 klinisch unauffälligen Personen ergab sich durch endoskopische
Biopsie in 65% der Befund einer chronischen Gastritis (VILLAKO u. SIURALA 1981). In derselben
Studie zeigte sich, daß die Häufigkeit der chronischen Gastritis mit dem Alter zunimmt.

Schließlich ergaben sich deutliche Hinweise, daß
die chronische Gastritis meist eine irreversible Erkrankung ist (IHAMÄKI u. Mitarb. 1985), und weiterhin bestehen Hinweise, daß die Entwicklung
eines Magenkarzinoms bei chronisch atrophischer Gastritis häufiger ist als bei Kontrollgrup-
pen (SIURALA u. Mitarb. 1974). Nichtadenomatö-
se Magenpolypen werden bei atrophischer Gastritis häufiger angetroffen als in einer normalen
Magenschleimhaut (IHAMÄKI u. Mitarb. 1985).

Ätiologie

Die chronische Gastritis scheint eine multifaktorielle Erkrankung zu sein: Sowohl konstitutionelle, umweltbedingte als auch immunologische
Faktoren werden diskutiert (VILARDELL 1985).
Konstitutionelle Faktoren wie der duodenoga-
strale Gallereflux und genetische Einflüsse sind
noch hypothetisch.

Eine Beziehung zwischen chronischer Antrumgastritis und einigen Umweltfaktoren wie dem Al-
koholkonsum und Rauchen wurde beschrieben.
Antikörper gegen den Intrinsicfaktor, Parietalzell-
Antikörper und Gastrinzell-Antikörper wurden
im Serum von Patienten mit chronischer Gastritis
festgestellt; die Rolle dieser Autoantikörper bei
der Genese der chronischen Gastritis bleibt jedoch unklar.

Pathologie

Aus *histologischer* Sicht kann die chronische Gastritis eingeteilt werden nach dem betroffenen Bezirk (Fundus, Antrum oder beide), dem Ausmaß der Erkrankung (oberflächliche Gastritis, atrophische Gastritis und Magenatrophie) oder schließlich nach dem Auftreten und der Art von Metaplasien (pseudopylorische und intestinale Metaplasie) (WHITEHEAD 1985, VILARDELL 1985).

Die Klassifikation nach dem Grad der Gastritis ist bei der Fundusgastritis leichter anzuwenden als bei der Antrumgastritis. Bei der oberflächlichen Gastritis ist die Schleimhautinfiltration von Lymphozyten und Plasmazellen auf die Lamina propria des äußeren Drittels der Mukosa beschränkt, wobei die Drüsen normal sind.

Bei der atrophischen Gastritis betreffen die entzündlichen Läsionen die gesamte Schleimhaut, und die Zahl normaler Drüsenzellen (Haupt- und Parietalzellen bei der Fundusgastritis, Pylorusdrüsen bei der Antrumgastritis) ist vermindert; die gesamte Dicke der Schleimhaut ist ebenso vermindert. Bei der Magenatrophie wird ein irreversibles Verschwinden der normalen Drüsen beobachtet, und die Dicke der Schleimhaut ist stark reduziert.

Pseudopylorische und intestinale Metaplasie sind gängige Kennzeichen der atrophischen Gastritis und der Magenatrophie.

Das *makroskopische* Aussehen einer chronischen Gastritis, wie es sich bei der Endoskopie darstellt, korreliert häufig nicht gut mit den histologischen Veränderungen (ROESCH 1982, VILARDELL 1985).

Die besten Korrelationen finden sich bei der chronisch atrophischen Gastritis: Eine anämisch aussehende Schleimhaut, eine glänzende Schleimhautoberfläche mit grauer Farbe, das praktische Fehlen von Magenfalten nach Aufblähung und leicht sichtbare submuköse Gefäße führen zu dieser Diagnose. Bleiche Seen in einer geröteten Mukosa beruhen häufig auf einer intestinalen Metaplasie; Bezirke mit intestinaler Metaplasie können mit einem Methylenblauspray angefärbt werden.

Bei der oberflächlichen Gastritis wird eine fleckige Rötung der Mukosa beschrieben, aber dieses Zeichen korreliert weniger gut mit der histologischen Diagnose.

Es ist auch wichtig zu wissen, daß sich hinter einem normalen gastroskopischen Aussehen eine schwere chronische Gastritis verbergen kann.

Auf der Basis der genannten endoskopischen Kriterien kann eine chronische Gastritis in etwa 70–80% vorhergesagt werden, aber die Differentialdiagnose zwischen einer oberflächlichen und atrophischen Gastritis ist in vielen Fällen unmöglich.

Radiologische Diagnose

Die radiologische Kennzeichnung einer nichterosiven unspezifischen chronischen Gastritis ist ziemlich arm.

Das einzige endoskopische Kennzeichen, das auch radiologisch dargestellt werden kann, ist das praktische Fehlen von Schleimhautfalten, wie es bei der atrophischen Form beschrieben ist, aber auch dieses Zeichen ist inkonstant und unspezifisch.

Im Gegensatz zu einigen unausrottbaren Konzepten besteht zwischen einer Faltenverbreiterung und der histologischen Diagnose einer nichterosiven unspezifischen chronischen Gastritis kein Zusammenhang (HENNING u. Mitarb. 1960).

Es besteht eine gute statistische Korrelation zwischen einem deutlich vorherrschenden Muster vergrößerter Areae gastricae mit einem Durchmesser von mehr als 3–4 mm und der chronischen Gastritis (Abb. **56**). Ein normales areoläres Relief oder auch die fehlende Darstellbarkeit dieses Mikroschleimhautmusters schließen eine chronische Gastritis nicht aus (FRIK 1958, 1964, FRIK u. Mitarb. 1982, BOVERIE 1978, TREICHEL u. WINTER 1978).

In einigen Fällen von chronischer Gastritis können polypoide Strukturen zu sehen sein (BOVERIE 1978, LÄNGLE u. Mitarb. 1981) (Abb. **57**).

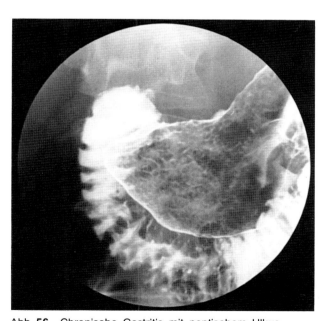

Abb. **56** Chronische Gastritis mit peptischem Ulkus. Vergrößerte und irreguläre Areae gastricae im Antrum; zusätzlich ist ein Ulkus an der kleinen Kurvatur im Bereich des Angulus sichtbar. Pathologisch-anatomische Untersuchung der Magenbiopsien: schwere chronisch-atrophische Gastritis und benignes Ulkus

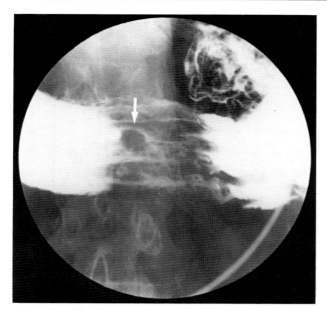

Abb. **57** Chronisch-atrophische Gastritis. Kleines Knötchen (Pfeil) im Magenantrum, durch Gastroskopie bestätigt. Pathologisch-anatomische Untersuchung der Magenbiopsien an dieser Stelle: chronisch atrophische Gastritis mit foveolärer Hyperplasie und intestinaler Metaplasie

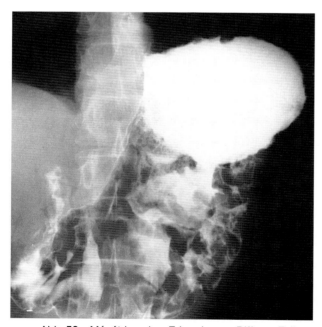

Abb. **58** Ménétriersche Erkrankung. Diffuse Faltenverdickung bei einem Patienten mit Hypazidität und Hypoproteinämie. Pathologisch-anatomische Untersuchung der Schlingenbiopsien des Magens: Morbus Ménétrier

Ménétriersche Erkrankung

Definition

1888 beschrieb Ménétrier eine diffuse Verdickung der Magenwand, die durch eine exzessive Proliferation der Schleimhaut verursacht wird (MÉNÉTRIER 1888).

Diese Erkrankung ist unter verschiedenen Bezeichnungen bekannt: „Ménétriersche Erkrankung", „proliferative chronische hypertrophe Gastritis", „hyperplastische Gastropathie des Schleimzelltyps", „massive hypertrophische Gastritis", „hyperplastische Gastropathie", „Adenopapillomatosis gastrica" und „polypoide Schwellung der Magenschleimhaut" (VILARDELL 1985).

Diese Erkrankung ist selten und ihre Ursache unklar (FIEBER u. Mitarb. 1981, MIURA u. Mitarb. 1981). Sie wird in allen Altersstufen angetroffen, einschließlich bei Kindern (KRAUT u. Mitarb. 1981, MARANDIAN u. Mitarb. 1981).

Als Folge des Proteinverlusts über den Magen kann sich eine schwere Hypoproteinämie entwickeln. Die Hypoproteinämie kann Ödeme und Aszites verursachen. Die Ménétriersche Erkrankung kann viele Jahre lang stationär bleiben, wahrscheinlich ist sie aber eine Präkanzerose (VILARDELL 1985).

Pathologie

Makroskopisch sind die Magenfalten verdickt; sie sind bis zu 1,5 cm breit und 3–4 cm hoch, gewunden und sehen aus wie Hirnwindungen. Diese Falten sind von einer dicken Schleimschicht bedeckt, haben oft eine knotige Oberfläche und verschwinden bei Gasinsufflation während der Gastroskopie nicht.

Die vorherrschenden mikroskopischen Kennzeichen sind eine ausgeprägte Hyperplasie der Schleimhautoberfläche und der foveolären Zellen, eine zystische Dilatation der Drüsen, Leukozyten in den dilatierten Krypten und Lymphozyteninfiltrate in der Lamina propria (VILARDELL 1985). Die Diagnose wird gestellt aufgrund einer tiefreichenden Magenbiopsie mit einer Schlinge oder bei der Laparotomie nach Gastrotomie; bei der klassischen oberflächlichen Magenbiopsie kann die Diagnose verfehlt werden (GEBOES 1987).

Radiologische Diagnose

Die Magenfalten sind deutlich verdickt, verlaufen gewunden und verschwinden weder nach ausreichender Füllung des Magens mit Barium oder Gas noch nach Verabreichung eines spasmolytischen Medikamentes. Die Erkrankung ist im allgemeinen diffus; das Antrum ist aber häufig weniger betroffen (Abb. **58** u. **59**). Lokalisierte Formen der Erkrankung sind möglich (Abb. **60**).

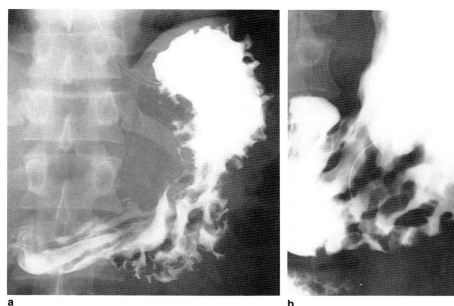

a   **b**

Abb. **59a** u. **b**   Ménétriersche Erkrankung. Verdickte Magenfalten im Magenfundus und -korpus, aber normale Falten im Antrum. Pathologisch-anatomische Untersuchung der intraoperativ entnommenen Magenbiopsie: Morbus Ménétrier

Radiologische Differentialdiagnose

Magenlymphom und Pseudolymphom können radiologisch nicht von der Ménétrierschen Erkrankung unterschieden werden. Daher erscheint eine tiefgreifende Biopsie mit einer Polypektomieschlinge hilfreich (WARD u. Mitarb. 1981). Bei der diffusen, infiltrierenden Form des Magenkarzinoms ist die Struktur der Schleimhautfalten weniger gut erhalten, und die Wanddehnung ist im Vergleich zur Ménétrierschen Erkrankung herabgesetzt; eine Biopsie kann die Karzinomdiagnose bestätigen; sie fällt manchmal aber auch negativ aus.

Magenvarizen können eine Verdickung der Magenfalten verursachen, manchmal auch einen tumorähnlichen Füllungsdefekt, besonders im Ma-

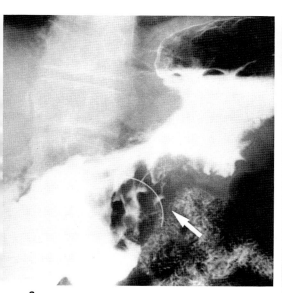
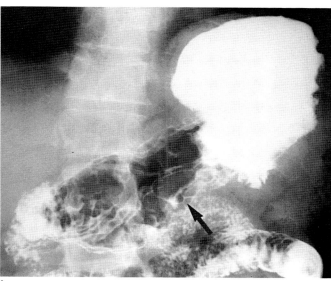

a   **b**

Abb. **60a** u. **b**   Ménétriersche Erkrankung. Deutlich verdickte Magenfalten an einer umschriebenen Stelle an der großen Kurvatur des Magenkorpus (Pfeil). Pathologisch-anatomische Untersuchung: Morbus Ménétrier

genfundus. Das Ausmaß der Verdickung der Magenfalten bei der akuten Gastritis, beim Zollinger-Ellison-Syndrom und bei der Hyperplasie der Magenfalten ohne pathologische Bedeutung ist im allgemeinen weniger deutlich als bei der Ménétrierschen Erkrankung; zur Differentialdiagnose dieser Erkrankungen ist die Biopsie indiziert.

Benigne lymphoide Hyperplasie

Definition

Die benigne lymphoide Hyperplasie des Magens ist eine Proliferation des lymphoiden Gewebes, die histologisch mit dem malignen Lymphom verwechselt werden kann.
Synonyme sind: Pseudolymphom und tumorähnliche lymphoide Hyperplasie.
Die Erkrankung ist selten und ihre Ätiologie unbekannt; häufig besteht jedoch eine Assoziation mit Ulzerationen des Magens. Daher ist die Möglichkeit einer abnormen Reaktion auf ein chronisches peptisches Ulkus nicht ausgeschlossen (CHILES u. PLATZ 1975, VILARDELL 1985).

Pathologie

Bei der makroskopischen Untersuchung kann man eine oder mehrere Ulzerationen, einen Tumor, einen ulzerierten Tumor, verdickte Schleimhautfalten und vergrößerte Lymphknoten finden. Eine Ulzeration ist praktisch immer vorhanden.
Bei der histologischen Untersuchung findet sich in der Lamina propria der Mukosa und in der Submukosa eine massive Lymphozytenproliferation; bisweilen sind auch sämtliche Schichten der Magenwand davon betroffen.
Im Gegensatz zum Magenlymphom kann das Infiltrat auch andere Zellen als Makrophagen, Plasmazellen und Leukozyten enthalten. Darüber hinaus sind die Lymphknoten normal oder zeigen lediglich eine reaktive Hyperplasie (VILARDELL 1985).

Radiologische Diagnose

In den meisten Fällen kann eine Ulzeration dargestellt werden (PEREZ u. DORFMAN 1966, MARTEL u. Mitarb. 1976). Abhängig vom jeweilig vorherrschenden radiologischen Befund können die Patienten in drei Gruppen eingeteilt werden (CHILES u. PLATZ 1975): In einer ersten Gruppe besteht der radiologische Hauptbefund aus einem Tumor, der meist aussieht wie eine maligne Ulzeration. In einer zweiten Gruppe sind verdickte Magenfalten das hervorstechende Merkmal, und in einer dritten Gruppe kann sich eine benigne aussehende Ulzeration zeigen. Kombinationen dieser verschiedenen Befunde werden ebenso beobachtet (Abb. **61**).

Radiologische Differentialdiagnose

Radiologisch ist die Differentialdiagnose zwischen Pseudolymphom und Lymphom nicht möglich. Da diese Differentialdiagnose nicht einmal durch eine gastroskopische Biopsie gestellt werden kann, ist wenigstens eine Magenteilresektion zur vollständigen histologischen Aufbereitung notwendig (CHILES u. PLATZ 1975).

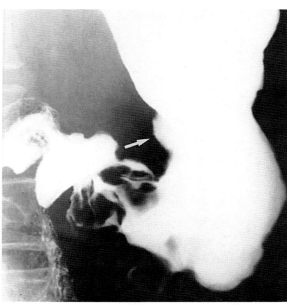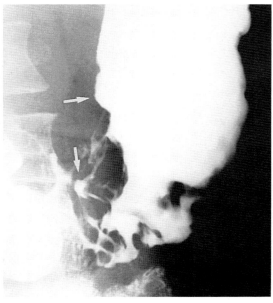

a   b

Abb. **61a** u. **b**   Benigne lymphoide Hyperplasie (Pseudolymphom). Mehrere Ulzerationen (Pfeile) zwischen unregelmäßig verdickten Magenfalten. Das Vorhandensein dieser Läsionen wurde im Operationspräparat bestätigt. Pathologisch-anatomische Untersuchung: Pseudolymphom

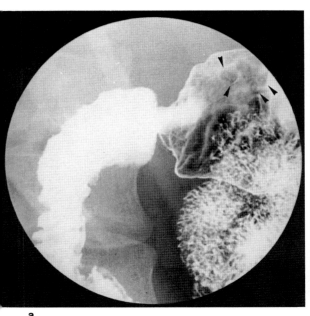
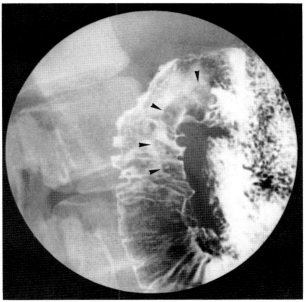

a
Abb. **62a** u. **b** Morbus Crohn des Magens und des Duodenums. Mehrere aphthoide Erosionen (Pfeilspitzen) im Magenantrum (**a**) und in der proximalen Hälfte

b
des Duodenums (**b**). Pathologisch-anatomische Untersuchung der Magen- und Kolonbiopsien: Morbus Crohn

Unter anderem müssen folgende Diagnosen bei der Differentialdiagnose erwogen werden: Karzinom, Leiomyom, Leiomyosarkom, Metastasen, Ménétriersche Erkrankung und eosinophiles Granulom (PEREZ u. DORFMAN 1966).

Eine andere Form von lymphoider Hyperplasie des Magens mit kleinen runden Knötchen (3–4 mm Durchmesser) ist nur selten beschrieben und ist der besser bekannten lymphoiden Hyperplasie im Terminal Ileum und Kolon ähnlich. Die Ätiologie dieser Entität sowie ihre Relation zum Pseudolymphom ist unbekannt (ODES u. Mitarb. 1981).

Morbus Crohn des Magens

Die Häufigkeit gastroduodenaler Läsionen bei Patienten mit einer Crohnschen Erkrankung schwankt in der Literatur zwischen 0,5 und 11% (FIELDING u. Mitarb. 1970, THOMPSON u. Mitarb. 1975, GAUCHER u. Mitarb. 1977, MAINGUET u. Mitarb. 1978, RUTGEERTS u. Mitarb. 1980). Die Häufigkeit histologisch nachgewiesener Läsionen jedoch liegt unter dieser Obergrenze.

Obwohl gastroduodenale Läsionen einer Crohnschen Erkrankung häufig bei Erwachsenen gefunden werden, sind auch Kinder davon betroffen (PONETTE u. Mitarb. 1980).

Pathologie

Die makroskopischen Veränderungen einer Crohnschen Erkrankung des Magens sind die

gleichen, wie man sie beim Befall der klassischen Abschnitte des Gastrointestinaltrakts findet: Erosionen, Ulzera, knotige Veränderungen, Stenosierung des Lumens und Ausbildung von Fisteln.

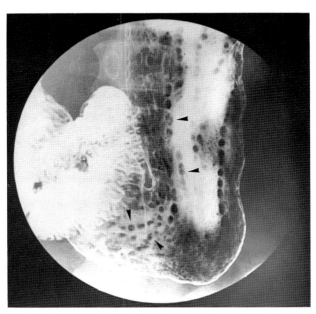

Abb. **63** Multiple aphthoide Magenerosionen bei einem Patienten mit Ileitis Crohn. Die aphthoiden Erosionen sind entlang dem Verlauf der Magenfalten diffus über den Magen verteilt; einige weisen den klassischen zentralen Bariumfleck auf (Pfeilspitzen) (Aufnahme: Dr. *P. Van Wijnsberghe*, Mons-Nimy)

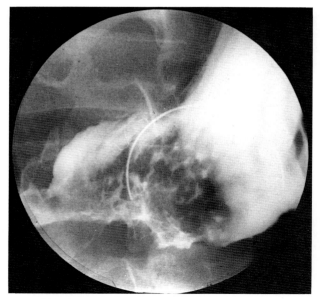

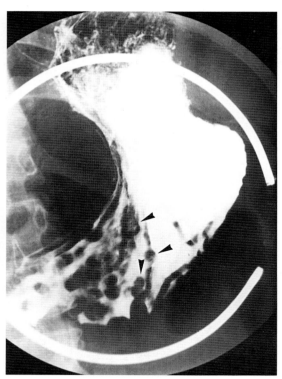

Abb. **64**　Morbus Crohn des Magens. Multiple irregulär geformte Ulzerationen im Magenantrum und im Bereich des Angulus. Beeinträchtigte Dehnungsfähigkeit an der großen Kurvatur im Bereich des Antrums. Pathologisch-anatomische Untersuchung der Magenbiopsien: Morbus Crohn. Bei diesem Patienten bestanden auch Crohn-Veränderungen im Bereich des terminalen Ileum

Abb. **66**　Morbus Crohn des Magens. Mehrere knotige Veränderungen im Bereich des Magenantrums und des Angulus; einige Knötchen weisen eine zentrale Erosion auf (Pfeilspitzen). Pathologisch-anatomische Untersuchung der Ileum- und Kolonbiopsien: Morbus Crohn. Pathologisch-anatomische Untersuchung der Magenbiopsien: vereinbar mit Morbus Crohn

Bei der mikroskopischen Untersuchung sind die Granulome das charakteristischste Merkmal.

Radiologische Diagnose

Die radiologischen Merkmale einer Crohnschen Erkrankung des Magens wurden von vielen Autoren beschrieben (FIELDING u. Mitarb. 1970, BAGBY u. Mitarb. 1972, ENGELHOLM u. Mitarb. 1978, MAINGUET u. Mitarb. 1978, PRINGOT u. Mitarb. 1978, RUTGEERTS u. Mitarb. 1980, KURTZ u. Mitarb. 1982, MARSHAK u. Mitarb. 1982). Aphthoide Erosionen können die erste Manifestation der Erkrankung sein; sie sehen ähnlich aus wie die aphthoiden Erosionen unspezifischen Ursprungs (RÖSCH u. Mitarb. 1969, LAUFER 1976, ARIYAMA u. Mitarb. 1980) (Abb. **62** u. **63**). In einer späteren

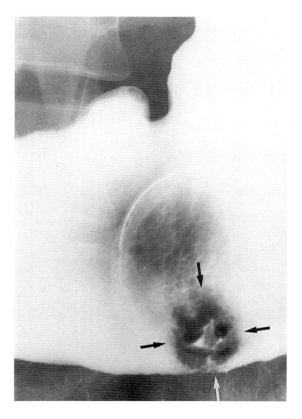

Abb. **65**　Morbus Crohn des Magens. Irregulär geformte Ulzeration, die von mehreren Knötchen nahe der großen Kurvatur umgeben ist (Pfeile). Pathologisch-anatomische Untersuchung der Magen- und Ileumbiopsien: Morbus Crohn (aus *Pringot, J., E. Ponette, P. Mainguet, G. Vantrappen:* Lesioni esofago-gastroduodenali nella malattia di Crohn. In *G. F. Pistolesi:* La radiologia dell'esofago, dello stomaco e del duodeno. Bertoncello, Cittadella 1978)

Abb. **67**   Morbus Crohn des Magens und des Duodenums. Verminderte Dehnungsfähigkeit der präpylorischen Region, des Bulbus duodeni und des oralen
Drittels des Duodenums; der Pylorus ist durch Pfeilspitzen gekennzeichnet. Im oralen Drittel des Duodenum
stellt sich ein Knötchen (Pfeil) dar. Pathologisch-anatomische Untersuchung der Magen- und Ileumbiopsien:
Morbus Crohn

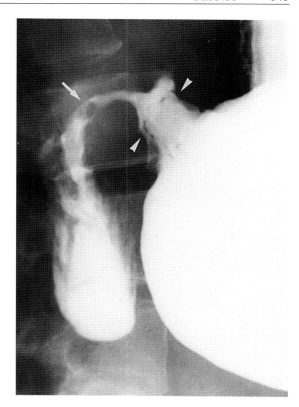

Phase werden Ulzerationen gefunden: Sie sind im
allgemeinen multipel (Abb. **64**) und im Gegensatz zu den peptischen Ulzera häufig irregulär in
der Form (Abb. **65**), flächenartig oder linear, selten rund oder oval. Ulzerationen wie Erosionen
werden vorwiegend im Antrum und in der präpylorischen Region angetroffen.
Zwischen den Ulzerationen können sich noduläre
Veränderungen finden (Abb. **65** u. **66**). Darüber
hinaus kann eine beeinträchtigte Dehnfähigkeit
des Bezirks, in dem die Schleimhautveränderungen liegen, vorhanden sein. Auch hiervon ist das
Magenantrum, besonders der Pylorus und die
präpylorische Region, am häufigsten betroffen.
Das Ausmaß kann schwanken zwischen einer nur
diskret eingeschränkten Dehnfähigkeit und einer
wirklichen Stenose (Abb. **67**). Schließlich kann
der Magen nicht nur betroffen sein durch Verän-

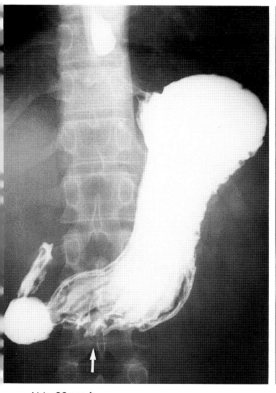

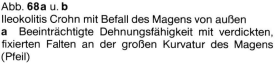

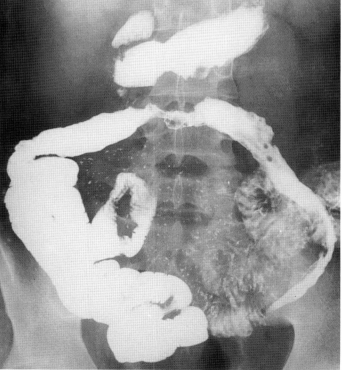

Abb. **68a** u. **b**
Ileokolitis Crohn mit Befall des Magens von außen
a   Beeinträchtigte Dehnungsfähigkeit mit verdickten,
fixierten Falten an der großen Kurvatur des Magens
(Pfeil)

b   Die Magenläsion liegt dem schwer betroffenen Colon transversum direkt an
Pathologisch-anatomische Untersuchung der Kolonbiopsien: Morbus Crohn; Magenbiopsien: unspezifische Entzündung

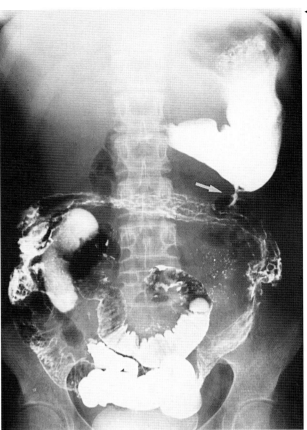

◄ Abb. **69**   Ileokolitis Crohn mit gastrokolischer Fistel (Pfeil). Pathologisch-anatomische Untersuchung der Kolonbiopsien: Morbus Crohn

Abb. **70a** u. **b**   Morbus Crohn des Magens. Stenose der präpylorischen Region (Pfeil in **a** u. **b**). Unter Kompression (**b**) sieht man eine große unregelmäßige Ulzeration im Magenantrum (Pfeilspitzen). Die pathologisch-anatomische Untersuchung der Magenbiopsien ergab einen Morbus Crohn; das terminale Ileum war ebenfalls betroffen (aus *Rutgeerts, P., E. Ponette, G. Vantrappen, pen, K. Geboes, L. Broeckaert, L. Talloen:* Endoscopy 12 [1980] 288)

▼

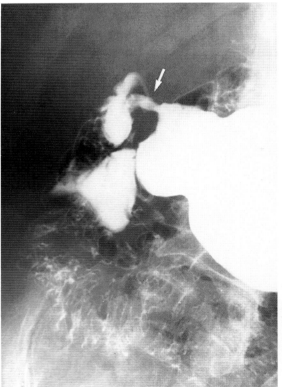

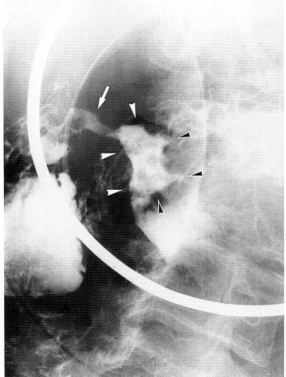

a   b

derungen, die im Magen selbst liegen, sondern auch durch Crohn-Befall anliegender Organe wie dem Ileum und dem Kolon. Die Prädilektionsstelle ist die große Kurvatur des Magens. Diese Läsionen zeigen sich durch eine Impression von außen (Abb. **68**) oder durch eine Fistel (Abb. **69**). Die Magenveränderungen sind nahezu immer begleitet von anderen, mehr klassischen Lokalisationen der Erkrankung im Ileum oder Kolon und häufig auch von Läsionen des Duodenums.

Radiologische Differentialdiagnose

Die Manifestation eines Morbus Crohn an anderer Stelle im Gastrointestinaltrakt ist ein relatives Argument dafür, daß die Magenveränderungen gleichen Ursprungs sind; das makroskopische Aussehen aphthoider Magenerosionen bei der Crohnschen Erkrankung unterscheidet sich nicht von den aphthoiden Erosionen unspezifischen Ursprungs; die Diagnose „Morbus Crohn" beruht auf dem Nachweis von Granulomen in den Biopsien.

Im klassischen Fall eines peptischen Ulkus mit einer runden oder ovalen Form wird es bei der Differentialdiagnose keine Probleme geben; finden sich jedoch multiple Ulzera oder Ulzera mit ungewöhnlicher Form, muß die Differentialdiagnose zwischen einer peptischen Ulkuserkrankung und einem Morbus Crohn gestellt werden. Eine begleitende Bulbusstenose vom Pylorus bis zur Flexura duodeni superior ist ein Argument für die Crohnsche Erkrankung (BODART u. PRINGOT 1977, RUTGEERTS u. Mitarb. 1980).

Manchmal kann ein Morbus Crohn des Magens einen malignen Tumor nachahmen, entweder aufgrund eines stenosierten Segmentes oder bei einer großen irregulären Ulzeration mit einem umgebenden Randwall (Abb. **70**).

Die Folgen einer Gastritis nach Verätzung, Tuberkulose, Syphilis, Pilzerkrankung, eosinophiler Gastritis und Amyloidose müssen bei der Differentialdiagnose ebenfalls erwogen werden (BAGBY u. Mitarb. 1972).

Magentuberkulose

Eine Dünndarm- und Kolontuberkulose ist in Westeuropa und in den USA selten; eine Magentuberkulose tritt noch seltener auf. Eine Magentuberkulose kann auch auftreten, wenn die Lunge nicht befallen ist (MANTEN u. HARARY 1985, BRODY u. Mitarb. 1986).

Während der vergangenen Jahre haben einige Publikationen auf die Magentuberkulose bei AIDS-Patienten („acquired immunodeficiency syndrome"), besonders solchen aus Haiti, aufmerksam gemacht (BRODY u. Mitarb. 1986).

Einen guten Überblick über die typischen Veränderungen und die Diagnose einer Magentuberkulose gibt die Arbeit von MANTEN u. HARARY (1985).

Pathologie

Die makroskopischen Veränderungen bestehen aus Ulzerationen, Erosionen, entzündlicher Wandverdickung und Lymphknotenbefall. Verkäsende Granulome und das Vorhandensein säurefester Stäbchen in der Magenbiopsie sind die wichtigsten mikroskopischen Befunde, aufgrund deren die Diagnose gestellt wird.

Radiologische Diagnose

Das Magenantrum ist die Prädilektionsstelle für einen tuberkulösen Befall, aber auch der ganze Magen kann betroffen sein.

Ulzerationen mit unterminierten irregulären Rändern und einer herabgesetzten Dehnungsfähigkeit der Magenwand sind die auffälligsten Kennzeichen (KRENTZ 1976), aber auch diffuse kleine Erosionen und Fistelbildungen können auftreten.

Radiologische Differentialdiagnose

Eine erhaltene Magenkontraktilität mit evtl. Duodenalbefall ist Argument für eine Tuberkulose und gegen ein Magenkarzinom.

Andere infektiöse oder entzündliche Erkrankungen einschließlich Morbus Crohn, Pilzinfektion, Syphilis, Verätzungsgastritis, Sarkoidose und primär granulomatöse Gastritis müssen bei der Differentialdiagnose mit aufgeführt werden.

Magensyphilis

Genau wie die Tuberkulose des Magens ist auch ein syphilitischer Befall des Magens in Westeuropa und in den USA selten (MANTEN u. HARARY 1985). Ein Magenbefall kann in den drei Stadien einer erworbenen Syphilis und selten auch bei einer kongenitalen Syphilis auftreten (MENDL u. Mitarb. 1956).

Pathologie

Im primären Stadium einer Syphilis kann eine Gastritis mit multiplen irregulären Ulzerationen zu finden sein. Im zweiten Stadium werden dieselben Läsionen und möglicherweise ulzeröse Tumoren beschrieben. Im dritten Stadium kann eine chronisch fibrotische Striktur des Magens anzutreffen sein (LICHTENSTEIN 1981, MANTEN u. HARARY 1985).

Bei der mikroskopischen Untersuchung finden sich mononukleäre entzündliche Reaktionen um Arterien und Venen, dazuhin finden sich bisweilen Treponemen in der Magenbiopsie; dies ist dann der Beweis einer Magensyphilis. Eine Besserung der Magenveränderungen nach spezifischer antibiotischer Therapie bei einem Patienten mit positivem VDRL-Test ist ein wesentliches Argument für eine Magensyphilis (MANTEN u. HARARY 1985).

Radiologische Diagnose

Obwohl das Magenantrum die Prädilektionsstelle ist, können sich Veränderungen auch sonst im Magen finden; manchmal ist der gesamte Magen befallen (MANTEN u. HARARY 1985).

Im primären und sekundären Stadium können verdickte Magenfalten, Ulzerationen, Erosionen oder sogar ein antraler Tumor (SACHAR u. Mitarb. 1974, DELUCA u. Mitarb. 1975) anzutreffen sein, während sich im tertiären Stadium ziemlich konzentrische Stenosen mit glatter oder irregulärer Auskleidung finden. Die Läsionen zeigen eine Besserung unter antibiotischer Therapie, aber die Rückbildung ist nicht immer vollständig (LICHTENSTEIN 1981, MANTEN u. HARARY 1985).

Radiologische Differentialdiagnose

Da die radiologischen Merkmale einer Magensyphilis weit davon entfernt sind, in irgendeiner Form spezifisch zu sein, müssen sowohl maligne tumoröse Infiltrationen durch ein Adenokarzinom oder ein Lymphom als auch chronische entzündliche Erkrankungen wie auch ein Morbus Crohn oder eine Tuberkulose mit bedacht werden (MANTEN u. HARARY 1985).

Mykotische Gastritis

Mykotische Infektionen des Magens sind selten. Die häufigste Ursache ist Candida albicans. Eine mykotische Gastritis sieht man besonders bei Patienten in schlechtem Allgemeinzustand bei fortgeschrittenen Tumorerkrankungen, schwerem Diabetes, AIDS („acquired immunodeficiency syndrome") und unter zytostatischer Therapie oder bei Gabe von Kortikosteroiden und Breitbandantibiotika.

Candida-albicans-Gastritis

Pathologie

Die primäre Läsion ist ein kleiner weißer Fleck, der zur Ulzeration neigt. Später treten Erosionen und Ulzerationen auf. Die Ulzerationen können punktförmig, linear oder groß und irregulär sein. Ein lokaler Befall von Blutgefäßen mit nachfolgender Gefäßthrombose soll bei der Entstehung

der Ulzerationen eine Rolle spielen. Auch Perforationen treten auf.

Die Diagnose wird gesichert durch Darstellung von Myzelien, die in die Mukosa oder Submukosa eingewachsen sind (CRONAN u. Mitarb. 1980, MANTEN u. HARARY 1985).

Radiologie

Die radiologische Darstellung aphthoider Magenerosionen, die durch eine Candidiasis bedingt sind, wurde selten beschrieben (CRONAN u. Mitarb. 1980). Größere ulzeröse Defekte können jedoch auch erwartet werden (VITOVEC 1976). Darüber hinaus sind Hefebezoare aufgrund einer Magenkandidiasis nach Magenoperation beschrieben (MANTEN u. HARARY 1985).

Radiologische Differentialdiagnose

Finden sich aphthoide Magenerosionen, muß auch an die Möglichkeit eines Morbus Crohn und einer unspezifischen aphthoiden Gastritis gedacht werden.

Andere mykotische Infektionen des Magens

Magenschleimhautläsionen sind selten auch bei einer Histoplasmose, Mukormykose, Aktinomykose und Aspergillose beschrieben. Bei der Histoplasmose und Aktinomykose können infiltrative schrumpfende Läsionen auftreten, die einem Magenkarzinom ähnlich sehen (MANTEN u. HARARY 1985).

Kryptosporidiose des Magens

Die Kryptosporidiose ist eine Protozoenerkrankung, die nach Literaturberichten selten Läsionen des Gastrointestinaltrakts einschließlich des Magens verursacht, besonders aber bei Patienten mit AIDS („acquired immunodeficiency syndrome") auftritt (BERK u. Mitarb. 1984, SOULEN u. Mitarb. 1986).

Die Diagnose wird gestellt , wenn sich Zysten im Stuhl oder Duodenalsaft und evtl. auch Kryptosporidien selbst in gastrointestinalen Biopsien finden (MA u. SOAVE 1983, BERK u. Mitarb. 1984).

Pathologie

Im Dünndarm sind partielle Zottenatrophien und zelluläre Infiltration der Lamina propria beschrieben (BERK u. Mitarb. 1984).

Radiologie

Obwohl die radiologischen Veränderungen vorwiegend im proximalen Teil des Dünndarms vorkommen, ist in einigen Fällen auch eine verminderte Dehnfähigkeit des Magenantrums bei erhaltenen Schleimhautfalten beschrieben (BERK u. Mitarb. 1984, SOULEN u. Mitarb. 1986). In einem dieser Fälle wurde dazuhin eine Verdickung der Magenwand bei der computertomographischen Untersuchung beschrieben (SOULEN u. Mitarb. 1986).

Campylobactergastritis

1983 berichteten WARREN u. MARSHALL über das Vorhandensein von Bakterienstämmen, die sie Campylobacter pylori nannten, auf der Oberfläche der Magenschleimhaut des Antrums bei Patienten mit aktiver chronischer Gastritis.

Seitdem wurde Campylobacter pylori bei Antrumgastritis und bei Antrumgastritis mit Magen- und Duodenalulzera wiederholt bei Erwachsenen (HORNICK 1987) und Kindern (DRUMM u. Mitarb. 1987) beschrieben. Außer dem möglichen Zusammenhang mit dem Ulkus ist das endoskopische Erscheinungsbild normal, aber die histologische Untersuchung ergibt eine Gastritis, und die Kulturen sind positiv.

Eosinophile Gastritis

Die eosinophile Gastroenteritis ist eine seltene Erkrankung mit eosinophiler Infiltration des Gastrointestinaltrakts; sie kann bei Erwachsenen und Kindern auftreten (TEELE u. Mitarb. 1979, TEPATONDELE u. Mitarb. 1985). Unterschieden werden eine diffuse und eine lokalisierte Form. Die diffuse eosinophile Gastritis, die im Magen, im Dünndarm und seltener auch im Ösophagus und Kolon auftritt, ist meistens verbunden mit einer Eosinophilie im peripheren Blut und häufig einer Allergie in der Anamnese, während dies im allgemeinen beim lokalisierten eosinophilen Granulom, das meist im Magen vorkommt, nicht der Fall ist. Obwohl die Ätiologie unbekannt ist, werden mehrere Hypothesen wie Nahrungsallergie und entzündliche Reaktion auf Parasiten oder reizende Substanzen diskutiert (KALSER u. SOBIN 1985).

Pathologie

Sämtliche Schichten der Wand können betroffen sein. Eine Schleimhautinfiltration kann zu Ulzeration führen. Eine Infiltration der Submukosa und Muskularis verursacht Verdickung und Rigidität der Wand. Ein Serosabefall ist regelmäßig mit Aszites verbunden.

Die eosinophile Gastroenteritis muß unterschieden werden von anderen Erkrankungen, die

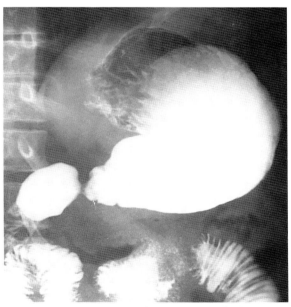
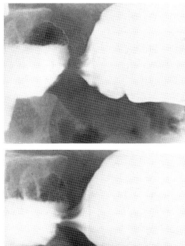

a   b   c

Abb. **71a–c** Eosinophile Gastroenteritis. Geringfügig beeinträchtigte Dehnungsfähigkeit und diskret verdickte Falten des Pylorus und der präpylorischen Region. Dieser Patient litt an Diarrhoe, Bronchialasthma und ausgeprägtem Aszites mit einer hohen Konzentration an Eosinophilen. Dazuhin fand sich eine Dyskinesie des Ösophagus, abnormale gastrointestinale Motilität, submuköse Infiltration und intramurale Wandverdickung des Dick- und Dünndarms. Magenbiopsie: Ödem mit Kongestion. Rektumbiopsie: eosinophile Infiltration. Die Laparoskopie zeigte zahlreiche Knötchen im Bereich der Serosa des Dünndarms

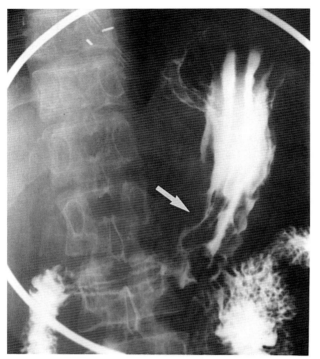

Abb. **72**   Postoperative Spätgastritis. Billroth-I-Magenresektion in der Anamnese. Verdickte Magenfalten
(Pfeil) in der Nähe der Anastomose. Gastroskopie: Die
Schleimhaut der Anastomose ist gerötet, ödematös
und geschwollen. Pathologische Anatomie der Magenbiopsien: unspezifische Gastritis

ebenfalls bis zu einem gewissen Grad mit einer
eosinophilen Infiltration einhergehen, wie das
peptische Ulkus, die Crohnsche Erkrankung, eine
parasitäre Infektion, Karzinom oder Hodgkin-
Lymphom. Die definitive Diagnose einer eosinophilen Gastroenteritis macht manchmal eine chirurgische Vollwandbiopsie notwendig (KALSER u.
SOBIN 1985).

Radiologie

Das Magenantrum ist der Prädilektionsort
(Abb. **71**). Eine verminderte Dehnungsfähigkeit
dieser Stelle ist das häufigste radiologische Merkmal und kann verbunden sein mit einer Magenausgangsstenose. Eine Verdickung der Magenfalten oder irreguläre Füllungsdefekte können vorhanden sein (TEELE u. Mitarb. 1979, BLOSS u. Mitarb. 1980, MARSHAK u. Mitarb. 1981). Segmentale
Stenosen mit verdickten Falten können auch im
Dünndarm gefunden werden.

Radiologische Differentialdiagnose

Eine eosinophile Infiltration des Magens kann einem infiltrativ wachsenden Karzinom, einem
Lymphom, einer Crohnschen Erkrankung oder
anderen Formen einer Gastritis ähnlich sein.

Postoperative Gastritis

Zwei Formen der postoperativen Gastritis können diskutiert werden: die akute Gastritis in der
frühen postoperativen Phase und die chronische
Gastritis (VILARDELL 1985, STABILE u. PASSORO
Jr. 1985).

Akute Gastritis

Die akute postoperative Gastritis tritt unmittelbar
nach der Gastroenterostomie oder der Magenteilresektion auf und ist wahrscheinlich durch den
chirurgischen Eingriff selbst verursacht.
Bei der Gastroskopie finden sich hyperämische
und ödematöse Schleimhautbezirke.
Radiologisch können eine verminderte Dehnungsfähigkeit der Anastomose und verzögerte
Magenentleerung zu sehen sein (Abb. **227**). Diese
Zeichen verschwinden normalerweise nach ein
paar Wochen.

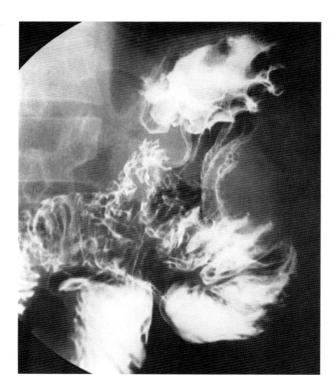

Abb. **73**   Postoperative Spätgastritis. Billroth-II-Ma-
genresektion vor 3 Jahren. Deutliche, regelmäßig verdickte Falten im Magenrest mit beeinträchtigter Dehnungsfähigkeit. Gastroskopie: ausgeprägte Hyperämie
der Schleimhaut. Pathologische Anatomie der Magenbiopsien: Gastritis

Chronische Gastritis

Ein Reflux von Galle wird als der wichtigste Faktor bei der Pathogenese einer „chronischen" postoperativen Gastritis angesehen. Andere Mechanismen werden angeführt: das Fehlen einer trophischen Wirkung des Gastrin durch die subtotale Gastrektomie und das Fehlen einer vagalen Stimulation nach Vagotomie. Bei der Gastroskopie kann sich eine hyperämische, brüchige Mukosa mit punktförmigen Erosionen finden.

Die Biopsien zeigen eine vorwiegend lymphozytäre entzündliche Antwort, und die Magenläsionen sind in der Nähe der Anastomose besonders schwerwiegend. Einige histologische Unterschiede zwischen einer makroskopischen Gallegastritis nach partieller Gastrektomie (B II) und einer makroskopischen Gastritis bei peptischem Ulkus wurden beschrieben (EMMANOUILIDIS u. Mitarb. 1984).

Bei der radiologischen Untersuchung können verdickte Magenfalten besonders in der Nachbarschaft der Anastomose beobachtet werden (THORFINNSON u. BROW 1974, OMINSKI u. MOSS 1979, OTT u. Mitarb. 1982) (Abb. **72** u. **73**). Eine herabgesetzte Magenentleerung wird manchmal beschrieben.

Peptisches Magenulkus

Definition

Ein Magenulkus ist ein lokalisierter Schleimhautdefekt, der die Muscularis mucosae penetriert; wird die Muscularis mucosae nicht erreicht, benützt man den Begriff „Erosion".

Der Begriff „peptisch" weist auf die Rolle des Magensaftes bei der Genese des Ulkus hin und impliziert, daß diese Art von Ulkus auch an anderen Stellen des Gastrointestinaltrakts angetroffen werden kann, die in Kontakt mit Magensaft kommen. Ein peptisches Ulkus kann tatsächlich auch im Duodenum, Ösophagus, Jejunum – besonders nach Gastroenterostomie – und manchmal auch in einem Meckelschen Divertikel mit ektopischer Magenschleimhaut vorkommen.

Epidemiologie

In seiner Übersicht über die Epidemiologie des peptischen Ulkus sammelte LANGMAN (1974) eine Menge Daten zu Prävalenz, Alter und Geschlechtsverteilung.

Die *Prävalenz* des peptischen Ulkus, definiert als die Gesamtzahl der an dieser Erkrankung leidenden Patienten, unabhängig vom Zeitpunkt der Diagnose, schwankt weltweit beträchtlich. In den meisten Studien werden Zahlen zwischen 2 und 10% angegeben. Das Duodenalulkus ist in den meisten Ländern doppelt so häufig wie das Magenulkus; in Japan jedoch ist das Magenulkus häufiger als das Duodenalulkus.

Das peptische Ulkus kann in jedem *Alter* von der frühesten Kindheit bis zum Hochbetagten auftreten (Abb. **74**). In den meisten Gegenden ist das Duodenalulkus eine Erkrankung des mittleren Alters, und das Magenulkus ist mehr eine Erkrankung bei älteren Leuten.

Das *Geschlechtsverhältnis männlich zu weiblich* schwankt in den meisten Studien zwischen nahezu 2 und 3 : 1.

Es ist interessant zu wissen, daß diese Zahlen im Laufe der Zeit Schwankungen unterworfen sind. Im 19. Jahrhundert war das Magenulkus gegenüber dem Duodenalulkus vorherrschend und trat besonders bei jungen Frauen auf. Darüber hinaus zeigen einige Studien eine Abnahme der Frequenz des Duodenal- und besonders auch des Magenulkus seit 1950.

Pathogenese und Ätiologie

Die komplexe Sache der Pathogenese und Ätiologie des peptischen Ulkus ist von SUN (1974) sehr gut zusammengefaßt worden.

Man nimmt an, daß das peptische Ulkus die Resultierende aggressiver und defensiver Kräfte mit Auswirkung auf die Schleimhaut ist.

Eine Zunahme der Sekretion von HCl und Pepsin kann durch vagale Hyperaktivität, exzessive Gastrinsekretion, vergrößerte Parietalzellmasse und durch Kortikosteroide bedingt sein; diese Faktoren werden daher als schleimhautaggressiv angesehen. Auf der anderen Seite gibt es eine Reihe von Faktoren, die die Schleimhaut gegen den Einfluß des Magensafts schützen: die Schleimhautbarriere gegen eine H-Ionen-Diffusion aus dem Lumen, die Schleimhautbarriere, die aus einer Schleim- und Zellschicht besteht, die lokale Durchblutung der Schleimhaut und die normale Hemmung der Magensaftsekretion durch Kon-

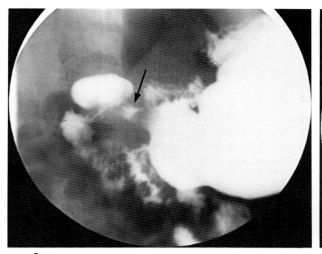

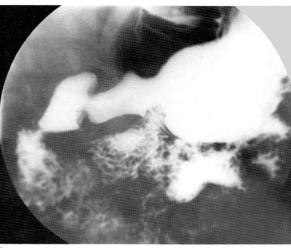

a

Abb. **74a** u. **b**

Peptisches Ulkus bei einem 6 Wochen alten Säugling
a Verminderte Dehnungsfähigkeit der präpylorischen Region mit einer konstanten Nische (Pfeil)

b

b Kontrolluntersuchung 5 Monate später: Die Nische ist verschwunden und die Dehnungsfähigkeit des Antrum nahezu normal

takt des Magensaftes mit der Magen- und Duodenalschleimhaut. Eine Beeinträchtigung eines dieser defensiven Faktoren kann ebenso zu einer Störung des Gleichgewichts führen.

Als Ursache einer Ulkusentwicklung sind eine Reihe ätiologischer Faktoren bekannt oder werden vermutet, entweder durch Betonung der aggressiven Kräfte oder Verminderung der Abwehrmechanismen.

Viele antientzündliche Medikamente wie Acetylsalicylsäure, Kortikosteroide, ACTH, Phenylbutazon, Indomethazin sind in ihrer ulzerogenen Wirkung gut bekannt; gleichermaßen vermögen aber auch Äthanol, Gallensalze, Vasopressin und Suprarenin die Resistenz der Schleimhaut zu vermindern; ebenso gibt es Mitteilungen über Magenulzerationen nach Einnahme von Kaliumchlorid (JACOBS u. PRINGOT 1973).

Beim Zollinger-Ellison-Syndrom ist die erhöhte Gastrinsekretion durch einen Nichtbeta-Inselzelltumor des Pankreas verantwortlich für eine erhöhte Parietalzellmasse des Magens; der Tumor sitzt weniger häufig im Duodenum und selten im Magen.

Die höhere Inzidenz peptischer Ulzera bei Patienten mit einem Karzinoidtumor kann durch eine Verminderung der lokalen Schleimhautdurchblutung unter Serotonineinfluß erklärt werden. Man nimmt an, daß die Arteriosklerose beim peptischen Ulkus des alten Menschen eine Rolle spielen kann. Emotionaler Streß und erbliche Faktoren sollen ebenfalls in der Lage sein, zur Entstehung eines peptischen Ulkus beizutragen.

Ätiologie und Pathogenese eines chronischen und peptischen Ulkus des Magens und eines solchen des Duodenum sollen verschieden sein: Ein duodenogastraler Reflux ist wahrscheinlich die Ursache eines Magenulkus, wohingegen eine erhöhte Magensaftsekretion beim Duodenalulkus offensichtlich der wichtigste Faktor ist.

Akute peptische Ulzera können verursacht sein durch antientzündliche Medikamente, exzessiven Alkoholgenuß oder durch streßerzeugende Umstände, wie z.B. eine Verletzung oder Operation des Zentralnervensystems, oder durch Operationsstreß, thermische Verbrennungen und schwere akute oder chronische Erkrankungen. Akute Schleimhautdefekte sind häufig multipel: Sowohl Erosionen als auch echte Ulzera sind anzutreffen.

Pathologie

Der Hauptunterschied zwischen einem Ulkus und einer Erosion besteht darin, daß der Defekt bei einem Ulkus die Muscularis mucosae penetriert, was bei einer Erosion nicht der Fall ist.

Ein akutes Ulkus ist charakterisiert durch die Tatsache, daß wenig oder gar kein Bindegewebe im Ulkusrand oder -grund zu finden ist, während Ränder und Grund eines chronischen Ulkus überschießend Bindegewebe enthalten.

Ein typisches chronisches peptisches Ulkus hat eine runde oder ovale Kontur und ist scharf ausgestanzt oder trichterförmig; die unmittelbare Umgebung eines Ulkus zeigt häufig Hyperämie und Ödem, wodurch eine Verdickung der Ränder entsteht, die manchmal unterminiert sind. Die Basis des Ulkus enthält gräuliches nekrotisches Material oder Granulationsgewebe (SUN 1974). Manchmal findet sich auch ein Blutkoagel am Boden der Ulzeration (GEBOES 1987); u.U. kann auch ein erhabener Bezirk mit einem zentralen dunklen Punkt, der einem blutenden Gefäß entspricht, im Ulkusgrund festgestellt werden (VALDES-DAPENA u. STEIN 1970).

Ein chronisches peptisches Ulkus ist normalerweise eine einzelne Läsion zwischen 1 und 3 cm im Durchmesser, die Größe kann aber variieren von außerordentlich klein bis größer als 3 cm (VALDES-DAPENA u. STEIN 1970).

Bevor ein Ulkus abheilt, sieht man einen Rückgang des Ödems und der anderen akut entzündlichen Reaktionen. Danach stößt sich das nekrotische Gewebe des Ulkusgrundes ab. Daraufhin bilden sich Granulationen auf dem Grund des Kraters von unten nach oben; die Regeneration der Schleimhaut geht von den Ulkusrändern aus und überwächst allmählich das Granulationsgewebe. Dieses neue Epithel ist dünn, relativ undifferenziert und enthält keine spezialisierten Zellen. Die für eine komplette Heilung notwendige Zeit beträgt normalerweise 5–7 Wochen, kann aber zwischen 10 Tagen und mehreren Monaten schwanken (SUN 1974).

Die Heilung eines Magenulkus kann ohne Narbe abgehen. In anderen Fällen bleiben nach Abheilung konvergierende Schleimhautfalten, die auf den Punkt des früheren Ulkus zulaufen, sichtbar; dies ist die Folge einer Bindegewebsproliferation bei Ulzera, die mehr oder weniger tief in die Magenwand penetriert waren.

Manchmal persistiert nach kompletter Epithelialisierung des Ulkusdefekts eine becherartige Einsenkung, die radiologisch als Nische imponieren kann (VALDES-DAPENA u. STEIN 1970).

In Abhängigkeit von der Lokalisation des Ulkus können mehrere Typen einer Magendeformierung auftreten: Ein Ulkus im Bereich des Korpus kann eine Sanduhrform verursachen; ein Ulkus an der kleinen Kurvatur kann eine Verkürzung dieses Segments verursachen; nach einem Ulcus pyloricum kann eine Pylorusstenose auftreten, in einigen Fällen auch eine Hyperplasie und Induration der Pyloruswand (SUN 1974). Bei der Sanduhrdeformität wurden perigastrische Adhäsionen beobachtet (VALDES-DAPENA u. STEIN 1970).

Radiologische Diagnose

Lokalisation

Die Prädilektionsstellen eines benignen peptischen Ulkus sind die kleine Kurvatur im Bereich des Angulus, des Antrums und der supraangulären Region; die Hinterwand ist häufiger betroffen als die Vorderwand (SUN 1974, TREICHEL 1982, GELFAND 1986). Diese Verteilung ist zusammengefaßt in der Abb. 75.

Gewöhnliches Magenulkus

Der wesentliche radiologische Anhaltspunkt eines peptischen Ulkus ist die Retention eines Bariumflecks mit konstanter Form und Volumen: Dies nennt man eine Nische. Wichtig ist, sowohl das Profil als auch das En-face-Aussehen der Nische zu kennen.

Die Ulkuskontur in der *Profilansicht* ist das in der Literatur am längsten bekannte Zeichen (WOLF u. Mitarb. 1957, WOLF 1971); dies läßt sich am besten nach Prallfüllung des Magens darstellen. In klassischen Fällen (Abb. 76 u. 77) projiziert sich der Grund der Nische außerhalb des normalen

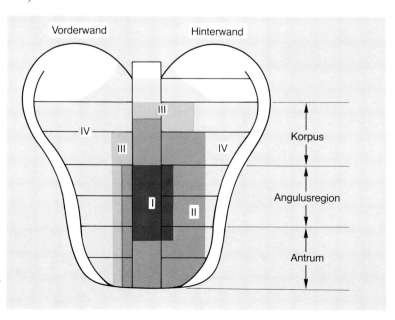

Abb. **75** Relative Häufigkeit des Ulcus ventriculi in den verschiedenen Magenregionen. Schematisch. Häufigkeit von I–IV abnehmend (aus *Treichel, J.:* Doppelkontrastuntersuchung des Magens. Thieme, Stuttgart 1982)

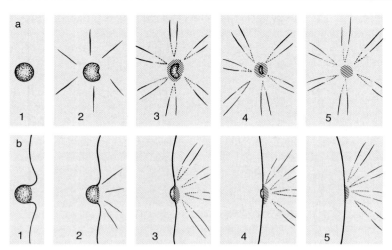

Abb. **76a** u. **b**   Verlaufstadien des Ulcus ventriculi
a Aufsicht, **b** Profilansicht
1 = Frisches florides Stadium mit deutlichem Randwall, noch keine Falteneinstrahlung.
2 = Florides Stadium mit Formveränderung der Nische und beginnender Falteneinstrahlung.
3 = Abheilungsstadium. Abnahme des Ulkusdurchmessers und der Ulkustiefe. Verformung der Ulkusnische. Deutliche Faltenkonvergenz. Faltenspitzen

gleichmäßig harmonisch verschmälert, noch vor der Restulzeration ohne scharfe Grenze in die bereits abgeheilten Partien übergehend.
4 = Fortschreitende Abheilung mit weiterer Verkleinerung der Ulkusnische.
5 = Narbenstadium. „Verdämmern" der konvergierenden Faltenenden im Narbengebiet
(aus *Treichel, J.:* Doppelkontrastuntersuchung des Magens. Thieme, Stuttgart 1982)

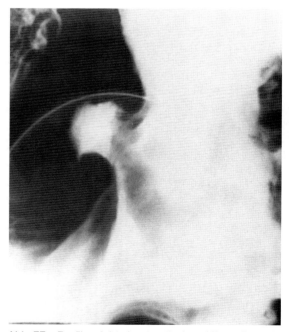

Abb. **77**   Profilansicht des peptischen Ulkus. Das Ulkus liegt an der kleinen Kurvatur im supraangulären Bereich. Die Nische ist geringfügig unregelmäßig, und ihr Grund projiziert sich außerhalb der kleinen Kurvatur. Die Nische ist umgeben von einem symmetrischen Füllungsdefekt mit allmählichem Übergang in die Peripherie. Verdickte Schleimhautfalten konvergieren zur Nische hin

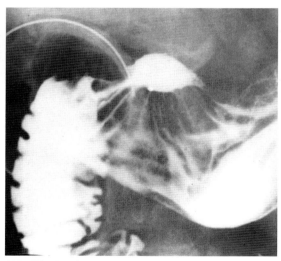

Abb. **78**   Peptisches Ulkus ohne Ulkuskragen. Die Schleimhautfalten konvergieren zum Rand der Nische an der kleinen Kurvatur des Antrums. Der Durchmesser der Übergangszone zwischen Nische und Magenlumen ist größer als der Durchmesser der Nische selbst, in der Übergangszone besteht kein strahlendurchlässiges Band: Fehlen des „Ulkuskragens"

Schleimhautniveaus, und die Kontur der Nische kann glatt oder leicht irregulär sein. Besteht ein Ödem, ist die Nische von einem symmetrischen Füllungsdefekt mit regelmäßigem Verlauf umgeben; dieser Füllungsdefekt ist meist in der Nähe des Ulkus besonders ausgeprägt und zeigt einen allmählichen Übergang zur normalen Schleimhaut. Dieser ödematöse Bezirk wurde von WOLF als „die Ulkuswölbung" beschrieben. Häufig konvergieren die Schleimhautfalten zum Ulkus und können bis an ihre Grenzen verfolgt werden, wenn die Falten nicht ein ausgeprägtes Ödem aufweisen.

Die Übergangzone zwischen der Nische und dem Magenlumen ist entweder größer (Abb. **78**) oder kleiner als der größte Durchmesser der Nische. Im letzten Fall stellt sich das Ulkus mit überhängenden Rändern dar; dies kann verursacht sein durch ein unterminierendes Fortschreiten des Ulkus oder durch ein Ödem des Ulkusrandes.

Durch die überhängenden Ränder ergibt sich ein dickes, strahlendurchlässiges Band, das die Übergangszone zwischen Nische und Magenlumen kreuzt; u. E. entspricht dieses Phänomen dem, was WOLF u. Mitarb. (1957) den „Ulkuskragen" genannt haben. Dieser Ulkuskragen kann konzentrisch (Abb. **79**) oder nicht konzentrisch (Abb. **80** u. **81**) aussehen.

Solch ein strahlendurchlässiges Band, dessen Breite allerdings nur etwa 1 mm beträgt, ist bekannt als das „Hampton-Zeichen" und wird auf die unterminierten Schleimhautränder zurückgeführt (SCHUMACHER u. HAMPTON 1956) (Abb. **82**).

Ist die Wölbung um das Ulkus herum besonders deutlich, projiziert sich die Nische nicht außerhalb der Konturen des normal dehnungsfähigen Magens (WOLF 1957). Dieses Phänomen wird häufig beobachtet bei Ulzera entlang der großen Kurvatur (ZBORALSKE u. Mitarb. 1978, BROMBART 1980, TREICHEL 1982) (Abb. **83**) und selten an der kleinen Kurvatur (Abb. **84**).

In einigen Fällen eines Ulkus ist an der gegenüberliegenden Magenwand eine Einsenkung sichtbar; dies ist die Folge eines Spasmus oder einer fibrotischen Retraktion. So kann ein Ulkus an der kleinen Kurvatur einhergehen mit einer Einsenkung an der großen Kurvatur (Abb. **85**).

Die *En-face-Darstellung* eines Ulkus kann entweder am bariumgefüllten Magen mit Kompression oder auf Doppelkontrastbildern dargestellt werden (Abb. **76**).

Die umgebenden Mukosafalten konvergieren häufig zur Nische hin (Abb. **87**). Ist ein Ödem vorhanden, ist die Nische umgeben von einem strahlendurchlässigen Halo, der allmählich zur Peripherie übergeht (Abb. **86**).

(Text weiter S. 363)

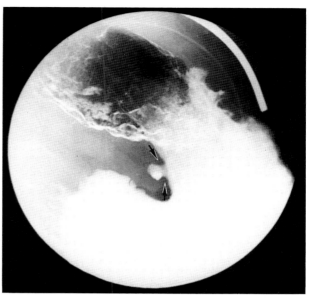

Abb. **79** Peptisches Ulkus mit konzentrischem Ulkuskragen. Der kraniokaudale Durchmesser der Übergangszone (Pfeile) zwischen Nische und Magenlumen ist kleiner als der Durchmesser der Nische; zudem sieht man ein strahlendurchlässiges Band in diesem Bereich

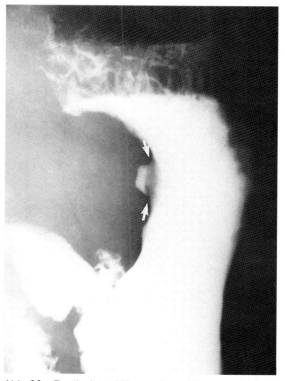

Abb. **80** Peptisches Ulkus mit nichtkonzentrischem Ulkuskragen. Ein strahlendurchlässiges Band (Pfeile) zeigt sich im Bereich der Übergangszone zwischen Nische und Magenlumen; der kraniokaudale Durchmesser dieses Bezirks ist größer als der der Nische

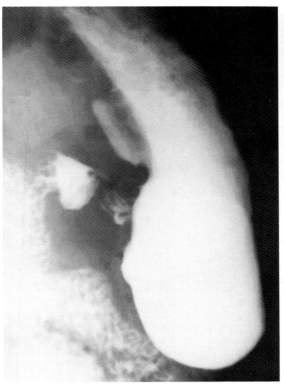

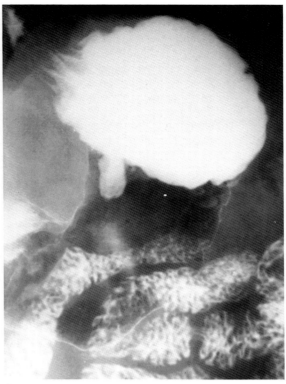

a

b
Abb. **81a** u. **b**
Peptisches Ulkus mit nichtkonzentrischem Ulkuskragen
a Die nichtkonzentrische Natur des Ulkuskragens ist in der Profilansicht sichtbar
b Der nichtkonzentrische Kragen kann in diesem Fall vielleicht auf die längliche Form des Ulkus zurückgeführt werden, wie dies in der En-face-Ansicht sichtbar wird

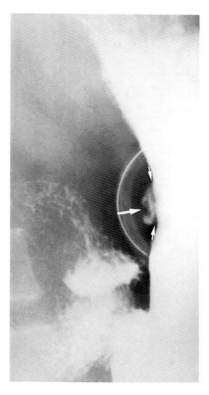

Abb. **82** Peptisches Magenulkus mit Hampton-Linie und Bergschem Knötchen. An der Basis der Nische sieht man eine 1 mm breite strahlendurchlässige Linie (kleine Pfeile), wahrscheinlich verursacht durch eine unterminierte Schleimhaut. Am Boden der Nische zeigt sich ein unregelmäßiger Füllungsdefekt, der mit einem Gefäßstumpf bei der Gastroskopie korreliert war (großer Pfeil)

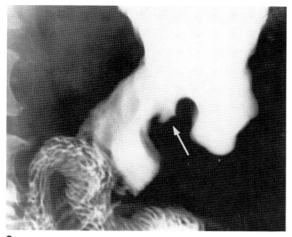

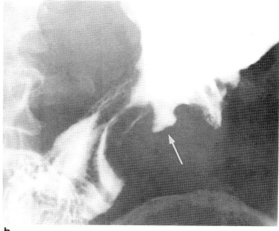

a

b

Abb. **83a** u. **b** Peptisches Ulkus an der großen Kurvatur mit ausgeprägter Ulkuswölbung
a Der Boden der Nische (Pfeil) projiziert sich nicht außerhalb der Kontur der großen Kurvatur; dies wird

auf ein ausgeprägtes Ödem und möglicherweise auch auf einen spastischen Faktor zurückgeführt
b Variabilität der Ulkuswölbung bei Kompression

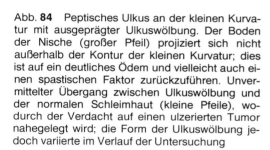

Abb. **84** Peptisches Ulkus an der kleinen Kurvatur mit ausgeprägter Ulkuswölbung. Der Boden der Nische (großer Pfeil) projiziert sich nicht außerhalb der Kontur der kleinen Kurvatur; dies ist auf ein deutliches Ödem und vielleicht auch einen spastischen Faktor zurückzuführen. Unvermittelter Übergang zwischen Ulkuswölbung und der normalen Schleimhaut (kleine Pfeile), wodurch der Verdacht auf einen ulzerierten Tumor nahegelegt wird; die Form der Ulkuswölbung jedoch variierte im Verlauf der Untersuchung

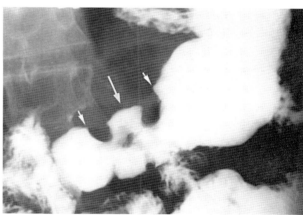

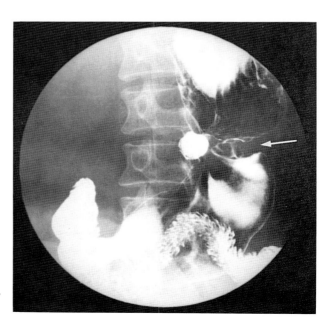

Abb. **85** Peptisches Ulkus an der kleinen Kurvatur mit Zähnelung an der großen Kurvatur (Pfeil)

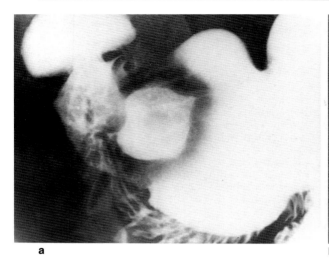

a

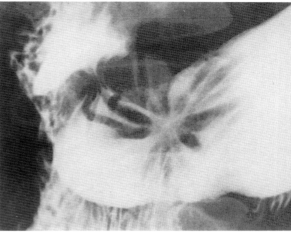

b

Abb. **86a** u. **b**   En-face-Ansicht eines peptischen Ulkus (akute Phase und Ausheilungsstadium)
a Große Nische im Magenantrum bei einem Patienten, der mit verschiedenen antirheumatischen Medikamenten behandelt wurde. Strahlendurchlässiger Halo um die Nische herum
b 6 Wochen später sieht man konvergierende Schleimhautfalten auf einem kleinen zentral eingedellten Bezirk mit unscharfer Begrenzung: Die Differentialdiagnose zwischen einem flachen Residualulkus und einer Ulkusnarbe ist dann schwierig

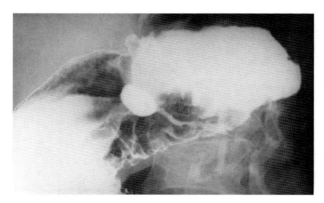

Abb. **87**   En-face-Ansicht eines peptischen Ulkus. Das Ulkus liegt an der Hinterwand in der Übergangszone zwischen Fundus und Korpus. Prallgefüllte Nische mit konvergierenden, verdickten Schleimhautfalten

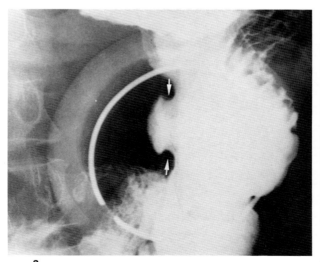

a
Abb. **88a** u. **b**
Entwicklung eines peptischen Ulkus bis zur Heilung
a   Ulkus mit konzentrischem Ulkuskragen: Der kraniokaudale Durchmesser der Übergangszone (Pfeile) zwischen der Nische und dem Magenlumen ist etwas klei-

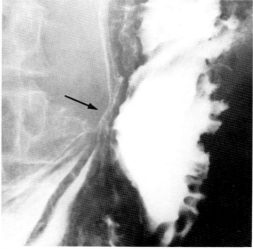

b
ner als der der Nische; zudem sieht man ein strahlendurchlässiges Band in diesem Bezirk
b   Ulkusnarbe: 3 Monate später sieht man keine Nische mehr an der Stelle, auf die die Schleimhautfalten zulaufen (Pfeil)

Ulkus in Abheilung und Ulkusnarbe

Rückbildung und Heilung eines Ulkus sind durch OHMORI im Schema sehr gut dargestellt (vgl. Abb. **76**).

Die konvergierenden Schleimhautfalten werden deutlicher, wenn das Ödem verschwindet. Die Größe der Nische wird kleiner von unten nach oben und von der Peripherie zum Zentrum hin. Bei der En-face-Darstellung kann die Differentialdiagnose zwischen einer Ulkusnarbe und einem inkomplett abgeheilten flachen Ulkus sehr schwierig sein (KELLER u. Mitarb. 1970, GELFAND u. OTT 1981) (Abb. **86**); eine scharfe Begrenzung der zentralen Einsenkung spricht für ein flaches Ulkus. Theoretisch ist die Diagnose leichter in der Profilansicht, da der Grund der Ulkusnarbe meist die normale Schleimhautgrenze nicht überschreitet; die Anwendung dieses Prinzips kann aber ein praktisches Problem bleiben.

Eine persistierende Schleimhautfalten-Konvergenz als Folge eines Ulkus wird nur nach Ulzera angetroffen, die mehr oder weniger tief in die Magenwand penetriert waren (Abb. **88**).

Ulkus mit Knötchen

In seltenen Fällen sieht man auf dem Ulkusgrund einen knötchenförmigen Füllungsdefekt (Abb. **82** u. **89**). Dieser Füllungsdefekt wird manchmal auch „Bergsches Knötchen" genannt. Solch ein Knötchen kann durch einen Gefäßstumpf verursacht werden (BERG 1932, VALDES-DAPENA u. STEIN 1970) oder durch ein Blutgerinnsel (GEBOES 1987). Fraglich bleibt, ob solch ein Knötchen auch durch Granulationsgewebe oder durch Nahrungsreste im Ulkusgrund hervorgerufen werden kann.

Peptisches Riesenulkus

Die meisten benignen peptischen Ulzera des Magens messen im Durchmesser weniger als 3 cm. Die größeren sind im allgemeinen penetrierende Ulzera.

Die Basis dieser Ulzera ist normalerweise durch ein angrenzendes Organ gegeben, häufig das Pankreas, und durch fibröses Gewebe, das zuvor Adhäsionen zwischen dem Magen und eben diesem Organ ausgebildet hat (VALDES-DAPENA u. STEIN 1970). In einigen Fällen eines penetrierenden Ulkus an der kleinen Kurvatur wird diese Läsion durch fibröses Gewebe des kleinen Netzes abgedeckt (s. auch „Komplikationen des peptischen Ulkus").

Nach unserer Erfahrung werden die meisten Riesenulzera bei älteren Patienten angetroffen und liegen im supraangulären Teil der kleinen Kurvatur oder nahe dabei (Abb. **90**).

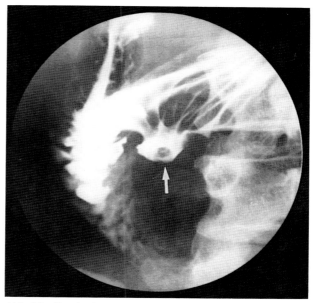

Abb. **89** Peptisches Ulkus mit Bergschem Knötchen. Nische an der großen Kurvatur des Antrums bei einem Patienten, der kurz zuvor geblutet hat. Der Füllungsdefekt am Boden der Nische entstand durch ein gastroskopisch nachgewiesenes Blutkoagel

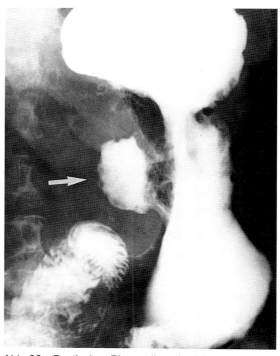

Abb. **90** Peptisches Riesenulkus des Magens. Der Ulkuskrater (Pfeil) ist tiefer als der Druchmesser der Magenwand (gedeckte Perforation). Bei der Patientin handelt es sich um eine alte Dame (Dr. *Peetermans,* Halle)

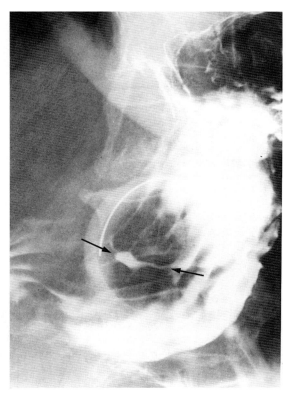

Abb. **91**   Lineares peptisches Magenulkus. Der Verlauf dieses Ulkus (Pfeile) ist senkrecht zum Verlauf der Schleimhautfalten

Lineares und längliches Magenulkus

Die linearen Magenulzera (Abb. **91–94**) sind viel weniger häufig als die gewöhnlichen runden oder ovalen Spielarten. Lineare Ulzera wurden zuerst in Japan beschrieben. Sie sind besonders an der kleinen Kurvatur lokalisiert und treten häufig in Verbindung mit einer Deformierung dieser Kurvatur auf (MURAKAMI u. Mitarb. 1959, YARITA u. Mitarb. 1984). Die meisten von ihnen haben einen queren Verlauf (MURAKAMI u. Mitarb. 1959, SHIRAKABE 1970).

KRESSEL (1983) zeigte, daß ein lineares Ulkus eine Phase im Abheilungsprozeß eines gewöhnlichen Ulkus sein kann.

Die Diagnose eines linearen Ulkus ist besonders schwierig, wenn seine Achse parallel der Längsachse des Magens verläuft, da es dann einer gewöhnlichen Rinne zwischen zwei Magenfalten ähnlich sehen kann. In einer Übersicht über 42 Fälle schlagen BRAVER u. Mitarb. (1979) folgende Kriterien zur Diagnose eines linearen Ulkus vor: Konturdeformität, Vorhandensein einer Nische in der Profilprojektion, faseriges Aussehen der Kontur und Falten, die zu einer Linie zusammenlaufen.

Magenulkus mit landkartenartigem Aussehen

In seinem Handbuch zur Doppelkontrastuntersuchung des Magens publiziert TREICHEL (1982) den Fall eines akuten, zirkulären, flachen Ulkus im Antrum mit verzerrten Grenzen, die einer geographischen Karte ähnlich sahen. Solch eine Ulkuskonfiguration konnten wir nur selten beobachten.

Ulkus im Canalis pyloricus

Ein Ulkus im Canalis pyloricus ist häufig begleitet von einer Abflachung des homologen Rezessus des Bulbus duodeni; dies ist die Folge der entzündlichen Reaktion um das Ulkus herum. So kann ein Ulkus an der kleinen und großen Kurvatur zusammen mit einer Retraktion bzw. des oberen oder des unteren Rezessus des Bulbus auftreten (Abb. **95**).

Manchmal läßt sich ein falsches Nischenbild an

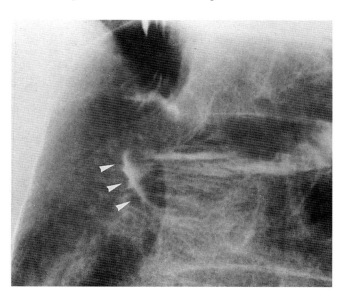

Abb. **92**   Benigne lineare Ulzeration. Linearer Bariumfleck im Magenfornix (Pfeilspitzen)

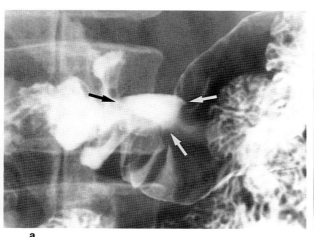

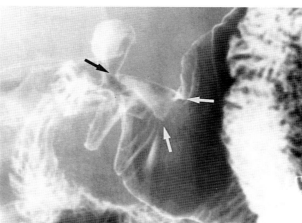

a

b

Abb. 93a u. b Dreieckiges peptisches Magenulkus. Dreieckiges Ulkus in der präpylorischen Region bei deformiertem Bulbus duodeni

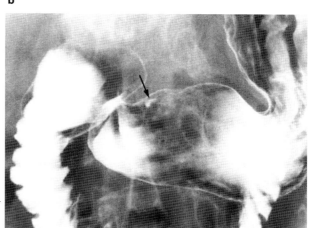

Abb. 94 Kleines kommaförmiges benignes Magenulkus. Das Ulkus liegt an der kleinen Kurvatur des Antrums (Pfeil), gastroskopische Bestätigung ▶

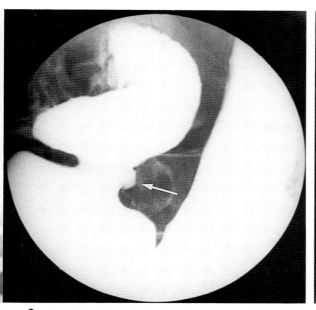

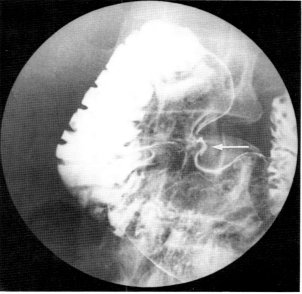

a

b

Abb. 95a u. b Peptisches Ulkus im Canalis pyloricus. Nische (Pfeil) an der kleinen Kurvatur des Canalis pyloricus in einfachem Kontrast und Bauchlage (**a**) und Doppelkontrast in Rückenlage (**b**). Auf Grund der ent-

zündlichen Reaktion ist der obere Rezessus des Bulbus abgeflacht und die Dehnungsfähigkeit der präpylorischen Region geringfügig vermindert

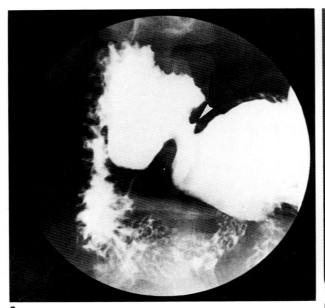

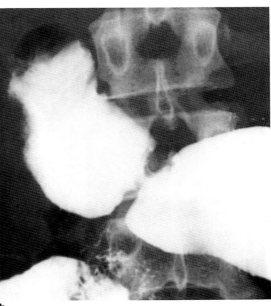

a

b

Abb. **96a** u. **b**   „Bremner-Nische"
a   Zusätzlich kleines dornförmiges Bild an der kleinen
Kurvatur des Canalis pyloricus (Pfeilspitze)
b   Verschwinden der „Nische".

Dieses inkonstante Bild ist vermutlich auf eine vorübergehende Bariumretention in einem Schleimhautrezes-
sus zwischen zirkulären Muskelschlingen des Pylorus
zurückzuführen

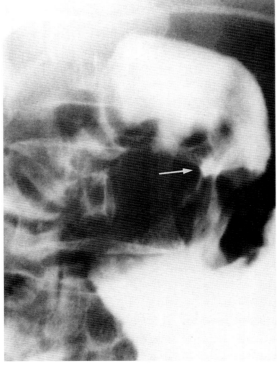

Abb. **97**   Pseudonische im Pylorus. Der Bariumfleck
im Pylorus (Pfeil) wird durch eine teilweise Überlagerung des Canalis pyloricus an der Basis des Bulbus
verursacht. Die korrekte Diagnose ist möglich infolge
Variabilität des Bariumflecks, nach adäquatem Heraus-
drehen des Pylorus und durch Doppelkontrast. Kein
Ulkus bei der Gastroskopie

der kleinen Kurvatur des Canalis pyloricus darstellen (Abb. **96** u. **101**). Nach BREMNER (1968)
wird es durch eine spezielle Verteilung der Muskelfasern im Pylorus verursacht (Abb. **101 a**).
PEAVY u. Mitarb. (1975) postulierten daß derselbe
Mechanismus, nämlich ein vorübergehender mu-
kosaler Rezessus, für ein falsches Ulkusbild sowohl an der großen wie an der kleinen Kurvatur
der pylorischen Region verantwortlich sein kann
(Abb. **101 b**). Die Superposition des Pylorus auf
der bulbären Basis kann auch ein falsches Ulkusbild verursachen (Abb. **97**). Da der Canalis pyloricus der engste Bezirk des Magens ist, kann ein
pylorisches Ulkus als Komplikation eine Pylorusstenose und Magendilatation nach sich ziehen
(Abb. **98**).
Die meisten Autoren stimmen darin überein, daß
der ungewöhnliche Doppelpylorus meist eine erworbene Fistelverbindung zwischen der präpylorischen Region und dem Bulbus duodeni und damit eine Komplikation eines peptischen Ulkus ist
(BENDER u. SOFFA 1975, RAPPOPORT 1978, AR-
CHAMPONG u. Mitarb. 1981, MINOLI u. Mitarb.
1981, EINHORN u. Mitarb. 1984).
Als Ergebnis einer solchen Verbindung können
zwei separate Pyloruskanäle dargestellt werden
(Abb. **99**). Die Fistel ist meist an der kleinen Kurvatur zwischen präpylorischem Antrum und dem
Fornix superior des Bulbus duodeni lokalisiert,
kann aber auch zwischen der großen Kurvatur
des Antrums und dem unteren Fornix des Bulbus
duodeni auftreten (RAPPOPORT 1978).

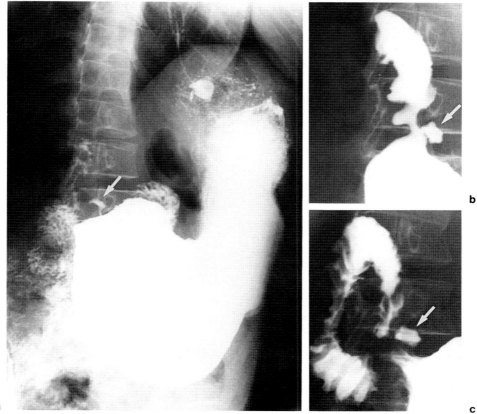

a

b

c

Abb. **98a–c**   Pylorusstenose als Komplikation eines peptischen Ulkus. Das Ulkus (Pfeil) sitzt an der kleinen Kurvatur in der präpylorischen Region; zusätzlich besteht eine Abflachung des oberen Rezessus des Bulbus. Die Stenose umfaßt den proximalen Teil des Canalis pyloricus; der distale Teil weist eine bessere Dehnungsfähigkeit auf (**b**). Magendilatation als Folge der Pylorusstenose

Abb. **99**   Gedoppelter Pylorus. Die untere Verbindung zwischen Antrum und Bulbus ist der eigentliche Pylorus. Die obere Verbindung war die Folge eines Fistelgangs (Pfeil), der durch Perforation eines präpylorischen peptischen Ulkus in den Bulbus duodeni verursacht war

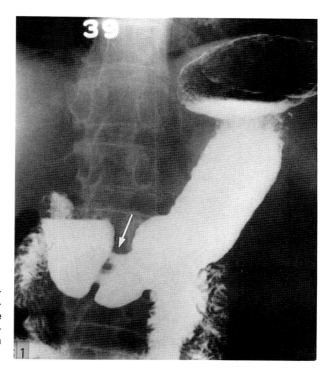

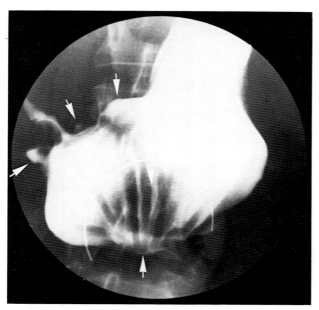

Abb. **100** Multiple benigne Magenulzera. Gastrografinuntersuchung wegen des klinischen Verdachts auf Perforation nach Gabe von Kortikoiden. 2 Ulzera an der kleinen und 2 an der großen Kurvatur (Pfeile)

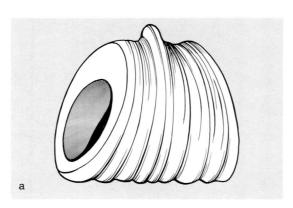

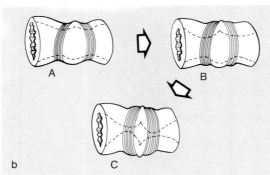

Abb. **101 a** u. **b**
a Konfiguration der zirkulären Muskelfasern in der pylorischen Region, konvergierend zur kleinen Kurvatur hin, um so den „Wulst" zu bilden (nach *Bremner*)
b Ein flüchtiger Schleimhautzrezessus (Pseudonische) zwischen die zwei Muskelschlingen im Bereich des Pylorus kann entweder an der großen oder an der kleinen Kurvatur auftreten; sie sind in der Kontraktionsphase ausgeprägter als in der Relaxationsphase (nach *Peavy* u. Mitarb.)

Peptisches Ulkus und Muskelhypertrophie des Pylorus bei Erwachsenen

Manchmal ist bei einem Magenulkus, besonders im Bereich des Angulus, die Dehnfähigkeit des Pylorus und des distalen Antrums bei erhaltenen Schleimhautfalten vermindert. In einigen dieser Fälle konnte eine muskuläre Hypertrophie nachgewiesen werden. Dieses Krankheitsbild wird diskutiert im Abschnitt „Hypertrophe Pylorusstenose beim Erwachsenen".

Multiple Ulzera

In einer chirurgischen Serie von 169 Magenresektionen wegen Ulcus pepticum fanden VALDES-DAPENA u. STEIN (1970) multiple Ulzera (zwischen 2 und 4) in 17%.
Wie bereits in der Diskussion über Ätiologie und Pathogenese des peptischen Ulkus erwähnt, sind akute Ulzera häufig multipel (Abb. **100**). Beim Zollinger-Ellison-Syndrom handelt es sich gewöhnlich um multiple Ulzera; sie können lokalisiert sein im Ösophagus, Magen, dem ersten Abschnitt des Duodenums, aber auch distal des Bulbus duodeni (STRAUS 1985). Im Zusammenhang mit dem Zollinger-Ellison-Syndrom können folgende radiologische Merkmale gefunden werden: Zunahme der Magensaftmenge infolge Hypersekretion, verdickte Magenfalten, Dilatation des Duodenums mit verdickten Duodenalfalten, Verdünnung und Segmentierung des Bariums im Dünndarm und verdickte Falten besonders in den proximalen Abschnitten. Alle diese Zeichen scheinen Folgen der Hypersekretion von Magensaft und Salzsäure zu sein (MARSHAK u. LINDNER 1970).

Magenerosionen

Im Gegensatz zu einem Ulkus penetriert die Erosion die Muscularis mucosae nicht.
Komplette Erosionen sind umgeben von einem ödematösen Halo; bei inkompletten Erosionen ist dies nicht der Fall. Aus diesem Grunde werden komplette Erosionen radiologisch leichter entdeckt als inkomplette.
Die Erosionen werden im Abschnitt über die Gastritis diskutiert.

Radiologische Differentialdiagnose

Malignes Ulkus

Das häufigste differentialdiagnostische Problem in der radiologischen Praxis ist die Unterscheidung zwischen einem peptischen Ulkus und einer malignen Ulzeration, meist einem Adenokarzinom. Dieses Problem wird ausführlich im Abschnitt über das Adenokarzinom besprochen.

Ulzierter submuköser Tumor

Manchmal kann ein peptisches Ulkus an der großen Kurvatur, das von einem deutlichen entzündlichen Randwall umgeben ist, einen ulzierten submukösen Tumor simulieren. Ein allmählicher Übergang des umgebenden Randwalls zur Peripherie und die Formvariabilität dieses Walls sind Argumente für ein peptisches Ulkus (Abb. **83**). Manchmal ist die ödematöse Ulkuswölbung jedoch auch scharf begrenzt (BONFIELD u. MARTEL 1973) (Abb. **84**).

Bei einem submukösen Tumor ist der Übergang des lakunären Bildes zur Peripherie hin häufig abrupt (WOLF 1971), und seine Form variiert nicht.

Divertikel

Magendivertikel gibt es praktisch nur im Fundus. Formvariabilität und eine extrem regelmäßige Auskleidung der Ausstülpung, das Vorhandensein eines Kragens mit Mukosafalten und das Fehlen eines umgebenden Randwalls sind Argumente für ein Divertikel.

Die Differentialdiagnose zwischen einem floriden Ulkus und einer *Ulkusnarbe*, zwischen einem linearen Ulkus und einer *Rinne zwischen Magenfalten* und zwischen einem Ulkus pyloricum und einer *Pseudonische*, wird im Abschnitt „Radiologische Diagnose des peptischen Ulkus" diskutiert.

Komplikationen

Perforation

Handelt es sich um eine freie Perforation, kann peritoneale Luft durch die entsprechenden Techniken dargestellt werden. In den Fällen, in denen die Perforation an der Hinterwand lokalisiert ist, können sich Luft und Flüssigkeit in der Bursa omentalis finden (Abb. **1**). Sollte es von Bedeutung sein, die Perforationsstelle präoperativ darzustellen, sollte wasserlösliches, jodhaltiges Kontrastmittel eingesetzt werden (Abb. **13**).

Eine tiefe Nische ist meist das Zeichen einer durch Bindegewebe gedeckten Perforation, evtl. gedeckt auch durch eines der anliegenden Organe wie Leber, Pankreas, Milz (GLICK u. Mitarb. 1987) oder durch das kleine Netz (s. auch

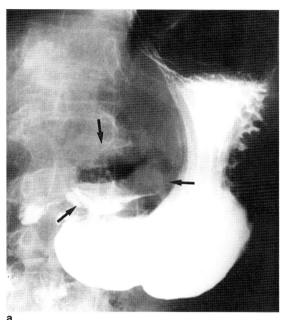

a

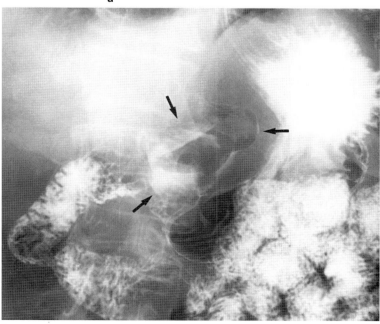

Abb. **102a** u. **b** Gedeckte Perforation eines peptischen Ulkus
Große unregelmäßig begrenzte Höhle mit wasserlöslichem, jodhaltigem Kontrastmittel und mit Luft gefüllt (Pfeile), kommunizierend mit der kleinen Kurvatur des Antrum
a Im Stehen
b in Rückenlage
Bei der Laparotomie fand sich ein peptisches Magenulkus mit gedeckter Perforation; das Ulkus war teilweise abgegrenzt durch die Leber und das Pankreas

b

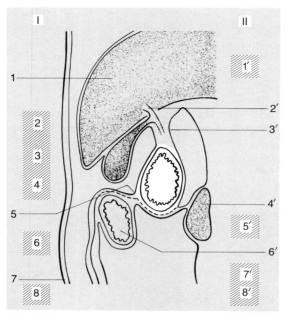

Abb. **103** Häufigkeit fibröser Verwachsungen und gedeckter Perforationen entsprechend dem anatomischen Sitz bei 263 Fällen. Die Gesamtzahl der Lokalisationen übersteigt die Gesamtzahl der Patienten, da in etwa einem Fünftel aller Patienten multiple Strukturen betroffen waren (nach *Haubrich*)

Komplikationen der peptischen Ulkuserkrankung

I = Duodenalulkus	II = Magenulkus
1 = Leber 17 (6,2%)	1′ = Leber 3 (6,1%)
2 = Gallenwege 50 (18,4%)	2′ = Gallenwege 6 (12,2%)
3 = kleines Netz 29 (10,7%)	3′ = kleines Netz 13 (26,6%)
4 = Pankreas 143 (52,6%)	4′ = Pankreas 21 (42,8%)
5 = Mesokolon 0	5′ = Mesokolon 1 (2,1%)
6 = Kolon 4 (1,5%)	6′ = Kolon 0
7 = Bauchwand 2 (0,7%)	7′ = Bauchwand 0
8 = andere Strukturen 27 (9,9%)	8′ = andere Strukturen 5 (10,2%)

„Riesenulkus" in „Radiologische Diagnose" des peptischen Ulkus) (Abb. **102**).

In Abb. **103** gibt HAUBRICH schematisiert die Häufigkeit einer durch Bindegewebe gedeckten Perforation entsprechend dem anatomischen Ulkussitz bei 263 Fällen eines Magen- oder Duodenalulkus wieder.

Blutung

Wie bereits ausgeführt (s. „Ulkus mit Knötchen" in „Radiologische Diagnose" des peptischen Ulkus), ist der Befund eines Knötchens in der Ulkusnische verdächtig auf eine frische Blutung.

In Fällen einer akuten Blutung, in denen die Blutungsursache endoskopisch nicht lokalisiert werden kann, ist eine Arteriographie zu diagnostischen und evtl. auch zu therapeutischen Zwecken indiziert (s. auch „Angiographie" in „Untersuchungstechnik").

Narbige Schrumpfung

Entsprechend dem Ulkussitz sind mehrere Typen einer Deformierung möglich (Abb. **104**):

Ein Ulkus des Canalis pyloricus kann kompliziert sein durch eine Pylorusstenose und Magendilatation (s. auch „Ulcus im Canalis pyloricus" in „Radiologische Diagnose" des peptischen Ulkus).

Ein Ulkus des Magenkorpus kann eine Sanduhrstenose nach sich ziehen (Abb. **105**), und ein Ulkus an der kleinen Kurvatur kann eine Schrumpfung dieses Bezirks verursachen, so daß der Magen wie eine Kaffeekanne aussieht.

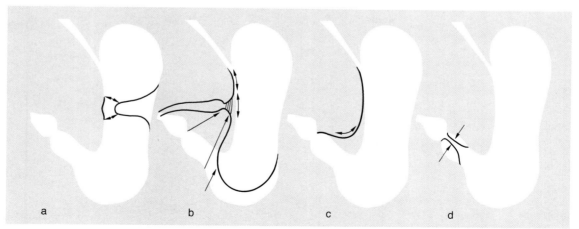

Abb. **104a–d** Schematische Darstellung typischer Magendeformierungen nach Ulcus ventriculi. Die Pfeile geben die jeweilige Schrumpfungsrichtung an

a Zirkuläre Schrumpfung nach Ulkus an der kleinen Kurvatur (Sanduhrmagen)

b Verkürzung der kleinen Kurvatur („schneckenförmige Einrollung") mit Schrumpfung der Pars pylorica und Ausbildung eines Beutelmagens nach rezidivierenden Ulzera der kleinen Kurvatur

c Verkürzung der kleinen Kurvatur im Angulusbereich bei linearer Narbenbildung nach querovalem Angulusulkus

d Stenose des Canalis pyloricus nach Ulkus in diesem Bereich
(nach *Frik*)

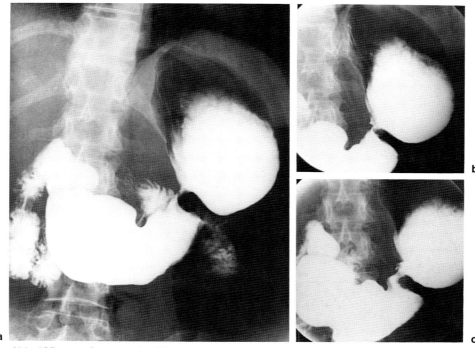

Abb. **105a–c** Segmentale Magenstenose als Komplikation eines peptischen Ulkus („Sanduhrmagen"). Zweiteilung des Magens als Folge einer konstanten Stenose im Magenkorpus bei einem Patienten mit Ulkusanamnese und früher durchgemachter Perforation. Bei der Gastroskopie und Biopsie gab es keine Hinweise für ein aktives Ulkus oder einen Tumor; die Laparotomie bestätigte die Diagnose einer benignen Stenose (Aufnahme: *Dr. A. Brijs,* Herentals)

Magentumoren

Benigne Magentumoren epithelialen Ursprungs

Pathologisch-anatomische Klassifikation

Der Begriff „Polyp" hat nicht in allen Publikationen dieselbe Bedeutung: Manchmal wird er im makroskopischen Sinne gebraucht, um eine meist kleine lokalisierte Läsion der Schleimhautoberfläche, die sich ins gastrointestinale Lumen vorwölbt, ohne Rücksicht auf ihre Histologie zu beschreiben; bei anderer Gelegenheit jedoch wird er als ein Synonym für einen kleinen benignen epithelialen Tumor gebraucht (MARSHAK u. LINDNER 1971, GEBOES 1987).

Die Klassifikation der benignen Magentumoren epithelialen Ursprungs ist in der Literatur nicht einheitlich (NOLTENIUS 1981, NELSON u. LANZA 1985, SCHWABE u. LEWIN 1985) (Tab. **5**).

Das *Adenom* ist verantwortlich für 10% aller benignen Magentumoren (Tab. **6**) und wird unterteilt in tubuläre Adenome, papilläre Adenome („villöser Polyp") und tubulovillöse Adenome.

Die meisten Adenome haben einen Durchmesser von 1–1,5 cm, aber auch Durchmesser von 4 cm und mehr wurden gefunden. Die meisten Adenome sind sessil; einige haben aber auch einen Stiel. Die tubulären Adenome haben eine glatte Oberfläche, wohingegen die papillären und tubulovillösen Adenome sich häufig mit einer irregulären gelappten Oberfläche darstellen; oberflächliche Ulzerationen können sich bei allen Typen finden.

Magenadenome sind manchmal multipel oder diffus und können entweder isoliert oder gelegentlich als Teil einer adenomatösen Polyposis auftreten.

Obwohl die familiäre Polyposis coli und das

Tabelle 5   Benigne Magentumoren epithelialen Ursprungs

Adenome
   tubuläres Adenom
   papilläres Adenom (villöser Polyp)
   tubulovillöses Adenom
   adenomatöse Polyposis
      – familiäre Polyposis coli (Kolorektum, selten Magen und Dünndarm)
      – Gardner-Syndrom (Kolorektum, selten Magen und Dünndarm)

hyperplastischer Polyp

hamartomatöse Polyposis
   juvenile Polyposis (Kolorektum, selten Magen und Dünndarm)
   Peutz-Jeghers-Syndrom (Dünndarm, weniger häufig Magen und Kolon)
   Cowdensche Erkrankung (gesamter Gastrointestinaltrakt)
   Cronkhite-Canada-Syndrom (gesamter Gastrointestinaltrakt)

heterotope adenomatöse Polypen mit
   Pankreasgewebe
   Duodenalgewebe
   heterotopem Magengewebe

andere
   Duplikaturzyste des Magens
   zystische Magenpolyposis
   Adenomyoma
   Teratom

Gardner-Syndrom, beides angeborene Erkrankungen, als adenomatöse Polyposis eingestuft werden, können sich die Magenpolypen, die gelegentlich bei diesen Erkrankungen vorkommen, mit anderer Histologie erweisen: Viele Magenpolypen bei der familiären Polyposis coli werden als hyperplastisch beschrieben; beim Gardner-Syndrom fand man im Magen adenomatöse Polypen, hyperplastische Polypen und Hamartome (NOLTENIUS 1981, NELSON u. LANZA 1985, SCHWABE u. LEWIN 1985). Beim Gardner-Syndrom treten in Verbindung mit der gastrointestinalen Polyposis Weichteiltumoren und Knochentumoren auf (KELSEY 1976, SCHWABE u. LEWIN 1985).

Tabelle 6   Relative Häufigkeit der verschiedenen benignen Magentumoren (Sammelstatistik aus 10 Arbeiten, 1922 – 1981) (Bockus Gastroenterology 1985)

Tumor	Fallzahl	%
Adenom des Magens	279	9,8
hyperplastischer Polyp	1090	38,4
Leiomyom	671	23,6
Fibrom	125	4,4
Neurinom	126	4,4
heterotopes Pankreas	203	7,1
Lipom	77	2,7
Magenzyste	63	2,3
Leiomyoblastom	98	3,4
Gefäßtumoren	52	1,8
andere	58	2,1
insgesamt	2842	100,0

Hyperplastische Polypen sind verantwortlich für nahezu 40% aller benignen Tumoren (Tab. **6**).
Die meisten haben eine glatte Oberfläche und präsentieren sich mit einem Durchmesser zwischen weniger als 0,5 und 3 cm. Sie kommen häufiger im Antrum vor, sind häufig multipel und manchmal diffus. Hyperplastische Polypen können zur chronisch-atrophischen Gastritis in Beziehung stehen (TOMASULO 1971, NELSON u. LANZA 1985); TOMASULO berichtete auch über eine statistische Beziehung zwischen Adenomen und chronischer Gastritis. *Magenhamartome* können sich bei der juvenilen Polyposis, beim Peutz-Jeghers-Syndrom, bei der Cowdenschen Erkrankung und beim Cronkhite-Canada-Syndrom finden. Das Peutz-Jeghers-Syndrom und die Cowdensche Erkrankung sind hereditäre Erkrankungen. Das Peutz-Jeghers-Syndrom ist charakterisiert durch Dünndarmpolypen, manchmal in Verbindung mit Magen- und Kolonpolypen, und durch mukokutane Pigmentationen, besonders im Mund und in der Perioralgegend (KELSEY 1976).

Bei der Cowdenschen Erkrankung können Polypen anzutreffen sein vom Ösophagus bis zum Rektum; sie treten in Verbindung mit mukokutanen papulären Läsionen auf, ebenso mit Erkrankungen der Brust und der Schilddrüse (GOLD u. Mitarb. 1980, CHEN u. Mitarb. 1987).
Beim Cronkhite-Canada-Syndrom können die Polypen auf die ganze Länge des Darms anzutreffen sein; sie treten auf in Verbindung mit ektodermalen Anomalien, inklusive Alopezie, Hyperpigmentation der Haut und Atrophie der Nägel

sowie Diarrhoe (KALSER 1976, SCHWABE u. LE-WIN 1985). NOLTENIUS (1981) benützt die Begriffe „Hamartom" und „hyperplastischer Polyp" als Synonyme.

Die *heterotopen adenomatösen Polypen,* die Pankreas-, Duodenal- oder heterotopes Magengewebe enthalten, haben generell eine submuköse Lokalisation (PALMER 1951, DOLAN u. Mitarb. 1974, NELSON u. LANZA 1985), da sie aber epithelialen Ursprungs sind, werden sie in diesem Abschnitt besprochen. Das ektope Pankreas ist die häufigste Ursache eines heterotopen Magenpolypen; es liegt im allgemeinen entlang der großen Kurvatur im Antrum und präsentiert sich als sessiler Polyp, der häufig eine zentrale Einsenkung aufweist und dessen Durchmesser selten mehr als 3–4 cm beträgt.

Unter *anderen,* aber seltenen benignen *Magentumoren epithelialen Ursprungs* seien genannt: die Duplikaturzyste des Magens, die zystische Polyposis des Magens, das Adenomyom und das Teratom. Die Duplikaturzyste des Magens wird im Abschnitt „Verschiedene Magenläsionen" besprochen. Bei der zystischen Polyposis des Magens handelt es sich um dilatierte zystische Drüsen, die in die Submukosa penetrieren; diese Veränderung kann sowohl nach Operation am Magen als auch am intakten Magen auftreten. Das Adenomyom des Magens setzt sich aus glatter Muskulatur und Gängen zusammen, enthält jedoch selten azinäres Pankreasgewebe.

Magenteratome enthalten im allgemeinen zystische und solide Komponenten; die letzteren setzen sich zusammen aus schleimsezernierenden Epithelien vom Typ des Gastrointestinaltrakts, aus respiratorischem Epithel, Plattenepithel, Fett, Gewebe des zentralen Nervensystems, Knochen und Knorpel (MATIAS u. HUANG 1973, NELSON u. LANZA 1985).

Radiologische Diagnose und Differentialdiagnose

Die radiologischen Merkmale des klassischen benignen Magenpolyps (*Adenome, hyperplastische*

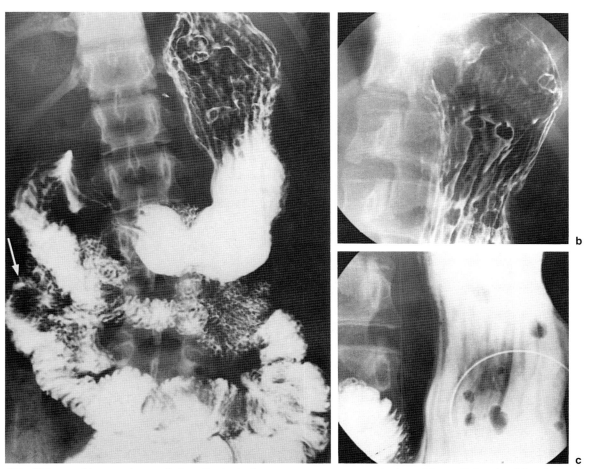

Abb. **106a–c** Magenpolypen beim Peutz-Jeghers-Syndrom. 16 Jahre alte Patientin mit oralen Pigmentationen. Mehrere kleine Polypen in Fornix und Korpus des Magens und ein größerer Polyp im Dünndarm (Pfeil in **a**)

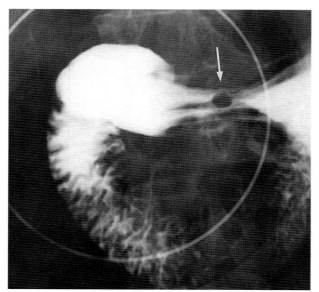

Abb. **107**   Kleiner sessiler hyperplastischer Magenpolyp. Glatte Kontur des kleinen Füllungsdefekts im Antrum

Polypen und Hamartome) wurden von zahlreichen Autoren beschrieben (YAMADA u. ICHIKAWA 1974, PONETTE u. Mitarb. 1978, GORDON u. Mitarb. 1980, OP DEN ORTH u. DEKKER 1981, MARSHAK u. Mitarb. 1983). Benigne Magenschleimhauttumoren können solitär, multipel (Abb. **106**) oder diffus sein. Sie sind im allgemeinen klein mit scharf begrenzten Konturen infolge des abrupten

Übergangs zur umgebenden Schleimhaut. Sie können sessil sein (Abb. **107**) oder einen mehr oder weniger gut ausgebildeten Stiel haben (YAMADA u. ICHIKAWA 1974) (Abb. **108**). Wie bereits bei der pathologisch-anatomischen Klassifikation beschrieben, können einige Charakteristika auf einen mehr oder weniger spezifischen Ursprung hinweisen: Ein gelappter Polyp legt ein villöses oder tubulovillöses Adenom nahe (Abb. **109**), wohingegen eine glatte Oberfläche für einen hyperplastischen Polypen (Abb. **107** u. **108**) oder ein tubuläres Adenom spricht. Wie bei den Kolonpolypen können sich gestielte Magenpolypen als ringförmige Doppelverschattung darstellen: Ein kleinerer innerer Ring projiziert sich in einen größeren äußeren Ring; dies entspricht der axialen Projektion des Stiels auf den Kopf und wird manchmal auch als „mexikanischer Hut"-Zeichen beschrieben (LAUFER 1979). Polypen mit einem langen Stiel können durch den Pylorus bis ins Duodenum prolabieren (Abb. **109**) und eine gastroduodenale Invagination verursachen (VAN NAMEN 1986).

Polypen der vorderen Magenwand können in Rückenlage und Doppelkontrasttechnik einen flüchtigen zentralen Bariumfleck zeigen: Dies gilt als Artefakt infolge eines am Polypen hängenden Bariumtröpfchens und wurde Stalaktitenphänomen genannt (OP DEN ORTH u. PLOEM 1975) (s. auch Abschnitt „Untersuchungstechnik: die wesentlichen Elemente der Bariumuntersuchung").
Die Differentialdiagnose des benignen Magenschleimhautpolypen umfaßt das kleine polypoide

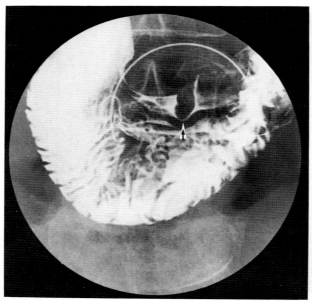

a

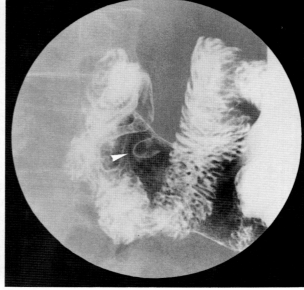

b

Abb. **108a** u. **b** Kleiner gestielter hyperplastischer Magenpolyp. Fingerförmiger Polyp mit regelmäßiger

Oberfläche und geringfügiger Mobilität im Antrum (Pfeilspitze)

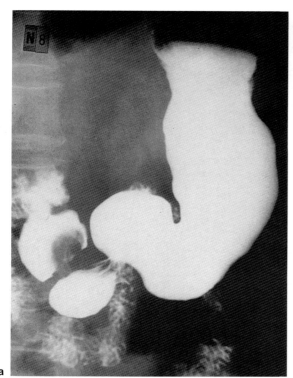

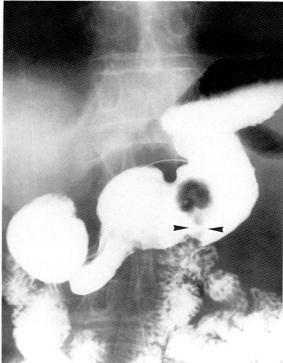

a

b

Abb. 109a u. b
Gestielter Magenpolyp, ins Duodenum prolabierend
a Der Kopf des Polypen sitzt im Bulbus duodeni
b Der Polyp ist ins Magenlumen zurückgewandert.

Leicht gelappter Aspekt des Polypenkopfes; der Stiel ist kaum sichtbar (Pfeilspitzen)
Pathologisch-anatomische Untersuchung: Adenom
(aus *Ponette, E., P. Cleeren, G. Marchal, A. L. Baert, G. Vantrappen, L. Broeckaert, S. Ponette, J. Pringot:* Le radiodiagnostic des tumeurs bénignes gastriques. In *L. Engelholm, L. Jeanmart, J. de Toeuf, M. Osteaux, J. P. Peeters:* Exploration gastroduodénale et colique en double contraste. European Press, Ghent 1978)

Karzinom, den kleinen nicht ulzerierten submukösen Tumor, heterotopes Pankreasgewebe, maligne Lymphome und Metastasen. Bei einem kleinen submukösen Tumor ist der Übergang zur umgebenden Schleimhaut manchmal weniger abrupt als bei einem Schleimhautpolypen, sodaß sich ein submuköser Tumor mit weniger scharf begrenzten Konturen präsentiert als ein Schleimhautpolyp (TREICHEL 1982); eine glatte Oberfläche kann sowohl bei submukösen Tumoren als auch bei vielen Schleimhautpolypen nachgewiesen werden. Magenmetastasen sind häufig multipel und exulzeriert. Zur definitiven Differentialdiagnose mit malignen Magenläsionen sind Biopsien unerläßlich.

Die Differentialdiagnose zwischen den verschiedenen *Polyposisformen des Magens* wird durch die begleitenden Anomalien gestellt, wie sie bei der pathologisch-anatomischen Klassifikation aufgeführt sind. Varioliforme Erosionen, besonders in der Ausheilungsphase, können mit Polypen verwechselt werden, da die Erosion früher verschwindet als die umgebende Randfalte. Die Differentialdiagnose zwischen Magenpolyposis und einigen Fremdkörpern (Abb. **110**) beruht im wesentlichen auf der intraluminalen Beweglichkeit der letzteren.

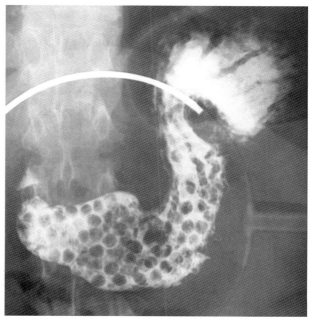

Abb. **110**   Erbsen im Magen

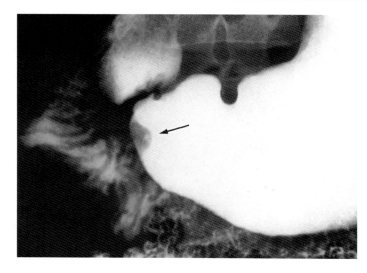

Abb. 111 Ektopische Pankreasinsel im Magen. Kleiner Füllungsdefekt mit regelmäßiger Begrenzung und zentralem Grübchen im Magenantrum (Pfeil). Pathologisch-anatomische Untersuchung: Pankreasgewebe
(aus *Ponette, E., P. Cleeren, G. Marchal, A. L. Baert, G. Vantrappen, L. Broeckaert, S. Ponette, J. Pringot:* Le radiodiagnostic des tumeurs bénignes gastriques. In *L. Engelholm, L. Jeanmart, J. de Toeuf, M. Osteaux, J. P. Peeters:* Exploration gastroduodénale et colique en double contraste. European Press, Ghent 1978)

Das Spektrum der Röntgenmerkmale des *heterotopen Pankreas* im Magen umfaßt sowohl die klassischen als auch außergewöhnliche Bilder (KILMAN u. BERK 1977, THOENI u. GEDGAUDAS 1980). Beim klassischen Bild handelt es sich um einen kleinen (< 3 cm) rundlichen oder ovalen breitbasigen Füllungsdefekt mit scharfer Begrenzung und glatter Oberfläche, unterbrochen durch einen kleinen zentralen Bariumfleck, lokalisiert an der großen Kurvatur, an der Hinterwand des Magenantrum oder im Bereich der präpylorischen Region, nicht weiter als 6 cm vom Pylorus entfernt (Abb. **111**). Die zentrale Bariumansammlung entspricht dem teilweise bariumgefüllten Pankreasgang (LITTNER u. KIRSH 1952). Eine zentrale Nabelbildung ist jedoch nicht unbedingt erforderlich (Abb. **112**); fehlt sie, ist die Differentialdiagnose zu anderen benignen Schleimhautpolypen, zum Adenomyom, zu kleinen submukösen Tumoren oder auch zu einem kleinen polypoiden Karzinom schwierig.

Ist der zentrale Bariumfleck breiter als gewöhnlich, muß die Differentialdiagnose zu einem peptischen Ulkus oder zu einem ulzerierten submukösen Tumor gestellt werden. Das klassische Bild mit der kleinen zentralen Einsenkung ist jedoch nicht spezifisch für ektopisches Pankreas: Es wird auch beim kleinen Leiomyom beschrieben (PERRILLO u. Mitarb. 1977). Hat das ektope Pankreas eine schmale Basis oder einen Stiel, kann es einen

a

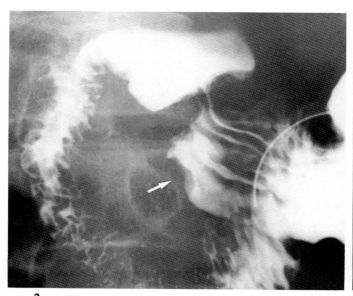 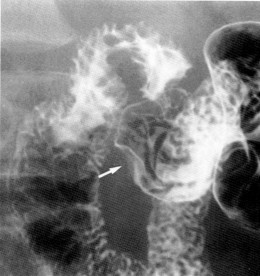

b

Abb. **112a** u. **b** Ektopische Pankreasinsel im Magen. Kleiner Füllungsdefekt (Pfeil) mit glatter Oberfläche und geringfügig variabler Form (vgl. **a** u. **b**) an der großen Kurvatur im Magenantrum. Pathologisch-anatomische Untersuchung: Pankreasgewebe

klassischen Schleimhautpolypen vortäuschen. Gelegentlich ist das Pankreasgewebe größer als 3 cm und kann durchaus 6 cm erreichen; es kann auch weiter proximal als gewöhnlich liegen; die Differentialdiagnose zu einem klassischen submukösen Tumor ist dann schwierig.

Eine Magenausgangsstenose infolge einer Pankreatitis des heterotopen Pankreas in der präpylorischen Gegend oder im Canalis pyloricus kann eine hypertrophische Pylorusstenose simulieren (THOENI u. GEDGAUDAS 1980).
ROHRMANN u. Mitarb. (1977) schlugen eine kombinierte endoskopisch-radiologische Technik zur Demonstration der exkretorischen Gangstrukturen vor, um die Mündung des ektopen Pankreas in den Nabel zu demonstrieren und eine verläßliche, nichtoperative Diagnose zu stellen.

Das *Adenomyom* liegt meist in derselben Magengegend wie das ektope Pankreas und ist dieser Formation radiologisch sehr ähnlich (NELSON u. LANZA 1985) (Abb. **113**).

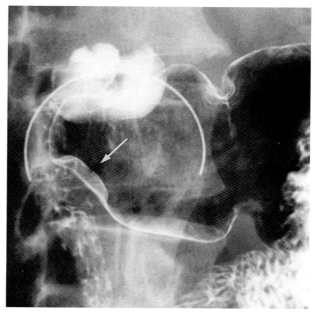

Abb. **113**   Adenomyom des Magens. Regelmäßig begrenzter Tumor an der großen Kurvatur des Antrums (Pfeil).

Das *Magenteratom* präsentiert sich radiologisch in den meisten Fällen als ein außerhalb des Magens wachsender Tumor mit Kalkeinlagerungen in mehr als der Hälfte der in der Literatur beschriebenen Fälle. Manchmal können Zähne festgestellt werden (Abb. **114**). Magenteratome kommen hauptsächlich bei Männern vor (MATIAS u. HUANG 1973, OLBERT u. Mitarb. 1975, SIEGEL u. SHACKELFORD 1978, CAIRO u. Mitarb. 1981, NELSON u. LANZA 1985).

Entwicklung

Magenadenome sind prämaligne Läsionen, obwohl die Häufigkeit der malignen Degeneration vom Subtyp abhängt (MING u. GOLDMAN 1965, TOMASULO 1971, NOLTENIUS 1981, NELSON u. LANZA 1985). Die hyperplastischen Magenpolypen unterliegen selten einer malignen Degeneration, es bestehen aber statistische Zusammenhänge zwischen diesen Polypen und einem getrennt davon vorliegenden Magenkarzinom, obwohl diese Korrelation weniger häufig ist als bei Adenomen (MING u. GOLDMAN 1965, TOMASULO 1971, NELSON u. LANZA 1985).
Die Hamartome des Magens haben ebenso ein niedriges malignes Potential (NELSON u. LANZA 1985).

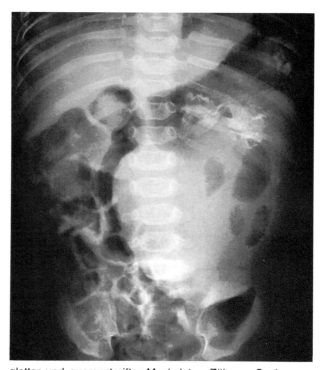

Abb. **114.**   Magenteratom bei einem 4 Monate alten Säugling. Außergewöhnlich großer Tumor im linken Abdomen mit Verkalkungen im linken Hypochondrium; einige Verkalkungen lassen an Zähne denken. Laparotomie: riesiger Tumor, ausgehend von der hinteren Magenoberfläche. Pathologisch-anatomische Untersuchung: Teratom mit epidermalen Zysten, Fettgewebe, glatter und quergestreifter Muskulatur, Zähnen, Speicheldrüsengewebe, Lungengewebe, Dünndarmschleimhaut, Nervengewebe und Knochengewebe mit Knochenmark

(Die Aufnahme verdanken wir Dr. *M. Snoeck*, Herk-De-Stad, und Prof. *J. Gruwez*, K.U. Leuven)

Die heterotopen adenomatösen Magenpolypen sind nicht präkanzerös: Eine maligne Degeneration ist nicht häufiger beschrieben als sie normalerweise in dem betreffenden Gewebe vorkommt (NOLTENIUS 1981, NELSON u. LANZA 1985).

Adenokarzinom des Magens

Definition

Das Adenokarzinom des Magens entsteht aus den Drüsenzellen der Mukosa und ist der häufigste maligne Magentumor.

Epidemiologie

Die Häufigkeit des Magenkarzinoms schwankt offenbar entsprechend dem untersuchten Gebiet. Es ist seit langem bekannt, daß seine Inzidenz in Japan, Chile und Island sehr viel höher ist als bei der weißen Bevölkerung der USA (ACKERMAN 1972, MASUDA u. Mitarb. 1980).
Die Frequenz des Magenkarzinoms ist im Sinken begriffen: KRAIN (1972) berichtet über einen konstanten Abfall für beide Geschlechter in den USA zwischen 1930 und 1970, und NOLTENIUS (1981) bestätigt einen weiteren Abfall während der letzten 20 Jahre.
Männer sind häufiger betroffen als Frauen (PALMER 1974). Der Altersgipfel liegt in der 6.–8. Dekade; unter 30 Jahren ist der Tumor sehr selten.
Prädilektionsorte sind das Antrum und der Pylorus an der kleinen Kurvatur, gefolgt von der Kardia und dem Fornix (NOLTENIUS 1981). Multizentrische Magenkarzinome wurden beschrieben (DEBRAY u. Mitarb. 1978, MONTESI u. Mitarb. 1982).

Pathogenese

Folgende Magenläsionen werden von NOLTENIUS (1981) als mögliche Präkanzerosen angegeben: Carcinoma in situ, Dysplasie der Drüsen- und Oberflächenepithelien, intestinale Metaplasie, adenomatöser Magenpolyp mit intestinalem Epithel, chronisches peptisches Ulkus (DEGELS u. Mitarb. 1979).
Einige Situationen sind dafür bekannt, mit einer häufigeren Inzidenz des Magenkarzinoms assoziiert zu sein: Perniziöse Anämie, atrophische Magenschleimhaut, Achlorhydrie und Hypochlorhydrie, subtotale Gastrektomie.

Pathologie

Aus *mikroskopischer* Sicht schlägt NOLTENIUS (1981) eine Reihe von Subklassifikationen vor: unspezifisches Adenokarzinom mit Magenschleimhautepithel, kolloides Karzinom, Adeno-

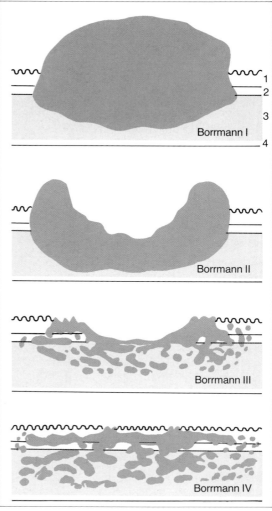

Abb. 115   Klassifikation des fortgeschrittenen Magenkarzinoms auf Grund seiner makroskopischen Form nach Borrmann
1 = Mukosa   2 = Submukosa
3 = Muskularis   4 = Serosa
(aus *Treichel, J.*: Doppelkontrastuntersuchung des Magens. Thieme, Stuttgart 1982)

karzinom mit intestinalem Epithel, diffuses Adenokarzinom, Ulkuskarzinom, Linitis plastica, Siegelringzellkarzinom und oberflächliches Karzinom. Der Begriff „Linitis plastica" ist eigentlich verwirrend; er wird von einigen Autoren verwendet als makroskopische Umschreibung um den flachen infiltrativ wachsenden Magentumor anzudeuten; andere verwenden diesen Begriff, um eine spezielle mikroskopische Variante des Magenkarzinoms zu definieren, aber gerade hier stimmen nicht alle Autoren überein. Die mikroskopische Klassifikation nach BRODERS beruht auf dem Differenzierungsgrad des Zellwachstums

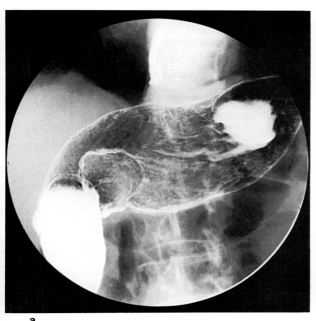

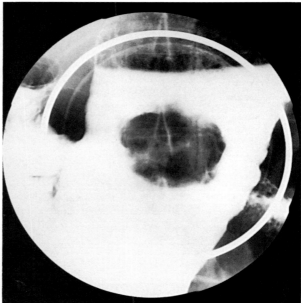

a

b

Abb. **116a** u. **b** Fortgeschrittenes Adenokarzinom Typ Borrmann I. Rundlicher Füllungsdefekt mit irregulärer Kontur und Oberfläche im Magenkorpus

a Doppelkontrast
b Füllungsphase mit Kompression

von I–IV: Bei Grad I sind die Zellen deutlich differenziert und zeigen einen tubulusartigen Aufbau, während Grad IV keinerlei adenomatöses Gewebe zeigt (PALMER 1974).

Die am häufigsten benützte *makroskopische* Klassifikation ist die nach BORRMANN u. Mitarb. (1926) und die Klassifikation des Frühkarzinoms durch die Japan Gastro-enterological Endoscopy Society von 1962.

Die Borrmann-Klassifikation enthält vier Typen (Abb. **115**) und ist auf das *fortgeschrittene Karzinom* gut anzuwenden:

Typ I ist eine polypoide, nicht ulzerierte, scharf umschriebene Läsion.

Typ II ist ein deutlich ulzerierter Tumor mit scharf definierten Grenzen.

Typ III ist ebenso ein ulzerierter Tumor, aber seine Grenzen sind nicht scharf umschrieben.

Typ IV ist ein flacher infiltrativ wachsender Tumor ohne scharfe Grenze gegenüber der normalen Mucosa. Für diesen Typ wird bisweilen der Begriff „Linitis plastica" gebraucht.

Die japanische Klassifikation (Abb. **117**) betrifft nur das *Frühkarzinom* des Magens, das als ein Karzinom des Magens definiert wurde, bei dem die Invasion auf die Mukosa und evtl. die Submukosa beschränkt ist (KAWAI u. TANAKA 1974, SHIRAKABE u. MARUYAMA 1983).

Die makroskopische Klassifikation des Frühkarzinoms des Magens besteht im wesentlichen aus drei Typen:

Typ I ist eine polypoide Läsion, die in das Magenlumen mehr als 0,5 cm vorspringt.

Typ II ist eine oberflächliche Läsion, die in drei Subtypen weiter unterteilt wird: Typ IIa (oberflächlich und weniger als 0,5 cm erhaben), Typ IIb (oberflächlich und flach mit minimalem oder keinem Höhenunterschied im Vergleich zur umgebenden Schleimhaut) und Typ IIc (oberflächlich und geringfügig eingesenkt).

Typ III ist eine Läsion mit deutlicher Exkavation, normalerweise infolge einer Ulzeration.

Weist ein Frühkarzinom unterschiedliche morphologische Muster auf, werden diese zusammen beschrieben, wobei das vorherrschende Muster jeweils dem anderen vorgezogen wird, zum Beispiel Typen III + IIc oder IIc + III.

Radiologische Diagnose

Die radiologischen Zeichen des *fortgeschrittenen Magenkarzinoms* beruhen auf den Merkmalen, wie sie bei der makroskopischen Pathologie beschrieben werden.

Borrmann-Typ I ist ein großer polypoider Tumor mit meist irregulärer Oberfläche und gut definierten Grenzen (Abb. **116** u. **118**).

Borrmann-Typen II und III sind große ulzerierte Tumoren. Bei Typ II (Abb. **119–122**) ist der Ulkuskrater von einem scharf abgegrenzten Tumorwall umgeben, während bei Typ III (Abb. **123** u.

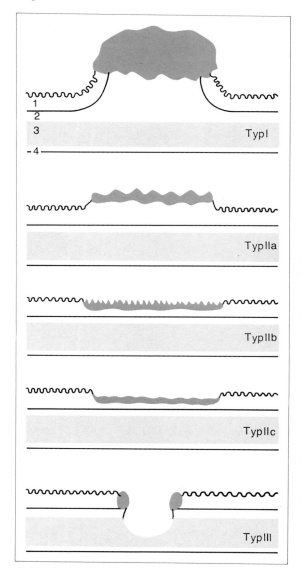

Abb. **117** Makroskopische Klassifikation des Magen-frühkarzinoms entsprechend den Angaben der Japan Gastroenterological Endoscopy Society
(aus *Treichel, J.:* Doppelkontrastuntersuchung des Magens. Thieme, Stuttgart 1982)

Abb. **118** Fortgeschrittenes Karzinom Typ Borrmann I. Sehr großer polypoider Tumor, der einen großen Teil des Magenfundus einnimmt. Pathologisch-anatomische Untersuchung: Adenokarzinom ▲

Abb. **119** Fortgeschrittenes Karzinom Typ Borrmann II. En-face-Ansicht eines mittelgroßen ulzerierten Tumors mit scharf begrenztem Randwall. Pathologisch-anatomische Untersuchung: Adenokarzinom ▶

124) der Tumorwall einen mehr allmählichen Übergang zur normalen Schleimhaut hin zeigt. Der Begriff „Carman-Meniscus-Zeichen" (CARMAN 1921), beschrieben auch von KIRKLIN (1943), wird verwendet, um die Profilansicht des ulzerierten Tumortyps II zu kennzeichnen.

Borrmann-Typ IV ist ein großer flacher Tumor mit allmählichem Übergang zur umgebenden Schleimhaut hin. Er kann beschränkt sein auf ein Magensegment oder den gesamten Magen infiltrieren (Abb. **125–127**). Bisweilen ist die Magenbiopsie negativ (Abb. **20**); dies ist dann der Fall, wenn sich der Tumor submukös ausbreitet (BALTHAZAR u. DAVIDIAN 1981). Das klassische radio-

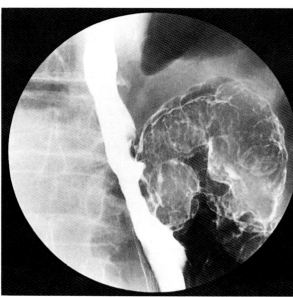

Abb. **118**

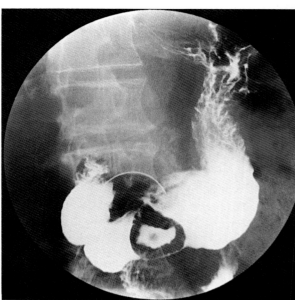

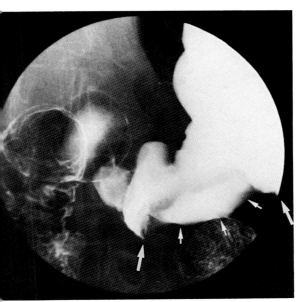

Abb. **120** Fortgeschrittenes Karzinom Typ Borrmann II. Profilansicht eines großen ulzerierten polypoiden Tumors an der großen Kurvatur. Der Grund der Ulzeration (kleine Pfeile) projiziert sich nicht außerhalb der großen Kurvatur; der Übergang zwischen Tumorrand und normaler Schleimhaut ist abrupt (große Pfeile). Pathologisch-anatomische Untersuchung: Adenokarzinom

Abb. **121** Fortgeschrittenes Karzinom Typ Borrmann II. Profilansicht eines großen unregelmäßig ulzerierten polypoiden Tumors an der kleinen Kurvatur. Der Grund der Ulzeration (kleine Pfeile) projiziert sich nicht außerhalb der kleinen Kurvatur; der Übergang zwischen dem Tumorrand und der normalen Schleimhaut ist abrupt (große Pfeile). Die Schleimhautfalten sind durch den Tumorrand unterbrochen (Pfeilspitzen). Pathologisch-anatomische Untersuchung: Adenokarzinom

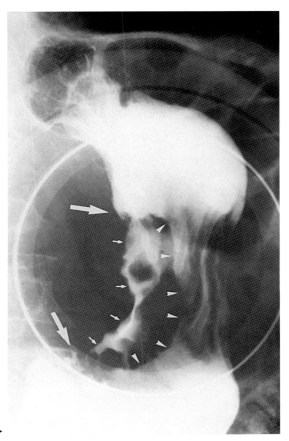

logische Bild besteht aus einer konzentrischen verminderten Dehnungsfähigkeit eines Magensegments oder des gesamten Magens. Dies kann am besten bei guter Prallfüllung mit Barium und Luft und unter Verwendung spasmolytischer Medikamente demonstriert werden. Das Ausmaß der eingeschränkten Dehnungsfähigkeit der Magenwand ist manchmal minimal (KOHLI u. Mitarb. 1981). Die Diagnose kann verfehlt werden, wenn das technische Vorgehen nicht optimal ist (Abb. **128**).
Die Diagnose ist einfacher, wenn der Tumor nicht den ganzen Magen eingenommen hat: Unter diesen Umständen ist der Unterschied zwischen den befallenen und dem normalen Segment offensichtlich. Im allgemeinen ist die Schleimhautoberfläche geringfügig irregulär, aber die Schleimhautfalten können partiell erhalten sein.

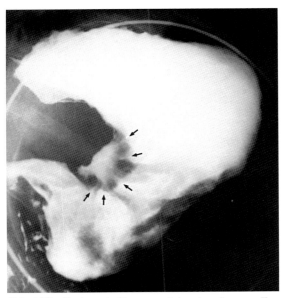

Abb. **122** Fortgeschrittenes Adenokarzinom Typ Borrmann II. Profilansicht eines weitgehend exulzerierten polypoiden Tumors. Mehrere Grübchen mit radialem Verlauf (Pfeile) im Tumorrand

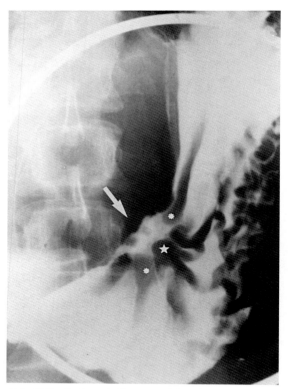

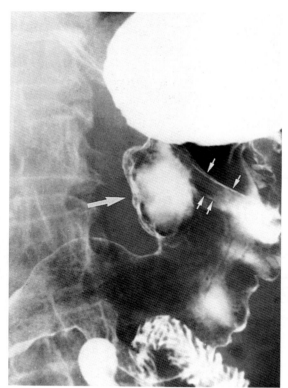

Abb. **123** Fortgeschrittenes Adenokarzinom Typ Borrmann III. Unregelmäßig begrenzte Ulzeration (Pfeil) im Angulus des Magens. Verschmelzung (Stern) und Keulenform (Sternchen) der Schleimhautfalten um die Ulzeration herum

Abb. **124** Fortgeschrittenes Karzinom Typ Borrmann III. Große Ulzeration (großer Pfeil) mit ziemlich glatter Umgebung und homogener Verdickung der Schleimhautfalte (kleine Pfeile), die an den Ulkusrand heranreicht; der Grund der Nische projiziert sich außerhalb der kleinen Kurvatur. In diesem Falle war die Differentialdiagnose zu einem peptischen Riesenulkus weder radiologisch noch endoskopisch möglich. Pathologisch-anatomische Untersuchung der endoskopisch entnommenen Biopsien: Adenokarzinom

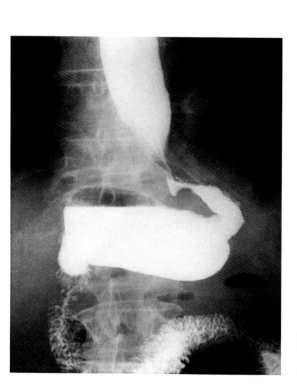

Abb. **125** Fortgeschrittenes Adenokarzinom Typ Borrmann IV. Wesentlich eingeschränkte Dehnungsfähigkeit und Verkürzung der proximalen Hälfte des Magens im Gegensatz zur normalen distalen Hälfte

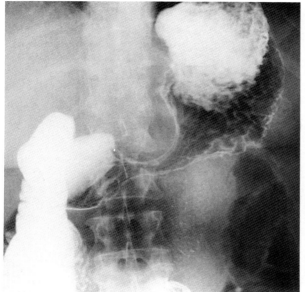
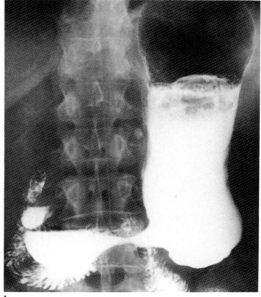

a
Abb. **126a** u. **b** Fortgeschrittenes Adenokarzinom
Typ Borrmann IV. Ausgeprägte konzentrische Stenose
im Bereich des Angulus mit allmählichem Übergang in
beide Richtungen

b
a Doppelkontrast, Rückenlage
b im Stehen

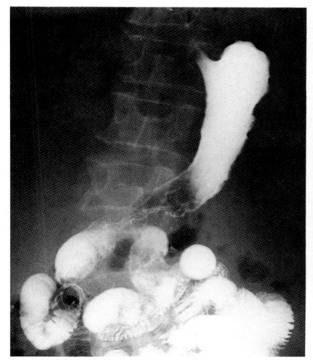
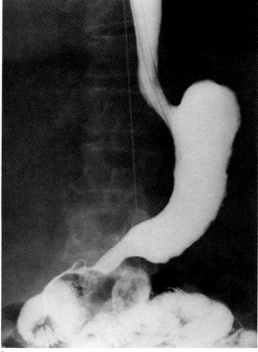

a
Abb. **127a** u. **b** Fortgeschrittenes Adenokarzinom
Typ Borrmann IV. In diesem Fall hat das Karzinom den
gesamten Magen eingenommen. Ausgeprägte Verminderung der Dehnungsfähigkeit sowohl nach Trinken

b
von Barium (**a**) als auch nach rascher Injektion des
Kontrastmittels über eine Magensonde (**b**). Zerstörung
des Schleimhautfaltenmusters

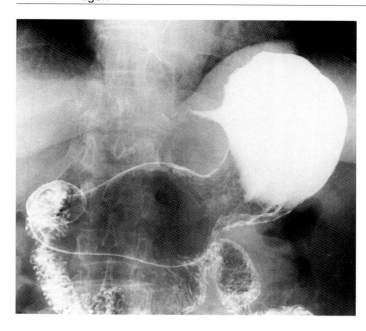

Abb. **128** Fortgeschrittenes Adenokarzinom Typ Borrmann IV. Geringfügig verminderte Dehnungsfähigkeit der proximalen Hälfte des Magens mit allmählichem Übergang zur normalen distalen Hälfte

Sind die Falten noch erhalten, sind sie gewunden (Balthazar u. Davidian 1981) und können auch durch maximale Prallfüllung oder spasmolytische Medikamente nicht zum Verschwinden gebracht werden.

Die radiologischen Zeichen des *Magenfrühkarzinoms,* definiert als ein Karzinom, das auf die Mukosa und evtl. die Submukosa beschränkt ist, beruhen auf der bereits beschriebenen japanischen makroskopischen Klassifikation (Shirakabe 1972, Koga u. Mitarb. 1975, Treichel 1979, Elgeti u. Mitarb. 1982, Montesi u. Mitarb. 1982).

Das Magenfrühkarzinom Typ I ist ein polypoider Tumor, der in das Magenlumen mehr als 0,5 cm vorspringt mit einem größten Durchmesser meist zwischen 1 und 4 cm und einer irregulären, granulären oder lobulären Oberfläche. Es handelt sich meist um einen sessilen (Abb. **129–131**), selten um einen gestielten Tumor (Abb. **132**). Das Magenfrühkarzinom Typ IIa zeigt ebenso eine leicht granuläre Oberfläche, aber springt nicht mehr als 0,5 cm ins Magenlumen vor; sein Durchmesser ist normalerweise größer als 0,5 cm (Abb. **133** u. **134**).

Text weiter S. 389

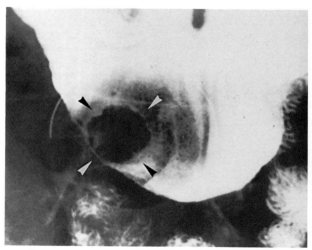

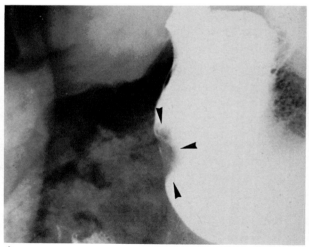

a
Abb. **129a** u. **b** Frühkarzinom des Magens Typ I. Scharf begrenzter polypoider Füllungsdefekt mit leicht unregelmäßigen Konturen an der großen Kurvatur im Magenantrum (Pfeilspitzen)

b
a En face **b** im Profil
Pathologisch-anatomische Untersuchung des Operationspräparates: Adenokarzinom, beschränkt auf Mukosa und Submukosa

Abb. **130** Magenfrühkarzinom Typ I. Polypoider Tumor mit den Maßen 14 × 18 mm (Pfeil) auf einer verdickten Schleimhautfalte. Im Operationspräparat: Adenokarzinom beschränkt auf die Mukosa

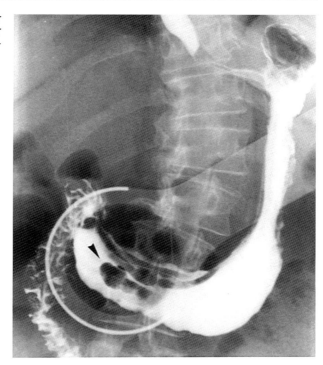

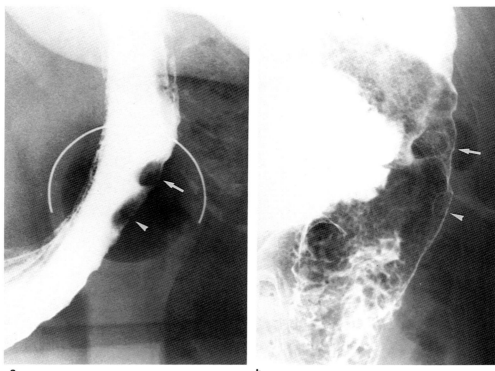

a   **b**
Abb. **131 a** u. **b** Magenfrühkarzinom Typ I. Scharf begrenzte polypoide Läsion mit einem Durchmesser von ± 1 cm an der großen Kurvatur (Pfeil). An der distalen Seite des Tumors ist eine verdickte Falte (Pfeilspitze) in der Dünnschichttechnik mit Kompression (**a**) sichtbar, die im Doppelkontrast (**b**) nicht vollständig verstrichen ist. Pathologisch-anatomische Untersuchung des Operationspräparates: Adenokarzinom beschränkt auf die Mukosa

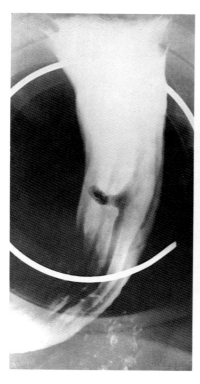
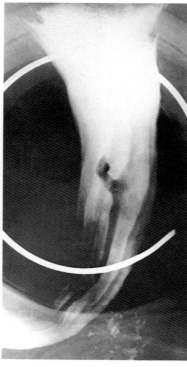

Abb. **132** Frühkarzinom des Magens Typ I. Kleiner beweglicher, gestielter Tumor im Magenlumen. Pathologisch-anatomische Untersuchung der Operationspräparate: Adenokarzinom, beschränkt auf die Mukosa und Submukosa (Aufnahmen: Dr. *J. van Odijk* und Dr. *C. Evenepoel*, Asse)

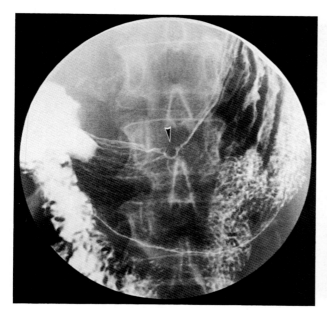

Abb. **133** Magenfrühkarzinom Typ II a. Kleine knötchenförmige Läsion im Bereich des Angulus (Pfeil). Pathologisch-anatomische Untersuchung des Operationspräparates: Adenokarzinom beschränkt auf die Mukosa

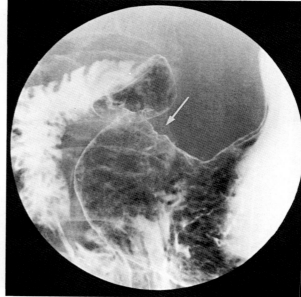

Abb. **134** Frühkarzinom des Magens Typ II a. Geringfügig erhabene knötchenförmige Läsion in der präpylorischen Region (Pfeil). Im Operationspräparat: Adenokarzinom beschränkt auf die Mukosa und Submukosa

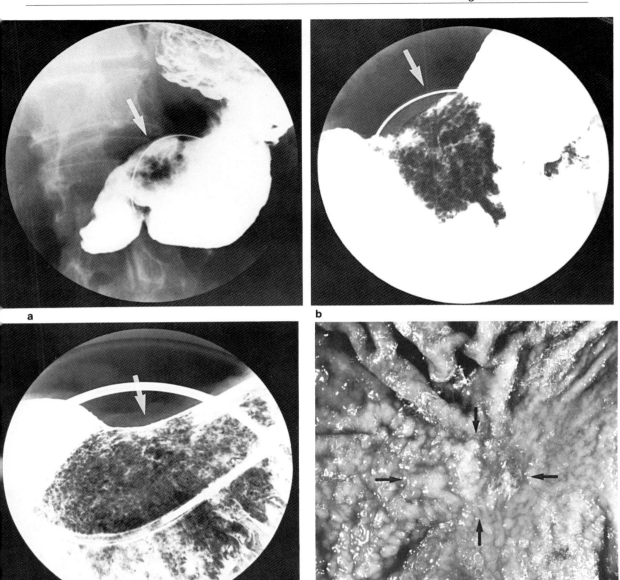

c

Abb. 135a–d Frühkarzinom des Magens Typ IIb. Unregelmäßig vergrößerte Areae gastricae nahe der kleinen Kurvatur in der Nachbarschaft des Angulus (Pfeil)
a Im Stehen mit Kompression
b Röntgenbild des Operationspräparates mit Kompression
c Röntgenbild des Operationspräparates mit Doppelkontrast in Bauchlage

d

d Fotografie des Operationspräparates: oberflächliche Läsion an der Vorderseite. Dies ist der Grund, weshalb Kompression und Bauchlage in Doppelkontrasttechnik die besten Techniken zur Darstellung der Läsion waren
Pathologisch-anatomische Untersuchung des Operationspräparates: Adenokarzinom beschränkt auf die Mukosa

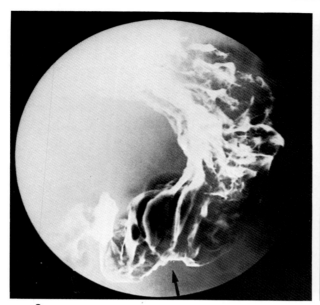

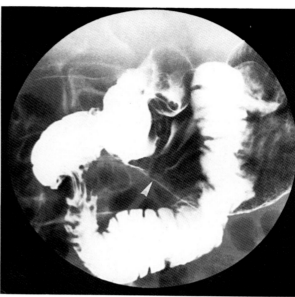

a
Abb. **136a** u. **b**   Frühkarzinom des Magens Typ IIc.
Bezirk mit herabgesetzter Dehnungsfähigkeit und konvergierenden Falten an der großen Kurvatur, am besten bei nicht überblähtem Magen darstellbar (großer

b
Pfeil in **a**). Eine kleine Erosion im Zentrum konvergierender Falten (**b**) (Pfeilspitze). Pathologisch-anatomische Untersuchung des Operationspräparates: Adenokarzinom beschränkt auf Mukosa und Submukosa

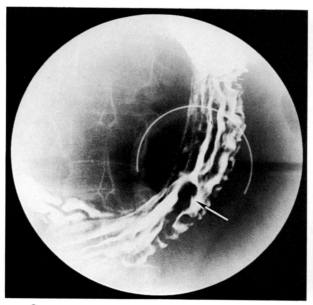

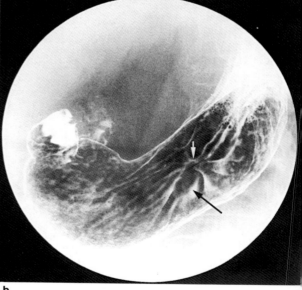

a
Abb. **137a** u. **b**   Frühkarzinom des Magens Typen IIa
u. IIc. Kleine unregelmäßig begrenzte Erosion (kleiner
Pfeil) mit konvergierenden Falten. Eine dieser Falten
weist eine deutliche Keulenbildung auf (großer Pfeil).
Die verdickte Falte ist am besten in **a** („Dünnschicht-

b
phase") und die Erosion am besten in **b** („Doppelkontrastphase") sichtbar. Pathologisch-anatomische Untersuchung des Operationspräparates: Adenokarzinom
beschränkt auf die Mukosa

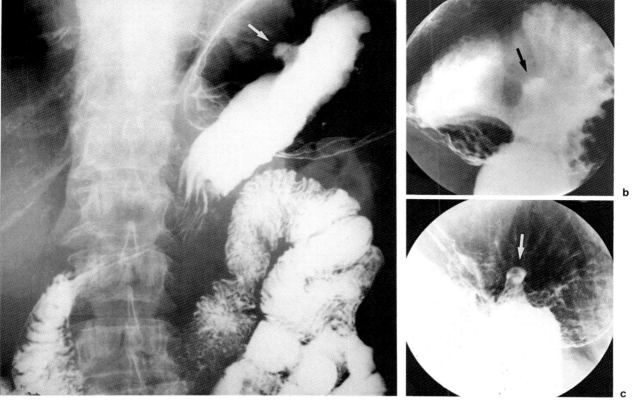

Abb. **138a−c**   Frühkarzinom des Magens Typ III. Ulkus im Magenkorpus (Pfeil) mit regelmäßig begrenztem Hals (**a**) und geringfügig verdickten konvergierenden Schleimhautfalten (**b** u. **c**). Die Differentialdiagnose zum peptischen Ulkus ist in diesem Fall nicht möglich. Pathologisch-anatomische Untersuchung des
Operationspräparates: Adenokarzinom beschränkt auf
die Mukosa

Das Magenfrühkarzinom Typ II b ist ein flacher
Tumor, dessen Oberfläche nur geringfügig vom
normalen Schleimhautmuster der Areae gastricae
differiert; nach TREICHEL (1982) sind diese Areae
vergrößert und irregulär (Abb. **135**).
Das Magenfrühkarzinom der Typen II c und III
zeigt eingesunkene Läsionen mit konvergierenden Falten. Die Einsenkung ist die Folge einer
kanzerösen Erosion oder einer damit verbundenen peptischen Ulzeration. Beim Typ III ist die
Schicht des in der Einsenkung retinierten Bariums wie bei einem peptischen Ulkus; beim
Typ II c (Abb. **136** u. **137**) ist diese Bariumschicht
dünner als beim Typ III (Abb. **138−140**). Die
Ränder dieser Einsenkung sind normalerweise
irregulär, und die Oberfläche der Einsenkung
ist oft uneben aufgrund einer irregulären Proliferation des Karzinoms. Die konvergierenden
Schleimhautfalten können unterschiedliches Aussehen haben: spitz zulaufend, unterbrochen, keu-
lenförmig und verschmolzen (Abb. **137** u. **144**).
Unseres Erachtens werden durch die japanische
Klassifikation wie bei vielen anderen nicht sämtliche Probleme eliminiert. Theoretisch können

Einwände gemacht werden gegen eine Klassifikation, die auf den makroskopischen Kriterien einer
Tiefeninvasion beruht, die tatsächlich mikroskopisch definiert werden muß; tatsächlich kann ein
Frühkarzinom erst dann als ein solches betrachtet
werden, wenn die mikroskopische pathologisch-
anatomische Untersuchung des Operationspräparates vorliegt. Des weiteren können sich Probleme ergeben, wenn man in der klinischen Praxis
zwischen den verschiedenen Typen des Frühkarzinoms zu unterscheiden hat. Schließlich können
Probleme bei der Differentialdiagnose zwischen
einem Magenfrühkarzinom auf der einen Seite
und einigen Fällen eines benignen Polypen, eines
fortgeschrittenen Karzinoms, peptischen Ulkus
oder einer Ulkusnarbe auf der anderen Seite auftreten. Trotzdem hat die japanische Klassifikation
das große Verdienst, die Aufmerksamkeit auf die
Möglichkeit, ein Magenkarzinom in einem sehr
frühen Stadium durch makroskopische Methoden
zu entdecken, gelenkt und darauf hingewiesen zu
haben, daß ein Magenfrühkarzinom ein peptisches Ulkus simulieren kann. Der radiologischen
oder endoskopischen Entdeckung einer suspekten

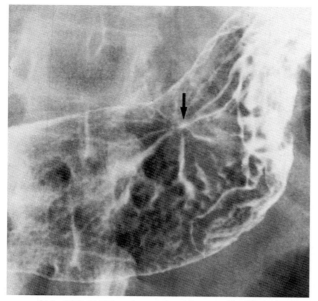

Abb. **139** Frühkarzinom des Magens Typ III (oder Typ II c). Kleine Nische (Pfeil) mit konvergierenden, regelmäßig begrenzten Schleimhautfalten. In diesem Fall war die Differentialdiagnose zum peptischen Ulkus weder radiologisch noch endoskopisch möglich.
Endoskopisch entnommene Biopsien: Adenokarzinom.
Pathologisch-anatomische Untersuchung des Operationspräparates: Adenokarzinom beschränkt auf die Mukosa

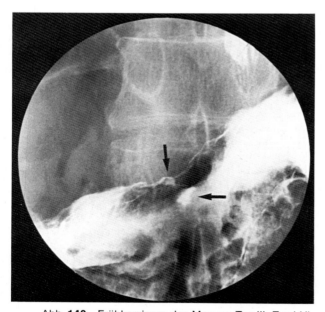

Abb. **140**   Frühkarzinom des Magens Typ III. Zwei Ulzerationen (Pfeile) in der Nähe der kleinen Kurvatur des Magens. Pathologisch-anatomische Untersuchung des Operationspräparates: Adenokarzinom beschränkt auf die Mukosa

Läsion hat die Biopsie zu folgen. Die Tiefenausdehnung wird durch mikroskopische Untersuchung des Operationspräparates festgelegt.

Obwohl die Bariumuntersuchung die wichtigste radiologische Technik bei der Untersuchung eines Magenkarzinoms ist, muß daraufhin hingewiesen werden, daß manchmal ein Tumor auch auf der *Leeraufnahme* des Abdomens vermutet werden kann (BALLESTO-LOPEZ u. Mitarb. 1981) (Abb. **4**).

Ein *Bariumeinlauf* ist nützlich, um die mögliche Ausdehnung des Magenkarzinoms auf das Colon transversum festzustellen. Durch eine *Computertomographie* können ein intraluminales Tumorwachstum und eine Wandverdickung (Abb. **141**) festgestellt werden, sie ist aber besonders hilfreich bei der Staginguntersuchung bezüglich der umgebenden Organe und bei der Suche nach Lymphknoten und Lebermetastasen (Abb. **142**).

Radiologische Differentialdiagnose

Peptisches Ulkus

Die Differentialdiagnose zwischen einem peptischen und einem malignen Magenulkus war in der Vergangenheit Gegenstand vieler Publikationen (GUTMANN 1935, WOLF 1971, ICHIKAWA 1973, SCHULMAN 1975, PRINGOT 1979).

Bei einem typischen peptischen Ulkus reicht die Nische in der Profilansicht meist (mit Ausnahme vieler benigner Ulzera der großen Kurvatur) tiefer als die Linie der Schleimhaut; die Nische kann umgeben sein von einem symmetrischen regelmäßig begrenzten Ring mit allmählichem Übergang zur umgebenden Mukosa infolge eines Ödems, und schließlich können die Schleimhautfalten normalerweise bis an die Grenze der Nische verfolgt werden. Die Grenzen der Nische sind bei der En-face-Ansicht meist regelmäßig, und die umgebende Mukosa zeigt sich mit glatter Oberfläche und regelmäßig angeordneten Falten (Abb. **76, 77** u. **87**).

Im Gegensatz dazu reicht beim fortgeschrittenen Karzinom Borrmann-Typ II der Grund der Nische in der Profilansicht häufig nicht tiefer als auf das normale Schleimhautniveau, und die Nische ist umgeben von einem häufig asymmetrischen und unregelmäßig begrenzten Ring, der infolge des Tumorwachstums abrupt zur umgebenden Schleimhaut hin endet (Carman-Meniskus-Zeichen); schließlich sind die Schleimhautfalten durch dieses Tumorwachstum unterbrochen und können nicht bis an die Grenze der Nische verfolgt werden. Auf der En-face-Ansicht sind die Grenzen der Nische häufig irregulär, und die Nische ist umgeben von einem unregelmäßig ausgezogenen Tumorwall, der manchmal durch

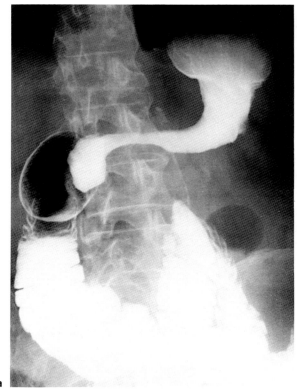

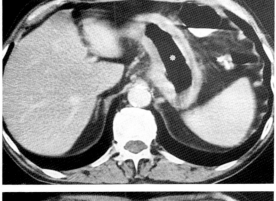

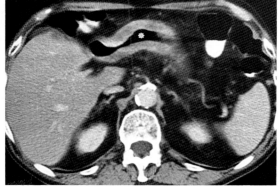

Abb. **141a–c** Infiltrativ wachsendes Magenkarzinom
a Die Bariumuntersuchung zeigt eine ausgeprägte Stenosierung des Magens

b u. **c** Im CT zeigt sich ein intramurales Wachstum mit einer deutlichen Wandverdickung. Das Magenlumen ist durch ein Sternchen gekennzeichnet.

irreguläre Einsenkungen unterbrochen ist (Abb. **115, 119–122**).

Beim Karzinom Borrmann-Typ III ist der Übergang zwischen dem Tumor und der umgebenden Schleimhaut mehr allmählich, aber auch in diesem Fall kann die richtige Karzinomdiagnose normalerweise gestellt werden, da die Grenzen der Nische unregelmäßig, die umgebenden Schleimhautfalten verzogen und die umgebende Schleimhaut unregelmäßig ist (Abb. **115** u. **123**).

Die Differentialdiagnose zwischen einem peptischen Ulkus und einem Magenfrühkarzinom Typ IIc oder III ist viel schwieriger (Abb. **117**). Unregelmäßige Grenzen und unebene Oberfläche der Nische wie auch Anomalien der Faltenkonvergenz einschließlich spitzen Zulaufens, Un-

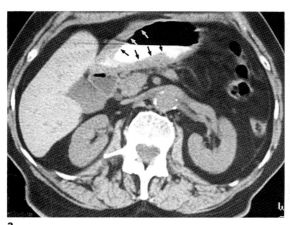

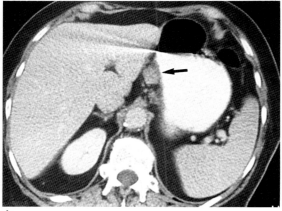

Abb. **142a** u. **b**   Adenokarzinom des Magens
a   Wandverdickung im Magenantrum (kleine Pfeile)

b   Deutlich vergrößerter Lymphknoten an der kleinen Kurvatur des Magens (Pfeil) als Hinweis auf Metastasierung

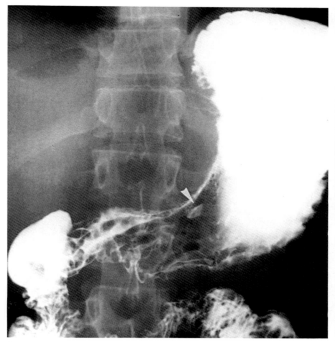
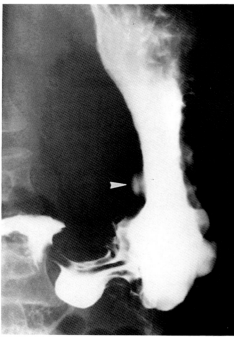

a

b

Abb. **143a** u. **b** Benigne aussehende Ulzeration in der Profilansicht beim Magenkarzinom
a Beeinträchtigte Dehnungsfähigkeit mit geringfügig unregelmäßigen Falten und Ulzeration (Pfeilspitze) im Bereich der Inzisur

b Profilansicht der Ulzeration mit einem engen und regelmäßig begrenzten Ulkuskragen, ähnlich der Hampton-Linie
Pathologisch-anatomische Untersuchung: Adenokarzinom

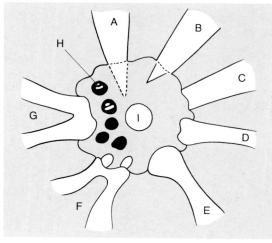

Abb. **144** Verschiedene Erscheinungsformen konvergierender Falten und Ungleichmäßigkeiten beim frühen ulzerierten Karzinom

A = allmählich spitz auslaufend
B = abrupt spitz auslaufend
C = abrupte Unterbrechung
D u. E = Keulenform
F = Verschmelzung mit abruptem spitzem Auslaufen
G = Verschmelzung (V-förmige Deformität)
H = Höckrigkeit
I = regeneriertes Epithel

(nach *Shirakabe* u. *Maruyama*)

terbrechungen, keulenförmigen oder stäbchenförmigen Aussehens und Verschmelzung sind Argumente für Malignität (Abb. **144**). ICHIKAWA (1973) schlug ein Schema mit fünf Kategorien zur Differentialdiagnose zwischen benignen und malignen Ulzera vor. Die Schwierigkeiten nehmen von 1–5 zu: Während in der Kategorie 1 die Differentialdiagnose meist leicht zu stellen ist, ist sie häufig unmöglich in der Kategorie 5 (Abb. **138, 139** u. **145**).

Lange Zeit wurde die Hampton-Linie als Argument für Benignität angesehen. TREICHEL (1973, 1982) berichtete jedoch über zwei Fälle eines Magenfrühkarzinoms und einen Fall eines fortgeschrittenen Magenkarzinoms, bei denen die Hampton-Linie ebenfalls nachweisbar war. Wir können diese Beobachtung bei unseren eigenen Patienten bestätigen (Abb. **143**).

Darüber hinaus ist bekannt, daß eine Ulzeration eines malignen Tumors unter medikamentöser Behandlung kleiner werden oder sogar verschwinden kann (ICHIKAWA 1973); in einigen dieser Fälle ist die Chance einer positiven Biopsie nach Abheilung des Ulkus größer. Dies beruht auf der Tatsache, daß der karzinomatöse Herd im Vergleich zur Gesamtgröße der Läsion größer wird, wenn das Ulkus allmählich abheilt (ICHIKAWA 1973). Daher sind wir der Ansicht, daß jedes radiologisch entdeckte Magenulkus sofort biopsiert und daß die Biopsie evtl. im Abheilungsstadium wiederholt werden sollte. Obwohl nicht alle Autoren mit dieser Haltung einverstanden sind (THOMPSON u. Mitarb. 1983), erscheint uns dies der beste Weg, um im Falle eines Karzinoms, das radiologisch ein peptisches Ulkus simuliert, wertvolle Zeit zu sparen. Die andere Option ist die radiologische Kontrolle bis zur vollständigen Abheilung des Ulkus.

Ulkusnarbe

Manchmal stellt sich eine Ulkusnarbe als geringfügige Einsenkung mit konvergierenden Falten dar; die Differentialdiagnose zu einem Magenfrühkarzinom Typ II c kann dann sehr schwierig sein. Unregelmäßigkeit der zentralen Oberfläche und geringfügige Anomalien der konvergierenden Falten sind Argumente für Malignität (Abb. **137**). Beim Fehlen dieser Zeichen ist die Differentialdiagnose ohne Biopsie praktisch unmöglich (Abb. **136**).

Malignes Lymphom

Zahlreiche Fälle von Magenlymphom weisen einen multisegmentalen Befall des Magens auf. Darüber hinaus sind gleichzeitig mehrere morphologische Anomalien, z.B. verdickte Schleimhautfalten, eine ulzeröse Läsion oder ein polypoider Tumor, im selben Magen oft festzustellen. Weist das maligne Lymphom nur eine einzelne morphologische Läsion auf, ist die Differentialdiagnose zum Adenokarzinom schwierig.

Gutartiger Schleimhautpolyp

Ein gutartiger Schleimhautpolyp kann sessil oder gestielt sein und muß von einem Magenfrühkarzinom Typ I oder II a differenziert werden. Obwohl die meisten gestielten Polypen benigne sind, kann Malignität nicht ausgeschlossen werden (Abb. **132**). Die Differentialdiagnose zwischen Benignität und Malignität muß bei kleinen polypoiden Läsionen bioptisch gestellt werden.

Submuköser Tumor

Der typische submuköse Tumor stellt sich als regelmäßige Kontur mit glatter Oberfläche dar, die jedoch durch eine Ulzeration unterbrochen sein kann. Ist der Tumor groß und zeigt er eine gelappte Oberfläche, so sind dies eher Argumente für einen malignen submukösen Tumor.

Gastritis

Ist eine Stenose verbunden mit einer Ulzeration im Magenantrum infolge einer Crohnschen Erkrankung, kann dies aussehen wie ein Adenokarzinom (Abb. **70**); die richtige Diagnose wird dann

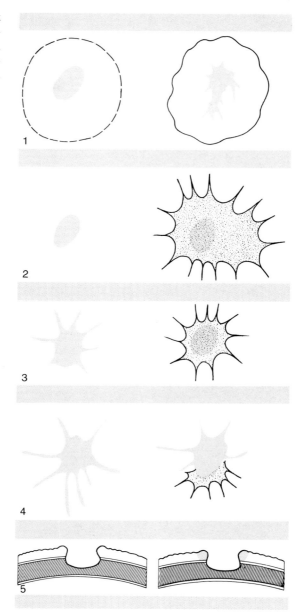

Abb. **145**
Unterschiedliche Schwierigkeitsgrade bei der Differentialdiagnose zwischen einer benignen und einer malignen Ulzeration
Links: benigne Ulzeration (3 u. 4: Ausheilungsphase)
Rechts: maligne Ulzeration
(1: fortgeschrittenes Karzinom Borrmann Typ II, III;
2: Frühkarzinom II c + III;
3: Frühkarzinom III + II c;
4: Frühkarzinom III + II c;
5: Frühkarzinom III)
(aus *Treichel, J.:* Doppelkontrastuntersuchung des Magens. Thieme, Stuttgart 1982)

gestellt, wenn anderweitige Läsionen im Gastro-intestinaltrakt gefunden werden.

Eine segmentale Stenose infolge einer Gastritis nach Verätzung geht normalerweise mit einer Ösophagusstenose einher.

Eine Stenose des Magens wird auch bei der Syphilis beschrieben (BOCKUS 1974), bei der Tuberkulose und bei mykotischen Infektionen (SIFFERT 1974); eine Beteiligung des Magens bei diesen Erkrankungen ist allerdings extrem selten.

Pylorushypertrophie

Im Gegensatz zum Adenokarzinom der präpylorischen Region Typ IV nach Borrmann ist eine Stenose aufgrund einer Pylorushypertrophie außerordentlich regelmäßig gestaltet und zeigt erhaltene Schleimhautfalten.

Magenatrophie beim älteren Patienten

Bei älteren Patienten ist eine begrenzte Dehnungsfähigkeit des Magens und manchmal eine gezackte Kontur der großen Kurvatur besonders im Magenantrum festzustellen; die Magenperistaltik, die Pylorusöffnung und die Magenentleerung sind davon nicht betroffen.

Magenvarizen

In seltenen Fällen können sich Magenvarizen als Pseudotumor darstellen (Abb. 204 u. 205). Die richtige Diagnose kann durch das gleichzeitige Vorhandensein von Ösophagusvarizen vermutet und durch Angiographie bestätigt werden.

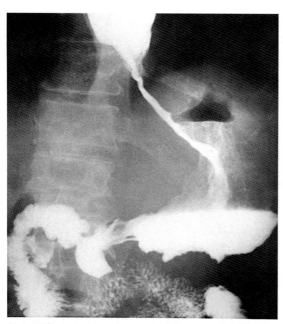

Abb. 146 Adenokarzinom des Magens mit Infiltration des Ösophagus. Der Tumor betrifft praktisch den gesamten Magen. Darüber hinaus zeigt sich ein Übergreifen auf die Kardia

Fremdkörper

Fremdkörper, z. B. eine Tablette oder ein Bezoar, können leicht von einem Magentumor durch ihre intraluminale Mobilität unterschieden werden.

Tumoren außerhalb des Magens

Eine Impression von außen mit erhaltenen Schleimhautfalten des Magens und segmentaler Verlagerung des Magens kann sich bei Tumoren finden, die vom Pankreas, von der linken Niere, von der linken Nebenniere, von retroperitonealen Lymphknoten, der Leber, der Milz oder dem Kolon ausgehen. Infiltriert ein von außen kommender Tumor die Magenschleimhaut, kann die Differentialdiagnose zu einem primären Adenokarzinom des Magens schwierig sein. Perigastrische Adhäsionen sollen Literaturberichten zufolge in der Lage sein, ein szirrhöses Karzinom zu simulieren (SCHWARTZ u. SCLAFANI 1985).

Ausbreitung des Magenkarzinoms

Ein Magenkarzinom kann sich in Lymphknoten, umgebende Organe, in andere Organe mit größerer Entfernung innerhalb der Peritonealhöhle und in extraperitoneale Organe ausbreiten. Viele dieser sekundären Lokalisationen können durch die Computertomographie (LEE u. Mitarb. 1979) (Abb. 142) und die Ultraschalluntersuchung aufgedeckt werden.

Ein Magenkarzinom kann die regionalen Lymphknoten im Bereich des Magens infiltrieren, in einem späteren Stadium aber auch die Lymphknoten entlang der Aorta thoracica, der Aorta abdominalis, der Iliakalgefäße und die Lymphknoten in der linken Supraklavikulärgrube und der linken Axilla. Man nimmt an, daß sowohl ein anterograder („lymphatische Embolie") als auch ein retrograder („lymphatische Permeation") Fluß von Krebszellen bei der Invasion

Abb. 147a u. b Infiltration des Kolons durch ein Adenokarzinom des Magens. Multisegmental herabgesetzte Dehnungsfähigkeit mit dem Verlust von Haustren im Bereich des Colon transversum und der linken Flexur, dargestellt sowohl in Bauchlage (**a**) als auch in Rückenlage (**b**). Der Befall ist am deutlichsten an der oberen Grenze des Colon transversum (Pfeile) und an der medialen Grenze der linken Flexur

Abb. 148a–c Infiltration des Colon transversum durch ein Adenokarzinom des Magens. Umschriebene und diskret herabgesetzte Dehnungsfähigkeit mit erhaltenen, aber spikulaartigen Falten an der oberen Grenze des Colon transversum (Pfeil), am besten darstellbar auf Zielaufnahmen (**b** u. **c**). Die enggestellte luftgefüllte Region (Pfeilspitzen) auf der Übersicht in Rückenlage an der Grenze zum Kolon läßt den Magentumor erahnen

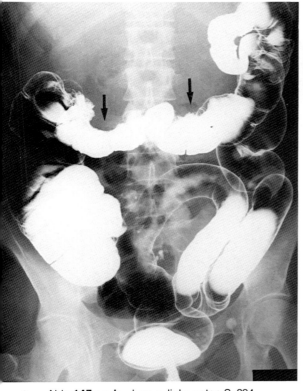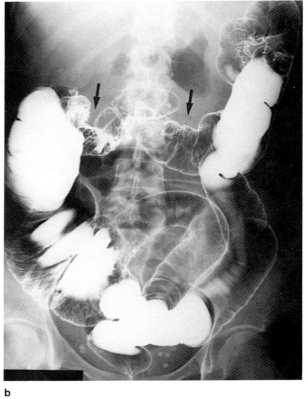

a   Abb. **147a** u. **b**   Leg. s. links unten S. 394   b

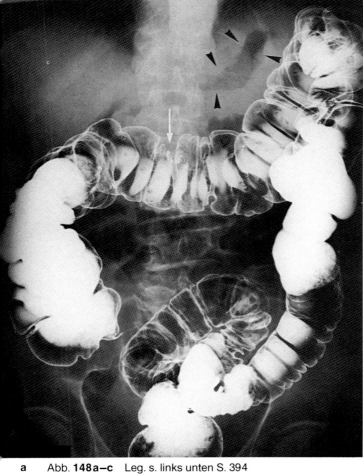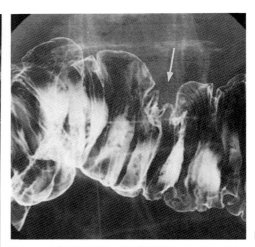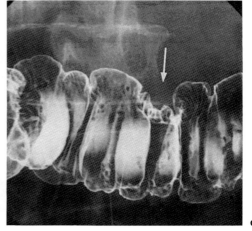

a   Abb. **148a–c**   Leg. s. links unten S. 394

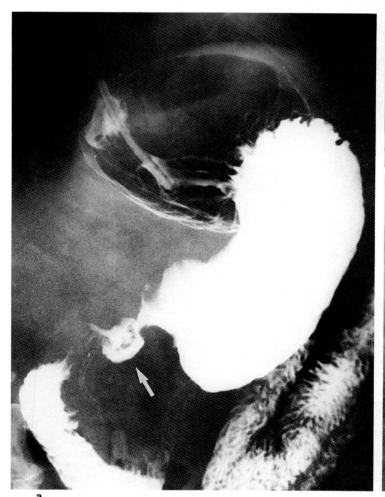
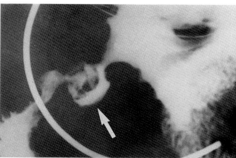
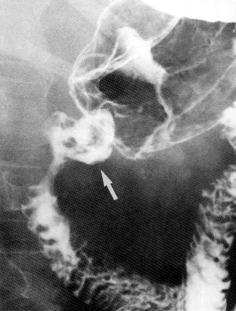

a

Abb. **149a–c** Adenokarzinom des Magens mit Infiltration des Duodenums. Tumor in der Gegend des Antrum und Pylorus mit Ulzeration (Pfeil). Der Bulbus und die Flexura superior des Duodenums waren in den Tumor mit einbezogen, wie sich bei der Laparotomie herausstellte (Aufnahmen: Dr. *C. van Steen* u. *L. Desplenter,* Vilvoorde)

der Lymphknoten eine Rolle spielen kann (PALMER 1974).

Ein Magenkarzinom kann infiltrierend weiterwachsen in die Organe der unmittelbaren Umgebung, besonders die Kardia (Abb. **146**), das Colon transversum (Abb. **147** u. **148**) und die Leber, aber gelegentlich auch in das Pankreas, die Milz, die Gallenblase und das Duodenum (Abb. **149**).

Ein Magenkarzinom kann auch durch intraperitoneale Aussaat von Tumorzellen in den Ascites intraabdominale Organe infiltrieren, die vom Magen entfernt liegen. Vier Prädilektionsstellen konnten als bevorzugte Lokalisation des Aszitesflusses festgestellt werden: der Douglassche Raum, der rechte untere Quadrant am Ende des Dünndarmmesenteriums, die obere Begrenzung des Mesocolon sigmoideum und die Rinne des rechten parakolischen Raums. Diese bevorzugten Lokalisationen erklären die Metastasen im Bereich des rektosigmoidalen Übergangs, der Ileozäkalregion, des Sigmas und des Colon ascendens (MEYERS 1976).

Die Metastasierung des Magenkarzinoms in die Ovarien erfolgt wahrscheinlich hämatogen.

Schließlich kann sich das Magenkarzinom auch in extraabdominale und retroperitoneale Organe ausbreiten: die Lungen, Knochen, Gehirn, Meningen, Haut, Niere und die Nebennieren durch Embolisierung auf dem Blutwege (PALMER 1974).

Staging des Magenkarzinoms

Zum Staging des Magenkarzinoms legt NOLTE-NIUS (1981) die TNM-Klassifikation zugrunde:

T-Primärtumor

Tis = präinvasives Karzinom (Carzinoma in situ)

T0 = kein Tumorbefall erkennbar

T1 = Tumor beschränkt auf die Mukosa oder Mukosa und Submukosa, unabhängig von seiner Ausdehnung oder Lokalisation

T2 = infiltrativ wachsender Tumor, der nicht mehr als die Hälfte einer Region einnimmt

T3 = infiltrativ wachsender Tumor, der mehr als die Hälfte, aber auch nicht mehr als eine Region einnimmt.

T4 = infiltrativ wachsender Tumor, der mehr als eine Region einnimmt oder sich auf Nachbarstrukturen ausgeweitet hat

Tx = die minimalen Anforderungen, um den Primärtumor zu bestimmen, sind nicht gegeben (klinische Untersuchung einschließlich Laparotomie, Radiologie und Endoskopie)

N-regionale Lymphknoten

(perigastrische Knoten, Knoten entlang den Aa. gastrica sinistra, coeliaca und Milzarterien, Knoten entlang dem Lig. hepatoduodenale, paraaortal und andere intraabdominale Knoten)

N0 = ein regionaler Lymphknotenbefall ist nicht erkennbar

N1 = Lymphknotenbefall innerhalb 3 cm des Primärtumors entlang der kleinen oder großen Kurvatur

N2 = Lymphknotenbefall mehr als 3 cm vom Tumor entfernt, einschließlich von Lymphknoten entlang den Aa. gastrica sinistra, lienalis, coeliaca und hepatica communis

N3 = Lymphknotenbefall paraaortal und im Bereich des Lig. hepatoduodenale und/oder andere intraabdominale Lymphknoten

Nx = die minimalen Anforderungen, den Lymphknotenbefall zu bestimmen, sind nicht gegeben (klinische Untersuchung einschließlich Laparotomie und Radiologie)

M-Fernmetastasen

M0 = Fernmetastasen sind nicht festzustellen

M1 = nachweisbare Fernmetastasen

Mx = die minimalen Anforderungen, Fernmetastasen festzustellen, sind nicht gegeben (klinische Untersuchung einschließlich Laparotomie und Radiologie).

Es muß jedoch darauf hingewiesen werden, daß es gefährlich ist, sich nur auf die computertomographisch oder sonographisch festgestellte Ausbreitung von Lymphknotenmetastasen zu verlassen: Nicht jeder vergrößerte Lymphknoten ist notwendigerweise maligne, und nicht jeder metastatisch befallene Lymphknoten ist vergrößert.

Ausgehend von dieser Klassifikation können vier Stadien festgelegt werden:

Stadium I:

T1	N0	M0

Stadium II:

T2	N0	M0
T3	N0	M0

Stadium III:

T1, T2, T3	N1, N2	M0
T1, T2, T3	N3	M0
(kurativ resezierbar)		
T4	jedes N	M0
(kurativ resezierbar)		

Stadium IV:

T1, T2, T3	N3	M0
(nicht kurativ resezierbar)		
T4	jedes N	M0
(nicht kurativ resezierbar)		
jedes T	jedes N	M1

Es ist offenkundig, daß die Prognose um so besser ist, je früher das Stadium zum Zeitpunkt der Behandlung ist (RHEAULT u. Mitarb. 1981).

Komplikationen

Liegt der Tumor im Bereich des Pylorus oder des Antrums, kann eine *Magenausgangsstenose* mit Magendilatation auftreten (Abb. **150**).

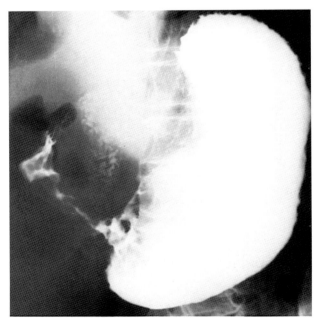

Abb. **150** Adenokarzinom mit Magenausgangstenose. Unregelmäßige Stenosierung des Pylorus und Antrums mit Ulzeration und deutlicher Magendilatation

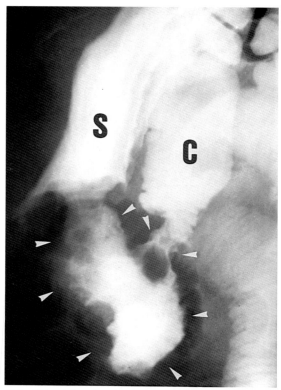

Abb. 151 Adenokarzinom des Magens mit großer Ulzeration und Fistelbildung zum linken Colon transversum
S = Magen, C = Kolon
Der breite Fistelgang (Pfeilspitzen) zwischen Magen und linkem Colon transversum beruht auf einer Infiltration des Magentumors in das Kolon mit sekundärer Ulzeration

Ein chronischer Blutverlust aus einem Magenkarzinom ist sehr häufig, eine *akute Blutung* wird weniger häufig angetroffen.

Die akute *Perforation* eines ulzerierend wachsenden Magenkarzinoms kann die erste klinische Manifestation sein, wenn sie auch sehr selten ist (PALMER 1974). Ebenfalls kann eine chronisch gedeckte Perforation auftreten.

Andere seltene Komplikationen nach einer chronischen Perforation sind der *Abszeß* und die *Fistelbildung* zwischen dem Magen und den umgebenden Organen, besonders dem Colon transversum (Abb. **151**).

Malignes Lymphom des Magens

Definition

Das Magenlymphom entsteht aus lymphoiden Zellen der Submukosa oder tieferen Schichten der Mukosa des Magens (KRENTZ 1976). Es muß unterschieden werden zwischen einem primären Magenlymphom, das primär aus dem Magen selbst stammt, und einem sekundären Lymphom, das Teil eines generalisierten Lymphoms im Körper ist. Der Großteil der malignen Lymphome des Magens ist Teil einer systemischen Erkrankung (NOLTENIUS 1981).

Epidemiologie

Das Magenlymphom ist der häufigste maligne Tumor nach dem Adenokarzinom. Das Magenlymphom liegt bei etwa 2–8% sämtlicher maligner Magentumoren (FRIK 1973, NOLTENIUS 1981, NELSON u. LANZA 1985). Der Altersgipfel liegt in der 5.–7. Dekade (McGOVERN 1977, LECOMTE u. Mitarb. 1980, NOLTENIUS 1981). Nach manchen Autoren (FUCHS u. Mitarb. 1972, McGOVERN 1977, PRIVETT u. Mitarb. 1977) sind Männer häufiger betroffen als Frauen, aber nach NOLTENIUS (1981) sind beide Geschlechter gleich häufig betroffen.

Pathologisch-anatomische Klassifikation

Die häufigsten Typen des malignen Lymphoms sind das histiozytische Lymphom, das lymphozytische Lymphom (das klassische „Non-Hodgkin-Lymphom") und die Hodgkinsche Erkrankung. Beim histiozytischen Lymphom sind die Zellen größer als bei der lymphozytischen Variante. Die Hodgkinsche Erkrankung betrifft den Magen selten (NELSON u. LANZA 1985). Zusätzlich zu diesen Typen können auch als maligne Lymphome klassifiziert werden: das sehr seltene Plasmozytom, bei dem Plasmazellen das vorherrschende Element sind, und die leukämische Infiltration des Magens (GERARD-MARCHANT 1974).

Makroskopisch gibt es drei Typen: infiltrierend, ulzerierend und polypoid. Die Magenwandinfiltration, die oft zu deformierten, verdickten Falten führt, wird durch die submuköse Ausbreitung des lymphomatösen Gewebes in einem frühen Stadium erklärt (McNEER u. BERG 1959, FUCHS u. Mitarb. 1972, KRENTZ 1976, MENUCK 1976). Es können zahlreiche Formen von Ulzerationen auftreten, aber die Ulzerationen im Bereich des Tumors selbst sind am häufigsten (HIGHMAN u. KEY 1962, YOUNG 1963, PRINGOT u. Mitarb. 1978). Polypoide Tumoren sind weniger häufig (NELSON u. LANZA 1985).

Vergrößerte Lymphknoten im Bereich des Magentumors können auftreten infolge einer lokalen Ausbreitung des Primärtumors oder aufgrund eines generalisierten Lymphoms (NELSON u. LANZA 1985).

Radiologische Diagnose

Entsprechend der Klassifikation durch mehrere Autoren (SHERRICK u. Mitarb. 1965, MENUCK

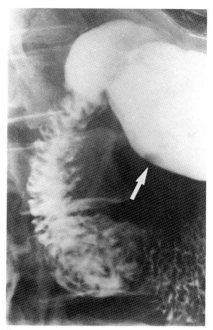 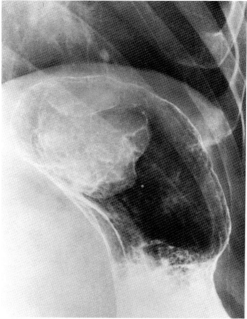

a   **b**
Abb. **152a** u. **b**   Polypoide Form eines Magenlymphoms mit multiplen Lokalisationen. Unregelmäßig begrenzter Tumor im Fundus. Zusätzlich kleines Knötchen im Magenantrum (Pfeil). (Aufnahme: Dr. *M. Snoeck*, Herk-De-Stad)

1976, PRINGOT u. Mitarb. 1978, MATELART u. Mitarb. 1981, MITTAL 1983, ZELLER u. Mitarb. 1983) und nach makroskopischen pathologisch-anatomischen Gesichtspunkten können die radiologischen Läsionen in drei Gruppen unterteilt werden: tumoröse Läsionen, Ulzerationen und Infiltrationen.

Die intraluminalen *polypoiden Tumoren* (Abb. **152**) zeigen sich entweder als abgerundete oder ovale Strukturen mit regelmäßiger Zeichnung und einer glatten Oberfläche oder als gelappte Tumoren, die ins Magenlumen vorspringen; sie können solitär oder multipel sein. Diese Tumoren können in den distalen Ösophagus reichen, wenn sie im Bereich des Magenfornix liegen (Abb. **157**). Manchmal ist der Durchmesser des Füllungsdefektes im Magen so groß, daß ein Wachstum außerhalb des Magenlumens vermutet werden kann.

Mehrere Typen von *Ulzerationen* können gefunden werden: entweder aphthoide Läsionen (Abb. **155**) oder oberflächliche Ulzerationen mit einem größeren Durchmesser (Abb. **157**) oder tiefreichende Ulzera mit dem Aussehen einer benignen Ulzeration; die meisten Ulzerationen jedoch liegen im Bereich der Tumorformation selbst (Abb. **153**).

Die *Infiltration* der Magenwand ist beim malignen Lymphom ein sehr häufiger Befund und entweder für die diffuse oder die knotige Vergrö-

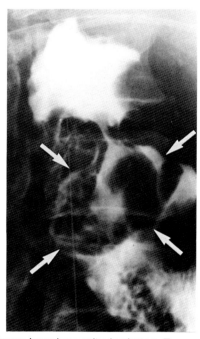

Abb. **153**   Malignes Lymphom mit ulzeriertem Tumor im terminalen Abschnitt des Antrums. (Pfeile)

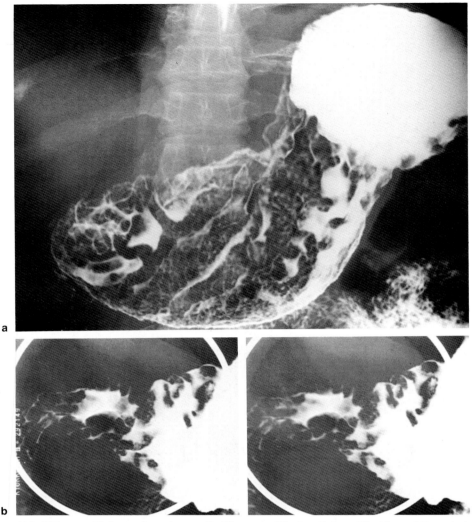

Abb. **154a–c** Malignes Lymphom mit diffus vergrößerten Falten. Die Magenfalten sind global vergrößert nahezu im gesamten Bereich der Magenoberfläche; im Antrum sind die Falten knötchenartig verändert und unregelmäßig angeordnet (Aufnahmen: Dr. *J. L. Termote* und Dr. *Ph. Van den Daele,* Lier)

ßerung der Magenfalten verantwortlich (Abb. **154** u. **155**). Die Magenwandinfiltration ist auch der Grund der eingeschränkten Dehnungsfähigkeit der Magenwand, aus der manchmal eine Pylorusstenose resultiert (Abb. **156**).

Der Begriff „*Polymorphismus*" wird verwendet, um das simultane Auftreten mehrerer Arten von Magenläsionen zu kennzeichnen (Abb. **155** u. **157**); Polymorphismus ist ein häufiger Befund beim Magenlymphom und wird als gutes Argument für diese Diagnose betrachtet (FUCHS u. Mitarb. 1972, LE CUDONNEC u. Mitarb. 1975, PRINGOT u. Mitarb. 1978, LECOMTE u. Mitarb. 1980, MATELART u. Mitarb. 1981). In einer Zusammenfassung von 53 Fällen von Magenlym-

phomen (28 publizierte Fälle [PRINGOT u. Mitarb. 1978] und 25 unpublizierte Fälle) fanden wir einen Polymorphismus in 45%; in derselben Serie wurden in 25% Tumoren, in 55% Ulzerationen und in 55% Infiltrationen angetroffen.

Ein weiteres wichtiges Argument, das für die Diagnose eines malignen Magenlymphoms spricht, ist das Vorhandensein der Läsionen in *mehreren Abschnitten* des Magens (Abb. **152** u. **157**) oder die diffuse Infiltration, die den gesamten Magen umfaßt (Abb. **154**) (KRENTZ 1976, PRINGOT u. Mitarb. 1978). In unserer Serie der 25 nicht publizierten Fälle waren in 40% mehrere Segmente des Magens betroffen; in 16% handelte es sich um eine diffuse Infiltration.

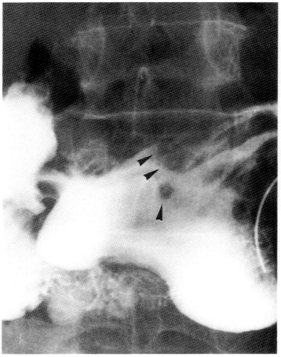

a

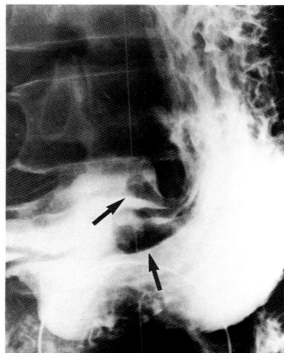

b

Abb. **155a** u. **b** Malignes Lymphom mit knöt-
chenartigen vergrößerten Falten. Knötchenartige
Vergrößerung einiger Falten im horizontalen Bereich des Magens (große Pfeile). Weiter distal
zeigen sich einige aphthoide Erosionen (kleine
Pfeile)

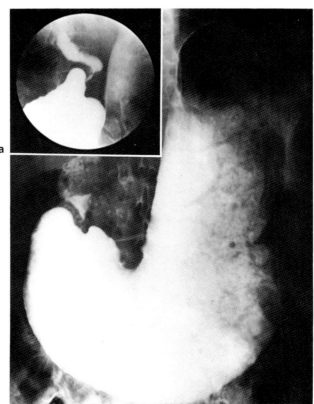

a

b

Abb. **156a** u. **b** Malignes Lymphom mit stenosierender Infiltration des Pylorus und Magendilatation

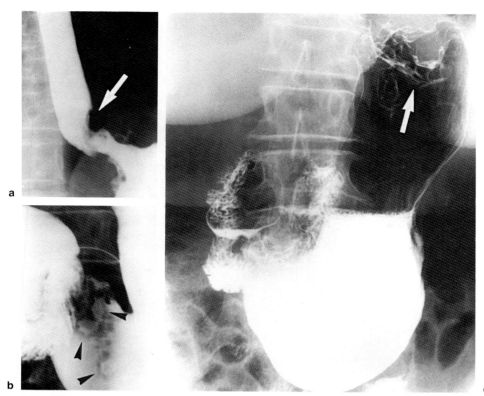

Abb. 157a–c Polymorphie beim Magenlymphom. Großer Tumor im Fundus mit Ausdehnung auf den distalen Ösophagus (weiße Pfeile). Multiple oberflächliche Ulzerationen mit unregelmäßiger Grenze im Magenantrum (schwarze Pfeile). Die Läsionen finden sich nicht nur an unterschiedlichen Stellen, sondern sind auch unterschiedlich in der Art

Schließlich weisen *Manifestationen* des Lymphoms *außerhalb des Magens,* z. B. in anderen Segmenten des Gastrointestinaltrakts, auf ein generalisiertes Lymphom hin. Der wesentliche Vorteil der Computertomographie besteht in der Darstellung der intramuralen oder extraluminalen Ausbreitung der Magenläsionen (vgl. Abb. **18**) und der Infiltration von Lymphknoten oder anderen Organen (BAERT u. Mitarb. 1980, BURGENER u. HAMLIN 1981, BUY u. MOSS 1982).

Es muß festgestellt werden, daß weder die histologischen Charakteristika noch der Zelltyp nach radiologischen Kriterien abgeleitet werden kann (IKE u. ROSENBUSCH 1981). Das radiologische Erscheinungsbild des Magenlymphoms ändert sich darüber hinaus nach der Therapie (FOX u. Mitarb. 1984).

Radiologische Differentialdiagnose

Die Differentialdiagnose muß gegenüber solchen Erkrankungen gestellt werden, bei denen vergrößerte Magenfalten angetroffen werden, z. B. die akute oder subakute Gastritis, das Zollinger-Ellison-Syndrom, die Ménétriersche Erkrankung und Varizen.

Wenn eine eingeschränkte Dehnungsfähigkeit, ein polypoider Tumor, ein ulzerierter Tumor oder eine Ulzeration die vorherrschenden Kennzeichen sind, muß an die Möglichkeit eines Adenokarzinoms des Magens oder eines Sarkoms und manchmal auch eines peptischen Ulkus (GRAIG u. GREGSON 1981) gedacht werden.

Polymorphismus und multilokuläre Verteilung im Magen sind gute Argumente für ein malignes Lymphom.

Die radiologische Differentialdiagnose zu Metastasen im Magen ist sehr schwierig, und die Differenzierung zum Pseudolymphom ist unmöglich (s. benigne lymphoide Hyperplasie).

Es ist wichtig zu wissen, daß oberflächliche Magenbiopsien beim Magenlymphom häufig negativ sind, da das lymphoide Gewebe von der Submukosa oder tiefen Schichten der Mukosa ausgeht.

Staging der Lymphome

Das Ann-Arbor-Staging-System, das beim Morbus Hodgkin am häufigsten benützt wird, wird auch auf Patienten mit den Non-Hodgkin-Lymphomen angewandt (CARBONE u. Mitarb. 1971). Für die verschiedenen Subtypen der Non-Hodgkin-Lymphome hat das System einen guten deskriptiven Wert, der prognostische Wert ist jedoch begrenzt.

Das Ann-Arbor-System definiert ein klinisches Stadium, um das Ausmaß der Erkrankung zu kennzeichnen, in dem nur die primäre diagnostische Biopsie und sämtliche klinischen, Laboratoriums-, radiologischen und szintigraphischen Untersuchungsergebnisse berücksichtigt werden.

Ann-Arbor-Klassifikation zum Staging der Lymphome:

Stadium I:
Befall einer einzelnen Lymphknotenregion (I) oder eines einzelnen extralymphatischen Organs oder Region (IE)

Stadium II:
Befall von zwei oder mehr Lymphknotenregionen auf der gleichen Seite des Zwerchfells (II) oder mit Befall eines angrenzenden extralymphatischen Organs oder Gewebes (IIE)

Stadium III:
Befall von Lymphknotenregionen auf beiden Seiten des Zwerchfells (III), wobei die Milz mitbefallen sein kann (IIIS), oder mit Befall eines angrenzenden extralymphatischen Organs oder Region (IIIE) oder beiden (IIIES)

Stadium IV:
Multiple oder disseminierte Herde eines oder mehrerer extralymphatischer Organe oder Gewebe mit oder ohne Lymphknotenbefall.

Magentumoren nichtepithelialen Ursprungs (benigne und maligne)

Alle Magentumoren nichtepithelialen Ursprungs haben prinzipiell wenigstens ein wichtiges gemeinsames Merkmal unabhängig vom zugrundeliegenden Gewebe und unabhängig von Benignität oder Malignität: der submuköse Sitz und infolgedessen eine vollständige oder partielle glatte

Tabelle 7 Magentumoren nichtepithelialen Ursprungs

	Benigne	Maligne
glatte Muskulatur	normales Leiomyom zelluläres Leiomyom Leiomyoblastom	Leiomyosarkom
Nervengewebe	Nervenscheidentumoren – Neurilemmom (Schwannom, perineurales Fibroblastom) – Neurofibrom, verbunden mit der von Recklinghausenschen Erkrankung – krampfaderartiges oder geflechtartiges Neurofibrom – ganglionartiges Neurofibrom neuroblastische Tumoren des sympathischen Systems – Sympathoblastom – Paragangliom – Ganglioneurom	neurogenes Sarkom
Bindegewebe	Fibrom (einfaches Fibrom, Myofibrom, Adenofibrom, Myxofibrom, Osteofibrom)	Fibrosarkom
Fettgewebe	Lipom (einfaches Lipom, Fibrolipom, Lipomyxom, Lipofibromyxom, Angiolipom)	Liposarkom
Gefäßwand	Hämangiom, Hämangioendotheliom, Hämangioperizytom	Angiosarkom, malignes Hämangioendotheliom und Hämangioperizytom kapilläres Hämangiosarkom (Kaposi-Sarkom)
	Lymphangiom, Lymphangioendotheliom	malignes Lymphoangiom und Lymphoangioendotheliom
	Glomustumor (Arterioangiomyoneurom)	
andere	Granularzelltumoren (Myoblastom) Myxom Osteom Chondrom Dermoidzyste Rhabdomyom	Myxosarkom
		Karzinosarkom

Oberfläche. Aus diesem Grunde werden alle diese Tumoren an dieser Stelle zusammen besprochen.

Obwohl das Magenlymphom, Metastasen und der Karzinoidtumor ebenfalls ein partielles oder ausschließlich submuköses Wachstum aufweisen, sind diese Tumoren in diesem Abschnitt nicht enthalten, weil sie spezielle klinische und größtenteils auch radiologische besondere Merkmale aufweisen.

Pathologisch-anatomische Klassifikation

Die Magentumoren nichtepithelialen Ursprungs sind in der Tab. 7 zusammengefaßt (RANSOM u. KAY 1940, PALMER 1951, NOLTENIUS 1981, NELSON u. LANZA 1985).

Die Tumoren, die von der *glatten Muskulatur* ausgehen, machen die größte Gruppe aus: Die benignen myogenen Tumoren belaufen sich auf 27% aller benignen Magentumoren, einschließlich der epithelialen Ursprungs, während Leiomyosarkome 1–3% aller malignen Magentumoren ausmachen. Sowohl die benignen als auch die malignen myogenen Tumoren können im Magen endoluminal und exoluminal sitzen oder nach beiden Richtungen vorwachsen.

Im allgemeinen entwickeln die Leiomyosarkome ein größeres Volumen; man findet aber auch Leiomyome mit einem Durchmesser bis zu 20 cm, und ein kleiner Tumor schließt Malignität nicht aus.

Weitere Argumente für Malignität sind: rasches Wachstum, ausgeprägte Tendenz zu zentraler Nekrose und Ausdehnung auf angrenzende Gewebe und Lymphknoten (NELSON u. LANZA 1985).

LINDSAY u. Mitarb. (1981) berichten über eine Tumorausbreitung in die Leber und Lungen und auf direktem Wege in die angrenzenden Gewebe, aber über keinen Lymphknotenbefall in ihrer Serie von 50 Fällen von Leiomyosarkom des Magens. Eine Magenbiopsie bestätigt nur die Diagnose eines ulzerierten Tumors, wenn Biopsiematerial an der Unterseite des Randes eines Ulkuskraters aus dem submukösen Gewebe gewonnen werden kann. Aber auch am Operationspräparat kann die Differentialdiagnose zwischen einem benignen und malignen myogenen Tumor extrem schwierig sein.

Es ist auch interessant zu wissen, daß Leiomyoblastome ein größeres malignes Potential haben als Leiomyome (BANZHAF u. Mitarb. 1982).

Neurogene Tumoren können unterteilt werden in Tumoren der Nervenscheiden und neuroblastische Tumoren des sympathischen Nervensystems (RANSOM u. KAY 1940) (Tab. 7). Ein Schwannom des Magens (oder „Neurilemmom") ist meist ein einzelner Tumor und sehr viel häufiger als das so-

litäre Neurofibrom; die Neurofibromatose des Magens in Verbindung mit der von Recklinghausenschen Erkrankung ist meist ein multipler Tumor und kommt sehr viel weniger häufig vor als das solitäre Neurofibrom; neuroblastische Tumoren des sympathischen Nervensystems des Magens sind selten (PALMER 1951). In der Serie von PALMER wurde eine tiefe Ulzeration in 47% der Fälle eines submukösen Schwannoms und nur in 12% der Fälle eines solitären Neurofibroms beobachtet. Die Neurofibromatose Recklinghausen ist eine erbliche systemische Erkrankung, charakterisiert durch Hautpigmentation, Neurofibrome in der Subkutis, im Zentralnervensystem, im Knochen, in den Interkostalnerven, im Mediastinum, aber auch im Verdauungstrakt (REICHELT 1973, RUTGEERTS 1981).

Benigne neurogene Tumoren können maligne entarten (PALMER 1951).

Fibrome des Magens schließen das reine Fibrom, das Myofibrom, Adenofibrom, Myxofibrom und Osteofibrom ein; die Neurofibrome wurden bereits oben besprochen (Tab. 7). Fibrome sind weniger häufig als Leiomyome und Schwannome (PALMER 1951).

Lipome des Magens werden weniger häufig beobachtet als Fibrome. Dazu gehören das reine Lipom, das Fibrolipom, Lipomyxom, Lipofibromyxom und Angiolipom (PALMER 1951) (Tab. 7). Magenlipome treten nahezu ausschließlich singulär auf und sitzen normalerweise im Antrum; sie sind meist kugelig oder eiförmig und sessil; sie können zentral tief exulzeriert sein; eine Stielung ist selten (PALMER 1951). Lipome weisen dazuhin eine weiche Konsistenz auf (NELSON u. LANZA 1985). Eine maligne Degeneration gastrointestinaler Lipome ist sehr ungewöhnlich (HEIKEN u. Mitarb. 1982).

Gefäßtumoren des Magens sind noch seltener als Lipome. Dazu gehören das Hämangiom, das Hämangioendotheliom, Hämangioperizytom, der Glomustumor, das Lymphangiom, Lymphangioendotheliom und einige maligne Entsprechungen (Tab. 7) (PALMER 1951, NELSON u. LANZA 1985).

Die Hämangiome können weiter unterteilt werden in multiple Phlebektasien, kavernöse Hämangiome (diffuser und lokalisierte Typ), „Hämangioma simplex" und Angiomatosis (KAIJSER 1941).

Viele Gefäßtumoren haben ein ausgesprochen malignes Potential, und häufig ist es sehr schwierig, eine sichere histologische Differentialdiagnose zwischen benignem und malignem Gefäßtumor zu stellen (STOUT 1949, PALMER 1951).

Die Hämangiome stellen die größte Gruppe innerhalb der Gefäßtumoren dar. Im allgemeinen haben sie eine unregelmäßige Oberfläche, sind von Schleimhaut bedeckt und in der Konsistenz weich. Manchmal sind sie gestielt. Die Ulzeration der Schleimhautoberfläche erklärt die hohe Rate von Magenblutungen (PALMER 1951). Bei der Angiomatose können multiple Hämangiome entweder im selben Organ oder im gesamten Körper auftreten (KAIJSER 1941).

Ein Glomustumor (oder Arterioangiomyoneurom) ist ein kleiner rundlicher submuköser Gefäßtumor. Normalerweise ist er umgeben von einer harten Pseudokapsel aus glatter Muskulatur (NELSON u. LANZA 1985); manchmal ist die Konsistenz jedoch auch weich (SCHNEIDER 1964). Der Glomustumor ist benigne (KAY u. Mitarb. 1951, SCHNEIDER 1964).

Das Kaposi-Sarkom ist ein multifokales kapilläres Hämangiosarkom der Haut, des Magens und anderer Abschnitte des Verdauungstrakts sowie anderer Organe (NELSON u. LANZA 1985). Man nimmt an, daß es sich dabei um einen systemischen progressiven Tumor des retikuloendothelialen Systems handelt, der sich gelegentlich auch als viszerale Erkrankung ohne Hautmanifestationen präsentiert (ROSE u. Mitarb. 1982).

Patienten mit einem geschwächten Immunstatus, wie z. B. nach Organtransplantation, und Patienten mit dem erworbenen Immundefektsyndrom (AIDS) gehören zu der High-risk-Gruppe (HARWOOD u. Mitarb. 1979, PENN 1979, FRIEDMAN u. Mitarb. 1985). Nach der Literatur gibt es einen Zusammenhang des Kaposi-Sarkoms mit anderen malignen Tumoren und mit der Zytomegalievirusinfektion (SAFARI u. Mitarb. 1980, GIRAZD u. Mitarb. 1975).

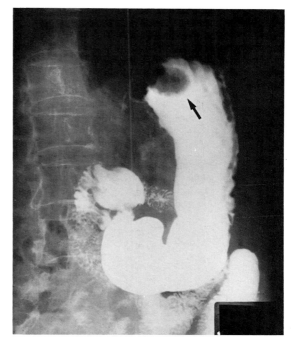

Abb. **158** Leiomyom des Magens. Ovoider Füllungsdefekt im Fornix mit scharf begrenzter, regelmäßiger Kontur und Oberfläche (Pfeil).

Die initialen Läsionen im Verdauungstrakt sitzen in der Submukosa (FRIEDMAN u. Mitarb. 1985). Man findet dabei drei verschiedenartige Magenläsionen: makulopapuläre, polypoide und ulze-

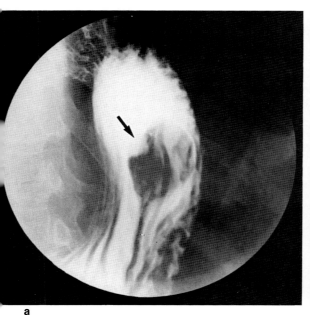

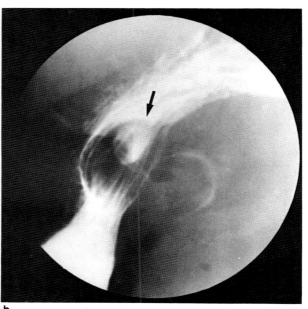

a

b

Abb. **159a** u. **b** Leiomyom des Magens. Regelmäßiger, scharf begrenzter, ovaler Tumor mit exzentrischer Ulzeration (Pfeil); die Ulzeration ist besser in der Profil-ansicht (**b**) als auf der En-face-Ansicht (**a**) sichtbar. In **b** projiziert sich ein Gallenstein hinter den Magen

rierte oder zentral eingedellte Läsionen (AHMED u. Mitarb. 1975).

Der *Granularzelltumor* ist ein ungewöhnlicher Tumor; er befällt normalerweise den Kopf, den Hals, die Arme, die Brustwand, die Mamma und selten den Magen. Der Tumor wurde erstmalig von ABRIKOSSOFF (1926) beschrieben, und in der Annahme, er gehe von Muskelzellen aus, wurde er „Myoblastom" genannt (Tab. **7**); Die Stammzelle dieses Tumors ist jedoch unklar. Der Granularzelltumor des Magens ist ein submuköser Tumor; er wurde am häufigsten bei Schwarzen beobachtet (ABDELWAHAB u. KLEIN 1983). Dieser Tumor ist benigne (NELSON u. LANZA 1985).

Radiologische Diagnose und Differentialdiagnose

Das häufigste Bild eines *myogenen* Magentumors besteht aus einem Füllungsdefekt mit glatter Oberfläche und regelmäßiger scharfer Begrenzung (Abb. **158**); die glatte Oberfläche kann jedoch durch eine Ulzeration unterbrochen sein, sowohl bei den benignen als auch bei den malignen Varianten (Abb. **159, 160** u. **162**) (MARSHAK u. LINDNER 1971, PONETTE u. Mitarb. 1978, BRUNETON u. Mitarb. 1981). Das Vorhandensein einer Ulzeration wird in bis zu 25% bei Leiomyomen und in bis zu 61% bei Leiomyosarkomen angegeben (BRUNETON u. Mitarb. 1981).

Springt der myogene Tumor weniger deutlich ins Magenlumen vor, kann der Übergang zur umgebenden Schleimhaut weniger abrupt sein (Abb. **161**).

Die exoluminale Variante kann einen Tumor von außen mit Impression des Magens und Verdrängung des angrenzenden Dünndarms oder Kolons vortäuschen, aber meist ist der Übergang zwischen der teilweise endoluminalen Komponente des myogenen Tumors und der angrenzenden Magenschleimhaut weniger sanft als bei einem Tumor, der an den Magen angrenzt (TRAIN u. Mitarb 1981); eine Ulzeration ist ein weiteres Argument für einen zum Magen gehörenden Tumor (Abb. **162**). Ultraschall und besonders auch die Computertomographie sind sehr nützlich bei der Differentialdiagnose zwischen einem exoluminalen myogenen Tumor und einem von außen an den Magen angrenzenden Tumor (BAERT u. Mitarb. 1980).

Eine Distanz der A. gastrica sinistra vom lufthaltigen Magen bei der Arteriographie kann zur Differentialdiagnose zwischen einem Tumor an der kleinen Kurvatur und einem außenliegenden Tu-

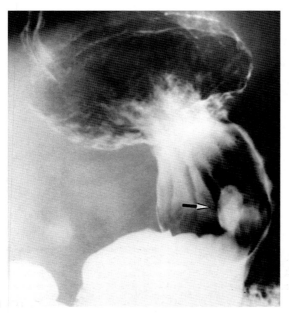

a

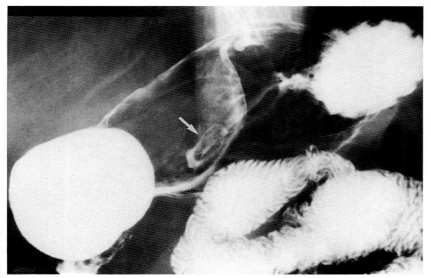

b

Abb. **160a** u. **b**
Leiomyoblastom des Magens. Großer intraluminaler Tumor mit scharf begrenzten, regelmäßigen Konturen, aber deutlicher zentraler Exulzeration (Pfeil) im Korpus des Magens. In **b** tropfte ein Teil des Bariums aus der Ulzeration heraus (Aufnahmen: Dr. *A. Brijs*, Herentals)

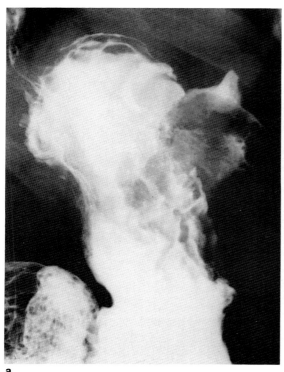

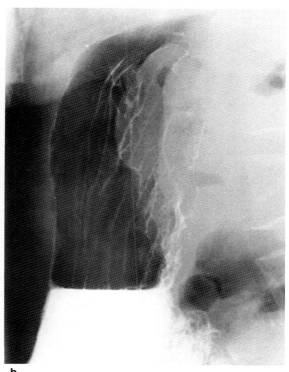

a

Abb. **161a** u. **b**   Großes Leiomyosarkom des Magens. Großer gelappter Füllungsdefekt mit partiell erhaltenen Magenfalten an der großen Kurvatur (**a**) und der Hin-

b

terwand des Fornix und des Korpus (**b**). Die kaudaldorsale Grenze des Tumors ist weniger abrupt als die kraniale

mor in den Fällen beitragen, in denen die Bariumuntersuchung, Ultraschall und Computertomographie nicht zur Diagnose geführt haben (TRAIN u. Mitarb. 1983).

Das Leiomyom des Magens weist manchmal Schleimhautfalten auf, die über dem Tumor ausgezogen sind und in den Krater hineinreichen (MARSHAK u. LINDNER 1971). Das Leiomyom des Magens ist selten gestielt; in solchen Fällen kann ein gastroduodenaler Prolaps oder eine Intussuszeption auftreten (MARSHAK u. LINDNER 1971, BRUNETON u. Mitarb. 1981). Multiple Leiomyome des Magens sind selten (BRUNETON u. Mitarb. 1981).

Gelegentlich kann ein myogener Tumor des Magens auf der Übersichtsaufnahme vermutet werden, wenn sich die Tumorverschattung von der Luft im Magen abhebt. Kalzifikationen treten nur in 3% der Leiomyome auf (BRUNETON u. Mitarb. 1981).

Bei der Angiographie erweisen sich 85% aller Leiomyome des Magens und sämtliche Leiomyosarkome nach BRUNETON u. Mitarb. (1981) als hypervaskularisiert.

Die radiologischen Merkmale der Leiomyoblastome sind denen der Leiomyome ähnlich (LECOMTE u. Mitarb. 1981) (Abb. **160**).

Relative Argumente für ein Leiomyosarkom sind ein großes Volumen, eine große und tiefe Ulzeration oder eine mehrfach gelappte Oberfläche (Abb. **161** u. **162**) (MARSHAK u. LINDNER 1971).

Die Ultraschalluntersuchung und die Computertomographie können die Infiltration angrenzender Gewebe und die Metastasierung in Lymphknoten und entfernter liegende Organe darstellen (Abb. **163**). Ein kleiner Tumor mit regelmäßiger Begrenzung und glatter Oberfläche schließt Malignität nicht aus (Abb. **164**). Die Differentialdiagnose zwischen einem Leiomyom und einem Leiomyosarkom ist somit meist aufgrund radiologischer oder gastroskopischer Untersuchungen nicht mit Sicherheit möglich (MARSHAK u. LINDNER 1971).

Das Leiomyoblastom und das Leiomyosarkom sowie die außen an den Magen angrenzenden Tumoren sind bereits oben besprochen, während das Neurilemmom, Fibrom, Lipom und andere submuköse Tumoren weiter unten bei der Differentialdiagnose des Leiomyoms des Magens besprochen werden. Diese Differentialdiagnose schließt auch ein: peptisches Ulkus, Adenokarzinom, einige Schleimhautpolypen, unifokale Magenmetastasen, Karzinoidtumor, ektopisches

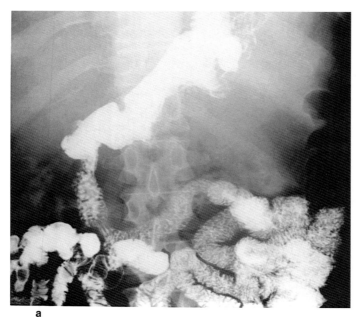

a

Abb. **162a–c** Großes ulzeriertes Leiomyosarkom. Die Ulzeration (Pfeil) und der abrupte distale Übergang des Tumors (Pfeilspitze) sind am besten in **b** und **c** sichtbar. Die extraluminale Ausdehnung des Tumors kann aus der Kaudalverlagerung des Jejunums geschlossen werden (**a**)

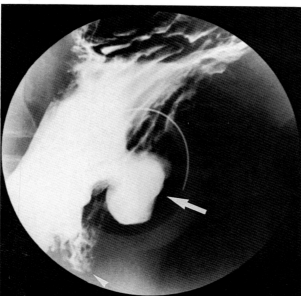

b

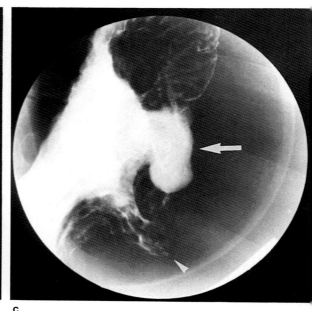

c

Pankreas, Adenomyom, eosinophiles Granulom, Magenduplikatur und Teratom.

Der Übergang eines ödematösen Walls beim peptischen Magenulkus zur umliegenden Schleimhaut ist meist mehr fließend als beim Tumorrand eines ulzerierten Leiomyoms; dazu ist das peptische Ulkus sehr häufig von verdickten konvergierenden Schleimhautfalten umgeben. Die meisten Fälle eines Adenokarzinoms des Magens zeigen sich mit einer unregelmäßigen Oberfläche, die gut von der glatten Oberfläche beim Leiomyom unterschieden werden kann. Einige breitbasige Schleimhautpolypen des Magens mit glatter Oberfläche können ein Leiomyom imitieren.

Das *Schwannom* (oder „Neurilemmom") ist der häufigste neurogene Magentumor; er ist radiologisch dem Magenleiomyom sehr ähnlich (SCHIRMER u. Mitarb. 1975, BRUNETON u. Mitarb. 1983). Die endoluminale Variante weist eine glatte Oberfläche mit scharfer und regelmäßiger Kontur auf (Abb. **165**); eine tiefe Ulzeration an der Oberfläche wird häufiger beobachtet als beim Leiomyom. Die exoluminale Variante des Magenschwannoms kann einen von außen imprimierenden Tumor vortäuschen, aber der Übergang des Schwannoms zum normalen Magen ist klarer als im Falle einer Impression von außen. Manchmal spielt die zentrale Tumornekrose eine wichtige

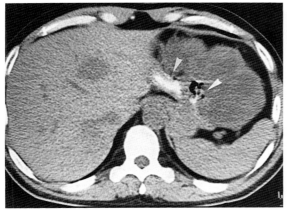

a

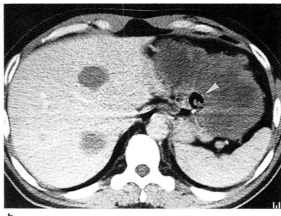

b

Abb. **163a** u. **b** Leiomyosarkom des Magens. Deutliche Wandverdickung des Magens mit Reduktion des Magenlumens (Inhalt Luft und Kontrastmittel: Pfeilspitze) auf eine kleine Röhre. Hypodense Areale in der Tumorwand lassen auf Tumornekrosen schließen. Lebermetastasen vor der Gabe von i.v. Kontrastmittel (**a**) oder besser nach Kontrastmittelgabe (**b**)

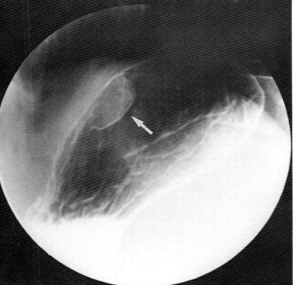

a

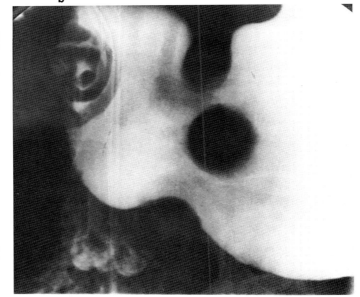

b

Abb. **164a** u. **b**
Kleines Leiomyosarkom des Magens
a Kleiner regelmäßig begrenzter Tumor an der Vorderwand des Fornix (Pfeil), der bei der initialen Gastroskopie nicht aufgefallen war
b Der kleine Tumor kann auch im CT identifiziert werden (Pfeil)

Abb. **165** Schwannom des Magens. Runder, regelmäßiger und scharf begrenzter Füllungsdefekt mit glatter Oberfläche im Antrum

Rolle, indem sie eine ausgeprägte intratumoröse Höhle in Verbindung mit dem Magenlumen verursacht: Dies wird manchmal als Höhle im Sinne eines Pseudodivertikels beschrieben (SCHIRMER u.Mitarb. 1975). Relative Argumente für Malignität sind: eine irreguläre Oberfläche, ein Durchmesser von mehr als 10 cm (BRUNETON u. Mitarb. 1983) und eine große zentrale Nekrosehöhle (SCHIRMER u. Mitarb. 1975). Eine definitive radiologische Differentialdiagnose zwischen einem benignen und malignen Schwannom ist jedoch nicht möglich.

Gelegentlich kann der neurogene Tumor auf der Übersichtsaufnahme vermutet werden, indem er die Magenblase deformiert oder durch die Luft in einer großen zentralen Tumornekrosehöhle.

Ein Magenschwannom kann auch sonographisch und computertomographisch dargestellt werden; diese Techniken haben den Vorteil, daß eine exoluminale Ausbreitung und die evtl. Infiltration eines malignen Tumors in angrenzende Organe festgestellt werden kann (JENETT u. Mitarb. 1983); darüber hinaus tragen sie nicht unwesentlich dazu bei, einen Tumor von außen differentialdiagnostisch abzugrenzen. Schwannome sind bei der Arteriographie hypervaskularisiert (BRUNETON u. Mitarb. 1983).

Der makroskopische Aspekt eines *solitären Neurofibroms des Magens* gleicht dem des Schwannoms; es kann ebenfalls maligne entarten (PALMER 1951).

Die *Neurofibromatose* des Magens im Zusammenhang mit der *von Recklinghausenschen Erkrankung* ist normalerweise multipel. Diese Tumoren sind im allgemeinen nicht sehr groß und können ovale oder runde, scharf begrenzte Füllungsdefekte mit glatter Oberfläche oder isolierten verdickten und starren Magenfalten verursachen (Abb. **166**) (REICHELT 1973, RUTGEERTS u. Mitarb. 1981). Die Tumoren können auch in anderen Abschnitten des Magen-Darm-Trakts auftreten, und die Diagnose einer Magenneurofibromatose kann vermutet werden, wenn Hautveränderungen dieser Erkrankung vorhanden sind, wie sie in

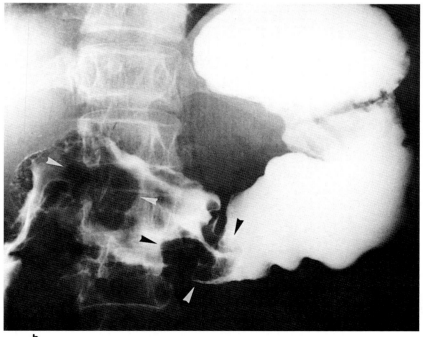

a

b

Abb. **166a** u. **b** Neurofibromatose mit Befall des Magens und des Duodenums. Knötchenförmige Formationen mit variabler Form im deformierten Duodenum und im Magen (Pfeilspitzen in **a** und **b**). Der Patient hatte typische Läsionen einer Neurofibromatose an der Haut. Die makroskopische Untersuchung des Operationspräparates zeigte multiple kleine submuköse Tumoren im Duodenum und im distalen Magen. Die mikroskopische Untersuchung bestätigte die Neurofibromatose Recklinghausen

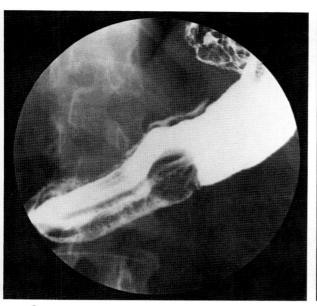

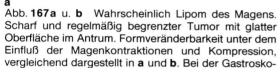

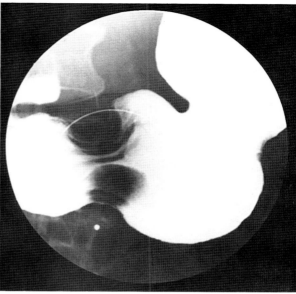

a
Abb. **167a** u. **b** Wahrscheinlich Lipom des Magens. Scharf und regelmäßig begrenzter Tumor mit glatter Oberfläche im Antrum. Formveränderbarkeit unter dem Einfluß der Magenkontraktionen und Kompression, vergleichend dargestellt in **a** und **b**. Bei der Gastrosko-

b
pie war der Tumor von normaler Schleimhaut überzogen. Die Computertomographie zeigte einen Fett enthaltenden Tumor. Keine pathologisch-anatomische Bestätigung

der „pathologisch-anatomischen Klassifikation" beschrieben sind. Die Häufigkeit einer malignen Entartung entspricht den solitären neurogenen Tumoren (BRUNETON u. Mitarb. 1983).

In der Serie von PALMER (1951) sind die makroskopischen Charakteristika des *Magenfibroms* wie folgt zusammengefaßt: Die Mehrzahl dieser Tumoren wächst in der Submukosa und hat sphärische oder ovoide Konfiguration. Die Oberfläche ist in etwa der Hälfte der Fälle knötchenartig und in der Hälfte ganz glatt; eine tiefe Ulzeration ist relativ häufig, und häufig sind sie gestielt. Diese Charakteristika sind zahlenmäßig ähnlich denen der Leiomyome und Schwannome, so daß die Differentialdiagnose radiologisch unmöglich ist.

Entsprechend der makroskopischen pathologisch-anatomischen Beschreibung zeigt sich das *Lipom* des Magens als einzelstehender, runder oder ovaler und breitbasiger Füllungsdefekt mit scharfen Konturen und glatter Oberfläche; es sitzt normalerweise im Antrum; diese Charakteristika finden sich jedoch auch beim Leiomyom (ACKERMAN u. CHUGHTAI 1975), Schwannom und Fibrom.

Das wichtigste Merkmal eines Lipoms bei der konventionellen Röntgenuntersuchung des Magens ist die Formvariabilität durch Palpation oder Kontraktion der Magenwand (Abb. **167**) (HURWITZ u. Mitarb. 1967, MARSHAK u. LINDNER 1971, PONETTE u. Mitarb. 1978).

Ulzerationen der Tumoroberfläche können vorhanden sein (VAN DER SPEK u. Mitarb. 1985).

Multiple Magenlipome sind selten (DEETHS u. Mitarb. 1975).

Die Diagnose eines fettenthaltenden Tumors ist neuerdings durch die Computertomographie möglich, indem sich bei der Densitometrie negative Hounsfield-Werte ergeben (Abb. **168**) (MEGIBOW u. Mitarb. 1979, HEIKEN u. Mitarb. 1982, NYSSENS u. Mitarb. 1983). Liposarkome des Gastrointestinaltrakts, entweder spontan auftretend oder nach maligner Entartung eines Lipoms, sind außerordentlich selten (HEIKEN u. Mitarb. 1982). Computertomographische Erfahrungen mit dem gastrointestinalen Liposarkom fehlen; entsprechend vergleichenden Untersuchungen zwischen einem Lipom und einem Liposarkom in anderen Organen ist es wahrscheinlich, daß ein homogener Aspekt ein Argument für Benignität ist (HUNTER u. Mitarb. 1979) und daß ein Liposarkom höhere CT-Werte, nahe Null, aufweist als ein Lipom (MENDEZ u. Mitarb. 1979).

Unter den Gefäßtumoren des Magens ist das *Hämangiom* der häufigste.

Der klinische Befund kutaner Angiome ist ein Hinweis auf die mögliche hämangiomatöse Natur eines radiologisch diagnostizierten Magentumors. Kavernöse Hämangiome präsentieren sich entweder mit einem polypoiden Füllungsdefekt oder durch einen irregulären Bezirk verminderter Dehnungsfähigkeit (KAIJSER 1941).

Die typischen radiologischen Zeichen kavernöser Hämangiome sind jedoch das Vorhandensein von

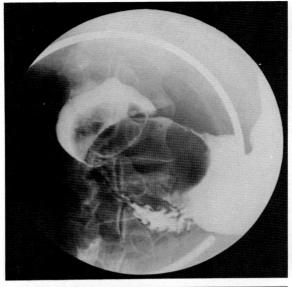

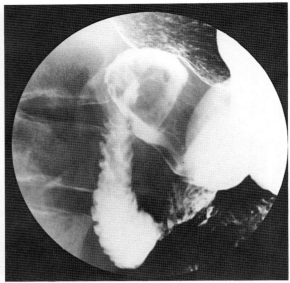

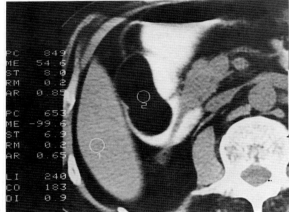

Abb. **168a–c** Magenlipom
a u. **b** Regelmäßiger, scharf begrenzter Tumor mit
glatter Oberfläche und veränderlicher Form im Magenantrum
c Der Tumor bestätigte sich im CT: Die Dichtemes-
sung (2) mit –99,6 Hounsfield-Einheiten weist auf Fettgewebe hin

Phlebolithen und die Variabilität in Größe und Form des Tumors (KAIJSER 1941, PALMER 1951, MARSHAK u. LINDNER 1971).

Hämangiome können solitär oder multipel sein (KAIJSER 1941, PALMER 1951) (Abb. **169**).

Bei der Angiographie stellen sich die Hämangiome als eine Gruppe von Gefäßhohlräumen dar, die sich kräftig anfärbt, mit verlängerter Retention des Kontrastmittels und oft frühzeitiger und kräftiger Darstellung des venösen Abschnittes (REUTER u. REDMAN 1977). Die angiographische Differentialdiagnose von Hämangiomen des Magens umfaßt Magenvarizen, die Angiodysplasie und die Osler-Weber-Rendusche Erkrankung. Varizen sind charakterisiert durch deutlich dilatierte und geschlängelte Venen (vgl. Abb. **206**). Die Angiodysplasie ist eine erworbene nichttumoröse Mißbildung, histologisch charakterisiert durch Gefäßektasien (QUINTERO u. Mitarb. 1986); die angiographische Differentialdiagnose zwischen einem Angiom und einer Angiodysplasie ist sehr schwierig oder unmöglich (vgl.

Abb. **16**). Bei der Osler-Weber-Renduschen Erkrankung sind die Gefäßmißbildungen (Teleangiektasien) angeboren, und das angiographische Bild ist meist dem der Angiodysplasie sehr ähnlich. Beim ersteren Syndrom sind die Gefäßläsionen jedoch multipel, aber Angiodysplasie und Angiom können ebenfalls multiple Lokalisationen aufweisen (REUTER u. REDMAN 1977).

WEAVER u. Mitarb. (1979) waren der Meinung, daß die Angiodysplasie des Gastrointestinaltrakts sowohl als eindeutig angeboren als auch auf der anderen Seite als erworben angesehen werden kann.

Gefäßtumoren erreichen manchmal eine enorme Größe, bevor sie entdeckt werden (PALMER 1951). Dies wird illustriert durch einen Fall eines *Hämangiopericytoms* des Magens (Abb. **170**).

Der *Glomustumor* hat eine Prädilektionsstelle im Magenantrum und zeigt sich mit einem rundlichen Füllungsdefekt zwischen 1 und 4 cm im Durchmesser; die glatte Oberfläche kann durch

Abb. **169a–c** Multiple kleine Magenhäm-angiome in Kombination mit Ösophagus-varizen

a Ösophagusvarizen, endoskopisch be-stätigt

b u. **c** Mehrere kleine knötchenförmige Gebilde im Magenantrum und -körper (Pfeilspitzen) mit geröteter Schleimhaut bei der Gastroskopie (Dr. *S. Ponette,* Halle)

Pathologisch-anatomische Untersuchun-gen: Hämangiome

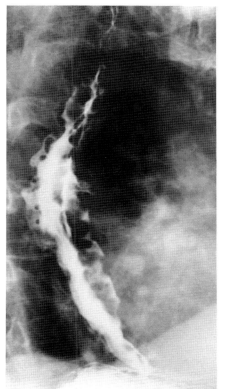

a

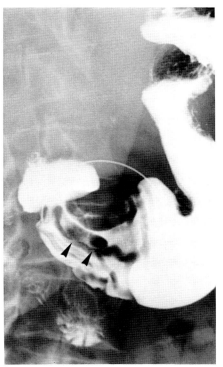

b

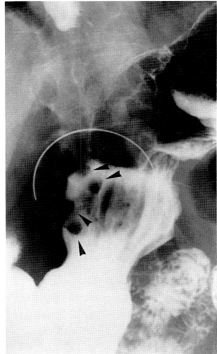

c

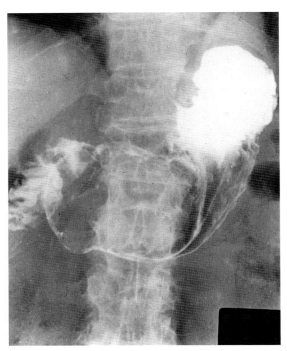

Abb. **170** Hämangioperizytom des Magens. Großer, regelmäßig begrenzter Tumor mit glatter Oberfläche im Antrum
(aus *Ponette, E., P. Cleeren, G. Marchal, A. L. Baert, G. Vantrappen, L. Broeckaert, S. Ponette, J. Pringot:* Le radiodiagnostic des tumeurs bénignes gastriques. In *L. Engelholm, L. Jeanmart, J. de Toeuf, M. Osteaux, J. P. Peeters:* Exploration gastroduodénale et colique en double contraste. European Press, Ghent 1978)

Aufgrund seiner submukösen Lokalisierung präsentiert sich der *Granularzelltumor* des Magens als Füllungsdefekt mit glatter Oberfläche, wobei die Oberfläche manchmal unterbrochen ist durch eine oder mehrere Ulzerationen. Dieser Tumor tritt meist solitär auf, und sein Durchmesser überschreitet in der Regel 4 cm nicht. Die Differentialdiagnose mit anderen submukösen Tumoren ist schwierig (ABDELWAHAB u. KLEIN 1983).

Karzinoidtumoren

Karzinoidtumoren entwickeln sich aus den Kulchitsky-Zellen, ausgehend von den enterochromaffinen Zellen der Lieberkühnschen Krypten. Sie sind ein Teil des APUD-Systems.

Magenkarzinoide sind in westlichen Ländern relativ selten und machen weniger als 5% der gastrointestinalen Karzinoide und 0,3% der malignen Magentumoren aus (CLEMENTS u. Mitarb. 1984, OLNEY u. Mitarb. 1985). In chinesischen und japanischen Studien ist der Magen häufiger betroffen.

Die Symptome sind unspezifisch; die Patienten leiden häufig an einer Dyspepsie und/oder gastrointestinalen Blutungen. Da das zur Serotoninproduktion notwendige Enzym häufig fehlt, geht von den Magenkarzinoiden – auch mit lokoregionären oder Fernmetastasen – nur selten ein Karzinoidsyndrom aus, das jedoch auch ohne Lebermetastasen auftreten kann (MARTENSSON u. Mitarb. 1983, MOSES u. Mitarb. 1986).

Da einer Zunahme der 5-Hydroxyindolessigsäure im Urin selten dieselbe biochemische Ursache zugrunde liegt, gibt es keine verläßlichen Labortests zur routinemäßigen Anwendung.

Die Endoskopie scheint eine wertvolle Hilfe zur Diagnose zu sein, wenn die Biopsien tief genug sind, um diagnostische Irrtümer zu vermeiden.

Die Resektion ist derzeit die einzige Möglichkeit einer potentiell kurativen Therapie; bei Lebermetastasen ist die Ischämiebehandlung effektiv.

Pathologische Merkmale

Magenkarzinoide entstehen in der Submukosa und wachsen langsam als einzelstehende oder multiple Läsionen. Die Inzidenz der multizentrischen Läsionen schwankt zwischen 5 und 50% (MOSES u. Mitarb. 1986, MURAKAMI u. Mitarb. 1982). Große Tumoren können zentral ulzeriert sein oder in die Mukosa infiltrieren. Sie stellen sich als intraluminale polypoide Tumoren dar.

Magenkarzinoide metastasieren in lokale Lymphknoten, in die Leber und in das Skelett, wo sie oft osteoblastische Knochenmetastasen hervorrufen (SAMPSEL u. CALLAWAY 1972). Die metastatische Ausbreitung vollzieht sich bei Tu-

eine Ulzeration unterbrochen sein (KAY u. Mitarb. 1951, SCHNEIDER 1964, HARIG u. Mitarb. 1975). Manchmal kann seine Form variieren (SCHNEIDER 1964); eine zentrale Kalkeinlagerung ist selten (HARIG u. Mitarb. 1975).

Die radiologischen Läsionen des *Kaposi-Sarkoms* im Magen sind häufig multifokal. Sie umfassen kleinere und größere polypoide Füllungsdefekte, Füllungsdefekte mit einem zentralen Bariumfleck infolge einer Ulzeration oder eines Nabels und manchmal verdickten Falten; die letzteren werden verursacht durch mehrere submuköse Knötchen, die dicht aneinander liegen (RICHEY u. Mitarb. 1963, BALTHAZAR u. RICHMAN 1977, PORT u. Mitarb. 1982, ROSE u. Mitarb. 1982, WALL 1984, FRAGER u. Mitarb. 1986). Die Computertomographie hilft in erster Linie bei der Darstellung des retroperitonealen und mesenterialen Lymphknotenbefalls (ROSE u. Mitarb. 1982).

Bei der Differentialdiagnose des Kaposi-Sarkoms des Magens müssen besonders das Magenlymphom und Metastasen in Betracht gezogen werden.

moren von 2 cm Größe und darüber (MOSES u. Mitarb. 1986).

Zum Zeitpunkt der Diagnose sind mehr als 50% der Tumoren größer als 2 cm (MURAKAMI u. Mitarb. 1982), und die Inzidenz der Metastasierung schwankt zwischen 20 und 30% (CLEMENTS u. Mitarb. 1984). Im Gegensatz zu den Karzinoiden des Dünndarms synthetisieren die Magenkarzinoide nur selten Serotonin und sind infolgedessen normalerweise nicht chromaffin, obwohl sie sich mit Silber anfärben lassen und eine positive argyrophile Reaktion zeigen (MOSES u. Mitarb. 1986). Elektronenmikroskopische Studien zeigen zahlreiche neurosekretorische Granula mit einem Durchmesser von 150–200 µm im Zytoplasma der Tumorzellen (MURAKAMI u. Mitarb. 1982).

Radiologische Diagnose und Differentialdiagnose

Nach Literaturberichten konnten 50% der Tumoren durch Bariumuntersuchungen dargestellt werden (CLEMENTS u. Mitarb. 1984). Sie sind im gesamten Magen lokalisiert; ihr radiologisches Erscheinungsbild ist variabel und weist vier hauptsächliche Muster auf (BALTHAZAR u. Mitarb. 1982).

Am häufigsten findet sich ein einzelner submuköser Defekt von 2–3 cm Durchmesser mit leicht gelappter Kontur und inkonstant mit einer mehr oder weniger offensichtlichen zentralen Ulzeration (Abb. **171**).

Manchmal können isolierte große Magenulzera, die einem peptischen Ulkus ähnlich sehen, beobachtet werden. Bisweilen finden sich auch kleine sessile polypoide Läsionen (Abb. **172**) oder auch größere intraluminale polypoide Tumoren, die einem fortgeschrittenen Magenkarzinom ähnlich sehen (MURAKAMI u. Mitarb. 1982) (Abb. **173**).

Eine heterotope Ossifikation wurde bei einem großen ulzerierten extramukösen Tumor beobachtet (SAMPSEL u. CALLAWAY 1972). In einem Literaturfall zeigte die angiographische Untersuchung eine ausgeprägte Gefäßvermehrung im Tumor ohne arterielle Gefäßunregelmäßigkeiten (ANDERSEN u. Mitarb. 1971).

Metastasen

Ein metastatischer Befall des Magens kann auf verschiedenen Wegen zustande kommen: direkte Infiltration durch einen anliegenden Primärtumor, intraperitoneale Aussaat und embolische Metastasen (MEYERS 1972).

In diesem Abschnitt sollen ausschließlich embolische Metastasen besprochen werden. Hämatogene Metastasen sind ungewöhnlich; ihre Häufigkeit schwankt im Autopsiematerial zwischen 0,7

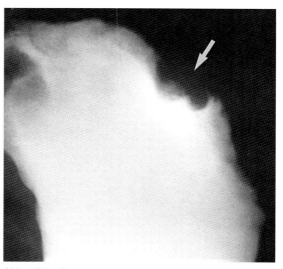

Abb. **171** Exulzeriertes Magenkarzinoid. Füllungsdefekt mit zentraler Exulzeration an der großen Kurvatur des Fornix (Pfeil)

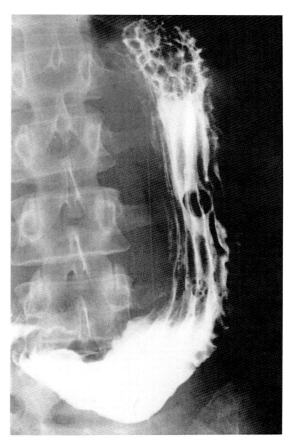

Abb. **172** Karzinoidtumor des Magens. Rundlicher, regelmäßig begrenzter Füllungsdefekt im Magenkorpus (Aufnahme: Dr. *M. Bouveroux*, Hasselt)

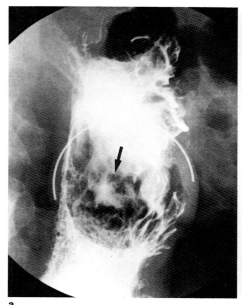

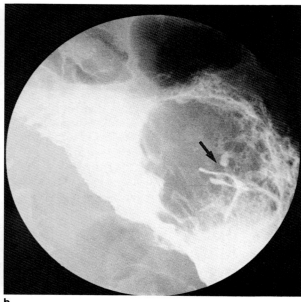

a   b

Abb. **173a** u. **b**   Karzinoidtumor des Magens. Großer Tumor mit relativ regelmäßigen Konturen, aber unregelmäßiger Exulzeration (Pfeil), sichtbar sowohl bei der En-face-(**a**) als auch bei der Profilansicht (**b**)

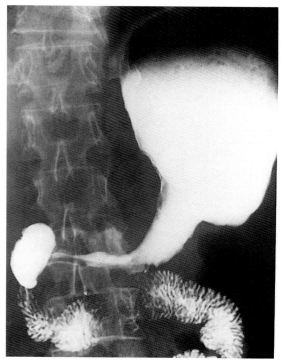

Abb. **174**   Magenmetastasen. Deutliche Stenosierung des Antrums, in der Gegend der Inzisur und teilweise des Korpus. Es handelte sich hier um Metastasen eines Mammakarzinoms

und 1,7% (MENUCK u. AMBERG 1975). Die häufigsten Primärtumoren sind das Mammakarzinom, das Bronchialkarzinom und das Melanom; in zweiter Linie folgen Kolon, Harnblase und Hypernephrom. Neuerdings wurde über Plattenepithelkarzinom-Metastasen im oralen Magenabschnitt berichtet, die vermutlich auf submukösen Lymphbahnen aus dem Ösophagus herrührten (GLICK u. Mitarb. 1986). Die Häufigkeit von Ösophaguskarzinommetastasen des Magens schwankt zwischen 1,7 und 15,9%.

Die klinischen Manifestationen sind unterschiedlich und unspezifisch. Epigastrische Schmerzen, akute oder chronische Blutungen oder auch Perforation können beobachtet werden.

Embolische Metastasen nisten sich in der Submukosa ein; wenn sie wachsen, bilden sie polypoide submuköse Tumoren, die zentral exulzerieren, wenn der Tumor größer wird als seine Blutversorgung es zuläßt. Weniger häufig wachsen sie als umschriebene Plaques, die im weiteren Verlauf in eine stenosierende Infiltration in der Submukosa übergehen.

Das radiographische Muster isolierter Infiltrationen ist etwas anders als das metastatischer Tumoren der Brust, wenn sie im aboralen Magenabschnitt lokalisiert sind (PRINGOT u. Mitarb. 1978). In etwa 50% der Magenmetastasen eines Mammakarzinoms findet sich ein infiltratives Wachstum (Abb. **174**) (MENUCK u. AMBERG 1975). Bei anderen Primärtumoren sind die infiltrativ wachsenden Metastasen häufig mit polypoiden Läsionen verbunden (PRINGOT u. Mitarb. 1978). Im typischen Falle sind die relativ häufigen polypoiden Tumoren breitbasig und haben wohldefinierte Grenzen; sie sind solitär oder multipel und zeigen

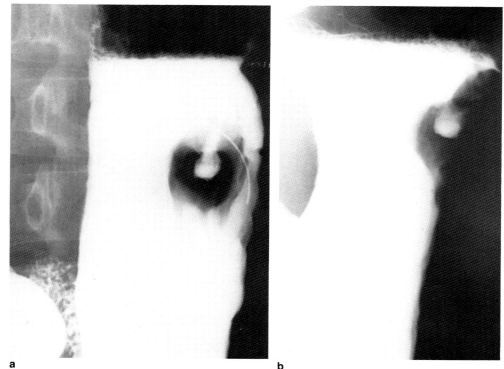

a   **b**

Abb. **175a** u. **b**   Solitäre exulzerierte Metastase eines Leiomyosarkoms der Harnblase
a   En-face-Ansicht: Tumor mit regelmäßiger Begrenzung und zentraler Ulzeration
b   Profilansicht: zweifach gelappte Oberfläche und Ulzeration

häufig einen zentralen Bariumfleck (Abb. **175** u. **176**).

Der Bariumfleck kann Ausdruck eines einfachen Nabels an der intraluminalen Oberfläche der Metastase sein oder aber auch Ausdruck einer nekrotischen Ulzeration, die im Verhältnis zur Metastase sehr groß erscheinen kann, so daß sie aussieht wie ein Bullauge oder eine Zielscheibe (POMERANTZ u. MARGOLIN 1962). Lineare Fissuren an der Oberfläche des Tumors, die auf den zentralen Bariumfleck zulaufen, sehen aus wie ein Speichenrad; dies ist der Hinweis auf eine Ulzeration (MEYERS u. SWEENEY 1972).

Nach unserer Erfahrung sind die polypoiden Metastasen häufig multipel, im oralen Magenabschnitt gelegen und häufig ulzeriert. Multiple, breit exulzerierte Magentumoren lassen in erster Linie an Melanommetastasen denken (MENUCK u. AMBERG 1975).

Ein ähnliches Muster kann jedoch auch bei Magenlymphomen beobachtet werden (PRINGOT u. Mitarb. 1978).

Metastasen eines Ösophaguskarzinoms im Bereich der Kardia erscheinen am häufigsten als solitäre Tumoren; es werden jedoch auch große polypoide oder noduläre Infiltrationen beobachtet (GLICK u. Mitarb. 1986).

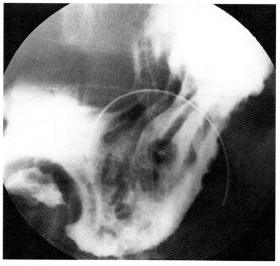

Abb. **176** Mehrere exulzerierte Metastasen unterschiedlicher Größe. Primärtumor: Malignes Melanom der Haut

Magendivertikel

Definition

Ein Magendivertikel ist eine Aussackung der gesamten Magenwand oder einiger Schichten von innen nach außen.

Klassifikation

Eine Klassifikation kann nach pathologisch-anatomischen, topographischen oder ätiologischen Kriterien erfolgen.

Die *pathologisch-anatomische Klassifikation* unterscheidet echte, falsche und partielle Divertikel (Abb. **177**). Ein echtes Divertikel setzt sich aus sämtlichen Schichten der Magenwand zusammen, während bei einem falschen Divertikel die Muscularis propria fehlt; ein partielles oder intramurales Divertikel enthält sämtliche Magenwandschichten, überragt aber die äußere Oberfläche des Magens nicht (SAMUEL 1955, TREICHEL u. Mitarb. 1976). Nach *topographischen* Gesichtspunkten liegt die große Mehrzahl der Magendivertikel im Bereich des Fornix oder dicht daneben, entweder an der Hinterwand in der Spitze des Fornix oder in der unmittelbaren Nachbarschaft der Kardia (WESSELING u. SCHÜTZ 1973). Der nächsthäufige Sitz ist die präpylorische Region, während andere Lokalisationen selten sind (PUDWITZ 1961, RABUSHKA u. Mitarb. 1968, DODD u. SHEFT 1969, HERRERA 1985).

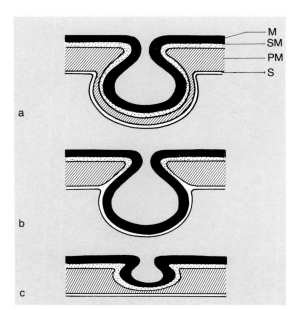

Abb. **177a–c** Schematische Darstellung eines wahren (**a**), falschen (**b**) und partiellen (**c**) Divertikels
M = Mukosa, SM = Submukosa, PM = Muscularis propria, S = Serosa
(nach *Treichel* u. Mitarb.)

Die *ätiologische Klassifikation* unterscheidet kongenitale und erworbene Divertikel, wobei die letztere Kategorie weiter unterteilt wird in Pulsions- und Traktionsdivertikel. Echte Divertikel können kongenital oder erworben sein, während falsche Divertikel als erworben angesehen werden.

Die ätiologische Klassifikation hat den Nachteil, daß sie mehr auf spekulativen Argumenten als auf soliden Fakten beruht: Es wird immer noch diskutiert über die kongenitale und die erworbene Hypothese im allgemeinen und über die Beziehung zwischen der Lokalisation eines Magendivertikels und seiner Ätiologie im besonderen (WESSELING u. SCHÜTZ 1973, HERRERA 1985).

Epidemiologie

Magendivertikel sind seltener als Duodenal- oder Kolondivertikel. Die Häufigkeit der Magendivertikel wird bis zu 0,8% aller radiologischen Untersuchungen des Magens geschätzt (WESSELING u. SCHÜTZ 1973). Sie scheinen bei Frauen etwas häufiger zu sein und sind bei Kindern ungewöhnlich (HERRERA 1985).

Pathologische Anatomie

Die verschiedenen pathologisch-anatomischen Typen der Magendivertikel sind bereits im Abschnitt „Klassifikation" erwähnt.

Die Divertikelwand ist dehnbar und die Mukosa normalerweise intakt. Es können jedoch Erosionen auftreten, und die Divertikel können sich entzünden. Das Vorhandensein aberrierenden Pankreasgewebes wurde in einigen präpylorischen Divertikeln beschrieben (PALMER 1951).

In einigen Fällen mit atypischer Lokalisation ist die Differentialdiagnose zwischen einem Magendivertikel und einer Magenduplikatur sehr schwierig (WANKE 1971).

Radiologische Diagnose

Die meisten Magendivertikel liegen im Fornix oder in der Nähe der Kardia. Das typische Divertikel ist rund oder oval, glatt begrenzt und mit dem Magenlumen durch einen Hals mit glatten Konturen und manchmal auch Schleimhautfalten verbunden. Die meisten Magendivertikel sind solitär und haben einen Durchmesser von 2–4 cm (Abb. **178** u. **179**), aber auch größere Durchmesser wurden beobachtet (SELTZER u. KOCH 1971) (Abb. **180**). Das wichtigste Charakteristikum ist jedoch die Variabilität von Größe und Form unter dem Einfluß der Barium- und Gasfüllung, wenn sich die Lage des Patienten ändert oder spasmolytische Medikamente verabreicht wer-

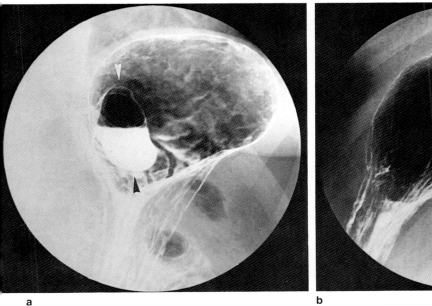

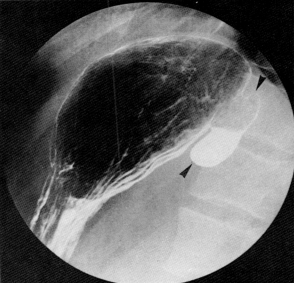

a   b

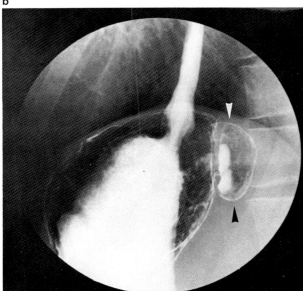

Abb. **178a–c** Magendivertikel (Pfeilspitzen). Das Divertikel liegt an der Hinterwand des Fundus in der Nähe der Kardia (**a** u. **c**). Charakteristisch sind die sehr regelmäßige Begrenzung, der deutliche Hals und besonders die Formvariabilität (**b** u. **c**). Dieses Divertikel zeigte sich auch bei einer Untersuchung, die vor mehreren Jahren durchgeführt wurde

c

den. Darüber hinaus zeigt sich im Stehen häufig ein Bariumspiegel im Divertikel.

Die beschriebenen intramuralen Divertikel liegen an der großen Kurvatur in der präpylorischen Region und haben meist einen maximalen Durchmesser von 1 cm (FLACHS u. Mitarb. 1965, TREICHEL u. Mitarb. 1976, COCKRELL u. Mitarb. 1984) (Abb. **181**).

Radiologische Differentialdiagnose

Das typische *peptische Ulkus* hat eine weniger regelmäßige Begrenzung, zeigt keine Größen- und Formvariabilität, hat ein umgebendes Ödem und weist niemals Schleimhautfalten an seinem Hals auf.

Ein *ulzerierter Tumor* kann von einem Divertikel auch unterschieden werden durch unregelmäßige Begrenzung und den konstanten Aspekt der Ulzeration. Nach *Magenoperation* kann bisweilen eine divertikelähnliche Vorwölbung der Schleimhaut im Bereich der Nahtlinie an der Anastomose beobachtet werden.

Die radiologische Differentialdiagnose zwischen einem atypischen Magendivertikel und einer kommunizierenden *Magenduplikatur* ist nicht möglich.

Die Differentialdiagnose zwischen einer *kleinen*

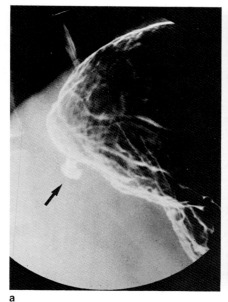

a

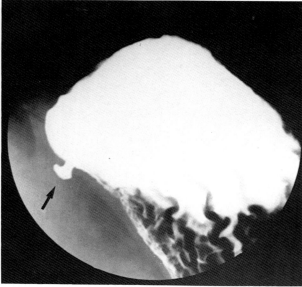

b

▲
Abb. **179a** u. **b**   Kleines Magendivertikel. Das Divertikel (Pfeil) liegt an der Hinterwand des Magenfundus in der Nähe der Kardia. Regelmäßige Begrenzung, deutlicher Hals und Formvariabilität im Vergleich der Aufnahmen **a** u. **b**

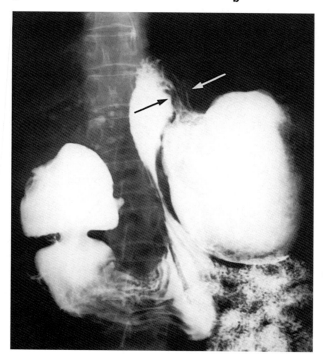

◄Abb. **180**   Riesendivertikel des Magenfornix. Divertikelhals mit deutlich sichtbaren Schleimhautfalten (Pfeile), die vom Fornix ausgehen. Das Fehlen einer Muscularis propria im Operationspräparat war ein Argument gegen eine Duplikatur (Dr. *S. Heps*, Wezembeek-Oppem u. Prof. *T. Lerut*, Leuven)

Hiatusgleithernie des Magens und einem *epiphrenischen Divertikel* des Ösophagus sollte kein Problem sein, wenn die Untersuchung korrekt ausgeführt wird. Zuweilen kann eine gastrische Hernie durch die abdominale Wand ein Magendivertikel vortäuschen (PONETTE u. Mitarb. 1978).

Ein falsches Bild eines Divertikels kann durch einen Bariumstrahl in einer Restflüssigkeit des Magens von hoher Viskosität verursacht sein; es wird daher „*flüchtiges Divertikel*" genannt (BEECKMAN 1979, SHACKELFORD 1982).

Komplikationen

Ein Magendivertikel ist normalerweise symptomlos; manchmal kann es jedoch Komplikationen verursachen in Form einer Blutung und selten auch einer Perforation, einer Torsion mit Gangrän oder Invagination in den Ösophagus (HERRERA 1985).

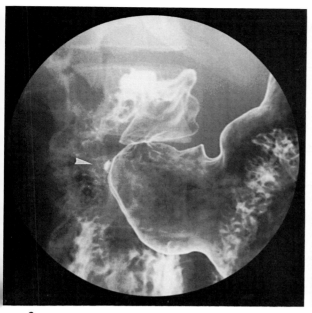

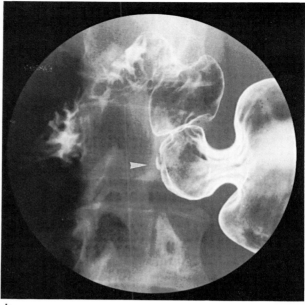

a

Abb. **181a** u. **b**   Kleines, wahrscheinlich intramurales Divertikel im Magenantrum (Pfeilspitze). Radiologische Argumente für ein Divertikel und gegen ein Ulkus waren: die regelmäßige Begrenzung, die geringfügige Veränderung in der Form (vergl. **a** u. **b**) und das Fehlen

b

eines ödematösen Randwalls. Bei der Gastroskopie wurde ein Divertikel an der großen Kurvatur des Antrums bestätigt. Die Biopsien ergaben normale Antrumschleimhaut

Hypertrophische Pylorusstenose

Hypertrophische Pylorusstenose beim Kind

Definition – pathologische Anatomie

Die hypertrophische Pylorusstenose besteht bei kleinen Kindern aus einer Hypertrophie des Pylorusmuskels, woraus eine Verdickung und eine Elongation dieser Struktur resultieren; dies ist die Ursache der Pylorusstenose und einer gestörten Magenentleerung.

Ätiologie

Obwohl die Ätiologie unbekannt ist, ist ein genetischer Einfluß offensichtlich: Die Krankheit ist häufiger bei Kindern, deren Eltern auch davon betroffen waren (McKeown u. MacMahon 1955), und die Erkrankung ist auch bei Zwillingen und Drillingen beobachtet worden (Hicks u. Mitarb. 1981).

Epidemiologie

Die hypertrophische Pylorusstenose kommt bei etwa 0,3% aller Lebendgeburten vor (Ravitch 1960); das Verhältnis männlich zu weiblich liegt bei 5 : 1 (Stevenson 1985).

Klinische Aspekte

Die Anamnese ist meist sehr typisch. Es handelt sich hauptsächlich um schwallartiges, gallefreies Erbrechen; der Beginn der Symptome liegt zwischen der 3. und 6. Lebenswoche, mit Schwankungen zwischen dem Tag der Geburt und 5 Monaten später (Pollock u. Mitarb. 1957).

In schwerwiegenden Fällen sind die peristaltischen Kontraktionen des Magens durch die Bauchwand hindurch sichtbar, und der olivenförmige Pylorusmuskel ist tastbar.

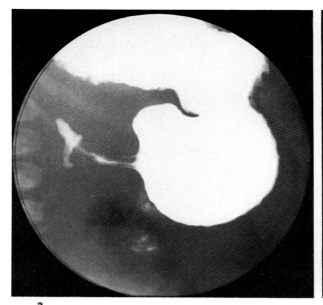

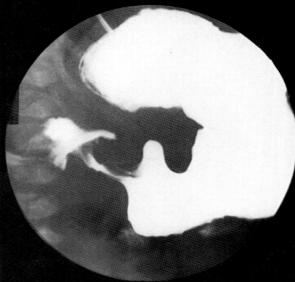

a

Abb. 182a u. b Hypertrophische Pylorusstenose bei einem kleinen Kind
a Stenosierung des Pylorus und der präpylorischen Region mit regelmäßigen Konturen

b

b „Doppelspur"-Zeichen (2 Bariumstreifen im Bereich der Stenose), Zähnelung an der Basis des Bulbus und schulterförmiger Übergang zwischen Pylorus und Antrum

Diagnose

Bis vor kurzem war der Bariumbreischluck die Methode der Wahl zur Bestätigung der Diagnose. Während der letzten Jahre hat die Ultraschalluntersuchung den Bariumbreischluck teilweise verdrängt.

Bariumbreischluck

Auf der Leeraufnahme des Abdomens können eine Magendilatation und Stase beobachtet werden. Nach der Gabe von Barium sieht man eine konstante Enge und Verlängerung des Canalis pyloricus (Abb. **182**). Das stenosierte Pyloruslumen kann als einfache oder als doppelte Spur sichtbar werden; im letzteren Fall werden die beiden Spuren wahrscheinlich durch eine Längsfalte der Mukosa getrennt. Zusätzliche Zeichen sind der schulterförmige Übergang zwischen dem proximalen Teil des Pylorusmuskels und dem Antrum, die Zähnelung des distalen Teils des Pylorusmuskels an der Basis des Bulbus duodeni und eine verzögerte Magenentleerung (HALLER u. COHEN 1986).

Ultraschalluntersuchung

Die Ultraschalluntersuchung ist heutzutage bei Verdacht auf eine hypertrophische Pylorusstenose die erste Untersuchungsmethode (BLUMHAGEN u. COOMBS 1981, STRAUSS u. Mitarb. 1981, BALL u.

Mitarb. 1983, WILSON u. VANHOUTTE 1984, HALLER u. COHEN 1986, STUNDEN u. Mitarb. 1986).
Die Ultraschallkriterien basieren insbesondere auf einer Vergrößerung des äußeren Pylorusdurchmessers, der Pylorusmuskeldicke und der Pyloruslänge; weitere Ultraschallbefunde sind das Vorspringen des hypertrophischen Muskels in das Antrum („Zervixzeichen"), das „Doppelspurzeichen" (parallel zum Befund bei der Bariumuntersuchung), einer Hyperperistaltik, einer Retroperistaltik und einer verzögerten Magenentleerung.
HALLER u. COHEN (1986) betrachten als positive Zeichen: ein äußerer Pylorusdurchmesser ≥ 15 mm, eine Muskeldicke des Pylorus ≥ 4 mm, und eine Pyloruslänge ≥ 18 mm. Drei positive Meßwerte oder zwei positive Meßwerte zusammen mit einer Doppelspur werden als sehr zuverlässig beurteilt (Abb. **183**).

Differentialdiagnose

Sowohl bei der Bariumuntersuchung als auch beim Ultraschall können sich Probleme ergeben bei der Differenzierung mit einem Pylorospasmus und anderen seltenen Ursachen einer Magenausgangsstenose wie der membranösen Atresie, der Magenduplikatur oder dem pylorischen Ulkus.
Beim *Pylorospasmus* ist das Ausmaß der Stenosierung bei der Bariumuntersuchung nicht konstant; ein gewisses Maß an Peristaltik ist im betroffenen

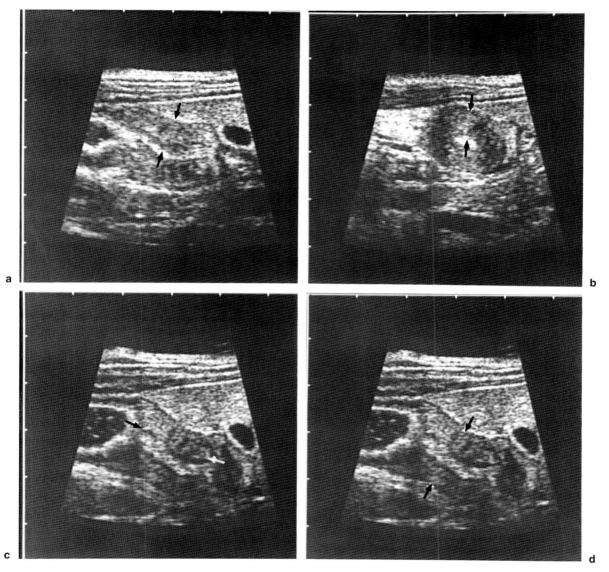

Abb. **183a–d**   Pylorushypertrophie bei einem 2 Monate altem Säugling
a Längsschnitt: Dicke des Pylorusmuskels (Abstand
zwischen den Pfeilen) = 0,80 cm
b Querschnitt: Dicke des Pylorusmuskels = 0,73 cm
c Längsschnitt: Länge des Pylorusmuskels
= 1,75 cm

d Längsschnitt: äußerer Durchmesser des Pylorus
= 1,40 cm
Die Maße in **a und b** sind positiv, die in **c** und **d** fast positiv entsprechend den Kriterien von *Haller* u. Mitarb.
Laparatomie: deutliche Pylorushypertrophie

Bezirk vorhanden, und die Röntgenzeichen einer
muskulären Hypertrophie fehlen. Darüber hinaus
kann die Stenosierung unter spasmolytischer Medikation verschwinden (SWISCHUK u. Mitarb.
1981). Bei der Ultraschalluntersuchung kann sich
der Canalis pyloricus intermittierend öffnen, und
eine Kombination der drei abnormen Maße wird
nicht beobachtet (HALLER u. COHEN 1986).
Bei der *membranösen Atresie* zeigt der Canalis pyloricus normale Länge und Dicke, und in einigen

Fällen kann die dünne Membran in der pylorischen Region senkrecht zur Längsachse des Magens identifiziert werden.
Die *Duplikatur* ist im Bereich des Pylorus oder
unmittelbar in der Nähe lokalisiert und erscheint
als extramuköser Tumor entlang der großen Kurvatur (GROSFELD u. Mitarb. 1970).
Ein *Ulkus* im Canalis pyloricus ist bei Kindern
selten; es zeigt sich als eingesunkene Läsion von
konstanter Größe.

Hypertrophische Pylorusstenose beim Erwachsenen

Eine hypertrophische Pylorusstenose kann nicht nur bei kleinen Kindern, sondern auch, wenngleich weniger häufig, bei Erwachsenen auftreten.

Nomenklatur

Eine hypertrophische Pylorusstenose wird in der Literatur auch als fibromuskuläre Atresie des präpylorischen Antrums bezeichnet (ALBOT u. MAGNIER 1950, ALBOT u. LUNEL 1963).

Ätiologie und Klassifikation

BERK (1985) unterscheidet eine primäre von einer sekundären Form. Bei der ersteren nimmt man an, daß es sich um eine persistierende infantile hypertrophische Pylorusstenose handelt (NIELSEN u. ROELSGAARD 1956, LEVRAT u. Mitarb. 1968). Die letztere tritt entweder in Verbindung mit einer Läsion im Bereich des Pylorus (Ulkus oder Karzinom) auf oder in Verbindung mit einer Läsion proximal des Pylorus (Magenulkus, Hiatushernie) oder mit einem stenosierenden Duodenalulkus. Besonders die Verbindung einer Pylorushypertrophie mit einem Magenulkus wird in der Literatur häufig erwähnt (DESMOND u.

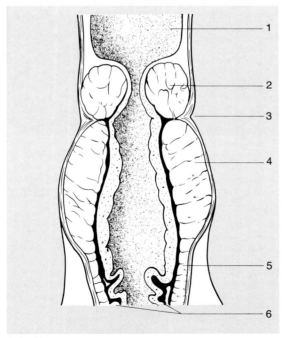

Abb. **184** Chronische hypertrophische Pylorusstenose beim Erwachsenen. Zeichnung nach einem Operationspräparat (nach *Twining*)

1 = Duodenum
2 = Pylorusmuskulatur
3 = Spalte auf der inneren und äußeren Schicht
4 = hypertrophischer präpylorischer Muskel
5 = normaler Muskel
6 = Mukosa

SWYNNERTON 1957, BATESON u. Mitarb. 1969, BOSE u. SCHMITT-KÖPPLER 1972).
Der genaue Zusammenhang zwischen diesen Läsionen und der Pylorushypertrophie ist jedoch nicht klar. Es kann bis jetzt nicht gesagt werden, ob das Ulkus die Ursache oder die Folge der Pylorushypertrophie ist (BERK 1985).

Häufigkeit

Nach Literaturstudien fand BERK (1985) eine Häufigkeit von 0,04–1% bei routinemäßig durchgeführten Bariumuntersuchungen und eine Häufigkeit von 0,02–3% nach Autopsieberichten.

Pathologie

Im Gegensatz zum normalen Pylorusmuskel des Erwachsenen, der eine Dicke von 3–9 mm mit einem Durchschnittswert von 5–6 mm aufweist (CRAVER 1957, KNIGHT 1961, LARSON u. Mitarb. 1967, DEMUTH u. Mitarb. 1970), schwankt die Dicke des hypertrophischen Pylorusmuskels zwischen 10 und 20 mm (CRAVER 1957, KNIGHT 1961, SEAMAN 1963, KEYNES 1965, LARSON 1967). Diese Verdickung führt zu einer Stenose des Canalis pyloricus. Die Hypertrophie betrifft nicht nur den terminalen Pylorusmuskel, sondern auch den präpylorischen Muskel, resultierend in einer Elongation des Canalis pyloricus (TWINING 1933) (Abb. **184**). Die normale Länge des Canalis pyloricus beträgt meist 5, gelegentlich auch 10 mm (SEAMAN 1963), wohingegen die Länge des hypertrophischen Muskels bei Operationspräparaten zwischen 25 und 40 mm betragen kann (TWINING 1933, LARSON u. Mitarb. 1967). Zahlreiche Autoren (ALBOT u. LUNEL 1963, SEAMAN 1963, WELLMANN u. Mitarb. 1964) sind der Meinung, daß der Bezirk der Hypertrophie mit dem Pylorusmuskel korrespondiert, wie er nach der Beschreibung von TORGERSEN (1942) aus zwei zirkulären Schlingen zusammengesetzt ist (s. Anatomie). Die mikroskopische Untersuchung zeigt, daß die Hypertrophie die zirkulären Muskelfasern betrifft (RAVITCH 1960), und daß die Hypertrophie meist die gesamte Zirkumferenz umfaßt und nur selten lokalisiert ist (WELLMANN u. Mitarb. 1964, KREUZBERG 1980, HEIDENBLUT 1982).
BATESON u. Mitarb. (1969) berichten über das Vorhandensein von Bindegewebe unterschiedlichen Ausmaßes in dem hypertrophierten glatten Muskel. ALBOT u. MAGNIER (1950) berichten über einen Zusammenhang der Fibrose in der Submukosa mit der Hypertrophie der Muscularis und Muscularis mucosae.

Radiologische Diagnose

Die radiologischen Zeichen der hypertrophischen Pylorusstenose beim Erwachsenen wurden von

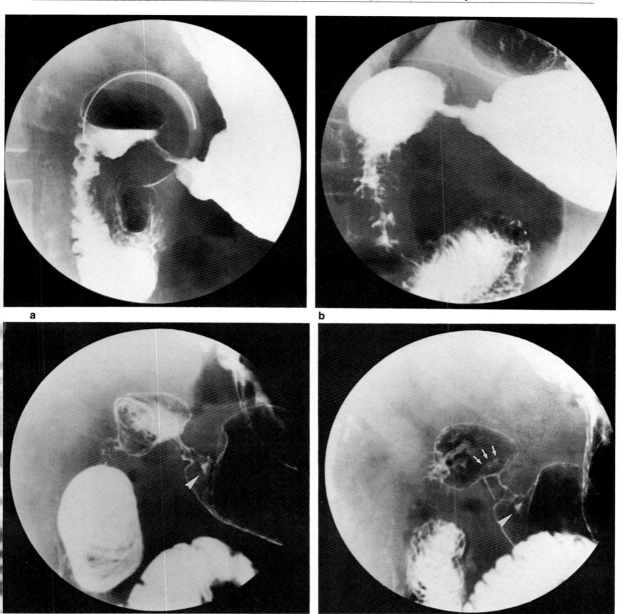

a

b

c

d

Abb. **185a–d** Benigne Stenosierung des Pylorus und der präpylorischen Region, wahrscheinlich durch Muskelhypertrophie. Formveränderbarkeit bei eingeschränkter Dehnungsfähigkeit, erhaltene Schleimhautfalten (**a** u. **c**), geringfügige Zähnelung an der Basis des Bulbus (kleine Pfeile in **d**), kleines Ulkus (Pfeilspitze in **c** u. **d**) und variable, dreieckige Aussackungen distal des Ulkus. Das kleine Ulkus wurde gastroskopisch bestätigt; die Biopsien waren benigne

vielen Autoren beschrieben (TWINING 1933, SEAMAN 1963, LARSON u. Mitarb. 1967, BATESON u. Mitarb. 1969, BOSE u. SCHMITT-KÖPPLER 1972, BÜRKLE u. FROMMHOLD 1972, SCHIRMER u. Mitarb. 1975, ASSMANN u. BINDEL 1976, BALTHAZAR 1983).

Das wichtigste radiologische Zeichen ist die Stenosierung des terminalen Antrumsegmentes über eine Distanz von etwa 2–4 cm. Diese Stenosierung ist meist kaum variabel und reagiert nicht auf spasmolytische Substanzen. Manchmal ist die radiologisch sichtbare Stenose länger als die Länge der pathologisch-anatomischen muskulären Hypertrophie: Dies kann man erklären durch einen überlagerten Spasmus (SEAMAN 1963, LARSON u. Mitarb. 1967). Der stenosierte Canalis pyloricus ist meist von identifizierbaren, längs verlaufenden Schleimhautfalten ausgekleidet

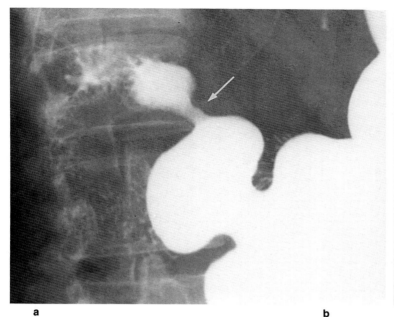

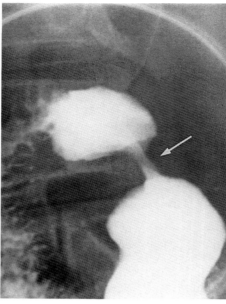

a

b

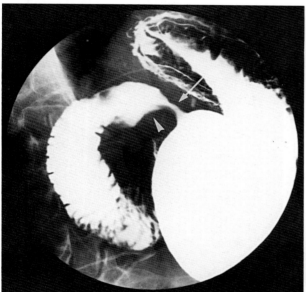

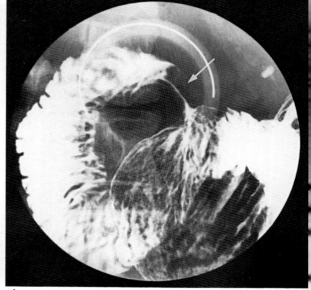

c

d

Abb. 186a–d
Benigne Pylorusstenose beim Erwachsenen, wahr-
scheinlich durch Muskelhypertrophie
a u. **b** Im Alter von 45 Jahren. Stenosierung und
Elongation eines regelmäßig begrenzten Canalis pylo-
ricus mit geringfügig veränderlichem Durchmesser
(Pfeil), wie dies auch bei der Pylorushypertrophie des
Neugeborenen der Fall ist

c u. **d** Im Alter von 57 Jahren. Der Aspekt des Canalis
pyloricus ist unverändert (Pfeil); erkennbar sind wiederum die regelmäßige Begrenzung und die Variabilität
des Durchmessers; die Basis des Bulbus zeigt sich mit
konkaver Form, besonders an der inneren Seite (Pfeilspitze in **c**), die wahrscheinlich auf die Pylorushypertrophie zurückzuführen ist. Bei der Gastroskopie fand
sich eine Pylorusstenose mit normaler Schleimhaut
und geringfügig schwankenden Durchmessern

Abb. **187a–d** Wahrscheinlich leichtere Form von fibromuskulärer Atresie des Antrums in Verbindung mit einem peptischen Ulkus des Angulus
Herabgesetzte maximale Dehnungsfähigkeit mit erhaltenen Schleimhautfalten des distalen Magenantrums (Pfeil in **a**) bei einem Patienten mit einem Ulkus im Angulus (Pfeilspitze in **b**)
10 Monate später (**c** u. **d**) war die Stenose des distalen Teils des Antrum immer noch vorhanden und die Schleimhautfalten gut erhalten und geschmeidig (Pfeil), wohingegen das Ulkus im Angulus verschwunden war. Bei der Gastroskopie zeigten sich die Residuen des Ulkus im Angulus; die Biopsien ergaben benignes Gewebe

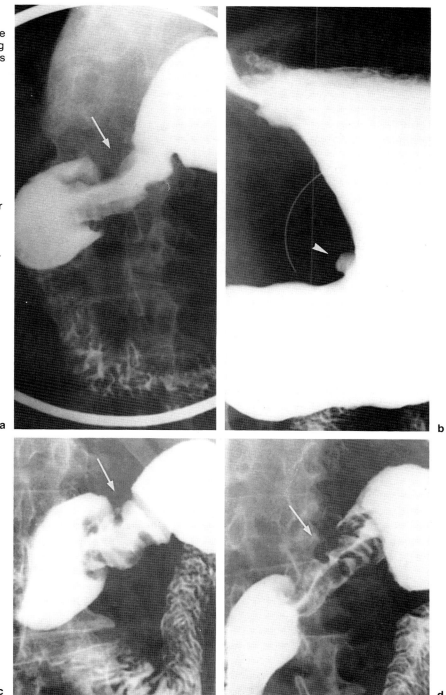

a

b

c

d

(Abb. **185**). In anderen Fällen ist das Schleimhautmuster völlig glatt (Abb. **186**); manchmal können auch dreieckige Aussackungen, meist an der großen Kurvatur, manchmal aber auch an beiden Kurvaturen zu sehen sein (Abb. **185**). Diese variablen Aussackungen werden wahrscheinlich durch flüchtige Bariumretentionen zwischen beiden Muskelschlingen des Pylorus verursacht

(Abb. **184**). An der Basis des Bulbus sieht man häufig eine Zähnelung (Abb. **185** u. **186**).
Der Übergang des stenosierten Canalis pyloricus zum proximalen Antrum verläuft entweder in Form einer Schulter oder allmählich.
Ein begleitendes Magenulkus, häufig im Bereich des Angulus, kann dazuhin vorhanden sein (Abb. **185** u. **187**).

Schließlich ist die Magenentleerung manchmal beeinträchtigt. In der französischen Literatur wird eine rudimentäre Form der antralen fibromuskulären Atresie, die sich als gering bis mäßig verminderte Dehnungsfähigkeit der Wand zeigt, als „antre en doigt de gant" beschrieben (ALBOT u. MAGNIER 1950, ALBOT u. LUNEL 1963) (Abb. **187**).

Radiologische Differentialdiagnose

Ein *Karzinom des Pylorus* kann eine benigne hypertrophische Pylorusstenose simulieren. Im Prinzip ist die Stenose infolge eines zirkulären Karzinoms nicht variabel; Schleimhautfalten können in diesem Bereich nicht dargestellt werden. Eine glatt begrenzte Stenose kann jedoch sowohl beim Karzinom als auch bei der Hypertrophie des Pylorus gefunden werden (BATESON u. Mitarb. 1969, SCHIRMER u. Mitarb. 1975); darüber hinaus können konstante Stenosen auch in einigen Fällen einer Hypertrophie des Pylorus anzutreffen sein (BÜRKLE u. FROMMHOLD 1972). Deshalb ist die Differentialdiagnose zwischen diesen beiden Erkrankungen äußerst schwierig.

Ein *Ulkus des Canalis pyloricus* mit einem rigiden Spasmus oder einer narbigen Schrumpfung als Folge des Ulkus kann ebenfalls eine Stenosierung des Pylorus hervorrufen. Die Differenzierung zwischen einem Ulkus und einer Aussackung bei der Pylorushypertrophie ist hauptsächlich durch den konstanten Aspekt einer Ulkusnische möglich. Prinzipiell muß die Ultraschalluntersuchung in der Lage sein – wie bei Kindern gezeigt –, die Differentialdiagnose zwischen einer Stenosierung mit oder ohne Hypertrophie des Pylorusmuskels zu stellen.

Befällt die *Crohnsche Erkrankung* das Magenantrum, kann eine Stenose die Folge sein; diese Stenose ist jedoch charakterisiert durch ein ulzeriertes und/oder knötchenförmiges Schleimhautmuster und ist häufig begleitet von einer Crohnschen Erkrankung im Duodenum (vgl. Abb. **67**). Ein *Spasmus* des terminalen Antrums wird meist verschwinden nach Gabe von spasmolytischen Medikamenten. ALBOT u. LUNEL (1963) berichten nicht nur über die Verbindung der fibromuskulären Atresie des Antrums mit dem peptischen Ulkus des Magenangulus und anderen gastroduodenalen Läsionen, sondern auch über die Verbindung des antralen Spasmus mit solchen Läsionen: Dies ist die sog. „Réaction antrale".

Ein *Prolaps der Magenschleimhaut* durch den Pylorus kann ebenfalls einen Füllungsdefekt an der Basis des Bulbus hervorrufen, aber die Oberfläche dieses Defekts ist girlandenartig und der Canalis pyloricus ist weder stenosiert noch elongiert (vgl. Abb. **199** u. **200**).

Weitere Krankheitsbilder

Magenduplikatur

Die Magenduplikatur ist eine sehr seltene kongenitale Anomalie. Es ist die am wenigsten häufige aller gastrointestinalen Duplikationen. Am häufigsten sieht man sie in der Kindheit. In einem Drittel der Fälle sind andere Anomalien des Magen-Darm-Trakts damit vergesellschaftet (BERGES u. BENACCERAF 1980).

Es gibt zwei Formen: die zystische Duplikatur, die in der Magenwand liegt oder durch einen Stiel mit ihr verbunden ist (ABRAMI u. DENNISON 1961, BARTELS 1967, PONETTE u. Mitarb. 1978) (Abb. **188**), und die weniger häufige Duplikatur, die mit dem Magenlumen in Verbindung steht (YOUNG 1965, BERGES u. BENACERRAF 1980, AGHA u. Mitarb. 1981, HULNICK u. BALTHAZAR 1987) (Abb. **189**).

Diese Gebilde, ob klein oder voluminös, sind am häufigsten entlang der großen Kurvatur lokalisiert, gefolgt von der Hinterwand, der kleinen Kurvatur, der Vorderwand und dem Pylorus (AGHA u. Mitarb. 1981). Magenduplikaturen sind normalerweise mit Magenschleimhaut ausgekleidet (BARTELS 1967, BERGES u. BENACERRAF 1980, DUNN u. EISENBERG 1985).

Die mögliche diagnostische Rolle der Computertomographie liegt auf der Hand (HULNICK u. BALTHAZAR 1987).

Differentialdiagnostische Probleme mit der kongenitalen hypertrophischen Pylorusstenose bei der Bariumuntersuchung wurden berichtet, wenn die zystische Duplikatur in der Nähe des Pylorus liegt (ABRAMI u. DENNISON 1961).

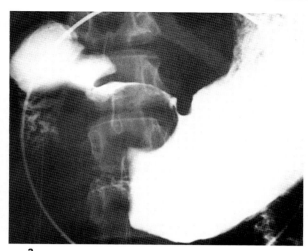

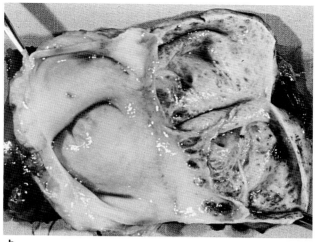

a

b

Abb. **188a** u. **b**   Zystische Duplikatur des Magens
a   Mehrfach gelappter Füllungsdefekt mit regelmäßiger Begrenzung und glatter Oberfläche, ausgehend von der großen Kurvatur des Antrums
b   Innenansicht der zystischen Duplikatur nach Inzision

(aus *Ponette, E., P. Cleeren, G. Marchal, A. L. Baert, G. Vantrappen, L. Broeckaert, S. Ponette, J. Pringot:* Le radiodiagnostic des tumeurs bénignes gastriques. In *L. Engelholm, L. Jeanmart, J. de Toeuf, M. Osteaux, J. P. Peeters:* Exploration gastroduodénale et colique en double contraste. European Press, Ghent 1978)

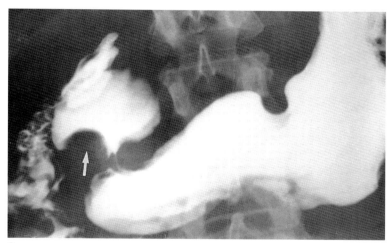

a

Abb. **189a** u. **b**   Verdacht auf Duplikatur des pyloroduodenalen Übergangs
a   Im ersten Teil der Untersuchung zeigte sich ein glatt begrenzter Füllungsdefekt an der lateralen Seite der Basis des Bulbus (Pfeil)
b   Später füllte sich dieser Defekt durch einen glatt begrenzten Bariumfleck entlang eines Kanals auf (Pfeilspitze), ausgehend von der großen Kurvatur der präpylorischen Region
Keine Gastroskopie, keine Laparotomie

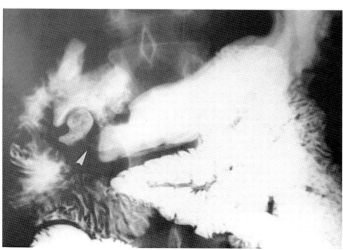

b

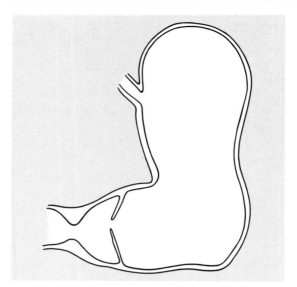

Abb. **190** Schemazeichnung einer antralen Membran (nach *Schwartz* u. Mitarb.)

Antrales Web

Definition

Ein antrales Web oder ein Ring ist eine konzentrische membranöse Trennwand in der Längsachse des Magenantrums; sie können auch im Bereich des Pylorus vorkommen.

Bei Erwachsenen oder Kindern im späteren Säuglingsalter weist ein solches Diaphragma eine Öffnung auf („inkomplettes Diaphragma"), die meist im Zentrum lokalisiert ist (Abb. **190**). Ein „komplettes Diaphragma" kann bei Neugeborenen anzutreffen sein und ist natürlich mit dem Leben nicht vereinbar (WANKE 1971).

Eine Antrum- oder Pylorusatresie ist definiert als eine Diskontinuität des Magens, wobei das fehlende Segment meist durch einen fibrösen Strang ersetzt ist, der den proximalen und distalen Teil des Magens verbindet (GERBER 1965). Einige Autoren machen keinen Unterschied zwischen einem kompletten Diaphragma und einer Atresie (SALZBERG u. COLLINS 1960).

Häufigkeit

Ein antrales oder pylorisches Web ist eine ziemlich ungewöhnliche Erkrankung (GERBER 1965) und kann sowohl bei Erwachsenen als auch bei Kindern angetroffen werden. Bei Durchsicht der Literatur mit 180 Fällen eines präpylorischen Diaphragmas kamen SHEINFELD u. Mitarb. (1982) zu dem Schluß, daß Webs etwa zu 50% bei Kindern auftreten.

Ätiologie

Die Ätiologie des antralen Webs ist unbekannt. Die meisten Autoren führen eine kongenitale Ursache an aufgrund zweier Argumente: Erstens tritt die Erkrankung auch bei Neugeborenen und kleinen Kindern auf (DINEEN u. REDO 1963, FARMAN 1968, BRANDON u. WEIDNER 1972). Zweitens spricht die histologische Struktur der meisten Webs mit normalen Schleimhautelementen ohne Fibrose eher für eine kongenitale als für eine erworbene Hypothese (BANKS u. Mitarb. 1967, HAIT u. Mitarb. 1972).

Dennoch gibt es Hinweise, daß einige Webs erworben sind. HUGGINGS u. Mitarb. (1982) stellen einen Fall vor, bei dem der Übergang eines normalen Antrums zur Entwicklung eines Antrumulkus mit nachfolgender Ausheilung und Ausbildung eines Webs radiologisch dokumentiert ist.

Pathologische Anatomie

Wird das Antrum eines chirurgischen Präparates längs aufgeschnitten, kollabiert das antrale Web, so daß es schwierig ist, die Membran zu erkennen (GHAHREMANI 1974).

Im allgemeinen liegt die Dicke der Webs zwischen 2 und 4 mm. Ist eine Öffnung vorhanden, kann ihr Durchmesser zwischen 1 und 30 mm schwanken. Das Web kann zwischen 0 und 70 mm vom Pylorus entfernt sein (GROSS u. DÜRHAM 1953, DINEEN u. REDO 1963, LIECHTI u. Mitarb. 1963, GERBER 1965, SCHWARTZ u. Mitarb. 1966, BANKS u. Mitarb. 1967, FARMAN u. Mitarb. 1968, CREMIN 1969, FELSON u. Mitarb. 1969, BRANDON u. WEIDNER 1972, HAIT u. Mitarb. 1972, GHAHREMANI 1974, CHO 1976).

Bei der mikroskopischen Untersuchung ergeben sich im allgemeinen zwei Oberflächen mit normaler Magenschleimhaut, einer Submukosa und manchmal auch einer Muscularis mucosae; die Muskelwand des Magens hat zum Diaphragma keine Beziehung (BANKS u. Mitarb. 1967, HAIT u. Mitarb. 1972).

Manchmal weist das Diaphragma Zeichen einer entzündlichen Reaktion auf (SCHWARTZ u. Mitarb. 1966, FELSON u. Mitarb. 1969, CHO 1976). Selten besteht das Diaphragma aus aberrierenden Plattenepithelzellen (LIECHTI 1963).

Radiologie

Übersichtsaufnahmen des Abdomens können eine Magendilatation mit Flüssigkeits- und Lufttretention im Falle eines imkompletten Diaphragmas mit einer kleinen Öffnung zeigen. Im Falle eines kompletten Diaphragmas fehlt darüber hinaus distal des Pylorus jegliche Luft im Darm (SALZBERG u. COLLINS 1960).

Bei der *Kontrastmitteluntersuchung* präsentiert

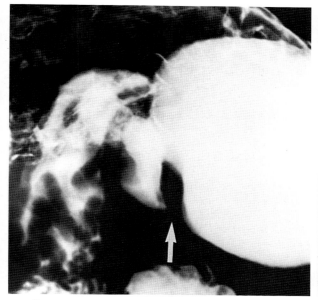

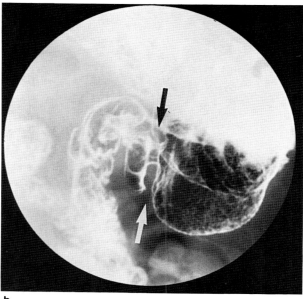

a

b

Abb. 191 a u. b
Antraler Ring, Verdacht auf Diaphragma
a Eng gestellte Zähnelung mit abruptem Übergang distal an der großen Kurvatur (Pfeil)
b Die Zähnelung ist konstant und in geringerem Ausmaß auch an der kleinen Kurvatur vorhanden (Pfeile)

Anamnese: zweimal Gastrorrhaphie für perforiertes Ulkus. Gastroskopie: schwierig zu explorierende, deformierte pylorische Region mit oberflächlichen Ulzera. Biopsien: chronische atrophische Gastritis

sich das Web als persistierender konzentrischer Füllungsdefekt mit linearem oder bandartigem Aussehen und liegt zwischen 0 und 70 mm vom Pylorus entfernt (Abb. **191**). Durch das Web entsteht ein Kompartment proximal des Pylorus, das einem Bulbus duodeni ähnlich sieht: Dies ist der sog. „Doppelbulbus". Manchmal ist der Füllungsdefekt geschwungen mit einer Konvexität nach der distalen Seite auf Grund einer anterograden Protrusion des Webs (CREMIN 1969, FELSON u. Mitarb. 1969, LEVIN 1971, BRANDON u. WEIDNER 1972, GHAHREMANI 1974, CHO 1976). Die Öffnung im Web kann zentral (FELSON u. Mitarb. 1969) oder exzentrisch (GROSS u. DURHAM 1953) liegen.

Die Diagnose eines Diaphragmas kann schwierig sein, wenn die Läsion sehr nahe am Pylorus liegt (FELSON u. Mitarb. 1969). GHAHREMANI (1974) gibt an, daß das Web häufig übersehen wird, wobei es dann oft retrospektiv ganz klar ist.

Das Web kann am besten dargestellt werden, wenn das Antrum gut ausgedehnt ist – mit ausreichender Barium- oder Barium-Luftfüllung und spasmolytischen Medikamenten – und wenn die Ebene des Antrums parallel zum Film liegt. Zuviel Barium jedoch kann das Web überlagern (BRANDON 1972).

Ist die Öffnung in dem Diaphragma klein, entwickelt sich eine Magendilatation mit verzögerter Magenentleerung (DINEEN u. REDO 1963, SCHWARTZ u. Mitarb. 1966, CREMIN 1969). Ist die

Apertur größer als die Pylorusweite (10 mm), sollte für einen normal verdauten Mageninhalt keine funktionell wirksame Passagestörung resultieren (GHAHREMANI 1974).

Folgende Läsionen können in Verbindung mit einem antralen Web auftreten: peptisches Magen- und Duodenalulkus, Zwerchfellhernie und Schatzki-Ring am Ösophagus (FARMAN u. Mitarb. 1968, HAIT u. Mitarb. 1972, GHAHREMANI 1974, CHO 1976). Eine Magenulzeration proximal des Webs soll die Folge einer durch das Web bedingten Magenstase sein (GERBER 1965). Ein Magenulkus kann jedoch auch die Ursache für die Ausbildung eines Webs darstellen (HUGGINGS 1982).

Radiologische Differentialdiagnose

Eine *Magenatresie* kann von einem kompletten Diaphragma radiologisch nicht unterschieden werden: In beiden Situationen bestehen eine Magenblähung, Fehlen von Luft im Darm distal des Pylorus und eine fehlende Kontrastmittelpassage hinter dem Pylorus (SALZBERG u. COLLINS 1960).

Bei einer *Duodenalatresie* ist nicht nur eine Magendilatation, sondern auch eine Dilatation des Bulbus duodeni mit Flüssigkeits- und Lufttretention in beiden Höhlen zu sehen; hieraus resultiert das Zeichen der doppelten Blase (DINEEN u. REDO 1963).

Bei der *hypertrophischen Pylorusstenose* ist der Canalis pyloricus stenosiert und verlängert; darüber hinaus sieht man eine Zähnelung des hypertrophischen Pylorusmuskels an der Basis des Bulbus (CREMIN 1969).

Manchmal findet sich eine prominente *transversale Schleimhautfalte* im Magenantrum an derselben Stelle, wo ein Web vermutet werden kann; solch eine Falte besteht jedoch nicht in der gesamten Zirkumferenz des Magenantrums (LEVIN 1971, GHAHREMANI 1974). FRIK (1965) postuliert, daß es sich bei einer solchen transversalen Falte um ein rudimentäres Web handeln kann, wenn sie bei einer guten Prallfüllung des Magens nicht verstreicht.

Das *zystogastrokolische Band* ist eine ungewöhnliche akzessorische Peritonealfalte, die das distale Antrum abflachen und komprimieren kann. Der komprimierte Bereich ist jedoch sehr viel breiter als die Weite des Füllungsdefekts auf Grund eines antralen Diaphragmas (SAMUEL 1952).

Die Differentialdiagnose zwischen einem *antralen Spasmus* und einem antralen Diaphragma ist Sache einer adäquaten Technik einschließlich des Einsatzes spasmolytischer Medikamente und evtl. einer Wiederholungsuntersuchung (LEVIN 1971, GHAHREMANI 1974).

Magenvolvulus

Definition und Klassifikation

Ein Magenvolvulus ist von CLEARFIELD u. STAHLGREN (1985) definiert als eine Rotation des Magens um mehr als 180°, oder wenigstens so weit, daß eine Stenose entsteht. Dieselben Autoren benützen den Begriff „Torsion" als ein Synonym für Volvulus, wohingegen COLE (1971) mit „Torsion" eine Magenrotation ohne Stenose bezeichnet.

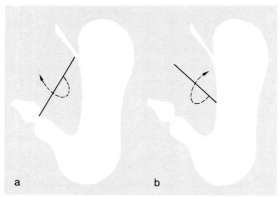

Abb. **192a** u. **b** Drehachsen und bevorzugte Drehungsrichtungen beim Magenvolvulus
a Organoaxialer Volvulus
b mesenteroaxialer Volvulus
(nach *Frik*)

Ein Magenvolvulus kann eingeteilt werden je nach Rotationstyp, Ausmaß, klinischem Beginn und Ätiologie (SINGLETON 1940, COLE u. DICKINSON 1971, CARTER u. Mitarb. 1980, EREN u. Mitarb. 1983).

Die *Rotation* kann sich entweder entlang der Längsachse des Magens von der Kardia bis zum Pylorus (organoaxialer Volvulus) oder um die Querachse des Magens entlang dem Lig. gastrohepaticum (mesenteroaxialer Volvulus) einstellen (Abb. **192**). Normalerweise tritt der rotierte Teil nach vorn.

Von einigen Autoren (CARTER u. Mitarb. 1980, EREN u. Mitarb. 1983) wird das *Ausmaß* des Volvulus als „komplett" bezeichnet, wenn die Rotation wenigstens 180° beträgt, und als „partiell", wenn 180° nicht erreicht werden; andere (SINGLETON 1940, COLE u. DICKINSON 1971) bezeichnen als totalen Volvulus die Rotation des ganzen Magens und als partiellen Volvulus die Rotation eines bestimmten Magenabschnitts, in der Regel des distalen Endes.

Der *Beginn* des Volvulus kann akut sein und das Bild einer akuten hohen gastrointestinalen Stenose verursachen oder chronisch mit gleichbleibenden oder rezidivierenden schwächeren Symptomen.

In der Mehrzahl der Fälle kann ein *ätiologischer Faktor* festgestellt werden (sekundärer Volvulus): mehrere Typen von Hernien, besonders die paraösophageale Hernie, traumatische Hernien, die Bochdaleksche Hernie, eine Eventration und andere Ursachen eines Zwerchfellhochstandes links, z. B. eine Phrenikusparese oder eine Lungenresektion links, das Fehlen einiger Aufhängebänder des Magens, das Vorhandensein von bandartigen Strukturen oder Adhäsionen, eine Impression von außen auf Grund angrenzender Tumoren oder Organe und vielleicht innere Läsionen mit Stenosierung und Aufblähung des Magens. Ein akuter Magenvolvulus bei Erwachsenen tritt meist in Verbindung mit einer paraösophagealen Hernie auf, während ein akuter Volvulus im Kindesalter häufig mit einer Zwerchfellhernie links einhergeht. Im Falle eines primären Magenvolvulus tritt die Hypothese einer Abschwächung der Magenbänder eher in den Vordergrund.

Häufigkeit

Ein akuter Magenvolvulus ist ein ungewöhnliches Ereignis. Die meisten Fälle sind bei Erwachsenen beschrieben (CARTER u. Mitarb. 1980); die Erkrankung ist selten bei Kindern und Neugeborenen (COLE u. Dickinson 1971, CAMPBELL 1979). In den beschriebenen Fällen überwiegt der organoaxiale Volvulus bei den Erwachsenen; bei den pädiatrischen Fällen handelt es sich in der Mehrheit um einen mesenteroaxialen Volvulus.

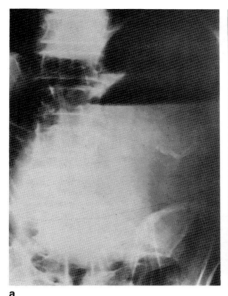

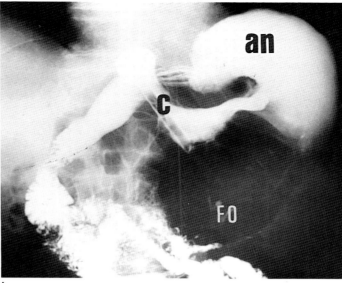

a

b

Abb. **193a** u. **b**   Mesenteroaxialer Magenvolvulus
a   Doppelter Luft-Flüssigkeits-Spiegel im linken Hypochondrium beim stehenden Patienten (Leeraufnahme)

b   Kontrastmitteluntersuchung: Das Magenantrum
(an) liegt kranial des Fornix (FO) und der Kardia (C).
Diese Konfiguration erklärt die beiden Luft-Flüssigkeits-Spiegel im Stehen (Dr. *H. Peersman,* Aalst, u.
Prof. *A. De Schepper,* Antwerpen)

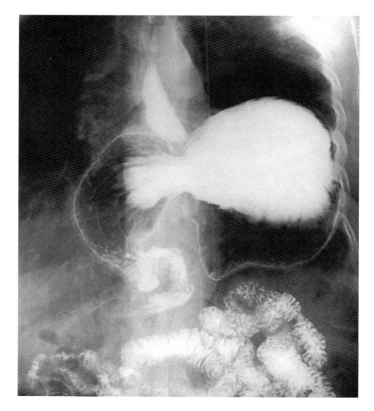

Abb. **194**
Intrathorakaler organoaxialer Magenvolvulus

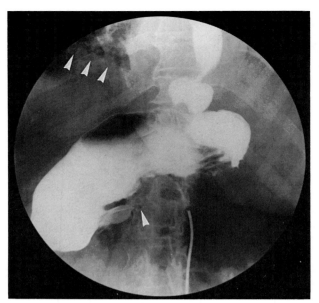

Abb. 195 Intraabdomineller organoaxialer Magenvolvulus. Der Volvulus begann nach chirurgischer Behandlung einer sehr großen Hiatushernie des Magens, des Kolons und der Milz im linken Hemithorax: Reposition des Magens und des Kolons ins Abdomen, Versorgung der Hernie nach Toupet, Splenektomie und Gastrostomie. Organoaxialer Volvulus, fehlende Kontrastmittelpassage durch den Pylorus (einzelner Pfeil) trotz Lageänderung des Patienten und kleine Hiatushernie des Magens. Die drei Pfeilspitzen zeigen auf das rechte Zwerchfell

Radiologische Diagnose

Die radiologischen Zeichen eines Magenvolvulus werden von verschiedenen Autoren besprochen (SINGLETON 1940, COLE u. DICKINSON 1971, CAMPBELL 1979, CARTER u. Mitarb. 1980).
Übersichtsaufnahmen des Abdomens und des Thorax können der Schlüssel zur korrekten Diagnose eines akuten Magenvolvulus sein. In Rükkenlage kann der dilatierte Magen auf Grund einer Magenausgangsstenose eine Verschattung mit Weichteildichte verursachen, während in aufrechter Position ein einzelner oder doppelter Flüssigkeits-Luft-Spiegel zu sehen sein kann (Abb. **193**). Als Folge der hohen Obstruktion findet sich im Gastrointestinaltrakt aboral des Magens nur wenig oder gar kein Gas. Weitere mögliche Zeichen entsprechen dem ätiologischen Faktor des Magenvolvulus, z. B. einer intrathorakalen Hernie oder einem linksseitigen Zwerchfellhochstand mit Verdrängung des Mediastinums nach rechts.
Wird ein akuter Volvulus mit Verlegung der Passage vermutet, führt man die *Kontrastmitteluntersuchung* am besten mit wasserlöslichem jodhaltigem Kontrastmittel aus, da diese Situation durch Strangulation und Perforation kompliziert werden kann. Im typischen Fall eines mesenteroaxialen Volvulus kommt das Antrum kranial des Fornix und links der Mittellinie zu liegen; die große Kurvatur des Magens zeigt nach links (Abb. **193**). Beim organoaxialen Volvulus liegt das Antrum nahezu auf derselben kraniokaudalen Ebene wie der Fornix oder darunter und rechts der Mittellinie; die große Kurvatur des Magens zeigt nach oben oder nach rechts. Dieser Typ eines Volvulus wird häufig in Verbindung mit einer paraösophagealen Magenhernie beobachtet (Abb. **194**), kann sich aber auch bei rein abdominaler Lage so präsentieren (Abb. **195**). Eine Verlegung der Passage kann sich in Höhe der Kardia darstellen und von einer Ösophagusdilatation begleitet sein; liegt die Obstruktion in der Gegend des Pylorus, kann eine Stenosierung des Antrums mit torquierten Schleimhautfalten zu sehen sein.

Komplikationen

Ein Magenvolvulus kann einhergehen mit einer Verlegung der Passage und Strangulation mit nachfolgender Magennekrose, Blutung, Perforation und Pleuraerguß (CARTER u. Mitarb. 1980). Daher ist beim akuten Volvulus mit Obstruktion eine sofortige chirurgische Intervention notwendig, woraus sich die Forderung nach einer radiologischen Frühdiagnose ergibt (COLE u. DICKINSON 1971, OZDEMIR u. Mitarb. 1973, ASKEW 1978, WICHTERMAN u. Mitarb. 1979).

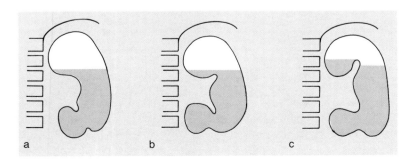

Abb. 196a–c Normaler und Kaskadenmagen (aufrechte, seitliche Projektion)
a Normaler Magen
b Grenzbefund: Es bestehen eine nach vorn gerichtete hintere Einkerbung und nur ein einziger Flüssigkeitsspiegel
c Kaskadenmagen: Man sieht eine gut ausgebildete nach oben gerichtete hintere Einkerbung und zwei separate Flüssigkeitsspiegel
(nach *Keller* u. Mitarb.)

Radiologische Differentialdiagnose

Ein *Kaskadenmagen* ist definiert als eine Magen-konfiguration, bei der in aufrechter Position eine hintere Einkerbung zwischen Magenfornix und Magenkorpus vorhanden ist; zeigt diese Einkerbung nach oben, füllt sich das Barium zunächst in die abhängigen Teile des hinteren Fornix in Höhe dieser Linie und geht dann „in Kaskaden" ins Korpus über (KELLER u. Mitarb. 1975); zeigt diese Einkerbung nach vorn, wird die Konfiguration als Borderlinie definiert (Abb. **196**).

Die kaskadenartige Konfiguration kann auch durch einen Tumor hinter dem Magen bedingt sein, durch Magenadhäsionen, durch Splenektomie oder durch eine Eventration des linken Zwerchfells, manchmal auch durch Magenerkrankungen selbst, wie z. B. ein peptisches Ulkus oder ein Karzinom (Abb. **197**) (ELKELES 1959); ein Kaskadenmagen kann aber auch auftreten ohne jegliche innere oder äußere Magenveränderung.

Beim Magenvolvulus ist der Fornix wie beim Kaskadenmagen nach abwärts geschwungen, die Verlagerung der anderen Magenpartien jedoch, soweit sie zum Magenvolvulus gehören, fehlen beim Kaskadenmagen (BERANBAUM u. Mitarb. 1954); die Differentialdiagnose zwischen einem partiellen organoaxialen Volvulus und einem ausgeprägten Kaskadenmagen mit Transversalverlagerung dieses Organs ist jedoch schwierig (KELLER u. Mitarb. 1975).

Magenprolaps

Definition

Obwohl ein gastroösophagealer Schleimhautprolaps beim Würgen beschrieben wurde (SHEPHERD u. Mitarb. 1984), bezieht sich der Begriff „Magenprolaps" hauptsächlich auf eine meist vorübergehende Vorwölbung der präpylorischen Schleimhaut in den Bulbus duodeni. Die Diagnose eines gastroduodenalen Prolapses wird radiologisch gestellt; die endoskopische Diagnose ist aus technischen Gründen schwierig oder unmöglich (BERK 1985).

Häufigkeit

Literaturangaben weisen eine sehr breit gestreute radiographisch gefundene Häufigkeitsrate auf, nämlich von 0,04–18% (BERK 1985). Die Gründe hierfür sind wahrscheinlich im Fehlen gleichlautender Kriterien und auf Grund unvollständiger Mitteilungen dieser Anomalie zu sehen (DINES u. Mitarb. 1958).

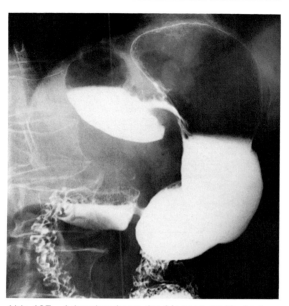

Abb. **197** Adenokarzinom des Magens mit Kaskadenmagen. Deutliche Stenose im Fornix auf Grund eines konzentrischen Tumorwachstums

Ätiologie und Pathogenese

In den Serien von MELAMED u. Mitarb. (1953) und DINES u. Mitarb. (1958), die zusammen etwa 150 Fälle von Magenprolaps enthalten, hatten 60–64% dieser Patienten gleichzeitig andere gastrointestinale Erkrankungen, insbesondere handelte es sich dabei um ein peptisches Magen-oder Duodenalulkus, Gastritis, Herzinsuffizienz und Leberzirrhose.

MELAMED u. Mitarb. (1953) nahmen an, daß diese Erkrankungen ein submuköses Ödem mit einer Verdickung der Magenschleimhautfalten verursachen und so zum gastroduodenalen Prolaps führen; die Frage ist jedoch, ob es sich bei dem Prolaps nicht um ein zufälliges Phänomen ohne ursächlichen Zusammenhang mit diesen begleitenden Erkrankungen handelt.

Besonders in den Fällen eines Magenprolapses ohne begleitende andere Erkrankungen werden zusätzliche pathogenetische Mechanismen angegeben: Diese beinhalten eine Lockerung der Verbindung der Magenschleimhautfalten mit der Submukosa und eine Hyperperistaltik des Magens (MANNING u. GÜNTER 1950, FELDMAN u. Mitarb. 1952, MELAMED u. Mitarb. 1953).

Klinische Wertigkeit

Der klinische Enthusiasmus bezüglich des Magenprolapses hat Wandlungen erfahren. Zunächst hielt man den Prolaps für eine klar abgegrenzte klinische Einheit mit zugehöriger medizinischer und sogar chirurgischer Behandlung (FELDMAN u.

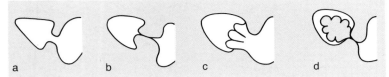

Abb. 198a–d
a Normaler Pylorus
b Transpylorischer Prolaps: Pilzform

c Transpylorischer Prolaps: Regenschirmform
d Transpylorischer Prolaps: Blumenkohlform
(nach *Hafter*)

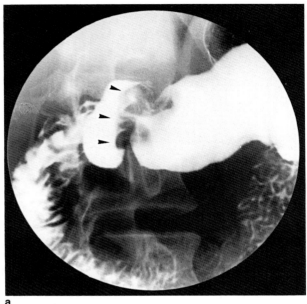
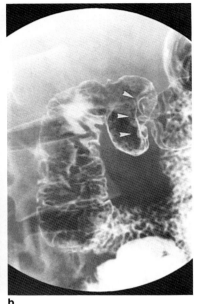

a   b

Abb. **199a** u. **b**   Prolaps der Pylorusschleimhaut. Die polyzyklische Begrenzung der Basis des Bulbus duodeni (Pfeilspitzen) beruht auf einem Prolaps der Pylorusschleimhaut. Die geringfügige Deformität des Bulbusausgangs ist die Folge eines Ulkus. Kein frisches Ulkus bei der Gastroskopie

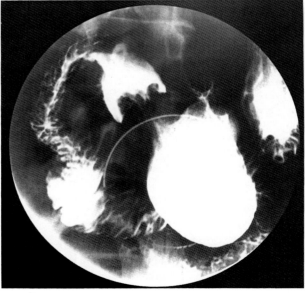
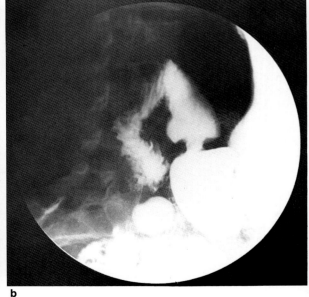

a   b

Abb. **200a** u. **b**   Intermittierender Prolaps der Magenschleimhaut im Bulbus duodeni
a Girlandenartiger Aspekt an der Basis des Bulbus
b Spontane Remission des Prolaps

Mitarb. 1952). Später wurde eine zunehmende Skepsis bezüglich seiner klinischen Wertigkeit beschrieben (LEVIN 1971). Heute nimmt man nach wie vor an, daß der Prolaps klinisch relevant ist, wenn eine anders nicht zu erklärende obere Gastrointestinalblutung besteht, wenn der Magenprolaps inkarzeriert ist oder wenn so viel Magenschleimhaut prolabiert ist, daß die Magenentleerung beeinträchtigt ist (BERK 1985).

Pathologische Anatomie

Obwohl nicht alle Fälle eines radiologisch diagnostizierten Magenprolapses operativ bestätigt wurden, wurde durch Operation bewiesen, daß diese Anomalie wirklich existiert (MANNING u. GÜNTER 1950, MELAMED u. Mitarb. 1953, DINES u. Mitarb. 1958).

Bei der Inspektion dieser Operationspräparate sieht man, daß entweder die gesamte Zirkumferenz oder aber auch nur ein Teil der Pylorus- und präpylorischen Schleimhaut bis hinter den Pylorusmuskel reicht. Das Ausmaß der Mobilität dieser Mukosa wird als deutlich größer angegeben als bei Mägen, die aus anderen Gründen reseziert wurden. Diese prolabierten Schleimhautfalten sind häufig verdickt und können hyperämisch sein. Gelegentlich sieht man Erosionen oder Ulzerationen auf der Schleimhautoberfläche.

Bei der mikroskopischen Untersuchung wird ein Ödem in der Submukosa und in anderen Fällen eine chronische Entzündung der Mukosa beschrieben.

Radiologische Diagnose

Die radiologischen Zeichen des Magenprolapses und die technischen Aspekte einer optimalen Darstellung dieser Anomalie sind von mehreren Autoren beschrieben worden (SCOTT 1946, ZIMMER 1950, FELDMAN u. Mitarb. 1952, MELAMED u. Mitarb. 1953, MELAMED 1956, DINES u. Mitarb. 1958, PRÉVOT 1959, HAFTER 1969, LEVIN 1971).

Die Vorwölbung der präpylorischen Schleimhautfalten ins Duodenum führt zu einem mehr oder weniger deutlichen Füllungsdefekt im Bulbus duodeni, abhängig vom Ausmaß des Prolapses. Dieser Füllungsdefekt geht von der Basis des Bulbus aus und variiert von einer konkaven Bulbusbasis bis zu einer tief eingesenkten intraluminalen polypenartigen Deformität (Abb. **198**).

Obwohl die Bulbusbasis gelegentlich ziemlich glatt konkav sein kann, erscheint sie am häufigsten als konkave Bulbusbasis mit einer wellenförmigen polyzyklischen Begrenzung (Abb. **199** u. **200**). Der Füllungsdefekt wurde verglichen mit einem Pilz, einem Schirm, einem Fallschirm, einer Atombombe und einem Blumenkohl. Der Prolaps beschränkt sich manchmal auf eine einzelne

Schleimhautfalte, die sich in den zentralen Teil der Bulbusbasis vorwölbt. In anderen Fällen ist nur eine Seite der Bulbusbasis betroffen, woraus ein asymmetrischer Füllungsdefekt entsteht; meist ist der Prolaps jedoch symmetrisch und betrifft beide Seiten der Basis des Bulbus duodeni. Die Form dieses Füllungsdefektes ist meist variabel; sie kann in ihrem Aussehen wechseln, sogar während derselben Untersuchung (Abb. **200**). Schleimhautfalten sind im Canalis pyloricus häufig zu sehen; sie können bis in den Füllungsdefekt im Bulbus duodeni hinein zu verfolgen sein. Verdickte Antrumfalten oder eine gastroduodenale Ulzeration können gleichzeitig gefunden werden. Folgende technische Untersuchungsbedingungen zur radiologischen Darstellung eines Magenprolapses werden empfohlen: Eine korrekte Interpretation ist nur bei einer guten Profilansicht des Pylorus und der Bulbusbasis möglich; zudem ist der Prolaps aus Gründen der Schwerkraft am besten im Liegen (schräge rechte Bauchlage oder Rechtsseitenlage) zu sehen; schließlich vergrößert sich die Chance der Entdeckung, wenn mehrere Aufnahmen gemacht werden, da diese Anomalie flüchtig sein kann. Wenn es stimmt, daß ein Magenprolaps durch eine Hyperperistaltik des Magens provoziert werden kann, ist zu erwarten, daß diese Anomalie weniger häufig entdeckt wird, wenn bei der derzeitigen Untersuchungstechnik Spasmolytika verwendet werden.

Radiologische Differentialdiagnose

Die Differentialdiagnose zwischen einem Magenprolaps und einer *hypertrophischen Pylorusstenose* beim Erwachsenen beruht auf dem Durchmesser des Canalis pyloricus und dem Aspekt der Bulbusbasis. Während der Canalis pyloricus beim Magenprolaps normal ist, ist er bei der Pylorushypertrophie konstant eingeengt und elongiert. Im typischen Falle eines Magenprolapses präsentiert sich der Füllungsdefekt im Bulbus mit einer polyzyklischen Begrenzung, während sich die Pylorushypertrophie mit einer glatten, leicht konkaven Einsenkung an der Basis des Bulbus präsentiert; bei einem Magenprolaps geringeren Ausmaßes kann der Aspekt an der Bulbusbasis dem einer Pylorushypertrophie auf einem einzelnen Bild ähnlich sein. Beim Magenprolaps wechselt dieser Aspekt jedoch, während er bei der Pylorushypertrophie konstant ist.

Darüber hinaus kann die Ultraschalluntersuchung den verdickten und ausgezogenen Pylorusmuskel bei der hypertrophischen Pylorusstenose darstellen; beim Magenprolaps ist dieser Muskel prinzipiell nicht verdickt.

Die korrekte Diagnose eines *Magentumors, der in das Duodenum prolabiert*, wird dadurch gestellt,

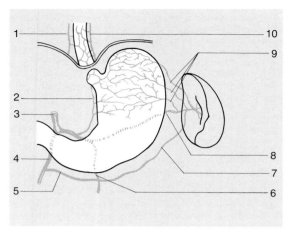

Abb. **201** Schemazeichnung des venösen Abflusses des distalen Ösophagus, Magens und der Milz (nach *Evans* u. Mitarb.)

1 = V. azygos	6 = V. mesenterica inferior
2 = V. coronaria	7 = V. gastroepiploica sinistra
3 = Pfortader	8 = V. lienalis
4 = V. mesenterica superior	9 = Vasa gastricae breves
5 = V. gastroepiploica dextra	10 = V. hemiazygos

daß man den Tumor durch Kompression in den Magen zurückführt und dann denselben Tumor im Magenlumen darstellen kann (vgl. Abb. **109**). Die *Hyperplasie der Brunnerschen Drüsen oder Tumoren der präpylorischen Region* verursachen nur selten differentialdiagnostische Probleme mit einem Prolaps von Magenschleimhaut ins Duodenum.

Tabelle **8**
Ätiologie von Ösophagus- und Magenvarizen

intrahepatische portale Hypertension

präsinusoidal
– Leberschistosomiasis
– nichtzirrhotische portale Fibrose
– kongenitale Leberfibrose
– Mikrohamartome
– Sarkoidose
– hämatologische Erkrankungen (myeloproliferative Erkrankungen, Morbus Hodgkin, Leukämie, Morbus Gaucher)

postsinusoidal
– Leberzirrhose
– sklerosierende hyaline Fibrose
– venöse Abflußstörungen
– partiell noduläre Transformation der Leber

extrahepatische portale oder segmental lienale Hypertension

prähepatisch
– Verschluß der Pfortader oder der V. lienalis
  Pankreaserkrankungen (Pankreatitis, Pseudozyste, Tumor)
  Nabelschnurinfektion beim Neugeborenen
  Bauchtrauma
  penetrierendes Magenulkus
  Aneurysma der A. lienalis
  retroperitonealer Tumor und Fibrose
  Polyzytämie
  idiopathische Thrombose der V. lienalis
posthepatisch
– Verschluß der großen Lebervenen oder der V. cava inferior
– Herzinsuffizienz
– konstriktive Pericarditis

kombinierte Formen
z. B.: Leberzirrhose mit Pfortaderthrombose

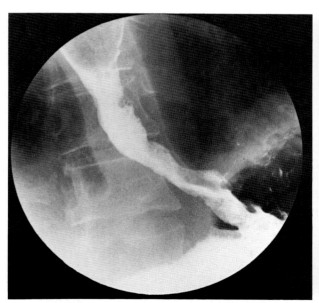

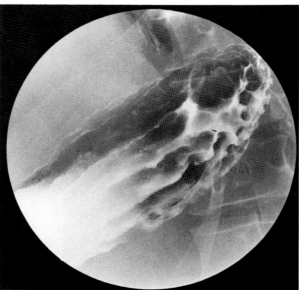

a   Abb. **202a** u. **b**   Ösophagus- und Magenvarizen (endoskopische Bestätigung)
a   Verdickte Ösophagusfalten

b   Mäßiggradige, perlschnurartige Verdickung der Magenfalten, beschränkt auf den Fornix   b

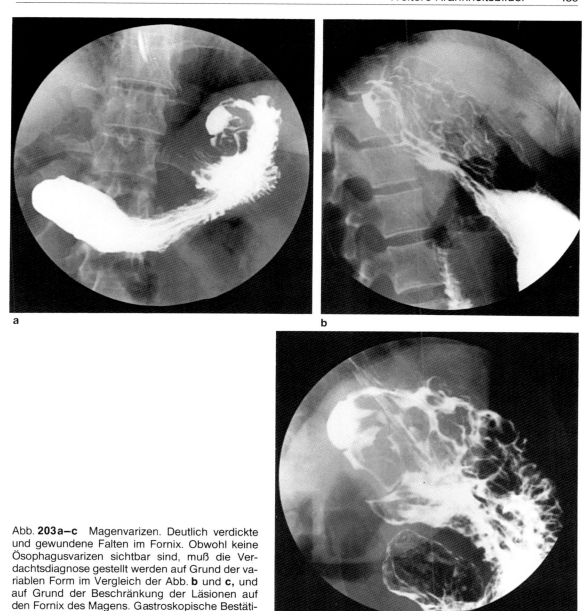

a

b

c

Abb. **203 a–c** Magenvarizen. Deutlich verdickte und gewundene Falten im Fornix. Obwohl keine Ösophagusvarizen sichtbar sind, muß die Verdachtsdiagnose gestellt werden auf Grund der variablen Form im Vergleich der Abb. **b** und **c,** und auf Grund der Beschränkung der Läsionen auf den Fornix des Magens. Gastroskopische Bestätigung der Varizen

Magenvarizen

Definition und Ätiologie

Magenvarizen sind submuköse, dilatierte Venen, die in das Magenlumen hineinragen; sie kommen normalerweise in Verbindung mit Ösophagusvarizen vor.

Die Genese ösophagogastraler Varizen hängt mit der Anatomie der venösen Abflußverhältnisse in dieser Gegend zusammen (Abb. **201**). Es bestehen Verbindungen zwischen dem Plexus der Koronarvenen und den Vv. gastricae breves; die V. coronaria bildet mit dem venösen Netz um den

distalen Ösophagus herum einen Anastomosenplexus; die distalen Ösophagusvenen fließen in die Hemiazygos ab, die wiederum in das Kavasystem drainiert (EVANS u. DELANY 1953). Ist der Abfluß der Koronarvene oder der Vv. gastricae breves ins Pfortadersystem beeinträchtigt, findet ein Rückfluß durch die erwähnten Venen in die unteren Ösophagusäste statt, wodurch Dilatation und Varizen entstehen (HIGHTOWER 1974). Abflußstörungen der Koronarvenen oder der Vv. gastricae breves entstehen bei intra- oder extrahepatischer portaler Hypertension (Tab. **8**) (LAVENDER u. Mitarb. 1970, BEKER 1976, CHO u. MARTEL

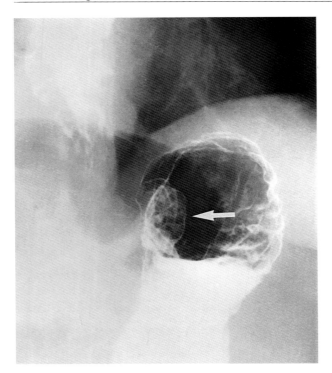

Abb. **204** Ösophagus-
und pseudotumoröse Ma-
genvarizen (endoskopi-
sche Bestätigung). Masse
an der medialen Begren-
zung des Fornix (Pfeil) und
perlschnurartige verdickte
Ösophagusfalten

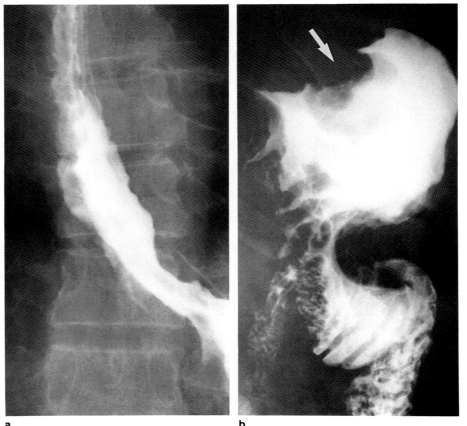

a   b

Abb. **205a** u. **b**   Magenvarizen die einem exulzerierten Tumor (Pfeil in **b**) ähnlich sehen, in
Verbindung mit Ösophagusvarizen (**a**) (endoskopische Bestätigung)

Abb. **206** Magenvarizen. Mehrere gewundene Magenvenen, sichtbar in der venösen Phase nach selektiver Darstellung der A. lienalis

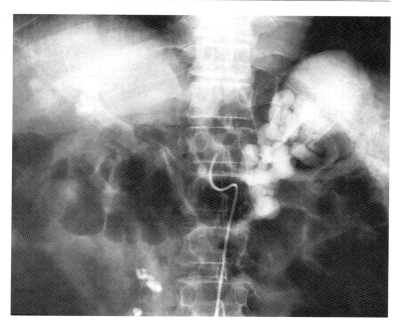

1978, GOLDBERG u. Mitarb. 1984). Die häufigsten Ursachen sind normalerweise Leberzirrhose und Thrombose der V. lienalis infolge einer Pankreaserkrankung.

Radiologische Diagnose

Die *Bariumuntersuchung* ist der erste radiologische Schritt bei der Darstellung von Magenvarizen.

Magenvarizen werden meist in Gegenwart von Ösophagusvarizen angetroffen (Abb. **202, 204** u. **205**) (EVANS u. DELANY 1953), können aber auch ohne darstellbare Ösophagusvarizen auftreten (Abb. **203**) (BELGRAD u. Mitarb. 1964, CHO u. MARTEL 1978, GOLDBERG u. Mitarb. 1984). Sie sind bevorzugt im Magenfornix und in der Gegend der Kardia lokalisiert (SAMUEL 1948, EVANS u. DELANY 1953) und können sich als unterschiedliche radiologische Bilder präsentieren. Am häufigsten stellen sie sich dar als polypoide verdickte und gewundene Magenfalten (Abb. **202** u. **203**). Zur Beschreibung dieses Typs wurden die Begriffe „zerebriforme Falten" (EVANS u. DELANY 1953) und „Blasenbild" (SAMUEL 1948) gebraucht. Die pseudotumoröse Form ist die zweite radiologische Variante (Abb. **204** u. **205**), wie sie von mehreren Autoren beschrieben wurde (EVANS u. DELANY 1953, SMOOKLER 1956, WOHL u. SHORE 1959, BELGRAD u. Mitarb. 1964, SWISCHUK 1967, LEVIN 1971, MARSHAK u. Mitarb. 1976). Diese Form präsentiert sich als polypoider Füllungsdefekt mit meist gelappter Oberfläche. Schließlich können sich Magenvarizen als unspezifisch verdickte Magenfalten präsentieren (LEVIN 1971, GOLDBERG u. Mitarb. 1984).

Die Form von Magenvarizen kann variieren entweder im Rahmen derselben Untersuchung (Abb. **203**) durch den Einfluß der Atmung oder fortgeleiteter Herzpulsationen (EVANS u. DELANY 1953) oder im Vergleich unterschiedlicher Untersuchungen (BELGRAD u. Mitarb. 1964).

Die besten technischen Voraussetzungen zur Darstellung von Magenvarizen scheinen die Rückenlage in linker Schrägposition (SAMUEL 1948) und Doppelkontrasttechnik zu sein (CHO u. MARTEL 1978, GOLDBERG u. Mitarb. 1984).

Die am häufigsten mit Magenvarizen auftretenden Befunde sind die bereits erwähnten Ösophagusvarizen und ein vergrößerter Milzschatten (SAMUEL 1948, BELGRAD u. Mitarb. 1964, SWISCHUK 1967). Manchmal kann auf der Übersichtsaufnahme des Abdomen der den Magenvarizen zugrundeliegende ursächliche Prozeß vermutet werden; ein Beispiel solch einer Situation ist das Vorhandensein von Pankreasverkalkungen (CHO u. MARTEL 1978).

Die *Angiographie* erlaubt die direkte Darstellung von Magenvarizen und den anderen Kollateralkreisläufen. Zur Darstellung des Pfortadersystems existieren mehrere angiographische Techniken: Splenoportographie (HERLINGER 1983), Arterioportographie (HERLINGER u. Mitarb. 1983) und drei Techniken der direkten Portographie, nämlich perkutan-transhepatisch, transumbilikal und transjugular (LUNDERQUIST u. Mitarb. 1983). Bei der Untersuchung einer portalen Hypertension wurden die Splenoportographie, die transumbilikale und die transjugulare Portographie in letzter Zeit größtenteils durch die Arterioportographie ersetzt. Die Arterioportographie besteht aus der

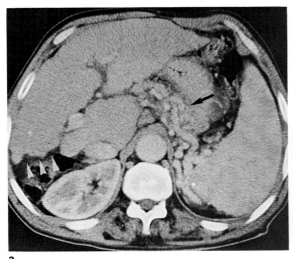

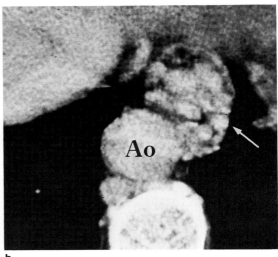

a

Abb. **207a** u. **b** Perigastrische- und Ösophagusvarizen, dargestellt durch Computertomographie. Gewundene, dilatierte Venen entlang der medioposterioren Grenze des Magens (Pfeil in **a**) und im distalen Öso-

b

phagus (Pfeil in **b**). Ao = Aorta. In **a** zeigen sich darüber hinaus eine unregelmäßige Begrenzung der Leber (Pfeilspitzen) und eine Splenomegalie infolge einer Leberzirrhose

indirekten Darstellung des Pfortadersystems durch Kontrastmittelinjektion in den Truncus coeliacus oder einen seiner Äste (Abb. **206**) und in die A. mesenterica superior.

Die Angiographie ist sensitiver als Bariumuntersuchungen oder Endoskopie und kann darüber hinaus auch die Ätiologie der Varizen aufzeigen (GOLDBERG u. Mitarb. 1984). In einer Serie von 27 Patienten mit Verschluß der V. lienalis zeigten CHO u. MARTEL (1978) in 24 Fällen angiographisch Magenvarizen und in keinem dieser Fälle Ösophagusvarizen. Diese Autoren ziehen daraus den Schluß, daß bei einer isolierten Thrombose der V. lienalis der bevorzugte venöse Abfluß über die Pfortadervenen und nicht über die Ösophagusvenen stattfindet; die weiteren Abflußwege zwischen Magenvarizen und Pfortader sind entweder die Vv. gastricae breves und die V. coronaria oder die Vv. gastroepiploicae. Weitere Angaben zur angiographischen Behandlung von Magenvarizen mit Vasopressin und Embolisierung via perkutan-transhepatischer Portographie s. Abschnitt „Angiographie".

Schließlich können Magenvarizen auch *computertomographisch* (Abb. **207**) (s. auch Abschnitt „Computertomographie") und *sonographisch* (vgl. Abb. **19**) (s. auch Abschnitt „Ultraschalluntersuchung") dargestellt werden.

Radiologische Differentialdiagnose

Das Problem der Differentialdiagnose zwischen Magenvarizen und anderen Ursachen verdickter Magenfalten oder Füllungsdefekten im Fornix oder in der Kardiaregion ergeben sich insbesondere dann, wenn die Magenvarizen nicht von Ösophagusvarizen oder einer Splenomegalie begleitet sind.

Lymphome und *Adenokarzinome* können Magenvarizen simulieren (SMOOKER 1956; bei diesen tumorösen Erkrankungen jedoch sind die Schleimhautfalten steif und irregulär (EVANS u. DELANY 1953).

Die pseudotumoröse Form von Magenvarizen kann auch als maligner Tumor oder als *Leiomyom* mißdeutet werden (SMOOKLER 1956, BELGRAD u. Mitarb. 1964).

Das wichtigste Argument für Varizen ist die Formvariabilität.

Bei der *akuten Gastritis* und *Ménétrierschen Erkrankung* breitet sich die Faltenverdickung normalerweise diffus über den ganzen Magen aus.

Der Füllungsdefekt in der Kardiaregion infolge einer *Hiatushernienoperation* kann ein Bild hervorrufen, das Magenvarizen sehr ähnlich sieht (LEVIN 1971).

Schließlich kann eine *Impression des linken Leberlappens von außen* an der medialen Seite des Magenfornix eine pseudotumoröse Form von Magenvarizen vortäuschen.

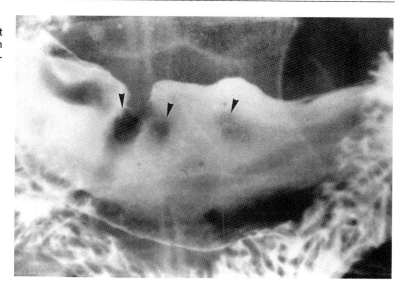

Abb. **208** Magenamyloidose. Knötchenförmige Läsionen mit Verdacht auf zentrale Erosion (Pfeilspitzen) und verdickten Falten im Magenantrum

Amyloidose

Die Amyloidose, besser definiert als Betafibrillose, ist eine komplexe Erkrankung mit extrazellulären Ablagerungen von unlöslichem fibrillärem Protein mit der Konfiguration eines in β-Position gefalteten Blattes. Diese β-gefalteten Fibrillen sind durch ihre Proteinketten charakterisiert und in verschiedene Typen unterteilt, auf denen die unterschiedliche Klassifikation beruht: die AL-Betafibrillen werden z. B. bei der primären Amyloidose gefunden, die AA-Fibrillen bei der sekundären Amyloidose usw. (SCOTT u. Mitarb. 1986).

Bei der systemischen Amyloidose, dies sind etwa 80–90% aller Fälle, ist der Gastrointestinaltrakt in der Regel mitbetroffen, wobei es sich um submuköse Infiltrationen des Magens und des Dünndarms in Verbindung mit einem Ösophagusbefall und Dysphagie handeln kann. Weniger häufig kann ein Tumor die Folge einer Amyloidablagerung sein. Die systemische Amyloidose tritt entweder als primäre Form, idiopathisch oder in Verbindung mit dem multiplen Myelom und anderen Plasmazellerkrankungen auf oder bei chronischen Infektionen, der rheumatoiden Arthritis oder entzündlichen Darmerkrankungen (FAUSA u. Mitarb. 1977) oder als familiäre Form.

Die lokalisierte Amyloidose macht annähernd 15% der Fälle aus; es kann dabei nahezu jedes Organ einschließlich des Magens betroffen sein, wobei es sich entweder um eine infiltrative oder eine tumoröse Form handelt. Die Biopsie ist der einzige adäquate diagnostische Test, wobei das Material eine grüne Doppelbrechung zeigt, wenn es mit Kongorot gefärbt wird.

Die radiologischen Befunde bei der Magenamyloidose sind unterschiedlich (CARLSON u. BREEN 1986).

Häufig sieht man eine herabgesetzte Peristaltik mit verzögerter Entleerung, Ulzeration und Verlust der groben Falten. Eine Magenausgangsstenose und lokalisierte Verdickungen der Magenwand, besonders im Antrum, können zu finden sein (BEYER u. Mitarb. 1986, LEEKAM u. Mitarb. 1985).

Des weiteren sind eine polypoide Verdickung der Schleimhautfalten, multiple Erosionen (Abb. **208**) und eine Körnelung der Schleimhaut berichtet worden (BEYER u. Mitarb. 1986, DASTUR u. WARD 1980). Die Ultraschalluntersuchung kann ein homogenes Ultraschallmuster der verdickten Wand zeigen, die sich jedoch von anderen Verdickungen bei Malignom oder anderen benignen Erkrankungen nicht unterscheiden läßt (LEEKAM u. Mitarb. 1985).

Postoperativer Magen

Untersuchungstechnik

Zu diesem Punkt wurden von NAHUM u. FEKETE (1976) und STEVENSON (1983) eine Reihe technischer Vorschläge gemacht. Es ist äußerst wichtig, vor Beginn der Untersuchung ganz genau zu wissen, welche Art von Operation duchgeführt wurde und welche die klinische Frage ist. Dazuhin wird eine unmittelbare postoperative radiologische Ausgangsuntersuchung zur korrekten Interpretation späterer Untersuchungen hilfreich sein (Abb. **209**) (VOGEL 1979).

Abdomenleeraufnahmen sind von Interesse, wenn man nach der exakten Lage von Metallklammern sucht, wenn man nach einem Fremdkörper sucht oder wenn eine Obstruktion oder ein Abszeß vermutet wird.

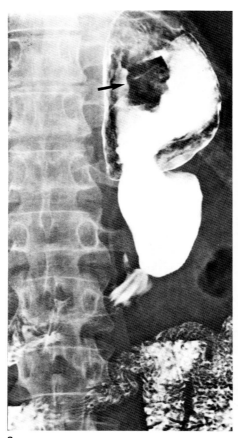 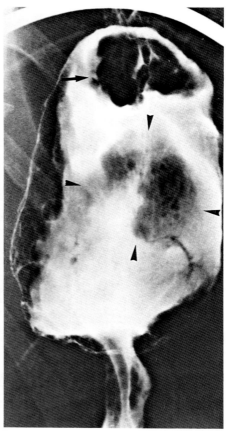

a   b

Abb. 209a u. b   Tumorrezidiv nach proximaler Magenteilresektion
a   Ausgangsuntersuchung wenige Wochen postoperativ: Füllungsdefekt auf Grund der
Ösophagogastrostomie (Pfeil)
b   5 Jahre später: Den Füllungsdefekt infolge der Anastomose (Pfeil) sieht man erneut,
darüber hinaus aber auch einen zweiten Füllungsdefekt mit zentralem Bariumfleck (Pfeilspitzen). Die radiologische Diagnose eines (exulzerierten) Tumorrezidivs wurde endoskopisch und bioptisch bestätigt. Die Interpretation der zweiten Röntgenuntersuchung ist
leichter, wenn sie mit der postoperativen Ausgangsuntersuchung verglichen werden kann

In der frühen postoperativen Phase ist ein wasserlösliches Jodkontrastmittel das Mittel der Wahl,
da die Möglichkeit einer Insuffizienz in Betracht
gezogen werden muß; besteht die Wahrscheinlichkeit eines Kontrastmittelübertritts in die Lunge, kann ein niedrigosmolares wasserlösliches
jodhaltiges Kontrastmittel verwendet werden. In
einer späteren postoperativen Phase ist die Bariumuntersuchung in Doppelkontrasttechnik und
Hypotonie, nach Möglichkeit in Verbindung mit
Kompression, die Methode der Wahl (GOLD u.
SEAMAN 1977, GOHEL u. LAUFER 1978); zur besseren Darstellung der zuführenden Schlinge und
des Duodenums nach Billroth II ist die i.v. Gabe
von 1 mg Glukagon wünschenswert (OP DEN
ORTH 1977) (vgl. Abb. 245). Zur Diagnose einer
Obstruktion nach Magenoperation ist die Radiologie genausogut wie die Endoskopie, zur Diagnose eines Rezidivulkus bei der Ulkuskrankheit

aber weniger gut geeignet (OMINSKY u. MOSS
1979, OTT u. Mitarb. 1982).
In ausgewählten Fällen ist eine Videoaufzeichnung nützlich, z. B. wenn der Untersucher die
ausgeführte Operation nicht vor Augen hat, wenn
der Patient mehrere Operationen hinter sich hat
oder wenn es ganz allgemein wichtig ist, die Flußrichtung zu kennen.
Die Sonographie und, noch besser, die Computertomographie, können zur Aufdeckung eines
postoperativen Abszesses beitragen. Einige Gefäßläsionen, die im postoperativen Stadium auftreten können, wie z. B. Blutung aus einer Nahtlinie oder aus einem Streßulkus, eine iatrogene arteriovenöse Fistel oder versehentlich ligierte Arterien können angiographisch dargestellt werden;
darüber hinaus können Blutungen auf diese Weise gestillt werden (HIETALA u. Mitarb. 1985).

Operationsmethoden

Nur die wichtigsten operativen Verfahren am Magen sollen hier erwähnt werden. Die Operationsverfahren an der Kardia einschließlich der Operationen bei einer Hiatushernie sollen in diesem Abschnitt nicht besprochen werden.

Eine *Teilresektion des Magens* kann den distalen oder den proximalen Teil des Magens betreffen.

Die Hauptindikation zur Resektion der *distalen* zwei Drittel des Magens und des Bulbus duodeni (Abb. **210**) ist die peptische Ulkuserkrankung; tatsächlich wird durch dieses Verfahren der gastrinproduzierende Teil entfernt (DUNN u. EISENBERG 1985). Diese Operation ist eher indiziert beim peptischen Ulkus des Magens auf der einen und beim peptischen Duodenalulkus mit Stenosierung auf der anderen Seite.

Unter diesen Umständen werden die Probleme durch eine superselektive Vagotomie nämlich insuffizient gelöst, indem ausschließlich die Magensekretion reduziert wird: Beim peptischen Magenulkus ist die Hypersekretion wahrscheinlich nicht der einzige ätiologische Faktor, und beim stenosierenden Duodenalulkus muß auch die Stenose behandelt werden. Erfolgt bei der distalen Magenresektion eine (meist End-zu-End-)Gastroduodenostomie, wird dies Billroth I genannt (Abb. **211**). Erfolgt eine (meist End-zu-Seit-)Gastrojejunostomie, wird dies Billroth II genannt. Dabei gibt es zahlreiche Varianten abhängig von der Tatsache, ob die gesamte Schnittfläche des Magens zur Anastomose verwendet wird oder nicht (Abb. **212**), abhängig von der Richtung, in der die beiden Anastomosenmündungen vernäht werden (aniso- oder isoperistaltisch) und abhängig von der Lage der Anastomose in Beziehung zum Querkolon (transmesokolisch oder antekolisch).

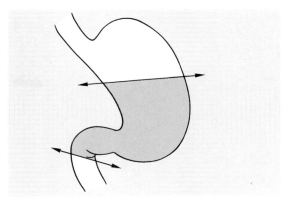

Abb. **210** Distale ⅔-Resektion des Magens (nach *Nahum* u. *Fekete*)

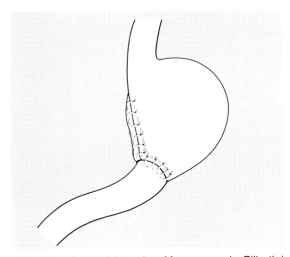

Abb. **211** Teilresektion des Magens nach Billroth I (Technik nach Péan) (nach *Nahum* u. *Fekete*)

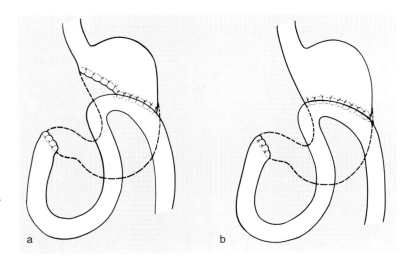

Abb. **212a** u. **b** Magenteilresektion nach Billroth II
a Technik nach Finsterer
b Technik nach Polya
(nach *Nahum* u. *Fekete*)

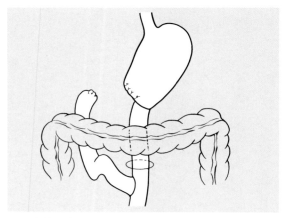

Abb. **213**   Kombination einer Magenteilresektion nach Billroth II mit einer Roux-Y-Anastomose, um einen Gallereflux in den Magen zu verhindern (nach *Burhenne*)

Eine Magenresektion nach Billroth I, bei der es ebenfalls zahlreiche Varianten abhängig von den Details der Anastomosenbildung gibt, wird in unserer Klinik weniger häufig durchgeführt, da die resezierte Fläche kleiner, die Ulkusrezidivrate häufiger und eine Narbenstenose der Anastomose nicht ungewöhnlich ist.

In den letzten Jahren kam die Tendenz auf, das klassische Verfahren nach Billroth II durch eine Kombination einer Billroth-II-Variante mit einer Roux-Y-Schlinge End-zu-Seit und einer Jejunojejunostomie (Abb. **213**) zu ersetzen, da behauptet wird, daß ein Gallereflux in den Magen zu einer atrophischen Gastritis und möglicherweise zu einem Magenstumpfkarzinom führt (HAUBRICH 1974).

Die Hauptindikation für eine *obere Teilresektion des Magens* ist ein Karzinom des oralen Magen-

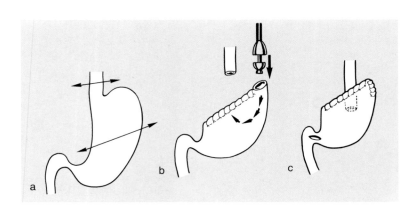

Abb. **214a–c**   Obere Teilresektion des Magens
a   Absetzungsebenen
b   Nach partiellem Verschluß des Magens wird das Nahtgerät durch eine Öffnung an der großen Kurvatur eingeführt, um die ösophagogastrische Anastomose anzulegen
c   Verschluß der Öffnung an der großen Kurvatur und Pyloroplastik (nach *Van Raemdonck* u. *Kerremans*)

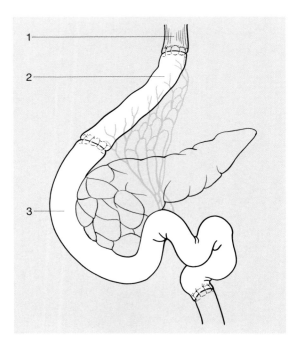

Abb. **215**   Totale Gastrektomie mit Interposition einer Jejunumschlinge zwischen Ösophagus und Duodenum (Technik nach Henley-Mouchet)
1 = Ösophagus
2 = interponierte Schlinge
3 = Duodenum
(nach *Nahum* u. *Fekete*)

abschnitts oder des aboralen Endes des Ösophagus (Abb. **214**). Heutzutage wird dieses Verfahren zur Resektion eines oralen Magenkarzinoms nur noch durchgeführt, wenn es sich um eine Palliativoperation handelt.

Die *totale Gastrektomie* ist derzeit die Methode der Wahl zur Behandlung des Magenkarzinoms. Die Kontinuität des Magen-Darm-Trakts kann durch mehrere Methoden wiederhergestellt werden: entweder durch Interposition einer Jejunumschlinge zwischen Ösophagus und Duodenum (mit einer End-zu-End- oder End-zu-Seit-Ösophagojejunostomie) (Abb. **215**) oder nach Verschluß des Duodenalstumpfes mit einer End-zu-Seit-Ösophagojejunostomie und Seit-zu-Seit-Jejuno-Jejunostomie („Omegaschlinge") (Abb. **216**) oder nach Verschluß des Duodenalstumpfs mit einer Interposition einer Roux-Y-Schlinge aus dem Jejunum zwischen dem Ösophagus und dem Jejunum (Abb. **217**).

Das Ziel aller dieser Interpositionsverfahren ist, einen zur Ösophagitis führenden duodenoösophagealen Reflux von Galle und Pankreassaft zu vermeiden.

Die *Vagotomie* wird auf Grund ihres magensaftreduzierenden Effektes zur Behandlung des chronischen peptischen Duodenalulkus eingesetzt, wenn keine Stenose vorliegt. Da mit der Vagotomie eine Reduktion der Magenmotilität und -entleerung einhergeht (BEEGER u. VOGEL 1983), muß zusätzlich ein Drainageverfahren (Gastroenterostomie oder Pyloroplastik) ausgeführt werden. Aber je nach dem Grad der Selektivität der Vagotomie ist die Notwendigkeit eines zusätzlichen Drainageverfahrens weniger wichtig.

Die Vagotomie kann trunkulär, selektiv oder superselektiv sein (Abb. **218**). Sowohl die trunkuläre als auch die selektive Vagotomie benötigt ein Drainageverfahren; bei der superselektiven Vagotomie reicht die Magenmotilität zur Entleerung aus, so daß keine Drainageoperation erforderlich ist (NAHUM u. FEKETE 1976) (s. auch Abschnitt „Motilität des Magens").

In jüngerer Zeit wird statt der früheren Vagotomieformen mehr und mehr die superselektive Vagotomie durchgeführt. Vagotomie kann eine Deformation der kleinen gastrischen Kurvatur verursachen wie auch Stenosierung des Magens und des gastroösophagealen Übergangs (SMITH u. Mitarb. 1984).

Die *Gastroenterostomie* (Abb. **219**) wird eingesetzt als Drainageoperation nach Vagotomie oder als Palliativverfahren bei malignen Tumoren, die die antroduodenale Passage beeinträchtigen. Das Magenantrum kann nach Gastroenterostomie schrumpfen (ROSE u. SIRKUS 1981).

Bei der *Pyloroplastik* wird eine extramuköse Längsinzision des Pylorusmuskels wieder quer vernäht (Abb. **220**), so daß der Canalis pyloricus weiter wird (TOYE u. Mitarb. 1970, MAAS u. VOGEL 1982). Sie wird eingesetzt als zusätzliches Drainageverfahren bei der Vagotomie. Manchmal stellt sich an der Stelle der Pyloroplastik ein Pseudodivertikel dar (s. auch „Falsch pathologische Bilder").

In den letzten Jahren kamen mehrere *operative Verfahren* zur Behandlung der *„morbiden Adipositas"* zum gängigen Arsenal der Magenoperationen hinzu (COHEN u. Mitarb. 1977, HALVERSON u. KOEHLER 1981, POULOS u. Mitarb. 1981, AGHA u.

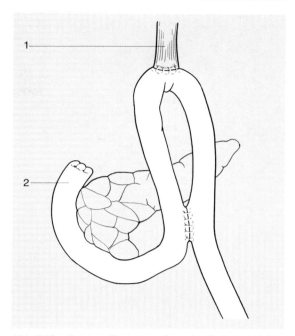

Abb. **216** Totale Gastrektomie mit Rekonstruktion durch eine omegaförmige Jejunumschlinge
1 = Ösophagus, 2 = Duodenum
(nach *Nahum* u. *Fekete*)

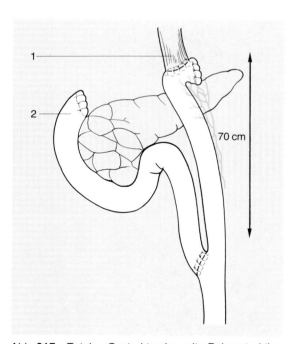

Abb. **217** Totale Gastrektomie mit Rekonstruktion durch eine Jejunumschlinge nach dem Roux-Y-Prinzip
1 = Ösophagus, 2 = Duodenum
(nach *Nahum* u. *Fekete*)

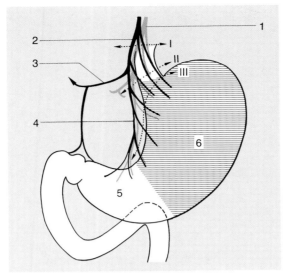

Abb. **218** Techniken der Vagotomie
I = trunkuläre Vagotomie (Technik nach Dragstedt)
II = selektive Vagotomie
III = superselektive Vagotomie
1 = rechter Vagus   4 = Latarjetscher Ast
2 = linker Vagus   5 = Antrum
3 = hepatische Magenäste 6 = Korpus
(nach *Nahum* u. *Fekete*)

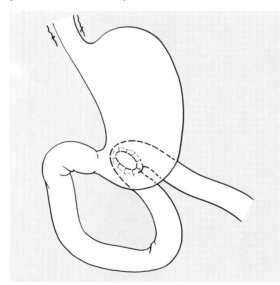

Abb. **219**
Gastrojejunostomie (nach *Nahum* u. *Fekete*)

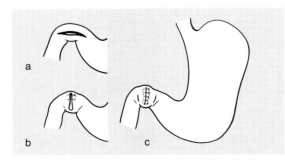

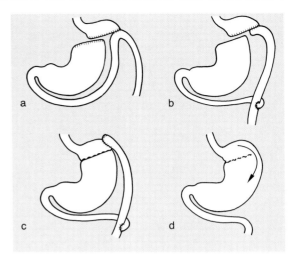

Abb. **221a–d** Magenreduktionsverfahren
a Hohe Transsektion des Magens mit retrokolischer End-Seit-Gastrojejunostomie
b Hohe Transsektion des Magens mit Roux-Y-Anastomose
c Hohe quere Durchtrennung des Magens mit dem Nahtgerät und Roux-Y-Anastomose
d Inkomplette Durchtrennung des Magens mit dem Nahtgerät ohne chirurgische Anastomose
(nach *Poulos* u. Mitarb.)

Mitarb. 1982, MASON 1982, COPE u. Mitarb. 1983, ECKHOUT u. Mitarb. 1986). Das Ziel dieser Magenreduktionsoperationen besteht darin, die Nahrungsmenge, die der Patient auf einmal essen kann, zu limitieren, indem ein Sättigungsgefühl erzeugt wird.

Der Enthusiasmus ist jedoch wegen der möglichen Komplikationen nicht einmütig (GAZET 1986). Diese Verfahren können unterteilt werden in Operationen, bei denen der größere Teil des Magens durch eine hohe Dissektion oder eine komplette Klammerung in Kombination mit einem Magenbypass ausgeschlossen wird, oder in plastische Magenoperationen mit inkompletter Klammerung ohne Bypass (Abb. **221** u. **222**).

Der Roux-Y-Bypass hat gegenüber einer Gastrojejunostomie den Vorteil, daß galliges Erbrechen und eine gallige Refluxösophagitis nicht auftreten (POULOS u. Mitarb. 1981). Die Vorteile einer kompletten Magenklammerung gegenüber der Magenresektion liegen in der Geschwindigkeit und Einfachheit der Durchführung (COPE u. Mitarb. 1983) und einer geringen Insuffizienzrate (POULOS u. Mitarb. 1981). Bei der plastischen Magenoperation mit inkompletter Klammerung reduziert sich das Insuffizienzrisiko theoretisch auf ein Minimum, da weder eine Dissektion noch eine Anastomose angelegt werden (POULOS u. Mitarb. 1981).

◀ Abb. **220a–c**
Pyloroplastik (nach *Nahum* u. *Fekete*)

Abb. **222a** u. **b**   Magenreduktionsverfahren   ▶
a Inkomplette Durchtrennung des Magens mit dem
Nahtgerät: Gastro-gastrostomie
b Vertikal gerichtete Magenplastik nach Mason
(nach *Cope* u. Mitarb.)

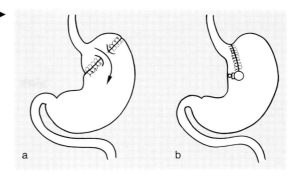

Die inkomplette Magenklammerung wird in verschiedenen Varianten durchgeführt (Abb. **221 d** u.
222). Heutzutage ist die vertikal gerichtete Magenplastik (MASON 1982) weit verbreitet: Ein Magenpouch von 50 ml wird angelegt, indem man
mit einem Zirkulärstapler durch beide Magen-
wände in der Nähe der kleinen Kurvatur ein Fenster schafft, indem man eine vertikale Staplerlinie
zwischen dem Fenster und dem gastroösophagealen Winkel anlegt und indem man den Ausgang mit einem Polypropylenenetz halskrausen-
artig um das Fenster legt (Abb. **222 b** u. **223**).
Die Aufgabe des Radiologen bei den Magenreduktionsoperationen besteht darin, neben unspezifischen postoperativen Komplikationen die
Größe des Magenpouchs, den Durchmesser des
Ausgangs des Pouchs und die Vollständigkeit der
Staplerlinie zu prüfen (COHEN u. Mitarb. 1977,
AGHA u. Mitarb. 1982, HAMMOND u. FREEMAN
1982, SEPPALA 1984).
Aus diesem Grund ist es wichtig, die Untersuchung mit einer kleinen Kontrastmittelmenge zu
beginnen (AGHA u. Mitarb. 1984); wir raten auch

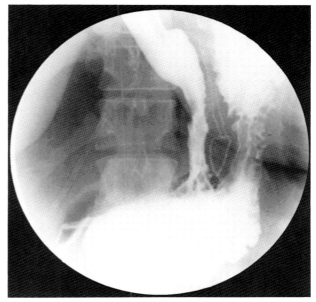

Abb. **224a** u. **b**
Partielle Nahtinsuffizienz nach Mason-Gastroplastik
a Vertikal angeordnete Metallklips parallel zur kleinen
Kurvatur als Naht der Vorder- und Hinterwand
b Während das Kontrastmittel getrunken wird, fließt
ein Teil direkt in den Magenfornix und überquert dabei
die Linie der Klips (Pfeil)
▼

Abb. **223**   Mason-Magenplastik. Vertikal angeordnete
Metallklips parallel zur kleinen Kurvatur des Magens als
Naht der Vorder- und Hinterwand

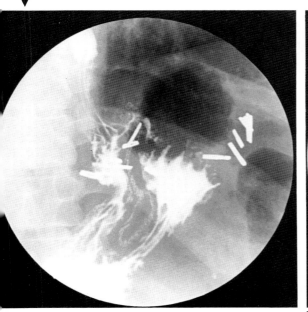

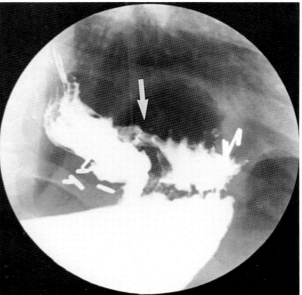

a   b

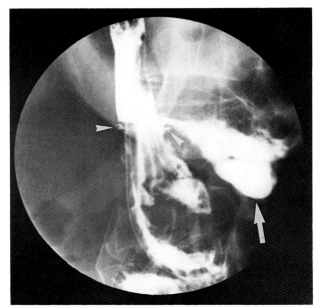

Abb. **225** Postoperative Nahtinsuffizienz. Zustand nach totaler Gastrektomie mit End-zu-Seit-Ösophagojejunostomie (Pfeilspitzen). Der amorphe Kontrastmittelfleck entspricht der Insuffizienz (Pfeil), die von der Anastomose ausgeht

zu einer Videobandaufzeichnung, da Besonderheiten meist nur zu Beginn der Untersuchung deutlich hervortreten, solange noch keine Überlagerung durch den bariumgefüllten Magen vor-

handen ist. Wenn auf den initialen Gewichtsverlust wieder ein Gewichtsanstieg folgt, kann die radiologische Untersuchung entweder einen großen Magenpouch oder eine Dilatation des Stomas oder eine abnorme Verbindung zwischen dem Pouch und dem übrigen Magenanteil als Folge einer Dehiszenz der Staplerlinie aufdecken (Abb. **224**) (HAMMOND u. FREEMAN 1982).

Einige anormale Magenkonturen, die durch einen einfachen Verschluß eines Ulkus, eine Keilresektion oder durch eine Gastrotomie verursacht werden, sind im Abschnitt „Falsch pathologische Bilder" beschrieben.
Die Dissektion des Magens mit einer End-zu-Seit-Anastomose zwischen dem proximalen Magenteil und dem Jejunum auf der einen Seite und eine Belassung des Magenantrums in Kontinuität mit dem Pylorus und Duodenum auf der anderen Seite wird heutzutage nicht mehr durchgeführt, da eine hohe Inzidenz von gastrojejunalen Ulzerationen zu beobachten war (KAY 1958).

Postoperative Frühkomplikationen

Eine freie *Insuffizienz* oder eine gedeckte *Fistel* an der Stelle einer Naht stellt sich als amorpher Kontrastfleck dar (Abb. **225**). Die Differentialdiagnose zu den pseudofistulösen Bildern muß sorgfältig erwogen werden (s. Abschnitt „Falsch pathologische Bilder") (Abb. **251**).

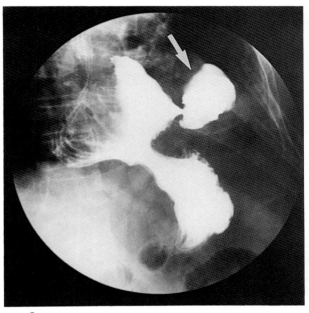

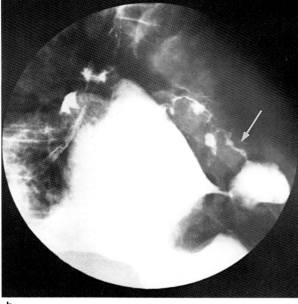

a
Abb. **226a** u. **b** Postoperative gastrobronchiale Fistel. Zustand nach intrathorakaler Fundoplikatio des Magens. Ein Monat später (**a**) konnte eine Abszeßhöhle (Pfeil) in Verbindung mit dem intrathorakal gelegenen

b
Magenfornix dargestellt werden. Weitere 6 Wochen später (**b**) zeigte sich eine Fistel zwischen dem Abszeß und dem linken Unterlappenbronchus (Pfeil)

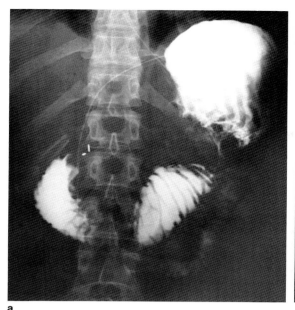

a

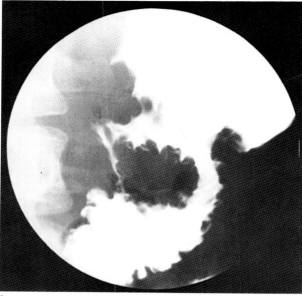

b

Abb. **227** Beeinträchtigte Magenentleerung in der frühen postoperativen Phase. Zustand nach Billroth II-Operation. Beeinträchtigte Dehnungsfähigkeit der Ana-stomose mit verdickten Falten (**b**); die zuführende Schlinge ist gefüllt; die abführende Schlinge ist schlecht gefüllt (**a**): postoperatives Ödem

Ein *Abszeß* kann die Folge einer Insuffizienz oder eines Fremdkörpers sein (Abb. **226**).

Eine *gestörte Magenentleerung* in der frühen post-operativen Phase kann die Folge einer Magenläh-mung (s. auch Abschnitt „Magenmotilität") oder die Folge mechanischer Faktoren sein, z. B. einer gestörten Passage durch die Anastomose als Folge eines traumatischen Ödems oder vielleicht auch Spasmus im Zusammenhang mit einer akuten postoperativen Gastritis (Abb. **227**). Die akute Magendilatation ist eine schwere Form der Ma-genparese mit exzessiver Dilatation des Magens durch Flüssigkeit und Gas.

Komplikationen einer Ernährungsfistel

Die Ernährungsfistel ist eine etablierte chirur-gische Maßnahme als Alternative für eine Ma-gendekompression wie auch als Methode zur Langzeiternährung bei einer Reihe von klinischen Situationen. Diese Technik kann Früh- und Spät-komplikationen nach sich ziehen. Mehrere dieser Komplikationen können radiologisch dargestellt werden: Tubusdislokation in Richtung Bauch-wand mit einem Leck im Peritoneum oder einer intramuralen Magenpneumatosis, Tubusverlage-rung in den Ösophagus oder ins Duodenum, evtl. mit nachfolgender Obstruktion, Magenulzeration und -perforation auf Grund des mechanischen Drucks durch den Tubus, Magentorsion und Tu-busbruch (HOPENS u. SCHWESINGER 1983, VADE u. Mitarb. 1983).

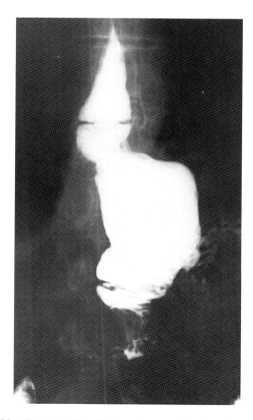

Abb. **228** Postoperative Narbenstenose der Anasto-mose. Zustand nach proximaler Magenteilresektion. Bei einer späten postoperativen Kontrolle wegen Dys-phagie zeigte sich eine konzentrische Nahtstenose

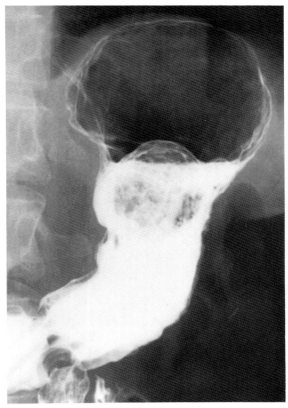
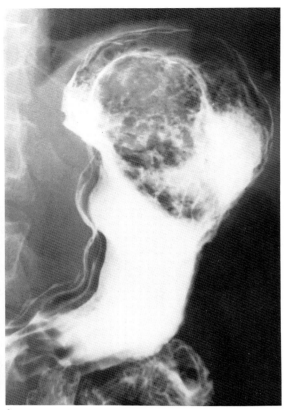

a

b

Abb. **229a** u. **b** Postoperativer Magenbezoar. Beweglichkeit der intraluminalen Masse. Der Bezoar entwikkelte sich nach superselektiver Vagotomie und Gastroduodenostomie

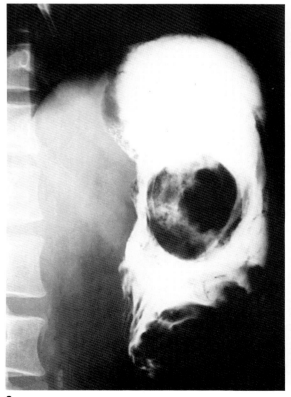
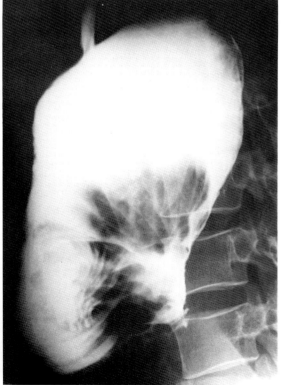

a

b

Abb. **230a** u. **b** Retrograde jejunogastrische Invagination nach Billroth II-Operation. Billroth-II-Operation vor 5 Tagen. Rundlicher Füllungsdefekt im rechten anterioren schrägen Strahlengang (**a**) und wurstförmiger Füllungsdefekt im linken anterioren schrägen Strahlengang (**b**); zirkuläre Falten auf der Oberfläche der Masse in **b**. Die retrograde jejunogastrische Invagination wurde bei einer Notfallrelaparotomie bestätigt

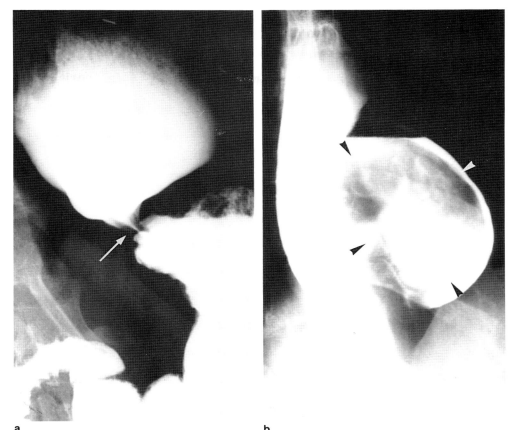

a   **b**

Abb. **231a** u. **b** Retrograde gastroösophageale Invagination. Vor 4 Jahren wurde wegen einer Achalasie eine Hellersche Operation durchgeführt

a Divertikelartige Dilatation des supradiaphragmatischen Abschnitts des Ösophagus und beeinträchtigte Dehnungsfähigkeit der Kardia (Pfeil). Nach dieser Untersuchung wurde eine pneumatische Dilatation der Kardia durchgeführt

b Wenige Tage nach der pneumatischen Dilatation: intraluminale Masse (Pfeilspitzen) im Ösophagusdivertikel und fehlende Kontrastmittelpassage in den Magen. Die retrograde gastroösophageale Invagination wurde gastroskopisch und bei der Thorakotomie bestätigt

Postoperative Spätkomplikationen

Eine *chronische postoperative Gastritis* wird möglicherweise durch Gallereflux verursacht. Weitere Einzelheiten dazu s. Abschnitt „Gastritis".

Die *narbige Schrumpfung einer Magenanastomose* kann zu einer Stenose führen (Abb. **228**); eine Stenose in diesem Bereich kann aber ebenso verursacht sein durch die Folgen eines postoperativ aufgetretenen peptischen Ulkus.

Adhäsionen, besonders im Bereich des Dünndarms, sind unspezifische Komplikationen sämtlicher abdominaler Operationen und können so ebenso nach einer Operation am Magen auftreten.

Die Ausbildung eines *Bezoars* kann verursacht sein durch eine Magenlähmung oder durch eine beeinträchtigte Anastomosendehnung. Durch die intraluminale Beweglichkeit eines Bezoars

kann ein Magentumor ausgeschlossen werden (Abb. **229**).

Ein *gastroösophagealer Reflux* soll häufiger nach Vagotomie (CLARKE 1965) und Teilresektion (WINDSOR 1964) auftreten.

Eine *retrograde jejunogastrische Invagination* kann nach Billroth II oder einer Gastroenterostomie auftreten. Eine akute inkarzerierte Intussuszeption ist selten, kann aber zu einer Nekrose der invaginierten Jejunumschlinge führen und erfordert eine sofortige chirurgische Behandlung (LAWSON u. WHITENER 1950). Die radiologische Diagnose beruht auf dem Vorhandensein eines wurstähnlichen Tumors mit einer erkennbaren Verdickung der zirkulierenden Falten im Magen oder im Magenrest (Abb. **230**) (POPPEL 1962, TUSCHKA 1963). Eine *retrograde gastroösophageale Invagination* ist selten (Abb. **231**).

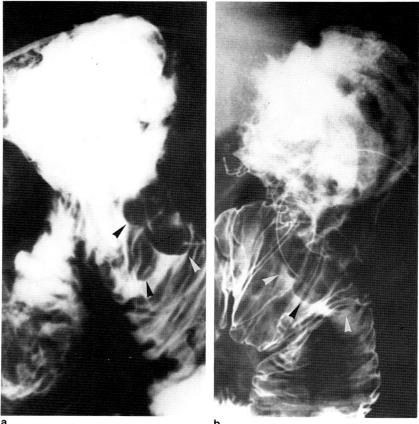

a   **b**

Abb. **232a** u. **b**   Postoperativer Magenprolaps (Billroth II). Konstanter, gelappter Füllungsdefekt in der abführenden Schlinge (Pfeilspitzen). Bei der Endoskopie fand sich kein Tumor, aber prolabierende Magenschleimhaut unterhalb der Anastomose

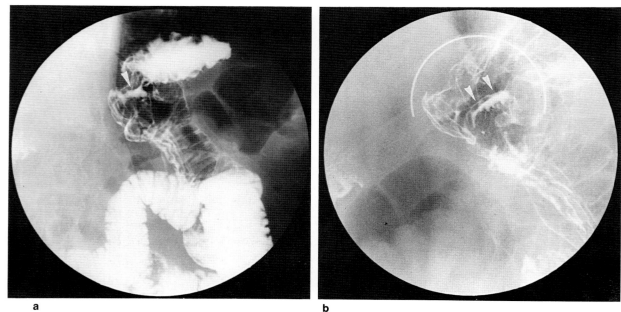

a   **b**

Abb. **233a** u. **b**   Postoperatives peptisches Ulkus. Billroth-II-Operation vor 15 Jahren. Lineares Ulkus an der Gastrojejunostomie (Pfeilspitzen), endoskopisch bestätigt

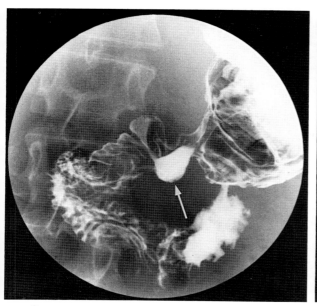

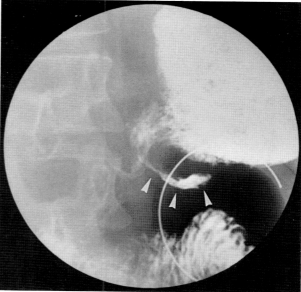

a
Abb. **234a** u. **b**   Postoperatives peptisches Ulkus mit Fistelbildung. Zustand nach Billroth-I-Magenresektion
a   Anastomosenulkus (Pfeil)

b
b   9 Monate später zeigt sich ein blind endender Fistelgang (Pfeilspitzen), ausgehend von der Ulkusgegend
Pathologisch-anatomisch: benignes Ulkus

Ein *antegrader Magenprolaps und Invagination* durch eine Anastomose sind ebenso beschrieben, scheinen aber nicht dieselbe dramatische Situation hervorzurufen wie die retrograde Invagination; die Invagination kann gelegentlich der Grund einer Obstruktion der Anastomose sein. In den meisten Fällen stellt sich die prolabierte Magenschleimhaut als ein Füllungsdefekt dar, der sich in die Jejunumschlinge der Anastomose vorwölbt; dieser Füllungsdefekt kann symmetrisch oder asymmetrisch, monozyklisch oder polyzyklisch sein (Abb. **232**) (GRIMOUD u. Mitarb. 1964, SEAMAN 1970).

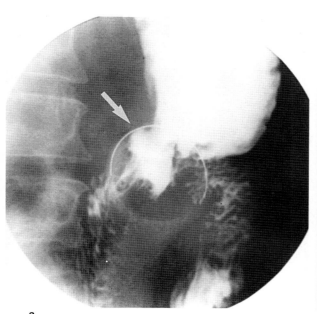

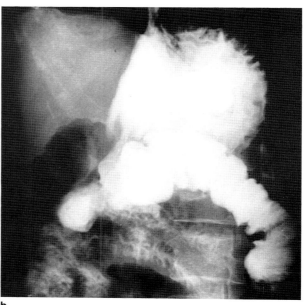

a
Abb. **235a** u. **b**   Gastrokolische Fistel auf Grund eines peptischen Ulkus nach Billroth-II-Operation
a   Die perorale Bariumuntersuchung ergab ein großes Ulkus (Pfeil) im Bereich der Anastomose

b
b   die retrograde Bariumfüllung des Kolons ergab eine Fistel zwischen Kolon und Restmagen
Das Ulkus wurde gastroskopisch bestätigt und war benigne

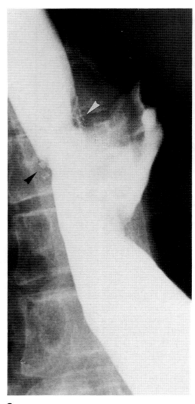 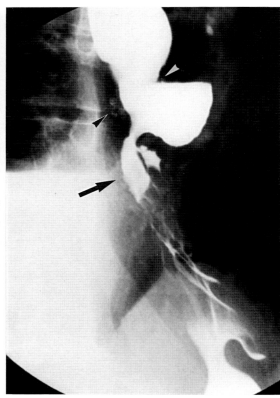

a   b

Abb. **236a** u. **b**   Postoperatives Karzinomrezidiv

a   Zustand nach distaler Ösophagus- und proximaler Magenteilresektion wegen Kardiakarzinom; die Anastomose wird auf dieser frühen postoperativen Ausgangsuntersuchung durch die Metallklips (Pfeilspitzen) markiert

b   15 Monate später zeigt sich eine unregelmäßig begrenzte Stenosierung im Bereich unterhalb der Anastomose bis nach proximal über die Anastomose heraufreichend. Überdies große Ulzeration (Pfeil)

Dieser Fall demonstriert die Nützlichkeit postoperativer Ausgangsuntersuchungen

Ein *peptisches Ulkus* nach Magenoperation kann ein Rezidivulkus an derselben Stelle oder ein Ulkus an einer anderen Stelle sein, entweder im Bereich der Anastomose oder im Magenrest (Abb. **233** u. **234**). Die meisten Anastomosenulzera liegen im Bereich der Anastomose oder im Jejunum oder Duodenum in unmittelbarer Nachbarschaft der Anastomose. Ein Anastomosenulkus kann kompliziert sein durch eine gastrokolische oder jejunokolische Fistel (Abb. **235**). Ein Kontrasteinlauf ist zur Darstellung dieser Fisteln eher erfolgreich als ein Bariumschluck (THOENY u. Mitarb. 1960).

Ein *Magenstumpfkarzinom* entsteht entweder primär oder sekundär. Die Inzidenz eines primären Magenstumpfkarzinoms nach Operation wegen eines peptischen Ulkus (0,8–10,6%) ist viel größer als die Karzinominzidenz im nicht operierten Magen und nimmt mit der Zeit nach der Teilresektion zu; in einer Serie von 12 Patienten von

JOOSTEN u. Mitarb. (1983) betrug das durchschnittliche Intervall zwischen der Magenoperation und der Aufdeckung des Karzinoms 23,8 Jahre. Ein Karzinomrezidiv (Abb. **236** u. **237**) wird radiologisch oft später erkannt als ein primäres Karzinom, da ersteres teilweise extragastral liegen kann. Radiologische Zeichen eines Magenstumpfkarzinoms sind: lokale Deformierung der Mukosa (Abb. **238**), ein Füllungsdefekt (Abb. **239**), eine Ulzeration (Abb. **240** u. **241**), eine diffuse und irreguläre Verdickung der Falten oder eine diffuse Auslöschung der Schleimhautfalten und eine lokalisierte oder diffus aufgehobene Dehnungsfähigkeit, wie auch Obstruktion der Stoma und gastrojejunaler Tumorprolaps (BURELL u. Mitarb. 1980). Die Differentialdiagnose zu pseudotumorösen Bildern infolge von Faltendefekten kann extrem schwierig sein, wenn eine postoperative radiologische Ausgangsuntersuchung fehlt (s. Abschnitt „Falsch pathologische Bilder").

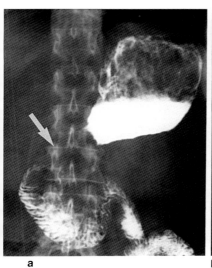 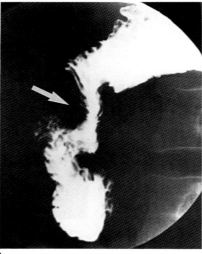 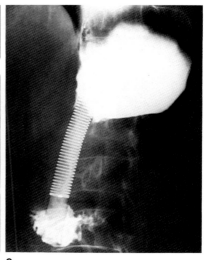

a   b   c

Abb. **237a–c** Postoperatives Karzinomrezidiv des Magens. Billroth-I-Resektion wegen Antrumkarzinom

a u. b 8 Monate später stellte sich in der Region unterhalb der Anastomose eine beeinträchtigte Dehnungsfähigkeit bei erhaltenen Schleimhautfalten dar (Pfeil); dies wurde als extramukös gelegenes Karzinomrezidiv gedeutet; bei der Gastroskopie ergaben sich keine Hinweise auf ein Rezidiv
c Bei der Operation stellte sich ein großes extramukös gelegenes Rezidiv heraus; das stenosierte Segment wurde durch einen Häring-Tubus überbrückt

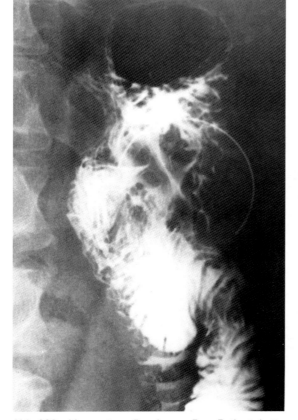

Abb. **238** Magenstumpfkarzinom. Der Patient hatte sich früher einer Billroth-II-Operation unterzogen. Unregelmäßig verdickte Magenfalten in der Nähe der Anastomose. Pathologisch-anatomisch: Adenokarzinom

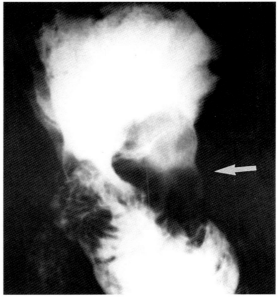

Abb. **239** Magenstumpfkarzinom. Vor 24 Jahren wurde eine Billroth-II-Operation wegen eines peptischen Ulkus durchgeführt. Polypoider Tumor (Pfeil) im Magenstumpf in der Nähe der Anastomose. Pathologisch-anatomische Untersuchung: Adenokarzinom (Aufnahme: Dr. *J. Michel*, Mol)

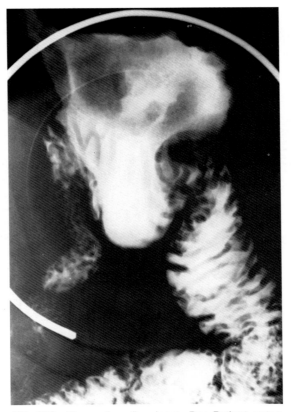

Ein *Anastomosengranulom* (Abb. **242**) wird durch eine Fremdkörperreaktion gegen Nahtmaterial verursacht (GUELLER u. Mitarb. 1976). Die Differentialdiagnose zu Schleimhautfaltendefekten und Tumoren beruht auf dem Vergleich mit postoperativen Ausgangsuntersuchungen und der Biopsie.

Falsch pathologische Bilder

Jedes operative Verfahren am Magen führt zu einer Änderung der anatomischen Konfiguration. Einige Veränderungen, z. B. die Bilder, wie sie zu jedem Operationsverfahren gehören, oder das klassische Bild einer Anastomose sind offensichtlich und wohlbekannt. Andere sind weniger gut bekannt und können bei der Differentialdiagnose mit pathologischen Situationen zu Problemen führen: Wir nannten diese Veränderungen „falsch pathologische Bilder").

Pseudotumoröse Bilder

BURHENNE (1971) machte auf die Tatsache aufmerksam, daß nach einer Resektion mit einer zweireihigen Naht und Inversion der Wand an

Abb. **240** Magenstumpfkarzinom. Der Patient unterzog sich vor 32 Jahren einer Billroth-II-Operation wegen eines peptischen Ulkus. Ulzerierter Tumor im Magenstumpf. Pathologisch-anatomische Untersuchung: Adenokarzinom

Abb. **241a** u. **b** Magenstumpfkarzinom. Der Patient hatte sich vor 25 Jahren einer Billroth-II-Operation wegen eines peptischen Ulkus unterzogen. Stenosierung der Gastrojejunostomie durch einen ulzerierten Tumor (Pfeil) mit beeinträchtigter Entleerung des Magenstumpfes, des Duodenums und der zuführenden Schlinge. Pathologisch-anatomische Untersuchung: Adenokarzinom
(Aufnahmen: Dr. *J. Myle,* Sint Niklaas)
▼

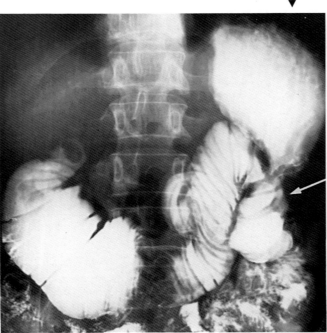

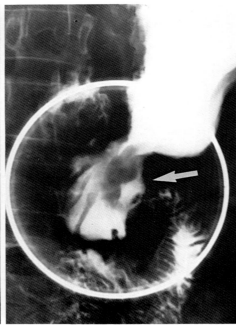

der Nahtlinie ein radiologischer Füllungsdefekt zu sehen sein kann. Dies wird besonders nach distaler Teilresektion des Magens beobachtet, wenn durch eine Naht an der kleinen Kurvatur des Magenrests die Mündung eingeengt wird, bevor die Anastomose mit dem Duodenum (Billroth I) oder dem Jejunum (einige Varianten nach Billroth II) angelegt wird (vgl. Abb. **211** u. **212 a**).
Die Diagnose ist leichter, wenn Metallklips an der Stelle des Füllungsdefekts zu sehen sind (Abb. **243**); fehlen solche Metallklammern und fehlt dazuhin noch eine postoperative Ausgangsuntersuchung, ist die korrekte Diagnose extrem schwierig (Abb. **244**).
Faltendefekte können sich auch bei anderen Operationen finden, bei denen die Schleimhaut eingestülpt wird, z. B. an der Stelle eines einfachen Nahtverschlusses nach perforiertem Ulkus, an der Stelle einer Keilresektion oder an einer Ösophagogastrostomie nach proximaler Magenresektion (vgl. Abb. **209**) und beim Duodenalstumpf nach Billroth II (Abb. **245**).

Pseudodivertikelbilder

Nach Pyloroplastik wurde eine pseudodivertikuläre Ausstülpung als Beagleohrzeichen (Abb. **246** u. **247**) beschrieben. An der Stelle der Gastrostomie kann eine lokalisierte zeltförmige Ausstülpung persistieren (BURHENNE 1971) (Abb. **248**); gleichzeitig kann eine Abwinkelung des Magens damit verbunden sein (BRYK 1977).
Nach distaler Magenteilresektion ist in einigen Fällen an der kleinen Kurvatur in der Nähe der Anastomose ein divertikelartiges Bild mit erhaltenen Schleimhautfalten sichtbar (Abb. **249**). Dies wird wahrscheinlich durch eine Mukosaausstülpung durch eine Schwachstelle der chirurgischen Naht verursacht.

Pseudoulzeröse und pseudofistulöse Bilder

Nach proximaler Magenteilresektion sieht man an der großen Kurvatur, distal der Ösophagogastrostomie, manchmal einen zusätzlichen Kontrastfleck (Abb. **250**). Die Differentialdiagnose zu einem Ulkus beruht auf der Variabilität dieses Bildes und auf dem Vorhandensein von Schleimhautfalten.
Bei der radiologischen Untersuchung in der unmittelbaren postoperativen Phase nach proximaler Magenresektion kann eine Fistel an derselben Stelle vorgetäuscht werden, wie sie bei einem pseudoulzerösen Bild beschrieben wird (Abb. **251**).
Hier wiederum beruht die korrekte Diagnose auf der Variabilität des zusätzlichen Kontrastflecks, der Schleimhautfalten enthält; die Tatsache, daß der Fleck weiter distal als die Anastomose be-

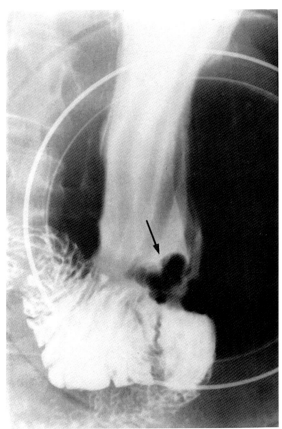

Abb. **242** Postoperatives Fadengranulom. Gelappter Füllungsdefekt (Pfeil) im Bereich der Gastrojejunostomie nach Billroth II. Pathologisch-anatomische Untersuchung: hyperplastischer Polyp

ginnt, ist ein weiteres Argument gegen eine Fistel. Die Entstehung der pseudoulzerösen und pseudofistulösen Bilder steht vermutlich im Zusammenhang mit der Nahttechnik: Das proximale Ende des Restmagens nach proximaler Teilresektion wird bis auf ein kurzes Segment an der kleinen und großen Kurvatur zuerst verschlossen; danach wird der automatische Nähapparat in die Öffnung an der großen Kurvatur eingeführt, um eine maschinelle Anastomose zwischen Ösophagus und der Magenmündung an der kleinen Kurvatur zu fertigen; schließlich wird die Öffnung an der großen Kurvatur des Magens verschlossen (vgl. Abb. **214**).
Einkerbungen und die Ausbildung begleitender Rezessus an letzterer Stelle sind vermutlich verantwortlich für pseudoulzeröse und pseudofistulöse Bilder.
Manchmal kann die kurze blinde Jejunumschlinge nach terminolateraler Ösophagojejunostomie nach totaler Gastrektomie ebenfalls ein falsches Bild einer Fistel verursachen. Die Differential-

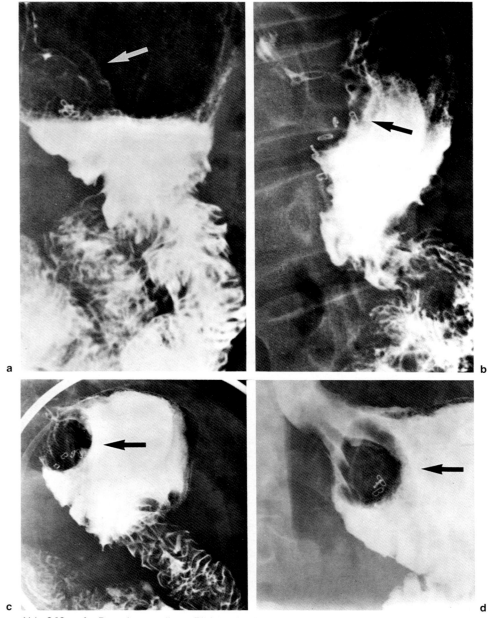

Abb. **243 a–d** Pseudotumoröses Bild nach distaler Magenteilresektion vor 1 Jahr. Der Pseudotumor in der infrakardialen Region (Pfeil) beruht auf einer Einstülpung der Mukosa in der Nähe der Naht; Metallklips an derselben Stelle, die den Verdacht auf pseudotumoröse Natur des Füllungsdefekts nahelegen
a Vorderer schräger Strahlengang von rechts im Stehen
b Vorderer schräger Strahlengang von links im Stehen
c u. **d** Bauchlage
Bei der Gastroskopie zeigte sich, daß der Füllungsdefekt mit einer Vorwölbung korrespondiert, die von normaler Magenschleimhaut überzogen war (pathologisch-anatomisch bestätigt) (Aufnahmen: Dr. *J. Schillebeeckx,* Bonheiden)

diagnose kann gestellt werden auf Grund der Tatsache, daß die blinde Schlinge Schleimhautfalten enthält, während eine Fistel oder Insuffizienz keine Falten enthält (vgl. Abb. **225**).

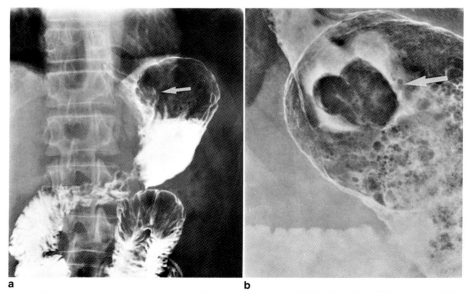

a   b

Abb. **244a** u. **b**   Pseudotumor nach Magenteilresektion (Billroth I). Der Füllungsdefekt in der infrakardialen Region (Pfeil) beruht auf einer Einstülpung der Mukosa, die durch Laparotomie und pathologisch-anatomisch nachgewiesen wurde. Diese radiologische Diagnose ist schwierig, da Metallklammern fehlen
a Im Stehen, **b** in Bauchlage

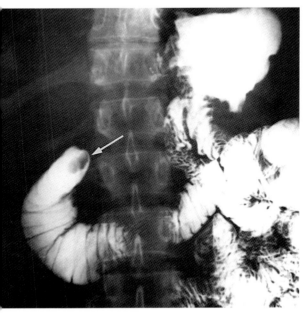

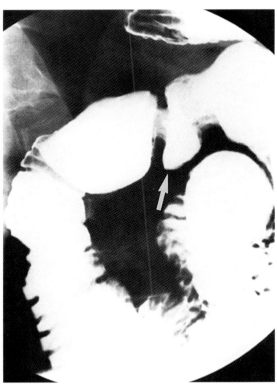

Abb. **245**   Pseudotumoröses Bild im Duodenalstumpf nach Billroth II. Der Füllungsdefekt (Pfeil) beruht auf der chirurgisch durchgeführten Einstülpung im Bereich des Stumpfes. Die Darstellung der zuführenden Schlinge und des Duodenums ergab sich nach i.v. Injektion von Glucagon

Abb. **246**   Deformation der Pylorusgegend auf Grund einer Pyloroplastik. Kleines Pseudodivertikel an der großen Kurvatur (Pfeil)

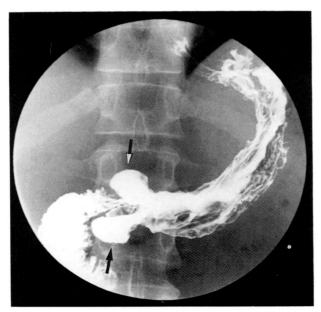

Abb. **247**   Deformation der Pylorusregion auf Grund einer Pyloroplastik. Pseudodivertikel sowohl an der großen als auch an der kleinen Kurvatur (Pfeile)

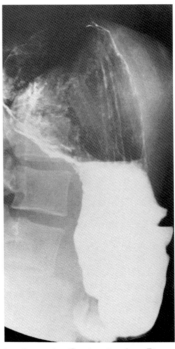

Abb. **248**   Folgezustand nach Gastrostomie. Dorn-ähnliche Bilder an der vorderen Magenwand: Deformierung durch eine frühere Gastrostomie

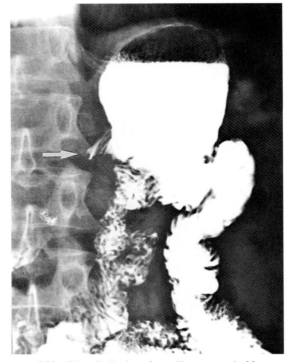

Abb. **249**   Divertikelartige Ausstülpung nach Magenteilresektion (Billroth II). Zusätzliches Bild mit erhaltenen Schleimhautfalten (Pfeil) an der oberen Begrenzung der Gastrojejunostomie. Bei der Gastroskopie ergaben sich keine Schleimhautläsionen

Danksagung

Einige radiologische Abbildungen stellten freundlicherweise Prof. A. Baert, Prof. G. Marchal, Dr. A. Van Steen, Dr. G. Wilms und Dr. R. Usewils zur Verfügung.

Bei der Fertigstellung dieser Arbeit bestand Gelegenheit, Probleme dieses Kapitels häufig mit Kollegen nichtradiologischer Disziplinen zu diskutieren: Prof. K. Geboes, Pathologe, Dr. L. Broeckaert und Prof. P. Rutgeerts, gastroenterologische Endoskopie, und Prof. R. Kerremans, gastroenterologischer Chirurg.

Prof. G. Van Trappen, Prof. J. Hellemans (†) und Prof. J. Janssens, Gastroenterologen, unterwiesen in die Prinzipien der Magenmotilität.

Prof. P. Bodart und Prof. P. Wellens (†) vermittelten Kenntnisse in der gastroenterologischen Radiologie.

Wir danken Dr. J. Verplancke und all den anderen radiologischen Assistenten und Koassistenten, die bei der Suche nach passenden Röntgenbildern behilflich waren und die die radiologischen mit den endoskopischen, chirurgischen und pathologisch-anatomischen Diagnosen verglichen.

Nicht zuletzt danken wir Herrn W. Desmedt für seine sorgfältigen fotografischen Arbeiten und Frau F. Dupont für ihre effiziente und geduldige Hilfe im Sekretariat.

E. Ponette
J. Pringot

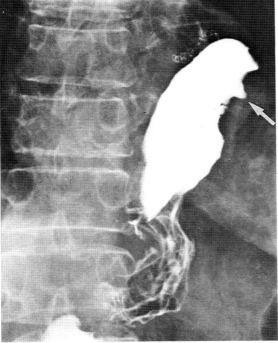

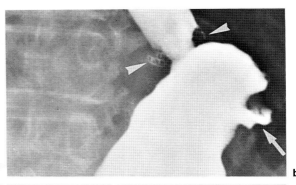

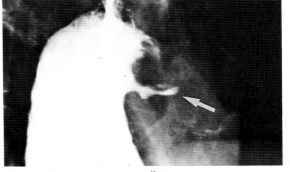

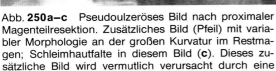

a

b

c

Abb. **250a–c** Pseudoulzeröses Bild nach proximaler Magenteilresektion. Zusätzliches Bild (Pfeil) mit variabler Morphologie an der großen Kurvatur im Restmagen; Schleimhautfalte in diesem Bild (**c**). Dieses zusätzliche Bild wird vermutlich verursacht durch eine

Deformität an der früheren Öffnung für das automatische Nahtgerät, das bei der Ösophagogastrostomie (Pfeilspitzen in **b**) benutzt wurde (Aufnahmen: Dr. *J. Schillebeeckx*, Bonheiden)

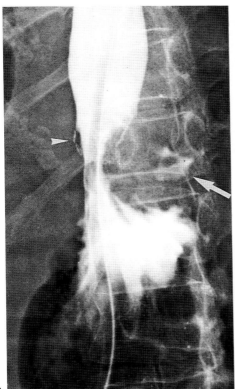

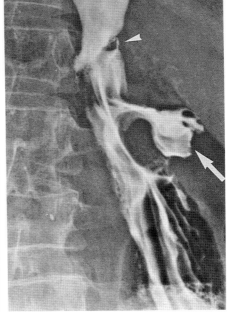

a

b

Abb. **251a** u. **b** Pseudofistulöses Bild nach proximaler Magenteilresektion
a Der Kontrastfleck (Pfeil) an der linken Seite der Ösophagogastrostomie (Pfeilspitze) könnte als Insuffizienz fehlgedeutet werden
b Bei der weiteren Kontrastmittelfüllung zeigt sich, daß der Kontrastmittelfleck (Pfeil) distal von der Anastomose (Pfeilspitze) ausgeht und Schleimhautfalten enthält. Dieses pseudofistulöse Bild hat wahrscheinlich dieselbe Ursache wie das pseudoulzeröse Bild

Literatur

Untersuchungstechnik

Amaral, N. M.: Value of the compression technique associated with pharmacological hypotonia in the diagnosis of erosive gastritis. Gastrointest. Radiol. 3 (1978) 161–163

Anderson, W., J. E. Harthill, W. B. James, D. Montgomery: Bariumsulfate preparations for use in double contrast examination of the upper gastrointestinal tract. Brit. J. Radiol. 53 (1980) 1150–1159

Aronchick, J., I. Laufer, S. Glick: Barium stalactites: observation on their nature and significance. Radiology 149 (1983) 588–591

Athanasoulis, C. A., A. C. Waltman, R. A. Novelline et al.: Angiography: Its contribution to the emergency management of gastrointestinal hemorrhage. Radiol. Clin. N. Amer. 14 (1976) 265

Balfe, D. M., R. E. Koehler, N. Karstedt et al.: Computed tomography in gastric neoplasms. Radiology 140 (1981) 431–436

Balthazar, E. J., A. Megibow, D. Naidich, R. S. Lefleur: Computed tomographic recognition of gastric varices. Amer. J. Roentgenol. 142 (1984) 1121–1125

Becker, M. H., N. B. Genieser: A new device for feeding infants during fluoroscopy. J. Pediat. 80 (1972) 291–292

Beggs, I.: Phaeochromocytoma diagnosed during barium meal. Brit. J. Radiol. 51 (1978) 918

Bell, K. E., C. S. McKinstry, J. O. M. Mills: Iopamidol in the diagnosis of suspected upper gastro-intestinal perforation. Clin. Radiol. 38 (1987) 165–168

Berdon, W. E.: The neonata and the young infant: the gastrointestinal tract. In Silverman, F. N., Caffey's Pediatric X-Ray Diagnosis, 8th ed. Year Book Medical Publishers, Chicago 1985 (pp. 1806–1828)

Bloom, S. M., R. E. Paul jr., H. Matsue, W. E. Poplack, M. R. Goldsmith: Improved radiographic detection of multiple gastric ulcers. Amer. J. Roentgenol. 128 (1977) 949–952

Blümhagen, J. D.: The role of ultrasonography in the evaluation of vomiting in infants. Pediat. Radiol. 16 (1986) 267–270

Boijsen, E., J. Göthlin, T. Hallböök, P. Sandblom: Preoperative angiographic diagnosis of bleeding aneurysms of abdominal visceral arteries. Radiology 93 (1969) 781–791

Bookstein, J. J., E. Chlosta, D. Foley, et al.: Transcatheter hemostasis of gastrointestinal bleeding using modified autogenous clot. Radiology 113 (1974) 277–285

Brezina, K., H. Kern, P. Proszowski: Ergebnisse der kombinierten röntgenologisch-endoskopischen Untersuchung des Magens. Wien. klin. Wschr. 19 (1979) 654–658

Brühlmann, W., U. von Büren, C. Zollikofer, S. Müller-Lissner, A. Blum: Die Verbesserung der radiologischen Schleimhautdarstellung durch Magensekretionshemmer. Fortschr. Röntgenstr. 134 (1981) 681–684

Bunker, S. R., R. J. Lull, D. E. Tanasescu, M. D. Redwine, J. Rigby, J. M. Brown, M. B. Brachman, R. J. McAuley, L. Ramanna, A. Landry, A. D. Waxman: Scintigraphy of gastrointestinal hemorrhage: superiority of 99m Tc red blood cells over 99m Tc sulfur colloid. Amer. J. Roentgenol. 143 (1984) 543–548

Casanova, P., L. Bolondi, G. C. Caletti, S. Gaiani, V. Santi, G. Benzi, L. Barbara: Endoscopic ultrasonographic pattern of primary gastric lymphoma. In Bondestam, S., A. Alanen, P. Jouppila: Euroson '87 – Proceedings of the Sixth Congress of the European Federation of Societies for Ultrasound in Medicine and Biology – Helsinki/Finland, June 1987. The Finnish Society for Ultrasound in Medicine and Biology, Serioffset Finland 1987

Claus, D., R. Gillet, A. Wambersie: Radiologie pédiatrique et irradiation. J. belge Radiol. 55 (1972) 263–270

Cohen, M. D.: Choosing contrast media for the evaluation of the gastrointestinal tract of neonates and infants. Radiology 162 (1987) 447–456

Conn, H. O., G. R. Ramsey, E. H. Storer, et al.: Intraarterial vasopressin in the treatment of upper gastrointestinal hemorrhage: A prospective controlled clinical trial. Gastroenterology 68 (1975) 211–221

Coscina, W. F., P. H. Arger, M. S. Levine, H. Herlinger, S. Cohen, B. G. Coleman, M. C. Mintz: Gastrointestinal tract focal mass lesions: role of CT and barium evaluations. Radiology 158 (1986) 581–587

Cox, K., M. E. Ament: Upper gastrointestinal bleeding in children and adolescents. Pediatrics 63 (1979) 408–413

Crone-Münzebrock, W., W. P. Brockman: Computertomographische und sonographische Diagnostik und Verlauskontrolle beim malignen Lymphom des Magens. Fortschr. Röntgenstr. 139 (1983) 676–680

Desmons, M.: La Gastrografine en radiologie digestive d'urgence. J. Radiol. 47 (1964) 1–17

Dubois, A.: Pathophysiology of gastric emptying: methods of measurement and clinical significance. J. clin. Gastroenterol. 1 (1979) 259–266

Efsen, F., K. Fisherman: Angiography in gastric tumours. Acta radiol. Diagn. 15 (1974) 193–197

Eisenberg, R. L., M. W. Hedgcock, J. D. Shanser, R. J. Brenner, R. K. Gedgaudas, W. M. Marks: Iodine absorption from the gastrointestinal tract during Hypaque-enema examination. Radiology 133 (1979) 597–599

Falke, T. H. M., D. E. S. Ziedses, B. G. Plantes, B. Tjon Tjauw Liem: CT of the stomach and duodenum. Part II: pathology. Europ. J. Radiol. 3 (1983) 118–122

Feldman, J. M., R. A. Blinder, K. J. Lucas, R. E. Coleman: Iodine-131 metaiodobenzylguanidine scintigraphy of carcinoid tumors. J. nucl. Med. 27 (1986) 1691–1696

Ferran, J. L.: Les techniques des explorations digestives de l'enfant en imagerie et leurs indications. In: Couture et Veyrac Radiologie et pathologie digestive de l'enfant. Sauramps Médical, Montpellier 1986 (pp. 5–8)

Filston, H. C., D. C. Jackson, I. S. Johnsrude: Arteriographic embolization for control of recurrent severe gastric hemorrhage in a 10-yr-old boy. J. pediat. Surg. 14 (1979) 276–281

Fliegel, C. P., B. Herzog, E. Signer, P. Nars: Bleeding gastric ulcer in a newborn infant diagnosed by transumbilical aortography. J. pediat. Surg. 12 (1977) 589–590

Fraser, G. M., P. M. Earnshaw: The double contrast bariummeal: a correlation with endoscopy. Clin. Radiol. 34 (1983) 121–131

Frik, W., H. J. Fernholz, W. Spieth: Die Doppelkontrastuntersuchung des Magens. Begriffsbestimmung, Technik, Indikation. Z. Gastroenterol. 14 (1976) 487–497

Fukuda, M., K. Hirata, M. Mitani: Diagnosis of early gastric cancer by sonoendoscopy. In Bondestam, S., A. Alanen, P. Jouppila: Euroson '87 – Proceedings of the Sixth Congress for Ultrasound in Medicine and Biology – Helsinki/Finland, June 1987. The Finnish Society for Ultrasound in Medicine and Biology, Serioffset Finland 1987

Gallitano, A. L., E. S. Kondi, E. Phillips, E. Ferris: Near-fatal hemorrhage following gastrografin studies. Radiology 118 (1976) 35–36

Gelfand, D. W.: The Japanese-style double contrast examination of the stomach. Gastrointest. Radiol. 1 (1976) 7–17

Gelfand, D. W., D. J. Ott: Single-vs double-contrast gastrointestinal studies: critical analysis of reported statistics. Amer. J. Roentgenol. 137 (1981) 523–528

Giedion, A.: Pacifier nipple (dummy) in pediatric radiology. Ann. Radiol. 11 (1968) 437–441

Ginai, A. Z.: Experimental evaluation of various available contrast agents for use in the gastrointestinal tract in case of suspected leakage. Effects on peritoneum. Brit. J. Radiol. 58 (1985) 969–978

Ginai, A. Z., F. J. W. Ten Kate, R. G. M. Ten Berg, K. Hoornstra: Experimental evaluation of various available contrast agents for use in the upper gastrointestinal tract in cases of suspected leakage: effects on mediastinum and lungs. Brit. J. Radiol. 58 (1985) 585–592; Brit. J. Radiol. 57 (1984) 895–901

Girdany, B. R.: The gastrointestinal tract. In Silverman, F. N.: Caffey's Pediatric X-Ray Diagnosis, 8th ed. Year Book Medical Publishers, Chicago 1985 (pp. 1401–1458)

Gohel, V. K., I. Laufer: Double-contrast examination of the postoperative stomach. Radiology 129 (1978) 601–607

Gohel, V. K., H. Y. Kressel, I. Laufer: Double contrast artifacts. Gastrointest. Radiol. 3 (1978) 139–146

Goldberg, H. I.: Radiographic evaluation of peptic ulcer disease. J. clin. Gastroenterol. 3 (1981) 57–65

Goldsmith, M. R., R. E. Paul jr., W. E. Poplack, J. P. Moore, H. Matsue, S. Bloom: Evaluation of routine double contrast views of the anterior wall of the stomach. Amer. J. Roentgenol. 126 (1976) 1159–1163

De Graef, J., M. C. Woussen-Colle: Physiologie et pathologie de la vidange gastrique des liquides et des solides. Acta gastroenterol. belg. 45 (1982) 461–470

Grote, R., W. Dohring, H. J. Meyer, W. Schmied, D. Lohlein: Computertomographie bei malignen Tumoren des Magens. Fortschr. Röntgenstr. 141 (1984) 654–660

Gyll, C., N. S. Blake: Pediatric Diagnostic Imaging. Heinemann, London; Wiley, New York 1986 (pp. 0–3, 214)

Haller, J. O., H. L. Cohen: Hypertrophic pyloric stenosis: diagnosis using U.S. Radiology 161 (1986) 335–339

Harbert, J., A. F. Goncalves da Rocha: Textbook of Nuclear Medicine, vol. II: Clinical Applications, 2nd ed. Lea & Febiger, Philadelphia 1984

Heading, R. C.: Control and measurement of gastric emptying. Ital. J. Gastroenterol. 15 (1983) 194–200

Heron, C. W., A. H. Lynn, J. H. Marshall, R. R. Mason: A comparison of paralysing agents in double-contrast barium meal examinations. Clin. Radiol. 36 (1985) 391–393

Huepscher, D. N., O. Dommerholt: Action and side effects of small doses of Buscopan in gastroduodenal radiography. A prospective study in 300 patients. Diagn. Imaging clin. Med. 53 (1984) 77–86

Hyslop, J. S., A. E. Mitchelmore, R. R. Cox, I. P. Wells: Double contrast barium meal examination: a comparison of two high density barium preparations. E-Z-HD and X-opaque. Clin. Radiol. 33 (1982) 83–85

Itzchak, Y., S. Eshchar, S. Robinson, A. Manor, M. Pajewski: Plain film of the abdomen as starting point in diagnosis of gastric masses. Acta hepato-gastroenterol. 21 (1974) 445–449

Janik, J. S., J. A. Gordon Culham, R. M. Filler, B. Shandling, G. Stringel: Balloon embolization of a bleeding gastroduodenal artery in a 1-year-old child. Pediatrics 67 (1981) 671–674

Kalina, Z., J. Wojnar: Preoperative ultrasonic detection of the extent of gastric cancer. In Bondestam, S., A. Alanen, P. Jouppila: Euroson '87 – Proceedings of the Sixth Congress of the European Federation of Societies for Ultrasound in Medicine and Biology – Helsinki/Finland, June 1987. The Finnish Society for Ultrasound in Medicine and Biology, Serioffset Finland 1987

Katzberg, R. W., B. P. Wood: Diatrizoate absorption from enemas in newborn puppies. Radiology 123 (1977) 333–334

Kaude, J. V.: Fluoroscopically controlled examination of the upper gastrointestinal tract using low density barium – a review of 139 endoscopically proven lesions. Europ. J. Radiol. 3 (1983) 129–131

Kaufmann, H. J.: Pediatric radiology: quo vadis? J. belge Radiol. 70 (1987) 349–350

Kawai, K., M. Tanaka: Differential Diagnosis of Gastric Diseases. Igaku Shoin, Tokio 1974 (pp. 11–14)

Kenney, P. J., R. E. Brinsko, D. V. Patel: Gastric involvement in chronic granulomatous disease of childhood: demonstration by computed tomography and upper gastrointestinal studies. J. Comput. assist. Tomogr. 9 (1985) 563–565

Keto, P.: Metoclopramid im Doppelkontrastbariumbrei. Fortschr. Röntgenstr. 133 (1980) 545–547

Keto, P., H. Suoranta, T. Ihamäki, E. Melartin: Double contrast examination of the stomach compared with endoscopy. Acta radiol. 20 (1979) 762–768

Kinnunen, J., S. Tötterman, R. Kaila, J. Pietilä, H. Linden, P. Tervahartiala: Wirkung einer Vorbehandlung mit Natriumbikarbonat auf das Bariumkontrastmittel im Doppelkontrastverfahren. Fortschr. Röntgenstr. 139 (1983) 199–201

Koehler, K. E., P. J. Weyman, R. J. Stanley, J. K. Lee, D. M. Balfe: Evaluation of three effervescent agents for double-contrast upper gastrointestinal radiography. Gastrointest. Radiol. 6 (1981) 111–114

Komaki, S.: Normal or benign gastric wall thickening demonstrated by computed tomography. J. Comput. assist. Tomogr. 6 (1982) 1103–1107

Kowal, L. E., S. N. Glick, S. K. Teplick: Gastric emphysema resembling pneumoperitoneum: presentation of a case with a review of the literature. Amer. J. Gastroenterol. 77 (1982) 667–670

Kreel, L.: The radiological demonstration of the surface pattern of the stomach. Brit. J. Radiol. 48 (1975) 942

Kressel, H. Y., I. Laufer: Principles of double contrast diagnosis. In Laufer, S.: Double Contrast Gastrointestinal Radiology with Endoscopic Correlation. Saunders, Philadelphia 1979 (pp. 11–58)

Kuhns, L. R., C. Kanellitsas: Use of isotonic water-soluble contrast agents for gastrointestinal examinations in infants. Radiology 144 (1982) 411

Längle, I., K. Goidinger, K. Schwamberger, F. Aigner: Kontrollierte Ergebnisse einer standardisierten Magenröntgenuntersuchungstechnik. Röntgen-Bl. 34 (1981) 294–297

Laufer, I.: Double Contrast Gastrointestinal Radiology with Endoscopic Correlation. Saunders, Philadelphia 1979 (pp. 59–77)

Leonidas, J. C., F. Burry, R. A. Fellows, E. C. Beatty: Possible adverse effect of methylglucamine diatrizoate compounds on the bowel of newborn infants with meconium ileus. Radiology 121 (1976) 693–696

Löhr, E.: Röntgenuntersuchungen des Verdauungstraktes mit Gastrografin unter besonderer Berücksichtigung von Notfallsituationen. Fortschr. Röntgenstr. 100 (1964) 75–80

Lotz, W.: Verbesserte röntgenologische Magendiagnostik durch weiterentwickelte Kontrastmittel und Untersuchungstechnik. Röntgen-Bl. 35 (1982) 171–176

Lotz, W., S. Liebenow: Areae gastricae und varioliforme Erosionen. – Qualitätskriterien der röntgenologischen Magenuntersuchung. Fortschr. Röntgenstr. 132 (1980) 491–495

Lunderquist, A., H. Herlinger, V. P. Chuang: Direct portography. In Herlinger, H., A. Lunderquist, S. Wallace: Clinical Radiology of the Liver. Dekker, M.: New York 1983

McAlister, W. H., M. J. Siegel: Fatal aspiration in infancy during gastrointestinal series. Pediat. Radiol. 14 (1984) 81–83

McCray, R. S., F. Martin, H. Amir-Ahmadi et al.: Erroneous diagnosis of hemorrhage from esophageal varices. Amer. J. dig. Dis. 14 (1969) 755–760

MacMahon, H., C. Vyborny, S. Sephardari, P. Kirchner, J. Ryan: Gallium accumulation in the stomach. A frequent incidental finding. Clin. nucl. Med. 10 (1985) 719–723

Maglinte, D. D. T.: Editorial: Upper gastrointestinal radiology under threat. Amer. J. Roentgenol. 142 (1984) 847–848

Maglinte, D. D. T., R. Miller: A simplified method for imaging the anterior gastroduodenal wall by double-contrast study. Amer. J. Roentgenol. 141 (1983) 971–972

Maglinte, D. D. T., L. D. Caudill, K. L. Krol, S. M. Chernish, D. L. Brown: The minimum effective dose of glucagon in upper gastrointestinal radiography. Gastrointest. Radiol. 7 (1982) 119–122

Margulis, A. R.: Water-soluble radiographic contrast agents in the gastrointestinal tract. In Miller, R. E., J. Skucas: Radiographic Contrast Agents. University Park Press, Baltimore 1977 (pp. 169–191)

Martin, D. F., G. Hartley: Gastric emphysema demonstrated by computed tomography. Brit. J. Radiol. 59 (1986) 505–507

Mahieu, P., J. Pringot: The insufflated barium meal using the "double contrast insufflator". J. belge Radiol. 65 (1982) 161–165

Megibow, A. J.: Stomach. In Megibow, A. J., E. J. Balthazar: Computed Tomography of the Gastrointestinal Tract. Mosby, St. Louis 1986

Megibow, A. J., E. J. Balthazar, D. P. Naidich, M. A. Bosniak: Computed tomography of gastrointestinal lymphoma. Amer. J. Roentgenol. 141 (1983) 541–547

Meradji, M.: Radiological approach to the upper digestive tract in infants and young children. J. belge Radiol. 63 (1980) 25–32

Meshan, I.: Roentgensigns in Clinical Practice, vol. II. Saunders, Philadelphia 1966 (pp. 1563–1564)

Meyerovitz, M. F., K. E. Fellow: Angiography in gastrointestinal bleeding in children. Amer. J. Roentgenol. 143 (1984) 837–840

Miller, R. E., S. M. Chernish, R. L. Brunelle: Gastrointestinal radiography with glucagon. Gastrointest. Radiol. 4 (1979) 1–10

Miyamoto, Y., N. Okazawa, M. Nakatani, F. Tujimoto, Y. Kato, M. Takayama: Ultrasonic diagnosis of gastric submucosal tumor-"Bridging layer sign". In Bondestam, S., A. Alanen, P. Jouppila: Euroson '87 – Proceedings of the Sixth Congress of the European Federation of Societies for Ultrasound in Medicine and Biology – Helsinki/Finland, June 1987, The Finnish Society for Ultrasound in Medicine and Biology, Serioffset Finland 1987

Mohammed, S. H., V. Hegedis: Double contrast examination of the stomach. Acta radiol. Diagn. 18 (1977) 249–256

Montgomery, D. P., S. E. Clamp, F. T. de Dombal, P. M. Chennelis, G. J. Parkin, D. J. Lintott, K. C. Simpkins: A comparison of bariumsulfate preparations used for the double contrast barium meal. Clin. Radiol. 33 (1982) 265–269

Mullin, D., A. Shirkhoda: Computed tomography after gastrectomy in primary gastric carcinoma. J. Comput. assist. Tomogr. 9 (1985) 30–33

Munitz, H. A., D. W. Gelfand, D. J. Ott: Upper gastrointestinal series: patients management and a study of 199 cases. Gastrointest. Radiol. 10 (1985) 277–281

Murtagh, F. R., M. B. Sanders: Precipitation of water-soluble contrast material (Gastrografin) in the stomach in a case of outlet obstruction. Radiology 126 (1978) 386

Nishimura, K., K. Togashi, G. Tohdo, Y. Dodo, S. Tanada, Y. Nakano, K. Torizuka: Computed tomography of calcified gastric carcinoma. J. comput. Tomogr. 8 (1984) 1010–1011

Nusbaum, M., S. Baum: Radiographic demonstration of unknown sites of gastrointestinal bleeding. Surg. Forum 14 (1963) 374–375

Op den Orth, J. O.: The Standard Biphasic Contrast Examination of the Stomach and Duodenum. Method, Results, and Radiological Atlas. Nijhoff, The Hague 1979 (pp. 11–21)

Op den Orth, J. O., S. Ploem: The stalactite phenomenon in double contrast studies of the stomach. Radiology 117 (1975) 523–525

Ott, D. J., D. W. Gelfand: Gastrointestinal contrast agents. J. Amer. med. Ass. 249 (1983) 2380–2384

Ott, D. J., D. W. Gelfand, W. C. Wu: Detection of gastric ulcer: Comparison of single- and double-contrast examination. Amer. J. Roentgenol. 139 (1982 a), 93–97

Ott, D. J., H. A. Munitz, D. W. Gelfand, T. G. Lane, C. W. Wallace: The sensitivity of radiograph of the postoperative stomach. Radiology 144 (1982 b) 741–743

Otto, H., E. Karhoff: Erste Erfahrungen mit einem High-Density-Kontrastmittel bei der Röntgenuntersuchung des Magens. Röntgenpraxis 37 (1984) 171–177

Paradisgarten, H. C.: Gastric ulcer diagnosed on a plain abdominal radiograph. S. Afr. med. J. 63 (1983) 494–495

Pera, A., R. H. Seevers, K. Meyer, C. Hall, C. Bekerman, T. M. Anderson, H. Katzen, L. Laakso, S. M. Pinsky: Gastric ulcer localization by direct in vivo labeling of sucralfate. Radiology 156 (1985) 783–786

Pochaczevsky, R.: "Bubbly barium" – a carbonated cocktail for double-contrast examination of the stomach. Radiology 107 (1973) 465–466

Ponette, E., A. L. Baert, G. Marchal, W. Heylen, J. van Odyk, P. Mortelmans: Radiologische Diagnose der akuten gastrointestinalen Blutung. In Bartelheimer, Horatz, Schreiber, Eckert: Gastrointestinale Blutung – Symposium Kassel, 10. und 11. Februar 1978. Bibliomed, Kassel 1978

Poole, C. A., M. I. Rowe: Clinical evidence of intestinal absorption of Gastrografin. Radiology 118 (1976) 151–153

Pringot, J.: Le diagnostic radiologique des ulcérations gastriques. Louvain Med. 98 (1979) 615–621

Pringot, J.: Le tube digestif. In Tomodensitométrie corps entier. Vigot, Paris 1985

Pringot, J., E. Ponette: Radiological examination of the esophagus. In Vantrappen, G., J. Hellemans: Diseases of the Esophagus. Springer, Berlin 1974 (pp. 194–198)

Pupols, A., F. F. Ruzicka: Hiatal hernia causing a cardia pseudomass on computed tomography. J. Comput. assist. Tomogr. 8 (1984) 699–700

Rapaccini, M. A., A. Aliotta, M. Pompili, A. Grattagliano, E. Savini, A. Cedrone: Normal and pathological thickness of gastric wall: a prospective study. In Bondestam, S., A. Alanen, P. Jouppila: Euroson '87 – Proceedings of the Sixth Congress of the European Federation of Societies for Ultrasound in Medicine and Biology – Helsinki/Finland, June 1987. The Finnish Society for Ultrasound in Medicine and Biology, Serioffset Finland 1987

Ratcliffe, J. F.: The use of low osmolality water soluble (LOWS) contrast media in the pediatric gastro-intestinal tract. A report of 115 examinations. Pediat. Radiol. 16 (1986) 47–52

Reuter, S. R., V. P. Chuang: Control of abdominal bleeding with autogenous embolized material. Radiologe 14 (1974) 86–91

Reuter, S. R., H. C. Redman: Gastrointestinal Angiography. Saunders, Philadelphia 1977

Rice, C. A., T. M. Anderson, S. Sepahdari: Computed tomography and ultrasound of carcinoma in duplication cysts. J. Comput. assist. Tomogr. 10 (1986) 233–235

Roberts, L. K., R. E. Gold, W. E. Routt: Gastric angiodysplasia. Radiology 139 (1981) 355–359

Rösch, J., F. S. Keller, B. Kozak, N. Niles, C. T. Dotter: Gelfoam powder embolization of the left gastric artery in treatment of massive small-vessel gastric bleeding. Radiology 151 (1984) 365–370

Rowe, M. I., G. Seagram, M. Weinberger: Gastrografin-induced hypertonicity. Amer. J. Surg. 25 (1973) 185–188

Rotondo, A., R. Grassi, F. Smaltino, A. Greco, A. W. L. Leung, D. J. Allison: Calcified gastric cancer: report of a case and review of literature. Brit. J. Radiol. 59 (1986) 405–407

Rutgeerts, P., E. Ponette, G. Vantrappen, K. Geboes, L. Broeckaert, L. Talloen: Crohn's disease of the stomach and duodenum: a clinical study with emphasis on the value of endoscopy and endoscopic biopsies. Endoscopy 12 (1980) 288–294

Scatarige, J. C., E. K. Fishman, B. Jones, J. L. Cameron, R. C. Sanders, S. S. Siegelman: Gastric leiomyosarcoma: CT observations. J. Comput. assist. Tomogr. 9 (1985) 320–327

Schulz, H. G., D. Gottschild: Erfahrungen mit Metoclopramid in der röntgenologischen Funktionsdiagnostik von Magen und Darm. Dtsch. Z. Verdau.- u. Stoffwechselkr. 33 (1973) 299–307

Schwartz, A. N., R. C. Goiney, D. O. Graney: Gastric diverticulum simulating an adrenal mass: CT appearance and embryogenesis. Amer. J. Roentgenol. 146 (1986) 553–555

Sellu, D. P., E. Fagan, D. J. Allison, C. B. Wood: Arteriovenous malformation of the stomach treated by embolization. Brit. J. Surg. 68 (1981) 39–40

Sheiner, H. J.: Isotope methods in measuring gastric emptying. Part I. In Akkermans, L. M. A., A. G. Johnson, N. W. Read: Gastric and Gastroduodenal Motility. Praeger, New York 1984

Shibata, S., N. Iwasaki: Angiographic findings in diseases of the stomach. Amer. J. Roentgenol. 110 (1970) 322–331

Shirakabe, H., S. Kobayashi, M. Maruyama: Principles and application of double contrast radiography. In Shirakabe, H., M. Nishizawa, M. Maruyama, S. Kobayashi: Atlas of X-Ray Diagnosis of Early Gastric Cancer, 2nd ed. Igaku Shoin, Tokio 1982 (pp. 19–43)

Slasky, B. S., L. Denese, M. L. Skolnick: Exogastric leiomyoblastoma: diagnosis by CT and ultrasonography. Sth. med. J. 75 (1982) 1275–1277

Soulen, M. C., E. K. Fishmann, J. C. Scatarige, D. Hutchins, E. A. Zerhouni: Cryptosporidiosis of the gastric antrum: detection using CT. Radiology 159 (1986) 705–706

Stauber, S. L., J. Messer, H. W. Berger: Gastric leiomyosarcoma diagnosed on chest röntgenogram: importance of the stomach bubble. Mt Sinai J. Med. 50 (1983) 514–516

Stunden, R. J., G. W. Lequesne, K. E. T. Little: The improved ultrasound diagnosis of hypertrophic pyloric stenosis. Pediat. Radiol. 16 (1986) 200–205

Taylor, T. V., I. E. Gillespie: The stomach and duodenum. Curr. opin. Gastroenterol. 2 (1986) 793–796

Terrier, F., C. Schapria, W. A. Fuchs: CT assessment of operability in carcinoma of the oesophagogastric junction. Europ. J. Radiol. 4 (1984) 114–117

Thoeni, R. F., J. P. Cello: A critical look at the accuracy of endoscopy and double-contrast radiography of the upper gastrointestinal (UGI) tract in patients with substantial UGI hemorrhage. Radiology 135 (1980) 305–308

Thompson, W. M., F. M. Kelvin, R. K. Gedgaudas, R. P. Rice: Radiologic investigation of peptic ulcer disease. Radiol. Clin. N. Amer. 20 (1982) 701–720

Tio, T. L., G. N. J. Tytgat: Atlas of Transintestinal Ultrasonography. Smith Kline and French, Rijswijk 1986 (pp. 15–17)

Toischer, H. P.: Verbesserung der Magenfeindiagnostik durch "high-density"-Kontrastmittel niedriger Viskosität. Fortschr. Röntgenstr. 139 (1983) 21–24

Treichel, J.: Doppelkontrastuntersuchung des Magens. Thieme, Stuttgart 1982 (S. 2–28, S. 107–108)

Treichel, J., P. Koeppe, B. Dörflinger, E. Trüber, R. von Löwis: Klinisch-radiologische Beurteilung von Bariumsulfatsuspensionen für die Doppelkontrastuntersuchung des Magens. Fortschr. Röntgenstr. 127 (1977) 308–314

Treugut, H., K. H. Hübener: In-vitro-Test von Bariumsulfatsuspensionen zur Magendoppelkontrastuntersuchung. Fortschr. Röntgenstr. 132 (1980) 504–508

Virkkunen, P.: Variation in the quality of barium sulfate contrast media. Radiology 140 (1981) 833–834

Virkkunen, P., J. Kreula: Effervescent agents in the double contrast examination of the stomach. Acta radiol. Diagn. 22 (1981) 261–265

Virkkunen, P., K. Lounatmaa: On the differences between the $BaSO_4$ particles and additives in media for the double contrast examination of the stomach. Fortschr. Röntgenstr. 133 (1980) 542–545

Virkkunen, P., M. Retulainen: A new method for studying barium sulphate contrast media in vitro. Some factors contributing to the visualization of area gastricae. Brit. J. Radiol. 53 (1980) 765–769

Volk, B. A., J. Schoelmerich, E. Farthmann, W. Gerok, W. Wenz: Leiomyoblastoma of the stomach – a case report on ultrasonographic differential diagnosis of cystic lesions in the abdomen. Hepato-Gastroenterol. 30 (1983) 33–35

Weeks, J. L.: Diagnostic radiation and the protection of the patient. Industr. Med. 40 (1971) 24–28

Wellwood, J. M., A. N. Wilson, B. R. Hopkinson: Gastrografin as an aid to the diagnosis of perforated peptic ulcer. Brit. J. Surg. 58 (1971) 245–249

Wenz, W.: Abdominale Angiographie. Springer, Berlin 1972

Williams, S. M., R. K. Harned: Double versus single contrast gastrointestinal radiology. Curr. Probl. diagn. Radiol. 12 (1983) 1–41

Wilton, G. P., R. L. Wahl, J. E. Juni, J. W. Froelich: Detection of gastritis by 99m Tc labelled red-blood-cell scintigraphy. Amer. J. Roentgenol. 143 (1984) 759–760

Worlicek, H., H. Schmidt: Ultrasound investigation of the fluid-filled stomach. In Bondestam, S., A. Alanen, P. Jouppila: Euroson '87 – Proceedings of the Sixth Congress of the European Federation of Societies for Ultrasound in Medicine and Biology – Helsinki/Finland, June 1987. The Finnish Society for Ultrasound in Medicine and Biology, Serioffset Finland 1987

Yarita, T., T. Hamada, F. Kasi, S. Kobayashi, T. Maruyama: Radiological diagnosis of linear ulcer of the stomach and duodenum. J. belge Radiol. 67 (1984) 75–80

Yoshinaka, H., M. Nishi, T. Kajisa, K. Kuroshima, H. Morifuji: Ultrasonic detection of lymphnode metastases in the region around the celiac axis in esophageal and gastric cancer. J. clin. Ultrasound 13 (1985) 153–160

Dunn, D. H., M. M. Eisenberg: Applied anatomy and anomalies of the stomach. In Berk, J. E.: Bockus' Gastroenterology. Saunders, Philadelphia 1985

Engelholm, L., J. de Toeuf: Le gastriti. In Pistolesi, G. F: La radiologia dell' esofago, dello stomaco e del duodeno Bertoncello Artigrafiche, Citadella (Padova) 1978 (pp. 173–189)

Forssell, G.: Beiträge zur Kenntnis des Bewegungsmechanismus der Magenschleimhaut. Verh. dtsch. Röntg.-Ges. 27 (1934) 1–5

Frik, W.: Röntgenbefunde am Falten und Feinrelief des Magens bei chronischer Gastritis. Radiologe 4 (1964) 69–78

Frik, W.: Magen. In Schinz, H. R., W. E. Baensch, W. Frommhold, R. Glauner, E. Uehlinger, J. Wellauer: Lehrbuch der Röntgendiagnostik, Bd. V, 6. Aufl. Thieme, Stuttgart 1965 (S. 100–236)

Frik, W., A. Zeidner: Röntgenuntersuchungen des Magenfeinreliefs, 1. Mitt. Fortschr. Röntgenstr. 79 (1953) 681–692

Herlinger, H., R. Grossman, I. Laufer, H. Y. Kressel, R. H. Ochs: The gastric cardia in double-contrast study: its dynamic image. Amer. J. Roentgenol. 135 (1980) 21–29

Keynes, W. M.: Simple and complicated hypertrophic pyloric stenosis in the adult. Gut 6 (1965) 240–252

Meyers, M. A., M. Oliphant, A. S. Berne, M. A. M. Feldberg: The peritoneal ligaments and mesenteries: pathways of intraabdominal spread of disease. Radiology 163 (1987) 593–604

Netter, F. H.: The Ciba Collections of Medical Illustrations, vol. III/1.CIBA Pharmaceutical Comp., New York 1966 (p. 49)

Op den Orth, J. O.: The Standard Biphasic Contrast Examination of the Stomach and Duodenum. Method, Results and Radiological Atlas. Nijhoff, The Hague 1979 (pp. 23–31)

Peavy, P. W., J. L. Clements, H. S. Weens: Gastric pseudo-ulcers: membrana angularis and pyloric torus defects. Radiology 114 (1975) 591–595

Poole, G. J.: A new roentgenographic method of measuring the retrogastric and retroduodenal spaces: statistical evaluation of reliability and diagnostic utility. Radiology 97 (1970) 71–81

van der Schueren, G.: Stelselmatige Anatomie van de mens. Deel II. Splanchnologie. Arscia Uitgaven N.V., Brüssel 1962 (pp. 48–53)

Sobotta, J.: Atlas der deskriptiven Anatomie des Menschen. 2. Teil: Die Eingeweide des Menschen einschl. des Herzens. 3. Aufl. Lehmann, München 1920 (S. 310–315)

Thompson, W. M., A. Halvorsen, W. Foster jr., L. Roberts, M. Korobkin: Computed tomography of the gastroesophageal junction: value of the left lateral decubitus view. J. Comput. assist. Tomogr. 8 (1984) 346–349

Torgersen, J.: Muscular build and movements of the stomach and duodenal bulb. Acta radiol., Suppl. 45 (1942) 1–191

Verhaeghe, L., R. Hoffbauer, T. Peeters, R. Usewils, E. Ponette: The retrogastric space. J. belge Radiol. 68 (1985) 154

Weinshelbaum, E. I.: Applied anatomy of the stomach. In: Bockus' Gastroenterology. Saunders, Philadelphia 1974 (pp. 392–393)

Whalen, J. P., L. M. Bader, R. Wolfman: Evaluation of the retrogastric space. Normal appearance and variation. Amer. J. Roentgenol. 121 (1974) 348–356

Ziedses des Plantes, jr. B. G., T. H. Falke, B. Tjon Tjauw Liem: CT of the stomach and duodenum. Part 1: Anatomy and postoperative stomach. Europ. J. Radiol. 3 (1983) 51–56

Radiologische Anatomie des Magens

Amer. Coll. Radiol.: Index for Roentgen Diagnoses, 3rd ed. Waterly Press, Inc., 1975

Boverie, J.: Altérations muqueuses des gastrites chroniques. In Engelholm, L., L. Jeanmart, J. de Toeuf, M. Osteaux, J. P. Peeters: Exploration gastro-duodénale et colique en double contraste. European Press, Ghent Belgium 1978 (pp. 431–473)

Bremner, C. G.: The lesser curve pyloric niche. Brit. J. Radiol. 41 (1968) 291–295

Magenmotilität

Albot, G., J. Lunel: Pathologie de l'antre gastrique. Rev. Prat. 13 (1963) 945–960

Armitage, A. K., A. C. B. Dean: Function of the pylorus and pyloric antrum in gastric emptying. Gut 4 (1963) 174–178

Atkinson, M., D. A. W. Edwards, A. S. Honour, E. N. Rowlands: Comparison of cardiac and pyloric sphincters. Lancet 1957/II, 918–922

Brombart, M., F. Hirsch, J. C. Brombart: L'antre réactionnel – Aspect radiologique. Journées françaises de gastroenterologie: L'antre gastrique. Masson, Paris 1969

Brooks, F. P.: Physiology of the stomach. In Berk, J. E.: Bockus' Gastroenterology. Saunders, Philadelphia 1985 (pp. 881, 890, 893)

Collins, B. J., R. J. McFarland, M. M. O'Hare, C. Shaw, K. D. Buchanan, A. H. Love: Gastric emptying of a solid-liquid meal and gastro-intestinal hormone responses in patients with erosive oesophagitis. Digestion 33 (1986) 61–68

Donner, N. W.: Normal and abnormal motility of the stomach. Radiol. Clin. N. Amer. 14 (1976) 441–460

Ehrlein, H. J., L. M. Akkermans: Gastric emptying. In Akkermans, L. M., A. G. Johnson, N. W. Read: Gastric and Gastroduodenal Motility. Praeger, New York 1984 (pp. 74–77)

Embring, G., O. Mattsson: An improved physiologic contrast medium for the alimentary tract. Acta radiol. Diagn. (Stockh.) 4 (1966) 105–109

Frik, W.: Magen. In Schinz, H. R., W. E. Baensch, W. Frommhold, R. Glauner, E. Uehlinger, J. Wellauer: Lehrbuch der Röntgendiagnostik, Bd. V, 6. Aufl. Thieme, Stuttgart 1965 (S. 107–113)

Gramm, H. F., K. Reuter, P. Costello: The radiologic manifestations of diabetic gastric neuropathy and its differential diagnosis. Gastrointest. Radiol. 3 (1978) 151–155

Heitmann, P.: The pathophysiological basis of gastroesophageal and intestinoesophageal reflux. In Vantrappen, G., J. Hellemans: Diseases of the Esophagus. Springer, Berlin 1974

Hoeffel, J. C., P. Senot, B. Champigneulle, P. Drouin: Gastric retention and gastric ileus in diabetes mellitus. Radiologe 20 (1980) 540–542

Horowitz, M., J. D. McNeil, G. J. Maddern, P. J. Collins, D. J. C. Shearman: Abnormalities of gastric and oesophageal emptying in polymyositis and dermatomyositis. Gastroenterology 90 (1986) 434–439

Hughes, K., D. A. Robertson, W. B. James: Duodeno-gastric reflux in normal and dyspeptic subjects. Clin. Radiol. 33 (1982) 461–466

Keet, A. D.: Diameter of the pyloric aperture in relation to the contraction of the canalis egestorius. Acta radiol. (Stockh.) 57 (1962) 31–44

Keet, A. D., J. J. Heydenrych: The anatomy and movements of the pyloric sphincteric cylinder. S. Afr. med. J. 62 (1982) 15–18

Keinke, O., H. J. Ehrlein: Effect of oleic acid on canine gastroduodenal motility, pyloric diameter and gastric emptying. Quart. J. exp. Physiol. 68 (1983) 675–686

King, P. M., R. C. Heading, A. Pryde: Coordinated motor activity of the human gastroduodenal region. Dig. Dis. Sci. 30 (1985) 219–224

McCallum, R. W., B. B. Grill, R. Lange, M. Planky, E. E. Glass, D. G. Greenfeld: Definition of a gastric emptying abnormality in patients with anorexia nervosa. Dig. Dis. Sci. 30 (1985) 713–722

McNamee, P. T., G. W. Moore, M. G. McGeown, C. C. Doherty, B. J. Collins: Gastric emptying in chronic renal failure. Brit. med. J. 291 (1985) 310–311

Malagelada, J.-R., M. Camilleri: Disorders of motility of the stomach. In Berk, J. E.: Bockus' Gastroenterology. Saunders, Philadelphia 1985 (pp. 1305, 1010)

Malagelada, J. R., M. Camilleri, M. Stanghellini: Manometric Diagnosis of Gastrointestinal Motility Disorders. Thieme, Stuttgart 1986 (pp. 5, 30, 68)

Mattsson, O., G. Perman, H. Lagerlöf: The small intestine transit time with a physiologic contrast medium. Acta radiol. 54 (1960) 334–344

Persigehl, M.: Bewegungsabläufe des Pylorus und seiner angrenzenden Segmente. Fortschr. Röntgenstr. 137 (1982) 169–176

Ponette, E.: Motiliteit van het antro-pyloro-duodenaal segment. Thesis, Leuven 1974

Quigley, J. P., H. S. Louckes: Gastric emptying. Amer. J. dig. Dis. 29 (1962) 672–676

Raskin, H. F.: Barium-burger roentgen study for unrecognized, clinically significant, gastric retention. Sth. med. J. 64 (1971) 1227–1235

Sauvegrain, J., H. Nahum, D. Lallemand: Motilité de l'antre et franchissement du pylore, étude radiocinématographique. Journées françaises de gastroentérologie: L'antre gastrique. Masson, Paris 1969

Texter, E. C., C. C. Chou, H. C. Laureta, G. R. Vantrappen: Physiology of the Gastrointestinal Tract. Mosby, St. Louis 1968

Thomas, J. E.: Mechanics and regulation of gastric emptying. Physiol. Rev. 37 (1957) 453–474

van Trappen, G., J. Hellemans, J. Janssens, P. Valembois, E. Ponette: La motilité antrale et le mécanisme de l'évacuation gastrique. Journées françaises de gastroentérologie: L'antre gastrique. Masson, Paris 1969

Wilkinson, A. R., D. Johnston: Effect of truncal, selective and highly selective vagotomy on gastric emptying and intestinal transit of a food-barium meal in man. Ann. Surg. 178 (1973) 190–193

Magenverformungen bei Erkrankungen angrenzender Organe

Bissinger, C., J. M. Falko, W. Maher, M. Rarick, J. Cerilli, J. Johnson: Hypertensive crisis induced by eating in a patient with pheochromocytoma. J. clin. Gastroenterol. 5 (1983) 155–157

Childress, M. H., K. J. Cho, N. Newlin, W. Martel: Arterial impression on the stomach. Amer. J. Roentgenol. 132 (1979) 769–772

Meyers, M. A., M. Oliphant, A. S. Berne, M. A. M. Feldberg: The peritoneal ligaments and mesenteries: pathways of intraabdominal spread of disease. Radiology 163 (1987) 593–604

Roesch, W., G. Lux, J. F. Riemann, L. Hoh: Chronische Pankreatitis und Nachbarorgane. Fortschr. Med. 99 (1981) 1118–1121

Sobotta, J.: Atlas der deskriptiven Anatomie des Menschen. 2. Teil: Die Eingeweide des Menschen einschl. des Herzens, 3. Aufl. Lehmann, München 1920 (S. 310–315)

Treichel, J.: Doppelkontrastuntersuchung des Magens. Thieme, Stuttgart 1982 (S. 72–74)

Vogel, H., C. Toedt, V. Schumpelick: Computertomographie nach Splenektomie. Zbl. Chir. 108 (1983) 1497–1501

Gastritis

Ariyama, J., L. Wehlin, C. G. Lindstrom, A. Wenkert, G. M. Roberts: Gastrointest. Radiol. 5 (1980) 121–125

Bagby, R. J., J. V. Rogers, C. Hobbs: Crohn's disease of the esophagus, stomach and duodenum: a review with emphasis on the radiographic findings. Sth. med. J. 65 (1972) 515–523

Balthazar, E. J., A. J. Megibow, D. H. Hulnick: Cytomegalovirus esophagitis and gastritis in AIDS. Amer. J. Roentgenol. 144 (1985) 1201–1204

Berk, R. N., S. D. Wall, C. B. McArdle, J. A. McCutchan, A. R. Clemett, J. S. Rosenblum, A. Premkumer, A. J. Megibow: Cryptosporidiosis of the stomach and small intestine in patients with AIDS. Amer. J. Roentgenol. 143 (1984) 549–554

Bernardino, M. E., T. L. Lawson: Emphysematous gastritis and gastric perforation. Gastrointest. Radiol. 2 (1977) 107–108

Bloss, R. S., T. A. Miller, J. H. Duke: Eosinophilic infiltration of the stomach. Sth. med. J. 73 (1980) 672–674

Bodart, P., J. Pringot: Radiology of Crohn's disease. J. belge Radiol. 60 (1977) 83–101

Boverie, J.: Altérations muqueuses des gastrites chroniques. In Engelholm, L., L. Jeanmart, J. de Toeuf, M. Osteaux, J. P. Peeters: Exploration gastro-duodénale et colique en double contraste. European Press, Ghent/Belgium 1978 (pp. 431–473)

Brody, J. M., D. K. Miller, R. K. Zeman, R. S. Klappenbach, M. H. Jaffe, L. R. Clark, S. B. Benjamin, P. L. Choyke: Gastric tuberculosis: A manifestation of acquired immunodeficiency Syndrome. Radiology 159 (1986) 347–348

Catalano, D., U. Pagliari: Gastroduodenal erosions: Radiological findings. Gastrointest. Radiol. 7 (1982) 235–240

Chiles, J. T., C. E. Platz: The radiographic manifestations of pseudolymphoma of the stomach. Radiology 116 (1975) 551–556

Di Constanzo, J., M. Noirclerc, J. Jouglard: Corrosive burns of the esophagus: an aggressive and non aggressive approach. Gastroenterology 80 (1981) 870

Cronan, J., M. Burrel, R. Trepeta: Apthoid ulcerations in gastric candidiasis. Radiology 134 (1980) 607–611

Dekker, W., H. Walinga, T. Balk, G. N. J. Tytgat: Chronische varioliforme erosies van de maag; een onderzoek naar de etiologie. Ned. T. Geneesk. 127 (1983) 240–244

Deluca, R. F. et al.: Early luetic gastritis presenting as an antral mass. Gastrointest. Endosc. 22 (1975) 95

Drumm, B., P. Sherman, E. Cutz, M. Karmali: Association of campylobacter pylori on the gastric mucosa with antral gastritis in children. New Engl. J. Med. 316 (1987) 1557–1561

Emmanouilidis, A., P. Nicolopoulou-Stamati, O. Manousos: The histologic pattern of bile gastritis. Gastrointest. Endosc. 30 (1984) 179–182

Engelholm, L., J. de Toeuf, G. M. Vollont: Aspects radiologiques des anomalies gastroduodenales dans la maladie de Crohn. In Engelholm, L., L. Jeanmart, J. de Toeuf, M. Osteaux, J. P. Peeters: Exploration gastro-duodénale et colique en double contraste. European Press, Gent/Belgium 1978 (pp. 149–189)

Fiasse, R., J. B. Otte, L. Goncette, J. Pringot, J. Wallon: Traitement des séquelles des oesophagites caustiques chez l'adulte. Acta gastro-enterol. belg. 45 (1982) 536–549

Fieber, S. S., R. R. Rickert: Hyperplastic gastropathy. Analysis of 50 selected cases from 1955–1980. Amer. J. Gastroenterol. 76 (1981) 321–329

Fielding, J. F., D. K. M. Toye, D. C. Beton, W. T. Cooke: Crohn's disease of the stomach and duodenum. Gut 11 (1970) 1001–1006

Frik, W.: Röntgenuntersuchungen des Magenfeinreliefs. 2. Mitteilung: Untersuchungstechnik, Kontrastmittelfragen, Diagnostik der chronischen Gastritis, Feinreliefechnik bei der Suche nach Antrumkarzinomen. Fortschr. Röntgenstr. 88 (1958) 546–577

Frik, W.: Röntgenbefunde am Falten und Feinrelief des Magens bei chronischer Gastritis. Radiologie 4 (1964) 69–78

Frik, W., R. Hesse: Die röntgenologische Darstellung von Magenerosionen. Dtsch. med. Wschr. 28 (1956) 1119–1121

Frik, W., H. J. Fernholz, A. Bussmann: Röntgenuntersuchungen des Magenfeinreliefs. 4. Mitteilung: Direkte Vergleiche des Magenfeinreliefs im Canalis Pyloricus mit dem Histologischen Befund in verschiedenen Magenabschnitten, zum Problem der chronischen Gastritis. Fortschr. Röntgenstr. 136 (1982) 117–123

Frommhold, H., H. G. Rohner, D. Koischwitz, J. Kühr: Das Röntgenbild kaustischer Veränderungen des oberen Intestinaltraktes. Fortschr. Röntgenstr. 125 (1976) 514–520

Gaucher, P., M. A. Bigard, J. Y. Begue, A. Laugros, G. A. Leichtmann: Les localisations digestives hautes de la maladie de Crohn. Rev. Prat. (Paris) 27 (1977) 3839–3842

Geboes, K.: Histologie en pathologie van het maag-darmkanaal. Uitgeverig ACCO-Leuven, Amersfoort 1987 (pp. 74, 79)

Green, P. H. R., D. I. Fevre, P. J. Barrett, J. H. Hunt, P. E. Gillespie, G. S. Nagy: Chronic erosive (verrucous) gastritis. A study of 108 patients. Endoscopy 9 (1977) 74–78

Heinkel, K., J. Pringot, N. Henning: Verlauf der chronischen Gastritis. Bioptisch-morphologische Untersuchungen aus dem Corpus Ventriculi. Münch. med. Wschr. 109 (1967) 762–767

Henning, N., R. Schatzki: Gastrophotografischer und röntgenologisches Bild der Gastritis erosiva. Fortschr. Röntgenstr. 48 (1933) 177

Henning, N., K. Heinkel, W. Frik: Röntgenbefunde am Faltenrdief und Bioptisch-histologisches Bild der Magenschleimhaut. Dtsch. med. Wschr. 85 (1960) 873–878

Hornick, R. B.: Peptic ulcer disease: a bacterial infection? New Engl. J. Med. 316 (1987) 1598–1600

Ihamäki, T., M. Kekki, P. Sipponen, M. Siurala: The sequelae and course of chronic gastritis during a 30- to 34-year bioptic follow-up study. Scand. J. Gastroenterol. 20 (1984) 485–491

Ivey, K. J., J. L. A. Roth: Drug and chemical-induced injuries of the stomach. In Berk, J. E.: Bockus' Gastroenterology, Saunders, Philadelphia 1985

Kalser, M. H., H. Sobin: Eosinophilic gastroenteritis. In Berk, J. E.: Bockus' Gastroenterology. Saunders, Philadelphia 1985

Kawai, K., F. Misaki, K. Murakami, M. Masuda: The evolution of the erosion. Gastroenterol. jap. 1 (1968) 377

Kawai, K., K. Shimamoto, F. Misaki, K. Murakami, M. Masuda: Erosions of gastric mucosa – pathogenesis, incidence and classification of the erosive gastritis. Endoscopy 2 (1970) 168–174

Kempmann, G., H. Becker: Die emphysematöse Gastritis. Fortschr. Röntgenstr. 129 (1978) 310–312

Khazine, F., P. Cassan, G. Dongradi, M. Beaugrand, A. Bergue, P. Dupuy, J. P. Fendler: Aspects radiographiques, endoscopiques, histologiques et sécrétoires de l'estomac des hémodialysés chroniques. Ann. Méd. interne 132 (1981) 115–119

Kraut, J. R., R. Powell, M. A. Hruby, J. D. Lloyd-Still: Menetrier's disease in childhood: report of two cases and a review of the literature. J. pediat. Surg. 16 (1981) 707–711

Krentz, K.: Integrated Atlas of Gastric Diseases. Thieme, Stuttgart 1976 (pp. 172–174)

Kurtz, B., H. J. Steinhardt, H. Malchow: Morbus Crohn des oberen Gastrointestinaltraktes im radiologischen und endoskopischen Bild. Fortschr. Röntgenstr. 136 (1982) 124–128

Längle, I., K. Goidinger, K. Schwamberger, F. Aigner: Kontrollierte Ergebnisse einer standardisierten Magenröntgenuntersuchungstechnik. Röntgenblätter 34 (1981) 294–297

Laufer, I.: An assessment of the accuracy of double contrast gastroduodenal radiology. Gastroenterology 71 (1976) 874

Laufer, I., T. Trueman, D. de Sada: Multiple superficial gastric erosions due to Crohn's disease of the stomach. Radiologic and endoscopic diagnosis. Brit. J. Radiol. 49 (1976) 726–728

Lichtenstein, J. E.: Selected cases from the film interpretation session of the society of gastrointestinal radiologists, Maui/Hawaii October 6–11, 1980. Case: syphilitic gastritis. Gastrointest. Radiol. 6 (1981) 371–374

Lotz, W., D. Schulz, G. Munkel: Die varioliformen (kompletten) Erosionen in Magen und Duodenum. Fortschr. Röntgenstr. 140 (1984) 387–392

Ma, P., R. Soave: Three-step stool examination for cryptosporidiosis in 10 homosexual men with protracted watery diarrhee. J. infect. Dis. 147 (1983) 824–828

McLean, A. M., R. E. Paul jr., E. Phillipps, S. M. Bloom, G. H. Elta, K. A. Fawaz, M. M. Kaplan: Chronic erosive gastritis – clinical and radiological features. J. Canad. Ass. Radiol. 33 (1982) 158–162

Mainguet, P., J. Pringot, H. Haot, C. Fievez: Les lésions gastroduodénales dans la maladie de Crohn. In Engelholm, L., L. Jeanmart, J. de Toeuf, M. Osteaux, J. P. Peeters: Exploration gastro-duodénale et colique en double contraste. European Press, Ghent/Belgium 1978 (pp. 525–531)

Manten, H. D., A. M. Harary: Chronic infections of the stomach. In Berk, J. E.: Bockus' Gastroenterology. Saunders, Philadelphia 1985

Marandian, M. H., M. Rakhchan, H. Mortazavi: Gastropathie hypertrophique et hémorragique de l'enfant avec une évolution de quinze ans. Arch. franç. Pédiat. 38 (1981) 513–515

Marshak, R. H., A. Lindner, D. Maklansky, A. Gelb: Eosinophilic Gastroenteritis. J. Amer. med. Ass. 245 (1981) 1677–1680

Marshak, R. H., D. Maklansky, J. D. Kurzban, A. E. Lindner: Crohn's disease of the stomach and duodenum. Amer. J. Gastroenterol. 77 (1982) 340–343

Martel, W., M. R. Abell, T. N. Allan: Lymphoreticular hyperplasia of the stomach (pseudolymphoma). Amer. J. Roentgenol. 127 (1976) 261–265

Mendl, K., R. T. Jenkins, J. R. Hughes: Congenital and acquired syphilis of the stomach with special reference to the gastric deformity in the various stages and a report of two cases. Brit. J. Radiol. 29 (1956) 48–55

Menetrier, P.: Des polyadenomes gastriques et de leurs rapports avec le cancer de l'estomac. Arch. Physiol. Norm. Pathol. 1 (1888) 32–35, 236–262

Miura, H., H. Asakura, M. Tsuchiya: Lymphatic abnormalities in proteinlosing gastropathy, especially in Menetrier's disease. Angiology 32 (1981) 345–354

Mortelmans, P., E. Ponette, L. Broeckaert: Erosive gastritis of varioliform type. J. belge Radiol. 58 (1975) 271–274

Muhletaler, C. A., A. J. Gerlock jr., L. de Soto, S. A. Halter: Gastroduodenal lesions of ingested acids: radiographic findings. Amer. J. Roentgenol. 135 (1980) 1247–1252

Odes, H. S., J. Krawiec, I. Yanai-Inbar, J. Bar-Ziv: Benign lymphoid hyperplasia of the stomach – Report in a young girl and review of the literature. Pediat. Radiol. 10 (1981) 244–246

Ominsky, S. A., A. A. Moss: The postoperative stomach: A comparative study of double-contrast barium examinations and endoscopy. Gastrointest. Radiol. 4 (1979) 17–21

Op den Orth, J. O.: La gastrite erosiva. In Pistolesi, G. F.: La radiologia dell'esofago, dello stomaco e del duodeno. Bertoncello Artigrafiche, Cittadella (Padova) 1978

Ott, D. J., H. A. Munitz, D. W. Gelfand, T. G. Lane, W. C. Wu: The sensitivity of radiography of the postoperative stomach. Radiology 144 (1982) 741–743

Perez, C. A., R. F. Dorfman: Benign lymphoid hyperplasia of the stomach and duodenum. Radiology 87 (1966) 505–510

Ponette, E., G. Marchal, L. van Vooren, E. Eggermont, P. P. Forget, G. Vantrappen, R. Kerremans, K. Geboes: Diagnosis of Crohn's disease in 19 children below the age of 15. J. belge Radiol. 63 (1980) 65–80

Press, A. J.: Practical significance of gastric rugal folds. Amer. J. Roentgenol. 125 (1975) 172–183

Pringot, J., E. Ponette, P. Mainguet, G. Vantrappen: Lesioni esofago-gastroduodenali nella malattia di Crohn. In Pistolesi, G. F.: La radiologia dell' esofago, dello stomaco e del duodeno. Bertoncello Artigrafiche, Cittadella (Padova) 1978 (pp. 414–426)

Roesch, W.: Endoscopical and radiological findings in gastritis. Scand. J. Gastroenterol., Suppl. 79 (1982) 52–57

Roesch, W., C. Ottenjann: Gastric erosions. Endoscopy 2 (1970) 93–98

Rösch, W., K. Elster, R. Ottenjann: Morbus Crohn des Magens unter dem Bild der „kompletten" Erosionen. Endoscopy 1 (1969) 178–182

Rutgeerts, P., E. Ponette, G. Vantrappen, K. Geboes, L. Broeckaert, L. Talloen: Crohn's disease of the stomach and duodenum: a clinical study with emphasis on the value of endoscopy and endoscopic biopsies. Endoscopy 12 (1980) 288–294

Sachar, D. B., R. S. Klein, F. Swerdlow: Erosive syphilitic gastritis. Ann. intern. Med. 80 (1974) 512–515

Sata, H., D. Kondo, H. Takada, S. Sai: Endoscopic observations and bioptic findings of varioliform erosions of the stomach. Stom. Intest. 6 (1971) 1141–1148

Siurala, M., J. Lethola, T. Ihamäki: Atrophic gastritis and its sequelae. Results of 19–23 years' follow-up examinations. Scand. J. Gastroenterol. 9 (1974) 441–446

Soulen, M. C., E. K. Fishman, J. C. Scatarige, D. Hutchins, E. A. Zerhouni: Cryptosporidiosis of the gastric antrum: detection using CT. Radiology 159 (1986) 705–706

Stabile, B. E., E. Passaro jr.: Sequelae of surgery for peptic ulcer. In Berk, J. E.: Bockus' Gastroenterology. Saunders, Philadelphia 1985

Sugawa, C., C. Lucas, B. Rosenberg, J. Riddle, A. Walt: Differential topography of acute erosive gastritis due to trauma or sepsis, ethanol and aspirin. Gastrointest. Endosc. 19 (1973) 127–130

Sugimachi, K., K. Inokuchi, H. Kuwano, T. Ooiwa: Acute gastritis classified in accordance with data from both upper GI series and endoscopy. Scand. J. Gastroenterol. 19 (1984) 31–37

Teele, R. L., A. J. Katz, H. Goldman, R. M. Kettell: Radiographic features of eosinophilic gastroenteritis (allergic gastroenteropathy) of childhood. Amer. J. Roentgenol. 132 (1979) 575–580

Tepatondele, T., P. Mailleux, R. Fiasse, J. Pringot, J. Macq, A. Ferrant, J. L. Michaux: Gastroentérite à éosinophiles – observation d'un cas avec lésions diffuses et atteinte de la séreuse péritonéale. Acta gastro-enterol. belg. 48 (1985) 501–508

Thompson, W. M., H. Cockrill jr., R. P. Rice: Regional enteritis of the duodenum. Amer. J. Roentgenol. 123 (1975) 252–261

Thorfinnson, P. C., J. R. Brow: Reflux bile gastritis. J. Canad. Ass. Radiol. 25 (1974) 263–268

De Toeuf, J., L. Engelholm, M. Osteaux, G. H. Vollont, L. Jeanmart: Aspects radiologiques des "gastrites erosives" en double contraste. In Engelholm, L., L. Jeanmart, J. de Toeuf, M. Osteaux, J. P. Peeters: Exploration gastro-duodénale et colique en double contraste. European Press, Ghent/Belgium 1978 (pp. 415–430)

Treichel, J.: Komplette Magenerosionen. In Treichel, J.: Doppelkontrastuntersuchung des Magens. Thieme, Stuttgart 1982

Treichel, J., J. Winter: Radiologic evaluation of the mucosal pattern and of the micromucosal relief by the double contrast method. In Engelholm, L., L. Jeanmart, J. de Toeuf, M. Osteaux, J. P. Peeters: Exploration gastro-duodénale et colique en double contraste. European Press, Ghent/Belgium 1978 (pp. 403–414)

Vilardell, F.: Gastritis. In Berk, J. E.: Bockus' Gastroenterology. Saunders, Philadelphia 1985 (p. 942)

Villako, K., M. Siurala: The behaviour of gastritis and related conditions in different population samples. Ann. clin. Res. 13 (1981) 114–118

Vitovec, J.: Kandidose des Magens. Fortschr. Röntgenstr. 124 (1976) 289–290

Walk, L.: Erosive gastritis. Gastroenterologia (Basel) 84 (1955) 87–98

Ward, N. W., M. Sarner, M. G. Whittaker, C. G. Clark: The diagnosis of Menetrier's disease. Postgrad. med. J. 57 (1981) 562–565

Warren, J. R., B. Marshall: Unidentified curved bacilli on gastric epithelium in active chronic gastritis. Lancet 1983/I, 1273–1275

Whitehead, R.: Mucosal Biopsy of the gastrointestinal Tract. (Consulting Ed: Bennington, J. L.) Saunders, Philadelphia 1985 (pp. 41, 58)

Peptisches Magenulkus

Archampong, E. Q., R. S. Blanchard, I. Boult: Double-channel pylorus: congenital or acquired. Canad. J. Surg. 24 (1981) 537–539

Bender, M. D., D. S. Soffa: Acquired double pylorus: a case report. Radiology 116 (1975) 325–326

Berg, H. H.: Nachweis von Arterienstümpfen auf dem Grunde von Ulkusnischen. Verh. dtsch. Röntg.-Ges. 24 (1932) 147

Bonfield, R. E., W. Martel: The problem of differentiating benign antral ulcus form intramural tumors. Radiology 106 (1973) 25–27

Braver, J. M., R. E. Paul, E. Philipps, S. Bloom: Röntgen diagnosis of linear ulcers. Radiology 132 (1979) 29–32

Bremner, C. G.: The lesser curve pyloric niche. Brit. J. Radiol. 41 (1968) 291–295

Brombart, M. M.: Gastrointestinal Radiology. Thieme, Stuttgart 1980 (p. 107)

Einhorn, R. I., N. D. Grace, P. A. Banks: The clinical significance and natural history of the double pylorus. Dig. Dis. Sci. 29 (1984) 213–218

Frik, W.: Magen. In Schinz, H. R., W. E. Baensch, W. Frommhold, R. Glauner, E. Uehlinger, J. Wellauer: Lehrbuch der Röntgendiagnostik, Bd. V, 6. Aufl. Thieme, Stuttgart 1965

Geboes, K.: Histologie en pathologie van het maag-darmkanaal. Uitgeverij ACCO, Leuven-Amersfoort 1987 (p. 80)

Gelfand, D. W.: The stomach. In Graininger, R. G., D. J. Allison: Diagnostic Radiology. Churchill-Livingstone, Edinburgh 1986 (p. 788)

Gelfand, D. W., D. J. Ott: Gastric ulcer scars. Radiology 140 (1981) 37–43

Glick, S. N., M. J. Levine, S. K. Teplick, A. Gasparaitis: Splenic penetration by benign gastric ulcer: preoperative recognition with C. T. Radiology 163 (1987) 637–639

Haubrich, W. S.: Complications of peptic ulcer disease. In Bockus, H. L.: Gastroenterology. Saunders, Philadelphia 1974

Jacobs, E., J. Pringot: Gastric ulcer due to the intake of potassium chloride. Amer. J. dig. Dis. 18 (1973) 289–294

Keller, R. J., B. S. Wolf, M. T. Khilnani: Roentgen features of healing and healed benign gastric ulcers. Radiology 97 (1970) 353–359

Kressel, H. Y.: Peptic disease of the stomach and duodenum. In Margulis, A. R., H. J. Burhenne: Alimentary Tract Radiology. Mosby, St. Louis 1983 (pp. 781–782)

Langman, M. J. S.: Epidemiology of peptic ulcer. In Bockus, H. L.: Gastroenterology. Saunders, Philadelphia 1974

Marshak, R. H., A. E. Lindner: Radiology of the Small Intestine. Saunders, Philadelphia 1970 (pp. 92)

Minoli, G., V. Terruzzi, C. Levi, W. L. Pezzi, A. Rossini: Acquired double pylorus or gastroduodenal fistula. Report of a case and review of the literature. Digestion 21 (1981) 1–5

Murakami, T. et al.: Linear ulcers of the stomach and duodenum. J. Clin. Dig. Dis. 1 (1959) 83

Peavy, P. W., J. L. Clements, Jr., H. S. Weens: Gastric pseudo-ulcers: membrana angularis and pyloric torus defects. Radiology 114 (1975) 591–595

Rappoport, A. S.: Gastroduodenal fistulae and double pyloric canal. Gastrointest. Radiol. 2 (1978) 341–346

Schumacher, F., A. Hampton: Radiological differentiation of benign and malignant gastric ulcers. CIBA clin. Symp. 5 (1956) 161–171

Shirakabe, H.: A study of X-ray diagnosis of linear ulcer of the stomach. Stom. Intest. 5 (1970) 7

Straus, E.: Ulcerogenic endocrine tumors. In Berk, J. E.: Bockus' Gastroenterology. Saunders, Philadelphia 1985 (p. 1191)

Sun, D. C. H.: Etiology and pathology of peptic ulcer. In Bockus, H. L.: Gastroenterology. Saunders, Philadelphia 1974 (p. 600)

Treichel, J.: Doppelkontrastuntersuchung des Magens. Thieme, Stuttgart 1982 (S. 34–35, 75–76, 83, 118)

Valdes-Dapena, A. M., G. N. Stein: Morphologic Pathology of the Alimentary Canal. Saunders, Philadelphia 1970 (pp. 120–122, 214–217, 220)

Wolf, B. S., R. H. Marshak: Profile features of benign gastric niches on roentgen examination. J. M. Sinai Hosp. (N.Y.) 24 (1957) 604–626

Wolf, S.: Observations on roentgen features of benign and malignant gastric ulcers. Semin. Roentgenol. 6 (1971) 140–150

Yarita, T., T. Hamada, F. Kaji, S. Kobayashi, T. Murayama: Radiological diagnosis of linear ulcer of the stomach and duodenum. J. belge Radiol. 67 (1984) 75–80

Zboralske, F. F., F. L. Stargardter, G. S. Harell: Profile roentgenographic features of benign greater curvature ulcers. Radiology 127 (1978) 63–67

Magentumoren

Abdelwahab, I. F., M. J. Klein: Granular cell tumor of the stomach: a case report and review of the literature. Amer. J. Gastroenterol. 78 (1983) 71–76

Abrikossoff, A.: Über Myome ausgehend von der quergestreiften willkürlichen Musculatur. Virchows Arch. pathol. Anat. 260 (1926) 215–233

Ackerman, L. V.: Some thoughts on food and cancer. Nutr. Today 7 (1972) 2–9

Ackerman, N. B., S. Q. Chughtai: Symptomatic lipomas of the gastrointestinal tract. Surg. Gynecol. Obstet. 141 (1975) 565–568

Ahmed, N., R. S. Nelson, H. M. Goldstein, J. G. Sinkovics: Kaposi's sarcoma of the stomach and duodenum: endoscopic and roentgenologic correlations. Gastrointest. Endosc. 21 (1975) 149–152

Andersen, J. B., B. Madsen, H. Skjoldborg: Angiography in a case of carcinoid tumour in the stomach. Brit. J. Radiol. 44 (1971) 218–220

Baert, A. L., A. Wackenheim, L. Jeanmart: Atlas of pathological computertomography, vol. 2: Abdominal Computer Tomography. Springer, Berlin 1980 (pp. 69–74, 94, 135, 178)

Ballesta-Lopez, C., C. A. Cabre-Martinez, R. Arcusa-Gavalda: Value of roentgenograms in the diagnosis and prognosis of carcinoma of the stomach. Surg. Gynecol. Obstet. 152 (1981) 63–66

Balthazar, E. J., M. M. Davidian: Hyperrugosity in gastric carcinoma: radiographic, endoscopic, and pathologic features. Amer. J. Roentgenol. 136 (1981) 531–535

Balthazar, E. J., A. Richman: Kaposi's sarcoma of the stomach. Amer. J. Gastroenterol. 67 (1977) 375–379

Balthazar, E. J., A. Megibow, D. Bryk, T. Cohen: Gastric carcinoid tumors: radiographic features in eight cases. Amer. J. Roentgenol. 139 (1982) 1123–1127

Banzhaf, G., J. Wedell, R. Fuss, W. Castrup, H. van Calker: Das Leiomyoblastom des Magens. Leber Magen Darm 12 (1982) 128–134

Bockus, H. L.: Syphilis and the stomach. In Bockus, H. L.: Gastroenterology. Saunders, Philadelphia 1974

Borrmann, R., F. Menke, O. Lubarsch: Handbuch der Speziellen Pathologischen Anatomie und Histologie, Bd. IV. Springer, Berlin 1926 (S. 865)

Bruneton, J. N., J. Drouillard, P. Roux, P. Lecomte, J. Tavernier: Leiomyoma and leiomyosarcoma of the digestive tract – A report of 45 cases and review of the literature. Europ. J. Radiol. 1 (1981) 291–300

Bruneton, J. N., J. Drouillard, P. Roux, F. Ettore, P. Lecomte: Neurogenic tumors of the stomach – report of 18 cases and review of the literature. Fortschr. Röntgenstr. 139 (1983) 192–198

Burgener, F. A., D. J. Hamlin: Histiocytic lymphoma of the abdomen: radiographic spectrum. Amer. J. Roentgenol. 137 (1981) 337–342

Buy, J.-N., A. A. Moss: Computed tomography of gastric lymphoma. Amer. J. Roentgenol. 138 (1982) 859–865

Cairo, M. S., J. L. Grosfeld, R. M. Weetman: Gastric teratoma: unusual case for bleeding of the upper gastrointestinal tract in the newborn. Pediatrics 67 (1981) 721–724

Carbone, P. P., H. S. Kaplan, K. Musshoff, D. W. Smithers, M. Tubiana: Report of the committee on Hodgkin's disease staging classification. Cancer Res. 31 (1971) 1860–1861

Carman, R. D.: A new roentgen ray sign of ulcerating gastric cancer. J. Amer. med. Ass. 77 (1921) 990

Chen, Y. M., D. J. Ott, W. C. Wu, D. W. Gelfand: Cowden's disease: a case report and literature review. Gastrointest. Radiol. 12 (1987) 325–329

Clements, J. L., G. L. Hixson, R. N. Berk, W. J. Dodds, H. Goldstein: Gastrointestinal carcinoid tumors: an analysis of 104 cases. Mt Sinai J. Med. 51 (1984) 351–359

Le Cudonnec, B., J. Chermet, M. Fragoas: Aspects radiologiques des lympho-réticulosarcomes gastriques primitifs. A propos de vingt cas. Ann. Radiol. 18 (1975) 609–618

Debray, C., J. Leymarios, G. Benhamou, C. Marche: Triple lesion antrale: double néoplasme (dont un développé sur une cicatrice ulcéreuse) et pancréas aberrant. Sem. Hôp. Paris 54 (1978) 163–167

Deeths, T. M., P. N. Madder, W. J. Dodds: Multiple lipomas of the stomach and duodenum. Dig. Dis. 20 (1975) 771–774

Degels, M. A., M. Lepot, J. Pringot, P. J. Kestens, J. Haot: Ulcère gastrique chronique et cancer. Etude anatomopathologique d'une série opératoire. Acta gastro-enterol. belg. 42 (1979) 464–472

Dolan, R. V., W. H. Remine, M. B. Dockerty: The fate of heterotopic pancreatic tissue: A study of 212 cases. Arch. Surg. 109 (1974) 762–765

Elgeti, H., G. Luska, H. Ostertag, H. Stender: Röntgenologische Manifestation des Magenfrühkarzinoms. Röntgen-Bl. 35 (1982) 177–180

Fox, E. R., I. Laufer, M. S. Levine: Response of gastric lymphoma to chemotherapy: radiographic appearance. Amer. J. Roentgenol. 142 (1984) 711–714

Frager, D. H., J. D. Frager, L. J. Brandt, E. L. Wolf, L. G. Rand, R. S. Klein, T. C. Beneventano: Gastrointestinal complications of AIDS: Radiological features. Radiology 158 (1986) 597–603

Friedman, S. L., T. L. Wright, D. F. Altman: Gastrointestinal Kaposi's sarcoma in patients with acquired immuno deficiency syndrome. Gastroenterology 89 (1985) 102–108

Frik, W.: Neoplastic diseases of the stomach. In Margulis, A. R., H. J. Buchenne: Alimentary Tract Roentgenology. Mosby, St. Louis 1973 (pp. 691–697)

Fuchs, H., H. Heckhausen, G. Hartwich, G. V. Sturm, E. Fritsch: Röntgendiagnostik der Magenlymphome. Med. Klin. 67 (1972) 1074–1079

Geboes, K.: Histologie en pathologie van het maagdarmkanaal. ACCO, Leuven 1987 (pp. 105–116)

Gerard-Marchant, R.: Conceptions nosologiques actuelles des lymphomes malin non hodgkiniens. Ann. Anat. pathol. 19 (1974) 149–162

Girazd, G., E. Beth, I. M. Kourilsky: Antibody patterns to herpes viruses in Kaposi's sarcoma: serological association of

European Kaposi's sarcoma with cytomegalovirus. Int. J. Cancer 15 (1975) 839–848

Glick, S. N., S. K. Teplick, M. S. Levine, D. F. Caroline: Gastric cardia metastasis in esophageal carcinoma. Radiology 160 (1986) 627–630

Gold, B. M., S. Bagla, M. H. Zarrabi: Radiologic manifestations of Cowden disease. Amer. J. Roentgenol. 135 (1980) 385–387

Goldfard, J. P., F. Gross, R. Maxfield, M. Rubin, R. Janis: Gastric carcinoid: two unusual presentations. Amer. J. Gastroenterol 78 (1983) 332–334

Gordon, R., I. Laufer, H. Y. Kressel: Gastric polyps found on routine double-contrast examination of the stomach. Radiology 134 (1980) 27–30

Graig, O., R. Gregson: Primary lymphoma of the gastrointestinal tract. Clin. Radiol. 32 (1981) 63–71

Gutmann, M. R. A.: A propos du diagnostic entre l'ulcère gastrique et le cancer. Arch. Mal. Appar. dig. 25 (1935) 281–288

Harig, B. M., Y. Rosen, S. Dallemand, J. Farman: Glomus tumor of the stomach. Amer. J. Gastroenterol. 63 (1975) 423–428

Harwood, A. R., D. Osoba, S. L. Hofstader, M. B. Goldstein, C. J. Cardella, M. J. Holecek, R. Kunynetz, R. A. Giammarco: Kaposi's sarcoma in recipients of renal transplants. Amer. J. Med. 67 (1979) 759–765

Heiken, J. P., K. A. Forde, R. P. Gold: Computed tomography as a definitive method for diagnosing gastrointestinal lipomas. Radiology 142 (1982) 409–414

Highman, Z. A., J. J. Key: Multiple ulcerations of the stomach in reticulum cell sarcoma. Brit. J. Radiol. 35 (1962) 614–618

Hunter, J. C., W. H. Johnston, H. K. Genant: Computed tomography evaluation of fatty tumors of the somatic soft tissues: clinical utility and radiologic-pathologic correlation. Skelet. Radiol. 4 (1979) 79–91

Hurwitz, M. M., P. D. Redleaf, H. J. Williams, J. E. Edwards: Lipomas of the gastrointestinal tract. An analysis of seventy-two tumors. Amer. J. Roentgenol. 99 (1967) 84–89

Ichikawa, H.: Differential diagnosis between benign and malignant ulcers of the stomach. Clin. in Gastroenterol. 2 (1973) 329–343

Ike, B. W., G. Rosenbusch: Gastrointestinal malignant lymphoma: roentgenographic features and pathologic and morphologic correlations. Diagn. Imaging 50 (1981) 66–80

Jenett, M., F. Longin, J. Ludwig: Neurinom des Magens. Vergleich diagnostischer Verfahren. Fortschr. Röntgenstr. 138 (1983) 362–364

Kaijser, R.: Zur Diagnostik kavernöser Hämangiome im Verdauungskanal. Acta radiol. (Stockh.) 22 (1941) 665–686

Kalser, M. H.: Secondary malabsorption Syndromes. In Bockus, H. L.: Gastroenterology, 3rd ed. Saunders, Philadelphia 1976

Kawai, K., H. Tanaka: Differential Diagnosis of Gastric Diseases. Igaku Shoin Tokio 1974

Kay, S., W. P. Callahan jr., M. R. Murray, H. T. Randall, A. P. Stout: Glomus tumors of the stomach. Cancer 4 (1951) 726–736

Kelsey jr., J. R.: Small bowel tumors. In Bockus, H. L.: Gastroenterology. 3rd ed. Saunders, Philadelphia 1976

Kilman, W. J., R. N. Berk: The spectrum of radiographic features of aberrant pancreatic rests involving the stomach. Radiology 123 (1977) 291–296

Kirklin, B. R.: The meniscus complex in the roentgenologic diagnosis of ulcerating carcinoma of the stomach. Amer. J. Roentgenol. 47 (1943) 571

Koga, M., H. Nakata, H. Kiyonari, M. Inakura, M. Tanaka: Roentgen features of the superficial depressed type of early gastric carcinoma. Radiology 115 (1975) 289–292

Kohli, Y., S. Takeda, K. Kawai: Earlier diagnosis of gastric infiltrating carcinoma (scirrhous cancer). J. clin. Gastroenterol. 3 (1981) 17–20

Krain, L. S.: Cancer incidence: The crossing of the curves for stomach and pancreatic cancer. Digestion 6 (1972) 356–366

Krentz, K.: Integrated Atlas of Gastric Diseases. Thieme, Stuttgart 1976 (p. 146)

Laufer, I.: Double Contrast Gastrointestinal Radiology. Saunders, Philadelphia 1979 (p. 208)

Lecomte, P., J. N. Bruneton, D. Rouison: Lymphomes malins de l'estomac. J. Canad. Ass. Radiol. 31 (1980) 101–106

Lecomte, P., J. N. Bruneton, M. Sicart: Leiomyoblastoma of the stomach. Fortschr. Röntgenstr. 135 (1981) 57–60

Lee, K. R., E. Levine, R. E. Moffat, L. R. Bigongiari, A. S. Hermreck: Computed tomographic staging of malignant gastric neoplasms. Radiology 133 (1979) 151–155

Lindsay, P. C., N. Ordonez, J. H. Raaf: Gastric leiomyosarcoma: clinical and pathological review of fifty patients. J. surg. Oncol. 18 (1981) 399–421

Littner, M., I. Kirsh: Aberrant pancreatic tissue in the gastric antrum. Radiology 59 (1952) 201–210

McGovern, V. J.: Lymphomas of the gastrointestinal tract. In Yardley, Y. H., B. C. Morson, M. R. Abell: The Gastrointestinal Tract. Williams & Wilkins, Baltimore 1977 (p. 188)

McNeer, G., J. W. Berg: The clinical behaviour and management of primary lymphoma of the stomach. Surgery 46 (1959) 829–840

Marshak, R. H., A. E. Lindner: Polypoid lesions of the stomach. Semin. Roentgenol. 6 (1971) 151–167

Marshak, R. H., A. E. Lindner, D. Maklansky: Gastric polyps. Mt Sinai J. Med. 50 (1983) 8–18

Martensson, H., A. Nobin, F. Sundler: Carcinoid tumors in the gastrointestinal tract – an analysis of 156 cases. Acta chir. scand. 149 (1983) 607–616

Masuda, H., S. Inoue, H. Yamakawa: Früherkennung des Magenkarzinoms durch Massenuntersuchungen des Magens in einem umschriebenen Bereich in Japan. Z. Gastroenterol. 18 (1980) 252–255

Matelart, A. L., L. Engelholm, M. Osteaux, L. Jeanmart, H. Bleiberg, Y. Kenis: Radiographic appearance of gastroduodenal lymphomas. J. belge Radiol. 64 (1981) 385–393

Matias, I. C., Y. C. Huang: Gastric teratoma in infancy: report of a case and review of world literature. Ann. Surg. 178 (1973) 631–636

Megibow, A. J., P. E. Redmond, M. A. Bosniak, L. Horowitz: Diagnosis of gastrointestinal lipomas by C. T. Amer. J. Roentgenol. 133 (1979) 743–745

Mendez jr., G., M. B. Isikoff, S. K. Isikoff, W. N. Sinner: Fatty tumors of the thorax demonstrated by CT. Amer. J. Roentgenol. 133 (1979) 207–212

Menuck, L. S.: Gastric lymphoma, a radiological diagnosis. Gastrointest. Radiol. 1 (1976) 157–161

Menuck, L. S., J. R. Amberg: Metastatic disease involving the stomach. Dig. Dis. 20 (1975) 903–913

Meyers, M. A.: Dynamic Radiology of the Abdomen, Normal and Pathologic Anatomy. Springer, Berlin 1976 (pp. 37–38, 57)

Meyers, M. A., J. McSweeney: Secondary neoplasms of the bowel. Radiology 105 (1972) 1–11

Ming, S. C., H. Goldman: Gastric polyps. A histogenetic classification and its relation to carcinoma. Cancer 18 (1965) 721–726

Mittal, B., T. Wasserman, R. C. Griffith: Non-Hodgkin's lymphoma of the stomach. Amer. J. Gastroenterol. 78 (1983) 780–787

Montesi, A., L. Graziani, A. Pesaresi, E. de Nigris, I. Bearzi, R. Ranaldi: Radiologic diagnosis of early gastric cancer by routine double-contrast examination. Gastrointest. Radiol. 7 (1982) 205–215

Moses, R. E., B. B. Frank, M. Leavitt, R. Miller: The syndrome of type A chronic atrophic gastritis pernicious anemia and multiple gastric carcinoids. J. clin. Gastroenterol. 8 (1986) 61–65

Murakami, M., M. Iida, T. Fuchigami, S. Keda, A. Iwashita, H. Murayama: Gastric carcinoid: report of a case. Stom. Intest. 17 (1982) 316

van Namen, Y. W.: Gastroduodenal intussusception due to the prolaps of a gastric adenoma. A case report. Diagn. Imaging clin. Med. 55 (1986) 177–179

Nelson, R. S., F. L. Lanza: Benign and malignant tumors of the stomach (other than carcinoma). In Berk, J. E.: Bockus' Gastroenterology. Saunders, Philadelphia 1985

Noltenius, H. W.: Manual of Oncology, chap. 5: Tumors of the Stomach. Urban & Schwarzenberg, München 1981

Nyssens, M., R. Usewils, J. Broeckx, E. Ponette, A. L. Baert: Lipoma of the duodenal bulb: CT demonstration. Europ. J. Radiol. 3 (1983) 39–41

Olbert, F., W. Kumpan, M. Jonas, H. Denck: Seltener Fall eines koätanen Magenteratoms. Radiol. clin. 44 (1975) 527–531

Olney, J. R., L. F. Urdaneta, A. S. Al-Jurf, P. R. Joachimsen, S. S. Shirazi: Carcinoid tumors of the gastrointestinal tract. Amer. Surg 51 (1985) 37–41

Op den Orth, J. O., W. Dekker: Gastric adenomas. Radiology 141 (1981) 289–293

Op den Orth, J. O., S. Ploem: The stalactite phenomenon in double contrast studies of the stomach. Radiology 117 (1975) 523–525

Palmer, E. D.: Benign intramural tumors of the stomach: a review with special reference to gross pathology. Medicine 30 (1951) 81–181

Palmer, W. L.: Carcinoma of the stomach. In Bockus, H. L.: Gastroenterology. Saunders, Philadelphia 1974 (pp. 957, 964, 975)

Penn, I.: Kaposi's sarcoma in organ recipients. Transplantation 27 (1979) 8–12

Perrillo, R. P., G. R. Zuckerman, B. A. Shatz: Aberrant pancreas and leiomyoma of the stomach: indistinguishable radiologic and endoscopic features. Gastrointest. Endosc. 23 (1977) 162–163

Pomerantz, H., H. N. Margolin: Metastases to the gastrointestinal tract from malignant melanoma. Amer. J. Roentgenol. 88 (1962) 712–717

Ponette, E., P. Cleeren, G. Marchal, A. L. Baert, G. Vantrappen, L. Broeckaert, S. Ponette, J. Pringot: Le radiodiagnostic des tumeurs bénignes gastriques – Radiology of benign gastric tumors. In Engelholm, L., L. Jeanmart, J. de Toeuf, M. Osteaux, J. P. Peeters: Exploration gastro-duodénale et colique en double contraste. European Press, Ghent/Belgium 1978

Port, J. H., J. Traube, C. S. Winans: The visceral manifestations of Kaposi's sarcoma. Gastrointest. Endosc. 28 (1982) 179–181

Pringot, J., L. Goncette, E. Ponette: Lymphomes malins et métastases gastriques. Exploration gastro-duodénale et colique en double contraste. European Press, Ghent/Belgium 1978 (pp. 659–669)

Pringot, J.: Le diagnostic radiologique des ulcérations gastriques. Louvain Med. 98 (1979) 615–621

Pringot, J., L. Goncette, E. Ponette: Lymphomes malins et métastases gastriques. p. 659–669, In Engelholm, L., L. Jeanmart, J. de Toeuf, M. Osteaux, J. P. Peeters: Exploration gastroduodénale et colique en double contraste. European Press, Ghent/Belgium 1978 (pp. 659–669)

Privett, J. T. J., E. Rhys Davies, J. Roylance: The radiological features of gastric lymphoma. Clin. Radiol. 28 (1977) 457–463

Quintero, E., J. M. Piqué, J. A. Bombi, E. Ros, J. M. Bordas, A. Rives, J. Terés, J. Rodés: Upper gastrointestinal bleeding caused by gastroduodenal vascular malformations. Dig. Dis. Sci. 31 (1986) 897–905

Ransom, H. K., E. B. Kay: Abdominal neoplasms of neurogenic origin. Ann. Surg. 112 (1940) 700–742

Reichelt, H.: Ein außergewöhnlicher Fall einer Neurofibromatosis von Recklinghausen mit röntgenologischem Nachweis von Krankheitsmanifestationen an Thorax, Mediastinum, Schädel, Ösophagus, Magen und Colon. Röntgen-Bl. 26 (1973) 361–366

Reuter, S. R., H. C. Redman: Gastrointestinal Angiography, 2nd ed. Saunders, Philadelphia 1977 (pp. 120–125, 237–248)

Rheault, M. J., R. Leandri, R. Leandri, A. Lapointe, C. Potvin: Early gastric cancer at the Hôtel-Dieu de Montréal: a 30 year review. Canad. J. Surg. 24 (1981) 606–607

Richey jr., L. E., R. N. Cooley: Kaposi's sarcoma: the radiographic manifestations of involvement of the stomach. Gastroenterology 44 (1963) 195–198

Rohrmann jr., C. A., J. H. Delaney, R. L. Protell: Heterotopic pancreas diagnosed by canulation and duct study. Amer. J. Roentgenol. 128 (1977) 1044–1045

Rose, H. S., E. J. Balthazar, A. J. Megibow, L. Horowitz, L. J. Laubenstein: Alimentary tract involvement in Kaposi sarcoma: radiographic and endoscopic findings in 25 homosexual men. Amer. J. Roentgenol. 139 (1982) 661–666

Rutgeerts, P., H. Hendrickx, K. Geboes, E. Ponette, L. Broeckaert, G. Vantrappen: Involvement of the upper digestive tract by systemic neurofibromatosis. Gastrointest. Endosc. 27 (1981) 22–25

Safari, B., V. Mike, G. Giraldo: Association of Kaposi's sarcoma with second primary malignancies and possible idiopathic implication. Cancer 45 (1980) 1472–1479

Sampsel, J. W., F. Callaway: Gastric carcinoid with ossification. Amer. J. Surg. 124 (1972) 108–111

Schirmer, G., W. Kozuschek, B. Helpap: Neurogene Magentumoren: Solitäre Schwannome und Neurofibrome. Fortschr. Röntgenstr. 122 (1975) 534–541

Schneider, H. J.: Glomus tumor of the stomach. Amer. J. Roentgenol. 92 (1964) 1026–1028

Schulman, A., K. C. Simpkins: The accuracy of benign, primarily and secondarily maligant gastric ulcers and their correlation with three simplified radiological types. Clin. Radiol. 26 (1975) 317–325

Schwabe, A. D., K. J. Lewin: Polyposis syndromes. In Berk, J. E.: Bockus' Gastroenterology. Saunders, Philadelphia 1985

Schwartz, G. E., S. J. Sclafani: Posttraumatic gastric stenosis due to perigastric adhesions. Radiology 154 (1985) 14

Sherrick, D. W., J. R. Hodgson, M. B. Dockerty: The roentgenologic diagnosis of primary gastric lymphoma. Radiology 84 (1965) 925–932

Shirakabe, H.: Röntgendiagnostik des Magenfrühkarzinoms. Leber Magen Darm 2 (1972) 129–133

Shirakabe, H., M. Maruyama: Neoplastic diseases of the stomach. In Margulis, A. R., H. J. Burhenne: Alimentary Tract Radiology. Mosby, St Louis 1983

Siegel, M. J., G. D. Shackelford: Gastric teratomas in infants – report of two cases. Pediat. Radiol. 7 (1978) 197–200

Siffert, G.: Other chronic infections of the stomach. In Bockus, H. L.: Gastroenterology. Saunders, Philadelphia 1974

Van der Spek, P., A. de Backer, P. Potvin, G. Goovaerts, B. de Waele: Lipoom van de maag, een zeldzame oorzaak van hoog digestieve bleeding. T. Gastro-enterol. 13 (1985) 67–75

Stout, A. P.: Hemangiopericytoma. A study of twenty-five new cases. Cancer 2 (1949) 1027–1035

Thoeni, R. F., R. K. Gedgaudas: Ectopic pancreas: usual and unusual features. Gastrointest. Radiol. 5 (1980) 37–42

Thompson, G., S. Somers, G. W. Stevenson: Benign gastric ulcer: a reliable diagnosis? Amer. J. Roentgenol. 141 (1983) 331–333

Tomasulo, J.: Gastric polyps. Histologic types and their relationship to gastric carcinoma. Cancer 27 (1971) 1346–1355

Train, J. S., I. Hertz, R. J. Keller: Exogastric smooth muscle tumors. Amer. J. Gastroenterol. 76 (1981) 544–550

Train, J. S., U. Vieux, B. A. Cohen, S. J. Dan, J. Messer, H. A. Mitty: Separation of the left gastric artery from the gastric air shadow: a diagnostic sign of lesser curvature wall lesion. Brit. J. Radiol. 56 (1983) 535–538

Treichel, J.: La radiographie en double contraste de l'estomac. Technique et résultats dans le cancer gastrique au début. J. Radiol. 60 (1979) 299–305

Treichel, J.: Doppelkontrastuntersuchung des Magens. Thieme, Stuttgart 1982 (S. 52, 97, 109, 111)

Treichel, J., E. Gerstenberg, G. J. van Andel: Die Hampton-Line beim ulzerierten Frühkarzinom des Magens. Fortschr. Röntgenstr. 119 (1973) 331–336

Wall, S. D., S. L. Friedman, A. R. Margulis: Gastrointestinal Kaposi's sarcoma in AIDS: radiographic manifestations. J. clin. Gastroenterol. 6 (1984) 165–171

Weaver, G. A., H. D. Alpern, J. S. Davis, W. H. Ramsey, M. Reichelderfer: Gastrointestinal angiodysplasia associated with aortic valve disease: Part of a spectrum of angiodysplasia of the gut. Gastroenterology 77 (1979) 1–11

Wolf, B. S.: Observations on roentgen features of benign and malignant gastric ulcers. Semin. Roentgenol. 6 (1971) 140–150

Yamada, T., H. Ichikawa: X-ray diagnosis of elevated lesions of the stomach. Radiology 110 (1974) 79–83

Young, J. F.: Malignant tumors of the stomach other than carcinoma. In Bockus' Gastroenterology. Saunders, Philadelphia 1963 (pp. 802–811)

Zeller, C., G. Schmutz, D. Pauline, J. P. Giron, E. Kempf: Aspects radiologiques des localisations gastriques des lymphomes malins non-Hodgkiniens. A propos de 50 observations. J. Radiol. 64 (1983) 225–232

Magendivertikel

Beeckman, P.: Vanishing diverticula of the stomach. Amer. J. Roentgenol. 133 (1979) 996–997

Cockrell, C., S. Cho, J. Messmer, C. Shaw, C. Liu: Intramural gastric diverticula: a report of three cases. Brit. J. Radiol. 57 (1984) 285–288

Dodd, G. D., D. Sheft: Diverticulum of the greater curvature of the stomach: a roentgenologic curiosity. Amer. J. Roentgenol. 107 (1969) 102–104

Flachs, K., H. H. Stelman, P. J. H. Matsumoto: Partial gastric diverticula. Amer. J. Roentgenol. 94 (1965) 339–342

Herrera, A.: Diverticula of the stomach: In Berk, J. E.: Bockus' Gastroenterology. Saunders, Philadelphia 1985

Palmer, E. D.: Gastric diverticula. Int. Abstr. Surg. 92 (1951) 417–428

Ponette, E., G. Leyssens, A. L. Baert, J. Pringot: Le emergenze esofagogastro-duodenali. In G. F. Pistolesi: La radiologia dell'esofago, dello stomaco e del duodeno. Bertoncello, Cittadella (Padova), Italy 1978 (pp. 503–515)

Pudwitz, K. R.: Magendivertikel seltener Lokalisation. Fortschr. Röntgenstr. 95 (1961) 714

Rabushka, S. E., M. Melamed, J. L. Melamed: Unusual gastric diverticula – report on two cases. Radiology 90 (1968) 1006–1008

Samuel, E.: Gastric diverticula. Brit. J. Radiol. 28 (1955) 574–578

Seltzer, M. H., A. W. Koch: A huge gastric diverticulum. Amer. J. dig. Dis. 16 (1971) 167–170

Shackelford, G.: Barium collections in the stomach mimicking intraluminal diverticula. Amer. J. Roentgenol. 139 (1982) 805–806

Treichel, J., E. Gerstenberg, G. Palme, T. Klemm: Diagnosis of partial gastric diverticula. Radiology 119 (1976) 13–18

Wanke, M.: Fehlbildungen. In Doerr, W., G. Seifert: Spezielle pathologische Anatomie, Bd. II/1. Springer, Berlin 1971 (S. 198)

Wesseling, B., J. Schütz: Hochsitzende Magendivertikel. Med. Welt 24 (1973) 1476–1478

Hypertrophische Pylorusstenose

Albot, G., J. Lunel: Pathologie de l'antre gastrique. Rev. Prat. 13 (1963) 945–960

Albot, G., F. Magnier: Variétés étiologiques des antres en doigt de gant. Sem. Hôp. Paris 68 (1950) 3606–3611

Assmann, H., E. Bindel: Pylorus muskelhypertrophie beim Erwachsenen unter präoperativer Sicht. Zbl. Chir. 101 (1976) 535–541

Ball, T. I., G. O. Atkinson jr., B. B. Gay jr.: Ultrasound diagnosis of hypertrophic pyloric stenosis: real-time application and the demonstration of a new sonographic sign. Radiology 147 (1983) 499–502

Balthazar, E. J.: Hypertrophic pyloric stenosis in adults: radiographic features. Amer. J. Gastroenterol. 78 (1983) 449–453

Bateson, E. M., A. Talerman, E. R. Walrond: Radiological and pathological observations in a series of seventeen cases of hypertrophic stenosis in adults. Brit. J. Radiol. 42 (1969) 1–8

Berk, J. E.: Hypertrophic pyloric stenosis in adults. In Berk, J. E.: Bockus' Gastroenterology. Saunders, Philadelphia 1985

Blumhagen, J. D., J. B. Coombs: Ultrasound in the diagnosis of hypertrophic pyloric stenosis. J. clin. Ultrasound 9 (1981) 289–292

Bose, E., A. Schmitt-Köppler; Die Hypertrophie der distalen Antrum- und Pylorusmuskulatur des Erwachsenen im Röntgenbild. Radiologe 5 (1972) 145–154

Bürkle, G., W. Frommhold: Tumor simulierende Magenerkrankungen und ihre Differentialdiagnose. II Mitteilung: Zur Differentialdiagnose der Pylorusstenosen. Fortschr. Röntgenstr. 116 (1972) 617–627

Craver, W. L.: Hypertrophic pyloric stenosis in adults. Gastroenterology 33 (1957) 914–924

Demuth jr., W. E., A. E. Baue, F. Honigman, J. M. Smith: Gastric complications of hypertrophic pyloric stenosis in adults. Amer. Surg. 36 (1970) 428–431

Desmond, A. M., B. F. Swynnerton: Adult hypertrophy of the pylorus. Brit. med. J. 1957/I, 968–971

Grosfeld, J. L., T. Bales, L. Reiner: Duplication of pylorus in the newborn, a rare cause of gastric outlet obstruction. J. pediat. Surg. 5 (1970) 365–369

Haller, J. O., H. L. Cohen: Hypertrophic pyloric stenosis: diagnosis using U.S. Radiology 161 (1986) 335–339

Heidenblut, A.: Die fokale Pylorushypertrophie. Beitrag zur Anatomie, Physiologie, Pathophysiologie und Röntgendiagnostik des Magenausganges. Radiol. diagn. (Berl.) 23 (1982) 637–652

Hicks, L. M., A. Morgan, M. R. Anderson: Pyloric stenosis: a report of triplet families and notes on its inheritance. J. pediat. Surg. 16 (1981) 739–740

Keynes, W. M.: Simple and complicated hypertrophic pyloric stenosis in the adult. Gut 6 (1965) 240–252

Knight, C. D.: Hypertrophic stenosis in the adult. Ann. Surg. 153 (1961) 899–910

Kreuzberg, B.: Chronic hypertrophic stenosis of the pylorus in adults. Cesk. Radiol. 34 (1980) 346–351

Larson, L. J., H. C. Carlson, M. B. Dockerty: Roentgenologic diagnosis of pyloric hypertrophy in adults. Amer. J. Roentgenol. 101 (1967) 453–458

Levrat, M., J. Pasquier, B. Moulinier, D. Fiere: Forme familiale de sténose hypertrophique du pylore de l'adulte associée à des malformations stomatiques. Lyon méd. 48 (1968) 1399–1406

McKeown, T., B. Macmahon: Infantile hypertrophic pyloric stenosis in parent and child. Arch. Dis. Childh. 30 (1955) 497–500

Nielsen, O. S., M. Roelsgaard: Roentgenologically demonstrable gastric abnormalities in cases of previous congenital pyloric stenosis. Acta radiol. 45 (1956) 273–282

Pollock, W. F., W. L. Norris, H. E. Gordon: The management of hypertrophic pyloric stenosis at the Los Angeles Childrens Hospital (a review of 1.422 cases). Amer. J. Surg. 94 (1957) 335–349

Ravitch, M. M.: The story of pyloric stenosis. Surgery 48 (1960) 1117–1143

Schirmer, G., T. Brecht, D. Koischwitz, P. K. Schäfer: Zirkuläre Stenose des Pyloruskanals: Pylorusmuskelhypertrophie oder Karzinom. Röntgen-Bl. 28 (1975) 27–35

Seaman, W. B.: Hypertrophy of the pyloric muscle in adults: An analysis of 27 cases. Radiology 80 (1963) 753–764

Stevenson, R. J.: Non-neonatal intestinal obstruction in children. Surg. Clin. N. Amer. 65 (1985) 1217–1234

Strauss, S., Y. Itzchak, A. Manor, Z. Heyman, M. Graif: Sonography of hypertrophic pyloric stenosis. Amer. J. Roentgenol. 136 (1981) 1057–1058

Stunden, R. J., G. W. Lequesne, K. E. T. Little: The improved ultrasound diagnosis of hypertrophic pyloric stenosis. Pediat. Radiol. 16 (1986) 200–205

Swischuk, L. E., C. K. Hayden jr., K. R. Tyson: Short segment pyloric narrowing: pylorospasm or pyloric stenosis? Pediat. Radiol. 10 (1981) 201–205

Torgersen, J.: Muscular build and movements of the stomach and duodenal bulb. Acta radiol. Suppl. 45 (1942) 1–191

Twining, E. W.: Chronic hypertrophic stenosis of the pylorus in adults. Brit. J. Radiol. 6 (1933) 644–655

Wellmann, K. F., A. Kagan, H. Fang: Hypertrophic pyloric stenosis in adults: Survey of the literature and report of a case of the localized form (torus hyperplasia). Gastroenterology 46 (1964) 601–608

Wilson, D. A., J. J. Vanhoutte: The reliable sonographic diagnosis of hypertrophic pyloric stenosis. J. clin. Ultrasound 12 (1984) 201–204

Weitere Krankheitsbilder

Abrami, G., W. M. Dennison: Duplication of the stomach. Surgery 49 (1961) 794–801

Agha, F. P., O. F. Gabriele, F. H. Abdulla: Complete gastric duplication. Amer. J. Roentgenol. 137 (1981) 406–407

Askew, A. R.: Treatment of acute and chronic gastric volvulus. Ann. roy. Coll. Surgns Engl. 60 (1978) 326–328

Banks, P. A., J. D. Waye, A. M. Waitman, A. Cornell: Mucosal diaphragm of the gastric antrum. Gastroenterology 52 (1967) 1003–1008

Bartels, R. S.: Duplication of the stomach. Case report and review of the literature. Amer. Surg. 33 (1967) 747–752

Beker, S.: Portal hypertension. In Bockus, H. L.: Gastroenterology, 3rd ed. Saunders, Philadelphia 1976

Belgrad, R., H. C. Carlson, W. S. Payne, J. C. Cain: Pseudotumoral gastric varices. Amer. J. Roentgenol. 91 (1964) 751–756

Beranbaum, S. L., C. Gottlieb, D. Lefferts: Secondary gastric volvulus. Amer. J. Roentgenol. 72 (1954) 625–638

Berges, O., R. Benacerraf: A propos d'une forme très particulière de duplication gastrique. Ann. Radiol. 23 (1980) 589–591

Berk, J. E.: Prolapse of gastric mucosa through the pylorus. In Berk, J. E.: Bockus' Gastroenterology. Saunders, Philadelphia 1985

Beyer, D., B. Krug, M. Stelzner: Gastrointestinale Amyloidose als differentialdiagnostisches Problem. Fortschr. Röntgenstr. 145 (1986) 551–555

Brandon, F. M., W. A. Weidner: Antral mucosal membrane: a congenital obstructing lesion of the stomach. Amer. J. Roentgenol. 114 (1972) 386–389

Campbell, J. B.: Neonatal gastric volvulus. Amer. J. Roentgenol. 132 (1979) 723–725

Carlson, H. C., J. F. Breen: Amyloidosis and plasma cell dyscrasias: gastrointestinal involvement. Semin. Roentgenol. 11 (1986) 128–138

Carter, R., L. A. Brewer, D. B. Hinshaw: Acute gastric volvulus. Amer. J. Surg. 140 (1980) 99–106

Cho, K. J.: Gastric antral diaphragm. Gastrointest. Radiol. 1 (1976) 37–40

Cho, K. J., W. Martel: Recognition of splenic vein occlusion. Amer. J. Roentgenol. 131 (1978) 439–443

Clearfield, H. R., L. H. Stahlgren: Acute dilatation, volvulus and torsion of the stomach. In Berk, J. E.: Bockus' Gastroenterology. Saunders, Philadelphia 1985

Cole, B. C., S. J. Dickinson: Acute volvulus of the stomach in infants and children. Surgery 70 (1971) 707–717

Cremin, B. J.: Congenital pyloric antral membranes in infancy. Radiology 92 (1969) 509–512

Dastur, K. J., F. J. Ward: Amyloidoma of the stomach. Gastrointest. Radiol. 5 (1980) 17–20

Dineen, J. P., S. F. Redo: Pyloric obstruction due to mucosal diaphragm. Surgery 53 (1963) 674–676

Dines, D. E., L. G. Bartholomew, J. C. Cain, G. D. Davis: The significance of prolapse of the gastric mucosa. Gastroenterology 35 (1958) 166–175

Dunn, D. H., M. M. Eisenberg: Applied anatomy and anomalies of the stomach. In Berk, J. E.: Bockus' Gastroenterology. Saunders, Philadelphia 1985

Elkeles, A.: Pouch formation of the gastric fundus as a radiological sign of carcinoma of the cardia. Brit. J. Radiol. 32 (1959) 404–407

Eren, R., P. Nassehi, F. Walser: Der Magenvolvulus – Ein Fallbericht. Chirurg 54 (1983) 818–820

Evans, J. A., F. Delany: Gastric varices. Radiology 60 (1953) 46–52

Farman, J., S. Cywes, L. Werbeloff: Pyloric mucosal diaphragms. Clin. Radiol. 19 (1968) 95–99

Fausa, O., K. Nygaard, K. Elgjo: Amyloidosis and Crohn's disease. Scand. J. Gastroenterol. 12 (1977) 657–662

Feldman, M., S. Morrison, P. Meyers: The clinical evaluation of prolapse of the gastric mucosa into the duodenum. Gastroenterology 22 (1952) 80–102

Felson, B., Y. M. Berkmen, A. M. Hoyumpa: Gastric mucosal diaphragm. Radiology 92 (1969) 513–517

Frik, W.: Magen. In Schinz, H. R., W. E. Baensch, W. Frommhold, R. Glauner, E. Uehlinger, J. Wellauer: Lehrbuch der Röntgendiagnostik, Bd. V, 6. Aufl. Thieme, Stuttgart 1965 (S. 123)

Gerber, B. C.: Prepyloric diaphragm, an unusual abnormality. Arch. Surg. 90 (1965) 472–480

Ghahremani, G. G.: Nonobstructive mucosal diaphragms or rings of the gastric antrum in adults. Amer. J. Roentgenol. 121 (1974) 236–247

Goldberg, S., S. Katz, J. Naidich, J. Waye: Isolated gastric varices due to spontaneous splenic vein thrombosis. Amer. J. Gastroenterol. 79 (1984) 304–307

Gross, K. E., M. W. Durham: Pyloric antral mucosal diaphragm. Radiology 61 (1953) 368–372

Hafter, E.: Transpylorischer Prolaps der Magenschleimhaut. Dtsch. med. Wschr. 94 (1969) 128–129

Hait, G., C. B. Esselstyn jr., G. B. Rankin: Prepyloric mucosal diaphragm (antral web). Report of a case and review of the literature. Arch. Surg. 105 (1972) 486–490

Herlinger, H.: Splenoportography. In Herlinger, H., A. Lunderquist, S. Wallace: Clinical Radiology of the Liver. Dekker, New York 1983

Herlinger, H., V. P. Chuang, A. Lunderquist: Arterioportography. In Herlinger, H., A. Lunderquist, S. Wallace: Clinical Radiology of the Liver. Dekker, New York 1983

Hightower, N. C.: Applied anatomy and physiology of the esophagus. In Bockus, H. L.: Gastroenterology, 3rd ed. Saunders, Philadelphia 1974

Huggings, M. J., A. C. Friedman, J. E. Lichtenstein, J. G. Bova: Adult acquired antral web. Dig. Dis. Sci. 27 (1982) 80–83

Hulnick, D. H., E. J. Balthazar: Gastric duplication cyst: G. I. series and CT correlation. Gastrointest. Radiol. 12 (1987) 106–108

Keller, R. J., M. T. Khilnani, B. S. Wolf: Cascade stomach – roentgen appearance and significance. Amer. J. Roentgenol. 123 (1975) 746–754

Lavender, S., R. W. Lloyd-Davies, M. Lea Thomas: Retroperitoneal fibrosis causing localized portal hypertension. Brit. med. J. 3 (1970) 627–628

Leekam, R. N., M. A. Matzinger, R. R. Gray: Gastric amyloidosis simulating antral malignancy on ultrasound. J. clin. Ultrasound 13 (1985) 485–487

Levin, B.: Miscellaneous gastric lesions. Semin. Roentgenol. 6 (1971) 193–206

Liechti, R. E., W. P. Mikkelsen, W. H. Snyder jr.: Prepyloric stenosis caused by congenital squamous epithelial diaphragm – resultant infantilism. Surgery 53 (1963) 670–673

Lunderquist, A., H. Herlinger, V. P. Chuang: Direct portography. In Herlinger, H., A. Lunderquist, S. Wallace: Clinical Radiology of the Liver. Dekker, New York 1983

Manning jr., I. H., J. U. Gunter: Prolapse of redundant gastric mucosa through the pyloric canal into the duodenum. Amer. J. Pathol. 26 (1950) 57–73

Marshak, R. H., D. Maklansky, A. E. Lindner: The radiology corner: Large gastric varix simulating tumor. Amer. J. Gastroenterol. 66 (1976) 566–567

Melamed, A.: Radiological aspects of gastric lesions prolapsing into the duodenal bulb. Amer. J. Gastroenterol. 26 (1956) 399–406

Melamed, A., R. S. Haukohl, A. Marck: Prolapse of gastric mucosa: summary of 150 cases. Gastroenterology 23 (1953) 620–635

Ozdemir, I. A., W. A. Burke, P. M. Ikins: Paraesophageal hernia: a life-threatening disease. Ann. thorac. Surg. 16 (1973) 547–554

Ponette, E., P. Cleeren, G. Marchal, A. L. Baert, G. Vantrappen, L. Broeckaert, S. Ponette, J. Pringot: Le radiodiagnostic des tumeurs benignes gastriques – radiology of benign gastric tumors. p. 513–524. In Engelholm, L., L. Jeanmart, J. de Toeuf, M. Osteaux, J. P. Peeters: Exploration gastro-duodenale et colique en double contraste. European Press, Ghent/Belgium 1978 (pp. 513–524)

Prevôt, R.: Le prolapsus de la muqueuse gastrique. In Schinz, H. R.: Acquisitions nouvelles en radiodiagnostic. Editions Delachaux et Niestlé, Neuchatel et Paris 1959

Salzberg, A. M., R. E. Collins: Congenital pyloric atresia. Arch. Surg. 80 (1960) 501–505

Samuel, E.: Gastric varices. Brit. J. Radiol. 21 (1948) 519–522

Samuel, E.: The cystogastrocolic band: radiological considerations. Brit. J. Radiol. 25 (1952) 19–21

Schwartz, I. R., E. Hirsch, J. E. Mule, L. Bluestone: Antral mucosal diaphragm – clinical and roentgen characteristics, with first reported case of vibrio fetus in human bile. Amer. J. Gastroenterol. 45 (1966) 366–373

Scott, P. P., W. W. Scott, S. S. Siegelman: Amylosidosis: an overview. Semin. Roentgenol. 11 (1986) 103–112

Scott, W. G.: Radiodiagnosis of prolapsed redundant gastric mucosa into the duodenum, with remarks on the clinical significance and treatment. Radiology 46 (1946) 547–568

Sheinfeld, A., O. Olsha, L. Rivkin, M. Dolberg: Prepyloric diaphragm, an unusual case of gastric outlet syndrome. Israel J. med. Sci. 18 (1982) 1044–1047

Shepherd, H. A., J. Harvey, A. Jackson, D. G. Colinjones: Recurrent retching with gastric mucosal prolapse. A proposed prolapse gastropathy syndrome. Dig. Dis. Sci. 29 (1984) 121–128

Singleton, A. C.: Chronic gastric volvulus. Radiology 34 (1940) 53–61

Smookler, B. H.: Gastric varices: characteristics and clinical significance. Gastroenterology 31 (1956) 581–587

Swischuk, L. E.: Gastric varices presenting as "pseudotumors" of the cardia. Amer. J. dig. Dis. 12 (1967) 839–844

Wanke, M.: Spezielle pathologische Anatomie, Band II, Teil 1: Magen. Springer, Berlin 1971 (S. 195–197)

Wichterman, K., A. S. Geha, C. E. Cahow, A. E. Baue: Giant paraesophageal hiatus hernia with intrathoracic stomach and colon: the case for early repair. Surgery 86 (1979) 497–506

Wohl, G. T., L. Shore: Lesions of the cardiac end of the stomach simulating carcinoma. Amer. J. Roentgenol. 82 (1959) 1048–1057

Young, G. B.: Duplication of the stomach. Brit. J. Radiol. 38 (1965) 853–856

Zimmer, E. A.: Klinik und Röntgenologie des Prolapses von Magenschleimhaut in den Pylorus und den Bulbus duodeni. Schweiz. med. Wschr. 80 (1950) 351–358

Postoperativer Magen

Agha, F. P., H. H. Harris, M. M. Boustany: Gastroplasty for morbid obesity: roentgen evaluation and spectrum of complications. Gastrointest. Radiol. 7 (1982) 217–223

Agha, F. P., F. E. Eckhauser, W. E. Strodel, B. L. Fanders, J. A. Knol: Mason's vertical banded gastroplasty for morbid obesity. Radiology 150 (1984) 825–827

Beeger, R., H. Vogel: Röntgenmorphologie nach Vagotomie. Röntgen-Bl. 36 (1983) 403–406

Bryk, D.: Postgastrostomy deformity of the stomach. Gastrointest. Radiol. 2 (1977) 259–261

Burell, M., J. S. Touloukian, A. M. B. Curtis: Roentgen manifestations of carcinoma in the gastric remnant. Gastrointest. Radiol. 5 (1980) 331–341

Burhenne, H. J.: Postoperative defects of the stomach. Semin. Roentgenol. 6 (1971) 182–192

Clarke, S. D.: Oesophageal reflux after abdominal vagotomy. Lancet 1965/II, 824–826

Cohen, W. N., E. E. Mason, T. J. Blommers: Gastric bypass for morbid obesity. Radiology 122 (1977) 609–612

Cope, J. R., H. S. Moseley, C. C. Haynie, J. R. Kingsley, R. Gustavson: The radiology of gastric reduction surgery for obesity. Clin. Radiol. 34 (1983) 279–286

Dunn, D. H., M. M. Eisenberg: Applied anatomy and anomalies of the stomach. In Berk, J. E.: Bockus' Gastroenterology. Saunders, Philadelphia 1985

Eckhout. G. V., O. L. Willbanks, J. T. Moore: Vertical ring gastroplasty for morbid obesity. Five years experience with 1463 patients. Amer. J. Surg. 152 (1986) 713–716

Gazet, J. C.: Surgery for morbid obesity. Curr. Opinion Gastroenterol. 2 (1986) 896–898

Gohel, V. K., I. Laufer: Double-contrast examination of the postoperative stomach. Radiology 129 (1978) 601–607

Gold, R. P., W. B. Seaman: The primary double-contrast examination of the postoperative stomach. Radiology 124 (1977) 297–305

Grimoud, M., G. Moreau, J. Lemozy: Le prolapsus postopératoire transanastomotique de la muqueuse gastrique. Arch. Mal. Appar. dig. 53 (1964) 649–668

Gueller, R., H. A. Shapiro, J. A. Nelson, R. Bush: Suture granulomas simulating tumors – a preventable postgastrectomy complication. Dig. Dis. 21 (1976) 223–228

Halverson, J. D., R. E. Koehler: Gastric bypass: analysis of weight loss and factors determining success. Surgery 90 (1981) 446–455

Hammond, D. I., J. B. Freeman: The radiology of gastroplasty for morbid obesity. J. Canad. Ass. Radiol. 33 (1982) 21–24

Haubrich, W. S.: Sequelae of gastric surgery for peptic ulcer. In Bockus. H. L.: Gastroenterology, 3rd ed. Saunders, Philadelphia 1974

Hietala, S. O., G. G. Ghahremani, A. R. Crampton, M. Wirell: Arteriographic evaluation of postsurgical stomach. Gastrointest. Radiol. 10 (1985) 31–37

Hopens, T., W. H. Schwesinger: Complications of tube gastrostomy: radiologic manifestations. S. med. J. 76 (1983) 9–11

Joosten, F., J. W. Reeders, C. Boetes, P. Yap, H. H. de Boer, G. Rosenbusch: Roentgenologie des Magenstumpfkarzinoms. Fortschr. Röntgenstr. 139 (1983) 8–14

Kay, A. W.: The pyloric antrum and peptic ulceration. Gastroenterology 89 (1958) 282–286

Lawson, E. H., D. L. Whitener: Retrograde jejunogastric intussusception: report of a case. Arch. Surg. 60 (1950) 242–246

Maas, R., H. Vogel: Die Röntgenmorphologie des Magenausgangs nach Pyloroplastikoperationen. Fortschr. Röntgenstr. 137 (1982) 428–433

Mason, E. E.: Vertical banded gastroplasty for obesity. Arch. Surg. 117 (1982) 701–706

Nahum, H., F. Fekete: Radiologie de l'appareil digestif opéré. Masson, Paris 1976 (pp. 41–66)

Ominsky, S. H., A. A. Moss: The postoperative stomach: a comparative study of double-contrast barium examinations and endoscopy. Gastrointest. Radiol. 4 (1979) 17–21

Op den Orth, J. O.: Tubeless hypotonic examination of the afferent loop of the Billroth II stomach. Gastrointest. Radiol. 2 (1977) 1–5

Ott, D. J., H. A. Munitz, D. W. Gelfand, T. G. Lane, W. C. Wu: The sensitivity of radiography of the postoperative stomach. Radiology 144 (1982) 741–743

Poppel, M. H.: Gastric intussusceptions. Radiology 78 (1962) 602–608

Poulos, A., K. Peat, J. G. Lorman, D. R. Hatfield, W. O. Griffen jr.: Gastric operation for the morbidly obese. Amer. J. Roentgenol. 136 (1981) 867–870

Rose, J. D., W. Sirkus: Shrinkage of the gastric antrum following gastroenterostomy. Scot. med. J. 26 (1981) 303–307

Seaman, W. B.: Prolapsed gastric mucosa through a gastrojejunostomy. Amer. J. Roentgenol. 110 (1970) 304–314

Seppala, R. E.: Radiologic evaluation of gastroplasty leaks. Canad. J. Surg. 27 (1984) 130

Smith, H. J., G. Willeford, F. M. Aueron: The esophagus and stomach after proximal gastric vagotomy. Mt Sinai J. Med. 51 (1984) 417–420

Stevenson, G. W.: Postoperative radiology, part 13: technique of examination. In Margulus, A. R., H. J. Burhenne: Alimentary Tract Radiology, 3rd ed. Mosby, St. Louis 1983

Thoeny, R. H., J. R. Hodgson, H. H. Scudamore: The roentgenologic diagnosis of gastrocolic and gastrojejunocolic fistulas. Amer. J. Roentgenol. 83 (1960) 876–881

Toye, D. K. M., J. F. K. Hutton, J. A. Williams: Radiological anatomy after pyloroplasty. Gut 11 (1970) 358–362

Tusckha, O.: Jejunogastric intussusception. J. Amer. med. Ass. 186 (1963) 1092–1093

Vade, A., S. Z. Jafri, F. P. Agha, M. S. Vidyasagar, A. G. Coran: Radiologic evaluation of gastrostomy complications. Amer. J. Roetgenol. 141 (1983) 325–330

Vogel, H.: Pseudotumoren nach Magen- und Dünndarmoperationen. Röntgen-Bl. 32 (1979) 170–180

Windsor, C. W. O.: Gastro-oesophageal reflux after partial gastrectomy. Brit. med. J. 1964/II, 1233–1234

Duodenum

J. O. Op den Orth

Zur Terminologie der Lageangaben

Die Terminologie ist mitunter verwirrend: einmal verstehen sich die Angaben zur Lage von der Röntgenröhre aus, ein andermal vom Film aus gesehen. Um Doppelkontrastuntersuchungen korrekt interpretieren zu können, ist das Verständnis von Schwerkraftphänomenen unerläßlich. Die Nomenklatur dieses Kapitels bezieht sich jeweils auf den dem Röntgentisch am nächsten gelegenen Körperteil.

Anatomie

Allgemeines

Das Duodenum ist der erste Teil des Dünndarms und reicht vom Pylorus bis zur Flexura duodenojejunalis. Der Name bezieht sich auf die Länge, die etwa der Breite von 12 Fingern (25–30 cm) entspricht. Das hufeisenförmige, nach rechts hinten konvexe Duodenum nimmt im oberen Bauchraum eine zentrale Stellung ein. Es hat enge topographische Beziehungen zur Gallenblase und dem Ductus choledochus, Teilen der Leber, dem Pankreas, der rechten Niere, der rechten Kolonflexur, der Aorta und der A. mesenterica superior. Für den Radiologen bietet sich die Aufteilung des Duodenums in drei Abschnitte an.

Erster Abschnitt

Der erste Abschnitt ist aufgrund seiner intraperitonealen Lage frei beweglich; er beginnt am Pylorus und reicht nach rechts hinten bis zur Flexura duodeni superior. Dieser sich unmittelbar an den Pylorus anschließende Teil des Duodenums unterscheidet sich in zweierlei Hinsicht vom übrigen Duodenum.
Erstens sind die einige Millimeter breiten Schleimhautfalten längsgerichtet (Abb. 1). Bei

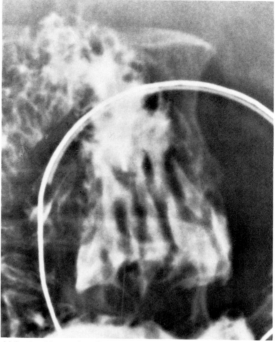

Abb. 1 Normaler Bulbus duodeni. Positivkontrast im Stehen, dosierte Kompression, linke hintere Schrägstellung. Die Schleimhautfalten sind längs orientiert

Prallfüllung dieses Duodenalabschnitts sind die Falten gewöhnlich verstrichen (Abb. 2). Im Gegensatz hierzu verlaufen die Kerckringschen Falten im übrigen Duodenum quer. Sie bleiben auch bei Prallfüllung sichtbar.
Zweitens unterscheidet sich dieser Abschnitt in Muskeltonus und Kontraktionsform vom übrigen Duodenum. Zwischen den systolischen Kontraktionen kommt es zu einer diastolischen Phase,

Abb. 2 Normaler Bulbus duodeni. Doppelkontrast, Rückenlage, linke hintere Schrägstellung. Wenn der Bulbus vollständig entfaltet ist, verstreichen im allgemeinen die Falten. Das samtähnliche Aussehen des Schleimhautreliefs wird durch zahlreiche Zotten hervorgerufen, die in das Bulbuslumen hineinragen. Beachte das Relief der Areae gastricae im distalen Magen und die nicht verstrichenen quer verlaufenden Kerckringschen Falten im postbulbären Duodenum!

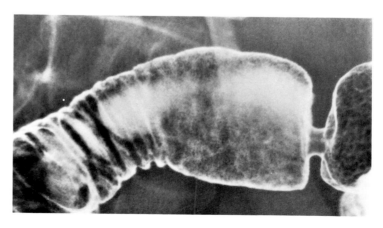

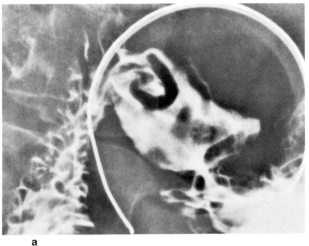

a

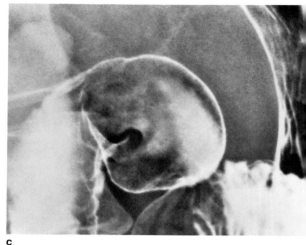

c

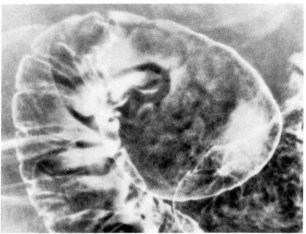

b

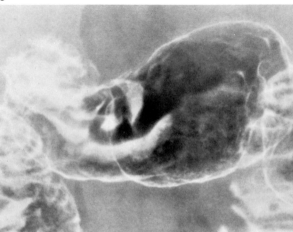

d

Abb. **3a–d** Pseudoläsionen an der Flexur
a Positivkontrast im Stehen, dosierte Kompression, linke hintere Schrägstellung
b–c Doppelkontrast, Rückenlage, linke hintere Schrägstellung. **a–c** Erhabene Läsion mit zentraler Ulzeration imitierende Struktur am unteren Teil der Flexura duodeni superior. Dies ist eine Pseudoläsion

d Ähnliches Bild am oberen Teil eines übergroßen Duodenums als Hinweis darauf, daß diese Pseudoläsion auf einer Verzerrung durch Biegung beruht
Eine Pseudopseudoläsion ist in Abb. **44** zu sehen

während derer dieser Teil schlaff bleibt. Er reicht häufig bis zur Flexura duodeni superior und entspricht somit annähernd dem ersten Abschnitt. In der Radiologie versteht man darunter im allgemeinen den *Bulbus duodeni.*

Mit bloßem Auge erscheint die Duodenalschleimhaut samtartig, verursacht durch eine große Zahl in das Lumen hineinragender Mikrovilli. Gelegentlich gelingt es, diese samtartige Oberfläche auf Doppelkontrastaufnahmen in optimaler Prallfüllung sichtbar zu machen (vgl. Abb. **2, 7b, 16a** u. **30b**).

An der Unterseite der Flexur zwischen Bulbus duodeni und dem absteigenden Teil des Duodenums wird häufig eine *Pseudoläsion* beobachtet,

die eine erhabene Läsion mit zentraler Ulzeration vortäuscht (Burrell u. Toffler 1976, Nelson 1969). Dies entspricht einer Normvariante, die wahrscheinlich durch den bogigen Verlauf zustande kommt (Abb. **3**).

Die normale *Gallenblase,* häufig vor und oberhalb (anterosuperior) des Bulbus duodeni und der Flexura duodeni superior gelegen, verursacht eine glatte Impression dieser Duodenalabschnitte. Da die Gallenblase unter normalen Bedingungen nicht an das Duodenum fixiert ist, ist diese Impression in Abhängigkeit von Schwerkraft, Atmung und Palpation inkonstant (Abb. **4**). Der obere Anteil des Bulbus duodeni hat auch eine Beziehung zur Unterseite der Leber (Abb. **5**). Die nach dorsokaudal reichende Seite des oberen

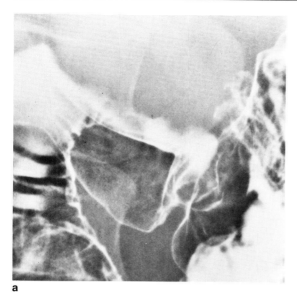

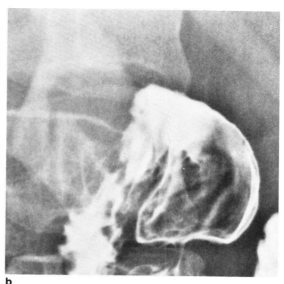

a

b

Abb. **4a** u. **b** Beziehung zwischen Gallenblase und Bulbus duodeni. Doppelkontrast, Rückenlage, linke hintere Schrägstellung
a Der Schatten der Gallenblase imprimiert den kranialen Teil des Bulbus duodeni

b Derselbe Patient einige Sekunden später. Die Gallenblase liegt jetzt über dem lateralen Teil der proximalen Pars descendens. Es besteht keine Verklebung zwischen einer normalen Gallenblase und dem Bulbus duodeni

Teils (der Pars superior) verläuft über den oberen (kranialen) Teil des *Pankreas*kopfes. Der *Ductus choledochus* kreuzt hinter der Spitze des Bulbus duodeni oder unmittelbar postbulbär.

Zweiter oder absteigender Abschnitt

Der zweite oder absteigende Teil des Duodenums verläuft in nahezu vertikaler Richtung von der Flexura duodeni superior zur Flexura duodeni inferior; es liegt dorsal und retroperitoneal und ist deshalb relativ fixiert. Die *Kerckringschen Falten* sind quergerichtet; sie bleiben auch bei vollständiger Prallfüllung sichtbar (Abb. **6–9**). Die *Papillae duodeni* liegen üblicherweise in diesem zweiten Abschnitt.
Die *Papilla duodeni major* (Vateri) ist durchschnittlich 8–10 mm lang. Eine Länge bis zu 1,5 cm kann noch als normal angesehen werden, obwohl auch größere normale Papillen beschrieben wurden (EATON u. FERRUCCI 1973). Diese Papille liegt gewöhnlich an der dorsomedialen Wand dieses Duodenalabschnittes (Abb. **6–8**). In seltenen Fällen (13,1% bei SCHWARTZ u. BIRNBAUM 1962) (Abb. **9**) kann sie im oberen Anteil der Flexura duodeni inferior oder im proximalen Teil der Pars horizontalis liegen. Eine Papilla major im Bulbus duodeni ist extrem selten (DOCHEZ u. HABER 1960, SCHWARTZ u. BIRNBAUM 1962).
Die *Papilla duodeni minor* (Papilla accessoria, Papilla Santorini) liegt kranioventral der Papilla major und ist deshalb an der Vorderwand zu finden. Der Abstand zwischen den beiden beträgt

in anatomischen Präparaten durchschnittlich 18–20 mm (BALDWIN 1911, POPPEL u. Mitarb. 1953). Sie erscheint als flache, einige Millimeter im Durchmesser messende Erhabenheit mit oder ohne zentrale Einsenkung. Mit bloßem Auge ist die Papilla minor bei der Untersuchung der Pars descendens immer zu finden. Ein Lumen ist nicht immer vorhanden. Sie wird in der Aufsicht am deutlichsten sichtbar bei hypotonen Doppelkontrastaufnahmen des Duodenums in Bauchlage

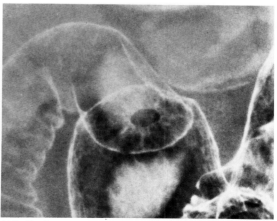

Abb. **5** Beziehung zwischen Leber und Bulbus duodeni. Doppelkontrast, Rückenlage, linke hintere Schrägstellung. Der kraniale Anteil des Bulbus duodeni wird durch eine verkalkte Struktur – einer Hydatidenzyste der Leber – imprimiert. Beachte den offenen Pylorus!

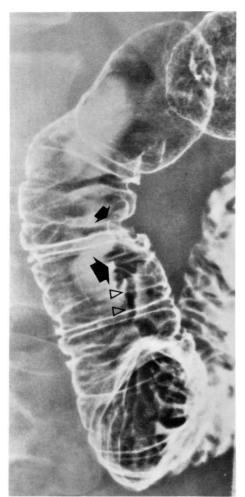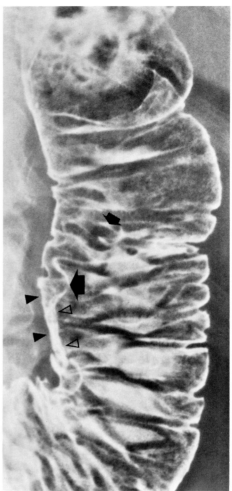

a   **b**

Abb. **6a** u. **b**   Normaler zweiter oder absteigender Duodenalabschnitt
a   Doppelkontrast, Rückenlage, linke hintere Schrägstellung
b   Doppelkontrast, Bauchlage
Papilla major (▶)   Längsfalte (▷)
Papilla minor (▶)   gerades Segment (▶)

(Abb. **6b**, **7** u. **12a**), (OP DEN ORTH 1978), obwohl sie gelegentlich auch im ersten schrägen Durchmesser in Rückenlage zur Darstellung kommt (Abb. **6a**).

FERRUCCI u. Mitarb. (1970) haben auf drei weitere Orientierungspunkte an der Innenseite der Pars descendens duodeni aufmerksam gemacht, die das Auffinden der Papilla major erleichtern, nämlich das *Promontorium*, das *gerade Segment* und die *Längsfalte* (Abb. **6–8**). Das *Promontorium* ist eine lokalisierte Ausbuchtung des Lumens entlang der medialen Kontur des zweiten Duodenalabschnittes (vgl. Abb. **7a** u. **c**). Das Promontorium ist als Orientierungspunkt wichtig, weil die Papilla major darauf oder unmittelbar darunter liegt. Das *gerade Segment* ist ein flaches,

glattes Teilstück der medialen-Duodenalwand, das sich einige Zentimeter distal des Promontoriums erstreckt (vgl. Abb. **6b** u. **7c**); es darf nicht mit einer Impression durch einen Tumor im Pankreaskopf verwechselt werden. Die *Plica longitudinalis* verläuft parallel zum geraden Segment und senkrecht auf die querliegenden Kerckringschen Falten einige Zentimeter distal der Papilla major (vgl. Abb. **6–8**). Meist bereitet es keine Schwierigkeiten, eine oder zwei dieser Strukturen (Promontorium, gerades Segment, Plica longitudinalis) zu identifizieren.

Die dorsolaterale Seite der Pars descendens duodeni hat enge Beziehung zur *rechten Niere*. Sie verursacht häufig eine physiologische Impression (Abb. **10**), die meist atemabhängig ist. In Ausnah-

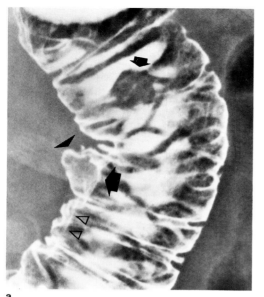

a

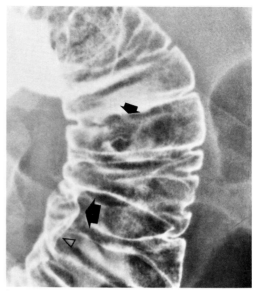

b

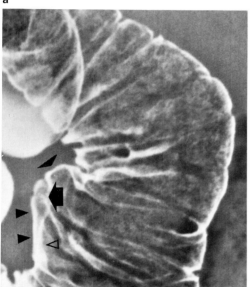

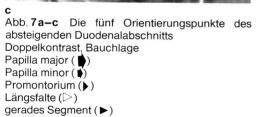

c

Abb. **7a–c** Die fünf Orientierungspunkte des absteigenden Duodenalabschnitts
Doppelkontrast, Bauchlage
Papilla major (⬧)
Papilla minor (⬧)
Promontorium (▶)
Längsfalte (▷)
gerades Segment (▶)

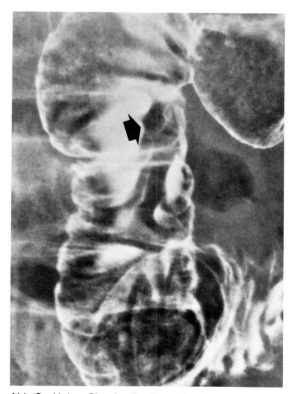

Abb. **8** Hoher Sitz der Papilla major. Doppelkontrast, Rückenlage, linke hintere Schrägstellung. Beachte den hohen Sitz der Papilla major (Pfeil)! Die Plica Longitudinalis – von der Papilla major ausgehend – kommt gut zur Darstellung

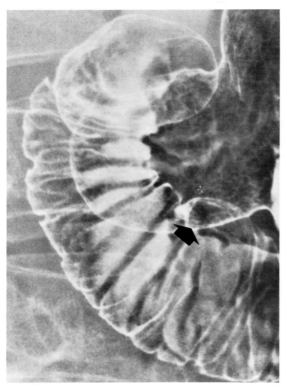

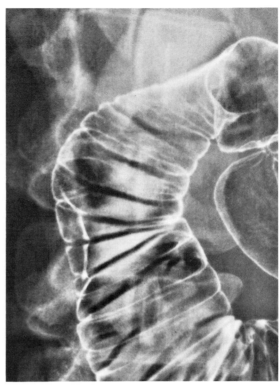

Abb. **9** Tiefer Sitz der Papilla major. Doppelkontrast, Rückenlage, linke hintere Schrägstellung. Die Papilla major (Pfeil) liegt proximal im dritten Duodenalabschnitt

Abb. **10** Beziehung zwischen Gallenblase, rechter Niere und absteigendem Duodenum. Doppelkontrast, Rückenlage, linke hintere Schrägstellung. Die Gallenblase imprimiert leicht den oberen Teil der Flexura duodeni superior. Die Impression am lateralen Anteil der Pars descendens wird aller Wahrscheinlichkeit nach durch eine normale rechte Niere hervorgerufen

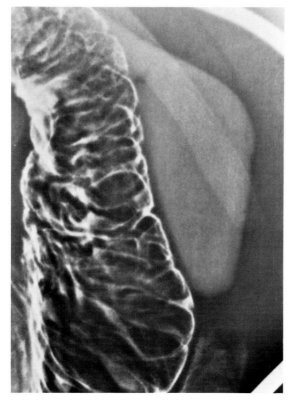

mefällen kann eine laterale Impression der Pars descendens durch die Gallenblase hervorgerufen sein (Abb. **11**). In nächster Nähe des lateralen Randes der Pars descendens liegt die *rechte Kolonflexur*, was eine gegenseitige Impression zur Folge haben kann (Abb. **12**). Die mediale Wand der Pars descendens liegt dem lateralen Rand des *Pankreaskopfes* an.

Abb. **11** Ungewöhnliche Beziehung zwischen Gallenblase und absteigendem Duodenum. Doppelkontrast, Bauchlage. Leichte Impression am lateralen Teil des absteigenden Duodenums. Normalerweise imprimiert die Gallenblase den ersten oder proximalen zweiten Duodenalabschnitt von kranial (vgl. Abb. **4** u. **10**)

Abb. **12a** u. **b** Beziehung zwischen absteigendem Duodenum und rechter Kolonflexur. Doppelkontrast, Bauchlage (verschiedene Patienten). Beachte die enge Beziehung zwischen dem lateralen Teil des zweiten Abschnitts und der kotgefüllten rechten Kolonflexur in **a** und die gegenseitige Impression von absteigendem Duodenum und rechter Kolonflexur in **b**. In **a** kommt die tiefsitzende Papilla major gut zur Darstellung (Pfeil)

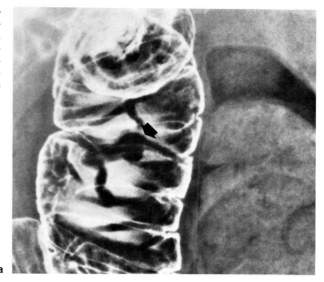

a

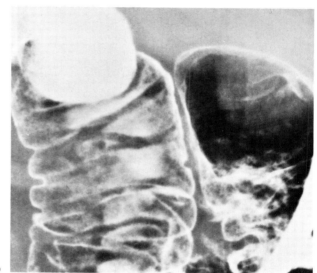

b

Dritter Abschnitt

Der dritte Abschnitt des Duodenums reicht von der Flexura duodeni inferior nach links kranial und ventral bis zur Flexura duodenojejunalis. In seinem Verlauf ist er zunehmend von Peritoneum überzogen. An der Flexura duodenojejunalis, die durch das *Treitzsche Band* fixiert ist, liegt dieser Teil wieder vollständig intraperitoneal. Wie in der Pars descendens verlaufen die Kerckringschen Falten in querer Richtung. Der Oberrand der proximalen Pars horizontalis liegt dem Unterrand des *Pankreaskopfes* an. Weiter distal nimmt der dorsokraniale Rand mit der *Lingula (Processus uncinatus)* des *Pankreas* Kontakt auf. Die *Flexura duodenojejunalis* liegt kaudal des *Pankreaskörpers*. An der Stelle, wo der dritte Duodenalabschnitt zwischen *Aorta* und *A. mesenterica superior* verläuft, ist häufig eine Impression zu sehen (Abb. **13**).

Untersuchungstechnik

Allgemeines

Erster Abschnitt

Wenn der Zustand des Patienten eine ausreichende Kompression erlaubt und der Bariumbrei nicht zu dicht ist, besitzen Positivkontrastaufnahmen mit dosierter Kompression eine hohe Aussagekraft, um Veränderungen darzustellen, die durch Unregelmäßigkeiten der Schleimhaut des Bulbus duodeni bedingt sind. Doppelkontrastaufnahmen in Rückenlage sind im allgemeinen leicht durchzuführen und zeigen oft winzige De-

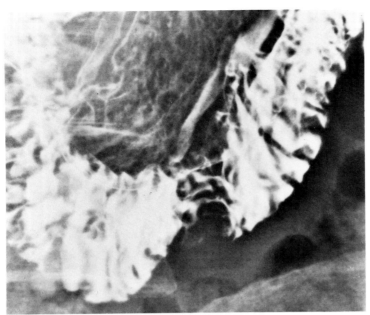

Abb. **13a** u. **b** Impression des dritten Duodenalabschnittes durch die Aorta und die A. mesenterica superior
a   Positivkontrast, Rückenlage
b   Doppelkontrast, Rückenlage
Beachte die physiologische Impression im dritten Duodenalabschnitt, an der Stelle, wo das Duodenum zwischen Aorta und A. mesenterica superior verläuft!
In **a** sieht man einige varioliforme Erosionen im Magen
In **b** stellen sich einige „Kissing Artefakte" an der Stelle der Impression dar

a

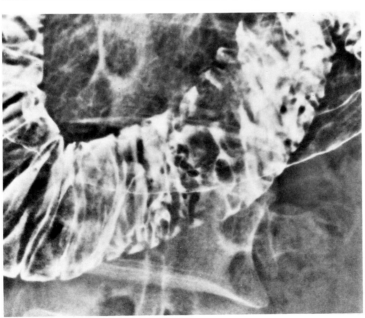

b

tails, die bei Positivkontrastuntersuchungen mit Kompression leicht übersehen werden können. Der Untersucher muß sich jedoch immer vergegenwärtigen, daß eine *Doppelkontrastuntersuchung* des Bulbus duodeni in *Rückenlage,* so schön sie auch sein mag, wichtige Veränderungen an der *Vorderwand verbergen* kann. Die Doppelkontrastaufnahme in Rückenlage läßt auch kleinste Läsionen erkennen, die durch eine Veränderung der Oberfläche der *Bulbushinterwand* bedingt sind. Veränderungen an der *Vorderwand* mit *scharfen steilen Rändern* sind, wenn der Zen-

tralstrahl parallel zu diesen Rändern verläuft, in der Aufsicht am Kontrastmittelbeschlag der senkrechten Anteile dieser Veränderungen zu erkennen (OP DEN ORTH u. PLOEM 1975). Veränderungen an der *Vorderwand* mit *flach abfallenden Rändern* werden übersehen (Abb. **14–16** u. **28**).
Da Duodenalulzera meist an der Bulbusvorderwand liegen und Ulzera mit eher flach abfallenden als scharfen, steilen Rändern nicht ungewöhnlich sind, ist die Doppelkontrastuntersuchung des Bulbus in Rückenlage als alleinige Methode *unzureichend.*

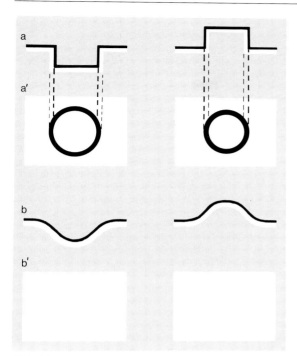

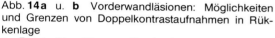

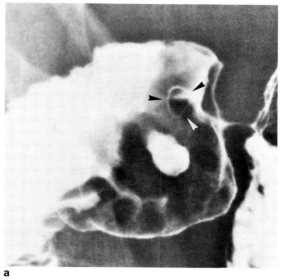

a

Abb. **14a** u. **b** Vorderwandläsionen: Möglichkeiten und Grenzen von Doppelkontrastaufnahmen in Rükkenlage
a Runde Vorwölbung mit scharfen, steilen Rändern an der Vorderwand (links) und runde Einsenkung mit scharfen, steilen Rändern an der Vorderwand (rechts)
a' Hinterwandprojektionen. Beide Läsionen werfen einen Ringschatten
b Vorwölbung mit flach abfallenden Rändern an der Vorderwand (links) und Einsenkung mit flach abfallenden Rändern an der Vorderwand (rechts)
b' Hinterwandprojektion. Beide Veränderungen sieht man auf Doppelkontrastaufnahmen in Rückenlage nicht

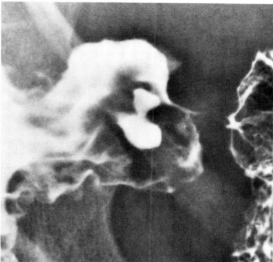

b

Abb. **15a** u. **b** Gute Darstellung einer Vorderwandläsion auf einer Doppelkontrastaufnahme in Rückenlage
a Doppelkontrast, Rückenlage, linke hintere Schrägstellung
b Positivkontrast, Rückenlage, dosierte Kompression, linke hintere Schrägstellung
Zusätzlich zu einer kontrastmittelgefüllten Ulkusnische an der Hinterwand mit einer entzündlichen Randschwellung ist in **a** ein Ringschatten (Pfeile) dargestellt, in den kein Kontrastmittel eingedrungen ist. Es handelt sich um ein zylindrisches Vorderwandulkus, bestätigt in Aufnahme **b** (vgl. Abb. **14**) (derselbe Patient wie in Abb. **27**)

Doppelkontrastaufnahmen des Bulbus in Bauchlage, die eine optimale Darstellung der Vorderwand erlauben, sind bei Routineuntersuchungen schwer zu gewinnen. Deshalb empfiehlt der Autor eine *biphasische* Untersuchung (OP DEN ORTH 1979 b) des Bulbus duodeni mit einer Doppelkontrast- und einer Positivkontrastphase.
Wegen des geringen Muskeltonus des Bulbus während der Diastole ist eine Duodenographie in Hypotonie keine absolute Erfordernis. Andererseits wird die Bulbusuntersuchung durch sie erheblich vereinfacht bei Steigerung der Aussagekraft. Dies gilt besonders dann, wenn der Bulbus deformiert ist (Abb. **17**).

Zweiter oder absteigender Abschnitt

Positive Kontrastaufnahmen mit dosierter Kompression sind für diesen Abschnitt wegen seiner dorsalen Lage meist unergiebig. Der hohe Mus-

keltonus und die lebhafte Peristaltik machen Doppelkontrastaufnahmen ohne Hypotonie nahezu unmöglich. Die *Doppelkontrastduodenographie in Hypotonie ohne Sonde* ist andererseits leicht durchzuführen. Zusätzlich zu Aufnahmen in der linken hinteren Schrägstellung in Rücken-

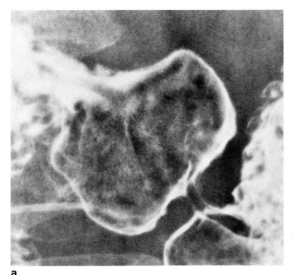

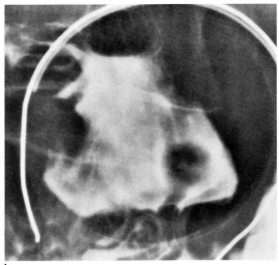

a

Abb. **16a** u. **b**   Nichtdarstellbarkeit einer Vorderwand-läsion durch eine Doppelkontrastaufnahme in Rücken-lage
a   Doppelkontrast, Rückenlage, linke hintere Schräg-stellung
b   Positivkontrast im Stehen, dosierte Kompression, linke hintere Schrägstellung
In **a** sieht man gut das samtartige Mukosarelief der Zot-ten. In **b** kommen zwei Füllungsdefekte zur Darstel-

b

lung. Die Konfiguration läßt auf einen submukösen Ur-sprung schließen. Weil diese Füllungsdefekte auf der Doppelkontrastaufnahme nicht sichtbar sind, muß es sich um Vorderwandläsionen mit abgerundeten Rän-dern handeln. Diese Läsionen werden auf Doppelkon-trastaufnahmen übersehen (vgl. Abb. **14** u. **28**). Die Biopsie ergab eine Hyperplasie der Brunnerschen Drüse

lage sind Aufnahmen in Bauchlage ohne störende Überlagerungen des mit Bariumbrei gefüllten Antrums und der in Doppelkontrasttechnik ge-füllten Duodenalschlinge einfach zu erhalten, wenn zwischen Tisch und Patient ein Kompres-sionskonus oder -löffel geschoben wird (Abb. **18**). Auf diese Weise kommt eine fast ideale Reliefdar-stellung des absteigenden Duodenums zustande.

Im Gegensatz zu der in *biphasischer* Technik durchzuführenden Untersuchung des Bulbus duodeni kann die Untersuchung des zweiten Duodenalabschnitts *monophasisch* ablaufen.

Dritter Abschnitt

Die Untersuchungstechnik für den dritten Duo-denalabschnitt gleicht eher der des übrigen

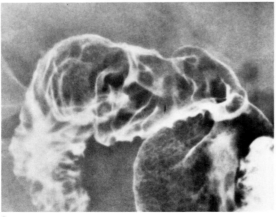

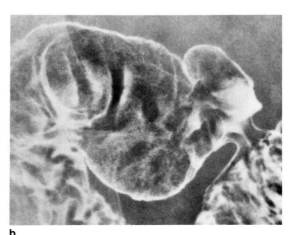

a

Abb. **17a** u. **b**   Bedeutung der medikamentös indu-zierten Hypotonie. Doppelkontrast, Rückenlage, linke hintere Schrägstellung
In **a** sieht man einen leicht deformierten, mäßig ge-dehnten Bulbus

b

In **b** ist es nach Glucagon i.v. zu einer optimalen Aus-dehnung gekommen: Ein Pseudodivertikel und ein Hin-terwandulkus sind sehr gut zu sehen

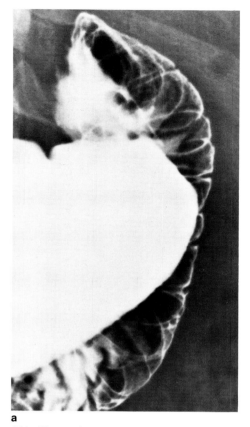 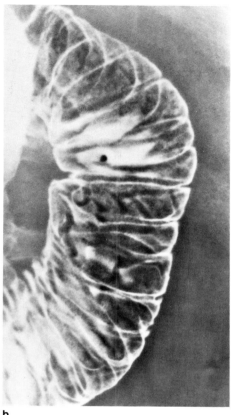

a   b

Abb. **18a** u. **b** Technik der Doppelkontrastuntersuchung des absteigenden Duodenalabschnitts in Bauchlage. Doppelkontrast, Bauchlage
In **a** kommt es zu einer beeinträchtigenden Überlagerung des kontrastmittelgefüllten Antrums und der doppelkontrastgefüllten Duodenalschlinge
In **b** wurde ein Kompressionslöffel zwischen den Patienten und den Tisch geschoben, um diese Abschnitte trennen zu können (der kleine runde Defekt an der Vorderwand des absteigenden Teils war auf mehreren Aufnahmen konstant; wegen seiner Lage könnte es sich um eine sehr kleine Papilla minor handeln

Dünndarms als der des ersten oder zweiten Duodenalabschnitts. Für nähere Angaben dieser Technik wird auf das Kapitel über den Dünndarm verwiesen.

Detaillierte Untersuchungstechnik des Bulbus duodeni und des zweiten oder absteigenden Duodenalabschnitts

Bulbus duodeni

Die Untersuchung schließt sich in der Regel an die biphasische Kontrastmitteluntersuchung des Magens an, wenn noch ausreichend Kontrastmittel und Luft im Magen vorhanden sind. Unmittelbar vor der Magenuntersuchung werden 0,1 mg Glucagon i.v. verabreicht.

Es werden mindestens vier Zielaufnahmen angefertigt:

1. in Bauchlage, in rechter vorderer Schrägstellung ein Kompressionslöffel zwischen Tisch und Patient;
2. u. 3. im Stehen, in rechter und linker hinterer Schrägstellung unter dosierter Kompression;
4. in Rückenlage, in linker hinterer Schrägstellung, Doppelkontrastaufnahmen des Bulbus duodeni.

Zweiter oder absteigender Duodenalabschnitt

Hypotone Duodenographie ohne Sonde

Nach der Untersuchung des Duodenalbulbus wird der Patient in Rechtsseitenlage gebracht. Sollte die Glucagonwirkung schon nachgelassen haben, werden noch 0,5 mg i.v. gegeben, wenn sich eine peristaltische Welle dem Pylorus nähert. Unmittelbar nach Entfernung der Kanüle (der Pylorus hat sich noch nicht geschlossen) wird der

Patient in die linke hintere Schrägstellung gebracht, damit die Luft in das Duodenum gelangen kann. Stellt man bei der Durchleuchtungskontrolle fest, daß dies nicht der Fall ist, weil der Pylorus sich schon geschlossen hat oder das Duodenum sehr vernarbt ist, bittet man den Patienten, kräftig zu husten, was in den meisten Fällen eine Luftfüllung des Duodenums bewirkt. Um einen guten Kontrastmittelbeschlag der Schleimhaut zu erreichen, wird der Patient um nahezu 135° aus der linken hinteren Schrägstellung (Rückenlage) in die Bauchlage und wieder zurück gedreht. Dieser Vorgang wird – wenn nötig – mehrmals wiederholt. Während dieser begrenzten Bewegung kann die Luft aus der Duodenalschlinge wegen ihrer dorsalen Lage nicht entweichen. Anschließend werden Aufnahmen in Rückenlage bei linker hinterer Schrägstellung und in Bauchlage angefertigt (vgl. Abb. **6**). In den meisten Fällen muß zwischen den auf dem Bauch liegenden Patienten und dem Tisch ein Kompressionskonus oder -löffel geschoben werden, um störende Überlagerungen durch ein mit Kontrastmittel gefülltes Antrum und eine in Doppelkontrasttechnik gefüllte Duodenalschlinge zu vermeiden (Abb. **18**). Führt die beschriebene Methode im Falle eines persistierenden Pylorospasmus oder einer abnormalen Lage des absteigenden Duodenum nicht zum gewünschten Erfolg, kann in einer zweiten Sitzung eine hypotone Doppelkontrastduodenographie mit der Sonde durchgeführt werden.

Hypotone Duodenographie mit Sonde

Eine Sonde wird bis zur Flexura duodeni inferior vorgeschoben, und 0,5 mg Glucagon werden i.v. injiziert. Dann werden ungefähr 100 ml Bariumbrei eingebracht und der Patient auf die rechte Seite gedreht. Der Patient dreht sich dann in die linke hintere Schrägstellung zurück; sodann werden 150 ml Luft insuffliert. Im weiteren geht man wie bei der sondenlosen hypotonen Duodenographie vor (s. oben). Da während der oben beschriebenen begrenzten Bewegung keine Luft entweichen kann, können Aufnahmen in Rückenlage bei linker hinterer Schrägstellung und in Bauchlage auch nach Entfernung der Sonde angefertigt werden, womit eine störende Überlagerung von Sonde und absteigendem Duodenum verhindert wird.

Hypotonika

Glucagon ist das Mittel der Wahl zur hypotonen Untersuchung des Gastrointestinaltrakts. 0,1–0,5 mg i.v. genügen in der Regel, obwohl gelegentlich eine Wiederholungsinjektion wegen ungenügender initialer Hypotonie erforderlich ist.

0,1–0,5 mg Glucagon verursachen nur sehr selten Nebenwirkungen, hauptsächlich Nausea und Erbrechen. Relative Kontraindikationen sind das Phäochromozytom und das Insulinom (MILLER 1977, MILLER u. CHERNISH 1980). Medikamente wie Atropinsulfat, Propanthelinbromid (Propanthin), Hyoscin-N-Butyl-Bromid (Buscopan) und Oxyphenoniumbromid (Antrenyl) haben Kontraindikationen. So gilt ein Glaukom als absolute Kontraindikation und eine Prostatahypertrophie oder eine klinisch relevante Herzerkrankung mit Arrhythmie als relative. Nebenwirkungen wie Miktionsverzögerung und Harnverhalt, Trockenheit von Mund, Rachen oder Nasopharynx, verschwommene Nahsicht und Tachykardie wurden angegeben. Daher sind diese Substanzen nicht für jede Routineuntersuchung geeignet.

Anmerkungen zu Technik und Bariumsuspension

Hohe Spannungen (120–150 kV) werden für kurze Belichtungszeiten und Darstellung der Positivkontrast-Kompressionsuntersuchungen benötigt. Niedrigere Spannungen (70–90 kV) erhöhen den Kontrast von Doppelkontrastaufnahmen; bei Verwendung von Verstärkungsfiltern aus seltenen Erden kann wieder eine kurze Belichtungszeit erreicht werden. Da Kompressionsaufnahmen ein wesentlicher Teil bei der Routineuntersuchung des Bulbus duodeni sind, sollte die Bariumsuspension nicht zu dicht sein.

Ulzera

Allgemeines

Die peptische Ulzeration ist die häufigste Erkrankung des Duodenums. Duodenalulzera neigen zur Chronifizierung und zum Rezidiv. Ein Duodenalulkus kann definiert werden als ein über die *Muscularis mucosae hinausreichender Defekt in der Duodenalwand;* es kann umgeben sein von einem entzündlich geschwollenen Randwall. Duodenalulzera – gewöhnlich *rund, oval* oder linear – liegen meist im Bulbus duodeni: an jeder Stelle, aber in der Mehrzahl der Fälle an der Vorderwand (Abb. **19**) (BRANDSTÄTTER u. KRATOCHVIL 1978, GUIEN 1978, KAWAI u. Mitarb. 1973). Jedes peptische Ulkus kann ohne sichtbare Narbe ausheilen; Vernarbungen sind jedoch häufig, wobei es zu einer strahlenförmigen Anordnung der Falten kommt, manchmal mit einer kleinen, zentralen Einsenkung. Während der Vernarbungsphase kann es zur Ausbildung eines oder mehrerer *Pseudodivertikel* kommen (vgl. Abb. **26**), die dem Bulbus ein einem *Kleeblatt* ähnliches Aussehen verleihen können. Vernarbungsprozesse können

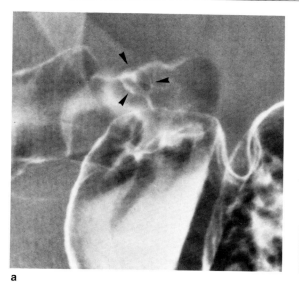

a

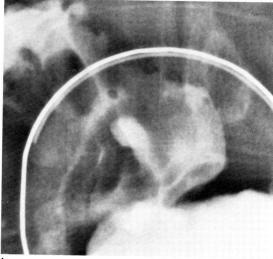

b

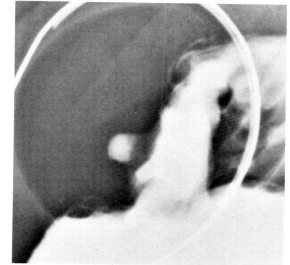

c

Abb. **19 a–c** Vorderwandulkus im Bulbus duodeni
a Doppelkontrast, Rückenlage, linke hintere Schrägstellung
b Positivkontrast im Stehen, dosierte Kompression, linke hintere Schrägstellung
c Positivkontrast im Stehen, dosierte Kompression, rechte hintere Schrägstellung
In **a** wird ein Ringschatten nur undeutlich sichtbar (Pfeile)
In **b** kommt die Ulkusnische gut zur Darstellung. Die Abb. **c** bestätigt, daß es sich um eine Nische an der Vorderwand handelt

letztes Endes zu einer ausgeprägten Deformierung und Schrumpfung des Bulbus führen.

Postbulbäres Ulkus

Postbulbär gelegene peptische Ulzera (Abb. **20**), meist an der medial-proximalen Seite des absteigenden Duodenums gelegen, sind relativ selten (8,4% in einer Studie (von GUIEN 1978). Sie können ein Hinweis auf ein Zollinger-Ellison Syndrom sein.
Peptische postbulbäre Ulzera gehen häufig mit einer Einengung des Duodenallumens einher (Abb. **20 b** u. **c**). *Ringstrikturen* haben wahrscheinlich dieselbe Bedeutung wie eine starre, kleeblattartige Deformierung des Bulbus (BILBAO u. Mitarb. 1971).
Differentialdiagnostisch müssen peptische post-

bulbäre Ulzera von Ulzerationen eines Primärtumors oder einer Metastase, von der Duodenalwand oder angrenzenden Strukturen ausgehend, abgegrenzt werden. Postbulbäre Ulzerationen können ein Hinweis auf das Vorliegen eines Zollinger-Ellison Syndrom sein (Abb. **21**).

„Kissing ulcera"

Es ist nicht ungewöhnlich, daß zwei oder mehr Ulzera im Bulbus duodeni zur gleichen Zeit vorhanden sind. Wenn zwei Ulzera einander an der Vorder- und Hinterwand gegenüberliegen, nennt man sie Kissing ulcera. Überlagerungen von Nischen an der Vorder- und Hinterwand können auf Aufsichtbildern in linker hinterer Schrägstellung zu Fehldeutungen führen. Diese Läsionen lassen sich jedoch bei Profilaufnahmen in rechter

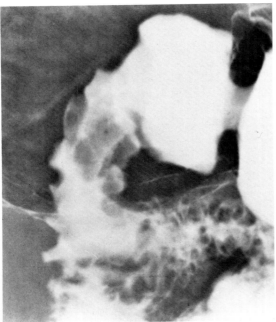

a

Abb. **20a–c**   Postbulbäres Ulkus
a Positivkontrast im Stehen, linke hintere Schrägstellung. Postbuläres Ulkus an der medialen Wand der Pars descendens, endoskopisch bestätigt (aus *J. O. Op den Orth:* The Standard Biphasic-Contrast Examination of the Stomach and Duodenum. Martinus Nijhoff, Boston 1979)
b u. **c** Doppelkontrast, Bauchlage. Striktur des mittleren absteigenden Teils mit Ulkusnische am lateralen Abschnitt

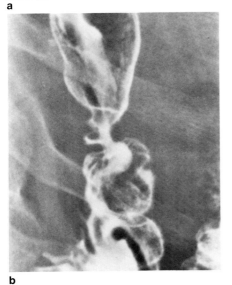

b

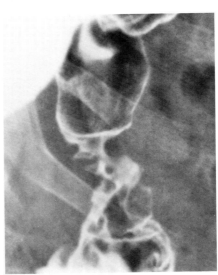

c

hinterer Schrägstellung hervorragend darstellen (Abb. **22**).

Lineares Ulkus

Erst seit kürzerem werden lineare Ulzera (Abb. **23**) häufiger gefunden (26% in einer Studie von SHIRAKABE u. Mitarb. 1978); sie haben eine schlechte Heilungstendenz. Ein lineares Ulkus liegt *quer*, meist in einem nach *einer* oder *zwei* Richtungen (kleeblattartig) *deformierten* Bulbus. Für eine korrekte radiologische Diagnose benötigt man sowohl Positivkontrastaufnahmen bei dosierter Kompression als auch Doppelkontrast-

aufnahmen bei optimal luftgefülltem Duodenum. Nach den Erfahrungen des Autors und auch anderer wird die Darstellung durch eine medikamentös induzierte Hypotonie wesentlich einfacher (BRAVER u. Mitarb. 1979, ROOS u. OP DEN ORTH 1983). Wenn sich aus einem der Ausläufer eines solchen Ulkus ein rundes Ulkus gebildet hat, nennt man diese Formation *„Schlägerulkus"* (Abb. **24**) (LAMBERT u. Mitarb. 1978).

Riesenulkus

Ein sehr großes Ulkus nennt man Riesenulkus. Es ist zweckmäßiger, jedes Ulkus, das den Bulbus

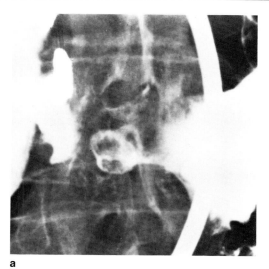

a

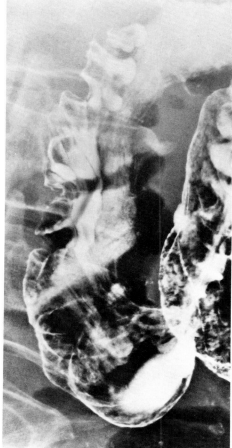

Abb. **21a** u. **b** Ulkus im dritten Duodenalabschnitt beim Zollinger-Ellison Syndrom
a Positivkontrast, Bauchlage. Ulkusnische im
dritten Duodenalabschnitt
b Doppelkontrast, linke hintere Schrägstellung.
Aufgrund einer exzessiven Magensaftproduktion
kam es zu keinem guten Kontrastmittelbeschlag
im Duodenum. Beachte die groben Schleimhautfalten! Eine Ulkusnische an untypischer Stelle ein-
hergehend mit Hypersekretion und plumpen Duodenalschleimhautfalten macht das Vorliegen eines Zollinger-Ellison Syndrom wahrscheinlich.
Die Diagnose wurde durch zusätzliche Untersuchungen bestätigt

b

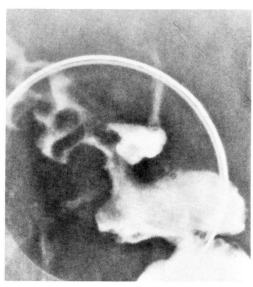

a

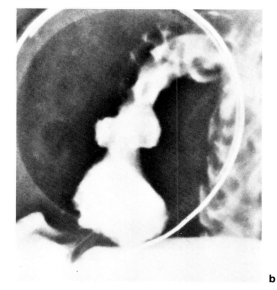

b

Abb. **22a** u. **b**   „Kissing ulcera"
a Positivkontrast im Stehen, dosierte Kompression,
linke hintere Schrägstellung
b Positivkontrast im Stehen, dosierte Kompression,
rechte hintere Schrägstellung
In **a** ein Kontrastmitteldepot von unregelmäßiger Konfiguration. Ulkusnischen sind meist rundlich, oval oder
linear. Diese Konfiguration läßt eine Überlagerung einer Vorder- und Hinterwandnische vermuten
b bestätigt, daß wir es mit einem Vorder- und Hinterwandulkus zu tun haben, sog. „Kissing ulcera"

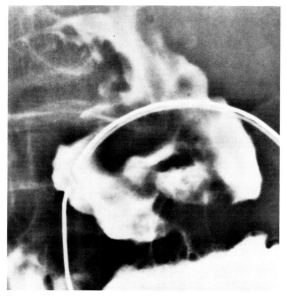

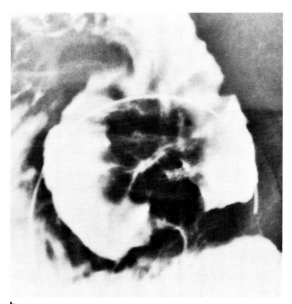

a

Abb. **23 a** u. **b**   Lineare Ulzera

a   Positivkontrast im Stehen, linke hintere Schrägstellung. Zwei Ulkusnischen im Bulbus duodeni. Doppelkontrastaufnahmen in Rückenlage zeigten, daß es sich um je ein Ulkus an der Vorder- und Hinterwand handelte

b

b   Nach achtwöchiger Therapie: jetzt sieht man lineare Nischen von „Kissing ulcera". Eine Wiederholungsuntersuchung mehr als 1 Jahr später zeigte lediglich zwei sehr dünne Linien. Das beweist, daß die linearen Ulkusnischen in **b** floriden Ulzera entsprechen (Lineare Ulkusnarbe vgl. Abb. **26 b**) (aus *A. de Roos, J. O. Op den Orth:* Amer. J. Roentgenol. 140 [1983] 941)

duodeni nahezu oder ganz ausfüllt, als Riesenulkus anzusehen, statt den Durchmesser des Ulkuskraters – willkürlich festgesetzt mit 2 oder 2,5 cm – als Kriterium für ein Riesenulkus heranzuziehen (EISENBERG u. Mitarb. 1978). Ein Riesenul-

kus hat gewöhnlich eine hohe Rate ernsthafter Komplikationen. In den letzten Jahren scheint die Mortalitätsrate durch die Komplikationen gefallen zu sein, wohl dank einer frühzeitigen Diagnose und besseren Therapie. Sie ist jedoch im-

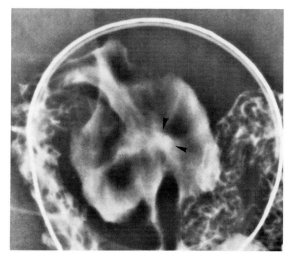

Abb. **24**   Schlägerulkus. Positivkontrast im Stehen, dosierte Kompression, linke hintere Schrägstellung. Quer angeordnetes, lineares Kontrastmitteldepot mit in das Depot einstrahlenden Schleimhautfalten. An einem Ende läßt sich eine rundliche Struktur erkennen (Pfeile). Ein lineares Ulkus mit einem runden Ulkus an einem Ende nennt man Schlägerulkus („Racket-ulcer")

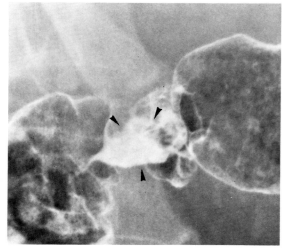

Abb. **25**   Riesenulkus. Doppelkontrast, Rückenlage, linke hintere Schrägstellung. Bariumdepot (Pfeile), das während der Untersuchung konstant blieb. Das Fehlen von Kontraktion und Schleimhautauskleidung weist auf eine Ulkusnische hin. Beachte den ausgeweiteten Pylorus und die postbulbäre Verengung!

mer noch hoch (8–17,5%) (EISENBERG u. Mitarb. 1978, LUMSDEN u. Mitarb. 1970). Ein Riesenulkus kann leicht mit einem unauffälligen oder deformierten Bulbus verwechselt werden. Diese Diagnose ist jedoch leicht zu stellen, wenn dem Radiologen dieser Umstand bekannt ist. Der Bulbus duodeni kontrahiert sich und besitzt eine Schleimhautauskleidung; im Gegensatz hierzu kontrahiert sich ein Krater nicht und hat keine Schleimhautauskleidung. Im Falle eines Riesenulkus ist der Pylorus im allgemeinen *verschmälert;* er kann jedoch auch *erweitert* sein. In den meisten Fällen kommt es zu einer *postulzerösen Verengung* des Duodenums (Abb. **25**).

Akutes Ulkus

1980 hat TREICHEL 3 Fälle einer radiologischen Darstellung von *akuten* oder *Streßulzera* im Duodenum beschrieben. Sie präsentieren sich als ausgedehnte plane, sehr flache Einsenkungen mit scharfen, girlandenartigen Rändern. Die Längsachse dieser Läsionen verlief in der Längsrichtung des Bulbus duodeni. Eine Faltenkonvergenz oder Bulbusdeformierung war nicht zu sehen. Die Veränderungen wurden in Aufsichtaufnahmen in Doppelkontrasttechnik oder unter dosierter Kompression sichtbar.

Ulkusnarbe

Eine Ulkusnarbe kann sich in Form von strahlenförmig angeordneten Falten mit oder ohne zentrale Einsenkung darstellen (Abb. 26). Im Falle eines linearen Ulkus ist diese Einsenkung linear. Liegt eine Einsenkung vor, ist die Differenzierung zwischen einem kleinen floriden Ulkus und einer eingesunkenen Narbe durch radiologische Methoden allein nicht möglich. Nur der Endoskopiker kann ein kleines florides Ulkus von einer re-epithelialisierten Narbe unterscheiden. Aus diesem Grund und weil keine Tendenz zur malignen Entartung gegeben ist, ist eine radiologische Kontrolle eines nachgewiesenen Ulkus als Routinemethode zum objektiven Nachweis der Heilung nicht indiziert. Im allgemeinen gilt das Ver-

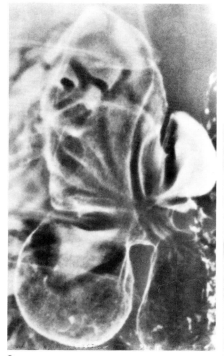
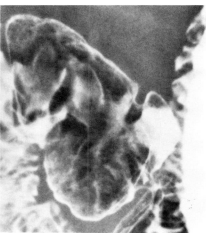

a **b**

Abb. **26a** u. **b** Ulkusnarben

a Doppelkontrast, Rückenlage, linke hintere Schrägstellung. Strahlenförmige Schleimhautfalten ohne zentrale Vertiefung am hinteren Teil des Bulbus duodeni. Bilaterale kleeblattförmige Deformierung. Beachte die beiden Pseudodivertikel! Typische Ulkusnarbe

b Doppelkontrast, Rückenlage, linke hintere Schrägstellung. Querverlaufende verwachsende Linie am hinteren Teil des Bulbus duodeni. Unilaterale Deformierung; man erkennt ein Pseudodivertikel. Lineare Nische, hervorgerufen durch ein florides lineares Ulkus oder eine lineare Narbe. Endoskopisch wurde 2 Wochen später eine lineare Narbe gesichert (B aus *A. de Roos, J. O. Op den Orth:* Amer. J. Roentgenol. 140 [1983] 941)

schwinden von Symptomen unter medikamentöser Therapie als Hinweis für eine Abheilung. Benötigt man einen objektiven Beweis, ist die Duodenoskopie die vernünftigste Methode. Die Vernarbung eines postbulbären Ulkus kann mit einer *Ringstriktur* enden.

Radiologische Diagnose

Wie bei der Diagnose eines Magenulkus beruht die radiologische Diagnose eines Ulcus duodeni auf den Nachweis einer *Nische* oder eines *Kraters*. Auf den „en face" Aufnahmen erkennt man einen Krater (rundlich, oval oder linear) am Kontrastmitteldepot; auf Profilaufnahmen erscheint ein Krater als vorspringender Schatten. Ein Krater als Wanddefekt kontrahiert sich nicht und hat keinen Schleimhautüberzug. Als Krater darf man also nur ein Kontrastmitteldepot oder einen vorspringenden Schatten ohne Mukosarelief ansprechen, die auf mehreren Bildern oder bei Durchleuchtung konstant bleiben.

Doppelkontrastaufnahmen in Rückenlage haben für die Darstellung von Vorderwandulzera einen nur sehr begrenzten Wert (s. auch S. 484).

Ein Vorderwandulkus zeigt sich auf Doppelkontrastaufnahmen in Rückenlage als *Ringschatten* nur, wenn drei Voraussetzungen erfüllt sind (Abb. **27** u. **28**):

1. Die Nische hat zylindrische oder annähernd zylindrische Form.
2. Die Nische ist optimal mit Kontrastbrei ausgeschlagen.

3. Der Zentralstrahl verläuft in der Längsachse des Zylinders.

Ein Ringschatten auf einer Doppelkontrastaufnahme in Rückenlage kann verursacht sein durch eine an der Vorder- oder Hinterwand gelegene zylindrische *Vorwölbung* oder *Einsenkung*. Die Differenzierung einer an der Hinterwand gelegenen Vorwölbung bzw. Einsenkung gelingt, indem man den Bariumbrei an der Hinterwand entlang manipuliert, indem man den Tisch kippt oder den Patienten bewegt. Eine Einsenkung an der Hinterwand stellt sich als bariumgefüllte Nische dar, während die Vorwölbung als Füllungsdefekt sichtbar wird. Liegt die Läsion an der Vorderwand, bleibt die Ringstruktur erhalten. Will man eine an der Vorderwand gelegene Einsenkung von einer Vorwölbung unterscheiden, wird der Patient auf den Bauch gedreht, und es wird entweder ein Kontrastdepot oder ein Füllungsdefekt sichtbar. Meist wird diese Differenzierung erleichtert durch Positivkontrastuntersuchungen unter Kompression. Ein Vorderwandulkus mit überwiegend *abgerundeten Rändern* wird auf Doppelkontrastaufnahmen in Rückenlage oft übersehen (Abb. **28**); es wird jedoch auf Positivkontrastaufnahmen mit Kompression in Rechtsseitenlage oder in linker hinterer Schrägstellung im Stehen leicht zu diagnostizieren sein. Vorderwandulzera sind auch auf Positivkontrastaufnahmen in rechter hinterer Schrägstellung im Stehen zu sehen.

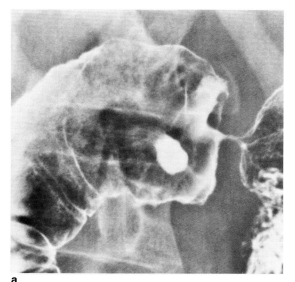

a

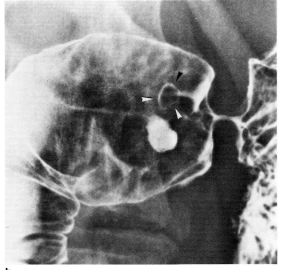

b

Abb. **27 a** u. **b** Grenzen der Doppelkontrastaufnahmen in Rückenlage bei Vorliegen eines Vorderwandulkus im Bulbus duodeni. Doppelkontrast, Rückenlage, linke hintere Schrägstellung

Beide Aufnahmen zeigen eine Kontrastmittelansammlung, hervorgerufen durch eine Hinterwandulkusnische. **b** zeigt zusätzlich einen Ringschatten (Pfeile), den man in **a** nicht sieht, wahrscheinlich weil der Kontrastmittelbeschlag der Nische nicht optimal ist (derselbe Patient wie in Abb. **15**)

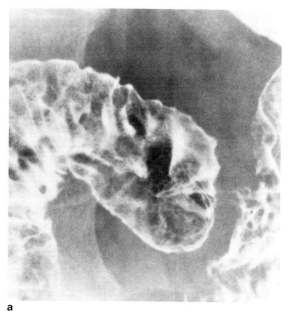

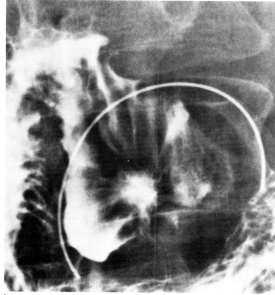

a   b

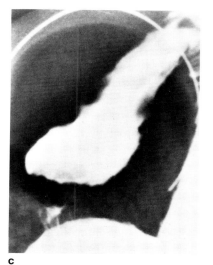

Abb. 28a–c Grenzen von Doppelkontrastaufnahmen im Stehen bei Vorliegen eines Vorderwandulkus im Bulbus duodeni
a Doppelkontrast, Rückenlage, linke hintere Schrägstellung
b Positivkontrast im Stehen, dosierte Kompression, linke hintere Schrägstellung
c Positivkontrast im Stehen, dosierte Kompression, rechte hintere Schrägstellung
In **a** sieht man konvergierende verdickte Hinterwandfalten; eine Ulkusnische stellt sich an der Hinterwand jedoch nicht dar
In **b** wird eine größere Nische sichtbar, die man der Vorderwand zuordnen muß. Diese Lage an der Vorderwand wird durch Abb. **c** bestätigt. **c** zeigt auch die abgerundeten Ränder der Nische. Diese Nische kann also grundsätzlich auf Doppelkontrastaufnahme in Rückenlage bei linker hinterer Schrägstellung nicht zur Darstellung kommen (vgl. Abb. **14**). Ulkusnarbe an der Hinterwand, florides Ulkus an der Vorderwand

c

Die Unterscheidung zwischen einem *Krater* als *Wanddefekt* und einem Divertikel als *Wandaus-stülpung* ist einfach. Obwohl die Form eines Divertikels manchmal ziemlich konstant ist, offenbaren die in den Divertikelhals hineinziehenden Schleimhautfalten die wahre Natur dieser Veränderung (vgl. Abb. **58**).
Ist der Bulbus vernarbt oder deformiert, kann es gelegentlich unmöglich sein, eine Nische darzustellen oder auszuschließen, obwohl die medikamentös induzierte Hypotonie diesbezüglich sehr hilfreich sein kann. In diesen schwierigen Fällen kann die Endoskopie ratsam sein. Man muß sich jedoch vergegenwärtigen, daß auch Endoskopiker bei der Untersuchung stark deformierter Bulbi Schwierigkeiten haben, da es mitunter unmöglich ist, das Gerät in den Bulbus einzuführen.

Komplikationen

Komplikationen von Duodenalulzera sind die *Obstruktion, Blutung* und *Perforation*. Eine Obstruktion läßt sich bei der Röntgenuntersuchung leicht nachweisen. Obwohl einige britische Autoren (FRASER 1978, NOLAN 1980) die Bedeutung der Doppelkontrastuntersuchung zum Nachweis einer Gastrointestinalblutung betonen, wird der endoskopische oder angiographische Nachweis in den meisten Häusern bevorzugt. Eine *freie Perforation* von Bulbusgeschwüren führt zu einem Pneumoperitoneum. Manchmal kann eine gedeckte Perforation nachgewiesen werden, wenn eine gasgefüllte Höhle außerhalb des Bulbus zur Darstellung kommt oder eine solche Höhle sich mit Kontrastmittel füllt (Abb. **29**).

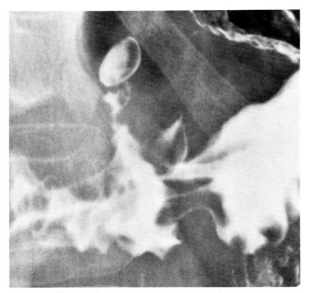

Abb. **29** Gedeckte Perforation. Halb aufgerichtet, linke hintere Schrägstellung. Fistelähnlicher Gang, gefüllt mit Luft und Bariumbrei; zwischen dem oberen Anteil eines stark deformierten Bulbus duodeni und einer kleinen Höhle: gedeckte Perforation eines Ulcus duodeni. Die klinischen Befunde entsprachen dieser Diagnose

Die *maligne Entartung* eines chronischen peptischen Duodenalulkus ist in der Praxis nicht als Komplikation anzusehen. Obwohl vereinzelte Berichte über eine solche Entartung vorliegen, sind Millionen Duodenalulzera sicher nicht entartet.

Duodenitis

Erosionen – erosive Duodenitis

Eine Erosion kann definiert werden als ein *Mukosadefekt, der die Muscularis mucosae nicht penetriert*. Sie kann umgeben sein von einem entzündlich geschwollenen Randwall. Eine Erosion ohne einen solchen Wall nennt man eine *flache* oder *inkomplette* Erosion. Ist sie von einer Schleimhautschwellung umgeben, wird sie als *varioliform, komplett* oder *aphthoid* bezeichnet. Liegen zahlreiche Erosionen vor, spricht man von einer *erosiven Duodenitis*. Erosionen betreffen vorwiegend den Bulbus, kommen aber auch im absteigenden Duodenum vor.

Flache Erosionen imponieren auf Doppelkontrastaufnahmen als winzige Kontrastmittelflekken. Nach der Erfahrung des Autors kommen sie häufig nicht zur Darstellung; andererseits kann eine Ausfällung des Bariumbreis zu einer falsch positiven radiologischen Diagnose führen.

Varioliforme Erosionen erscheinen als winzige Kontrastmittelflecken, umgeben von einem röntgennegativen „Halo", der die radiologische Diagnose erleichtert (Abb. **30**). Varioliforme Erosionen scheinen im Duodenum seltener vorzukommen als im Magen; sie treten mit oder ohne vergleichbare Veränderungen des Magens auf.

Patienten mit einem Morbus Crohn in einem anderen Darmabschnitt zeigen eine hohe Inzidenz von duodenalen Erosionen (aphthoid oder unspezifisch). Epitheloidzellgranulome können bi-

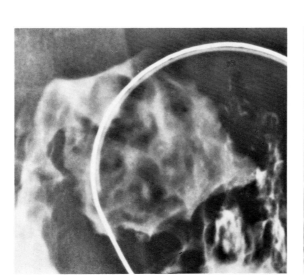

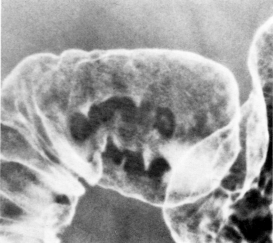

a
Abb. **30a** u. **b**   Varioliforme Erosionen
a   Positivkontrast, im Stehen, dosierte Kompression, linke hintere Schrägstellung
b   Doppelkontrast, Rückenlage, linke hintere Schrägstellung
In **a** kommen mehrere Bariumflecken – umgeben von einem röntgendurchlässigen „Halo" – zur Darstellung.

b
Endoskopisch sah man multiple varioliforme Erosionen. In **b** sieht man mehrere erhabene Läsionen. Eine zeigt zentral einen Kontrastmittelfleck. Endoskopisch zeigten sich bereits abgeheilte varioliforme Erosionen. Beide Patienten wiesen auch multiple varioliforme Erosionen im Magen auf. Die Biopsie ergab unspezifische entzündliche Veränderungen

optisch nur in wenigen solcher Fälle nachgewiesen werden (ARIYAMA u. Mitarb. 1980, ENGELHOLM u. Mitarb. 1978, MAINGUET u. Mitarb. 1978, STEVENSON 1978).
In der Mehrzahl der Fälle sind Erosionen jedoch Ausdruck einer unspezifischen Duodenitis (s. unten).

Morbus Crohn

Nur in einem geringen Prozentsatz der Patienten mit Morbus Crohn ist auch das Duodenum betroffen (LEGGE u. Mitarb. 1970, NUGENT u. Mitarb. 1977, SELLINK u. MILLER 1982). Die Veränderungen reichen von einer Faltenverdickung bis zu ulzeronodulären Läsionen; es können einzelne oder mehrere Strikturen vorkommen (BODART u. PRINGOT 1977, FARMER u. Mitarb. 1972, KOISCHWITZ u. Mitarb. 1976, LEGGE u. Mitarb. 1970, NELSON 1969, NUGENT u. Mitarb. 1977, THOMPSON u. Mitarb. 1975). Ist das Duodenum betroffen, findet man in der Regel auch Veränderungen im restlichen Dünndarm und im Kolon, die oft die Diagnose nahelegen. Zur Diagnose kann auch ein Befall des benachbarten Magenantrum führen, was nicht selten vorkommt. Wie schon im Abschnitt über Erosionen des Duodenums ausgeführt (s. S. 496), treten Erosionen (aphthoid oder unspezifisch) häufig zusammen mit einem Morbus Crohn anderer Darmabschnitte auf.

Tuberkulose

Eine Duodenaltuberkulose ist sehr selten. Sie sollte bei der Differentialdiagnose von stenotischen oder ulzerösen Veränderungen in Betracht gezogen werden. Gelegentlich kann sie als submuköse Schwellung imponieren (BLACK u. CARSKY 1978, TISHLER 1979).

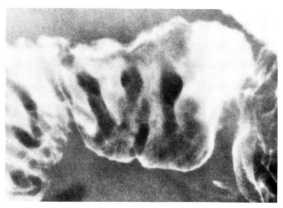

Abb. 31 Unspezifische Duodenitis. Doppelkontrast, Rückenlage, linke hintere Schrägstellung. Geschwollene Schleimhautfalten im Bulbus duodeni, mit der Diagnose einer unspezifischen Duodenitis vereinbar. Endoskopisch und bioptisch handelte es sich um unspezifische entzündliche Veränderungen

Unspezifische Duodenitis

Eine unspezifische Duodenitis findet man häufig, wobei ihre klinische Relevanz noch nicht vollständig verstanden wird. KREUNING (1978) berichtete über eine histopathologische Studie: Eine chronisch unspezifische Duodenitis wurde bei 6 von 50 (12%) gesunden Freiwilligen gefunden, bei allen 24 Patienten (100%) mit Ulcera duodeni und bei 15 von 18 (83%) Patienten mit Dyspepsie ohne Ulkus.
Obwohl Diskrepanzen zwischen den endoskopischen und histologischen Diagnosen bestehen, wird die Diagnose häufig endoskopisch gestellt (2,8–14%) (BRET 1978, FAIVRE u. Mitarb. 1978). In ca. 50% der Fälle liegt eine Duodenitis vom

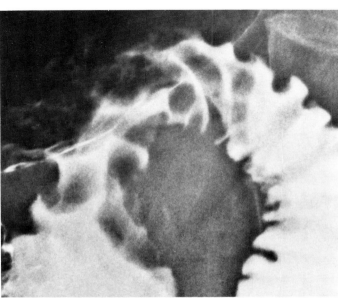

Abb. 32 Unspezifische Duodenitis. Positivkontrast, Bauchlage, rechte vordere Schrägstellung. Extrem geschwollene Schleimhautfalten im apikalen Bulbusabschnitt und im postapikalen Bereich entsprechend einer unspezifischen Duodenitis. Endoskopisch und bioptisch Nachweis unspezifischer entzündlicher Veränderungen

einfachen oder *erythematösen* Typ vor. Farbverän-derungen der Mukosa, die der Radiologe nicht sieht, spielen bei der endoskopischen Diagnose eine wichtige Rolle.

Bei dem zweiten Typ von Duodenitis kann es zu *flachen* oder *varioliformen (aphthoiden) Erosionen* (Abb. **30**), *plumpen Falten* und *polypoiden* oder *pflastersteinartigen* Schleimhautschwellungen kommen (Abb. **31** u. **32**). Diese Veränderungen können im Prinzip radiologisch dargestellt werden, sind aber nicht spezifisch.

Eine unspezifische Duodenitis kann also nicht sicher radiologisch diagnostiziert werden. Man darf sie vermuten, wenn Erosionen, Faltenverplumpungen oder polypoide (pflastersteinartige) Schleimhautschwellungen vorliegen. Erosionen kommen bei unspezifischer Duodenitis und Morbus Crohn vor. Faltenverplumpungen werden auch bei einer Reihe anderer Erkrankungen beobachtet (s. S. 512).

Im Falle polypoider oder pflastersteinartiger Schleimhautschwellungen (Abb. **31**) sollte man in erster Linie an eine *Hyperplasie der Brunnerschen Drüse* denken (vgl. Abb. **38**). Im Falle einer unspezifischen Duodenitis sind diese Schwellungen im allgemeinen glattrandiger als bei einer Brunnerschen Hyperplasie. Außerdem sind sie im Untersuchungsablauf inkonstant (BRET 1978, SCHULMAN 1970). Gelegentlich kommt ein *zentrales Grübchen* oder eine *Kokarde* zur Darstellung (BRET 1978) (s. auch S. 501 f.).

Benigne Tumoren und tumorähnliche Veränderungen

Benigne Tumoren

Benigne Tumoren des Duodenums sind selten. Sie treten überwiegend im proximalen Duodenum auf. In den meisten Fällen benigner Tumoren kann eine endgültige Diagnose röntgenologisch nicht gestellt werden. Sie kann vermutet werden, wenn das Duodenum mitbetroffen ist im Rahmen einer bekannten familiären, adenomatösen, gastrointestinalen Polyposis (Abb. **33**), eines Gardner-, Cronkhite-Canada- oder Peutz-Jeghers-Syndroms.

In den meisten Fällen ist eine endoskopisch gewonnene Biopsie sehr hilfreich. Die am häufigsten vorkommenden benignen Tumoren sind *Adenome (adenomatöse Polypen* und *villöse Adenome), Leiomyome* und *Lipome*. In der radiologischen Literatur wurde auch vereinzelt über *Neurinome* und *Lymphangiome* berichtet (BÖTTGER u. Mitarb. 1973, CHARLES u. Mitarb. 1963, ELLIOTT u. Mitarb. 1966, GRUND u. Mitarb. 1974, STASSA u. KLINGENSMITH III 1969).

Adenomatöse Polypen können gestielt oder breitbasig sein und sind gewöhnlich klein (WOOD 1967). Runde oder lobuläre Polypen als seltene Manifestation von heteroper Magenschleimhaut können einen ähnlichen Befund vortäuschen (Abb. **34**) (s. unten). Villöse Adenome haben eine unterschiedliche Tendenz zur malignen Entartung; sie werden auf S. 502 besprochen. *Leiomyome* können *extraluminal, intramural* oder *endoluminal* wachsen. Endoluminale Leiomyome zeigen häufig *Ulzerationen* (MITTELPUNKT u. Mitarb. 1964, PRINGOT u. BODART 1970, WOOD 1967). Ein kleines *Lipom* erscheint in der Regel als unspezifische runde, polypoide Veränderung. Bei einem

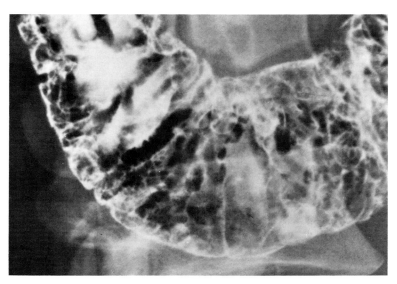

Abb. **33** Duodenalpolypen bei familiärer adenomatöser Polyposis. Doppelkontrast, Rückenlage, linke hintere Schrägstellung. Bei dem Patienten ging eine Kolektomie wegen familiärer adenomatöser Polyposis voraus. Unzählige polypoide Veränderungen im mittleren und unteren Duodenalabschnitt. Histologisch handelte es sich um tubulovillöse Adenome

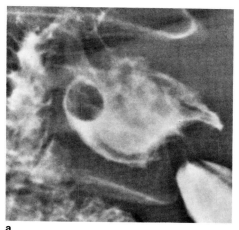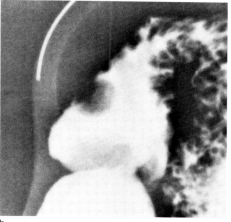

a   **b**

Abb. **34a** u. **b**   Benigner „Tumor" des Bulbus duodeni
a   Positivkontrast im Stehen, dosierte Kompression, linke hintere Schrägstellung
b   Positivkontrast im Stehen, dosierte Kompression, rechte hintere Schrägstellung
Vorderwandpolyp von uncharakteristischem Erscheinungsbild, obwohl ein epithelialer Ursprung wahrscheinlich scheint. Das Bild entspricht einem adenomatösen Polypen. Histologisch wurde jedoch heterotopes Magenepithel nachgewiesen

großen Lipom kann die Röntgenuntersuchung die histologische Diagnose nahelegen. Weil es ein weicher Tumor ist, paßt er sich manchmal dem Duodenallumen an oder verändert seine Form während der Untersuchung.

Tumorähnliche Veränderungen

Durch heterotope Magenschleimhaut verursachte erhabene Veränderungen

Heterotope Magenschleimhaut führt häufig zu erhabenen Veränderungen im Bulbus duodeni. Seit kurzem wurde erkannt, daß sich heterotope Magenschleimhaut relativ häufig als Aussparung mit

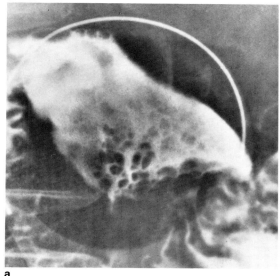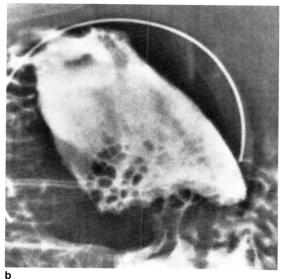

a   **b**

Abb. **35a** u. **b**   Charakteristisches Erscheinungsbild erhabener Läsionen durch heterotope Magenschleimhaut. Positivkontrast im Stehen, dosierte Kompression, linke hintere Schrägstellung. Verschiedene Aufnahmen derselben Untersuchung
Multiple, auf allen Aufnahmen konstant nachweisbare Füllungsdefekte im Bulbus duodeni. Form und Durch-

messer sind jeweils unterschiedlich. Einige Defekte haben eine eher winklige Form. Lokalisation vor allem im juxtapylorischen Bereich. Charakteristische radiologische Zeichen von erhabenen Läsionen bei heterotoper Magenschleimhaut. Dieses Bild zeigte sich auch endoskopisch. Histologisch konnte die Diagnose bestätigt werden

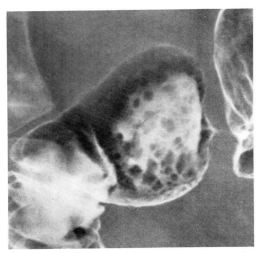

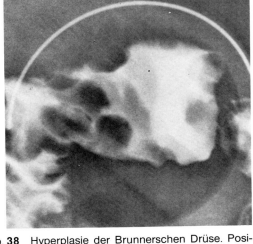

Abb. **36** Charakteristisches Bild erhabener Läsionen durch heterotope Magenschleimhaut. Doppelkontrast, Rückenlage, linke hintere Schrägstellung. Multiple Füllungsdefekte von überwiegend winkliger Form am hinteren Bulbusanteil. Endoskopisch und bioptisch wurde heterotope Magenschleimhaut nachgewiesen (aus *J. O. Op den Orth:* The Standard Biphasic-Contrast Examination of the Stomach and Duodenum. Martinus Nijhoff, Boston 1979)

Abb. **38** Hyperplasie der Brunnerschen Drüse. Positivkontrast im Stehen, linke hintere Schrägstellung. Im Apex des Bulbus duodeni sieht man mehrere eher glatt begrenzte Füllungsdefekte. Diese Veränderungen konnten auch endoskopisch gesehen werden. Histologisch handelte es sich um eine Hyperplasie der Brunnerschen Drüse (aus *J. O. Op den Orth:* The Standard Biphasic-Contrast Examination of the Stomach and Duodenum. Martinus Nijhoff, Boston 1979) (vgl. auch Abb. **16**)

charakteristischen radiologischen Zeichen darstellt (Langkemper u. Mitarb. 1980). Es zeigen sich *multiple, scharfrandige, gelegentlich anguläre Aussparungen.* Sie haben einen Durchmesser von 1–6 mm und verteilen sich in einer oder mehreren Formationen über die Oberfläche des Bulbus, vorwiegend *juxtapylorisch* (Abb. **35** u. **36**). Die Häufigkeit solcher Veränderungen ist noch nicht gesichert. Der Autor beobachtete diese Erscheinungen bei 21 Patienten in einer Serie von 1000 aufeinanderfolgenden Untersuchungen (2,1%).

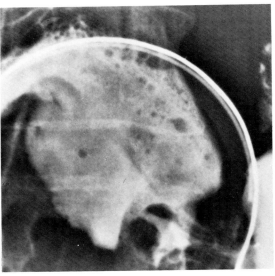

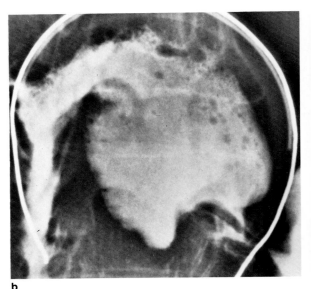

a
Abb. **37 a** u. **b** Schäumendes Material im Bulbus duodeni, wodurch erhabene Läsionen bei heterotoper Magenschleimhaut vorgetäuscht werden. Positivkontrast im Stehen, dosierte Kompression, linke hintere Schrägstellung

b
Auf mehreren Aufnahmen sich verändernde Füllungsdefekte. Mehrere Artefakte durch schäumendes Material im Bulbus duodeni (vgl. Abb. **35**)

Abb. **39** Benigne lymphoide Hyperplasie. Doppelkontrast, Rückenlage, linke hintere Schrägstellung. Multiple rundliche Erhabenheiten, gleichmäßig über die Oberfläche des Duodenums verteilt. Sie variieren kaum in der Größe und sind nicht auf den Bulbus beschränkt. Bioptisch gesicherte benigne lymphoide Hyperplasie (aus *J. O. Op den Orth:* The Standard Biphasic-Contrast Examination of the Stomach and Duodenum. Martinus Nijhoff, Boston 1979)

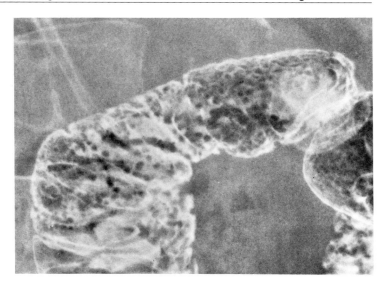

Differentialdiagnostisch muß der Radiologe vor allem *schäumendes Fremdmaterial* in Betracht ziehen, das im Aussehen sehr ähnlich erscheinen kann, sich jedoch in verschiedenen Projektionen jeweils verändert darstellt (Abb. **37**). Bei der *Hyperplasie* der *Brunnerschen Drüse* sind die Aussparungen glatt berandet und nicht angulär. Sie sind gleichmäßig auf der Schleimhautoberfläche verteilt, liegen also nicht überwiegend juxtapylorisch (Abb. **38**). Bei der *benignen lymphoiden Hyperplasie* haben die rundlichen Aussparungen einen einheitlichen Durchmesser von 1–2 mm und sind sehr gleichmäßig über die Duodenaloberfläche verteilt (Abb. **39**). Eine Bevorzugung des juxtapylorischen Bereichs gibt es nicht (vgl. Tab. **1**). In Ausnahmefällen kann heterotope Magenschleimhaut wie ein solitärer lobulärer oder sphärischer Polyp erscheinen, den man ohne eine gezielte Biopsie nicht von anderen benignen Bulbustumoren unterscheiden kann (vgl. Abb. **34**).

Adenom und Hyperplasie der Brunnerschen Drüsen

Ein Adenom der Brunnerschen Drüsen ist normalerweise eine kleine von Duodenalschleimhaut überzogene Vorwölbung, obwohl auch Veränderungen mit einem Durchmesser von mehreren Zentimetern beschrieben wurden (OSBORNE u. Mitarb. 1973). Die Genese ist unklar: Sie wird von einigen als Hamartom, von anderen als Hyperplasie angesehen (MORSON 1976). Liegen multiple Veränderungen vor, spricht man im allgemeinen von einer Hyperplasie der Brunnerschen Drüse (vgl. Abb. **16** u. **38**). Dieser häufige Befund ist gekennzeichnet durch vorgewölbte, *rundliche*, eher *glattrandige* Veränderungen mit einem Durchmesser zwischen *1 mm und 10 mm (Pflastersteine).* Der Durchmesser zeigt im Einzelfall keine große Variationsbreite. Die Veränderungen reichen oft in den zweiten Duodenalabschnitt hinein. In typischen Fällen kann die Diagnose ra-

Tabelle **1**   Differentialdiagnose von multiplen erhabenen Läsionen im Bulbus duodeni

	Heterotope Magenschleimhaut	Hyperplasie der Brunnerschen Drüse	Benigne lymphoide Hyperplasie
Form	scharfrandig, oft ungleichmäßig, normal winklig	glattrandig, eher gleichmäßig, Pflastersteine	eher glattrandig, sehr gleichmäßig, rundlich
Durchmesser	1–6 mm, im Einzelfall nicht gleichförmig	1–10 mm, im Einzelfall normalerweise gleichförmig	1–2 mm, im Einzelfall gleichförmig
Lokalisation	Büschel, vorzugsweise juxtapylorisch	eher gleichmäßig im Bulbus duodeni verteilt, gelegentlich in den absteigenden Abschnitt reichend	sehr gleichmäßig im Bulbus duodeni verteilt, kann in den absteigenden Abschnit reichen
einzeln oder multipel	multipel	eher multipel als einzeln	multipel

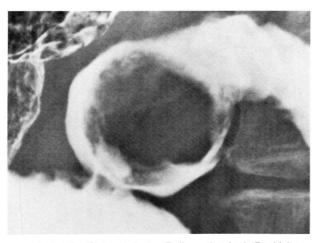

Abb. **40** Gallenstein im Bulbus duodeni. Positivkontrast, Bauchlage, rechte vordere Schrägstellung. Füllungsdefekt im Bulbus duodeni, einen Tumor vortäuschend. Die Anwesenheit von Luft im Gallengangssystem ließ auf die Perforation eines Gallensteines schließen. Der Befund bestätigte sich bei der Operation

diologisch gestellt werden. Differentialdiagnostisch muß auch an polypoide oder pflasterstein-ähnliche Schleimhautschwellungen bei unspezifischer Duodenitis (vgl. Abb. **31**) (s. S. 497 f.), Aussparungen durch heterotope Magenschleimhaut (vgl. Abb. **35** u. **36**) und eine benigne lymphoide Hyperplasie gedacht werden (vgl. Abb. **39** u. Tab. **1**) (s. vorherigen und folgenden Abschnitt).

Benigne lymphoide Hyperplasie

Dieser seltene Befund ist durch überwiegend *multiple, rundliche*, gleichmäßig über die Schleimhautoberfläche verteilte Aussparungen mit einem *einheitlichen Durchmesser* von *1–2 mm* gekennzeichnet. Sie können vom Bulbus bis in die übrigen Anteile des Duodenums reichen (vgl. Abb. **39**). Die Aussparungen sind schärfer begrenzt als in den meisten Fällen von Hyperplasie der Brunnerschen Drüse, was die Differenzierung erleichtert (BÜCKER u. LAAS 1962, FRIK 1954, FRIK u. Mitarb. 1963, GLEECON u. ELLIS 1969). Die Uniformität der Veränderungen schließt im allgemeinen eine Verwechslung mit durch heterotope Magenschleimhaut hervorgerufenen Aussparungen aus (Tab. **1**) (s. die vorherigen Abschnitte).

Heterotopes Pankreasgewebe

Heterotopes Pankreasgewebe ist nach Angaben in der pathologischen Literatur kein sehr seltener Befund. Man findet im allgemeinen ein einzelnes submuköses Knötchen; es kann jedoch auch in jeder anderen Schicht innerhalb oder sogar außerhalb der Darmwand lokalisiert sein.

Heterotopes Pankreasgewebe kann exulzerieren und bluten (WOOD 1967). Eine intramurale Läsion mit Nabelbildung (NICOLAU u. Mitarb. 1983) oder kontrastmittelgefüllte gangähnliche Strukturen (EATON u. FERRUCCI 1973) deuten auf die Diagnose hin. Wegen der intramuralen Lage ist eine endoskopisch gewonnene Biopsie häufig keine große Hilfe bei der Diagnose. Obwohl häufig der Verdacht bestehen kann, wird die Diagnose nur selten zu Lebzeiten gesichert.

Perforierter Gallenstein

Ein perforierter Gallenstein kann gelegentlich einen Duodenaltumor vortäuschen (Abb. **40**). Andere Befunde wie Luft im Gallengang erlauben jedoch im allgemeinen eine korrekte Diagnose.

Tumoren mit unterschiedlichem Malignitätspotential

Das *villöse Adenom* und das *Karzinoid* haben ein variables Malignitätspotential. Das erstere kann bis zu einer beträchtlichen Größe wachsen. Im allgemeinen ist es durch eine *blumenkohl-* oder *seifenblasenartige* Erscheinung charakterisiert, was an die Diagnose denken läßt. Wie im Kolon kommt es häufig zu einer malignen Entartung (Abb. **41**) (MELTZER u. Mitarb. 1966, MILLER u. Mitarb. 1980, RING u. Mitarb. 1972). Das Karzinoid, auch *Argentoaffinom* genannt, ist ein Tumor der gastrointestinalen endokrinen oder APUD- (Amine precursor uptake and decarboxylation-) Zellen, die entweder mit einer karzinoiden Wirkung oder multiplen Karzinoiden des Dünndarmes assoziiert sind. Ein Karzinoid hat in aller Regel eine glatte Oberfläche und ist, wenn es im Duodenum auftritt, vorzugsweise im Bulbus lokalisiert. Das radiologische Bild ist unspezifisch und muß gegen adenomatöse Polypen, Leiomyome, Lipome, Adenome der Brunnerschen Drüse und sphärische Polypen mit heterotoper Magenschleimhaut abgegrenzt werden. Duodenaltumoren mit gastrointestinalen endokrinen Zellen können auch eine Reihe spezifischer Polypeptidhormone einschließlich Gastrin produzieren. Sie sind demnach häufig *ulzerogen* und gehen mit einem *Zollinger-Ellison Syndrom* einher (WEICHERT u. Mitarb. 1971).

Maligne Tumoren

Primäre maligne Duodenaltumoren sind selten. In Anbetracht der sehr niedrigen Inzidenz maligner Dünndarmtumoren kommen sie jedoch im Duodenum relativ häufig vor. Im Gegensatz zu den gutartigen Tumoren, die vorwiegend im proxima-

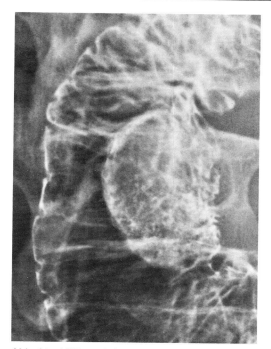

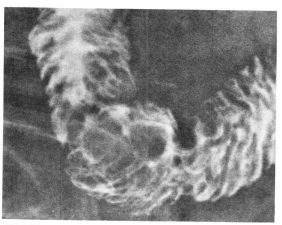

Abb. **42** Adenokarzinom. Rückenlage, linke hintere Schrägstellung. Gelappter Füllungsdefekt in der Flexura duodeni inferior. Bei der Autopsie wurde ein Adenokarzinom bestätigt (aus *J. O. Op den Orth:* The Standard Biphasic-Contrast Examination of the Stomach and Duodenum. Martinus Nijhoff, Boston 1979)

Abb. **41** Villöses Adenom. Doppelkontrast, Rückenlage, linke hintere Schrägstellung. Riesiger Füllungsdefekt an der medialen Wand der Pars descendens mit blumenkohl- oder seifenblasenartigem Erscheinungsbild. Es wurde ein villöses Adenom vermutet, was sich nach der Resektion bestätigte

len Teil des Duodenums lokalisiert sind, liegen sie vor allem peri- und infraampullär. Die primären malignen Duodenaltumoren sind hauptsächlich *Adenokarzinome* oder *Leiomyosarkome;* außerdem kommen regelmäßig auch *maligne* Lymphome vor.

Adenokarzinome erscheinen als *polypoide* (Abb. **42**), stenosierende oder ulzerierende Läsionen. Liegt das Karzinom in der Gegend der Papilla Vateri, kann auch eine histopathologische Untersuchung oft nicht differenzieren, ob dieses Karzinom von der Papilla Vateri, der Ampulla Vateri, dem distalen Teil des Pankreasganges oder des Ductus choledochus, vom Pankreaskopf oder der angrenzenden Duodenalschleimhaut ausgeht. Deshalb wird ein solcher Tumor gemeinhin als *periampulläres Karzinom* bezeichnet (Abb. **43**).

Ein Leiomyosarkom kann im allgemeinen nicht von einem Leiomyom unterschieden werden; es kann das Aussehen eines polypoiden Adenokarzinoms vortäuschen. Die Diagnose liegt nahe, wenn ein Sinus oder eine Fistel vorliegt (OLURIN u. SOLANKE 1968).

Das Wachstumsmuster der *malignen Lymphome* (Abb. **44** u. **56**) ähnelt demjenigen der unteren Dünndarmabschnitte. Eine Knötchenbildung zu-

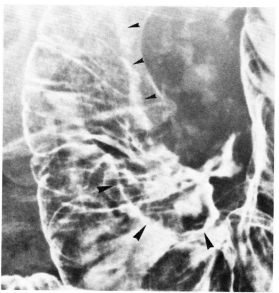

Abb. **43** Periampulläres Adenokarzinom. Doppelkontrast, Rückenlage, linke hintere Schrägstellung. Füllungsdefekt von unregelmäßiger Oberfläche (große Pfeile) an der Stelle im aboralen Teil des absteigenden Teils, wo man die Papilla major erwartet. Reflux von Kontrastmittel in die Ampulle. Unscharf begrenzte Impression (kleine Pfeile) an der Innenseite des proximalen absteigenden Duodenums, die auf der Aufnahme in Bauchlage besser zur Darstellung kam. Bei der Operation fanden sich ein kleines periampulläres Adenokarzinom als Ursache des unregelmäßigen Füllungsdefektes und eine Strukturvermehrung infolge chronischer Pankreatitis als Ursache des unscharf abgegrenzten Füllungsdefektes

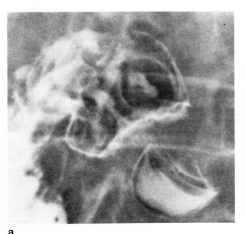
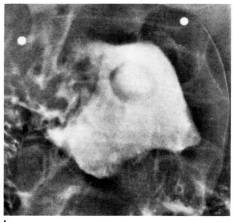

a   **b**
Abb. **44a** u. **b**   Pseudopseudoläsion durch malignes Lymphom
a   Doppelkontrast, Rückenlage, linke hintere Schrägstellung
b   Positivkontrast im Stehen, dosierte Kompression, linke hintere Schrägstellung
Erhabene Läsion mit zentraler Vertiefung im Bulbus duodeni. Eine Beziehung zur Flexura duodeni superior besteht nicht. Deshalb ist es keine Pseudoläsion wie in Abb. **3,** sondern eine Pseudopseudoläsion (Aufnahmen: Dr. *M. P. Chandie Shaw,* Leiden)

sammen mit einer Faltenverplumpung oder einer konstriktiven Veränderung kann auf ein malignes Lymphom hinweisen, muß jedoch von einem *Morbus Crohn* abgegrenzt werden (s. S. 497).
Sekundäre maligne Tumoren des Duodenums gehen oft von benachbarten Organen aus, also dem Pankreas, dem distalen Gallengang oder der Gallenblase, dem Magen, Kolon oder der rechten Niere. Metastasen können dasselbe Wachstumsmuster wie in anderen Dünndarmabschnitten aufweisen (Abb. **45** u. **46**).

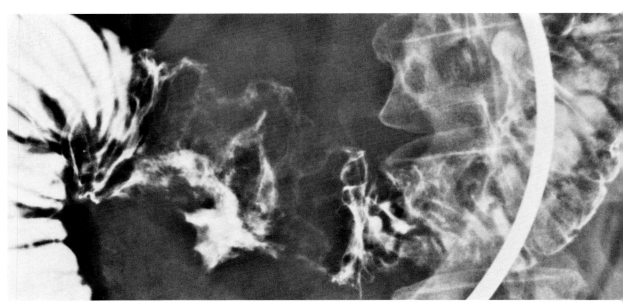

Abb. **45** Maligner Tumor im dritten Duodenalabschnitt. Bauchlage. Stenosierender Tumor, vom oralen Teil des dritten Duodenalabschnittes bis zur Treitzschen Falte reichend. Endoskopisch entnommene Biopsien ergaben ein undifferenziertes Karzinom. Die Befunde waren vereinbar mit der Diagnose eines primären Duodenaltumors oder eines Fremdkarzinoms − per continuitatem wachsend oder metastatisch. Bei der Operation fand sich ein primärer Duodenaltumor

Abb. **46** Karzinommetastase. Doppelkontrast, Rückenlage, linke hintere Schrägstellung. Füllungsdefekt im dritten Duodenalabschnitt, wohl hervorgerufen durch eine submuköse Strukturvermehrung. Bei der Autopsie fanden sich multiple Metastasen eines bronchogenen Karzinoms (aus *J. O. Op den Orth:* The Standard Biphasic-Contrast Examination of the Stomach and Duodenum. Martinus Nijhoff, Boston 1979)

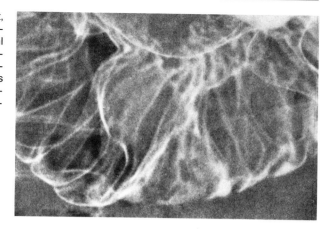

Veränderungen am Duodenum durch Unregelmäßigkeiten angrenzender Organe

Gallenblase und Ductus choledochus

Wie auf S. 478 beschrieben, bewirkt eine normale Gallenblase eine glatte Impression an der *ventro-* *kranialen Oberfläche* des *Bulbus duodeni* und der *Flexura duodeni superior* (vgl. Abb. **4**); gelegentlich ist eine Impression am *lateralen Aspekt* der *Pars descendens* zu beobachten (vgl. Abb. **11**). Eine solche Impression ist – je nach Lage, Respiration bzw. Palpation – inkonstant, weil die normale Gallenblase nicht ans Duodenum fixiert ist.

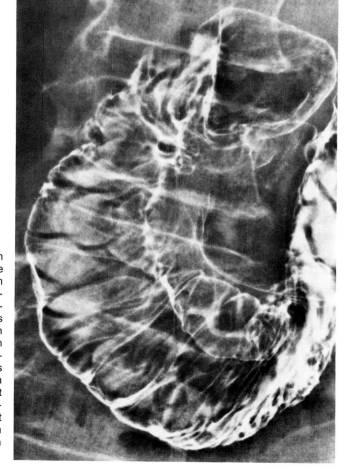

Abb. **47** Impression durch einen erweiterten Gallengang. Doppelkontrast, Rückenlage, linke hintere Schrägstellung. Keilförmige Impression im apikalen Teil des Bulbus duodeni und im unmittelbar anschließenden postbulbären Duodenum. Impression am Oberrand des proximalen Teils des dritten Duodenalabschnittes. Hinweis auf ein Ödem oder eine submuköse tumoröse Infiltration einer distal sitzenden Papilla major. Weitere Untersuchungen zeigten einen erweiterten Ductus choledochus, wodurch auch die verstrichenen Falten medial in dem absteigenden Teil erklärt sind. Bei der Operation fand sich ein kleines Adenokarzinom des distalen Ductus choledochus mit leichter Infiltration der Papilla major. Bei diesem Patienten liegt die Papilla major im proximalen Teil des dritten Duodenalabschnittes

Ein *pericholezystischer Abszeß* kann eine unregelmäßige und – wegen der vorhandenen Anlagerung – konstante Impression an denselben Stellen hervorrufen. In gleicher Weise kann das Duodenum durch vom extrahepatischen Gallengang ausgehende maligne Tumoren imprimiert sein. Diese Tumoren können auch in das Duodenum *penetrieren.*

Ein *eingeklemmter* Stein im *distalen Ductus choledochus* kann zu einem Ödem der Papilla Vateri führen (vgl. Abb. **50** u. **51**), was zu einer charakteristischen Impression am medialen Rand des absteigenden Duodenums, am kranialen Rand der Flexura duodeni inferior oder am proximalen dritten Abschnitt führt (s. S. 507 f.). Ein *erweiterter Ductus choledochus* führt vor allem dann zu einer *glatten Imprimierung* oder einem *Faltenschwund am medialen Rand des absteigenden Duodenum,* wenn die Papilla Vateri im distalen Anteil der Pars descendens oder sogar proximal im dritten Duodenalabschnitt lokalisiert ist (Abb. **47**). Eine Strukturvermehrung im Pankreaskopf kann ein

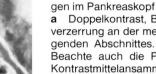

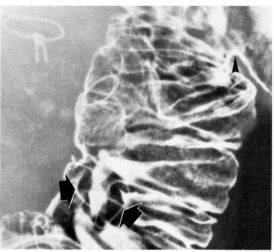

a

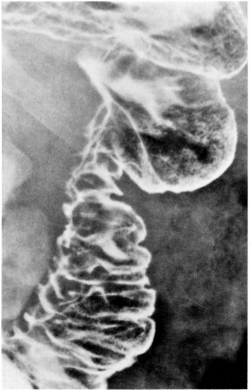

b

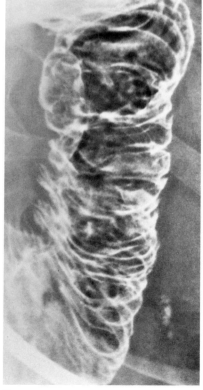

c

Abb. **48a–c** Impression durch Strukturveränderungen im Pankreaskopf
a Doppelkontrast, Bauchlage. Impression mit Faltenverzerrung an der medialen Wand des mittleren absteigenden Abschnittes. Verkalkungen im Pankreaskopf. Beachte auch die Papilla major mit einer zentralen Kontrastmittelansammlung (große Pfeile). Die kleinen Pfeile weisen auf eine Cholezystoduodenostomie. Gesicherte chronische Pankreatitis
b u. **c** Doppelkontrast, Bauchlage. Impression mit Faltenverzerrung an der medialen Wand des absteigenden Teils. In **b** auch eine Impression an der medialen Wand des Bulbus duodeni. In **c** sind die Schleimhautfalten an der medialen Wand des kaudalen Teils des Bulbus duodeni zugespitzt. Bei der Autopsie fanden sich ein Choledochuskarzinom mit Infiltration des Pankreaskopfes und parapankreatische Lymphknotenmetastasen in **b** und ein Pankreaskopfkarzinom in **c**

ähnliches Bild verursachen. Solch ein erweiterter Ductus choledochus führt gelegentlich auch zu einer *schlauch-* oder *keilförmigen Impression* der *Bulbushinterfläche* oder des in *nächster Nähe gelegenen postbulbären Duodenums* (Abb. **47**).

Pankreas

Wie auf den S. 477 ff. beschrieben, stehen der dorsoinferiore Rand des oberen Duodenalabschnittes, der mediale Rand der Pars descendens und der Oberrand des proximalen dritten Abschnittes in enger Beziehung zum *Pankreaskopf.* Strukturveränderungen im Pankreaskopf, die Kontakt zum Duodenum haben, können zu einer Impression der angrenzenden Duodenalabschnitte führen (Abb. **48**). Unserer Erfahrung nach zeigen hypotone Doppelkontrastaufnahmen in Bauchlage diese Veränderungen besser als Doppelkontrastaufnahmen in Rückenlage bei linker hinterer Schrägstellung. Liegt eine Imprimierung des medialen Duodenalrandes vor, müssen auch Veränderungen wie geschwollene retroperitoneale Lymphknoten und ein erweiterter Ductus choledochus in Betracht gezogen werden (s. oben). Andere Befunde bei Pankreaskopferkrankungen können auch eine Knötchenbildung oder spornähnlich veränderte Falten an der medialen Wand der Pars descendens sein.

Ein Pankreaskarzinom kann einen lateralen „Wrap-around"-Defekt (BERANBAUM 1966) im Duodenum bewirken, was nicht immer von einer Einengung des Duodenums durch postbulbär gelegene peptische Ulzera oder einer Pankreatitis differenziert werden kann. Die klassische „umgekehrte 3" oder das „Epsilonzeichen" sieht man auf hypotonen Duodenogrammen nur selten. Es ist im allgemeinen nicht möglich, auf hypotonen Duodenogrammen eine Strukturveränderung im Pankreaskopf *entzündlichen* oder *neoplastischen Ursprungs* voneinander zu unterscheiden. Lediglich ein *Einbruch* oder eine *Faltenzerstörung*, die man selten beobachtet, weisen verläßlich auf ein malignes Geschehen hin.

Mit neueren diagnostischen Fortschritten wie der endoskopischen retrograden Pankreatikocholangiographie, Ultraschall- und CT-Untersuchung hat die hypotone Duodenographie für die Diagnostik von Pankreaskopferkrankungen an Bedeutung verloren. Sie behält jedoch ihren Wert als einfache, nichtinvasive Methode, um kleine Veränderungen unmittelbar dem Duodenum angelagerter Strukturen zu entdecken. Veränderungen des *Pankreaskörpers* führen zu ähnlichen Veränderungen im unteren Duodenalanteil.

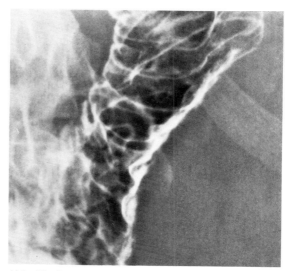

Abb. **49**   Impression durch eine Zyste der rechten Niere. Doppelkontrast, Bauchlage. Impression an der lateralen Wand der Pars descendens. Sonographisch gesicherte Nierenzyste

Rechte Niere und rechte Kolonflexur

Die enge Beziehung zwischen Duodenum, rechter Niere und rechter Kolonflexur spiegelt sich oft in einer Imprimierung der dorsolateralen Wand des absteigenden Duodenums durch die Niere und der lateralen Wand des absteigenden Duodenums durch das Kolon wider (vgl. Abb. **10** u. **12**). Eine Größenzunahme der rechten Niere kann durch eine größere Impression entdeckt werden (Abb. **49**). Die enge Beziehung zwischen der rechten Kolonflexur und dem absteigenden Duodenum zeigt sich auch im Falle einer *duodenokolischen Fistel*, die üblicherweise im Gefolge eines malignen Kolontumors auftritt (vgl. Abb. **62**).

Vergrößerung der Papilla duodeni major

Eine Länge der Papille von *mehr als 1,5 cm* wird gemeinhin als pathologisch angesehen, obwohl auch eine normale Papille größer sein kann. Die Papille ist meist aufgrund eines *Ödems* vergrößert (Abb. **50** u. **51**). Liegt ein Ödem vor, beobachtet man an der Papille eine *glatte Oberfläche*. Eine häufige Ursache für ein Papillenödem ist ein eingeklemmter Stein im distalen Ductus choledochus, aber auch eine *Pankreatitis* oder ein *peptisches Ulkus* können ein Papillenödem verursachen. Ein *selten vorkommender benigner* Tumor oder die *submuköse Infiltration* eines *malignen Tumors* der *Papille* bzw. der *Ampulla Vateri* (vgl. Abb. **47**), der *distale Ductus choledochus* oder eine

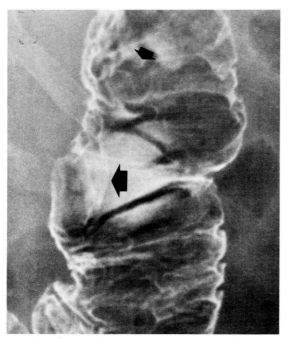

Choledochozele können das Vorliegen eines Papillenödems vortäuschen. Die Differenzierung zwischen einem eingeklemmten Stein und den genannten Erkrankungen kann durch ein Computertomogramm, ein Sonogramm, eine endoskopische retrograde Pankreatikocholangiographie oder eine perkutane transhepatische Cholangiographie erleichtert werden.

Ein *Füllungsdefekt* mit *unregelmäßiger Oberfläche* in der Umgebung der Papilla Vateri ist in hohem Maße verdächtig auf das Vorliegen eines *periampullären Adenokarzinoms* (s. S. 502ff.) (vgl. Abb. **43**).

Abb. **50** Ödem der Papilla major. Doppelkontrast, Bauchlage. Bei diesem Patienten mit Verschlußikterus findet sich ein Füllungsdefekt an der medialen Wand der Pars descendens, der eine ödematöse Papilla major stark vermuten läßt (großer Pfeil). Beachte auch die Papilla minor (kleiner Pfeil)! Bei der endoskopischen retrograden Pankreatikocholangiographie fanden sich Steine im distalen Ductus choledochus, die für das Papillenödem verantwortlich gemacht wurden

Abb. **51a** u. **b** Ödem der Papilla major
a Doppelkontrast, Rückenlage, linke hintere Schrägstellung
b Doppelkontrast, Bauchlage
Glatte Vergrößerung der Papilla major beim Ödem. Große Papilla minor. Die klinischen Befunde ließen einen eingeklemmten Stein im distalen Ductus choledochus vermuten. Bei der Operation fanden sich Konkremente in der Gallenblase, ein erweiterter Ductus choledochus und eine Pankreatitis. Wahrscheinlich ist ein eingeklemmter Stein ins Duodenum abgegangen. Steineinklemmung oder Pankreatitis können ein Papillenödem verursachen

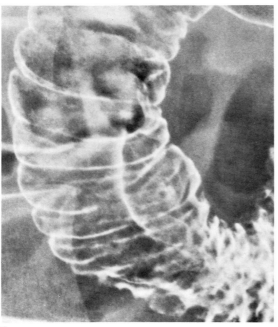

a

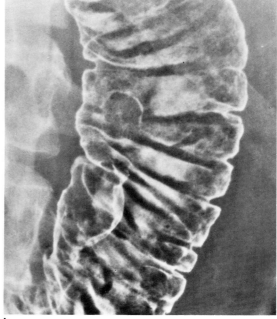

b

Angeborene Stenosen

Innere Stenose

Eine ausbleibende Rekanalisation des fetalen Duodenums führt zu einer Duodenalatresie. Verläuft die Rekanalisation unvollständig, ist ein dünnes *querverlaufendes Septum* oder ein *Diaphragma* die Folge. Dieses Septum kann komplett oder inkomplett sein (Abb. **52**). Eine solche durch Druck aufgeblähte inkomplette Membran wird im allgemeinen als Ursache des *Windhosenduodenums* oder *intraluminalen (Pseudo-)Divertikels* angesehen. Stenosen dieser Art gehen oft mit einem Down-Syndrom einher.

Äußere Stenose

Das *Pancreas anulare* kann eine kongenitale Duodenalstenose von außen hervorrufen. Hierbei umscheidet das Pankreasgewebe das absteigende Duodenum und verursacht so einen stenosierenden Ring. Man kann im allgemeinen einen von außen herrührenden Defekt der lateralen Darmwand erkennen (Abb. **53**). Wie auch die Stenosierungen von innen, tritt das Pancreas anulare häufig beim Down-Syndrom auf (FONKALSRUD u. Mitarb. 1969, FREE u. GERALD 1968, SMITH u. LITTLEWOOD TEELE 1980). Die wichtigste Differentialdiagnose des Pancreasanulare ist die Striktur, hervorgerufen durch *postbulbäre, peptische Ulzera*. Da peptische Ulzera nicht selten zusammen mit einem Pancreas anulare auftreten, kann eine Unterscheidung aufgrund von Kontrastauf-

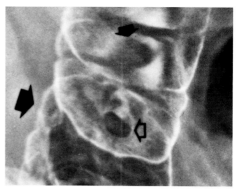

Abb. **52** Duodenales Diaphragma mit irisblendenartiger zentraler Öffnung. Doppelkontrast, Bauchlage. Der offene Pfeil weist auf die zentrale Öffnung des duodenalen Diaphragmas hin. Die Papilla major (großer Pfeil) liegt unterhalb des Diaphragmas; die Papilla minor (kleiner geschlossener Pfeil) liegt oberhalb des Diaphragmas

nahmen allein oft nicht getroffen werden. Hier erlaubt eine endoskopische retrograde Pankreatikocholangiographie die endgültige Diagnose, wenn es gelingt, den Gang im Pancreas anulare nachzuweisen (ANACKER u. Mitarb. 1977, GLAZER u. MARGULIS 1979).

Angeborene peritoneale Duplikaturen (Ladd's) mit Malrotation und Volvulus bei Neugeborenen und Säuglingen sind eine wichtige Ursache von Duodenalobstruktionen von außen. Bei Erwachsenen sind angeborene Bänder radiologisch selten darstellbar (FAEGENBURG u. BOSNIAK 1962, FAIVRE u. Mitarb. 1978).

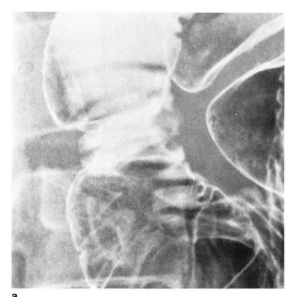

a

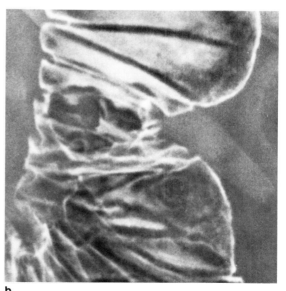

b

Abb. **53 a** u. **b** Pancreas anulare
a Doppelkontrast, Rückenlage, linke hintere Schrägstellung
b Doppelkontrast, Bauchlage
Stenosierender Ring im absteigenden Duodenalab-

schnitt. Der exzentrische laterale Defekt läßt ein Pancreas anulare vermuten, das bei der Operation bestätigt wurde (aus *J. O. Op den Orth:* The Standard Biphasic-Contrast Examination of the Stomach and Duodenum. Martinus Nijhoff, Boston 1979)

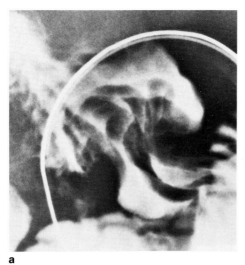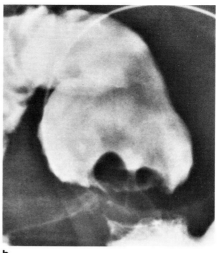

a　　　　　　　　　　　　　　**b**

Abb. **54a** u. **b**　Prolaps der Magenschleimhaut. Positivkontrast, dosierte Kompression, linke hintere Schrägstellung
Zwei Fälle von Magenschleimhautprolaps durch den Pylorus. In **b** zusätzlich eine erhabene Läsion mit zentraler Exkavation wie bei einer varioliformen Erosion (aus *J. O. Op den Orth:* The Standard Biphasic-Contrast Examination of the Stomach and Duodenum. Martinus Nijhoff, Boston 1979)

Verschiedenes

Magenschleimhautprolaps

Ein Prolaps von Magenschleimhaut durch den Pylorus (Abb. 54) kommt sehr häufig vor. Er imponiert als ein schirm- oder pilzartiger Füllungsdefekt an der Basis des Bulbus duodeni. Obwohl die klinische Relevanz eines solchen Prolapses kontrovers beurteilt wird, kann er doch in den meisten Fällen als Normvariante angesehen werden.

Prolaps von polypoiden Magentumoren

Die Diagnose eines Prolapses von polypoiden Magenpolypen ist leicht zu stellen, wenn bei einem vorliegenden Füllungsdefekt im Bulbus duodeni ein Stiel, der durch den Pylorus in den Magen reicht, nachgewiesen wird oder wenn der Tumor während der Untersuchung in den Magen zurückfällt. Hierbei kann es zu Symptomen intermittierender Obstruktion kommen.

Arteria-mesenterica-superior- oder arteriomesenteriales Verschlußsyndrom

Beim *A.-mesenterica-superior-Syndrom* – auch als *arteriomesenteriale Duodenalokklusion* oder *-kompression* bezeichnet – kommt es zu einer (Teil-)Obstruktion des Kontrastmittelflusses an der Stelle, wo der untere Duodenalabschnitt zwischen Aorta und A. mesenterica superior verläuft (s. S. 483). Dieser Befund kann von einer *Dilatation* oder *Pendelbewegungen* des diesem Punkt

vorgelagerten Duodenalabschnittes begleitet sein. Diese Befunde treten in *Rückenlage* am deutlichsten hervor und verschwinden in *Bauch-* oder *Knie-Ellenbogen-Lage.* Über die Pathogenese dieses Syndroms bestehen noch kontroverse Meinungen. Mechanische Faktoren scheinen jedoch eine Rolle zu spielen, weil die Lage des Patienten durch Zug des Mesenteriums am Duodenum und der im allgemeinen dünne Habitus der Betroffenen die Beschwerden beeinflußt. Angeborene Peritonealduplikaturen dürften gleichfalls in der Pathogenese eine Rolle spielen. Das Syndrom wurde bei Frauen mit Anorexia nervosa oder Patienten mit schweren Verbrennungen, gefolgt von einem starken Gewichtsverlust, akuter Pankreatitis, und nach Traumata beobachtet. Es soll auch auftreten nach Anlage von Hüft- oder Rumpfgipsen (Rumpfgipssyndrom) oder Folge einer Traktionsbehandlung zur Skoliosetherapie sein. Schließlich kann eine Stase dieser Art aufgrund einer entzündlichen Darmerkrankung oder Sklerodermie auftreten (BERK u. COULSON 1970, EVARTS u. Mitarb. 1971, FERRUCCI 1974, FRIEDLAND u. Mitarb. 1970, WALLACE u. HOWARD 1973).

Gefäßimpressionen

Gefäßimpressionen können durch Arterien oder Venen hervorgerufen sein. *Gestaute Arkaden* der *A. pancreaticoduodenalis* führen zu Druckaussparungen entlang der medialen Duodenalwand. Eine Impression der lateralen Wand der Pars descendens oder des oralen Randes des Bulbus kann durch eine *geschlängelte, dilatierte, aberrierende*

Abb. 55   „Atrophie" der Falten. Doppelkontrast, Rükkenlage, linke hintere Schrägstellung. Dieser Patient litt
an einer Enterokolitis nach Einnahme von Breitspek-
trumantibiotika. Endoskopisch zeigten sich schwere
entzündliche Veränderungen (aus *J. O. Op den Orth:*
The Standard Biphasic-Contrast Examination of the
Stomach and Duodenum. Martinus Nijhoff, Boston
1979)

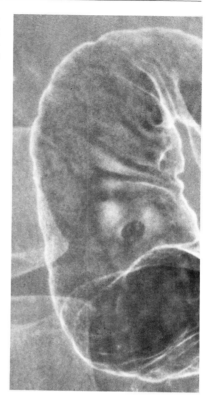

A. hepatica dextra hervorgerufen sein (BAUM u.
Mitarb. 1965, BAUM u. ATHANASOULIS 1973,
SHIMKIN u. PEARSON 1972). *Duodenalvarizen* bei
portaler Hypertension führen gelegentlich zu Im-
pressionen des Duodenums (BATESON 1919, FLE-
MING u. SEAMAN 1968, OLSON u. Mitarb. 1963).

Intramurales Hämatom

Ein intramurales Hämatom imponiert als pathologische Strukturvermehrung mit teilweiser oder
totaler Obstruktion; es kann zusätzlich zu einer
Veränderung der Duodenalschleimhautfalten
kommen. Dieses Bild wurde mit einer *Schrauben-
feder* verglichen (FARMAN u. Mitarb. 1966, IZANT
u. DRUCKER 1964, MAZINGARBE u. FONT 1972,

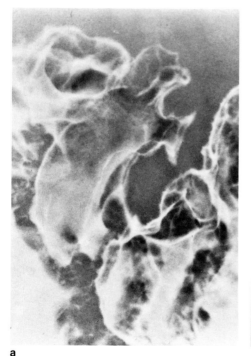

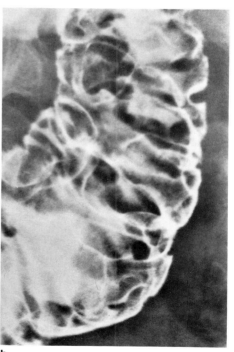

a   b

Abb. 56a u. b   Faltenvergröberung mit Knötchenbildung bei malignem Lymphom
a   Doppelkontrast, Rückenlage, linke hintere Schrägstellung
b   Doppelkontrast, Bauchlage
Grobe Falten und Knötchenbildung im Bulbus duodeni und im absteigenden Teil des Gastrointestinaltraktes bei einem Patienten mit malignem Lymphom (aus *J. O. Op den Orth:* The Standard Biphasic-Contrast Examination of the Stomach and Duodenum. Martinus Nijhoff, Boston
1979)

MINDEL u. KREEL 1968, WARTER u. Mitarb. 1973). Zu einem intramuralen Hämatom im Duodenum kommt es meist nach einem stumpfen Bauchtrauma oder bei Patienten mit Blutungsneigung oder akuter Pankreatitis.

Unregelmäßige Schleimhautfalten

Eine *Atrophie* der Falten (Abb. **55**) wird oft verursacht durch eine Destruktion der Schleimhautoberfläche als Folge einer Entzündung oder einer Durchblutungsstörung (SELLINK u. MILLER 1982). Eine *Faltenverdickung* kann Ausdruck einer Reihe von Erkrankungen sein, einschließlich unspezifischer Duodenitis (vgl. Abb. **31** u. **32**), Zollinger-Ellison Syndrom, Intestinalödem, Morbus Whipple, intestinale Lymphangiektasie, Amyloidose, Morbus Crohn, Adenokarzinom, maligner Lymphome und Parasitenbefall (Giardiasis und Strongyloides stercoralis). Eine *Faltenverdickung* mit *gleichzeitiger Knötchenbildung* kann man bei malignen Lymphomen (Abb. **56**) und M. Crohn beobachten. Veränderungen der Mukosa bei Dünndarmerkrankungen werden im Kapitel „Dünndarm" beschrieben.

Zollinger-Ellison-Syndrom

Beim Zollinger-Ellison-Syndrom kommt es im Bulbus oder weiter distal zu Ulzera (vgl. Abb. **21**), Dilatation, Faltenverplumpung oder Hyperplasie der Brunnerschen Drüse. Liegen postbulbäre Ulzerationen vor, sollte differentialdiagnostisch ein Zollinger-Ellison-Syndrom in Erwägung gezogen werden (CHRISTOFORIDIS u. NELSON 1966, ROSENBUSCH u. Mitarb. 1978).

Divertikel

Divertikel können einzeln oder multipel überall im Duodenum vorkommen, sind aber normalerweise an der *medialen Wand* des *zweiten Abschnitts* anzutreffen (Abb. **58**). Sie sind ein häufiger Befund bei der radiologischen Untersuchung. Die meisten Divertikel gehören wohl zu den erworbenen Pulsionsdivertikeln. Angeborene Divertikel sind selten. Im Bulbus duodeni sind divertikelähnliche Formationen im allgemeinen *Pseudodivertikel*, die durch ein Zusammenziehen der kranialen und/oder kaudalen Wand des Bulbus duodeni infolge postulzeröser Vernarbung (vgl. Abb. **17b** u. **26**) oder nach einer Pyloropla-

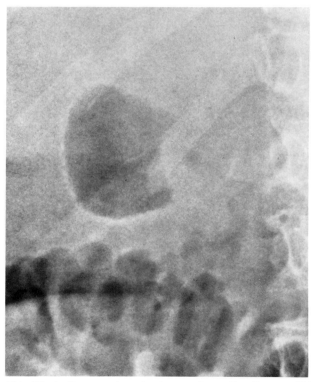

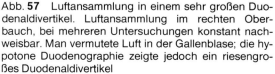

Abb. **57**   Luftansammlung in einem sehr großen Duodenaldivertikel. Luftansammlung im rechten Oberbauch, bei mehreren Untersuchungen konstant nachweisbar. Man vermutete Luft in der Gallenblase; die hypotone Duodenographie zeigte jedoch ein riesengroßes Duodenaldivertikel

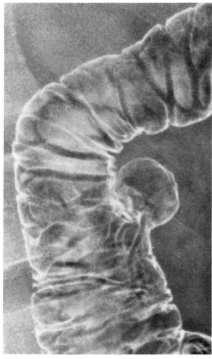

Abb. **58**   Divertikel. Doppelkontrast, Rückenlage, linke hintere Schrägstellung. Divertikel an der medialen Wand des absteigenden Duodenums. Die in den Hals der Ausstülpung einstrahlenden Schleimhautfalten wiesen auf ein Divertikel hin und schließen ein Ulkus aus

Abb. **59** Überlanger zweiter Duodenalabschnitt. Doppelkontrast, Rückenlage, linke
hintere Schrägstellung

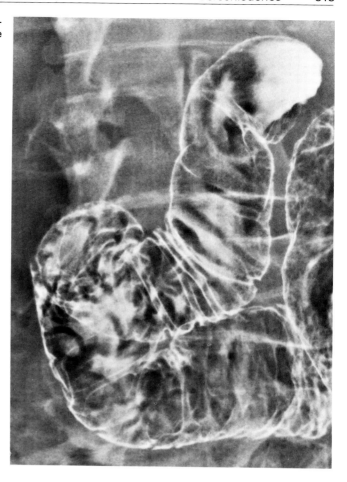

stik (vgl. Abb. **63**) entstanden sind. Auf Abdomenleeraufnahmen kann ein sehr großes oder
Riesendivertikel als pathologische Luft- oder Luft-
Flüssigkeits-Ansammlung in Erscheinung treten
und so das Vorhandensein von Luft in der Gallenblase vortäuschen (Abb. **57**). Hypotone Doppelkontrastaufnahmen zeigen meist das Zusammenlaufen der Schleimhautfalten in den Divertikelhals und erlauben so eine eindeutige Diagnose
und Differenzierung von einer Ulkusnische (vgl.
Abb. **58**). Im allgemeinen haben Divertikel klinisch keine Bedeutung. Als Komplikationen wurden *retroperitoneale Perforationen* und *Blutungen*
beschrieben (MUNNELL u. PRESTON 1966, NEILL
u. THOMPSON 1965, WOLFE u. PEARL 1972).
Bei Divertikeln in Papillennähe kann der Gallen-
oder Pankreasgang im Divertikel enden und so
ätiologisch bei Gallen- und Pankreaserkrankungen Bedeutung gewinnen (COSTOPOULOS u. MIL-
LER 1967, MALL u. SCHMIDT 1976, ROSE 1975,
WILK u. Mitarb. 1973). Ferner können Divertikel
in Papillennähe zu einer Obstruktion des Gallen-
oder Pankreasganges führen (NEILL u. THOMPSON
1965, OP DEN ORTH 1979 b, OSNES u. LÖTVEIT

1976). *Intraluminale (Pseudo-)Divertikel* kommen
nur sehr selten vor (s. S. 509).

Doppelungen

Eine – seltene – Doppelanlage des Duodenums
erscheint im allgemeinen als eine das Duodenum
von außen imprimierende oder obstruierende
Struktur. In den meisten Fällen besteht keine
Verbindung zum Intestinum. Das Schleimhautrelief einer solchen Duodenalduplikation hat Ähn-
lichkeit mit einem Teil des Magen-Darm-Trakts.
Röntgenologisch kann ein ähnliches Bild durch
eine Pankreaspseudozyste hervorgerufen werden
(GROSS u. Mitarb. 1952, GRYNSZPAN u. Mitarb.
1974, INOUYE u. Mitarb. 1965, FASSBENDER u.
Mitarb. 1981).

Formvarianten

Lageänderungen des Duodenums haben üblicherweise ihre Ursache in einer anomalen peritonealen Fixation. Diese Lageänderungen sind relativ häufig und ohne pathologische Bedeutung.
Das Duodenum kann mobil, überlang (Abb. **59**)

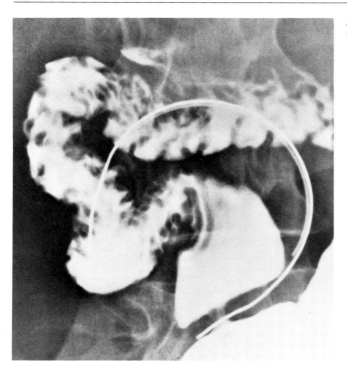

Abb. **60** Invertiertes Duodenum. Positivkontrast im Stehen

oder invertiert (Abb. **60**) sein. Im letzteren Fall ist das distale Duodenum nach kranial geschlagen. Eine anomale Lage des Duodenums kann auch Teil einer Nonrotation des gesamten Dünndarms sein. Hierbei kann durch eine hypotone Duodenographie die normale Information über Strukturveränderungen in angrenzenden Organen nicht erwartet werden.

Fisteln

Duodenalfisteln treten zwischen dem Duodenum und den angrenzenden Hohlorganen auf, d. h. dem Gallenwegssystem, dem Kolon, dem Magen und der rechten Niere.

Duodenobiliäre Fistel

Eine duodenobiliäre Fistel sollte vermutet werden, wenn Luft im Gallengangssystem zu sehen ist. Sie wird bestätigt, wenn bei einer Duodenaluntersuchung eine unphysiologische Verbindung zwischen dem Duodenum und dem Gallengangssystem zur Darstellung kommt, ohne daß bei dem Patienten vorher eine chirurgische Anastomose angelegt wurde. Die Ursache ist im allgemeinen die Perforation eines *Gallensteines* oder eines *Duodenalulkus.* Findet man Luft im Gallengangssystem, kann das auch durch eine *Insuffizienz* des *Sphinkter* Oddi bedingt sein, die bei einer Reihe verschiedener Bedingungen einschließlich vorausgegangener Papillotomie auftritt und in Fäl-

len, bei denen der Ductus choledochus in einem Divertikel endet und wenn die Papilla major durch Vernarbungen in ihrer Nähe (Abb. **61**), einen Tumor oder nach Durchtritt von Choledochussteinen ausgeweitet ist (BARTON u. COCK-SHOTT 1961, EATON u. Mitarb. 1972, MALL u. SCHMIDT 1976, POPPEL u. Mitarb. 1953), beobachtet werden kann.

Duodenokolische Fistel

Eine duodenokolische Fistel entsteht meist im Gefolge eines Karzinoms der rechten Kolonflexur (Abb. **62**), tritt jedoch auch bei benignen Erkrankungen wie Ulcus duodeni, Morbus Crohn. Cholelithiasis, Tuberkulose und Duodenaldivertikeln auf (YASUI u. Mitarb. 1979).

Doppelter Pylorus

Eine Fistel zwischen Duodenum und Magen entsteht meist durch ein penetrierendes Magenulkus und kann aussehen wie ein doppelter Pylorus (RAPPOPORT 1978, TALLMAN u. Mitarb. 1979).

Duodenorenale Fistel

Zu einer duodenorenalen Fistel kommt es entweder durch eine (tuberkulöse) Pyelonephritis oder ein penetrierendes Ulcus duodeni (KING 1950, STOCK 1954).

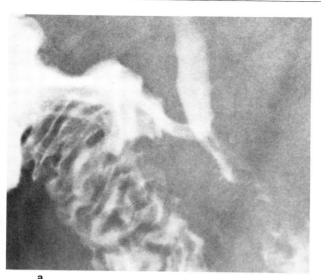

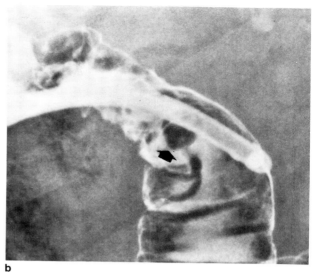

a

Abb. **61 a** u. **b**   Insuffizienz des Sphinkter Oddi
a Positivkontrast, Bauchlage, rechte vordere Schrägstellung
b Doppelkontrast, hypotone Duodenographie nach
Sondierung, Bauchlage, leichte Rechtsseitenlage
In **a** sieht man einen Reflux in den Ductus choledochus. Ein normaler Bulbus duodeni ist nicht zu identifizieren

b

In **b** schien der Bulbus duodeni geschrumpft zu sein,
wahrscheinlich infolge vorausgegangener peptischer
Ulzera. Sehr hoher Sitz der Papilla major (Pfeil). Beachte die Längsfalte! Bei dieser Untersuchung wurde
kein Reflux beobachtet. Aufgeweitete Papilla major,
wohl infolge eines Zugs durch Vernarbung des angrenzenden Bulbus duodeni bei sehr hoch sitzender
Papilla major. Diese weite Papille wurde auch endoskopisch gesehen

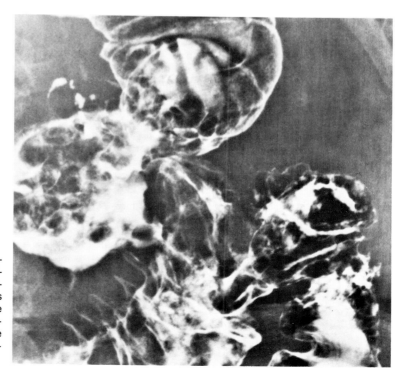

Abb. **62** Duodenokolische Fistel. Doppelkontrast, Bauchlage. Am oberen Bild-
rand sieht man den absteigenden Duodenalabschnitt. Im distalen Teil der Pars
descendens kommen eine tumoröse
Masse und eine Fistel zur rechten Kolonflexur zur Darstellung. Duodenokolische
Fistel bei einem Patienten mit einem Rezidiv eines Kolonkarzinoms

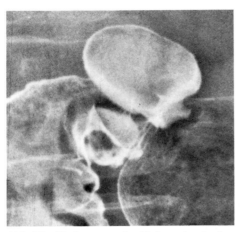

Abb. **63**   Verformung des Bulbus duodeni nach Pyloroplastik. Rückenlage, linke hintere Schrägstellung. Typische Pseudodivertikel des Bulbus nach Pyloroplastik.
Dieses Bild wurde mit „Dackelohren" verglichen

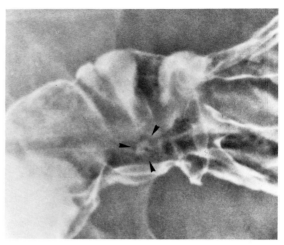

Abb. **65**   Rezidivulkus in einem Pseudobulbus. Rükkenlage, linke hintere Schrägstellung. Pseudobulbus
nach partieller Magenresektion nach Billroth I. Die Pfeile deuten in eine kleine Nische mit konvergierenden
Falten. Endoskopisch wurden einige Wochen später
eine Entzündung sowie die Reste einer Ulkusnische
gesehen

Postoperatives Duodenum

Duodenum nach Pyloroplastik

Eine Pyloroplastik wird oft als Drainageoperation
nach Vagotomie angelegt. Die häufig durchgeführte Pyloroplastik nach Heineke-Mikulicz besteht in einer Längsinzision vom Antrum über
den Pylorus, die anschließend quer verschlossen
wird. Nach einem solchen Eingriff ist der Pylorus
weit und deformiert. Der Bulbus duodeni weist
eine *typische Verformung* auf, die gelegentlich mit
Dackelohren verglichen wird (Abb. **63**). (BURHEN-
NE 1971, GLEECON u. ELLIS 1969, TOYE u. Mitarb.
1970, WILSON u. WEINTRAUB 1966).

Duodenum nach Übernähung

Eine einfache Übernähung nach Perforation eines Ulkus im Bulbus duodeni kann zu einem lokalisierten Füllungsdefekt führen. Diese Fül-

lungsdefekte verschwinden mit der Zeit (BUR-
HENNE 1971, NORBERG 1959, PRÉVÔT 1963). Nach
einer einfachen Übernähung ist es oft unmöglich
zu unterscheiden, ob noch oder wieder eine frische Ulzeration vorliegt. Diesbezüglich kann eine
Duodenoskopie hilfreich sein.

Duodenum nach Billroth-I-Resektion

Unter einer Billroth-I-Resektion versteht man im
allgemeinen eine *partielle distale Magenresektion
mit Gastroduodenostomie* (BURHENNE 1964). Bei
diesem Vorgehen werden ein unterschiedlich großer Teil des aboralen Magens, der Pylorus und
ein unterschiedlich großer Teil des oralen Duodenums entfernt, gefolgt von einer normalen End-
zu-End-Anastomose zwischen dem Magen und

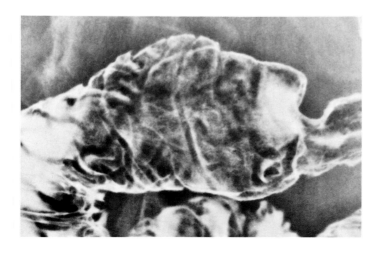

Abb. **64**   Pseudo- oder Neobulbus nach
Billroth-1-Resektion. Rückenlage, linke
hintere Schrägstellung. Pseudo- oder
Neobulbus nach einer partiellen Magenresektion nach Billroth I. Die querverlau-
fenden Kerckringschen Falten erleichtern die Unterscheidung von einem normalen Bulbus duodeni

dem oralen Duodenum. Nach diesem Eingriff bildet das orale Duodenum im allgemeinen einen *Pseudo-* oder *Neobulbus* aus (Abb. **64**). Obwohl behauptet wird, daß das Faltenrelief in einem Pseudobulbus wie in einem normalen Bulbus in Längsrichtung verläuft, haben wir bei unseren Untersuchungen in Hypotonie andere Erfahrungen gemacht. Nach medikamentöser Hypotonie wird oft gar kein Faltenrelief in einem Pseudobulbus sichtbar. Jedoch kommen nicht selten die *transversalen Kerckringschen Falten* leicht zur Darstellung, die eine Identifizierung der stattgehabten Operation erleichtern (Abb. **64**).

Für die Diagnose eines *Rezidivulkus* (Abb. **65**) in einem Pseudobulbus gelten dieselben Kriterien wie für ein Ulkus in einem nichtoperierten Bulbus. Nicht selten treten andererseits *Pseudoulzera* in Anastomosennähe eines Pseudobulbus auf, wenn es zu Kontrastmitteldepots an Stellen kommt, wo das Schleimhautrelief als Operationsfolge verzogen ist (Abb. **66**) (OP DEN ORTH 1979 a).

Ein *postoperativ auftretender gastroduodenaler Schleimhautprolaps* ist relativ selten. Blutungen und Teilobstruktionen können die Folge sein. Meist ist die Kenntnis dieses Zustandes für die Diagnose ausreichend. Liegt eine ausgeprägte Strukturveränderung vor, kann eine endoskopisch zu gewinnende Biopsie zum Ausschluß eines Malignoms nötig sein (Abb. **67**) (GRIMOUD u. Mitarb. 1964, KING 1950, SEAMAN 1970, SHANE u. Mitarb. 1969).

Die Röntgenuntersuchung eines nach Billroth I operierten Magens gleicht der des nicht operierten Duodenums.

Duodenum nach Billroth-II-Resektion

Unter einer Billroth-II-Resektion versteht man jede *partielle aborale Magenresektion mit Gastrojejunostomie* (BURHENNE). Bei der Operation wer-

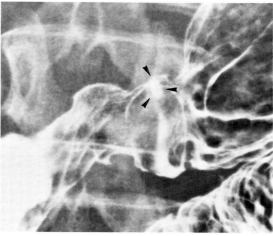

Abb. **66** Pseudoulkus in einem Pseudobulbus. Doppelkontrast, Rückenlage, linke hintere Schrägstellung. Pseudobulbus nach partieller Magenresektion nach Billroth I. Die Pfeile bezeichnen eine Kontrastmittelansammlung, die konstant nachweisbar war. Sie war auch auf Aufnahmen unter dosierter Kompression zu sehen. Endoskopisch wurde weder ein Ulkus noch ein Ulkusrest gefunden. Pseudoulzera stellen sich in einem Pseudobulbus dar, wenn sich Kontrastmittel an Stellen ansammelt, wo das Mukosarelief infolge der Operation verzerrt ist

den unterschiedlich große Teile des aboralen Magens, der Pylorus und unterschiedlich große Teile des oralen Duodenum reseziert. Anschließend wird meist eine *Rechts-links-*(auf den Verlauf des Jejunums bezogen)End-zu-Seit-Anastomose zwischen Magenstumpf und Jejunum angelegt.

Die Untersuchung der zuführenden Schlinge nach einer Billroth-II-Resektion – bestehend aus dem blinden Duodenalstumpf, dem Duodenalrest und dem oralen Jejunumstück – gleicht derjenigen des nicht operierten Duodenums (s. S. 483 ff.). Der Autor hat die Erfahrung gemacht, daß

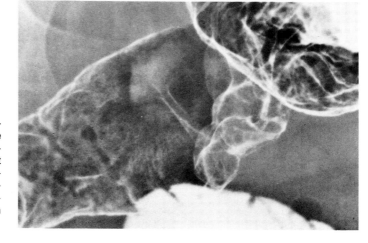

Abb. **67** Gastroduodenaler Schleimhautprolaps. Rückenlage, linke hintere Schrägstellung. Jahrzehnte nach partieller Magenresektion nach Billroth I kommt eine Veränderung an der großen Kurvatur der Anastomose und im Pseudobulbus zur Darstellung: Magenschleimhautprolaps, gastroskopisch und bioptisch gesichert

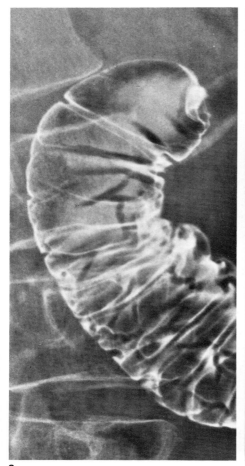
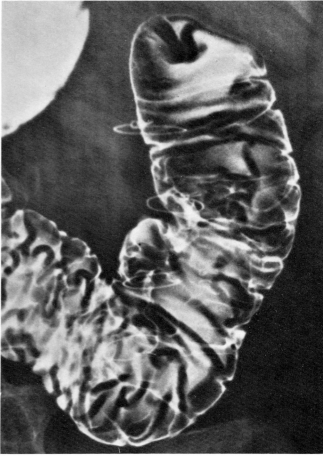

a   **b**

Abb. **68a** u. **b** Normale zuführende Schlinge nach partieller Magensekretion nach Billroth II
a Doppelkontrast, Rückenlage, linke hintere Schrägstellung

b Doppelkontrast, Bauchlage
Der eingestülpte Stumpf ist schön dargestellt (aus *J. O. Op den Orth*, Gastrointest. Radiol. 2 [1977] 1)

eine relativ hohe Dosis von 0,5 mg Glucagon benötigt wird, um eine ausreichende Hypotonie und Füllung der zuführenden Schlinge zu erreichen (OP DEN ORTH 1977). Nach der Untersuchung des Magenstumpfes dreht sich der Patient auf die rechte Seite, trinkt noch einmal Kontrastbrei und bekommt zusätzlich ein Quellmittel. Häufig fließt der Kontrastbrei spontan in die zuführende Schlinge an die Spitze des Duodenums. Ist dies nicht der Fall, kann Husten hilfreich sein. Sobald man sieht, daß Bariumbrei in das Duodenum übertritt, wird der Patient schnell über die linke Seite in Rückenlage gebracht, damit die Luft in das Duodenum eintreten kann. Um einen guten Kontrastmittelbeschlag der Mukosa zu erhalten, wird der Patient um ca. 135° zwischen der linken hinteren Schrägstellung in Rückenlage und Bauchlage gedreht. Dann werden Aufnahmen in Bauchlage und hinterer linker Schrägstellung in Rückenlage gemacht (Abb. **68**). Mit dieser Me-

thode kann in der Mehrzahl der Fälle der zuführende Schenkel gut dargestellt werden. Wenn die Untersuchung ohne Sonde nicht durchführbar ist, sollte versucht werden, den zuführenden Schenkel *selektiv zu sondieren*. Wir haben jedoch die Erfahrung gemacht, daß auch der Versuch einer selektiven Darstellung meist erfolglos bleibt, wenn eine Untersuchung ohne Sonde nicht durchführbar war. Das kann an anatomischen Gegebenheiten liegen: Eine scharfe Biegung in der zuführenden Schlinge oder eine leichte Invagination derselben in den Magenstumpf behindern den freien Fluß des Kontrastmittels und der Luft und damit auch den Durchtritt einer Sonde (Abb. **69**). Dann sollte eine endoskopische Untersuchung versucht werden.

Im *Duodenalstumpf* nach einer Billroth-II-Resektion beobachtet man *typische Defekte*. Sie sind hervorgerufen durch den eingestülpten Stumpf

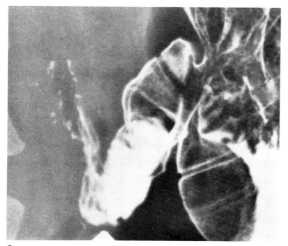

a

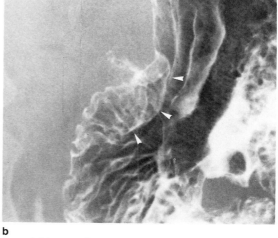

b

Abb. **69a** u. **b** Gründe für die Unmöglichkeit der Sondenlosen hypotonen Untersuchung der zuführenden Schlinge nach Billroth-II-Resektion. Doppelkontrast, Rückenlage

In **a** sieht man einen scharfen Knick in der zuführenden Schlinge und in **b** eine leichte Invagination (Pfeile) der zuführenden Schlinge im Magenstumpf, gastroskopisch bestätigt

mit oder ohne postoperatives Ödem oder ein Fremdkörpergranulom (Abb. **68, 70** u. **71**). Obwohl diese Veränderungen im allgemeinen keine klinische Bedeutung haben, sind sie für den Radiologen nützlich für den Nachweis, einen verschlossenen Duodenalstumpf komplett gefüllt zu haben, was für den Ausschluß eines zurückgebliebenen Antrumrestes entscheidend ist. Bei Vorliegen von Antrumresten ist die Ulkusrezidivrate hoch (BENEVENTANO u. Mitarb. 1973, BURHENNE

1967, DUNLAP u. Mitarb. 1975). Die Diagnose kann vermutet werden, wenn bei der Untersuchung ein vollständiger Bulbus duodeni ohne – durch einen invertierten Stumpf oder ein Fremdkörpergranulom hervorgerufenen – Füllungsdefekt nachweisbar ist. Die Untersuchung sollte dann fortgesetzt, und unter allen Umständen sollte geprüft werden, ob ein Kontrastmittelreflux vom Duodenum durch den Pylorus ins Antrum vorliegt (Abb. **72**). Gelegentlich weist die Spitze

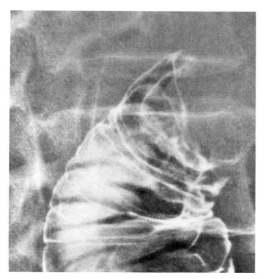

Abb. **70** Eingestülpter Stumpf und postoperatives Ödem. Doppelkontrast, Rückenlage, linke hintere Schrägstellung. 10 Tage nach einer Billroth-II-Resektion sieht man einen Füllungsdefekt an der Spitze der zuführenden Schlinge, hervorgerufen durch einen eingestülpten Stumpf und ein postoperatives Ödem

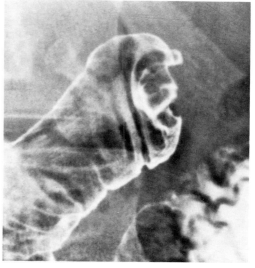

Abb. **71** Eingestülpter Stumpf. Doppelkontrast, Rückenlage, linke hintere Schrägstellung. Füllungsdefekt an der Spitze der zuführenden Schlinge, 2 Jahre nach Billroth-II-Resektion, hervorgerufen durch einen eingestülpten Stumpf

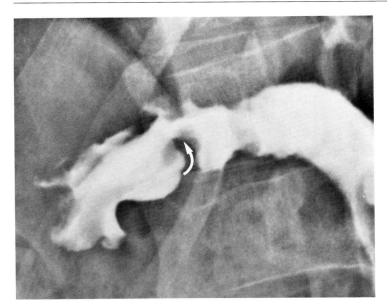

Abb. **72** Magenantrumreste. Positiv-kontrast, Bauchlage, rechte vordere Schrägstellung. Typischer Fall von Antrumresten. Der Pfeil zeigt auf den Pylorus. Während der Untersuchung kommt ein eingestülpter Stumpf im deformierten Bulbus duodeni nicht zur Darstellung. Deshalb wurde die Untersuchung weitergeführt; es kam zu einer retrograden Füllung eines Teils des Magenantrums. Die Schleimhautfalten des Antrums sind dargestellt

der Duodenalschlinge eine bizarre Konfiguration auf, was einem postoperativen Relikt eines Narbenbulbus entspricht (Abb. **73**).

Außer diesen Gegebenheiten und den pathologischen Befunden bei der hypotonen Duodenographie des nicht operierten Duodenums bereitet die Beurteilung der Beziehung zwischen Magenrest und anastomosierter Schlinge keine Schwierigkeiten. Man findet gelegentlich ein *iatrogenes Syndrom der zuführenden Schlinge* (Afferent loop syndrome), wenn die zuführende Schlinge mit der großen anstatt mit der kleinen Kurvatur anasto-

mosiert wurde. Vor allem bei schräg verlaufender Anastomose kann eine solche *Links-rechts*-Anastomose in einer überwiegenden Füllung, Stase und Dilatation in der zuführenden Schlinge resultieren, was zu Symptomen führt (BURHENNE 1968). Zu einer Stase und Dilatation der zuführenden Schlinge (Abb. **74**) kommt es ebenfalls, wenn ein Rezidivkarzinom, ein Stumpfkarzinom oder ein randständiges Ulkus besteht oder wenn die zuführende Schlinge zu lang ist oder ein Kinking der zuführenden Schlinge vorliegt.

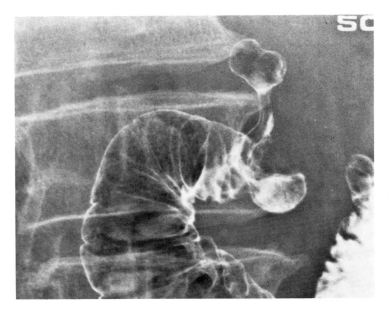

Abb. **73** Postoperativer Rest eines vernarbten Bulbus duodeni. Doppelkontrast, Rückenlage, linke hintere Schrägstellung. Untypische Konfiguration des proximalen Duodenalanteils nach Billroth-II-Resektion, wahrscheinlich Reste des deformierten Bulbus duodeni; die endoskopische Diagnose war gleichlautend

Abb. **74** Stauung in einer dilatierten zuführenden Schlinge. Doppelkontrast, Bauchlage. Riesige Dilatation der zuführenden Schlinge. Verdünnung des Bariumbreis und Nahrungsreste (grüne Erbsen)

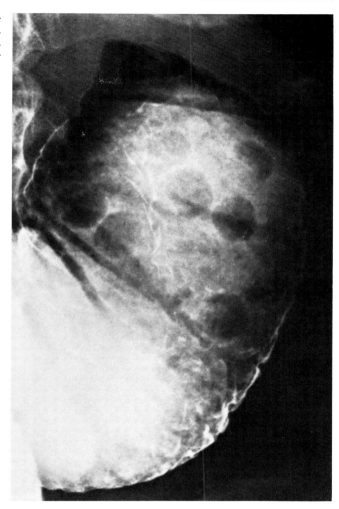

Literatur

Anacker, H., H. D. Weiss, B. Kramann: Endoscopic Retrograde Pancreatico-Cholangiography (ERPC). Springer, Berlin 1977 (pp. 57–58)

Ariyama, J., L. Wehlin, C. G. Lindstrom, A. Wenkert, G. M. Roberts: Gastroduodenal erosions in Crohn's disease. Gastrointest. 5 (1980) 121–125

Baldwin, W. M.: The pancreatic ducts in man, together with a study of the microscopical structure of the minor duodenal papilla. Anat. Rec. 5 (1911) 197–228

Barton, C. J., W. P. Cockshott: Post-bulbar duodenal ulceration in Nigeria. Brit. J. Rad. 34 (1961) 216–220

Bartram, C. I., I. Laufer: Polyposis syndromes. In Laufer, J.: Double Contrast Gastrointestinal Radiology – with Endoscopic Correlation. Saunders, Philadelphia 1979 (pp. 561–572)

Bateson, E. M.: Duodenal and antral varices. Brit. J. Radiol. 42 (1919) 744–747

Baum, S., C. A. Athanasoulis: Angiography. In Eaton, S. B., J. T. Ferrucci: Radiology of the Pancreas and Duodenum. Saunders, Philadelphia 1973 (pp. 227–260)

Baum, S., G. N. Stein, A. Baue: Extrinsic pressure defects on the duodenal loop in mesenteric occlusive disease. Radiology 85 (1965) 866–874

Beneventano, T. C., P. Glotzer, N. H. Messenger: Retained gastric antrum. Amer. J. Gastroent. 59 (1973) 361–366

Beranbaum, S. L.: Carcinoma of the pancreas; a bi-directional roentgen approach. Amer. J. Roentgenol. 96 (1966) 447–467

Berk, R. N., D. B. Coulson: The body cast syndrome. Radiology 94 (1970) 303–305

Bilbao, M. K., L. H. Frische, J. Rösch, J. A. Benson, C. T. Dotter: Postbulbar duodenal ulcer and ring-stricture. Radiology 100 (1971) 27–35

Black, G. A., E. W. Carsky: Duodenal tuberculosis. Amer. J. Roentgenol. 131 (1978) 329–330

Bodart, P., J. Pringot: Radiology of Crohn's disease. J. belge Radiol. 60 (1977) 83–101

Böttger, E., D. Dittmar, K. P. Senft, A. Burghard, F. Asmar, R. Hartmann: Seltene Duodenaltumoren und ihre Differentialdiagnose. Fortschr. Röntgenstr. 119 (1973) 17–25

Brandstätter, G., P. Kratochvil: Endoskopie beim Ulcus duodeni. Med. Klin. 73 (1978) 1176–1178

Braver, J. M., R. E. Paul, E. Phillipps, S. Bloom: Roentgen diagnosis of linear ulcers. Radiology 132 (1979) 29–32

Bret, P.: Correlazioni radio-endoscopiche nella duodenite. In: La radiologia dell'esofago, dello stomaco e del duodeno. Bertoncello Artigrafiche, Cittadella/Padova 1978 (pp. 315–323)

Bücker, J., E. Laas: Das Schleimhautrelief des Bulbus duodeni und seine Abänderungen bei Entzündungen und Lymphfollikelhyperplasien. Fortschr. Röntgenstr. 97 (1962) 587–591

Burhenne, H. J.: Roentgen anatomy and terminology of gastric surgery. Amer. J. Roentgenol. 91 (1964) 731–743

Burhenne, H. J.: The retained gastric antrum – preoperative roentgenologic diagnosis of an iatrogenic syndrome. Amer. J. Roentgenol. 101 (1967) 459–468

Burhenne, H. J.: The iatrogenic afferent-loop syndrome. Radiology 91 (1968) 942–947

Burhenne, H. J.: Postoperative defects of the stomach. Semin. Roentgenol. 6 (1971) 182–192

Burrell, M., R. Toffler: Flexural pseudolesions of the duodenum. Radiology 120 (1976) 313–315

Charles, R. N., M. L. Kelley, F. Campeti: Primary duodenal tumors. Arch. intern. Med. 111 (1963) 22–23

Christoforidis, A. J., S. W. Nelson: Radiological manifestations of ulcerogenic tumors of the pancreas. J. Amer. med. Ass. 198 (1966) 511–516

Costopoulos, L. B., J. D. R. Miller: Insertion of the common bile duct and pancreatic duct into duodenal diverticula. Radiology 89 (1967) 256–262

Dochez, C., I. Haber: Atypische Lokalisation der Choledochusmündung. Fortschr. Röntgenstr. 93 (1960) 515–518

Dunlap, J. A., R. C. McLane, T. J. Roper: The retained gastric antrum. Radiology 117 (1975) 371–372

Eaton, S. B., J. T. Ferrucci: Radiology of the Pancreas and duodenum. Saunders, Philadelphia 1973

Eaton, S. B., J. T. Ferrucci, A. R. Margulis, H. S. Weens: Unfamiliar roentgen findings in pancreatic disease. Amer. J. Roentgenol. 116 (1972) 396–405

Eisenberg, R. L., A. R. Margulis, A. A. Moss: Giant duodenal ulcers. Gastrointest. Radiol. 2 (1978) 347–353

Elliott, R. L., R. D. Williams, D. Bayles, J. Griffin: Lymphangioma of the duodenum. Ann. Surg. 163 (1966) 86–92

Engelholm, L., J. de Toeuf, G. Vollont: Aspects radiologiques des anomalies radiologiques gastro-duodénales dans la maladie de Crohn. In Engelholm, L., L. Jeanmart, J. de Toeuf, M. Osteux, J. P. Peeters: Exploration gastro-duodénale et colique en double contraste. European Press, Ghent 1978 (pp. 149–189)

Evarts, C. M., R. B. Winter, J. E. Hall: Vascular compression of the duodenum associated with the treatment of scoliosis. J. Bone Jt Surg. 53 A (1971) 431–444

Faegenburg, D., M. Bosniak: Duodenal anomalies in the adult: Amer. J. Roentgenol. 88 (1962) 642–657

Faivre, J., B. Moulinier, A. Martin: Le diagnostic Endoscopique des duodénites. In Engelholm, L., L. Jeanmart, J. de Toeuf, M. Osteaux, J. P. Peeters: Exploration gastro-duodénale et colique en double contraste. European Press, Ghent 1978 (pp. 599–605)

Farman, J., D. Stein, H. Krige: Duodenal haematomas. Clin. Radiol. 17 (1966) 177–179

Farmer, R. G., W. A. Hawk, R. B. Turnbull Jr.: Crohn's disease of the duodenum (transmural duodenitis): clinical manifestations. Amer. J. dig. Dis. 17 (1972) 191–198

Fassbender, C. W., A. Gersmann, T.-U. Hausamen: Je ein Fall von vollständiger Duplikatur des Magens und des Duodenums. Fortschr. Röntgenstr. 134 (1981) 304–308

Ferrucci, J. T.: Stenotic lesions of the duodenum. In: Syllabus Categorical Course on Radiology of Gastrointestinal Tract Diseases. Radiol. Soc. N. Amer., Chicago 1974 (pp. 8–10)

Ferrucci, J. T., K. T. Benedict, D. L. Page, D. J. Fleischli, S. B. Eaton: Radiographic features of the normal hypotonic duodenogram. Radiology 96 (1970) 401–408

Fleming, R. J., W. B. Seaman: Roentgenographic demonstration of unusual extra-esophageal varices. Amer. J. Roentgenol. 103 (1968) 281–290

Fonkalsrud, E. W., A. A. deLorimier, D. M. Hays: Congenital atresia and stenosis of the duodenum. Pediatrics 43 (1969) 79–83

Fraser, G. M.: The double contrast barium meal in patients with acute upper gastrointestinal bleeding. Clin. Radiol. 29 (1978) 625–634

Free, E. A., B. Gerald: Duodenal obstruction in the newborn due to annular pancreas. Amer. J. Roentgenol. 103 (1968) 321–325

Friedland, G. W., R. Mason, G. J. Poole: Ladd's bands in older children, adolescents, and adults. Radiology 95 (1970) 363–368

Frik, W.: Beziehungen zwischen Schrotkornbulbus und Magenfeinrelief. Fortschr. Röntgenstr. 81 (1954) 757–760

Frik, W., K. Heinkel, G. Zeitler: Vermehrung und Hyperplasie von Lymphfollikeln als Ursache granulärer Füllungsdefekte

im Röntgenbild des gesamten Dünndarms. Fortschr. Röntgenstr. 99 (1963) 65–71

Glazer, G. M., A. R. Margulis: Annular pancreas: etiology and diagnosis using endoscopic retrograde cholangiopancreatography. Radiology 133 (1979) 303–306

Gleecon, J., H. Ellis: Vagotomy and pyloroplasty – a cineradiographic study. Amer. J. dig. Dis. 14 (1969) 84–95

Golodner, H., M. Slobodkin, C. M. Ripstein: Papillary lymph nodule hyperplasia of the duodenum. Surgery 37 (1955) 409–414

Grimoud, M., G. Moreau, J. Lemozy: Le prolapsus postopératoire trans-anastomotique de la muqueuse gastrique. Arch. Mal. Appar. dig. 53 (1964) 649–668

Gross, R. E., G. W. Holcomb, S. Farber: Duplications of the alimentary tract. Pediatrics 9 (1952) 449–468

Grund, W., R. Herzer, H. Wehner: Lymphangiom des Duodenums. Fortschr. Röntgenstr. 121 (1974) 252–254

Grynszpan, A., D. Bryk, R. Pochaczevsky: Duodenal obstruction caused by cystic masses. J. Canad. Ass. Radiol. 25 (1974) 131–134

Guien, C.: Le ulcere duodenali. In: La Radiologia dell'esofago, dello stomaco e del duodeno. Bertoncello Artigrafiche, Cittadella/Padova 1978 (pp. 324–344)

Inouye, W. Y., C. Farrell, W. T. Fitts, T. A. Tristan: Duodenal duplication: case report and literature review. Ann. Surg. 162 (1965) 910–916

Izant, R. J., W. R. Drucker: Duodenal obstruction due to intramural hematoma in children. J. Trauma 4 (1964) 797–813

Kawai, K., I. Ida, F. Misaki, Y. Akasaka, Y. Kohli: Comparative study for duodenal ulcer by radiology and endoscopy. Endoscopy 5 (1973) 7–13

King, J. D.: Spontaneous renoduodenal fistulas. Radiology 54 (1950) 82–85

Koischwitz, D., G. Brecht, F. Gerlach, K. Lackner: Die Manifestation der Enteritis regionalis (M. Crohn) an Magen und Duodenum. Fortschr. Röntgenstr. 125 (1976) 501–507

Kreuning, J.: Chronic Non-specific Duodenitis, a Clinical and Histopathological Study. Meinema, Delft 1978

Lambert, R., P. Mainguet, B. Moulinier: Endoscopy in the management of duodenal ulcer. Digestion 18 (1978) 110–124

Langkemper, R., A. C. Hoek, W. Dekker, J. O. Op den Orth: Elevated lesions in the duodenal bulb caused by heterotopic gastric mucosa. Radiology 137 (1980) 621–624

Legge, D. A., H. C. Carlson, E. S. Judd: Roentgenologic features of regional enteritis of the upper gastrointestinal tract. Amer. J. Roentgenol. 110 (1970) 355–360

LeVine, M., S. J. Boley, H. Z. Mellins, S. S. Schwarz: Gastrojejunal mucosal prolapse. Radiology 80 (1963) 30–38

Louw, J. H.: Intestinal malrotation and duodenal ileus. J. roy. Coll. Surg. 5 (1960) 101–126

Lubert, M., G. R. Krause: The "ring" shadow in the diagnosis of ulcer. Amer. J. Roentgenol. 90 (1963) 767–773

Lumsden, K., J. C. MacLarnon, J. Dawson: Giant duodenal ulcer. Gut 11 (1970) 592–599

Mainguet, P., J. Pringot, J. Haot, C. Fievez: Les lésions gastroduodénales dans la maladie de Crohn. In Engelholm, L., L. Jeanmart, J. de Toeuf, M. Osteux, J. P. Peeters: Exploration gastro-duodénale et colique en double contraste. European Press, Ghent 1978 (pp. 525–531)

Mall, K., M. Schmidt: Ductus choledochus mit Einmündung in ein Duodenaldivertikel. Fortschr. Röntgenstr. 125 (1976) 474–475

Mazingarbe, A., J. Font: Hématome intra-mural traumatique du duodénum. J. Chir. (Paris) 103 (1972) 149–164

Meltzer, A. D., B. J. Ostrum, H. J. Isard: Villous tumors of the stomach and duodenum. Radiology 78 (1966) 511–513

Miller, J. H., J. J. Gisvold, L. H. Weiland, D. C. McIlrath: Upper gastrointestinal tract: villous tumors. Amer. J. Roentgenol. 134 (1980) 933–936

Miller, R. E.: Hypotonic radiography with glucagon. In Margulis, A. R., C. A. Gooding: Diagnostic Radiolgoy 1977. Mosby, St. Louis 1977 (pp. 61–63)

Miller, R. E., S. M. Chernish: Hypotonic Radiography. Radiology 136 (1980) 258

Mindel, S., L. Kreel: Duodenal haematoma. Brit. med. J. 1968/III, 785–786

Mittelpunkt, A. I., N. J. Capos, A. Bernstein: Benign leiomyomas of the duodenum. Arch. Surg. 88 (1964) 308–313

Morson, B. C.: Histological Typing of Intestinal Tumours. World Health Organization, Geneva 1976

Munnell, E. R., W. J. Preston: Complications of duodenal diverticula. Arch. Surg. 92 (1966) 152–156

Neill, S. A., N. W. Thompson: The complications of duodenal diverticula and their management. Surg. Gynec. Obstet. 120 (1965) 1251–1258

Nelson, J. A., D. J. Sheft, H. Minagi, J. T. Ferrucci: Duodenal pseudopolyp – the flexure fallacy. Amer. J. Roentgenol. 123 (1975) 262–267

Nelson, S. W.: Some interesting and unusual manifestations of Crohn's disease ("regional enteritis") of the stomach, duodenum and small intestine. Amer. J. Roentgenol. 107 (1969) 86–101

Nicolau, A., J. N. Bruneton, C. Balu, D. Aubanel, P. Roux: Etude radiologique du pancréas aberrant de topographie gastro-duodénale. J. Radiol. 64 (1983) 319–324

Nolan, D. J.: The Double-contrast Barium Meal, a Radiological Atlas. HM + M Publ., Aylesbury/Buckinghamshire 1980 (p. 81)

Norberg, P. B.: Results of the surgical treatment of perforated peptic ulcer; a clinical and roentgenological study. Acta chir. scand., Suppl. 249, 1959

Nugent, F. W., M. Richmond, S. K. Park: Crohn's disease of the duodenum. Gut 18 (1977) 115–120

Olson, R. W., J. R. Hodgson, M. A. Adson: The significance of duodenal deformity in patients with extrahepatic portal obstruction. Radiology 80 (1963) 636–640

Olurin, E. O., T. F. Solanke: Case of leiomyosarcoma of the duodenum and a review of the literature. Gut 9 (1968) 672–677

Op den Orth, J. O.: Tubeless hypotonic examination of the afferent loop of the Billroth II stomach. Gastrointest. Radiol. 2 (1977) 1–5

Op den Orth, J. O.: Radiologic visualization of the normal duodenal minor papilla. Fortschr. Röntgenstr. 128 (1978) 572–576

Op den Orth, J. O.: The postoperative stomach. In Laufer, J.: Double Contrast Gastrointestinal Radiology – with Endoscopic Correlation. Saunders, Philadelphia 1979 a

Op den Orth, J. O.: The Standard Biphasic-Contrast Examination of the Stomach and Duodenum – Method, Results and Radiological Atlas. Nijhoff, Den Haag 1979 b

Op den Orth, J. O., S. Ploem: The stalactite phenomenon in double contrast studies of the stomach. Radiology 117 (1975) 523–525

Osborne, R., R. Toffler, R. M. Lowman: Brunner's gland adenoma of the duodenum. Amer. J. dig. Dis. 18 (1973) 689–694

Osnes, M., T. Lötveit: Juxtaminorpapillary diverticulum associated with chronic pancreatitis. Endoscopy 8 (1976) 106–108

Poppel, M. H., H. G. Jacobson, R. W. Smith: The Roentgen Aspects of the Papilla and Ampulla of Vater. Thomas, Springfield/Ill. 1953

Prévôt, R.: Die Röntgendiagnostik des operierten Magens. Dtsch. med. Wschr. 88 (1963) 942–954

Pringot, J., P. Bodart: Le diagnostic des tumeurs bénignes et malignes du duodénum. Acta gastro-ent. belg. 33 (1970) 137–172

Rappoport, A. S.: Gastroduodenal fistulae and double pyloric canal. Radiol. Clin. 2 (1978) 341–346

Ring, E. J., J. T. Ferrucci, S. B. Eaton, J. L. Clements: Villous adenomas of the duodenum. Radiology 104 (1972) 45–48

de Roos, A., J. O. Op den Orth: Linear niches in the duodenal bulb. Amer. J. Roentgenol. 140 (1983) 941–944

Rose, P. G.: Clinical and radiological features of aberrant insertion of the common bile duct. Clin. Radiol. 26 (1975) 121–127

Rosenbusch, G., C. B. H. Lamers, J. H. M. van Tongeren, C. Boetes, P. Snel, E. J. C. Lubbers: Röntgendiagnostik beim Zollinger-Ellison-Syndrom. Fortschr. Röntgenstr. 129 (1978) 168–176

Schulman, A.: The cobblestone appearance of the duodenal cap, duodenitis and hyperplasia of Brunner's glands. Brit. J. Radiol. 43 (1970) 787–795

Schwartz, A., D. Birnbaum: Roentgenologic study of the topography of the choledochoduodenal junction. Amer. J. Roentgenol. 87 (1962) 772–776

Seaman, W. B.: Prolapsed gastric mucosa through a gastrojejunostomy. Amer. J. Roentgenol. 110 (1970) 304–314

Sellink, J. L., R. E. Miller: Radiology of the Small Bowel. Nijhoff, Den Haag 1982

Shane, M. D., J. R. Amberg, G. Szemes: Gastrojejunal mucosal prolapse after subtotal gastrectomy. Calif. Med. 111 (1969) 177–180

Shimkin P. M., K. D. Pearson: Unusual arterial impressions upon the duodenum. Radiology 103 (1972) 295–297

Shirakabe, H., M. Nishizawa, S. Kobayashi, T. Maruyama: L'ulcera lineare del bulbo duodenale. In: La radiologia dell'esofago, dello stomaco e del duodeno. Bertoncello Artigrafiche, Cittadella/Padova 1978 (pp 345–350)

Smith, G. V., R. Littlewood Teele: Delayed diagnosis of duodenal obstruction in Down Syndrome. Amer. J. Roentgenol. 134 (1980) 937–940

Stassa, G., W. C. Klingensmith III: Primary tumors of the duodenal bulb. Amer. J. Roentgenol. 107 (1969) 105–110

Stevenson G. W.: Gastroduodenal lesions in Crohn's disease. Gut 19 (1978) A962–A963

Stock, F. E.: Duodenorenal fistula: a complication of peptic ulceration. Brit. J. Surg. 42 (1954) 330–331

Tallman, J. M., J. L. Clements, J. H. Gilliam, H. S. Weens: The multi-channelled pylorus. Clin. Radiol. 30 (1979) 337–341

Thompson, W. M., H. Cockrill, R. P. Rice: Regional enteritis of the duodenum. Amer. J. Roentgenol. 123 (1975) 252–261

Tishler, J. M. A.: Duodenal tuberculosis. Radiology 130 (1979) 593–595

Toye, D. K. M., J. F. K. Hutton, J. A. Williams: Radiological anatomy after pyloroplasty. Gut 11 (1970) 358–362

Treichel, J.: Akute gastroduodenale Ulzera – das Geschwür „ohne Nische". Fortschr. Röntgenstr. 132 (1980) 495–504

Wallace, R. G., W. B. Howard: Acute superior mesenteric artery syndrome in the severely burned patient. Radiology 94 (1970) 307–310

Warter, P., J. D. Bernhard, J. Tongio, F. Kempf: Les aspects radiologiques de l'hématome duodénal. J. Radiol. Électrol. 54 (1973) 703–709

Weichert, R. F., L. M. Roth, E. T. Krementz, R. L. Hewitt, T. Drapanas: Carcinoid-islet cell tumors of the duodenum. Amer. J. Surg. 121 (1971) 195–205

Wilk, P. J., J. Mollura, C. A. Danese: Jaundice and pancreatitis caused by a duodenal diverticulum. Amer. J. Gastroent. 60 (1973) 273–279

Wilson, W. J., H. D. Weintraub: The postpyloroplasty antrum. Amer. J. Roentgenol. 96 (1966) 408–410

Wolfe, R. D., M. J. Pearl: Acute perforation of duodenal diverticulum with roentgenographic demonstration of localized retroperitoneal emphysema. Radiology 104 (1972) 301–302

Wood, D. A.: Tumors of the Intestines – Atlas of Tumor Pathology, sect. VI. Armed Forces Institute of Pathology, Washington 1967 (pp. F22–37)

Yasui, K., I. Tsukaguchi, S. Ohara, K. Sato, N. Ono, T. Sato: Benign duodenocolic fistula due to duodenal diverticulum: report of two cases. Radiology 130 (1979) 67–70

Dünndarm

E. Trüber

Einleitung

Entwicklungsgeschichte

Das mesenteriale Intestinum (Jejunum = Leerdarm, Ileum = Krummdarm) entsteht in der 4. Embryonalwoche aus dem zweiten Abschnitt des primitiven Darmrohres, dem Mitteldarm. Zwischen der 6. und 11. Woche unterliegt der Dünndarm einem starken Längenwachstum; gleichzeitig erfolgt eine dreiphasige Drehung um jeweils 90° nach links gegen den Uhrzeigersinn um eine sagittale Achse, die von der A. mesenterica superior und dem Ductus omphaloentericus im Nabelstrang gebildet wird. Der proximale (kraniale) Schenkel der Nabelschleife, der den Ursprung von Jejunum und Ileum darstellt, wandert dabei nach rechts und wird vorübergehend – aus Platzgründen – nach ventral in das extraembryonale Zölom des Nabelstranges ausgelagert (physiologischer Nabelbruch). Nach Rückkehr der Darmschlingen in die Bauchhöhle (10. Woche) und nach Abschluß der Rotation liegen Zäkum und Appendix mit terminalem Ileum lebernahe im rechten oberen Abdominalquadranten und deszendieren in der späteren Fetalperiode in die rechte Fossa iliaca.

Zunächst sind Jejunum und Ileum in der Medianebene an der dorsalen Bauchwand befestigt. Nach der Linksdrehung des Dünndarmes um 270° verläuft die definitive mesenteriale Fixationslinie von links oben in Höhe des 2. Lendenwirbelkörpers nach rechts unten zum rechten Ileosakralgelenk. Entsprechend liegt das Jejunum mit etwa 40% der Dünndarmgesamtlänge im linken Oberbauch, das Ileum mit etwa 60% der Länge im rechten Unterbauch (Abb. 1).

Anatomie

Topographie

Der an der 15 cm langen Radix mesenterii befestigte Dünndarm liegt frei beweglich intraperitoneal und ist in drei Richtungen vom Kolon umgeben. Kaudal liegt der Dünndarm dem peritonealen Überzug des Harnblasendaches auf; im kleinen Becken besteht Kontakt mit dem Sigma. Die Angaben zur Dünndarmlänge differieren; in vivo und bei intaktem Tonus der Longitudinalmuskulatur wird eine durchschnittliche Länge von 280 cm angegeben (FANUCCI u. Mitarb. 1984, HIRSCH u. Mitarb. 1956). Postmortal ist der Erwachsenendünndarm etwas länger als 600 cm.

Die Mesenterialwurzel des Dünndarms, von der aus zwei Peritonealblätter das eigentliche Mesenterium (Gekröse) bilden, teilt den inframesokolischen Raum des Abdomens in zwei Kompartimente:

– den kleineren *rechten* infrakolischen Raum, der nach kaudal durch die Verbindung zwischen Dünndarmmesenterium und Aszendens begrenzt ist;
– den größeren *linken* infrakolischen Raum, der nach kaudal zum Becken hin offen ist, wenn nicht das Mesocolon sigmoideum eine Grenze bildet.

Nach lateral sind diese Räume durch den Peritonealüberzug des Dickdarms begrenzt, haben jedoch Verbindung mit den parakolischen Sulzi, die als Bauchfelltaschen zwischen aszendierendem bzw. deszendierendem Kolon und lateraler Bauchwand liegen. Die Kenntnis dieser Topographie ist wichtig zum Verständnis der intraabdominellen Ausbreitungswege von Flüssigkeiten, Tumoren und Metastasen (LEWITT u. Mitarb. 1982, MEYERS 1976).

Klare anatomische Grenzen zwischen den einzelnen Dünndarmabschnitten gibt es nicht, Lumendurchmesser sowie Höhe und Frequenz der Kerckringschen Falten nehmen jedoch von oral nach aboral ab. Der Übergang zum Dickdarm ist durch einen Sphinkter, die Ileozökalklappe (Bauhinsche Klappe) definiert, der das mediodorsal einmündende terminale Ileum gegen das Zäkum abgrenzt. Zwischen Dünndarm und Peritoneum der vorderen Bauchwand liegt das Omentum majus.

Wandschichten (Abb. 2)

Die innere Dünndarmoberfläche, die *Mukosa*, unterscheidet sich von der Schleimhautschicht anderer Abschnitte des Verdauungstraktes durch mikroskopische Strukturen, die der Oberflächenvergrößerung und der digestiv-resorptiven Funktion der Schleimhaut dienen: Zotten (Villi intestinales), zwischen denen drüsige Elemente (Lieberkühnsche Krypten) eingelagert sind, und Mikrovilli, die den Bürstensaum des Dünndarms darstellen. Bei Anwendung einer Barium-Luft-Doppelkontrasttechnik mit Kontrastmittelsuspensionen hoher Dichte sind Villi die kleinsten morphologischen Einheiten, die im Röntgenbild darzustellen sind (BREITHAUPT 1984, GELFAND u. OTT 1981, GOLDBERG und Mitarb. 1982). Unter der

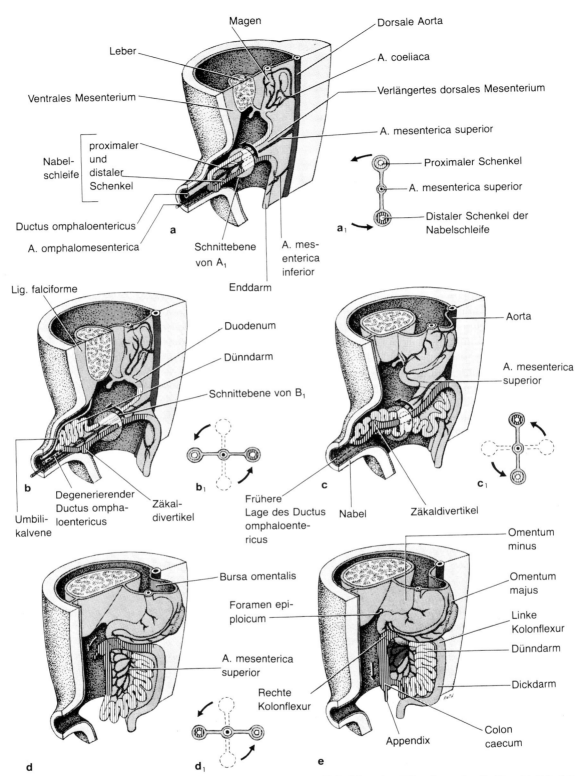

Magen
Leber
Dorsale Aorta
A. coeliaca
Ventrales Mesenterium
Verlängertes dorsales Mesenterium
A. mesenterica superior

Nabel-schleife { proximaler und distaler Schenkel

Proximaler Schenkel
A. mesenterica superior
Distaler Schenkel der Nabelschleife

Ductus omphaloentericus
A. omphalomesenterica
a
Schnittebene von A₁
A. mes-enterica inferior
Enddarm
a₁

Lig. falciforme
Duodenum
Dünndarm
Schnittebene von B₁
b
Degenerierender Ductus ompha-loentericus
Zäkal-divertikel
b₁
Umbili-kalvene

Aorta
A. mesenterica superior
c
Frühere Lage des Ductus omphaloente-ricus
Nabel
Zäkaldivertikel
c₁

Bursa omentalis
Foramen epi-ploicum
A. mesenterica superior
Rechte Kolonflexur
d
d₁
Appendix

Omentum minus
Omentum majus
Linke Kolonflexur
Dünndarm
Dickdarm
Colon caecum
e

Abb. 1 a–e Schematische Darstellung der Mitteldarmdrehung
a Beginn der 6. Woche. Die Nabelschleife liegt teilweise noch innerhalb des Nabelstrangs. Das verlängerte zweischichtige Mesenterium dorsale enthält die A. mesenterica superior
a₁ Ausgangsposition vor Rotationsbeginn
b Beginn der Mitteldarmdrehung
b₁ Drehung der Nabelschleife um 90° gegen den Uhrzeigersinn. Der proximale Schenkel der Nabelschleife wird nach rechts verlagert

c Retraktion des Dünndarms in die Bauchhöhle (etwa 10. Woche)
c₁ Rotation der Nabelschleife um weitere 90°
d Zurückverlagerung des Dünndarms in den Bauchraum
d₁ Weitere Drehung der Nabelschleife um 90° (insgesamt 270°)
e Dünn- und Dickdarm sind an der dorsalen Bauchwand fixiert, Zäkum ist nach kaudal gewandert
(aus *Moore, K. L.:* Embryologie. Lehrbuch und Atlas der Entwicklungsgeschichte des Menschen, 2. Aufl. Schattauer, Stuttgart 1985)

Epithelschicht der Mukosa liegt die Lamina propria der Schleimhaut, die Arteriolen, Venolen, Kapillaren, lymphoide Zellen, Lymphgefäße und glatte Muskulatur enthält. Jeder Villus steht über einen Bindegewebskern (fibrovaskulärer Kern) mit der Lamina propria in Verbindung.

Die Muscularis mucosae grenzt an die zweite Wandschicht des Dünndarms, die *Submukosa*, die größere Blut- und Lymphgefäße sowie das autonome Nervengeflecht des Meissnerschen Plexus enthält. Hier und in der Lamina propria liegt auch eine Vielzahl von Lymphozyten und Plasmazellen, die als Keimzentren und in Follikelform (Peyersche Plaques), vornehmlich im Ileum, Teil des Immunsystems des Körpers sind.

Als dritte Wandschicht umhüllt die *Muskularis* die beiden Innenschichten des Dünndarms. Eine zirkuläre Innenschicht und eine longitudinale Außenschicht werden autonom durch den Plexus myentericus (Auerbach) innerviert. Den Abschluß der Dünndarmwand nach außen bildet die *Serosa*, die an der Radix mesenterii in das Peritoneum übergeht.

Die im Röntgenbild als 2 mm breite, halbmondförmige Füllungsdefekte sichtbaren Kerckringschen Falten (Plicae circulares) bestehen aus Mukosa und Submukosa; sie verstreichen nicht bei Dehnung der Darmwand.

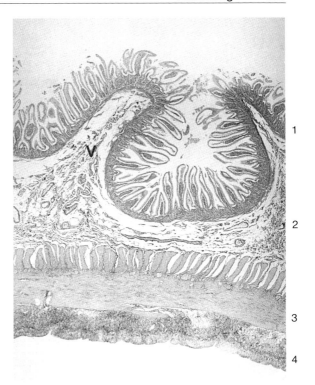

Abb. 2 Wandaufbau des Dünndarmes
1 = Mukosa mit Zotten und Krypten, 2 = Submukosa,
3 = Muskularis, 4 = Serosa, V = Villus

Arterien, Venen, Lymphdrainage und Nerven

Die arterielle Versorgung von Jejunum und Ileum erfolgt über Äste der A. mesenterica superior, die den Darm von außen über die Serosa erreichen und als ausgedehntes Netz anastomosierender Arteriolen in der Submukosa liegen. Von hier fließt arterielles Blut über den fibrovaskulären Kern der Zotte zur Epithelschicht des Bürstensaums. Gegensinnig zum arteriellen Zufluß strömt venöses Blut über superiore Mesenterialvenen zur Pfortader (OTTO 1983). Die Lymphe des Dünndarms wird über ein Kapillarnetz drainiert, das in den Zotten beginnt und über ein zentralvillöses Gefäß im fibrovaskulären Kern der Zotte Anschluß an die Lymphzirkulation in der Submukosa findet. Von hier wird die Lymphe über ein klappentragendes Gefäßsystem, das im mesenterialen Verlauf über eine Muskelschicht zum aktiven Transport verfügt, zur Cisterna chyli und in den Ductus thoracicus geführt.

Das autonome, vorwiegend parasympathische (N. vagus) Nervensystem des Plexus myentericus (Auerbach) liegt zwischen der zirkulären und der longitudinalen Muskelschicht des Darmes und generiert seine Motorik. Die sympathischen Äste aus dem Plexus mesentericus superior (Nn. splanchnici) haben Verbindung mit dem submukösen Plexus (Meissner), der die Muscularis mucosae sowie die glatten Muskelfasern im fibrovaskulären Kern der Zotte innerviert und so die Feinmotorik der Mukosa bestimmt (Arbeitsrelief).

Physiologie

Physiologie und Pathophysiologie der intestinalen Verdauung sind in Handbucharartikeln (CASPARY 1984, CLASSEN u. KURTZ 1984, HOPFEN 1983, KONTUREK u. CLASSEN 1976) und Übersichten (CASPARY 1975) umfassend behandelt. Im Rahmen des vorliegenden Beitrags können lediglich Basiskenntnisse mitgeteilt werden, die zum Verständnis von röntgenologisch faßbaren Veränderungen am Dünndarm beitragen und die zur sprachlichen Verständigung mit dem Kliniker unerläßlich sind.

Verdauung (Assimilation) beinhaltet *Digestion* und *Resorption* (engl. Absorption) von oral aufgenommener Nahrung.

Unter *Digestion* versteht man die Aufspaltung von Nahrungsbestandteilen im Dünndarmlumen. Hierbei sind Pankreasenzyme (Alpha-Amylase, Lipase), Gallensäuren und Enzyme der intestinalen Bürstensaummembram wirksam. Die Trypsinogen zu Trypsin aktivierende Enteropeptidase ist ein gleichfalls luminal wirksames proteolytisches Dünndarmenzym.

Resorption ist die Aufnahme von intraluminal vorbereiteten Nahrungsprodukten über die Mukosazelle der Darmzotte, die mit einer luminalen und einer kontraluminalen Membran einen Teil der Epithelschranke zwischen Interzellularraum und Lumen bildet (zelluläre Resorption). Ein anderer Teil der Barriere ist die interzelluläre Zona occludens mit Kittleisten („tight junctions") für die parazelluläre Resorption. Auf beiden Resorptionswegen werden Stoffe vom Dünndarmlumen in das Mesenterialvenenblut und in die Darmlymphe transportiert.

Der Begriff der *digestiv-resorptiven Funktion* des Dünndarms (HOPFEN 1983) faßt diese Partialfunktionen zusammen und beschreibt den simultan und am gleichen Ort ablaufenden Prozeß

1. der luminalen Digestion, an der vornehmlich Pankreasfermente, Gallensäuren und Oberflächenenzyme des Dünndarms beteiligt sind;
2. der intrazellulären Digestion, bei der u. a. langkettige Fettsäuren zu Triglyzeriden resynthetisiert werden (Bildung von Chylomikronen); und
3. der Resorption an der kontraluminalen Plasmamembran der Epithelzelle.

Die digestiv-resorptive Kapazität des Dünndarms, dessen Oberfläche durch Kerckringsche Falten, Villi und Mikrovilli auf etwa 200 m² vergrößert ist, ist im Jejunum am größten und nimmt nach aboral ab. Im Ileum werden lediglich konjugierte Gallensäuren und Vitamin B_{12} rückresorbiert.

Der Ausdruck Malassimilation für chronische Verdauungsinsuffizienz beinhaltet die Begriffe Maldigestion und Malabsorption; mit dem einen ist eine Störung der Aufspaltung der Nahrungsmittel im Darm gemeint, das andere bezeichnet eine Störung der Aufnahme und des Weitertransports abgebauter Nahrungsbestandteile durch die Darmschleimhaut.

Neben seiner digestiv-resorptiven Funktion hat der Dünndarm eine wichtige Aufgabe als Immunorgan. Die in der Lamina propria und in der Submukosa gelegenen Lymphozyten und Plasmazellen sowie das in Form von Peyerschen Plaques organisierte Lymphgewebe sezernieren tgl. etwa 3 g Immunglobuline, vorwiegend der IgA-Klasse. Die Assoziation von Darm und Lymphgewebe beinhaltet den Zusammenhang von Malabsorption und Immunopathie (und vice versa), dessen kausale Zuordnung schwierig ist.

Der Darminhalt wird durch rhythmische Kontraktionen der Längs- und Ringmuskulatur teils gemischt (segmentale Kontraktion), teils vorangetrieben (propulsive Kontraktionen). Diese Rhythmen fallen postprandial zeitlich mit Pylorustätigkeit und Sekretion aus Pankreas und Gallenwegen zusammen. Zusätzlich erfolgt eine Steuerung der Darmmotorik über intestinale Hormone und neuroendokrine Einflüsse.

Indikationen zur Röntgenuntersuchung

Auf dem Weg vom Symptom zur Diagnose einer Dünndarmerkrankung steht die Radiologie zwischen klinisch-laborchemischen Untersuchungen und morphologischen Methoden (Abb. 3). Sie ist kein Screeningverfahren und soll nicht mit anderen Untersuchungen, insbesondere nicht mit der oberen Endoskopie, kombiniert werden. Die diagnostische Ausbeute der Röntgenuntersuchung hängt direkt vom Grad des klinischen Verdachtes auf eine Dünndarmerkrankung ab; als Ausschlußuntersuchung am asymptomatischen Patienten ausgeführt, bleibt sie meist ohne positives Ergebnis. Symptome, die einen hochgradigen Verdacht auf eine Dünndarmerkrankung begründen, sind:

- chronischer Durchfall mit klinischen Zeichen der Malabsorption,
- krampfartige Bauchschmerzen mit oder ohne Durchfall,
- Abwehrspannung, Übelkeit und Erbrechen, besonders nach abdominellen Operationen,
- Blut im Stuhl bei negativer Untersuchung von Magen, Duodenum und Kolon,

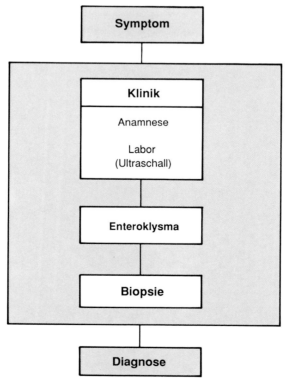

Abb. 3 Stellung des Enteroklysmas bei der Diagnostik von Dünndarmkrankheiten

– Crohn-assoziierte Symptome und Konstellationen: enterokutane Fisteln, habituelle Aphthen, Zustand nach Darmresektionen, Morbus Crohn andernorts im Gastrointestinaltrakt.

Da die Röntgenuntersuchung des Dünndarms im klinischen Alltag nicht am Anfang des diagnostischen Vorgehens steht, sind Kolonverschluß und gastrointestinale Perforation, die das Enteroklysma verbieten würden, in aller Regel ausgeschlossen. Die akute intestinale Volumenbelastung beim Enteroklysma hat keinen Einfluß auf die Elektrolytkonzentration im Plasma (Barloon u. Franken 1986). Komplikationen wie die Perforation des Darmes durch die Sonde sind höchst selten und setzen eine Dünndarmerkrankung, z.B. Morbus Crohn im floriden Entzündungsstadium, voraus (Rapf u. Mitarb. 1985).

Radiologische Untersuchungsmethoden

Historie

Die relative Seltenheit von Dünndarmerkrankungen und das Fehlen einer adäquaten Röntgentechnik sind die Ursachen dafür, daß in der Vergangenheit nur einzelne gastrointestinale Radiologen dem Dünndarm verstärkte Aufmerksamkeit geschenkt haben (Golden 1959, Marshak u. Lindner 1976). Da auch heute noch die Endoskopie für den Dünndarm entfällt, blieb als einziges Bildgebungsverfahren die fraktionierte Verfolgungspassage (Pansdorf 1937), meist im Anschluß an eine gastroduodenale Untersuchung durchgeführt. Die Einschätzung der Intubationsmethoden als wenig „praxisgerecht" hat der Verbreitung einer optimierten Dünndarmdiagnostik zunächst im Wege gestanden, obgleich vielversprechende Versuche bereits in den zwanziger Jahren vorlagen (Pesquara 1929, Pribam u. Kleiber 1927). Zwischen 1950 und 1960 wurde in Einzelmitteilungen neuerlich auf die Möglichkeit hingewiesen, durch intestinale Kontrastmittelapplikation mit einer Sonde die diagnostische Aussage zu verbessern (Gershon-Cohen u. Shay 1939, Schatzki 1943, Scott-Harden u. Mitarb. 1961, Trickey u. Mitarb. 1963). Die hypotone Duodenographie mit Sondenintubation war in der Zeit vor 1970 bereits ein etabliertes Verfahren, das jedoch vornehmlich der Pankreasdiagnostik diente (Bilbao u. Mitarb. 1967). Der intestinalen Einlaufmethode (Enteroklysma) haben endgültig die Arbeiten von Sellink (Sellink 1974, 1976, Sellink u. Rosenbusch 1981) zum Durchbruch verholfen, der den Begriff des Doppelkontrastes auf die Dünndarmdiagnostik

ausweitete (Doppelkontrast = simultaner Einsatz eines positiven [Bariumsulfat] und eines negativen [Luft, Wasser, Methylzellulose] Kontrastmittels). In Deutschland wurde das Verfahren von Geiter u. Fuchs (1977 a u. b) aufgenommen und von anderen Autoren weiter popularisiert (Antes u. Lissner 1981, Desaga 1987, Ekberg 1976, Hippeli u. Grehn 1978, Maglinte u. Mitarb. 1987, Miller u. Sellink 1979, Thoeni 1987, Trüber u. Fuchs 1980). Die Modifikation der Sellinkschen Methode durch Herlinger (1978), der als negatives Kontrastmittel den Suspensionsstabilisator Methylzellulose (Kirsh u. Spellberg 1953) wiederentdeckte, ist die heute am meisten eingesetzte Enteroklysmaform. Trotz des Beweises der Überlegenheit (Fleckenstein u. Pedersen 1975, Fried u. Mitarb. 1981, Maglinte u. Mitarb. 1982, Nolan u. Mitarb. 1985, Rabe u. Mitarb. 1981, Salomonowitz u. Mitarb. 1983, Sanders u. Ho 1976, Vallance 1980) ist das Enteroklysma noch nicht die allgemein akzeptierte und praktizierte radiologische Untersuchungsmethode – wohl ein Ausdruck ärztlicher Befangenheit bei der duodenalen Intubation. Heute stehen im wesentlichen drei Röntgentechniken zur Verfügung, die im folgenden beschrieben und bewertet werden.

Fraktionierte Dünndarmpassage („small bowel follow-through study")

Die fraktionierte Dünndarmpassage (FDP) nach Pansdorf (1937) ist das bis dato noch am meisten benutzte Röntgenverfahren zur Dünndarmdarstellung und basiert auf der oralen Gabe von 500–600 ml einer Barium-Suspension mittlerer Dichte (42–50% Gewicht/Volumen). Der Patient wird in Abständen von 15–20 Min. durchleuchtet; Übersichtsaufnahmen wechseln ab mit Zielaufnahmen in dosierter Kompression. Zur Unterstützung der Magenentleerung wird der Patient in Rechtsseitenlage gebracht. Die Darmmotorik kann medikamentös stimuliert werden (z.B. 10 mg Metoclopramid i.v.). Zur Optimierung der Detailerkennung im terminalen Ileum kann die rektale Luftinsufflation (s. perorales Pneumokolon) sinnvoll sein, wenn die Spitze der Kontrastmittelsäule das Zäkum erreicht hat. Die FDP bietet – bei guter Kompressibilität der Schlingen – eine ausreichende Beurteilbarkeit des Faltenreliefs; die Wandelastizität der einzelnen Abschnitte ist jedoch meist nicht ausreichend sicher zu beurteilen. Durch Vergrößerung der Trinkmenge (450 bis 700 ml) und Verringerung der Suspensionsdichte (25% Gewicht/Volumen) kann dieser Nachteil z.T. ausgeglichen werden.

Vorteil der FDP ist der Wegfall der duodenalen Intubation.

Nachteile sind:
1. die pylorusabhängige diskontinuierliche Füllung,
2. die unvollständige Wanddehnung und Transparenz der einzelnen Schlingen,
3. die unkalkulierbare intestinale Transitzeit und Untersuchungsdauer (45 Min. bis 5 Std.) bei hoher Durchleuchtungsfrequenz,
4. die Inkompressibilität eines pelvinen Schlingenkonvolutes, so daß Transparenz und Separation überlagernder Ileumabschnitte nicht erreichbar sind.

Die Verwendung von Kontrastmittelsuspensionen unterschiedlicher Dichte (hohe Dichte für den Magen, mittlere oder niedrige Dichte für den Dünndarm) und eines Gasbildners bei vorangegangener gastroduodenaler Untersuchung begünstigt zudem die Artefaktbildung durch Ausflockung und damit falsch negative und falsch positive („Schneegestöber" als Enteritisäquivalent) Befunde. Die Ergebnisse der FDP hängen in hohem Maße ab von Kompetenz und persönlichem Einsatz des Untersuchers; sie ist schlecht standardisierbar und damit der Beurteilung durch Dritte nur bedingt zugänglich.

Die Gabe eines Gasbildners im Rahmen der FDP (FRASER u. PRESTON 1983) hat sich nicht bewährt, da sie zu einer Behinderung der Bariumpassage sowie zu exzessiven Dichteunterschieden zwischen Luft und Kontrastmittel in unterschiedlich gedehnten und diskontinuierlich benetzten Segmenten führt. Bei einer Häufigkeit pathologischer Befunde von nur 9,7% (RABE u. Mitarb. 1981) erscheint die FDP zu wenig sensitiv, um als Routinemethode empfohlen werden zu können. Sie bleibt jedoch einziger Ersatz, wenn der Patient die duodenale Intubation nicht toleriert.

Perorales Pneumokolon

Das perorale Pneumokolon (PPK) wird eingesetzt, wenn beim Enteroklysma eine befriedigende Detaildarstellung der terminalen Ileumschlinge(n) nicht zu erzielen war und wenn im Rahmen einer FDP – zusätzlich zu Kompressionsaufnahmen – eine Doppelkontrastdarstellung der Ileozäkalregion gewünscht wird. Die Methode eignet sich auch zur Kontrolle ileokolischer Anastomosen, zur Verlaufsbeobachtung bekannter Lokalbefunde, z.B. beim Morbus Crohn sowie bei Adhäsionen im kleinen Becken (KELLET u. Mitarb. 1977, KELVIN u. Mitarb. 1982, KRESSEL u. Mitarb. 1982, WOLF u. Mitarb 1985).
40 mg Buscopan oder 0,5–1,0 mg Glukagon werden intravenös verabreicht, wenn der orale Kontrastmittelbolus (500 ml, 40–50% Gewicht/Volumen) das zuvor gereinigte Zäkum erreicht hat.

Über ein Darmrohr wird Luft insuffliert, die durch die Ileozäkalklappe in das Ileum übertritt. Zielaufnahmen in leichter Kompression – vorzugsweise auch in 100-mm-Indirekttechnik – dokumentieren den Befund.
Die Darstellungsqualität des PPK im Bereich der terminalen Ileumschlinge(n) (Abb. 4 a) ist etwas weniger gut als bei der akzidentellen Kontrastierung im Rahmen einer Kolon-Doppelkontrastuntersuchung (Abb. 4 b), aber deutlich besser als beim Enteroklysma (Abb. 4 c).

Vorteile des PPK sind die sondenlose Technik und die gute Erkennbarkeit von Schleimhautdetails im Ileum.
Nachteile sind die Erfassung einer nur kurzen Dünndarmstrecke (maximal 25–30 cm terminales Ileum) und die Unbequemlichkeit für den Patienten durch Insufflation von Luft in das Kolon.

Intubationsmethoden

Die globale Darstellung eines langen und dünnen Abschnittes des Verdauungstraktes – wie des Dünndarms – gelingt in einem Arbeitsgang nur, wenn man Kontrastmittel und Nachfließmedium über eine Sonde direkt in das Hohlorgan einbringt. Folgende Faktoren sind zu beachten:
1. Sondenbeschaffenheit und Sondenbehandlung,
2. physikalische Eigenschaften von Kontrastmittel und Nachfließmedium,
3. Fließgeschwindigkeiten und deren Konstanthaltung,
4. Patientenvorbereitung,
5. Röntgentechnik und Untersuchungsablauf.

Sonde

Eine Enteroklysmasonde sollte folgende Eigenschaften haben:
1. drehstabiles koaxiales System mit teflonbeschichtetem Führungsdraht,
2. Länge nicht unter 125 cm,
3. Außendurchmesser nicht über 14 F,
4. wenigstens sechs Seitenlöcher am Sondenende,
5. Sondenspitze röntgendicht.

Ein am Sondenende aufblasbarer Ballon (MAGLINTE 1984), der das Dünndarmlumen nach oral abdichtet, soll den duodenogastralen Reflux verhindern; bei Treitz-naher Sondenlage ist diese Komplikation jedoch fast ausgeschlossen.
Das System – Sonde und Führungsdraht – wird mit Silikonspray gleitfähig gemacht und oral oder nasal eingeführt. Der Patient sitzt oder steht; der Führungsdraht ist 5 cm zurückgezogen. Anästhesierachenspray für die orale oder -gel für die nasale Intubation kann hilfreich sein. Bei Kontakt der Sondenspitze mit der großen Magenkurvatur (Brechreiz) wird der Patient in Rückenlage von

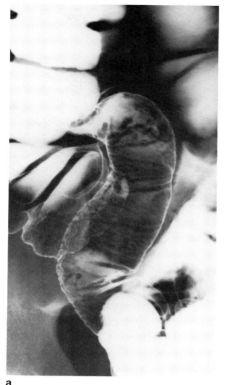

a

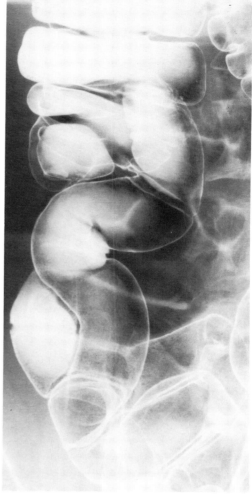

b

Abb. **4 a−c**
a   Perorales Pneumokolon.
Darstellung des terminalen
Ileums im Luft-Barium-Doppel-
kontrast nach rektaler Luftin-
sufflation
b   Akzidentelle Darstellung
des terminalen Ileums im Luft-
Barium-Doppelkontrast beim
Kolonkontrasteinlauf
c   Darstellung des terminalen
Ileums im Methylzellulose-
Barium-Doppelkontrast beim
Enteroklysma

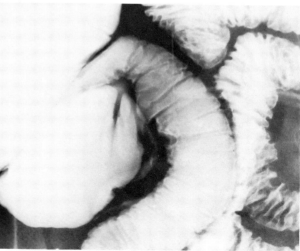

c

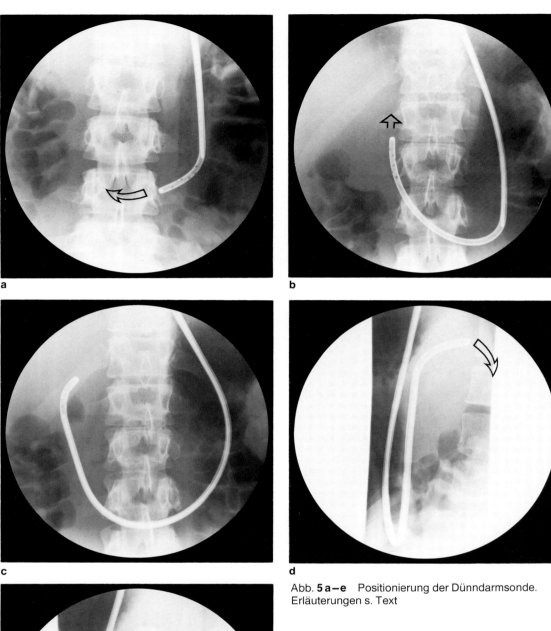

a

b

c

d

Abb. **5a–e**   Positionierung der Dünndarmsonde.
Erläuterungen s. Text

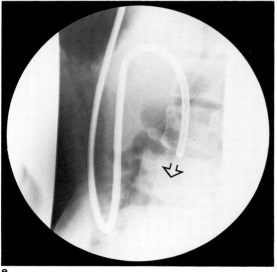

e

einer Hilfsperson durchleuchtet (Abb. **5a**); der
Führungsdraht wird bis zur Sondenspitze vorgeschoben und das System unter Durchleuchtungskontrolle zum Pylorus geführt (Abb. **5a–c**). Wenige Milliliter Kontrastmittel erleichtern die
Orientierung. Bei pylorusnaher oder intrapylori-
scher Lage der Sondenspitze dreht sich der Patient auf die rechte Seite (Abb. **5d**). Nach Zurückziehen des Führungsdrahtes auf präpylorisches
Niveau und gleichzeitigem Vorschieben der Sonde gleitet die Sondenspitze nach dorsokaudal in
das deszendierende und weiter in das aszendie-
rende Duodenum (Abb. **5d–i**).

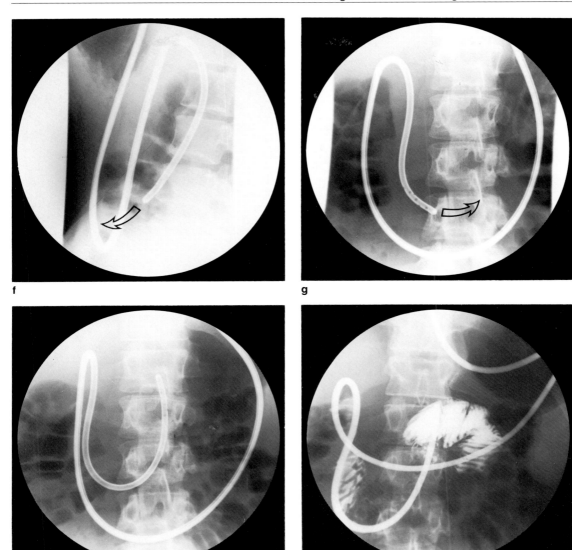

f

g

h

Abb. **5 f–i**   Positionierung der Dünndarmsonde.
Erläuterungen s. Text

Hindernisse bei der duodenalen Intubation sind
Hiatushernien und große Funduskaskaden, nicht
jedoch postoperative Zustände des Magens
(Abb. **6**). Eine Verlängerung des Intubationsma-
növers und damit der Durchleuchtungzeit kann
auch bedingt sein durch ein funduswärts gerichtetes Abweichen der Sondenspitze an der großen
Magenkurvatur oder im postbulbären Duodenalabschnitt bei steilem Winkel des oberen Duode-
nalknies. Lagerung des Patienten in allen Raumebenen unter Ausnutzung der Schwerkraft und
zunehmende Untersuchungserfahrung lösen diese
Probleme. Nach Entfernung des Führungsdrahtes
werden die Schlauchsysteme verbunden; die
Kontrastmittelinstillation beginnt.

Kontrastmittel

Als positives Kontrastmittel für das biphasische
Enteroklysma instillieren wir (TRÜBER u. FUCHS
1980, 1983) 300–400 ml einer Bariumsulfatsuspension von 40% Gewicht/Volumen, die wir
am Vortag ansetzen und am Untersuchungstag im
Wasserbad auf 24 °C vorwärmen. Das negative
Kontrastmittel ist eine 0,5%ige Methylzelluloselö-
sung* (TRÜBER u. FUCHS 1983), von der wenigstens 2000 ml im Einlaufgefäß, gleichfalls vorge-
wärmt, verfügbar sind.

---

* 0,5%ige Methylzellulose: 10 g Tylose MH 300 (Fa.
Kalle, 6200 Wiesbaden-Biebrich) in 200 ml heißem
Wasser lösen, nochmals 200 ml warmes Wasser zufügen.
Mit 1100 ml kaltem Wasser auffüllen, über Nacht im
Kühlschrank aufbewahren. Vor Gebrauch 500 ml hei-
ßes Wasser (ad 2000 ml) zufügen.

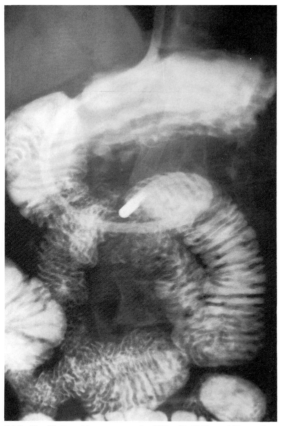

Abb. **6** Enteroklysma nach Billroth-II-Resektion des Magens. Die Sonde liegt in der abführenden Jejunumschlinge

SELLINK (1976) hat in Abhängigkeit vom Konstitutionstyp des Patienten für das Monokontrastenteroklysma eine Kontrastmitteldichte von 28% Gewicht/Volumen für Astheniker, 34% Gewicht/Volumen für Normale und 42% Gewicht/Volumen für Adipöse empfohlen. HERLINGERS Kontrastmittel ist mit 80–90% Gewicht/Volumen deutlich dichter als unsere Suspension; dafür appliziert er ein kleineres Volumen (160–220 ml) (ANTES u. LISSNER 1981). Vornehmlich in Japan wird eine Barium-Luft-Doppelkontrasttechnik angewandt, bei der 400 ml einer 60%-Gewicht/Volumen-Suspension und anschließend Luft gegeben werden (KOBAYASHI 1982). Unsere Technik entspricht weitestgehend der von MAGLINTE u. Mitarb. (1987), die 400–500 ml einer 50%-Gewicht/Volumen-Suspension in der ersten Untersuchungsphase verabreichen.

Fließgeschwindigkeiten

Gleichmäßige Wanddehnung und optimale Transparenz hängen ab von der adäquaten Einlaufgeschwindigkeit für Kontrastmittel und Me-

thylzellulose, die früher über die Applikation eines Irrigationssystems (MILLER u. SELLINK 1979) und bei der manuellen Applikation schlecht steuerbar war. Seit 1981 verwenden wir einem mechanischen Antrieb in Form einer Rollerpumpe (TRÜBER u. FUCHS 1981), bei der über eine Stellschraube der Flüssigkeitstransport mit 80 ml pro Minute festgelegt und konstantgehalten wird; hiermit entfällt eine Hilfsperson im Untersuchungsraum. Andere Autoren haben diese Form der Flußratenstandardisierung übernommen (ABU-YOUSEF u. Mitarb. 1983, MAGLINTE u. MILLER 1984).

Patientenvorbereitung

Durch eine Darmreinigung, die mit den Abführmaßnahmen zum Kolonkontrasteinlauf identisch ist, muß sichergestellt sein, daß Stuhl im terminalen Ileum und im Kolon nicht als mechanische Passagebehinderung wirkt. Die letzte Mahlzeit am Vortag besteht aus klaren Flüssigkeiten (z. B. Fleischbrühe). Am Untersuchungstag bleibt der Patient nüchtern. Vor der duodenalen Intubation erläutert der Arzt in einem Aufklärungsgespräch den Untersuchungsgang, betont die Gefahrlosigkeit der Prozedur und weist auf die zu erwartende Unbequemlichkeit (Würg- und Brechreiz) bei der Sondenapplikation hin. Wir akzeptieren maximal einen Zuschauer im Untersuchungsraum.

Röntgentechnik und Untersuchungsablauf

Die Enteroklysmauntersuchung des Dünndarms kann an jedem kippbaren Durchleuchtungsgerät durchgeführt werden, das den raschen Kassettenwechsel der Formate 35 × 35 cm und 24 × 30 cm quer mit Kompressionstubus ermöglicht; auch Fernsteuerungsgeräte und Geräte mit Übertischtechnik sind geeignet. Der Einsatz der 100-ml-Technik bietet den Vorteil des raschen Arbeitens. Nach der Verbindung der Schlauchsysteme wird der Zufluß der Bariumsuspension freigegeben und die Sondenposition kurz unter Durchleuchtung kontrolliert. Eine erste Übersichtsaufnahme (35 × 35 cm) wird exponiert, wenn 300 ml Kontrastmittel mit einer Flußrate von 80 ml pro Minute aus einem graduierten Gefäß eingelaufen sind; meist hat die Bolusspitze das proximale Ileum dann erreicht (Abb. 7). Es wird nun der Bariumzufluß unterbrochen (Klemme) und der Zufluß der Methylzellulose freigegeben; beide Zuflüsse sind über ein Y-Stück verbunden. Das Nachfließmedium treibt mit der gleichen oder einer etwas höheren Flußrate (maximal 100 ml pro Minute) den noch relativ kompakten Bariumbolus nach aboral. Während die Grenze der aboralen Bolusspitze durch Vermischung mit Sekret etwas unscharf wird und

Abb. **7** Bariumphase mit Hypermotilität (Normalbefund)

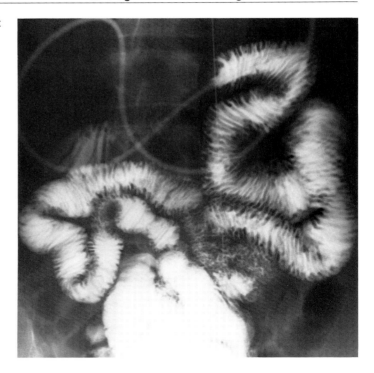

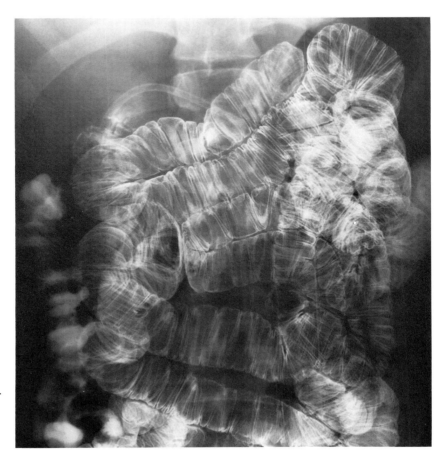

Abb. **8** Normalbefund. Kontinuierliche Kontrastierung, gleichmäßige Dehnung und gute Transparenz des gesamten Dünndarmes

das Ileum lebhafte Kontraktionen und Pendelperistaltik zeigt, ist am oralen Bolusende eine beginnende, nach aboral fortschreitende Transparenz der Schlingen bei deutlicher Hypotonie des Jejunums zu beobachten. Nach 1200–1600 ml (maximal 2000 ml) Methylzellulose ist ein Steady state erreicht, in dem für 10–15 Min. ein gleichmäßiger Dehnungszustand des hypotonen Dünndarms bei guter Transparenz der Schlingen besteht. Der Untersucher hat ausreichend Zeit, die abschnittsweise Dokumentation vorzunehmen (Abb. **8**).

Bei Einhaltung der genannten Fließgeschwindigkeiten für Methylzellulose ist mit einer störenden Durchmischung der beiden Kontrastmedien nicht zu rechnen. Mit 80–100 ml pro Minute schiebt die Methylzellulose dem Bariumbolus „vor sich her" und hält die Bariumpartikel in Schwebe. Medikamente zur Beeinflussung der Motorik sind nicht erforderlich, da der Dünndarm auf die akute Volumenbelastung mit Hypotonie reagiert, einem durchaus erwünschten Effekt.

Das Ausmaß der Strahlenexposition hängt wesentlich von der Durchleuchtungszeit während der Intubation ab; diese verkürzt sich mit wachsender Erfahrung des Untersuchers. Während der Einlaufphase von Kontrastmittel und Methylzellulose kann die Durchleuchtung vollständig entfallen, da sie zur Diagnosefindung nicht beiträgt. In der Dokumentationsphase dient die Durchleuchtung nur zur Positionierung des Patienten. Bei einer durchschnittlichen Durchleuchtungszeit von weniger als 5 Min. haben wir bei 600 Untersuchungen ein Flächendosisprodukt von 3000–7500 $R \times cm^2$ pro Patient ermittelt (SALOMONOWITZ u. Mitarb. 1980, TRÜBER u. FUCHS 1980, 1983). Die Vielzahl der Empfehlungen bezüglich Kontrastmitteldichten und Nachfließmedien (s. „Kon-

Tabelle 1 Ergebnisse der Enteroklysmauntersuchung (Zusammenstellung aus der Literatur) (aus *Thoeni, R. F.:* Invest. Radiol. 22 [1987] 930)

Krankheit	Fallzahlen	Sensitivität (%)
Mechanische Obstruktion	119/124	96
Morbus Crohn	121/124	98
Chronische Blutung	26/26	100
Meckelsches Divertikel	11/13	85
Tumor	15/15	100
Malabsorption	19/25	76
Strahlenenteritis	13/13	100
Entzündung	14/15	93
Normal	188/211	89*

* Spezifität

trastmittel" S. 533) spiegelt den persönlichen Erfahrungsstand und die subjektive Einschätzung der Methode durch die einzelnen Autoren wider; Einigkeit besteht jedoch hinsichtlich der *Vorteile* der Intubationsmethoden gegenüber der peroralen Dünndarmkontrastierung:

– kontinuierliche Kontrastierung und Dehnung aller Dünndarmabschnitte bei guter Detailerkennbarkeit auch überlagernder Schlingen durch Transparenz (Doppelkontrast),
– hohe Sensitivität (85%, Tab. **1**) und Spezifität (97%),
– gute Standardisierung, daher leichte Erlernbarkeit und Nachinterpretierbarkeit durch Dritte, untersucherunabhängige Ergebnisse,
– Verzicht auf Medikamente,
– geringe Strahlenbelastung, kurze Untersuchungszeit.

Die *Nachteile* der Methode wie die subjektive Belästigung des Patienten durch die Intubation und

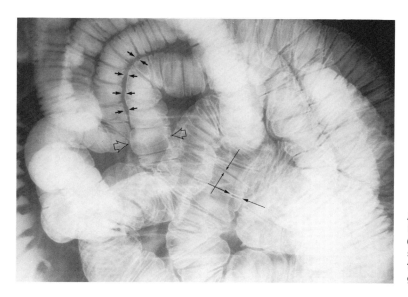

Abb. **9** Normalbefund mit Diagnoseparametern Wanddicke (kleine Pfeile), Lumendurchmesser (offene Pfeile), Höhe und Breite der Kerckringschen Falten (lange Pfeile)

die von oral nach aboral etwas nachlassende Darstellungsqualität fallen nicht wesentlich ins Gewicht.

Normalbefunde und Interpretationsprinzipien

Der normale Dünndarm hat im jejunalen Abschnitt einen *Lumendurchmesser*, der 4,5 cm nicht überschreitet und der sich nach aboral auf 3 cm im Ileum verjüngt (Abb. **9**). Die *Dicke* der Dünndarm*wand* entspricht der Hälfte des Abstands zwischen zwei Außenkonturen, die wenigstens 4 cm parallel verlaufen; ein Wert über 2 mm ist pathologisch.

Normale *Kerckringsche Falten* des Jejunums sind 2 mm breit und ragen bis 7 mm in das Darmlumen hinein; ileumwärts verlieren die Falten an Höhe (2–3,5 mm) und Breite (1,4–1,7 mm); der Zwischenfaltenabstand wird größer.

Die Ermittlung der genannten Meßparameter ist von Wert für den Anfänger, der sich durch die systematische Befunderhebung zunächst ein „Engramm des Normalen" erarbeiten soll; auch für die Charakterisierung umschriebener Befunde (z.B. Tumoren) ist dieses Vorgehen sinnvoll. Der Erfahrene wird zunehmend den Interpretationsweg des „pattern approach" (OLMSTED u. REAGIN 1976) wählen, der die veränderte Faltenmorphologie als visuellen „Prima-vista-Eindruck" erfaßt. Dieses Vorgehen bietet sich an für die Analyse diffuser Veränderungen, die das Faltenmuster des Dünndarms mehr oder weniger global verändern (s. Malabsorptionssyndrom S. 563). In jedem Fall müssen Röntgensymptome wie Wandverdickung, Verlust der Wandelastizität, Faltenauftreibung und Veränderungen der Schleimhaut (Nischen, Füllungsdefekte) erkannt und zugeordnet werden.

Funktionelle Störungen des Dünndarms können unter Durchleuchtung und auf Zielaufnahmen durch Störung der Motilität und des Wandbeschlags miterfaßt werden; die Bariumphase des Enteroklysmas hat hier den Wert eines „Provokationstestes".

Bei *hypermotilem Darm* ist eine befriedigende Doppelkontrastqualität des Dünndarmeinlaufes nicht zu erzielen, da auch während der Methylzelluloseinstillation eine Darmhypotonie nicht eintritt. Kontrahierte Abschnitte wechseln ab mit weitgestellten Segmenten unterschiedlicher Kontrastfüllung. Die Transitzeit ist deutlich verkürzt; am Ende der Untersuchung ist das Rektosigmoid meist kontrastgefüllt. Eine Kolonspastik begleitet in der Regel dieses Bild (Abb. **10**). Wenn andere intestinale oder extraintestinale Ursachen (z.B.

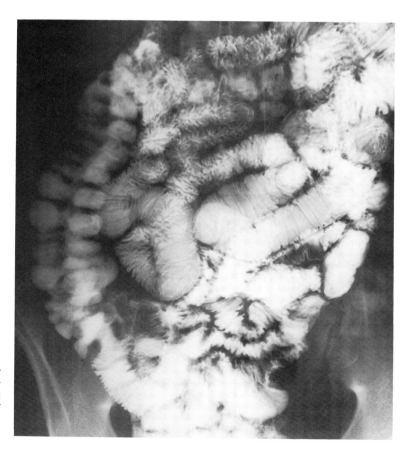

Abb. **10** Funktionelle Dünndarmstörung bei Diarrhö. Nebeneinander von spastisch kontrahierten und dilatierten Schlingen; sehr kurze intestinale Transitzeit; spastische Haustrierung des Kolons

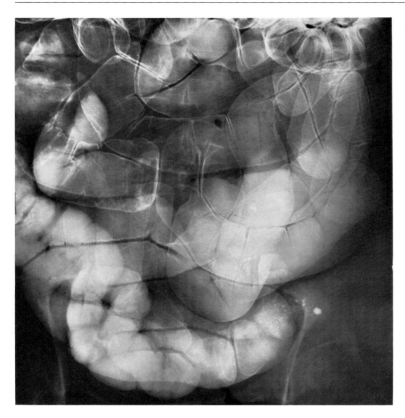

Pankreasinsuffizienz) fehlen, kann diese Erscheinung als Äquivalent funktioneller Diarrhön im Sinne des irritablen Darmsyndroms gelten.

Eine *Hypotonie* des Dünndarms kann medikamenteninduziert (Hypnotika/Sedativa) oder funktionell bedingt sein (Abb. **11**). Die in Begleitung morphologischer Veränderungen auftretenden Motilitätsstörungen werden bei den einzelnen Krankheitsbildern erwähnt.

Andere Methoden

Zwei weitere Methoden der Dünndarmkontrastierung seien erwähnt, die selten indiziert (Ileostomiepatienten) oder nur mit Aufwand durchführbar und deshalb meist verlassen sind:

1. Das retrograde Enteroklysma bei Patienten mit Ileostoma (ZAGORIA u. Mitarb. 1986) entspricht dem technischen Vorgehen der Kolonuntersuchung bei Anus-praeter-Trägern. Hier ist die Verwendung von Kathetern mit Ballonokklusion sinnvoll (MAGLINTE 1984). Kontrastmitteldichte, Konzentration der Methylzellulose und Fließgeschwindigkeit unterscheiden sich nicht vom anterograden Enteroklysma (vgl. Abb. **7**).

2. Beim retrograden Refluxenteroklysma (MILLER 1965, SELLINK u. ROSENBUSCH 1981) erfolgt die Dünndarmkontrastierung nach Füllung des Kolons mit 2 l einer niedrigdichten Bariumsuspension (20% Gewicht/Volumen), denen 2,5 l Wasser

folgen. – Im Rahmen der Ileusdiagnostik kann dieses Vorgehen zum Ausschluß oder Nachweis einer Obstruktion im (rechten) Kolon bzw. Dünndarm hilfreich sein, zumal die Einlaufmedien präoperativ über ein Darmrohr leicht zu entfernen sind. Die Kolondehnung durch große Flüssigkeitsmengen verursacht erhebliche Unbequemlichkeiten für den Patienten.

Angiographie

Die angiographische Diagnostik von Dünndarmerkrankungen betrifft die Abklärung unklarer intestinaler Blutverluste durch Angiodysplasien oder Tumoren sowie die präoperative Lokalisation von Blutungsquellen nach Untersuchung von Magen, Duodenum und Kolon. Bei Patienten mit intermittierenden postprandialen Bauchkrämpfen können angiographisch die verschiedenen Formen der arteriellen Dünndarmischämie unterschieden werden (akut embolisch, arteriosklerotisch, nonokklusiv). Die akute Mesenterialvenenthrombose wird nichtinvasiv im Computertomogramm diagnostiziert. Karzinoide und Leiomyome des Dünndarms bieten ein kennzeichnendes Gefäßbild (vgl. Abb. **53 a**).

Nach perkutaner Femoralispunktion in Seldinger-Technik (REUTER u. Mitarb. 1986) wird ein vorgeformter Angiographiekatheter in die A. mesenterica superior eingelegt. Während der

Hochdruckinjektion von 45–50 ml eines nichtionischen Kontrastmittels (300 mg Jod/ml) werden großformatige Aufnahmen exponiert, die die gesamte arterielle Dünndarmperfusion einschließlich des venösen Abstroms sowie den mesenterialen Pfortaderzufluß erfassen. Die fotografische Subtraktion kann das Ergebnis verbessern. Der Einsatz der intraarteriellen digitalen Subtraktionsangiographie setzt einen ausreichend großen Bildverstärker voraus.

Computertomographie

In den letzten Jahren hat die Computertomographie (CT) in der Diagnostik akuter (FEDERLE 1987), chronisch-entzündlicher (GORE 1987) und neoplastischer (MOSS 1982) Erkrankungen des Intestinums zunehmend an Bedeutung gewonnen (HALVORSEN u. THOMPSON 1987, JAMES u. Mitarb. 1987, KLEINHAUS u. WEICH 1987, MOSS u. THOENI 1983). Die konventionelle Bariumradiographie des Verdauungstraktes erfaßt strukturelle Veränderungen der Schleimhaut; die Erkennung extraluminaler Komplikationen von Darmerkrankungen bleibt der CT-Diagnostik vorbehalten:

– Wanddicke, Infiltrationstiefe,
– Infiltration des Mesenteriums,
– mesenteriale Lymphknotenbeteiligung,
– Beteiligung parenchymatöser Nachbarorgane,
– Nachweis von peritonealer Flüssigkeit, Phlegmonen, Abszessen, Fisteln,
– Tumorpropagation über den lokoregionalen Bereich hinaus (Lebermetastasen, Peritonealkarzinose).

60–90 Min. vor Untersuchungsbeginn trinkt der Patient 500–700 ml einer 1–2%igen Lösung eines wasserlöslichen (Meglumindiatrizoat), öl- (RAPTOPOULOS u. Mitarb. 1987) oder bariumhaltigen Kontrastmittels. Die Markierung des Rektosigmoids mit 100–150 ml derselben Kontrastlösung hilft bei der Differenzierung pelviner Dünndarmschlingen.

Der große klinische Wert der CT für Dünndarmkranke wird deutlich am Beispiel des Morbus Crohn: Die im Enteroklysma als unspezifisches Krankheitszeichen sichtbare Separation von entzündeten Darmschlingen hat im CT ihre Entsprechung im Nachweis nicht nur einer verdickten Darmwand, sondern auch mesenterialer Veränderungen wie Infiltration des mesenterialen Fettes, Vergrößerung von Lymphknoten, phlegmonöser oder abszedierender Entzündung (FISHMAN u. Mitarb. 1987).

Submuköse Tumoren der Muskelschicht (Leiomyome), die im Enteroklysma dem Nachweis entgehen können, werden im CT als dünndarmzugehörige Weichteilmasse erfaßt (vgl. Abb. **53 b**).

Lageanomalien, Duplikaturen, innere Hernien und Divertikel (einschl. Meckelsches Divertikel)

1. Lageanomalien des Dünndarms sind kongenitale Störungen, deren klinische Bedeutung allein auf den Komplikationen beruht, die sie verursachen (Volvulus und Obstruktion); im Erwachsenenalter stellen sie meist röntgenologische Zufallsbefunde dar.

Bei der *Nonrotation* werden die ersten zwei Phasen der Dünndarmdrehung bis 180° nicht vollständig absolviert; der Dünndarm liegt rechts, der Dickdarm links in der Abdominalhöhle. Störende mesenteriale Bänder fehlen.

Bei der *Malrotation* bleibt die dritte Phase der Nabelschleifendrehung aus; das Zäkum liegt infrapylorisch im rechten Oberbauch und ist durch peritoneale oder mesenteriale Bänder an der hinteren Bauchwand fixiert. Diese Bänder sind Ursache für die klinisch bedeutsame Duodenalkompression (REHBEIN u. RÖPKE 1964). Die Bereitschaft zum Volvulus ergibt sich aus dem gemeinsamen Mesenterium für Dünn- und Dickdarm (bis zur linken Flexur), das mit langem Stiel und schmaler Basis die oberen Mesenterialgefäße enthält (Abb. **12**).

Die *inverse Rotation* ist gekennzeichnet durch eine 90°-Nabelstrangrotation nach links mit dem Uhrzeigersinn. Hierbei liegt das Zäkum regelrecht in der rechten Fossa iliaca, der Dünndarm mit der A. mesenterica superior jedoch vor dem Colon transversum. Nur selten ist diese Rotationsanomalie Ursache für eine Obstruktion (DE PRIMA u. Mitarb. 1985).

2. Mit *Duplikatur* bezeichnet man die Doppelanlage des Darmes, bei der neben dem normallumigen Hauptdarm ein meist hypoplastischer „Nebendarm" besteht. Duplikaturen sind unterschiedlich lang und können an beiden Enden, nur an einem Ende oder gar nicht mit dem Hauptdarm kommunizieren. Beide Lumina besitzen in der Regel ein gemeinsames Mesenterium. Die Duplikatur ist mit normalem Schleimhautepithel ausgekleidet, inselförmige Heterotypien von Magenmukosa kommen vor (Abb. **13**).

Zysten werden als unvollständige Duplikationen (Duplikationszysten) (Abb. **14**) oder als persistierende fetale Dünndarmdivertikel aufgefaßt. Sie liegen in der Darmwand und können als muköse Füllungsdefekte das Darmlumen einengen oder als subseröse Zysten Nachbarschlingen imprimieren.

3. *Innere Hernien* treten als Folge von Rotations- und Fixationsstörungen bei der intestinalen Entwicklung auf und nehmen als Bauchfelltaschen unterschiedlich große Anteile des Dünndarms

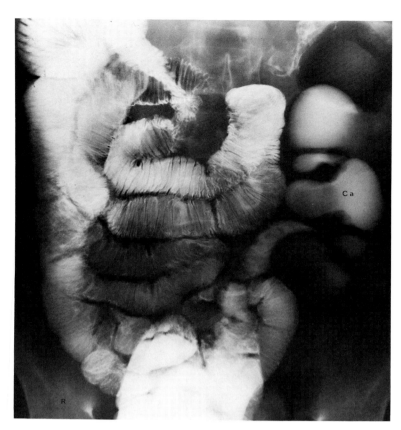

Abb. **12** Nonrotation von Dünn- und Dickdarm. Ca = Colon ascendens

Abb. **13 a–f**
Anomalien der Mitteldarmdrehung
a Nonrotation
b Rotation und Volvulus
c inverse Rotation
d subhepatisches Zäkum und Appendix
e Paraduodenalhernie
f Mitteldarmvolvulus
(aus *Moore, K. L.:* Embryologie. Lehrbuch und Atlas der Entwicklungsgeschichte des Menschen, 2. Aufl. Schattauer, Stuttgart 1985)
▼

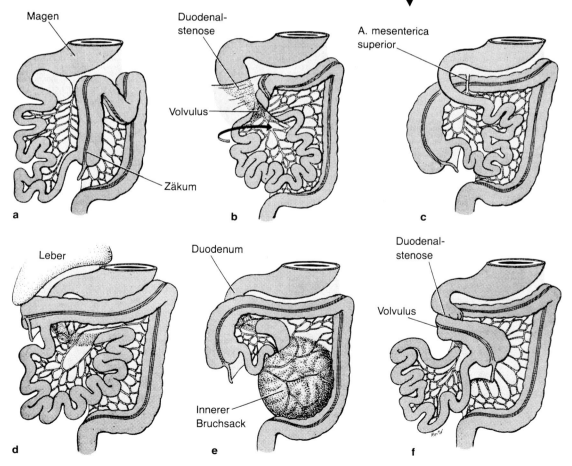

a — Magen — Zäkum

b — Duodenalstenose — Volvulus

c — A. mesenterica superior

d — Leber

e — Duodenum — Innerer Bruchsack

f — Duodenalstenose — Volvulus

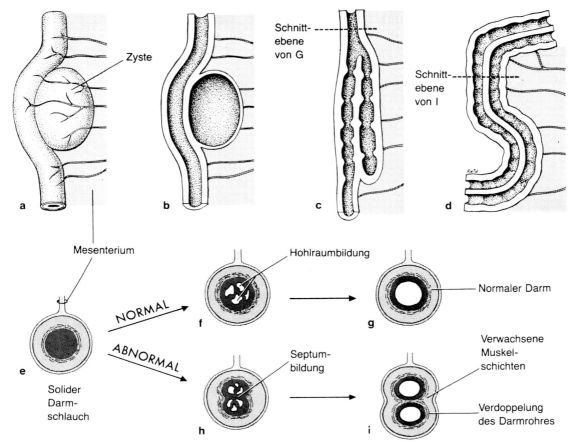

Abb. **14 a–i** Zystische Duplikatur des Dünndarms
(aus *Moore, K. L.:* Embryologie. Lehrbuch und Atlas
der Entwicklungsgeschichte des Menschen, 2. Aufl.
Schattauer, Stuttgart 1985)

auf. Bedeutung erlangen sie erst, wenn sie unter
dem klinischen Bild des Ileus einklemmen; in
1–5% der Ileusfälle sind innere Hernien Ursache
für die mechanische Passagebehinderung (MOR
SON u. DAWSON 1979).
Häufigste innere Hernie ist die linksseitige paraduodenale Hernie, bei der sich eine Peritonealtasche unter der V. mesenterica inferior und der A.
colica sinistra ausbildet. Im seitlichen Strahlengang imprimieren Luft- oder bariumgefüllte
Dünndarmschlingen die Magenhinterwand. Im
CT (DAY u. Mitarb. 1988, HARBIN 1982) ist der
Dünndarm zwischen Pankreas und Magenhinterwand sichtbar. Angiographisch erkennt man verlagerte Mesenterialgefäße (MEYERS 1970). Der
Dünndarm kann auch durch angeborene Defekte
im Mesenterium (Mesocolon transversum) oder
Omentum hindurchtreten und inkarzerieren.

4. *Divertikel* des Gastrointestinaltraktes werden
nach ihrem Entstehungsmechanismus eingeteilt.
Erworbene (Pseudo- und Pulsions-)Divertikel
hernieren durch die zirkuläre Muskelschicht; sie

sind von Mukosa ausgekleidet und von Submukosa und longitudinaler Muskelschicht bedeckt.
Angeborene Divertikel sind Ausbuchtungen der
gesamten Darmwand, in der alle Muskelschichten enthalten sind.

Erworbene Dünndarmdivertikel liegen immer an
der konkaven mesenterialen Darmkontur, an der
die Vasa recta der Mesenterialgefäße in die
Darmwand eintreten (MEYERS 1976 a u. b). Sie
sind meist multipel und im oberen Jejunum anzutreffen. Viele und große Divertikel können Anlaß
für ein Malabsorptionssyndrom sein. Wie im Kolon können sich Divertikel des Dünndarms entzünden und ein Krankheitsbild verursachen, das
von der unspezifischen Symptomatik einer Dickdarmdivertikulitis oder – bei ilealer Lokalisation
– von einer Appendizitis nicht zu unterscheiden
ist.
Bei der Enteroklysmauntersuchung werden Divertikel am konkaven Rand des Jejunums als unterschiedlich große Ausstülpungen mit glatter Innenkontur in 2,3% der Fälle meist zufällig gefunden (MAGLINTE u. Mitarb. 1986) (Abb. **16**). Das
CT-Bild der Dünndarmdivertikulitis zeigt die entzündlich verdickte Wand mit Mesenterialinfiltra-

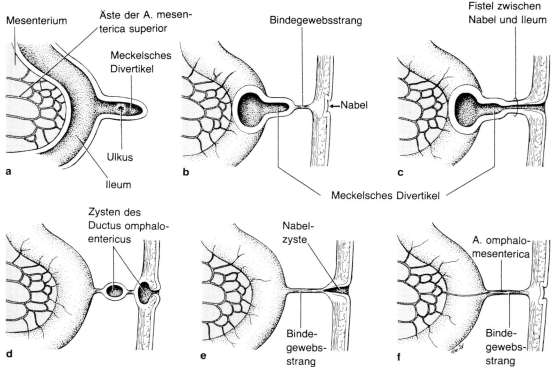

Abb. **15 a–f** Entstehung des Meckelschen Divertikels (aus *Moore, K. L.:* Embryologie. Lehrbuch und Atlas der Entwicklungsgeschichte des Menschen, 2. Aufl. Schattauer, Stuttgart 1985)

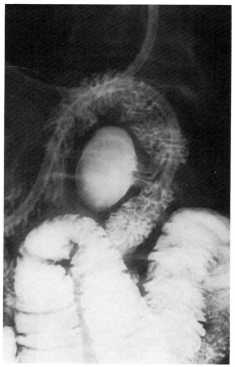

Abb. **16** Jejunumdivertikel

tion und Abszedierung (GREENSTEIN u. Mitarb. 1986).

Das *Meckelsche Divertikel* ist eine an der antimesenterialen Ileumwand gelegene Ausstülpung von 2–8 cm Länge, die einen Dottersackrest darstellt. Seine Entfernung von der Bauhinschen Klappe variiert stark; durchschnittlich liegt es 40–50 cm oral der Ileozäkalklappe (Abb. **17**). Klinische Bedeutung erlangt das Meckelsche Divertikel, wenn in heterotoper Magenschleimhaut durch Säureproduktion peptische Ulzera entstehen, die bluten (BARTRAM u. AMESS 1980), perforieren oder Adhäsionen bilden können. Verbindet ein Bindegewebsstrang das Divertikel mit dem Nabel, besteht die Gefahr von Volvulus und Obstruktion.

Als echtes Divertikel, dessen Wand alle Muskelschichten enthält, zeigt das Meckelsche Divertikel aktive Peristaltik, die für rasche Entleerung des Kontrastmittels bei der Röntgenuntersuchung sorgt. An der Divertikelbasis sind die Schleimhautfalten dreieckig arrangiert; am Divertikelgrund können flache Erhabenheiten auf die Anwesenheit heterotoper Magenschleimhaut hinweisen (MAGLINTE u. Mitarb. 1980, SALOMONOWITZ u. Mitarb. 1983, VALLE u. Mitarb. 1978, WITTICH u. Mitarb. 1980). In der Methylzellulosephase des Enteroklysmas ist das Meckelsche Divertikel gewöhnlich etwas länger kontrastgefüllt als die um-

Abb. **17** Meckelsches Divertikel. Faltenloser Blindsack im mittleren Dünndarm

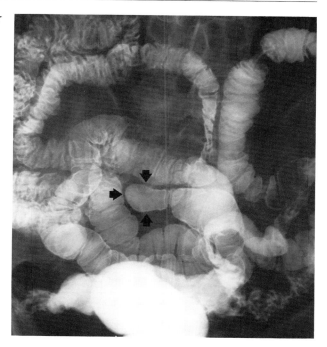

gebenden Ileumschlingen; es ist daher mit dieser Methode leichter faßbar als mit der konventionellen FDP (ANTES u. EGGEMANN 1986). Ist die kombiniert endoskopisch-radiologische Suche nach einer Blutungsquelle im Intestinum negativ verlaufen, kann der Nachweis von heterotoper Magenschleimhaut in einem Meckelschen Divertikel im Technetiumszintigramm gelingen (CONWAY 1980).

Pseudodivertikel beim Morbus Crohn entstehen durch Schrumpfung der mesenterialen Darmwand im Narbenstadium; hierbei wird die intakte, relativ zu lange antimesenteriale Wand gerafft, so daß Einziehungen und Ausbuchtungen dem Darm ein divertikelartiges Aussehen verleihen (vgl. Abb. **21**).

Vaskuläre Malformationen

Vaskuläre Malformationen im Darm werden allgemein als *Angiodysplasien* bezeichnet, die als Blutungsquelle im rechten Kolon besonders bei Patienten über 60 Jahre bedeutsam sind. Diese degenerativen Gefäßektasien in der Submukosa und der Lamina propria sind im Dünndarm extrem selten. Angiographisch (REUTER u. Mitarb. 1979, TITTOTSON u. Mitarb. 1988) ist die zuführende Arterie dilatiert; eine gleichfalls dilatierte und früh in der arteriellen Phase drainierende Vene zeigt das Vorhandensein von arteriovenösen Shunts an.

Beim Morbus Osler-Weber-Rendu findet man dilatierte Vasa recta an der antimesenterialen Darmseite, auch hier ist die intensive venöse Kontrastierung hämodynamischer Ausdruck von AV-Shunts in der Mukosa und Submukosa.

3–4% aller Dünndarmtumoren und 0,3% aller Tumoren des Gastrointestinaltraktes sind *Hämangiome* (MORSON u. DAWSON 1979), die als submuköse Gefäßläsionen entweder im Niveau der Darmwand liegen und dann dem Nachweis bei der Enteroklysmauntersuchung entgehen oder als polypöse Füllungsdefekte in Erscheinung treten. Sie sind meist solitär und treten – etwa im Rahmen einer generalisierten Hämangiomatose (Blue-rubber-bleb-nevus-Syndrom [McCANLEY u. Mitarb. 1979]) – multipel auf. Ihre klinische Bedeutung liegt in der Bereitschaft zur akuten (WEIGAND u. REMMELE 1988) oder chronischen intestinalen Blutung mit Anämie, bei großen submukösen Läsionen kommen Obstruktion und Intussuszeption vor.

Kapilläre Hämangiome zeigen im Angiogramm der A. mesenterica superior eine frühe und intensive venöse Kontrastierung. Bei kavernösen Hämangiomen ist das zuführende arterielle Gefäß nicht dilatiert; eine frühe venöse Drainage erfolgt nicht. Der kavernöse Blutraum hält Kontrastmittel zurück, das Angiom bleibt lange in der venösen Phase des Angiogramms sichtbar. Dieses Phänomen ist kavernösen Hämangiomen anderer Lokalisation (z. B. Leber) gleichermaßen zu eigen. Phlebolithen in kavernösen Hämangiomen kommen vor.

Entzündung

Morbus Crohn

Die regionale Enteritis (Morbus Crohn) wurde erstmals 1932 von CROHN u. Mitarb. (1932) in New York beschrieben und ist als chronisch granulomatöse Darmerkrankung unbekannter Ätiologie von schicksalhafter Bedeutung für den Betroffenen.

Histologisch ist die Entzündung durch eine lymphoretikuläre Infiltration aller Wandschichten einschließlich der Serosa und des periintestinalen Fettes gekennzeichnet, bei der bei 40–50% der Fälle Anhäufungen epitheloidzelliger Histiozyten (Granulome) mit oder ohne Riesenzellen vom Langhans-Typ zu finden sind. Diese sarkoidähnlichen Granulome zeigen keine zentral käsige Nekrose; ihr bioptischer Nachweis ist diagnoseunterstützend, jedoch nicht beweisend, da unspezifisch.

Obwohl eine Korrelation zwischen klinischem Bild, Röntgenbefunden und pathoanatomischen Substrat nicht besteht, ist der Versuch einer Stadieneinteilung nach makromorphologischen Kriterien – orientiert an der Eindringtiefe des Prozesses – gerechtfertigt. Dabei ist zu beachten, daß alle im Folgenden beschriebenen Symptome immer auch simultan und alternierend auftreten können, so daß feste Grenzen zwischen den Stadien – entsprechend dem klinischen Verlauf in Schüben – nicht existieren. Auch scheint es nicht gerechtfertigt, aus der Röntgensymptomatologie eine Aussage über die gegenwärtige Aktivität der Erkrankung abzuleiten.

Röntgenologisches Frühzeichen des *Oberflächenstadiums* (nichtstenosierende Frühform) beim Morbus Crohn ist ein gemischt *nodulär-mikronoduläres Schleimhautbild* (Tab. 2) mit Faltenschwellung und eingeschränkter Dehnbarkeit des betroffenen Darmsegmentes. Dem liegen eine

Tabelle **2**   Terminologie bei Morbus Crohn

Begriff	Bedeutung
Oberflächenstadium	
Nodulär-mikronoduläres Muster	Vergrößerte Lymphfollikel in der Submukosa und im fibrovaskulären Kern der Zotte, Exsudat in der Lamina propria der Zotte
Verdickung von Wand und Falten	Submuköses Ödem; entzündliche und/oder fibröse Infiltration der Submukosa
Aphthoides Ulkus	Punktförmiger erosiver Schleimhautdefekt über hyperplastischen Lymphfollikeln
Fissuren	Spaltförmige, penetrierende Geschwüre
Sinus („sinus tracts")	Intramurale Fistelgänge
Kragenknopfulkus	Submuköse, penetrierende Geschwüre mit lateraler Ausbreitung auf der Muskularis (selten im Dünndarm)
String sign	Langstreckiger, reversibler Muskularisspasmus ohne Dilatation
Tiefenstadium	
Fisteln	Wandüberschreitende Verbindungswege zu Nachbarstrukturen
Distanzphänomen, Separation	Entzündliche Infiltration des mesenterialen Fett- und Bindegewebes, Abszeßbildung, Wandverdickung
Pseudodivertikel, Sakkulation	Mesenteriale Traktion und Schrumpfung mit antimesenterialer Konturraffung
Omegazeichen	Halbkreisförmiger Schlingenverlauf durch mesenteriale Schrumpfung oder entzündliche Konglomerattumoren
Pflastersteinrelief („cobble stone pattern")	Muköses und submuköses Ödem mit polsterförmig erhabener Schleimhaut und netzförmig verzweigten Mukosafissuren
Stadienunabhängig	
Skip lesion	Darmsegment mit Crohn-Befall
Skip area	Gesundes Darmsegment zwischen oder in Entfernung von Crohn befallenen Abschnitten
Fahrradschlauchphänomen („bike tire phenomenon")	Dilatierte, atonische Schlingen mit atrophischer Schleimhaut

Anhäufung von vergrößerten Lymphfollikeln und Entzündungszellen in der Submukosa und im fibrovaskulären Kern der Zotte (Nodularität) sowie ein entzündliches Exsudat in der Lamina propria der Zotte (Mikronodularität) zugrunde. Das Bild entspricht einer diffusen oder fokalen Lymphfollikelhyperplasie, das röntgenologisch durch eine Vielzahl von 1–2 mm großen runden Füllungsdefekten gekennzeichnet ist.

Lymphstau und entzündliches Ödem in der Mukosa und Submukosa verursachen eine *Schwellung* der Kerkringschen *Falten*, die en face breiter als 2–3 mm sind und z.T. zum nodulären Schleimhautaspekt beitragen, der Pflastersteincharakter annehmen kann (Abb. **18**). Das Faltenödem ist meist mit erosiven Oberflächendefekten assoziiert. In einer neoterminalen Ileumschlinge nach Hemikolektomie ist es ein sicheres Rezidivzeichen. Über hyperplastischen Lymphfollikeln und auf Faltenkämmen sind als Frühform erosiver Defekte *aphtoide Ulzera* nachweisbar (Abb. **19**). Diese sind im Röntgenbild als 0,5–1 mm große radioluzide Erhabenheiten mit zentralem Breifleck zu erkennen; sie sind meist multipel und proximal eines schwerer betroffenen Abschnittes in faltenverdickter und granulärer

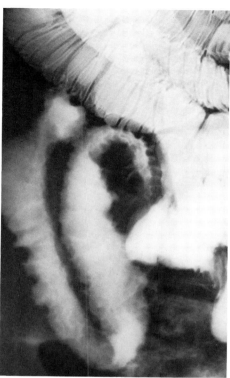

Abb. **18** Morbus Crohn. Pflastersteinrelief, Wandverdickung und intramurale Fisteln („sinus tracts") im terminalen Ileum

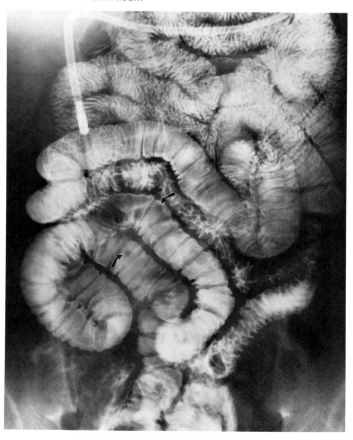

Abb. **19** Morbus Crohn. Nichtstenosierende Form mit diffuser Faltenschwellung und verzeinzelten aphthoiden Ulzera (Pfeile)

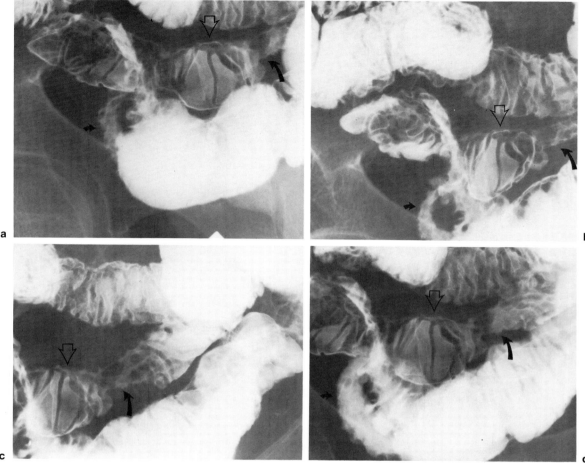

a

b

c

d

Abb. **20a–d** Morbus Crohn. Stenosierende Form. Lineares Ulkus am Mesenterialansatz (offener Pfeil), Pflastersteinrelief in stenosierter Ileumschlinge (kleiner Pfeil), Pflastersteinrelief, beginnende Stenose, Distanzierung und Spikulä in einer „skip lesion" (großer, geschlossener Pfeil)

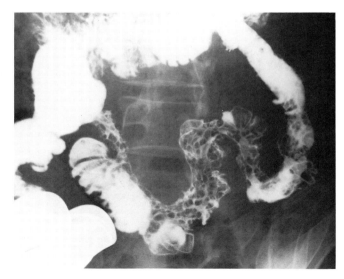

Abb. **21** Morbus Crohn. Pflastersteinrelief. Raffung der mesenterialen Darmkontur mit Bildung von Pseudodivertikeln

Schleimhaut anzutreffen. In der Nähe einer ileokolischen Anastomose können sie die Basis für
das Rezidiv darstellen. Aphthoide Ulzera sind
nicht Crohn-spezifisch (DD: Yersinia, Tuberkulose, Salmonellose, Morbus Behçet), im Zusammenhang mit nodulär-mikronodulärer Schleimhaut und Faltenverdickung jedoch in hohem
Maße hinweisend. Ihre Häufigkeit beim Morbus
Crohn wird mit 11–52% angegeben (GLICK 1987).
Nicht belegt ist die Annahme, daß Crohn-Ge-
schwüre anderer Morphologie stets aus aphthoiden Ulzera entstehen.

Ulzera beim Morbus Crohn sind zu 30% rund
oder oval und 0,5–2,0 cm im Durchmesser groß;
längliche oder strichförmige Geschwüre kommen
in 13% der Fälle vor und erreichen eine Ausdehnung bis 15 cm Länge. Sie sind an der mesenterialen (konkaven) Darmkontur lokalisiert, oft mit
aphthoiden Erosionen vergesellschaftet und liegen in unterschiedlicher Entfernung zu ausgedehnteren Läsionen (Abb. 20). Eine entzündliche
Umgebungsreaktion (ödematöser Randwall, Faltenkonvergenz) kann fehlen; die umgebende
Schleimhaut ist fast immer nodulär-mikronodulär
verändert. Bei der Ulkusheilung unterliegt die betroffene mesenteriale Darmkontur der narbigen
Schrumpfung, die gegenüberliegende Darmwand
wird relativ zu lang; es resultiert das Bild der
Pseudodivertikel (Abb. 21).
Das *Pflastersteinrelief* hat seine Entsprechung in
einem ausgeprägten mukösen und submukösen
Ödem mit polsterförmig erhabener Schleimhaut,
die von einem Verbund längs und quer verlaufender Mukosafissuren durchzogen ist; dabei ist die
Darmwand verdickt (Abb. 22 a). Die Erscheinung
des Pflastersteinmusters ist nicht an das Oberflä-
chenstadium der Erkrankung gebunden. – Postin-
flammatorische Pseudopolypen, die aus Regeneraten stehengebliebener Schleimhautinseln entstehen, sind im Dünndarm sehr selten.

Das *Tiefenstadium* (stenosierende Spätform) des
Morbus Crohn ist Ausdruck des transmuralen
Entzündungsweges, der die regionale Enteritis
von anderen granulomatösen Darmerkrankungen
grundlegend unterscheidet. Es ist das Stadium
der Crohn-Komplikationen, in dem die chirurgische Intervention häufig unvermeidlich wird.
Tiefe, spaltförmige Ulzerationen (*Fissuren*) penetrieren alle Wandschichten, perforieren die Serosa
jedoch nicht. Die unterminierende submuköse
und subseröse Ausbreitung der Entzündung in lateraler Richtung resultiert in intramuralen Gängen („sinus tracts"), die als Bariumstraßen parallel zur mesenterialen Darmkontur verlaufen. *Fisteln*, die bei 20% der Patienten auftreten, geben
sich als extraluminale Bariumspuren zu erkennen
(Abb. 23), über die benachbarte Darmabschnitte

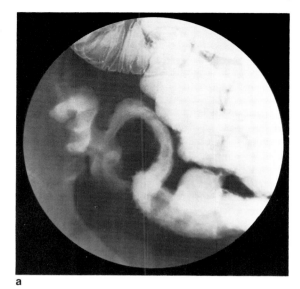

a

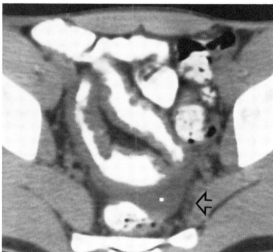

b

Abb. 22 a u. b   Morbus Crohn
a   Pflastersteinrelief der terminalen Ileumschlinge
b   Im CT deutliche Wandverdickung mit periintestina-
ler Exsudation im Douglas-Raum (offener Pfeil)

(enteroenteral [Abb. **24**], enterokolisch) oder
Hohlorgane (enterovesikal [Abb. **25**], enterovagi-
nal) kontrastiert werden. Beim Nichtoperierten
sind enterokutane Fisteln selten. Durch entzündliche Exsudation auf der Serosa entstehen periin-
testinale Adhäsionen mit Darmschlingen, Peritoneum sowie Schlingenabszesse. Beim Enteroklysma kann es über breite enteroenterale Fisteln zur
raschen Füllung eines Netzwerkes von untereinander verbundenen Strukturen kommen, in dem
die Unterscheidung zwischen Crohn-befallenen
Dünndarmschlingen und Fistelgängen schwer-
fällt.
Für die Operationsplanung ist von Bedeutung,
daß der enteroenterale Fistelweg stets von einem

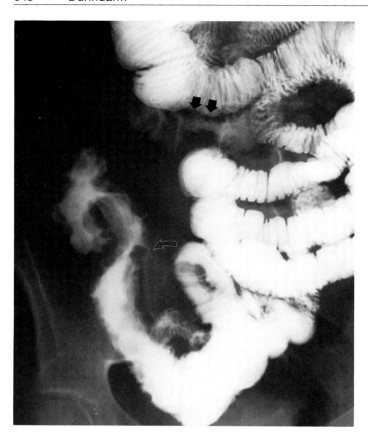

Abb. **23** Morbus Crohn. Nichtstenosierende Form mit Fistel (offener Pfeil), vergrößerter Schlingendistanz, „skip lesion" weiter proximal (geschlossenen Pfeile) und Schwellung der Bauhinschen Klappe

befallenen zu einem nicht entzündeten Darmabschnitt führt. Der Chirurg kann sich also auf den Verschluß der Fistel mit Resektion des Crohn-befallenen Segmentes beschränken, da der „gefistelte" Anteil niemals miterkrankt.

Darmengen kommen als filiforme oder exzentrische Stenosen einzeln oder gehäuft bei der Mehrzahl der Crohn-Fälle vor (Abb. **26**). Langstreckige funktionelle Engen, durch Spasmen der Muskularis verursacht, sind eine Erscheinung bei der frak-

tionierten Dünndarmpassage („string sign"), die bei der enteroklysmainduzierten Hypotonie und nach Gabe eines krampflösenden Medikamentes nicht beobachtet wird. Kurzstreckige strukturelle Stenosen entstehen aus entzündlicher Wandverdickung und Fibrose sowie aus mesenterialer Traktion und Kompression. Durch intraluminale Drucksteigerung vor dem Hindernis wird die Entstehung von Fisteln aus fissuralen Ulzera und intramuralen Sinus in der Umgebung von Stenosen begünstigt.

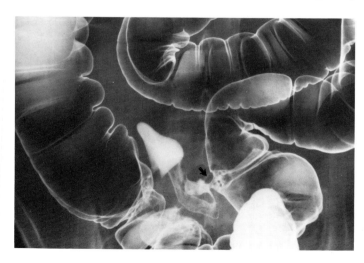

Abb. **24** Morbus Crohn. Ileosigmoidale Fistel. Beachte: Das über die Kurzschlußverbindung erreichte Segment (hier Sigma) erkrankt niemals mit

Abb. **25** Morbus Crohn. Stenosierende Form. Entzündlicher Konglomerattumor mit dilatiertem Dünndarm (D), Sigma (S), Colon descendens (Cd) und Rektum (R). Nachweis einer enterovesikalen Fistel (offener Pfeil) und Kontrastmittel in der Harnblase (geschlossener Pfeil)

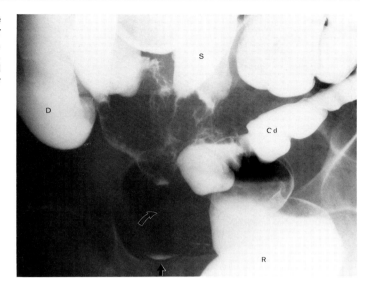

Das Ausmaß der prästenotischen Dilatation ist nicht an den Stenosegrad gebunden, der auch nicht die Entstehung des klinischen Bildes der Dünndarmobstruktion determiniert. Allerdings ist die Befundkonstellation von Stenose mit Obstruktion, Fisteln und Abszeß häufigste Operationsindikation. Die Dünndarmenge ist ein häufiges, aber unspezifisches Zeichen, da sie bei sehr

vielen entzündlichen und neoplastischen Erkrankungen vorkommt. Wegen schlechter Kontrastmitteltransparenz und Flüssigkeitsvermehrung sind Schleimhautdetails (z. B. Ulzera) im stenosierten Segment schwer darzustellen; hier sind Kompressionsaufnahmen hilfreich.

Jede außerhalb des Darmlumens gelegene und im Zusammenhang mit Fisteln nachgewiesene

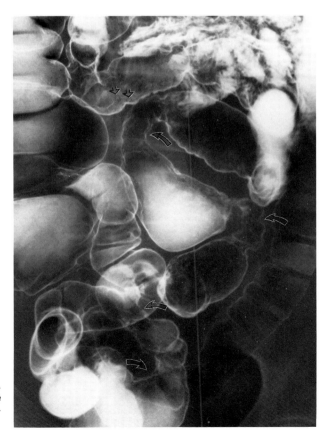

Abb. **26** Morbus Crohn. Stenosierende Form. Aphthoide Ulzera (kleine Pfeile) und segmentale Stenosen mit flachen, z. T. fissuralen Ulzera (große Pfeile)

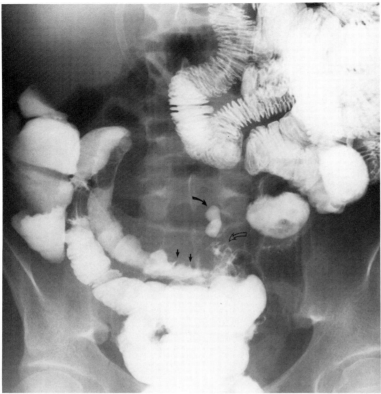

Abb. **27 a** u. **b** Morbus Crohn
a Stenosierende Form. Fistel (offener, gebogener Pfeil) und Abszeßhöhle im Mesenterium (geschlossener, gebogener Pfeil). Intramurale Fisteln (gerade Pfeile)
b Im CT Mesenterialabszeß mit zentral hypodensen Absorptionswerten (22 Houndsfield-Einheiten) und Kontrastmittelrest nach Enteroklysmauntersuchung (geschlossener, gebogener Pfeil)

a

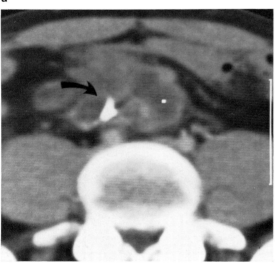

b

Raumforderung muß als *Abszeß* angesehen werden. Röntgenologisch fällt eine fixierte Separation („Distanzphänomen") von Schlingen im Bereich einer palpablen Masse, meist im rechten Unterbauch, auf (Abb. **27 a**). Im CT ist die mesenteriale Fettschicht verbreitert und durch entzündliche Infiltration streifig verdichtet (20–60 HU höher als Fett). Der Abszeß stellt sich als hypodense Struktur im Mesenterium, periintestinal, subkutan, im Parenchym benachbarter Organe

(Leber) oder in der Psoasmuskulatur dar (Abb. **27 b**). Die Abszeßmembran zeigt nach systemischer Kontrastmittelgabe einen kennzeichnenden Dichteanstieg; 30–50% der Abszesse sind mit einem Luft-Flüssigkeits-Spiegel versehen. Wenn die Abszeßhöhle über eine Fistel Verbindung zum Darmlumen hat, verbleibt Barium im Abszeß lange nach völliger Kontrastentleerung des Darmlumens. Ein entzündliches Exsudat in der Peritonealhöhle kann sich bis in den Douglas-Raum erstrecken.

Differentialdiagnostisch sind neben entzündlichen vor allem neoplastische Dünndarmerkrankungen zu erwägen, von denen dem fokalen Lymphom die größte Bedeutung zukommt. Lymphome im ileozäkalen Gebiet sind meist ausgedehnt ulzeriert und absolut wandstarr, das Crohn-Segment ist an oberflächlichen polymorphen Erosionen und einer zwar deutlich eingeschränkten, aber noch in Resten erhaltenen Dehnbarkeit zu erkennen. Tumoren in der Nachbarschaft (Zäkum, Ovar) können bei regionaler Lymphangiosis carcinomatosa einen Lymphstau im mesenterialen Abflußgebiet verursachen, der in verdickten, aber nicht ulzerierten Ileumfalten resultiert (vgl. Abb. **63**).
Akute (Yersinia, Salmonella) und chronische (Tuberkulose) Entzündungen des terminalen Ileums verursachen eine Verdickung der Falten mit Ulze-

rationen. Bei der Yersiniose (Y. enterocolitica) imponiert ein rigides Segment mit grobnodulärer Schleimheit und uniformen aphthoiden Geschwüren; die transmuralen Crohn-Ulzera fehlen. Die Veränderungen sind reversibel. Die Tuberkulose ist eine ileozäkale Entzündung, bei der im späteren Stadium die narbige Schrumpfung und Deformierung des Zäkums vorherrscht. – Patienten mit radiogener Enteritis zeigen Faltenödem und Wandverdickung des betroffenen Segmentes; die Crohn-„typischen" Ulzera fehlen jedoch; die Anamnese liefert den entscheidenden Hinweis. Der ischämische Dünndarm ist wandverdickt, rigide und ausgedehnt oberflächlich ulzeriert. Submuköses Ödem und Hämorrhagie können ein pflastersteinähnliches Bild verursachen; longitudinale und transversale Oberflächengeschwüre fehlen jedoch.

Die Rolle der Radiologie beim Morbus Crohn besteht in der Erkennung der per se unspezifischen, in der Synopsis jedoch höchst kennzeichnenden vielfältigen Röntgensymptome und deren Deutung. Neben dem Enteroklysma, das alle strukturellen Veränderungen (Ulzera, Strikturen, Fisteln) und die Ausdehnung sowie den asymmetrischen segmentalen Befall mit Skip lesions und Skip areas sicher erkennen läßt, ist heute die Computertomographie zur Erfassung von Komplikationen (Abszesse) Standardmethode (GOLDBERG u. Mitarb. 1983). Das neoterminale Ileum nach Hemikolektomie wird gewöhnlich kombiniert endoskopisch und radiologisch kontrolliert (Abb. **28**).

Morbus Whipple

Der Morbus Whipple (WHIPPLE 1907) (Synonym: intestinale Lipodystrophie) ist im bioptisch-histologischen Bild gekennzeichnet durch glykopro-

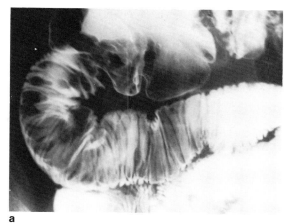

a

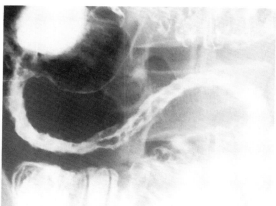

b

Abb. **28 a** u. **b** Morbus Crohn. Kontrolluntersuchung nach Hemikolektomie rechts
a   April 1980: aphthoide Ulzera in Anastomosennähe
b   Sept. 1982: enges neoterminales Segment mit Pflastersteinrelief. Beachte: Aphthoide Geschwüre sind ein verläßliches Zeichen für ein Rezidiv

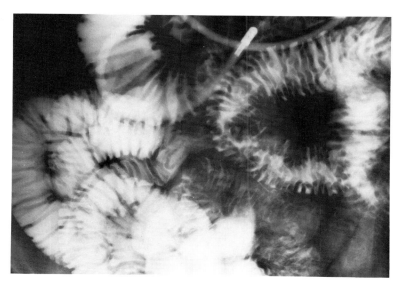

Abb. **29** Morbus Whipple. Faltenschwellung im proximalen Dünndarm mit Sekretvermehrung

teinhaltige, PAS (Periodic acid Schiff)-positive Makrophagen in der villösen Lamina propria, die stäbchenförmige Mikroorganismen („Whipple-Bakterien") enthalten; diese werden als das krankheitsverursachende infektiöse Agens angesehen. Ein Immundefekt – primär oder sekundär – wird diskutiert (DOBBINS 1981). Meist sind Männer im 4.–5. Lebensjahrzehnt betroffen, die unter chronischem Durchfall, Malabsorption und Polyarthritis (BJÖRKENGREN u. Mitarb. 1978) leiden; die Gelenksymptome gehen der intestinalen Manifestation gewöhnlich zeitlich voraus. Vergrößerte Lymphknoten (peripher, mesenterial, paraaortal) und verstärkte Hautpigmentierung gehören zu der seltenen, unbehandelt deletär verlaufenden Systemerkrankung.

Erweiterte Lymphgefäße und Aggregationen von PAS-positiven Zellen in der Lamina propria verleihen dem Dünndarm im Röntgenbild einen *mikronodulären* Aspekt; die kerkringschen Falten sind normal oder verdickt (ANTES u. KRUIS 1982, TREMMEL u. Mitarb. 1986) (Abb. 29). Jejunumschlingen können mäßig dilatiert sein, eine geringe Sekretvermehrung kann die Kontrastqualität bei der Röntgenuntersuchung beeinträchtigen. Nach Antibiotikagabe sind die Veränderungen reversibel.

Differentialdiagnostisch sind folgende Krankheiten zu erwägen: Morbus Waldenström, Amyloidose, Lymphangiektasie, Lymphfollikelhyperplasie, Hypogammaglobulinämie, Mastozytose, AIDS (VINCENT u. ROBINS 1985).

Die Rolle der Röntgenuntersuchung besteht in dem Nachweis unspezifischer Schleimhautveränderungen, durch den die diagnosebeweisende Biopsie veranlaßt wird.

Bakterielle Entzündung

Die Diagnostik bakterieller und nichtbakterieller Infektionskrankheiten des Dünndarms ist nicht die Domäne der Radiologie, sondern serologischer und mikrobiologischer Methoden. Da der Dünndarm insgesamt nur ein begrenztes Spektrum hat, auf eine Krankheitsursache mit der Veränderung seiner Morphologie zu antworten, läßt die Röntgenuntersuchung in der Regel nur einen unspezifischen Reiz- und Entzündungszustand mit Motilitätssteigerung und Hypersekretion erkennen (Abb. 30). Allerdings ist die Kenntnis einiger Röntgensymptome bei infektiösen Dünndarmerkrankungen erforderlich, um – mit Hinblick auf große Unterschiede bei der Therapie – diese Krankheitsgruppe vom Morbus Crohn und von der Ischämie zu differenzieren (GARDI-

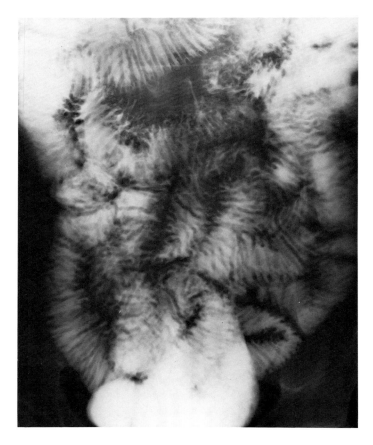

Abb. **30** Infektiöse Enteritis mit Nachweis von Streptococcus pneumoniae und Staphylococcus aureus im Jejunalsaft. Diffuse Faltenschwellung und Hypersekretion

NER u. SMITH 1987). Die Röntgenuntersuchung dokumentiert auch Ausdehnung und Verlauf der Erkrankung.

Das von abdominellen Krämpfen, Erbrechen, Fieber und wäßrigen Diarrhön geprägte klinische Bild entsteht durch bakterielle Enterotoxine, die mit der Nahrung aufgenommen oder im Darmlumen freigesetzt werden. Meist ist der Dickdarm im Sinne der infektiösen Kolitis mitbetroffen.

1. Bakterielle Infektionen durch *Shigellen* und *Salmonellen* („Reisediarrhö") verursachen am Dünndarm z.T. große, polymorphe Ulzerationen der Schleimhaut mit Wandverdickung und nodulären Füllungsdefekten durch entzündliches Ödem und Schwellung der Peyerschen Plaques (Abb. 31). Die Ulzera liegen bevorzugt an der konvexen Ileumkontur und heilen ohne Narbe.

2. *Clostridien* dringen nicht in die Darmwand ein, verursachen jedoch Mukosanekrosen, die als pseudomembranöse Plaques der inneren Ileum- und Kolonoberfläche aufliegen. Dünn- und Dickdarm sind dilatiert und verdickt, „thump printing" (s. S. 558) ist Ausdruck eines hämorrhagischen Ödems in der Submukosa. Infarzierte Dünndarmabschnitte werden nicht selten durch Clostridien sekundär infiziert.

3. *Campylobacter* jejuni ahmt am terminalen Ileum mit irregulärer Faltenverdickung und Distanzphänomen die unspezifischen Initialsymptome beim Morbus Crohn nach (BRODEY u. Mitarb. 1982). Die Veränderungen sind reversibel.

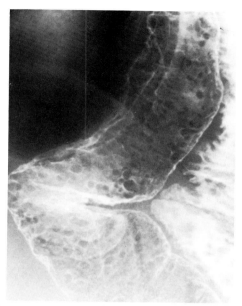

Abb. **31** Reisediarrhö nach Kretaaufenthalt. Kein Erregernachweis. Lymphfollikelhyperplasie im terminalen Ileum

4. *Yersinia*-Ileitis (Y. enterocilitica, Y. pseudotuberculosis) ist stets auf 10–20 cm des terminalen Ileums begrenzt und röntgenologisch gekennzeichnet durch Falten und Wandverdickung mit grobnodulärer Schleimhaut (EKBERG u. Mitarb. 1977) (Abb. **32**). Runde oder längliche, z.T. auch aphthoide Ulzera kommen vor und heilen folgenlos ab. Strikturen und Fisteln entstehen niemals.

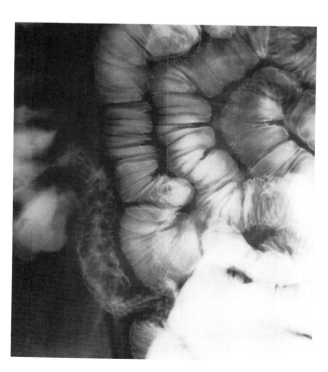

Abb. **32** Yersiniaileitis. Bauchschmerzen und Diarrhö. Positiver Serumtiter. Noduläre Schleimhaut

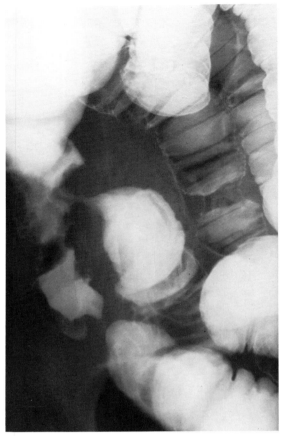

Abb. **33** Ileozäkaltuberkulose. Schrumpfung des Zäkums mit irregulärer Schwellung der Bauhinschen Klappe

Die Infektion kann unter dem Bild einer akuten Pseudoappendizitis verlaufen; bei der Laparotomie finden sich vergrößerte mesenteriale Lymphknoten.

5. Die intestinale *Tuberkulose* (CARRERA u. Mitarb. 1976) ist in Mitteleuropa selten, in Ländern der dritten Welt, besonders in Asien, jedoch häufig. Die verschluckten Mykobakterien sind meist pulmonalen Ursprungs; sie dringen in die Dünndarmschleimhaut ein und verursachen zunächst oberflächliche longitudinale, später tiefe zirkuläre Geschwüre an der konvexen oder konkaven Ileumwand, die bis zur Serosa penetrieren und Strikturen hervorrufen können. Ödem und zelluläre Infiltration in der Submukosa führen zu einer Wand- und Faltenverdickung mit deutlicher Einschränkung der Elastizität des befallenen Segmentes. Die Bauhinsche Klappe ist in 90% der Fälle mitbetroffen; hier resultiert Wandstarre und Funktionsverlust. Das Zäkum ist narbig geschrumpft (Abb. **33**), das terminale Ileum weit und unelastisch. Im CT können kalte Abszesse des Mesenteriums, der Psoasmuskulatur, Lymphome und Aszites erfaßt werden.

Nichtbakterielle Entzündung

Nichtbakterielle Entzündungskrankheiten des Dünndarms durch Viren (Herpes simplex, Zytomegalie, Rotavirus, Norwalkvirus) und Pilze (Candida albicans, Histoplasma) können radiologisch nicht unterschieden werden; das Enteroklysma zeigt unspezifische Entzündungsmerkmale mit Vermehrung der Sekretion, Hypermotilität mit Spasmen, Zotten- und Faltenverdickung durch entzündliches Infiltrat in der Lamina propria, diskrete Ulzera sowie geringe Dilatation, vorwiegend im Jejunum.

Bei Patienten mit erworbener Immunschwäche (AIDS) kann eine opportunistische Infektion mit Zytomegalievirus, Cryptosporidien und Mycobacterium avium die klinische Symptomatik mit schweren Bauchschmerzen, blutiger Diarrhö und Malabsorption verursachen (BERK u. Mitarb. 1984, VINCENT u. ROBINS 1985); inwieweit das HIV-Virus selbst die Darmwand penetriert und intestinale Symptome verursacht, ist gegenwärtig unentschieden (NELSON u. Mitarb. 1988). Immunkomprimierte Transplantatempfänger und abwehrgeschwächte Kranke im finalen Tumorstadium neigen zu Pilzinfektionen (Candida albicans, Histoplasma), die den gesamten Verdauungstrakt mit Ulzerationen, Granulombildung, Nekrose und Perforation betreffen können. Die am Dünndarm beobachteten Veränderungen bei Knochenmarktransplantierten mit Abstoßungsreaktion (Graft-vs.-Host-Disease) (SCHIMMELPENNINCK u. ZWAAN 1982) sind vermutlich Ausdruck einer opportunistischen Infektion (JONES u. Mitarb. 1988).

Sonstige Entzündungen

Eosinophile Enteritis

Die ätiologische unklare eosinophile Enteritis ist im Röntgenbild durch ein mikronoduläres Schleimhautbild mit Wandverdickung gekennzeichnet, das durch fokale eosinophile Infiltrate in der ödematös erweiterten Submukosa verursacht wird; die Veränderungen sind umschrieben oder diffus (MARSHAK u. Mitarb. 1981, SCHULMAN u. Mitarb. 1980). 60–70% der Patienten, die unter chronischem Durchfall mit Malabsorption, Eisenmangel und intestinalem Eiweißverlust leiden, bieten Hinweise auf eine allergische Diathese. Magenbeteiligung (Antrumstenose) und Bluteosinophilie sind häufige Begleiterscheinungen.

Lymphfollikelhyperplasie

Synonyme: benigne lymphoide Hyperplasie, noduläre lymphoide Hyperplasie (NLH).

Abb. **34** Unspezifische Ileitis terminalis. Grob noduläre Schleimhaut

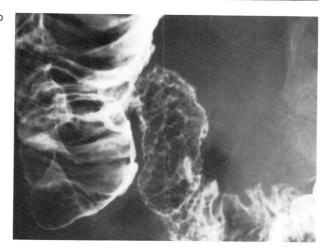

Die Lymphfollikelhyperplasie verursacht ein no-dulär-mikronoduläres Schleimhautmuster, das der Dünndarmmukosa einen sagokornähnlichen Aspekt verleiht. Dem liegt eine Größenzunahme der lymphozytären Aggregationen in der villösen Lamina propria und in der Submukosa zugrunde. Das Phänomen geschwollener Lymphfollikel im terminalen Ileum ist bei Kindern und jungen Erwachsenen als Ausdruck der Aktivierung immun-kompetenter Zellen ein unspezifisches Krankheitszeichen, das mit Schmerzen im rechten Unterbauch und Zeichen der Obstruktion einhergeht (unspezifische Ileitis, Morbus Golden) (Abb. **34**).
Bei Immunmangelkrankheiten mit Hypogammaglobulinämie tritt die Lymphfollikelhyperplasie in Form multipler 2–3 mm großer Füllungsdefekte ohne Geschwürsbildung in Erscheinung (Abb. **35**). Die häufig assoziierte Infektion mit

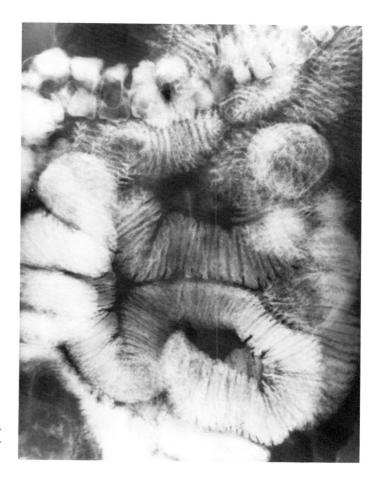

Abb. **35** Primäres Antikörpermangel-syndrom mit Eiweißverlust. Mikronoduläres Schleimhautmuster

Lamblia intestinalis hat eine (nach Therapie reversible) jejunale Zottenatrophie zur Folge; die Lymphfollikelhyperplasie bleibt bestehen. Wichtigste Differentialdiagnose ist das primäre diffuse Dünndarmlymphom.

Solitäres Ulkus

Isolierte, auf Mukosa und Submukosa beschränkte Dünndarmgeschwüre, die vorwiegend im distalen Ileum beobachtet werden, sind meist ischämischer Natur; sie können als lokalisierte Form der Mangeldurchblutungsenteritis – z.B. bei Hypotonie – aufgefaßt werden. Ulzerationen, die als Nebenwirkungen von Medikamenten (Kaliumchlorid, Hydrochlorthiazid, Digitalis, Indometazin) auftreten, finden sich bevorzugt im proximalen Dünndarm.

Meist wird das akute Geschwür röntgenologisch nicht erfaßt, da die klinischen Symptome (Dyspepsie, diffuser Bauchschmerz) nicht dünndarmspezifisch sind. Wenn das Ulkus narbig abgeheilt ist, resultiert eine kurzstreckige zirkuläre Stenose mit prästenotischer Dilatation. Solitäre Ulzera entstehen auch in heterotoper Magenschleimhaut bei Meckelschem Divertikel (PRINGOT u. Mitarb. 1984) und beim Zollinger-Ellison-Syndrom.

Behçet-Syndrom

Bei 10–15% der Kranken mit Behçet-Syndrom (BEHÇET 1937) ist der Gastrointestinaltrakt beteiligt (ROSENBERGER u. Mitarb. 1982). Neben unspezifischen Entzündungszeichen wie Faltenödem und Wandverdickung findet man im Dünndarm – vorzugsweise im Ileum – aphthöse (MCLEAN u. Mitarb. 1983), aber auch tiefe Ulzera in normaler Schleimhaut, die Anlaß zu Blutung und Perforation geben können. Wichtigste Differentialdiagnose ist die terminale Ileitis Crohn, deren Ulzera von Strikturen und Entzündung in der Nachbarschaft begleitet sind.

Backwash-Ileitis

Etwa 10% der Patienten mit totaler Colitis ulcerosa zeigen eine entzündliche Begleitreaktion des terminalen Ileums, dessen Schleimhaut mikronodulär granuliert ist. Bei rigider und inkompetenter Valvula Bauhini beobachtet man einen zäkoilealen Reflux, der als pathogenetischer Mechanismus der Backwash-Ileitis zugrunde liegen soll. Dilatation und fehlende Peristaltik sind häufige, Ulzera und inflammatorische Polypen seltene Befunde bei der im Zuge des allgemeinen Rückgangs der Colitis ulcerosa selten gewordenen Kondition.

Gefäßbedingte Veränderungen

Intramurale Hämatome

Sie entstehen nach stumpfen Bauchtrauma (Pädiatrie: Kindsmißhandlung!), bei Blutungsneigung (HABSCHEID u. Mitarb. 1987), nach Antikoagulantientherapie, bei akuter Entzündung des Pankreaskopfes (Duodenum) und als postoperative Komplikation. Vorherrschendes Röntgensymptom ist der nichtulzerierte Füllungsdefekt mit glatten Konturen, der als unterschiedlich lange, aber umschriebene Stenose das Darmlumen (semi-)zirkulär einengt (Abb. **36 a**).

Im CT erkennt man die Hämatomausdehnung in ihrer submukös-subserösen Dimension als Raumforderung, die in ihrer Dichte – je nach Alter der Blutung – von blut- bis wasserisodens wechselt (Abb. **36 b**). Anders als bei der diffusen intramuralen Blutung, z.B. beim Darminfarkt, ist das Phänomen des „thumbprinting" („daumendruck"-artige Füllungsdefekte durch Einlagerung von Fremdmaterial in die Submukosa mit polsterförmiger Mukosavorwölbung) beim lokalisierten Hämatom nicht typisch.

Varizen

Dünndarmvarizen entstehen bei Verlegung der venösen Zirkulation im Mesenterium durch Tumoren und Metastasen (RADIN u. Mitarb. 1986) und als portosystemische Kollateralen bei Pfortaderhochdruck. Im Enteroklysma verursachen sie submuköse longitudinale Füllungsdefekte, die geschlängelt parallel zur Darmwand verlaufen (AGARWAL u. SCHOLZ 1981) (Abb. **37**). Die Diagnose muß bei Patienten mit Blutung aus dem mittleren Verdauungstrakt in Betracht gezogen werden, die im AMS-Angiogramm keine Zeichen der Kontrastmittel-Extravasation zeigen (TILLO-BON u. Mitarb. 1988).

Ischämie

Durchblutungsstörungen des Dünndarms können in arteriellen oder venösen Ursachen begründet sein, die die großen und kleinen Gefäßabschnitte der Arteria und Vena mesenterica superior (AMS, VMS) betreffen. Das vorherrschende klinische Symptom entscheidet über den Einsatz der situationsangepaßten diagnostischen Methode.

Mesenterialinfarkt durch Embolie

Das unklare akute Abdomen bei Patienten mit Herzrhythmusstörungen, besonders nach Herzinfarkt oder Klappenersatz, muß an einen arteriellen Mesenterialverschluß durch Emboliematerial aus dem Herzen denken lassen und umgehend zur Angiographie der AMS Anlaß geben. Die Probe-(Leer-)Aufnahme vor der KM-Injektion

Abb. **36 a** u. **b**   Intramurale Blutung
a   Verlegung des Duodenallumens
b   Intramurales Hämatom mit Absorptionswerten um 20 HE. Tryptischer Schub einer chronischen Entzündung des Pankreaskopfes

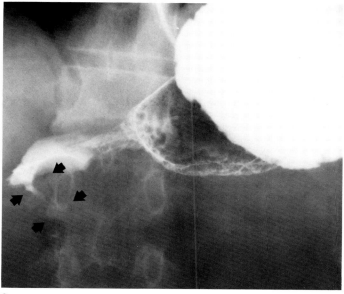

a

liefert erste diagnostische Hinweise: wandverdickte versteifte Schlingen, Flüssigkeitsvermehrung, Spiegelbildung („Pseudoileus"). Luft im Pfortadersystem ist ein Zeichen für den meist deletären Verlauf. Die Beseitigung des angiographisch demonstrierten Emboliematerials (Abb. **38**) erfolgt fibrinolytisch (Katheterlyse) oder chirurgisch. Bei nicht sehr ausgedehnter Embolie und subakut verlaufendem Krankheitsbild können embolisch verschlossene Mesenterialäste spontan rekanalisieren, oder es übernimmt eine Kollateralzirkulation über Nachbararkaden die Versorgung des ischämischen Segments. Der chronisch mangeldurchblutete Dünndarm imponiert im Enteroklysma als fibrotisch verdickte Stenose unterschiedlicher Länge mit glatter Schleimhaut (Abb. **39**). Die Resektion kann zur Behandlung der Obstruktion erforderlich werden.

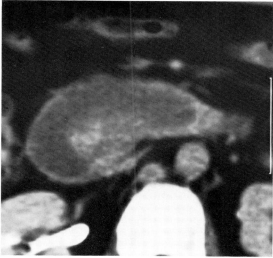

b

Arteriosklerose

Aortale Atherome in Nähe der Gefäßabgänge von Truncus coeliacus und superiorer Mesenterialarterie sowie Atherome im proximalen Abschnitt der AMS, die das Gefäßlumen einengen oder verschließen, sind häufigste Ursache der chronischen arteriellen Mangeldurchblutung des Dünndarmes. Hochgradige Stenosen und Verschlüsse auf dem Boden bestehender Atherome verursachen aber erst dann klinische Symptome (abdominelle Angina, Malabsorption) und pathologische Veränderungen, wenn das Kollateralsystem zwischen Truncus coeliacus sowie inferiorer und superiorer Mesenterialarterie dekompensiert; als assoziierter Kofaktor spielt hierbei die Hypotonie die wichtigste Rolle. Kollaterale Verbin-

dungswege zwischen Truncus coeliacus und proximaler AMS sind die hinteren und vorderen pankreatikoduodenalen Arkaden. Verschlüsse darmversorgender Arterien im Rahmen einer generalisierten Gefäßerkrankung (meist der A. mesenterica inferior) sind häufig Zufallsbefunde bei der Becken-Bein-Angiographie, die wegen Claudicatio intermittens der Beine ausgeführt wird.

Mesenterialvenenthrombose

Der mesenteriale Venenverschluß entwickelt sich meist auf dem Boden einer mechanischen Abflußbehinderung der VMS durch vergrößerte Lymphknoten, Tumorkompression (Pankreaskopf), abdominelle und pelvine Entzündungen, nach Trauma, bei Volvulus und Hernie. Andere

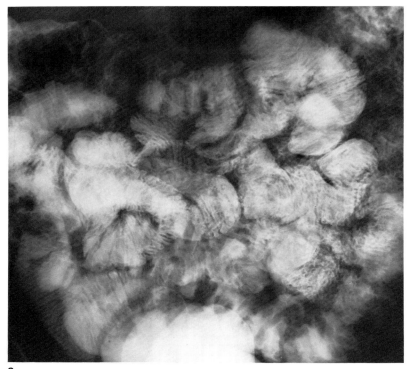

a

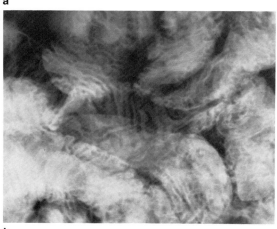

b

Abb. **37 a** u. **b**   Dick- und Dünndarmvarizen bei portaler Hypertension und Verschluß der V. mesenterica superior. Submuköse longitudinale Füllungsdefekte im Sigma und im mittleren Dünndarm (**b**). Akute gastrointestinale Blutung

Ursachen sind generalisierte Thromboseneigung bei paraneoplastischem Syndrom und nach Einnahme oraler Kontrazeptiva (GHAHREMANI u. Mitarb. 1977). Die Dünndarmischämie bei Mesenterialvenenthrombose hat ihre pathologische Entsprechung in einem hämorrhagischen Infarkt, der sich langsam entwickelt und zu einem weniger dramatischen Krankheitsbild Anlaß gibt als die arterielle Embolie. Im Enteroklysma ist die Dünndarmwand diffus verdickt; „thumb printing" (Abb. **40**) ist das Zeichen für die obligatorische intramurale Hämorrhagie (BALTHAZAR u. EINHORN 1976). Im CT ist der hämorrhagisch infarzierte, wandverdickte Dünndarm mit deutlich reduziertem Lumen erkennbar; das Mesenterium ist verdickt und durch die Venenstauung streifig verdichtet (Abb. **41**); häufig besteht ein Aszites. Der direkte Nachweis des Venenthrombus im CT macht die Angiographie entbehrlich (ALPERN u. Mitarb. 1988). Im AMS-Angiogramm ist eine verlängerte kapilläre Phase mit elongierten Vasa recta des betroffenen Dünndarmsegmentes zu beobachten; der Darm wirkt insgesamt „hypervaskularisiert"; anstelle eines regulären VMS-Bildes kontrastiert sich ein Kollateralweg.

Abb. **38** Arterielle Embolie bei absoluter Arrhythmie. Emboliematerial im Hauptstamm und in den Seitenästen der A. mesenterica superior

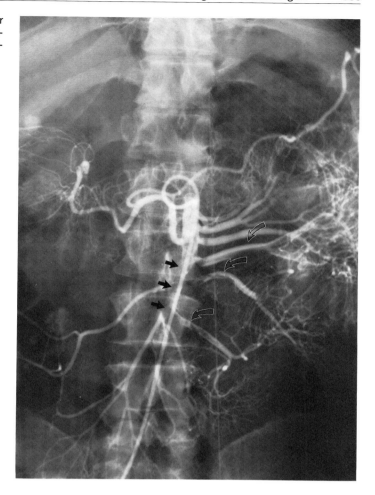

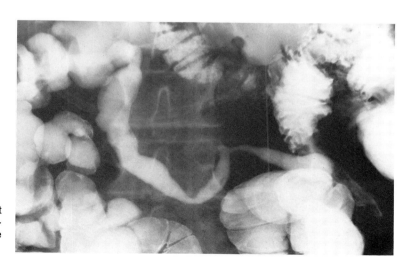

Abb. **39** Ischämie bei subakut verlaufender Mesenterialarterienembolie. Lange, wandverdickte Jejunumstenose mit Faltenverlust

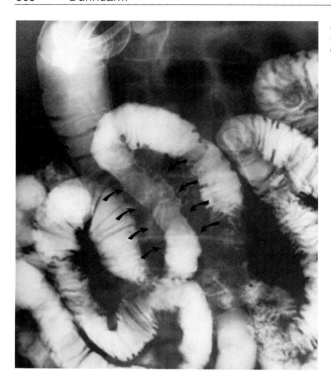

Abb. **40** Venös-okklusive Ischämie. Wandverdickung, Faltenauslöschung und „thumb prints" (intramurale Blutung)

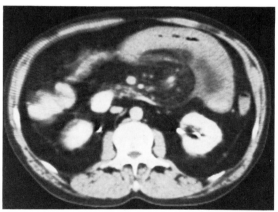

a

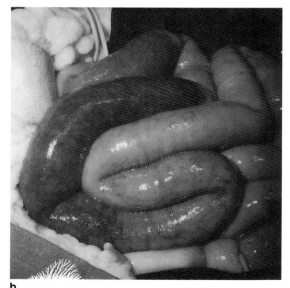

b

Abb. **41 a** u. **b** Hämorrhagische Infarzierung von Dünndarm und Mesenterium bei Thrombose peripherer Mesenterialvenen
a Im CT Wandverdickung, Lumeneinengung und Dichtezunahme des Mesenterium
b OP-Situs mit rot-blau verfärbtem dilatiertem Darm

Nonokklusive Ischämie

Bei der nonokklusiven mesenterialen Ischämie besteht eine Angiopathie der peripheren Äste der A. mesenterica superior, die durch Stenosen und Verschlüsse kleiner Endaufzweigungen sowie der intramuralen Vasa recta gekennzeichnet ist (TRÜBER u. Mitarb. 1981). Die morphologischen Veränderungen sind vermutlich Folge einer chronischen Vasokonstriktion, deren Ursache meist kardial ist („low output failure"); medikamentöse Einflüsse (Digitalis) können das multifaktorielle Geschehen, das bevorzugt Männer im 70. Lebensjahr betrifft, mitbestimmen.

Je nach Betroffensein jejunaler oder ilealer AMS-Äste ist der zugehörige Dünndarmabschnitt verändert; im Enteroklysma fallen tiefe, bis in die Submukosa reichende Geschwüre neben irregulären Strikturen und langstreckig verdickter Wand

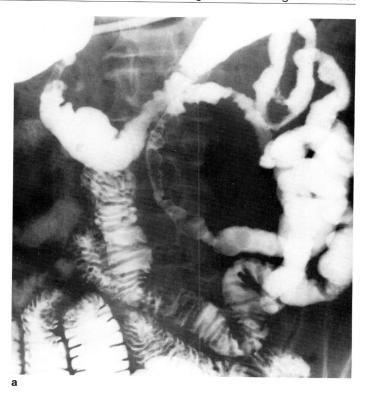

a

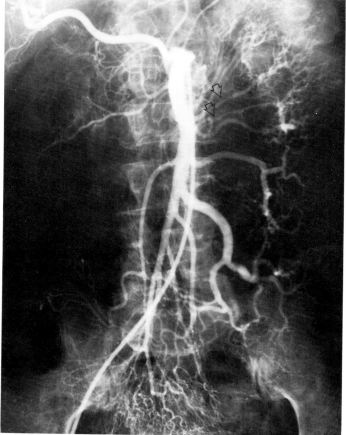

Abb. **42a** u. **b**   Nichtokklusive Ischämie
a Langstreckige Jejunumstenose mit
Wandverdickung, Ulzerationen und Faltenverlust
b AMS-Angiogramm mit kaliberredu-
zierten Seitenästen (Pfeile) und diffuser
peripherer Angiopathie jejunaler Gefäß-
aufzweigungen

b

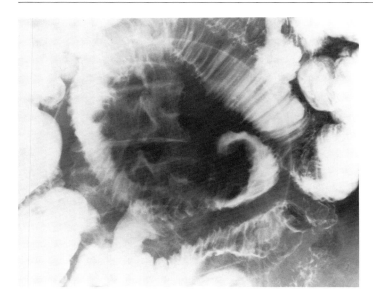

Abb. **43** Strahlenenteritis. Zustand nach Radiotherapie eines Hodgkin-Lymphoms (48 Gy). Lumenreduzierter Darm mit Faltenschwellung

auf (Abb. **42 a**). Im AMS-Angiogramm imponieren Stenosen und Verschlüsse peripherer Strombahnabschnitte, ein verlangsamter intravasaler Blutstrom und Gefäßspasmen (Abb. **42 b**). Als symptomatische Therapie werden intraarterielle Infusionen von Medikamenten mit vasodilatatorischer Wirkung (Papaverin) empfohlen (SIEGELMANN u. Mitarb. 1974). Fibrotische Obstruktion oder Gangrän mit Peritonitis sind die Folgen der Erkrankung mit schlechter Prognose.

Radiogene Enteritis

Bei 17% der Patienten mit abdominellen und/oder pelvinen Bestrahlungsfeldern muß man nach Dosen von 42–45 Gy mit Strahlenfolgen am Dünndarm rechnen (ROGERS u. GOLDSTEIN 1977), die – wie bei Vaskulitiden anderer Genese – als fokale Ischämie manifestiert sind. Die Röntgensymptome reichen, je nach Schweregrad, von funktionellen Störungen mit Spasmen und Hypermotilität zu strukturellen Veränderungen mit Falten- und Wandverdickung (Abb. **43**), „thumb printing" (Ödem und/oder Blutung in der Submukosa), Ulzera und Verdickung des Mesenteriums; später folgen narbige Stenosen, atrophische glatte Schleimhaut und abknickende Schlingen durch mesenteriale Retraktion wie beim Karzinoid. Tiefe Geschwüre können zu Perforationen und Fisteln Anlaß geben, die die chirurgische Intervention erforderlich machen. Strahlenfolgen am Dünndarm sind meist schwerer als am Kolon.

Sonstige

Sonstige Durchblutungsstörungen der Dünndarmwand auf dem Niveau der intramuralen kleinen Gefäße, die im Spektrum des ischämischen Darmsyndroms differentialdiagnostische Überlegungen erforderlich machen, beinhalten Vaskulitiden bei Kollagenkrankheiten (systemischer Lupus erythemadodes, Dermatomyositis), Polyarteriitis nodosa, Takayasu-Krankheit und Veränderungen in der Muskelschicht submuköser Arterien und Arteriolen (z. B. s. S. 566 Amyloid). Die ulzerösen Epitheldefekte fokal-ischämischer Genese nach Kaliumtabletten und bei Morbus Behçet sind an anderer Stelle besprochen (s. S. 556).

Blutung

Bei Patienten mit akuter gastrointestinaler Blutung muß in 1–5% (CASARELLA u. Mitarb. 1974), im neueren Schrifttum in 25–30% (BRILEY u. Mitarb. 1980, TILLOBON u. Mitarb. 1988) damit gerechnet werden, daß die Blutungsquelle im mesenterialen Intestinum liegt. Dabei sind Varizen, Neoplasien und arteriovenöse Malformationen sowie postoperative Komplikationen nach Dünndarmanastomosen die hauptsächlichen Ursachen. Verläuft die nasogastrale Lavage negativ, sieht der diagnostische Stufenplan (Abb. **44**) die Koloskopie vor; bei massiver Blutung und dadurch erschwerter Sicht kann die Lokalisation der Blutungsquelle schwierig sein. Die Radionukliduntersuchung mit ^{99m}Tc-Schwefelkolloid ist eine empfindliche Methode zum Nachweis des Blutaustrittes in das Darmlumen, bezüglich der Ätiologie jedoch unspezifisch und lokalisatorisch ungenau. Die frühzeitig initiierte selektive Angiographie der A. mesenterica superior und inferior erfaßt den gesamten Bereich der „unteren" gastrointestinalen Hämorrhagie und demonstriert, eine aktive Blutung von 2–3 ml pro Minute vorausgesetzt, die Kontrastmittelextravasation in das Dünndarmlumen oder die pathologische Vasku-

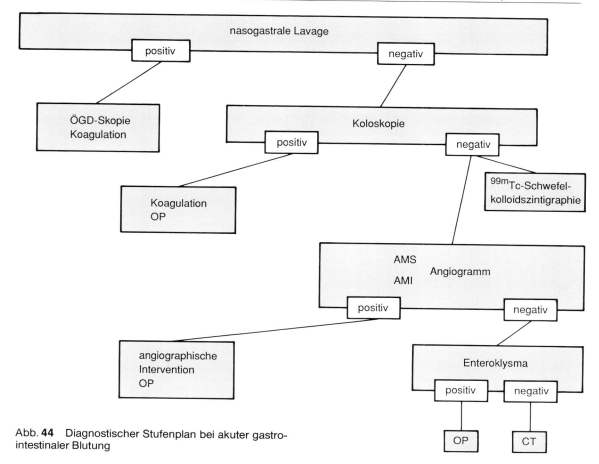

Abb. 44 Diagnostischer Stufenplan bei akuter gastrointestinaler Blutung

larisation, z. B. bei Angiodysplasien oder Tumoren (vgl. Abb. **53 a**). Bleibt das Angiogramm negativ, muß im Enteroklysma nach strukturellen Veränderungen der Schleimhaut gesucht werden, die einer Blutung zugrunde liegen können (z. B. Ulzera). Die CT erfaßt submuköse extraintestinale Blutungsursachen (z. B. Leiomyome, Leiomyosarkome), die im Enteroklysma dem Nachweis entgehen (vgl. Abb. **53 b**).

Malabsorption

Unter Malabsorption versteht man eine Störung der digestiv-resorptiven Funktion des Dünndarms, bei der die Resorption (engl.: Absorption) von Nahrungsbestandteilen aus dem Darmlumen oder deren Transport durch die Schleimhautmembran beeinträchtigt ist. Extraintestinale Ursachen, die dem klinischen Bild einer chronischen Verdauungsinsuffizienz mit Steatorrhoe und Malnutrition zugrunde liegen, beinhalten Erkrankungen des Magens, des hepatobiliären Systems, des Endokriniums sowie der Bauchspeicheldrüse (Maldigestion).

Die intestinale Absorption kann lokal durch ent-

zündliche oder vaskulär-ischämische Veränderungen gestört sein. Nach Resektion ist die intestinale Resorptionsfläche reduziert; Ileumresektionen sind klinisch bedeutsamer als die Resektion von proximalem Dünndarm, da das Ileum jejunale Funktionen übernehmen kann, aber nicht umgekehrt („Jejunisierung" des Ileums bei der Glutenenteropathie, Vitamin-B_{12}-Resorption). Fisteln, z. B. bei Morbus Crohn, sind intestinale Kurzschlüsse, die die Resorptionsoberfläche des Dünndarmes ebenfalls quantitativ reduzieren und die Transitzeit verkürzen. Durch Verhalt von Ingesta vor Strikturen, in blinden oder zuführenden Schlingen (nach Billroth-II-Resektion) sowie in Divertikeln kommt es zur Störung der Dünndarmökologie durch bakteriellen Überwuchs.

Eine diffuse Beeinträchtigung der Absorption liegt vor bei Defekten der Bürstensaumenzyme sowie bei primären, entzündlichen und nichtentzündlichen Erkrankungen der Dünndarmzelle (Tab. **3**).

Glutenenteropathie

Synonyme: einheimische Sprue, Zöliakiesyndrom, „non-tropical sprue", „coeliac disease".

Tabelle **3**   Malabsorption

Intestinal			Extraintestinal
Lokal	Diffus	„Mechanisch"	
Entzündung	Entzündung	Kurzdarmsyndrom	gastral
Morbus Crohn	Morbus Crohn	zuführende bzw. blinde	hepatobiliär
Tbc	Morbus Whipple	Schlinge	pankreatisch
Ischämie	Infektionen	Fisteln	exokrine Insuffizienz
Radiogen	tropische Sprue	Divertikel	zystische Fibrose
Amyloid	nichtentzündlich	Strikturen	endokrin
Parasiten	Sprue	Shunts	Diabetes
	Morbus Duhring	enteroenteral	Hyperthyreose
	Lymphom	enterokolisch	systemisch
	Sklerodermie	Pseudoobstruktion	Sklerodermie
	Endokrin		Amyloid
	Karzinoid		Allergie
	Immunopathien		Arzneimittel
	INHL		Laxantien
	Schwerkettenkrankheit		Colestryamin
	Graft-vs.-Host-Disease		Neomycin
	AIDS		Zytostatika
	Waldenströms Makro-		
	globulinämie		
	Bürstensaumkrankheit		
	Laktoseintoleranz		
	Mastozytose		
	intestinale Lymphangi-		
	ektasie		
	Eiweißverlustsyndrom		

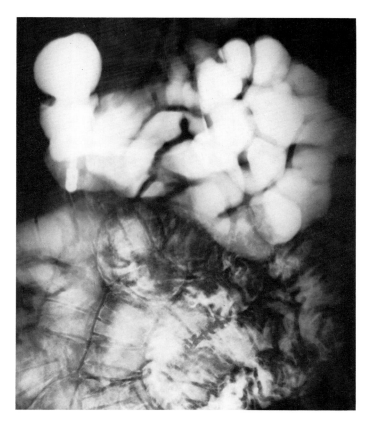

Abb. **45**   Glutenenteropathie. Strukturloser Dünndarm im jejunalen Abschnitt („moulage sign"), Faltenvermehrung im Ileum („Jejunisierung"). Hypersekretion

Abb. **46 a** u. **b**
Glutenenteropathie
a Faltenprominenz, „Jejunisierung" des Ileum, Hypersekretion,
Hyperperistaltik
b Schwerste Osteomalazie mit
Spontanfrakturen im Beckenbereich

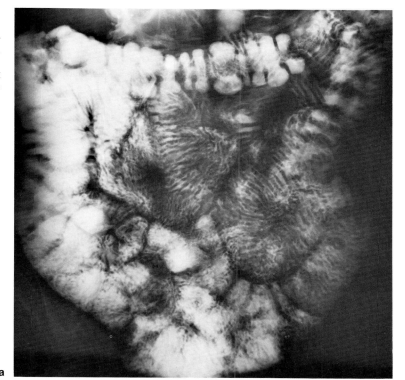

a

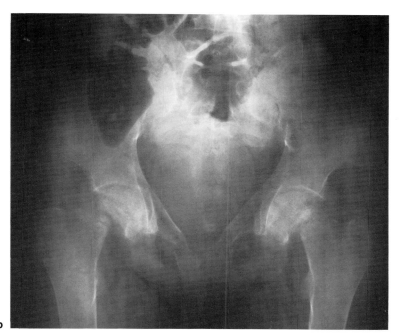

b

Morphologisches Äquivalent der einheimischen
Sprue ist der lupenoptisch erkennbare totale Zottenschwund, der als Folge der Unverträglichkeit
der alkohollöslichen Fraktion des Weizenpro-
teins, des Gluten, anzusehen ist. Nach Glutenentzug regeneriert sich der Zottenbesatz der Dünndarmschleimhaut. Entsprechend dem Ort der maximalen Exposition mit dem toxischen Gluten
sind die proximalen Dünndarmabschnitte Duodenum und Jejunum am stärksten betroffen.
Das Intestinum bietet das Bild eines weitgestellten Schlauches mit glatten Außenkonturen ohne
Falten, das im Monokontrast an den Inhalt einer
ausgedrückten Zahnpastatube erinnert („moul-

age sign"). Im Enteroklysma-Doppelkontrastbild ist die Schleimhaut als Ausdruck der Dilatation und Elongation der freiliegenden Krypten mikronodulär granuliert. Darmwand und Faltenrelief sind als Folge des enteralen Eiweißverlustes, der auch für generalisierte Ödeme verantwortlich ist, verdickt. Um den Verlust an resorptiver Oberfläche im Jejunum auszugleichen, stehen die Falten im Ileum dichter als normal („Jejunisierung"); die interplikale Distanz nimmt ab. Ein schlechter Wandbeschlag (Hypersekretion) und eine vermehrte Peristaltik beeinträchtigen die Qualität der Röntgenuntersuchung (Abb. **45**).

Patienten in Remission können – abgesehen von geringen unspezifischen Veränderungen im Sinne mäßig verdickter Falten, Hypersekretion und Hyperperistaltik – ein weitestgehend unauffälliges Röntgenbild bieten, obgleich bioptisch eine totale Zottenatrophie besteht; Röntgenbefund, Biopsie und der Grad der Malobsorption müssen also nicht korrelieren (Abb. **46**).

Die Rolle der Röntgenuntersuchung, deren Ergebnisse bei der einheimischen Sprue unspezifisch, aber charakteristisch sind, besteht in der Dokumentation der Ausdehnung der Erkrankung sowie in ihrer Abgrenzung gegenüber den Dünndarmveränderungen bei Dermatitis herpetiformis Duhring, bei der in 60% der Fälle auch ein Zottenschwund besteht, die Schlingendilatation jedoch fehlen soll. Das gehäufte Auftreten gastrointestinaler Tumoren (s. S. 581) bei Spruepatienten rechtfertigt den Einsatz des Enteroklysmas als Vorsorgeuntersuchung.

Tropische Sprue

Die tropische Sprue ist mit großer Wahrscheinlichkeit eine Infektionskrankheit mit koliformen Erregern (E. coli, Enterobacter cloacae, Klebsiella pneumoniae), die auf Gabe von Tetrazyklin und Folsäure sowie Vitamin-B$_{12}$ anspricht. Klinisch stehen ein Malabsorptionssyndrom mit Diarrhö, Meteorismus und Anorexie sowie eine makrozytäre Anämie im Vordergrund. Die morphologische Diagnostik beinhaltet die Dünndarmbiopsie, die eine partielle Atrophie mit Verkürzung und Verplumpung der Zotten steigt; der totale Zottenschwund ist bei der tropischen Sprue selten. Wie bei der glutensensitiven Sprue sind die Kypten elongiert.

Röntgenologisch ist die tropische von der einheimischen Sprue nicht zu unterscheiden; allerdings soll die Betonung der proximalen Dünndarmabschnitte bei der tropischen Sprue weniger ausgesprochen sein als bei der Glutenenteropathie, da der Entzündungsprozeß den gesamten Dünndarm uniform involviert.

Laktoseintoleranz

Synonym: Disaccharidasemangel.

Bei der Laktoseintoleranz, einem genetischen Defekt im Enzymsystem des Bürstensaumes, kann die Spaltung von Disacchariden in ihre Monosubstanzen nicht erfolgen; die Zuckerresorption im Darm ist gestört. Die unter häufigen Durchfällen, Flatulenz und Bauchschmerzen leidenden Patienten zeigen bei der Enteroklysmauntersuchung unspezifische Krankheitszeichen, bei denen die Funktionsstörung (Hyperperistaltik, Hypersekretion) im Vordergrund steht.

Beim Mangel an Disacchariden kann durch Zusatz von Laktose zum Kontrastmittel eine Verstärkung der Röntgensymptomatik provoziert werden. Dabei verursacht der osmotische Effekt ein Einströmen von Flüssigkeit in das Darmlumen mit Verdünnung des Kontrastmittels und Dehnung des Darmes mit Hyperperistaltik. Orale Kohlehydrattoleranztests, atemanalytische Tests und der histochemische Nachweis des Enzymmangels aus Biopsiematerial haben die Röntgenuntersuchung bei der Laktoseintoleranz ersetzt. Sekundäre Laktoseintoleranzen entstehen nach Schädigung der Dünndarmschleimhaut durch andere entzündliche oder nichtentzündliche Erkrankungen.

Amyloid

Das Malabsorptionssyndrom bei Patienten mit Amyloidose beruht auf einer Schädigung der absorbierenden Oberfläche durch Einlagerung der amorphen Fremdsubstanz zwischen die Schichten der submukösen Arteriolen; eine Mukosaischämie und -atrophie (z. T. mit Ulzerationen) ist die Folge. Amyloid in der Submukosa und in der Muskularis propria erschwert den Stofftransport durch die verdickte Darmwand. Motilitätsstörungen (zunächst Hyper-, dann Hypomotilität) werden durch die Beeinträchtigung der Innervation bei Amyloid im Nervenplexus verursacht. Bei der Mehrzahl (55–75%) der Fälle mit Amyloidose ist das Intestinum beteiligt (CARLSON u. BREEN 1986).

Im Enteroklysmabild sind die Kerckringschen Falten – von oral nach aboral abnehmend oder fokal begrenzt – polypös verdickt (Ödem und Amyloidinfiltration); die Schleimhaut ist nodulär-/mikronodulär verändert. Schlingendistanzierung und Lumenreduktion sind indirekte Zeichen der Wandverdickung, die im CT direkt meßbar ist. Bei der Durchleuchtung fällt die beschleunigte Kontrastpassage durch den hypomotilen, wenig dehnbaren Darm auf (BEYER u. Mitarb. 1986) (Abb. **47**).

Die genannten Veränderungen sind charakteristisch, aber unspezifisch. Die Wandverdickung wird auch beim Morbus Crohn, bei der Ischämie

Abb. **47 a** u. **b**   Amyloidose
a Abdomenleerbild bei Pseudoobstruktion. Wandverdickung und Faltenschwellung bei „steifem" Darm. Grunderkrankung Plasmozytom
b Wandverdicktes strukturloses Ileum, rasche Passage

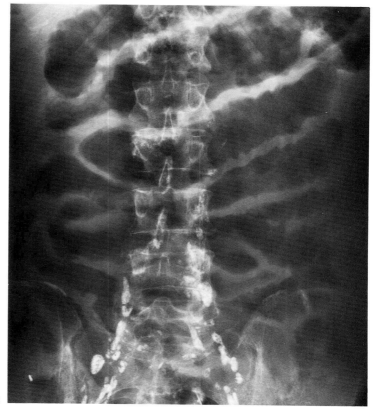

a

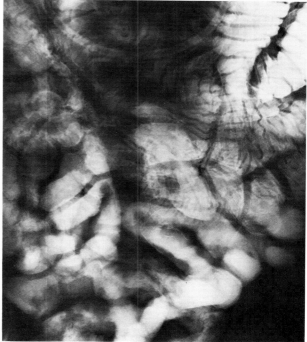

b

und beim diffusen Dünndarmlymphom gefunden. Bei mesenterialen Krankheitszeichen im Computertomogramm (entzündliche Infiltration, vergrößerte Lymphknoten) ist die Diagnose sehr unwahrscheinlich; Fisteln und Strikturen kommen bei der Dünndarmamyloidose nicht vor.

Intestinale Lymphangiektasie

Die der intestinalen Lymphangiektasie zugrundeliegende Entwicklungsanomalie ist histologisch durch abnorm erweiterte Lymphgefäße in der Lamina propria und in der Submukosa gekennzeichnet. Die Lymphangien der unteren Extremitäten und des Mesenteriums sind hypoplastisch. Als Folge der Lymphgefäßdilatation einerseits und des hypoproteinämischen Ödems andererseits sind die Zotten – der Ort des enteralen Eiweißverlustes – plump aufgetrieben.

Die unter Ödemen, Diarrhö und Malabsorption leidenden, meist jugendlichen Patienten lassen bei der Röntgenuntersuchung eine durch ein Ödem bedingte, diffuse zirkuläre Faltenverdickung mit nodulär-mikronodulärer Schleimhaut (erweiterte Lymphgefäße in der Submukosa) erkennen. Als Ausdruck der Hypersekretion von Eiweiß und Chylus in das Darmlumen ist der Kontrastbeschlag schlecht. Im CT (FAKHRI u. Mitarb. 1985) erkennt man die diffuse Verdickung der Darmwand und Aszites; Lymphknoten, Leber und Milz sind nicht vergrößert. Die sekundäre intestinale Lymphangiektase entsteht bei mesenterialer Lymphblockade durch abdominelle Tumoren.

Mastozytose (Urticaria pigmentosa)

Die Mastozytose ist eine Systemerkrankung des retikuloendothelialen Zellsystems mit Befall von Leber und Milz, Lymphknoten, Haut, Knochenmark (Osteosklerose) und Intestinaltrakt. Bioptisch besteht eine partielle Zottenatrophie, die auf Glutenentzug reversibel ist – eine ätiologisch unklare Beziehung zur Sprue. Ungeklärt ist auch die Ursache des Durchfalls (Histaminfreisetzung?) und der Zottenschädigung bei der Entstehung des Malabsorptionssyndroms.

Röntgenologisch sind die Dünndarmfalten durch Ödem und zellige Infiltration der Lamina propria mit histaminhaltigen Mastzellen verdickt (CLE-METT u. Mitarb. 1968); die Schleimhaut ist mikronodulär verändert. Im abdominellen Computertomogramm können vergrößerte retrokrurale, mesenteriale und peripankreatische Lymphknoten zu sehen sein (DEUTSCH u. Mitarb. 1987).

Immunopathien (s. S. 555)

Die intestinale Mukosa bildet ein Immunglobulin (IgA), das bei der humoralen Immunität eine wichtige Rolle als lokaler Faktor bei der Krankheitsabwehr spielt. An der zellulären (lymphozytären) Immunität hat das Intestinum keinen Anteil.

1. Beim *primären IgA-Mangel* des Erwachsenen (variables Immundefektsyndrom mit Hypogammaglobulinämie) wird die diffuse noduläre lymphoide Hyperplasie (NLH) der Dünndarmschleimhaut als Kompensationsversuch des defekten Immunsystems gewertet (MAAS u. WENZ 1981); vergrößerte Lymphfollikel in der Lamina propria sind das morphologische Äquivalent. Die Patienten leiden an rezidivierenden Infekten des Respirationstraktes und an einem sprueähnlichen Malabsorptionssyndrom mit chronischen Durchfällen. Meist ist der Darm mit Giardia lamblia besiedelt.

Im Röntgenbild zeigt die Dünndarmschleimhaut ein uniformes nodulär-mikronoduläres Muster mit 1–3 mm großen, nicht ulzerierten Füllungsdefekten, die der lymphozytären Hyperplasie in der Lamina propria der Villi (Mikronodularität) und im submukösen Raum (Nodularität) entsprechen (vgl. Abb. 35). Die Faltenkonturen sind unscharf. Der Befall nimmt von oral nach aboral zu; meist ist das Kolon beteiligt. Lumen- und Außenkontur der betroffenen Dünndarmabschnitte sind nicht verändert.

Bei vermehrter Sekretion und verdickten Falten muß differentialdiagnostisch an eine maligne Systemerkrankung (Non-Hodgkin-Lymphom), Amyloidose und Lymphangiektasie gedacht werden. Bei Kindern und jungen Erwachsenen hat die NLH des terminalen Ileums keinen Krankheitswert.

2. Bei der *Makroglobulinämie Waldenström* ist die villöse Lamina propria histiozytär infiltriert; das Zytoplasma der Histiozyten enthält ein homogenes Material (Immunglobulin-Phospholipid-Komplex), das auch die Lymphgefäße ausfüllt. Wie beim Morbus Whipple ist der submuköse Raum nicht beteiligt. Die geschwollenen Villi imponieren im Röntgenbild als samtartig mikronoduläre Schleimhaut.

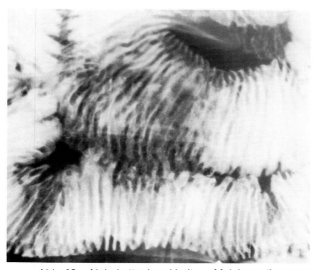

Abb. **48** Alphakettenkrankheit. Malabsorptionssyndrom mit chronischer Diarrhö. Lupenoptisch partielle Zottenatrophie. Noduläres Schleimhautmuster

3. Die Malabsorption bei Patienten mit *Alphaschwerkettenkrankheit* (Synonyme: Mittelmeerlymphom, Plasmozytom des Dünndarms) wird von Bauchschmerzen und Durchfall begleitet; die Ätiologie ist ungewiß (Infektion?). Im Serum findet man ein inkomplettes IgA-Immunglobulin, das anstelle eines Paares leichter Polypeptidketten Teile von zwei schweren Alphaketten enthält. Dieses Paraprotein wird in mononukleären Plasmazellen gebildet, die die Lamina propria des Dünndarms massenhaft infiltrieren. Im Röntgenbild sind das Duodenum, das Jejunum und weite Teile des Ileums wandverdickt, und die Falten sind nodulär verbreitert (DOE u. Mitarb. 1976, WESTHOFF-BLECK u. DIEDRICH 1987) (Abb. **48**). Andere Regionen des lymphoretikulären Systems sind zunächst nicht wesentlich mitbetroffen (RAMOS u. Mitarb. 1978), der Übergang in ein immunoplastisches Lymphom mit Beteiligung mesenterialer Lymphknoten ist jedoch die Regel.

Abb. **49** Eiweißverlustsyndrom.
Faltenödem bei nephrogener
Hypalbuminämie

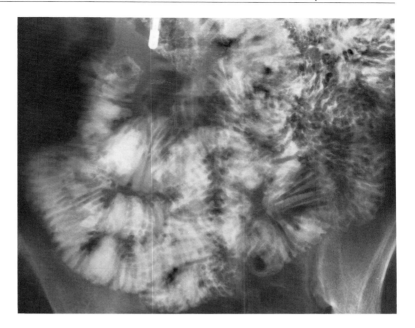

Das Lymphom kann als diffuse Zellinfiltration oder in Form multilokulärer Tumoren manifestiert sein.

Eiweißverlustsyndrom

Eine Vielzahl von entzündlichen, neoplastischen und ätiologisch uneinheitlichen Erkrankungen (Tab. **4**) geht über den Mechanismus defekter Darmepithelien, gestörter Lymphzirkulation oder erhöhter Schleimhautpermeabilität mit dem Verlust von Eiweiß einher. Der enterale Eiweißverlust bedingt ein Malabsorptionssyndrom mit hypoproteinämischen Ödemen, Ergüssen im Brust- oder Bauchraum und Mangeldystrophie. Die erhöhte Infektbereitschaft erklärt sich aus dem Verlust von Immunglobulinen (erworbenes Antikörper-Mangelsyndrom).

Bei erniedrigtem Serumeiweiß aus extraintesti-

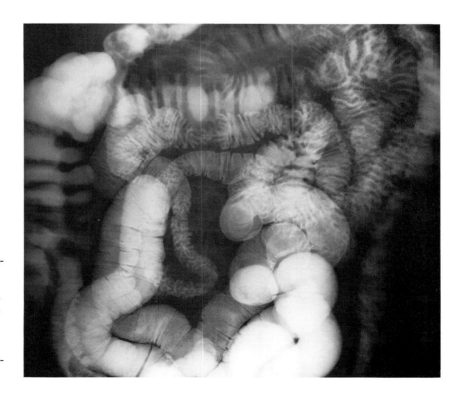

Abb. **50**
Äthyltoxische Leber-
zirrhose und exokrine
Pankreasinsuffizienz.
Sehr kurze intestinale
Transitzeit (3 Min.), annähernd simultane Kontra-
stierung von Dünn- und
Dickdarm. Die Faltenver-
dickung im Jejunum ent-
spricht vermutlich einem
hypalbuminämischen
Ödem. Chronischer
Durchfall und Malabsorp-
tion

Tabelle **4**   Eiweißverlustsyndrom

Intestinal			Extraintestinal				
Entzündlich	Neoplastisch	Ätiologisch uneinheitlich	Kardial	Nephrogen	Hepatisch	Endokrin	Dermatologisch
Morbus Crohn Colitis ulcerosa ZE-Syndrom Morbus Whipple Bakterieller Infekt Unspezifische Diarrhö	Polyposen (Cronkhite-Canada-Syndrom) Karzinome intestinales Lymphom Karzinoid	Morbus Ménétrier intestinale Lymphangiektasie eosinophile Gastroenteritis Spruesyndrom Lymphfisteln Amyloidose	Rechtsherz-insuffizienz Pericarditis constrictiva	nephrotisches Syndrom	Zirrhose	Thyreo-toxikose	Dermatitis herpetiformis Mastozytose

naler Ursache sind die röntgenologisch sichtbaren Veränderungen am Dünndarm Ausdruck des generalisierten Ödems; es besteht eine uniforme, diffuse Faltenschwellung und eine Wandverdickung bei schlechtem Kontrast (Hypersekretion) (Abb. **49**). Beim Eiweißverlust aus intestinaler Ursache dominiert das Erscheinungsbild der jeweiligen Dünndarmerkrankung, dem sich die ödematöse Faltenschwellung zugesellt. Im Jejunum nimmt der Lumendurchmesser zu (FARTHING u. Mitarb. 1981). Das Malabsorptionssyndrom bei Alkoholkranken mit Leberzirrhose ist die Summe aus gestörter Eiweißsynthese, alimentärem Defizit und exokriner Pankreatopathie; eine funktionell wirksame Hyperperistaltik (Diarrhö) kommt hinzu (BALTHAZAR u. GADE 1976) (Abb. **50**).

Tabelle **5**   Differentialdiagnose multipler polypöser Läsionen des Dünndarms (aus *Dodds, W. J.:* Gastrointest. Radiol. 1 [1976] 127)

1. Polypöse Syndrome
   a) Peutz-Jeghers-Syndrom
   b) Cronkhite-Canada-Syndrom
   c) Diffuse intestinale Polyposis
      (Variante der familiären multiplen Polyposis)
   d) Generalisierte juvenile intestinale Polyposis
      (Variante der juvenilen Polyposis)
2. Morbus Crohn
3. Noduläre lymphoide Hyperplasie (NLH)
   (vergesellschaftet mit Lambliasis)
4. Lymphangiektasie
5. Neurofibromatose
6. Noduläre Lipomatose
   Multiple Lipome
7. Hämangiomatose
8. Systemische Mastozytose
9. Morbus Whipple
10. Waldenströms Makroglobulinämie
11. Maligne Lymphome
12. Metastasen, insbesondere Melanom

Polypöse Syndrome

Bei Polyposen des Gastrointestinaltraktes ist der Dünndarm meist mitbetroffen (Tab. **5**). Vorangegangene Untersuchungen (Gastroskopie, Koloskopie, Kolonkontrasteinlauf, Biopsie) haben die Polyposis in der Regel erkannt und klassifiziert, wenn der Patient zum Enteroklysma kommt. Die Röntgenuntersuchung (DODDS 1976) ergänzt somit die Endoskopie, indem sie Form, Größe und Lokalisation polypöser Läsionen erfaßt. Eine Artdiagnose wird vom Radiologen nicht erwartet.

Juvenile Polypose

Der juvenile Polyp ist ein Hamartie der Lamina propria und kommt hauptsächlich im Kolon und im Rektum vor; Magen und Dünndarm sind seltener betroffen. Der individuelle Polyp wird bis 5 cm groß, ist rund, oberflächlich glatt und meist gestielt. Bei Mangeldurchblutung ulzeriert die Polypenoberfläche, was zu Blutungen Anlaß geben kann. Bei entsprechender Größe droht der mechanische Dünndarmverschluß. Der juvenile Polyp hat keine maligne Potenz.

Cronkhite-Canada-Syndrom (CCS)

Das CCS ist eine generalisierte Polypose mit ektodermalen Veränderungen (bräunliche Hautpigmentierung, Haarausfall, Nageldystrophie). Klinisch steht ein Malabsorptionssyndrom mit Durchfällen, Bauchschmerzen und enteralem Eiweißverlust im Vordergrund. Der Cronkhite-Canada-Polyp ist eine entzündliche Läsion ohne Potenz zur malignen Entartung.

Die Röntgenuntersuchung zeigt fokale Füllungsdefekte bis zu 1,5 cm Größe in einem Dünndarm, dessen Falten und Wand als Folge des Eiweißverlustes ödematös verdickt sind. Die Hypersekretion verschlechtert den Kontrast.

Peutz-Jeghers-Syndrom (PJS) (Abb. **51**)

Dem PJS liegt eine Hamartie der Muscularis mucosae zugrunde. Die Polypen sind vornehmlich im Jejunum, weniger häufig im Ileum lokalisiert und werden bis 5 cm groß. Blutungen, Invagination und Ileus komplizieren das Krankheitsbild, das autosomal-dominant vererbt wird. Auffällig ist eine mukokutane Melaninpigmentation der Lippen und Wangenschleimhaut.

Der Peutz-Jeghers-Polyp hat wohl keine Potenz zur malignen Entartung (OLMSTED u. Mitarb. 1987), wohl aber besteht ein erhöhtes Risiko zur Entwicklung bösartiger Tumoren des Magens und des Kolons (GIARDIELLO u. Mitarb. 1987).

Gardner-Syndrom

Die Polypose beim Gardner-Syndrom betrifft vorwiegend das Kolon; der Dünndarm ist nur ausnahmsweise mitbetroffen. Wie bei der familiären Dickdarmpolypose ist der Gardner-Polyp ein Adenom, dessen maligne Potenz nicht bewiesen ist; allerdings kommen gehäuft Duodenalkarzinome der periampullären Region vor. Zum Gardner-Syndrom, das autosomal-dominant vererbt wird, gehören Osteome des Schädels und des Unterkiefers sowie Epidermoidzysten und Weichteiltumoren der Haut (RÖDL 1979).

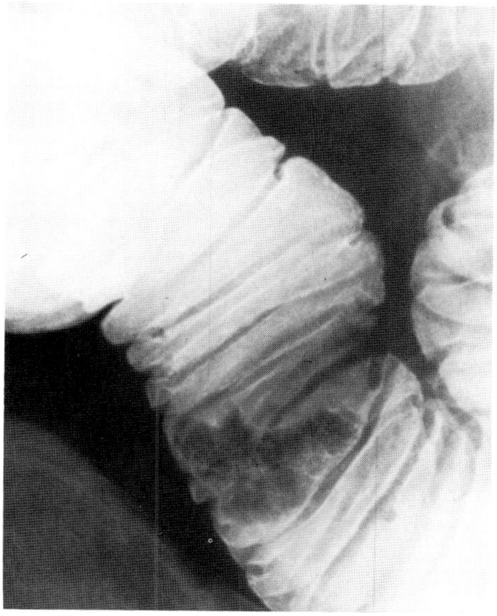

Abb. **51**   Peutz-Jeghers-Polypen im proximalen Ileum

Tumoren

In seltenen Fällen sind *Tumoren des Dünndarmes* die Ursache uncharakteristischer Symptome: Krampfartige Bauchschmerzen, intermittierende Obstruktion mit Ileus-/Subileuszeichen im Abdomenleerbild, intestinale Blutung, Gewichtsverlust und Anämie wechseln ab mit relativer Beschwerdefreiheit. Da höchstens 1,7% (V. D. JAGT u. Mitarb. 1988) der gastrointestinalen Tumoren im Dünndarm lokalisiert sind (etwa 40% sind maligne [MORSON u. DAWSON 1979]), wird der Dünndarm zu selten als Manifestationsort einer Neoplasie in Erwägung gezogen. Entsprechend lang ist die „fatale Pause" zwischen dem Einsetzen von Symptomen und der Diagnosestellung.

Sowohl für primäre als auch für sekundäre Tumoren gilt, daß Dünndarm und Mesenterium eine strukturelle Einheit bilden, da das Mesenterium mit seiner Vaskularisation oft in den Prozeß einbezogen ist; erhöhte CT-Dichtewerte in der mesenterialen Fettschicht liefern hier wichtige diagnostische Hinweise auf Tumorinfiltration (JAMES u. Mitarb. 1987). Nichtepitheliale Neoplasien mit extraluminaler Ausbreitung entgehen dem Nachweis im Enteroklysma; sie sind angiographisch und computertomographisch jedoch ausreichend sicher zu erfassen.

Direkte Tumorzeichen bei der Enteroklysmauntersuchung sind der Nachweis einer intraluminalen Weichteilmasse mit oder ohne Ulzeration,

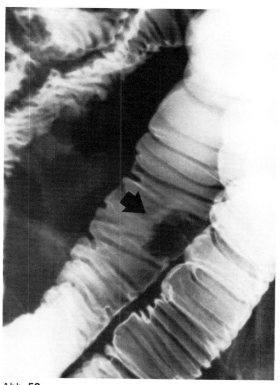

Abb. **52**
10 × 15 mm großes Adenom im proximalen Ileum

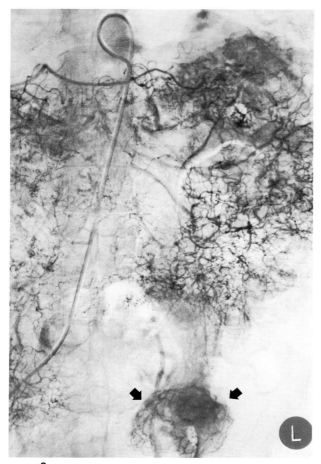

a

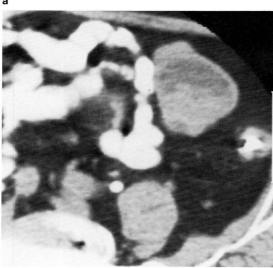

b

Abb. 53a u. b   Leiomyom des Ileums
a AMS-Angiogramm: Hypervaskularisierter Tumor
(45 × 65 mm) im linken unteren Abdominalquadranten
b Im CT zentral hypodenser Weichteiltumor mit glatter Oberfläche, dem Ileum direkt anliegend. Die Enteroklysmauntersuchung war negativ, da der Tumor das Darmlumen freigelassen hatte. Rezidivierende untere Gastrointestinalblutung, mehrere Endoskopien negativ

Glättung oder knotige Deformierung der Kerckringschen Falten, irreguläre Kontur, Mukosadestruktion, Wandverdickung mit Elastizitätsverlust, Stenose, Schlingenabknickung und Schlingendistanzierung. Seltener zu beobachtende indirekte Zeichen eines Tumors sind Invagination, Volvulus oder ein ischämieähnliches Bild. Tumorwachstum außerhalb des Darmlumens äußert sich in Pelottierung, Schlingenkompression und Verlagerung von Nachbarschlingen.

Primäre und sekundäre Malignome sind schwer zu unterscheiden; Kriterien zur Dignitätsbestimmung sind unsicher. In jedem Fall muß bei Verdacht auf Dünndarmtumor auf der Basis der Erkenntnisse von Enteroklysma, Angiographie und CT die Indikation zur Laparotomie rasch gestellt werden, da die Prognose mit einer Fünfjahresüberlebenszeit von durchschnittlich 50% (ENCKE u. HOSSFELD 1985) ein aktives Vorgehen fordert.

Gutartige Tumoren

Gutartige Tumoren sind epithelialen (Adenome) oder nichtepithelialen Ursprungs (Leiomyome aus glatter Muskulatur, Lipome, Angiome, Fibrome, Neurinome).

Adenome sind etwa gleich häufig im Jejunum und im Ileum anzutreffen (CARLSON u. GOOD 1973); sie sind Solitärbefunde (Abb. **52**) oder treten im Rahmen einer familiären Polyposis auf.

Leiomyome, die häufigsten gutartigen Dünndarmtumoren, lassen infolge submukösen Wachstums das Lumen häufig frei. Da die Blutung aus ulzerierter Schleimhaut über dem hypervaskularisierten Tumor in den meisten Fällen das vorherrschende klinische Symptom darstellt, ist die Angiographie der A. mesenterica superior mit Nachweis dilatierter Arterien in dem stark durchbluteten Prozeß die primäre Untersuchungsmodalität. Die frühe venöse Drainage ist ein zustäzliches angiographische Kriterium für das Leiomyom (Abb. **53a**). Im CT (MEGIBOW u. Mitarb. 1985) erkennt man den zentral hypodensen Tumor mit glatter Kontur, der dem Darm unmittelbar anliegt (Abb. **53b**). Im Technetiumscan, das eine intestinale Blutungsquelle aufdecken soll, ist das Leiomyom vom Meckelschen Divertikel nicht zu unterscheiden (MOOTE u. Mitarb. 1987). – Patienten mit Leiomyom des Dünndarms haben meist eine Vielzahl von Blutungsepisoden und inkonklusiven Endoskopien des oberen und unteren Verdauungstraktes hinter sich.

Karzinoid

Das Karzinoid, ein Tumor aus dem endokrinen (enterochromaffinen) Zellsystem des Dünndarms, ist ein Karzinom niedrigen Malignitätsgrades, das langsam wächst und spät in die mesenterialen

Abb. **54 a—d**   Karzinoid
a Wandverdicktes, fixiertes und steno-
siertes Ileumsegment
b AMS-Angiogramm: perivaskuläre Fibrose (Pfeile) des proximalen Abschnittes der A. ileocolica

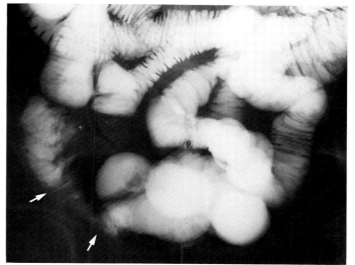

a

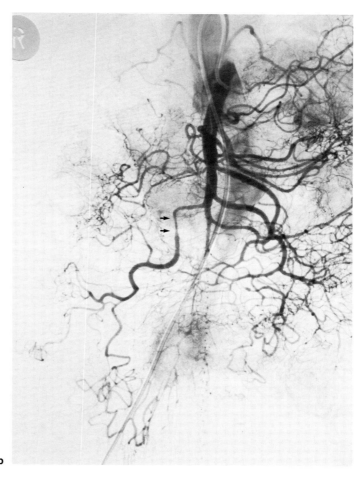

b

Lymphknoten sowie in die Leber metastasiert.
Die Geschwulst produziert Serotonin (5-Hy-
droxytyptamin), das biologisch aktive Dekarbo-
xylierungsprodukt der Aminosäure 5-Hydroxy-
tryptophan, das als 5-Hydroxyindolessigsäure mit
dem Urin ausgeschieden wird. Serotonin entfaltet
eine lokale (desmoplastische) und eine systemische Wirkung (Karzinoidsyndrom).
Ein Drittel aller bösartigen Dünndarmtumoren
sind Karzinoide; bei wiederum einem Drittel der
Fälle bestehen multiple Tumoren. Karzinoidloka-
lisation bei jungen Erwachsenen ist vorwiegend

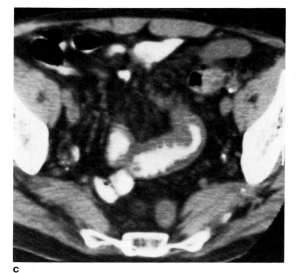

c

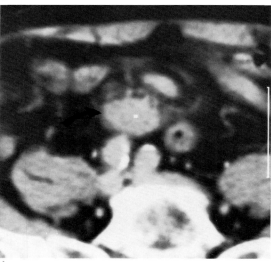

d

Abb. 54
c Im CT tumortragende, wandverdickte Ileumschlinge
d Mesenteriale Metastase vor der Aortenbifurkation

die Appendix; in der 6. und 7. Lebensdekade ist eher das terminale Ileum betroffen. Männer erkranken häufiger als Frauen. Obstruktion und Invagination verursachen Bauchschmerzen; Durchfallattacken und Flush sind Ausdruck systemischer Serotoninwirkung bei Lebermetastasen.

Bei der *Enteroklysmauntersuchung* ist der Tumor oft nicht nachweisbar, da das in der Mukosa beginnende Karzinoid eine extraluminale Wuchsrichtung hat. Andere Tumoren imponieren als intramurale Füllungsdefekte mit glatten Konturen; Ulzerationen kommen vor. Das submuköse Karzinoid läßt die betroffene Schlinge fixiert und rigide erscheinen; die Wand ist verdickt, das Lu-

men durch hypertrophische Verdickung der Muskulatur eingeengt (Abb. **54a**). Die retraktile Fibrose des Mesenteriums verursacht Knickbildungen, ringförmige Stenosen mit prästenotischer Dilatation, Separation und Distanzierung der Schlingen (BALTHAZAR 1978, BANCKS u. Mitarb. 1975).

Angiographisch sieht man bei ilealem Tumorsitz einen korkenzieherartigen Verlauf zusammengedrängter distaler Äste der A. ileocolica – Ausdruck der fibrotischen Reaktion des Mesenterium. Ein signifikanter Tumorblush oder Zeichen einer Neovaskularisation fehlen, die Gefäße erscheinen jedoch auf den Mesenterialansatz hin verkürzt. Vasa recta können verschlossen sein. Hautstammnahe, also tumorfern, findet man Zeichen der perivaskulären Fibrose mit Einscheidung (Abb. **54b**) bei sonst glatten Gefäßkonturen. Bei Verschluß der oberen Mesenterialvene durch fibroplastische Infiltration der neurovaskulären Strukturen des Mesenteriums beobachtet man gastroepiploische Kollateralen, die Anschluß an die portale Zirkulation haben. Da der Venenverschluß langsam erfolgt, nimmt das Mesenterium im Sinne einer Infarzierung an der serotonininduzierten venös-okklusiven Ischämie des betroffenen Segments nicht teil (s. S. 557). Die Ischämiekomponente des Tumorleidens kann jedoch die klinische Symptomatik mit krampfartigen Bauchschmerzen dominieren bzw. das Röntgenbild bestimmen („thumb printing" durch submuköse Blutung). Setzt sich die mesenteriale Fibrose in das Retroperitoneum fort, kann das Bild einer obstruktiven Uropathie – wie beim Morbus Ormond – entstehen (KINKHABWALA u. BALTHAZAR 1978).

Im *Computertomogramm* ist die tumortragende Schlinge an ihrer Fixierung und Wandverdickung zu erkennen (Abb. **54c**). Im Mesenterium findet man bei 35% der Fälle (BONATTI u. OSBORE 1987, PICUS u. Mitarb. 1984) eine Lymphknotenmetastase (Abb. **54d**), die – größer als der Primärtumor – als Weichteilstruktur radspeichenförmig von Streifenschatten umgeben ist, die auf die bogig verlagerte Dünndarmschlinge hinziehen. Hypodense Raumforderungen in der Leber entsprechen Metastasen.

Primäre Malignome

Unter den primären Malignomen des Dünndarms repräsentieren epitheliale Geschwülste (Adenokarzinome) weniger als 1% der bösartigen Neubildungen des Verdauungstraktes; 15% der Dünndarmtumoren sind primäre Adenokarzinome von Jejunum und Ileum (EKBERG u. EKHOLM 1980). Adenokarzinome, die sich aus vorbestehenden Adenomen entwickeln können, kommen im Duodenum, Jejunum und Ileum etwa gleich

Abb. **55 a** u. **b**
Adenokarzinom des mittleren Jejunums
a Annuläre Stenose mit prästenotischer Erweiterung
b OP-Situs mit tumorösem Schnürring und großem
extraintestinalem Tumoranteil

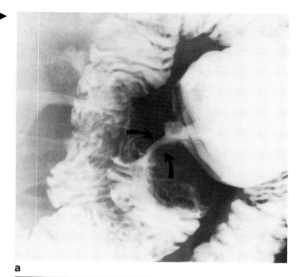

a

häufig vor. Je nach Größe und Oberflächenbeschaffenheit verursachen sie Symptome wie Übelkeit und Erbrechen sowie Ileus durch partielle oder komplette Obstruktion; ulzerierte Tumoren können bluten.

Im Enteroklysma sieht man umschriebene, bis 3 cm lange Strikturen mit überhängenden Rändern und zerstörter Schleimhaut oder ringförmige, asymmetrische Engen mit prästenotisch dilatiertem Darm (LEVINE u. Mitarb. 1987) (Abb. 55–57). Bei diffuser Tumorinfiltration ist die Darmwand verdickt und starr, die Obstruktion weniger ausgeprägt. Die vergrößerte Distanz zur Nachbarschlinge deutet auf mesenteriale Beteiligung; Spikulä an der Innenkontur der tumortragenden Schlinge zeigen Ulzerationen an (Abb. **58**).

Anders als bei den Tumoren der Speiseröhre, des Magens und des Dickdarms hat die Computertomographie bei der Aufdeckung und der Stadieneinteilung von primären Malignomen des Dünndarms bisher keine Rolle gespielt. Fragen nach extraluminaler Tumorausbreitung und Tumormanifestationen in paraaortalen Lymphknoten und Leber sind jedoch CT-Indikationen.

Sekundäre Malignome

Bei disseminiertem Tumorbefall des Abdomens und des Beckens mit Beteiligung von Lymphknoten, Mesenterium, Peritoneum und Omentum ist der Dünndarm in Form seröser Absiedlungen oder direkter Invasion mitbetroffen. Weniger

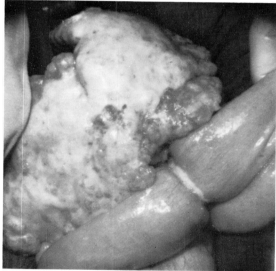

b

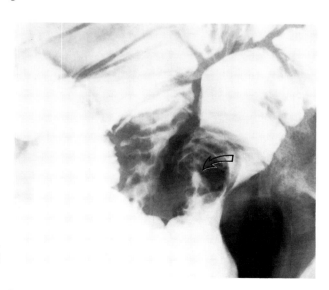

Abb. **56** Adenokarzinom des mittleren Ileum. Ulkusähnliches Bild (Pfeil) mit Faltenstern und Schwellungshof. Infiltration der Nachbarschlinge

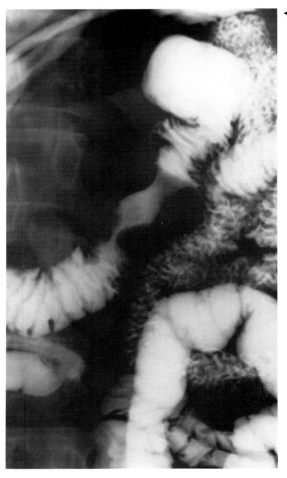

◄ Abb. **57** Adenokarzinom des aszendierenden Duodenums mit 6 cm langer, asymmetrischer Stenose und Verlust des Faltenreliefs. Inoperabilität wegen Tumorinfiltration der benachbarten oberen Mesenterialgefäße

häufig kommen hämatogene Metastasen von Malignomen anderer Lokalisation vor, die über die Vasa recta in die antimesenteriale Mukosa oder Submukosa gelangen (MEYERS u. MCSWEENEY 1972).

Sekundäre Tumoren des Dünndarmes bleiben klinisch stumm, bis eine Komplikation (Blutung, Obstruktion, Invagination) auf ihr Vorhandensein aufmerksam macht; diese Komplikation ist abhängig von der Größe der Läsion(en) und in der Regel Ausdruck eines generalisierten, letztlich finalen Tumorstadiums.

Mit 58% ist das maligne Melanom der am häufigsten Dünndarmmetastasen verursachende Tumor. Neben dem Mammakarzinom (6,5%) und dem Bronchialkarzinom (6,3%) können Tumoren des Magens, des Pankreas, des Kolons (Abb. **59**), der Nieren und Nebennieren sowie der Ovarien Dünndarmmetastasen setzen (LIPSHITZ u. Mitarb. 1982).

Bei der Röntgenuntersuchung zeigt der Dünndarm im Fall einer generalisierten Karzinomatose des Abdomens oder des Beckens Angulation, Fixierung und Traktion von Schlingen als Ausdruck mesenterialen Tumorbefalls (Abb. **61**). Die Darmwand ist segmental plateauförmig abgeflacht (seröse Absiedlungen) oder knotig auf-

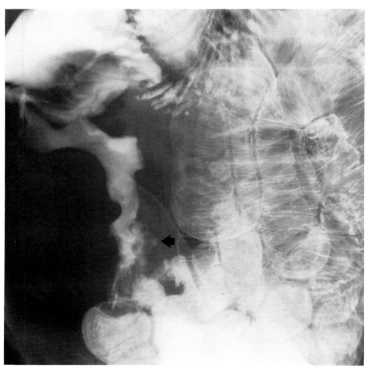

Abb. **58** Adenokarzinom des terminalen Ileums mit Verdickung und absoluter Starre der Wand sowie tiefer Ulzeration (Pfeil). Langstreckige Crohn-Stenosen sind noch geringfügig dehnbar

geworfen. Die Falten verlaufen nicht mehr parallel, sondern konvergieren „gebündelt" zur fixierten mesenterialen Darmwand. Einzelne Schlingen können durch Tumormassen verlagert oder imprimiert sein (ZIEGLER u. Mitarb. 1984) (Abb. 61).

Die genannten Symptome sind unspezifisch, da andere entzündliche oder tumoröse Erkrankungen mit fibroplastischer Reaktion (Karzinoid, Tuberkulose, Morbus Crohn) ähnliche Veränderungen hervorrufen können (GORE u. GOLDBERG 1982, KIDD u. FREENY 1982). Sie liefern in Kenntnis eines zugrundeliegenden Tumorleidens jedoch einen hochsignifikanten Hinweis auf die fortgeschrittene Erkrankung (LEVITT u. Mitarb. 1982).

Hämatogene Metastasen, solitär oder multipel, sind röntgenologisch nur schwer oder gar nicht von primären Dünndarmtumoren zu unterscheiden. Der submuköse Füllungsdefekt kann auf die Submukosa beschränkt bleiben und eine bis 5 cm lange zirkuläre Stenose mit verstrichenen Falten und verdickter Wand verursachen (LEVINE u. Mitarb. 1987) (Abb. 62 u. 63). Bei intraluminaler Wuchsrichtung wird das Darmlumen eingeengt; intestinale Obstruktion mit (Sub-)Ileus ist die Folge. Ist die Metastase hinreichend groß, besteht die Gefahr der Ulzeration und Blutung. Der „Target"- oder „Bull's-eye"-Aspekt hämatogener Melanommetastasen mit submuköser Tumormasse und zentraler Ulzeration kommt vorwiegend im Magen und Duodenum vor (GOLDSTEIN u. Mitarb. 1977).

Im CT lassen sich intraperitoneale und mesenteriale Metastasen als Weichteilmassen ab 1–1,5 cm Größe identifizieren. Das Mesenterium ist verdickt und streifig verdichtet. Bei Peritonealkarzinose sind oral kontrastierte Darmschlingen am Peritoneum der vorderen Bauchwand fixiert und mit dem tumorös verdickten Netz verbacken

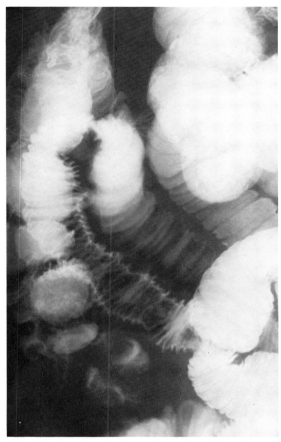

Abb. **59** Lymphangiosis carcinomatosa. Lymphogene Metastasierung eines Adenokarzinoms des Zäkums. „Whipple"-ähnliches Bild des präterminalen Ileums mit Faltenverdickung und Wandstarre durch tumoröse Lymphblockade

(„omental cake"). Dabei ist die normale Fettschicht hinter der Bauchwandmuskulatur obliteriert; meist besteht Aszites (WALKEY u. Mitarb. 1988).

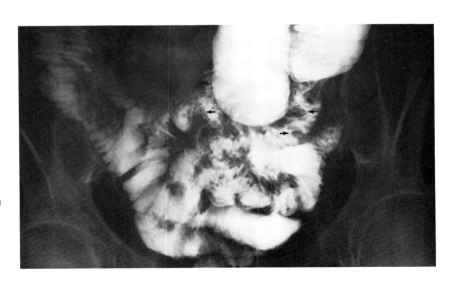

Abb. **60**
Generalisierte Karzinomatose. Im kleinen Becken fixiertes Konvolut von Dünndarmschlingen mit serösen Absiedelungen (Pfeile) und umschriebener Stenose eines proximalen Segmentes

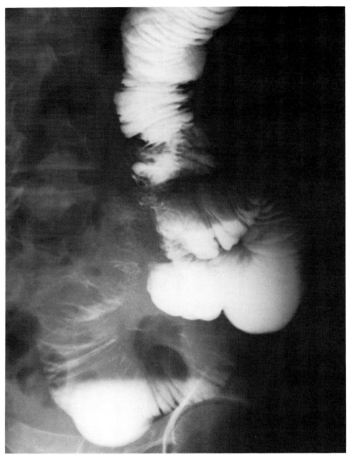

a

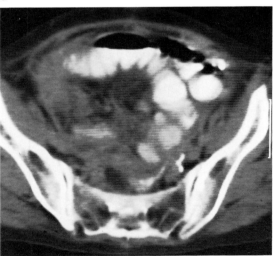

b

Abb. **61 a** u. **b**
Generalisierte Karzinomatose
a Dilatiertes, torquiertes und fixiertes Jejunum (Ersatzmagen nach Gastrektomie)
b Im CT mesenteriale Tumorinfiltration, dilatierter Dünndarm, Aszites (9 Monate nach OP eines Dukes-C-Karzinom des Sigmas)

Lymphatische Tumoren

Das Non-Hodgkin-Lymphom (NHL) des Dünndarmes nimmt von den B- und T-Zellen des darmassoziierten Lymphgewebes in der Lamina propria seinen Ausgang. Die Herkunft des am Dünndarm sehr viel seltener manifestierten Hodgkin-Lymphoms ist unbekannt.

Das *primäre* NHL des Intestinums, bei dem mediastinale und periphere Lymphome nicht bestehen, präsentiert sich in seiner *diffusen* Form als noduläre Schleimhautschwellung mit Wandverdickung und Sekretvermehrung (Abb. **64**); klinisch kann ein Malabsorptionssyndrom bestehen. Das *lokalisierte* primäre NHL zeigt am Dünndarm, vorzugsweise im terminalen Ileum, grobknotige polypöse Füllungsdefekte (Abb. **65**), die bei entsprechender Größe das Darmlumen verlegen (Obstruktion) und zentral ulzerieren können (Blutung, Perforation, akutes Abdomen).
Bei der diffusen Form müssen die mit Faltenödem und Hypersekretion einhergehenden Malabsorptionssyndrome (Sprue, Morbus Whipple) sowie der intestinale Eiweißverlust differentialdiagnostisch erwogen werden. Noduläre Schleimhaut erinnert an Pflastersteinrelief beim Morbus

Abb. **62**   Melanommetastase. Stenose
(Pfeile) mit prästenotisch erweitertem
Darm

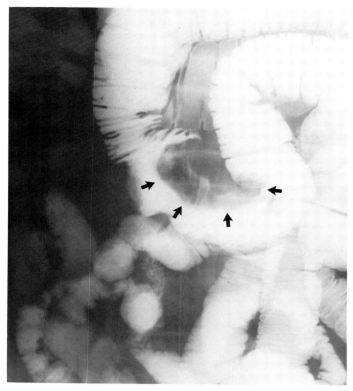

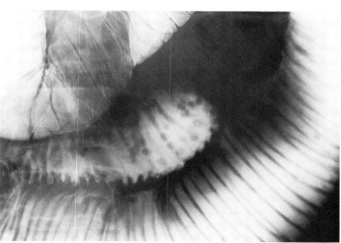

Abb. **63**   Melanommetastasen.   Multiple
submuköse Absiedelungen bei malignem
Dünndarmverschluß

Crohn. Die submukösen Weichteiltumoren beim
lokalisierten NHL sind von Tumoren mesenchymalen Ursprungs (Leiomyom, Leiomyosarkom)
und von Metastasen nicht zu unterscheiden.
Eine Sonderform des primären diffusen Lymphoms mit monoklonaler Entartung von B-Lym-
phozyten ist die Schwerkettenkrankheit (Synonyme: mediterranes Lymphom, Alphakettenkrankheit; s. S. 568), die bevorzugt im Duodenum und
im Jejunum lokalisiert ist. Diese Lymphomform
ist röntgenologisch von der Sprue nicht zu unterscheiden (VESSAL u. Mitarb. 1980); in der Jeju-

numbiopsie gehört eine flache Mukosa – neben
der Plasmazellinfiltration der Lamina propria –
zu den Charakteristika dieser Krankheit.
Beim *sekundären* Lymphom ist das Intestinum
von einem nodal entstandenen Hodgkin- oder
Non-Hodgkin-Lymphom infiltriert bzw. metastatisch befallen (Stadium IV). Die im Enteroklysma
sichtbaren Veränderungen sind identisch mit denen beim primären Lymphom; computertomographisch ist die abdominelle Lymphadenopathie
augenfällig (JAMES u. Mitarb. 1987, KIDD u. FREE-
NY 1982, MEGIBOW u. Mitarb. 1983).

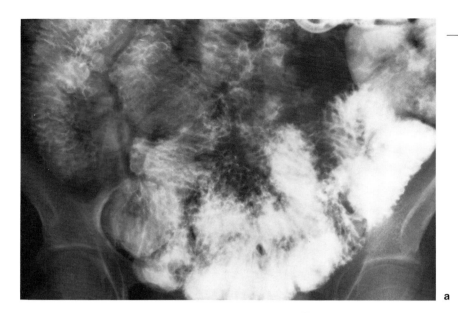

a

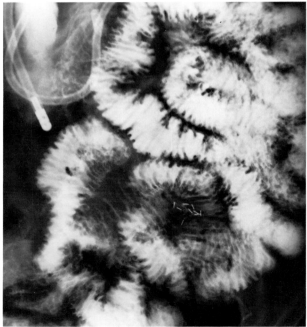

b

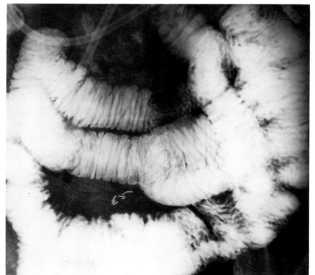

Abb. **64 a−c** Non-Hodgkin-Lymphom (zentro-zytisch-zentroblastisches Lymphom)
a März 1981: diffuse Faltenverdickung mit Hypersekretion und beschleunigter Passage (klinisch: Diarrhö und Malabsorption).
b Februar 1982: histologische Diagnosesicherung mit Lymphknotenexstirpation (Clips); Normalisierung des proximalen Dünndarms nach Zytostase; distaler Dünndarm zeigt noch Befall
c April 1982: Remission

c

Abb. **65** Non-Hodgkin-Lymphom (lymphoplasmozytoides Immunozytom) des gesamten Gastrointestinaltraktes. Multiple polypöse Füllungsdefekte ohne bevorzugte Lokalisation

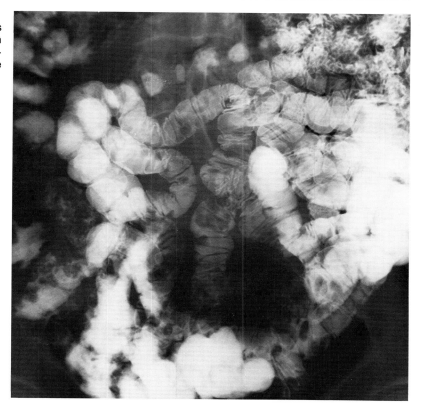

Tumoren bei chronischen Entzündungen und verändertem Immunstatus

1. Patienten mit *Morbus Crohn* des Dünndarms müssen in 0,13% (FECZKO 1987) mit der Entstehung eines Adenokarzinoms in entzündlich veränderten Darmabschnitten rechnen, das röntgenologisch als benigne Stenose oder mit den Zeichen eines primären Tumors in Erscheinung tritt (KERBER u. FRANK 1984, MILLER u. Mitarb. 1987). Die Diagnose sollte insbesondere bei Kranken in Erwägung gezogen werden, die nach langer asymptomatischer Remissionsphase abdominelle Symptome zeigen, die eine Obstruktion vermuten lassen. Crohn-Malignome sollen bevorzugt in ausgeschalteten Schlingen entstehen; ihre Prognose ist schlecht. Das diagnostische Dilemma nimmt zu, wenn man berücksichtigt, daß Lymphome und Karzinome des terminalen Ileum die Röntgenzeichen des Morbus Crohn simulieren können (MILMAN u. Mitarb. 1980, SARTORIS u. Mitarb. 1984).

2. Bei der *einheimischen Sprue* müssen Patienten mit langem Krankheitsverlauf in 10% (COOPER u. Mitarb. 1982) mit einer malignen Entartung rechnen. Meist handelt es sich um histiozytäre Lymphosarkome, die die Darmwand diffus infiltrieren. Die röntgenologischen Veränderungen entsprechen einer diskreten Faltenverdickung mit Schleimhautnodularität (HERLINGER u. MAGLINTE 1986, RAAIJMAKERS u. Mitarb. 1978).

3. Etwa die Hälfte der Kranken mit HIV-Infektionen und *erworbener Immunschwäche AIDS* entwickelt ein Kaposi-Sarkom (WALL u. Mitarb. 1984), das im Dünndarm als submuköse Knotenbildung, Wandinfiltration oder ulzerierter Weichteiltumor manifestiert sein kann (BRYK u. Mitarb. 1978, ROSE u. Mitarb. 1982). Auch Non-Hodgkin-Lymphome scheinen gehäuft vorzukommen (NYBERG u. Mitarb. 1986). Häufiger als fokale Dünndarmtumoren ist jedoch die „Lymphadenopathieform" des Kaposi-Sarkoms, die der computertomographischen Diagnostik leicht zugänglich ist (FEDERLE 1988).

Obstruktion und Pseudoobstruktion

Die Dünndarmobstruktion ist auf der im Stehen und in linker Seitenlage angefertigten Abdomenübersichtsaufnahme an erweiterten Schlingen mit Gas-Flüssigkeits-Spiegeln zu erkennen. Röntgenbild und klinischer Befund müssen keinesfalls korrelieren; der Zeitpunkt zur Laparotomie ist somit allenfalls aus dem Verlauf zu bestimmen. Patienten mit „unklarem Bauch" und Subileus können von einer Enteroklysmauntersuchung profitieren, da Lokalisation und Ausmaß der Ob-

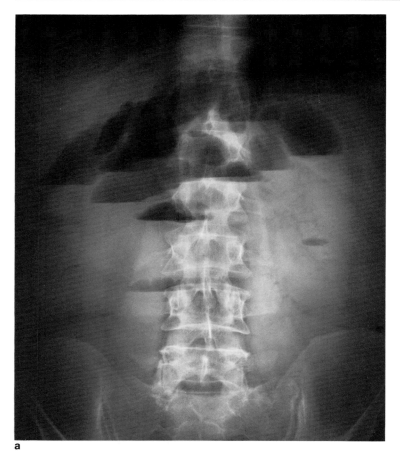

a

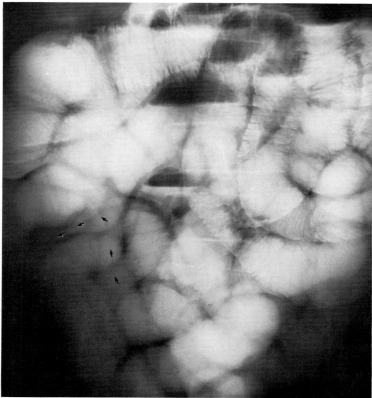

b

Abb. **66 a−c** Chronische
Dünndarmobstruktion bei Adenokarzinom der Ileozäkalregion
a Abdomenleerbild mit stehenden, flüssigkeitsgefüllten Dünndarmschlingen und Gas-Flüssigkeits-Spiegeln
b dto. im Enteroklysmabild (Pfeile: terminales Ileum)

struktion genau bestimmbar sind (DUNN u. Mitarb. 1984) (Abb. **66**). Die Unterscheidung zwischen paralytischem und mechanischem Ileus, besonders zur Differenzierung einer postoperativen Atonie des Darmes, bleibt jedoch problematisch (FRANKEN u. Mitarb. 1980, JANSON u. Mitarb. 1982).

Da prästenotisch dilatierte Dünndarmschlingen erhebliche Mengen Flüssigkeit enthalten, ist ein vermehrtes Volumenangebot von Bariumsulfat- und Methylzellulosesuspension für eine Kontrastierung erforderlich. Ein Gesamtvolumen von ca. 2500 ml sollte jedoch zur Vermeidung von Magenreflux und schwallartigem Erbrechen vermieden werden. Nach Entfernung der Sonde kann die Untersuchung als konventionelle Verfolgungspassage weitergeführt werden. Bei Gebrauch wasserlöslicher Kontrastmittel, deren abführende Wirkung erwünscht sein kann, sind deren hygroskopische Eigenschaften zu beachten; durch Flüssigkeitseinstrom in den Darm kann es vor allem bei Kindern zur Dehydrierung kommen. Bariumsuspensionen werden im Dünndarm nicht eingedickt. Die Gefahr, einen Subileuszustand zu verschlechtern, besteht somit nicht. Unwegsamkeiten des Dickdarms und freie Perforation müssen ausgeschlossen sein.

Briden und Adhäsionen

Häufigste Ursache für eine mechanische Dünndarmobstruktion sind postoperativ entstandene Briden und Adhäsionen, (sog. Verwachsungsbauch), Entzündungen im Bauchraum und Zustände nach Strahlentherapie. Differentialdiagnostisch sind hiervon mechanische Obstruktionen durch disseminierten oder fokalen Tumorbefall nicht zu unterscheiden. Besonders häufig sind Patienten mit bekanntem Morbus Crohn und Kranke nach Operation eines kolorektalen oder eines gynäkologischen Tumors betroffen.

Im Enteroklysma ist der Dünndarm zur Obstruktion hin zunehmend erweitert und hypoperistaltisch; obstruktionsnahe besteht jedoch zunächst noch Hyperperistaltik. Briden und Adhäsionen, die polysegmentale Stenosen mit prästenotisch dilatierten Segmenten und lokale Hyperperistaltik verursachen, sind von malignen Stenosen nicht zu unterscheiden (Abb. **67**). Stets besteht eine Fixierung der Schlinge(n) mit Faltendistorsion. Die Darmkontur ist irregulär und anguliert, das Lumen abrupt eingeengt (BARTRAM 1980, CAROLINE u. Mitarb. 1984). Eine segmentale Ischämie kann die Schleimhaut verändern.

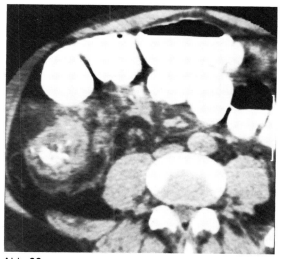

Abb. **66**
c Im CT Nachweis des obstruktiv wachsenden Zäkumkarzinoms mit erweitertem Dünndarm

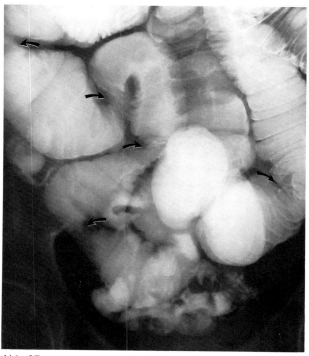

Abb. **67**
Multiple Adhäsionen bei „Verwachsungsbauch" (klinisch: Subileus)

Invagination, Volvulus, innere Hernie und Afferent-Loop-Syndrom

Intestinale Invaginationen werden zur Hälfte von Tumoren, darüber hinaus bei postoperativen Zuständen von Adhäsionen, ausgeschalteten Schlingen, abnormer Motilität und Meckelschen Divertikeln verursacht (AGHA 1986). Am häufigsten ist die ileokolische Invagination, gefolgt von der ileoilealen Lokalisation.

Bei der Bariumuntersuchung sieht man im Bereich der Obstruktion eine spiralige, konzentrische Anordnung der Kerckringschen Falten; das Bild erinnert an eine Sprungfeder. Im CT zeigt die enteroenterale Invagination im Querschnitt eine konzentrische Ringstruktur, die den Wandschichten von Invaginat und Invaginans entspricht; eine halbmondförmige Aufhellung mit fettäquivalenten Absorptionswerten im Zentrum repräsentiert invaginiertes mesenteriales Fett (DONOVAN u. GOLDMAN 1982). Nieren- und wurstförmige Gebilde kommen vor; eine Verdickung der Darmwand zeigt eine Ischämie an (MERINE u. Mitarb. 1987).

Dem Dünndarm-*Volvulus*, einer seltenen Ursache für die akute mechanische Obstruktion, liegen kongenitale Bänder, postoperative Adhäsionen, innere Hernien oder eine Malrotation zugrunde. Dilatierte Darmschlingen sind radial angeordnet und fixiert. Im CT erscheint die Mesenterialwurzel torquiert; als Ausdruck der Ischämie ist die Darmwand verdickt (JAROMILLO u. RAVAL 1986). *Innere Hernien* (s. S. 539) erscheinen als sackförmig erweiterte, flüssigkeitsgefüllte Darmabschnitte (HARBIN 1982).

Nach partieller Magenresektion (Billroth II) kann die zuführende Jejunumschlinge als Folge narbiger Strikturen, Adhäsionen oder Tumorwachstum Nahrungsbestandteile, Galle und Pankreassekret retinieren. Die Betroffenen leiden unter Druckgefühl im Oberbauch und galligem Erbrechen (*Afferent-Loop-Syndrom*). Die zuführende Schlinge ist der Diagnostik in konventioneller Doppelkontrasttechnik zugänglich (OP DEN ORTH 1977). Im CT erkennt man das flüssigkeitsgefüllte, oval dilatierte Segment vor der Wirbelsäule, dorsal von der Aorta und der unteren Hohlvene, ventral von den oberen Mesenterialgefäßen begrenzt (GALE u. Mitarb. 1982). Differentialdiagnostisch sind multiple peripankreatische Zysten bzw. Pankreaspseudozysten zu erwägen (TREMMEL u. Mitarb. 1987).

Pseudoobstruktion

Der Begriff der *intestinalen Pseudoobstruktion* beschreibt einen klinischen Zustand mit Ileuszeichen, bei dem das Dünndarmlumen nicht mechanisch verlegt ist (funktioneller Ileus). Der Motilitätsstörung mit Darmdistension liegt eine Vielzahl von akuten Erkrankungen zugrunde, nach deren erfolgreicher Therapie die Pseudoobstruktion behoben ist. Im Abdomenleerbild sind Dünn- und Dickdarmspiegel zu sehen.

Die *chronische intestinale Pseudoobstruktion* gehört zu den neuromuskulären Erkrankungen des Dünn- und Dickdarmes, deren Verläufe nicht selbstlimitiert sind (KRISHNAMURTHY u. SCHUFFLER 1987). Hier wird unterschieden zwischen Störungen des Plexus myentericus (viszerale Neuropathien) und Veränderungen an der glatten Muskulatur (viszerale Myopathien).

Neuropathische Pseudoobstruktionen kommen vor als Erbleiden, als Folge von chronischen Entzündungen und neurodegenerativen Veränderunge, bei Tumoren (paraneoplastisch), als Entwicklungsstörung (Morbus Hirschsprung) sowie unter Einfluß von Medikamenten (Laxantien, Zytostatika, Psychopharmaka [s. S. 538], Ganglienblokker) und Toxinen (Infektionen, Sepsis).

Zu den *myopathischen* Pseudoobstruktionen gehören wiederum erbliche Fomen sowie systemische Erkrankungen, die die Darmmuskulatur sekundär in Mitleidenschaft ziehen (progressive Muskeldystrophie, Sklerodermie, Amyloidose) (vgl. Abb. **47 a**).

Bei den viszeralen Neuropathien kann man als funktionelles Merkmal unter Durchleuchtung spastische Kontraktionen beobachten, die so ausgeprägt sein können, daß organische Engen vorgetäuscht werden (ROHRMANN u. Mitarb. 1984, SCHUFFLER u. Mitarb. 1976); dies mag als Unterscheidungskriterium gegenüber den myopathischen Formen der chronischen intestinalen Pseudoobstruktion dienen, bei denen Hypoperistaltik und Dilatation die führenden Röntgensymptome sind.

Die *Sklerodermie* ist histologisch durch ein Ödem in der Submukosa, Serosa und Lamina propria gekennzeichnet, das fibrös umgewandelt wird. Die zirkuläre (innere) Muskelschicht wird atrophisch und fibrös, die longitudinale (äußere Muskulatur) bleibt zunächst erhalten. So wird erklärt, daß bei einer Kontraktion der longitudinalen Muskulatur der Darm verkürzt und der Abstand zwischen den Kerckringschen Falten verringert wird. Die Falten erscheinen „dicht gepackt" (HOROWITH u. MEYERS 1973). Dabei ist der Darm dilatiert und hypoperistaltisch. Sakkulationen und Pseudodivertikel kommen vor. Der Dünndarm ist bei etwa der Hälfte der Sklerodermiekranken betroffen (POIRIER u. RANKIN 1972). Klinisch bestehen Krämpfe, Diarrhö und Malabsorption.

Literatur

Einleitung

Barloon, T. J., E. A. Franken: Plasma electrolyte status after small bowel enteroclysma. Amer. J. Roentgenol 146 (1986) 323–326

Breithaupt, K.: Vergrößerungsradiographie am Dünndarm von Mensch und Schwein – in vitro Studie – Inaugural-Diss. Frankfurt/Main 1984

Caspary, W. F.: Digestiv-resorptive Funktion der Dünndarmschleimhaut. Dtsch. med. Wschr. 100 (1975) 1603

Caspary, W. F.: Maldigestions- und Malabsorptionssyndrome im Erwachsenenalter. In Demling, L.: Klinische Gastroenterologie. Thieme, Stuttgart 1984

Classen, M., W. Kurtz: Enterale Absorption. In Demling, L.: Klinische Gastroenterologie. Thieme, Stuttgart 1984

Gelfand, D. W., D. J. Ott: Radiographic demonstration of small intestinal villi on routine clinical studies. Gastrointest. Radiol. 6 (1981) 21–27

Goldberg, H. L., R. G. Gould, J. Rosenquist, S. A. Royal, R. L. Owen, S. Silvermans: In vivo demonstration of small bowel intestinal villi in dogs and monkeys using radiographic magnification. Radiology 142 (1982) 53–58

Fanucci, A., P. Cerro, L. Fraracci, F. Ietto: Small bowel lenght measured by radiography. Gastrointest. Radiol. 9 (1984) 349–351

Hirsch, J., E. H. Ahrens, D. H. Blankenhorn: Measurement of human intestinal length in vivo. Gastroenterology 31 (1956) 274

Hopfen, U.: Digestiv-resorptive Funktion der Dünndarmmukosa. In Caspary, W. F.: Handbuch der inneren Medizin, Teil 3, Dünndarm. Springer, Berlin 1983

Konturek, S., M. Classen: Gastrointestinale Physiologie. Witzstrock, Baden-Baden 1976

Lewitt, R. G., R. E. Koehler, S. S. Sagel, J. K. T. Lee: Metastatic disease of the mesentery and omentum. Radiol. Clin. N. Amer. 20 (1982) 501–510

Meyers, M. A.: Dynamic Radiology of the Abdomen. Normal and Pathologic Anatomy. Springer, New York 1976

Moore, K. L.: Embryologie. Lehrbuch und Atlas der Entwicklungsgeschichte des Menschen, 2. Aufl. Schattauer, Stuttgart 1985

Morson, B. C., I. M. P. Dawson: Gastrointestinal Pathology. 2nd ed. Blackwell, Oxford 1979

Otto, H. F.: Topographie, makroskopische Anatomie und Histologie. In Caspary, W. F.: Handbuch der inneren Medizin, Teil 3, Dünndarm. Springer, Berlin 1983

Rapf, C., G. Egender, L. Riedler: Eine seltene Komplikation bei Morbus Crohn nach Dünndarmkontrasteinlauf. Fortsch. Röntgenstr. 142,5 (1985) 583–584

Radiologische Untersuchungsmethoden

Abu-Yousef, M. M., C. A. Benson, C. H. Lu, E. A. Franken Jr.: Enteroclysis aided by an electric pump. Radiology 147 (1983) 268

Antes, G., J. Lissner: Die Doppelkontrastdarstellung des Dünndarms mit Barium und Methylzellulose. Fortschr. Röntgenstr. 134 (1981) 10–15

Bilbao, M. K., L. H. Frische, C. T. Dotter, J. Rösch: Hypotonic duodenography. Radiology 89 (1967) 438–443

Desaga, J. F.: Röntgenologischer Nachweis pathologischer Veränderungen der Dünndarmschleimhaut. Fortschr. Röntgenstr. 146 (1987) 689–694

Ekberg, O.: Double contrast examination of the small bowel Gastrointest. Radiol. 1 (1976) 349–353

Federle, M. P.: CT of acute gastrointestinal disorders. ARRS Categorial course syllabus on Gastrointestinal Radiology Ghahremani G (ed.) © 1987, American Roentgen Ray Society 1987

Fishman, E. K., E. J. Wolf, B. Jones, T. M. Bayless, S. S. Siegelman: CT evaluation of Crohn's disease: Effect on patient management. Amer. J. Roentgenol. 148 (1987) 537–540

Fleckenstein, P., G. Pedersen: The value of the duodenal intubation method (Sellink modification) for the radiological visualization of the small bowel. Scand. J. Gastroenterol. 10 (1975) 423–425

Fraser, G. M., P. G. Preston: Small bowel barium follow through enhanced with an oral effervescent agent. Clin. Radiol. 34 (1983) 673–679

Fried, A. M., A. Poulos, D. R. Hatfield: Effectiveness of the incidental small bowel series. Radiology 149 (1981) 45–46

Fuchs, H., B. Geiter, E. Trüber: Prinzipien des Dünndarmeinlaufes nach Sellink. Proktologie 3 (1979) 20–26

Geiter, B., H. Fuchs: Dünndarm-Kontrasteinlauf: Indikationen und Technik. Dtsch. Ärztebl. 43 (1977 a) 2575

Geiter, B., H. Fuchs: Dünndarm-Kontrasteinlauf: Diagnostik. Dtsch. Ärztebl. 43 (1977 b) 2805

Gelfand, D. W.: Easy method for passing an intestinal intubation tube under fluoroscopic guidance. Radiology 129 (1978) 532

Gershon-Cohen, J., H. Shay: Barium enteroclysis. Amer. J. Roentgenol. 42 (1939) 456–458

Gianturco, C.: Rapid flouroscopic duodenal intubation. Radiology 88 (1967) 1165–1166

Golden, R.: Radiologic Examination of the Small Intestine. 2nd ed. Thomas, Springfield 1959

Gore, R. M.: Cross-sectional imaging of inflammatory bowel disease. Radiol. Clin. N. Amer. 25 (1987) 115–131

Halvorsen, R. A., W. M. Thompson: Computer tomographic staging of gastrointestinal tract malignancies. Part II. The small bowel, colon and rectum. Invest. Radiol. 22 (1987) 96–105

Herlinger, H.: A modified technique for the double contrast small bowel enema. Gastrointest. Radiol. 3 (1978) 201–207

Herlinger, H.: Small bowel. In Laufer, I.: Double Contrast Gastrointestinal Radiology with Endoscopic Correlation. Saunders, Philadelphia 1979

Herlinger, H.: The small bowel enema and the diagnosis of Crohn's disease. Radiol. Clin. N. Amer. 20 (1982) 721–742

Hippéli, R., S. Grehn: Untersuchungen zur Intensivdiagnostik des Dünndarms mit der Sondenmethode. Fortschr. Röntgenstr. 129 (1978) 713–723

James, S., D. M. Balfe, J. K. T. Lee, D. Picus: Small bowel disease: Categorization by CT examination. Amer. J. Roentgenol. 148 (1987) 863–868

Kellett, M. J., F. E. Zboralske, A. R. Margulis: Per oral pneumokolon examination of the ileocecal region. Gastrointest. Radiol. 1 (1977) 361–365

Kelvin, F. M., R. K. Gedgaudas, W. M. Thompson, R. P. Rice: The peroral pneumokolon. It's role in evaluating the terminal ileum. Amer. J. Roentgenol. 139 (1982) 115–121

Kirsh, I. E., M. A. Spellberg: Examination of small intestine with carboxymethylcellulose. Radiology 69 (1953) 701–707

Kleinhaus, U., Y. Weich: Computed tomography of Crohn's disease – reevaluation. Fortschr. Röntgenstr. 147 (1987) 607–611

Kobayashi, S.: The double contrast method of the small bowel. Stom. Intest. 17 (1982) 849–856

Kressel, H. Y., K. A. Evers, S. N. Glick, I. Laufer, H. Herlinger: The peroral pneumocolon examination. Radiology 144 (1982) 414–416

Maglinte, D. D. T.: Balloon enteroclysis catheter. Amer. J. Roentgenol. (1984) 761–762

Maglinte, D. D. T., R. E. Miller: Comparison of pumps used for enteroclysis. Radiology 152 (1984) 815

Maglinte, D. D. T., B. T. Burney, R. E. Miller: Lesions missed on small-bowel follow-through: Analysis and recommendations. Radiology 144 (1982) 737–739

Maglinte, D. D. T., J. C. Lappas, S. M. Chernish, J. L. Sellink: Intubation routes for enteroclysis. Radiology 158 (1986) 553–554

Maglinte D. D. T., J. C. Lappas, F. M. Kelvin, D. Rex, S. M. Chernish: Small bowel radiography: How, when and why? Radiology 163 (1987) 293–305

Marshak, R. H., A. E. Lindner: Radiology of the Small Intestine. Saunders, Philadelphia 1976

Miller, R. E.: Complete reflux examination of the small bowel. Radiology 84 (1965) 457–462

Miller, R. E., J. L. Sellink: Enteroclysis: The small bowel enema. How to succeed and how to fail. Gastrointest. Radiol. 4 (1979) 269–283

Moss, A. A.: Computed tomography in the staging of gastrointestinal carcinoma. Radiol. Clin. N. Amer. 20 (1982) 761–780

Moss, A. A., R. F. Thoeni: Computed tomography of the gastrointestinal tract. In Moss, A. A., G. Gamsu, H. K. Genant: Computed Tomography of the Body. Saunders, Philadelphia 1983

Nolan, D. J., P. J. Cadman, M. A. Jeffree: Detailed per-oral small bowel examination versus enteroclysis. (Letter to the editors). Radiology 157 (1985) 836–837

Ott, D. J., Y. M. Chen, D. W. Gelfand, F. Van Swearingen, H. A. Munitz: Detailed per-oral small bowel examination vs. enteroclysis. Radiology 155 (1985) 29–34

Olmsted, W. W., D. E. Reagin: Pathophysiology of enlargement of the small bowel fold. Amer. J. Roentgenol. 127 (1976) 423–428

Pansdorf, H.: Die fraktionierte Dünndarmfüllung und ihre klinische Bedeutung. Fortschr. Röntgenstr. 56 (1937) 627–634

Pesquara, G. S.: A method for the direct visualization of lesions in the small intestines. Amer. J. Roentgenol. 22 (1929) 254–257

Pribram, B. O., N. Kleiber: Ein neuer Weg zur röntgenologischen Darstellung des Duodenums (Pneumoduodenum). Fortschr. Geb. Röntgenstr. Nuklearmed. 36 (1927) 739–741

Rabe, F. E., G. J. Becker, M. J. Besozzi, R. E. Miller: Efficacy study of the small bowel examination. Radiology 140 (1981) 47–50

Raptopoulos, V., M. A. Davis, A. Davidoff, A. Karellas, D. Hays, C. J. D'Orsi, E. H. Smith: Fat density oral contrast agent for abdominal CT. Radiology 164 (1987) 653–656

Reuter, S. R., H. C. Redman, K. J. Cho: Gastrointestinal Angiography, 3rd. ed. Saunders, Philadelphia 1986

Rödl, W., H. M. Possel, A. Prull, L. Wunderlich: Die Wertigkeit des Dünndarmdoppelkontrasteinlaufes im klinischen Einsatz. Radiologe 26 (1986) 55–65

Salomonowitz, E., G. Wittich, H. Czembirek: Ergebnisse der Doppelkontrastuntersuchung des Dünndarms. Radiologe 23 (1983) 289–294

Salomonowitz, E., H. Czembirek, K. Kletter, E. Achter: Die Strahlenbelastung bei der modifizierten Doppelkontrastuntersuchung des Dünndarmes. Fortschr. Röntgenstr. 133 (1980) 430–433

Sanders, D. E., C. S. Ho: The small bowel enema: Experience with 150 examinations. Amer. J. Roentgenol. 127 (1976) 743–751

Schatzki, R.: Small intestinal enema. Amer. J. Roentgenol. 50 (1943) 743–751

Scott-Harden, W. G., H. A. R. Hamilton, S. McCall Smith: Radiological investigation of the small intestine. Gut 2 (1961) 316–322

Sellink, J. L.: Radiologic examination of the small bowel by duodenal intubation. Acta. radiol. 15 (1974) 381–382

Sellink, J. L.: Radiological Atlas of Common Diseases of the Small Bowel. Kroese, Leiden 1976

Sellink, J. L., G. Rosenbusch: Moderne Untersuchungstechnik des Dünndarms oder Die Zehn Gebote des Enteroklysmas. Radiologe 21 (1981) 366–376

Thoeni, R. F.: Radiography of the small bowel and enteroclysis. A perspective. Invest. Radiol. 22 (1987) 930–936

Trickey, S. E., J. Halls, C. J. Hodson: A further development of the small bowel enema. Proc. roy. Soc. Med. 56 (1963) 1070–1073

Trüber, E., H. Fuchs: Morphologische Dünndarmuntersuchung: Exklusive Domäne der Röntgendiagnostik. Therapiewoche 39 (1980) 3490–3496

Trüber, E., H. F. Fuchs: Die neoplastischen und entzündlichen Dünndarmveränderungen im Röntgenbild. Radiologe 21 (1981) 377–380

Trüber, E., H. Fuchs: Optimierte Dünndarmdiagnostik als Enteroklysma. Diagnostik 16 (1983) 20–23

Vallance, R.: An evaluation of the small bowel enema based on an analysis of 350 consecutive examinations. Clin. Radiol. 31 (1980) 227–232

Wolf, K. J., H. I. Goldberg, S. D. Wall, T. Rieth, E. A. Walter: Feasibility of the peroral pneumocolon in evaluating the ileocecal region. Amer. J. Roentgenol. 145 (1985) 1019–1024

Zagoria, R. J., D. W. Gelfand, D. J. Ott: Retrograde examination of the small bowel in patients with an ileostomy. Gastrointest. Radiol. 11 (1986) 97–101

Lageanomalien, Duplikaturen, innere Hernien und Divertikel

Antes, G., F. Eggemann: Dünndarmradiologie. Einführung und Atlas. Springer, Berlin 1986

Bartram, C. I., J. A. Amess: The diagnosis of Meckel's diverticulum by small bowel enema in the investigation of obscure intestinal bleeding. Brit. J. Surg. 67 (1980) 417–418

Conway, J. J.: Radionuclide diagnosis of Meckel's diverticulum. Gastrointest. Radiol. 5 (1980) 209–213

Day, D. L., D. G. Drake, A. S. Leonard, J. G. Letourneau: CT findings in left paraduodenal herniae. Gastrointest. Radiol. 13 (1988) 27–29

De Prima, S. J., D. C. Hardy, W. E. Brant: Reversed intestinal rotation. Radiology 157 (1985) 603–604

Greenstein, S., B. Jones, E. K. Fishman, J. L. Cameron, S. S. Siegelman: Small-bowel diverticulitis: CT findings. Amer. J. Roentgenol. 147 (1986) 271–274

Harbin, W. P.: CT diagnosis of internal hernia. Radiology 143 (1982) 736–737

Maglinte, D. D. T., M. E. Elmore, M. Isenberg, P. A. Dolan: Meckel diverticulum: radiologic demonstration by enteroclysis. Amer. J. Roentgenol. 134 (1980) 925–932

Maglinte, D. D. T., S. M. Chernish, R. De Weese, F. M. Kelvin, R. L. Brunelle: Acquired jejunoileal diverticular disease: subject review – state of the art. Radiology 158 (1986) 577–580

Meyers, M. A.: Paraduodenal hernias: radiologic and arteriographic diagnosis. Radiology 95 (1970) 29–37

Meyers, M. A.: Clinical involvement of mesenteric and antimesenteric borders of small bowel loops. I. Normal patterns and relationships. Gastrointest. Radiol. 1 (1976 a) 41–47

Meyers, M. A.: Clinical involvement of mesenteric and antimesenteric borders of small bowel loops. II. Radiologic interpretation of pathologic alterations. Gastrointest Radiol 1 (1976 b) 49–58

Morson, B. C., I. M. P. Dawson: Gastrointestinal Pathology, 2nd ed. Blackwell Scientific Publications, Oxford 1979

Rehbein, F., T. Röpke: Malrotation beim Säugling. Dtsch. med. Wschr. 89 (1964) 1697–1701

Salomonowitz, E., G. Wittich, P. Hajek, H. Jantsch, H. Czembirek: Detection of intestinal diverticula by double contrast small bowel enema: Differentiation from other intestinal diverticula. Gastrointest. Radiol. 8 (1983) 271–278

Valle, M., P. Hekali, H. Kallio, P. Keto, O. Korhola, E. Lehtinen, H. Suoranta: Radiologic demonstration of Meckel's diverticulum. Gastrointest. Radiol. 3 (1978) 101–103

Wittich, G., E. Salomonowitz, P. Ferenci, E. Achter: Zur röntgenologischen Diagnose des Meckel'schen Divertikels mittels Dünndarmkontrasteinlauf. Fortschr. Röntgenstr. 132 (1980) 589–591

Vaskuläre Malformationen

McCanley, R. G. K., J. K. Leonidas, L. E. Bartoshesky: Blue rubber bleb nevus syndrome. Radiology 133 (1979) 375–377

Morson, B. C., I. M. P. Dawson: Gastrointestinal Pathology, 2nd ed. Blackwell Scientific Publications, Oxford 1979

Reuter, S. R., H. C. Redman, K. J. Cho: Gastrointestinal Angiography, 3rd. ed. Saunders, Philadelphia 1986

Tittotson, C. L., S. C. Geller, L. Laurowitz, M. R. Eckstein, A. C. Waltman, C. A. Athanasoulis: Small bowel hemorrhage: Angiographic localization and intervention. Gastrointest. Radiol. 13 (1988) 207–211

Weigard, H., W. Remmele: Arteriovenöse Fehlbildung als Ursache einer massiven intestinalen Blutung. Fortschr. Röntgenstr. 148,2 (1988) 203–204

Entzündung

Antes, G., W. Kruis: Whipple's disease demonstrated by double contrast small bowel enema with barium and methylcellulose. Europ. J. Radiol. 2 (1982) 238–241

Behçet, H.: Über rezidivierende, aphthöse, durch ein Virus verursachte Geschwüre am Mund, am Auge und an den Genitalien. Dermatol. Wschr. 105 (1937) 1152–1157

Berk, R. N., S. D. Wall, C. B. McArdle, J. A. McCutchan, A. R. Clemett, J. S. Rosenblum, A. Premkumer, A. J. Megibow: Cryptosporidiosis of the stomach and small intestine in patients with AIDS. Amer. J. Roentgenol 143 (1984) 549–554

Björkengren, A. G., D. Resnick, D. J. Sartoris: Enteropathic arthropathies. Radiol. Clin. N. Amer. 25 (1987) 189–198

Brodey, P. A., S. Fertig, J. M. Aron: Campylobacter enterocolitis: Radiographic features. Amer. J. Roentgenol. 139 (1982) 1199–1201

Carlson, H. C.: Perspective: The small bowel examination in the diagnosis of Crohn's disease. Amer. J. Roentgenol. 147 (1986) 63–65

Carrera, G. J., S. Young, A. M. Lewicki: Intestinal tuberculosis. Gastrointest. Radiol. 1 (1976) 147–155

Clemett, A. R., R. H. Marshak: Whipple's disease: Roentgen features and differential diagnosis. Radiol. Clin. N. Amer. 7 (1969) 105

Crohn, B. B., L. Ginzberg, G. D. Oppenheimer: Regional enteritis. J. Amer. med. Ass. 99 (1932) 1323–1329

Dobbins, W. O.: Is there an immune deficit in Whipple's disease? Dig. Dis. Sci. 26 (1981) 247–252

Ekberg, O.: Crohn's disease of the small bowel examined by double contrast technique: A comparison with oral technique. Gastrointest. Radiol. 1 (1977) 355–359

Ekberg, O.: Barium/air double contrast examination of the small bowel in Crohn's disease. Fortschr. Röntgenstr. 140 (1984) 379–386

Ekberg, O., C. Lindström: Superficial lesions in Crohn's disease of the small bowel. Gastrointest. Radiol. 4 (1979) 389–393

Ekberg, O., F. T. H. Fork, J. Hivell: Predictive value of small bowel radiography for recurrent Crohn's disease. Amer. J. Roentgenol. 135 (1980) 1051–1055

Ekberg, O., B. Sjöström, F. Brahme: Radiological findings in yersinia ileitis. Radiology 123 (1977) 15–19

Gardiner, R., C. Smith: Infective enterocolitides. Radiol. Clin. N. Amer. 25 (1987) 67–78

Glick, S. N.: Crohn's disease of the small intestine. Radiol. Clin. N. Amer. 25 (1987) 25–45

Glick, S. N., S. K. Teplick: Crohn disease of the small intestine: Diffuse mucosal granularity. Radiology 154 (1985) 313–317

Glick, S. N., S. K. Teplick, L. R. Goodman, H. R. Clearfield, J. D. Shanser: Development of Lymphoma in patients with Crohn disease. Radiology 153 (1984) 334–339

Goldberg, H. I., R. M. Gore, A. R. Margulis, A. A. Moss, E. L. Baker: Computed tomography in the evaluation of Crohn disease. Amer. J. Roentgenol. 140 (1983) 277–282

Herlinger, H.: The small bowel enema and the diagnosis of Crohn's disease. Radiol. Clin. N. Amer. 20 (1982) 721–742

Herlinger, H., D. O'Riordan, S. Saul, M. S. Levine: Nonspecific involvement of bowel adjoining Crohn disease. Radiology 159 (1986) 47–51

Jones, B., S. R. Hamilton, S. E. Rubesin, T. M. Bayless, W. J. Ravich, T. R. Hendrix: Granular small bowel mucosa: A reflection of villous abnormality. Gastrointest. Radiol. 12 (1987) 219–225

Jones, B., S. S. Kramer, R. Saral, W. E. Beschorner, R. H. Yolken, T. R. Townsend, A. M. Yeager, A. Lake, P. Tutschka, G. W. Santos: Gastrointestinal inflammation after bone marrow transplantation: Graft-versus-Host disease or opportunistic infection? Amer. J. Roentgenol. 150 (1988) 277–281

Kerber, G. W., P. H. Frank: Carcinoma of the small intestine and colon as a complication of Crohn disease: Radiologic manifestations. Radiology 150 (1984) 639–645

Laufer, I., L. Costopoulos: Early lesions of Crohn's disease. Amer. J. Roentgenol. 130 (1978) 307–311

Lichtenstein, J. E., J. E. Madewell, D. S. Feigin: The collar button ulcer. Gastrointest. Radiol. 4 (1979) 79–84

Marshak, R. H., A. Lindner, D. Maklansky, A. Gelb: Eosinophilic gastroenteritis. J. Amer. med. Ass. 245 (1981) 1677–1680

McLean, A. M., D. M. Simms, M. J. Homer: Ileal ring ulcers in Behçet's syndrome. Amer. J. Roentgenol. 140 (1983) 947–948

Nelson, J. A., C. A. Wiley, C. Reynolds-Kohler, C. E. Reese, W. Margaretten, J. A. Levy: Human immunodeficiency virus detected in bowel epithelium from patients with gastrointestinal symptoms. Lancet 8580 (1988) 259–262

Ni, X.-Y., H. I. Goldberg: Aphthoid ulcers in Crohn disease: Radiographic course and relationship to bowel appearance. Radiology 158 (1986) 589–596

Nolan, D. J., N. C. Gourtsoyiannis: Crohn's disease of the small intestine. A review of the radiological appearances in 100 consecutive patients examined by a barium infusion technique. Clin. Radiol. 31 (1980) 597–603

Pringot, J., L. Goncette, E. Ponette, J. Boverie, J.-P. Navez, P. Anslot, P. Mahieu, P. Bodart: Nonstenotic ulcers of the small bowel. Radiographics 4 (1984) 357–375

Raaijmaker, P. A. M., C. Boetes, S. P. Strijk, H. H. M. de Boer, F. M. J. Debruyne, G. Rosenbusch: Direkte urologische Komplikationen bei der Crohn'schen Erkrankung: Enterovesikale Fisteln und Ureterobstruktion. Fortschr. Röntgenstr. 138 (1983) 162–169

Rosenberger, A., O. B. Adler, S. Haim: Radiological aspects of Behçet disease. Radiology 144 (1982) 261–264

Sartoris, D. J., G. S. Harell, M. F. Anderson, F. F. Zboralske: Small bowel lymphoma and regional enteritis: Radiographic similarities. Radiology 152 (1984) 291–296

Schimmelpenninck, M., F. Zwaan: Radiographic features of small intestinal injury in human grafts-vs.-host disease. Gastrointest. Radiol. 7 (1982) 29–33

Schulman, A., P. C. G. Morton, B. E. Dietrich: Eosinophilic gastroenteritis. Clin. Radiol. 31 (1980) 101–104

Tremmel, K., R. Hoffmann, J. Weiß, H. H. Dahm: Intestinale Lipodystrophie (M. Whipple). Radiologe 26 (1986) 31–34

Vincent, M. E., A. H. Robins: Mycobacterium avium-intracellulare complex enteritis: pseudo-Whipple disease in AIDS. Amer. J. Roentgenol. 144 (1985) 921–922

Whipple, G. H.: A hitherto undescribed disease characterized anatomically by deposits of fat and fatty acids in the intestinal and mesenteric lymphatic tissues. Bull. Johns Hopkins Hosp. 18 (1907) 382–391

Gefäßbedingte Veränderungen

Agarwal, D., F. J. Scholz: Small bowel varices demonstrated by enteroclysis. Radiology 140 (1981) 350

Alpern, M. B., G. M. Glazer, I. R. Francis: Ischemic or infarcted bowel: CT findings. Radiology 166 (1988) 149–152

Balthazar, E. J., R. Einhorn: Intramural gastrointestinal hemorrhage. Gastrointest. Radiol. 1 (1976) 229–239

Balthazar, E. J., D. Hulnick, A. J. Megibow, J. F. Opulencia: Computed tomography of intramural intestinal hemorrhage and bowel ischemia. J. Comput. assist. Tomogr. 11 (1987) 67–72

Briley jr., C. A., D. C. Jackson, I. S. Johnsrude, S. R. Mills: Acute gastrointestinal hemorrhage of small bowel origin. Radiology 136 (1980) 317–319

Bruneton, J. N., X. Faure, J. Bourry, P. Chauvel, M. Abbes, P. Lecomte, J. Delmont: A radiologic study of chronic radiation-induced injuries of the small intestine and colon. Fortschr. Röntgenstr. 136 (1982) 129–132

Casarella, W. J., S. J. Galloway, R. N. Taxin: „Lower" gastrointestinal tract hemorrhage: New concepts based on arteriography. Amer. J. Roentgenol. 121 (1974) 357–368

Fishman, E. K., E. S. Zinreich, B. Jones, S. S. Siegelman: Computed tomographic diagnosis of radiation ileitis. Gastrointest. Radiol. 9 (1984) 149–152

Ghahremani, G. G., M. A. Meyers, J. Farman, R. B. Port: Ischemic disease of the small bowel and colon associated with oral contraceptives. Gastrointest. Radiol. 2 (1977) 221–228

Habscheid, W., S. Marcin, T. Wilhelm: Akute Dünndarmwandeinblutung bei Hämophilie A. Fortschr. Röntgenstr. 146,6 (1987) 722–723

Joffe, N., H. Goldman, D. A. Antonioli: Barium studies in small bowel infarction. Radiology 123 (1977) 303–309

Johnson, D. G., R. E. Coleman: New techniques in radionuclide imaging of the alimentary system. Radiol. Clin. N. Amer. 20 (1982) 635–651

Marshak, R. H., A. E. Lindner, D. Maklansky: Ischemia of the small intestine. Amer. J. Gastroenterol. 66 (1976) 390–400

Radin, D. R., B. N. Siskind, S. Alpert, R. G. Bernstein: Small bowel varices due to mesenteric metastasis. Gastrointest. Radiol. 11 (1986) 183–184

Rogers, L. F., H. H. Goldstein: Roentgen manifestations of radiation injury to the gastrointestinal tract. Gastrointest. Radiol. 2 (1977) 281–291

Siegelman, S. S., S. Sprayregen, S. J. Boley: Angiographic diagnosis of mesenteric arterial vasoconstriction. Radiology 112 (1974) 533

Tillobon, C. L., S. C. Geller, L. Kantrowitz, M. R. Eckstein, A. C. Waltman, C. A. Athanasoulis: Small bowel hemorrhage: Angiographic localization and intervention. Gastrointest. Radiol. 13 (1988) 207–211

Trüber, E., C. M. Kirchmaier, D. Wurbs: Die nichtokklusive mesenteriale Ischämie. Radiologe 21 (1981) 391–395

Malabsorption

Balthazar, E. J., M. F. Gade: Gastrointestinal edema in cirrhotics. Gastrointest. Radiol. 1 (1976) 215–223

Beyer, D., B. Krug, M. Stelzner: Gastrointestinale Amyloidose als differentialdiagnostisches Problem. Fortschr. Röntgenstr. 145,5 (1986) 551–555

Bova, J. G., A. C. Friedmann, E. Weser, T. A. Hopens, D. H. Wytock: Adaptation of the ileum in non-tropical sprue: Reversal of the jejunoileal fold pattern. Amer. J. Roentgenol. 144 (1985) 299–302

Carlson, H. C., J. F. Breen: Amyloidosis and plasma cell dyscrasias: Gastrointestinal involvement. Semin. Roentgenol. 21 (1986) 128–138

Clemett, A. R., G. Fishbone, R. J. Levine: Gastrointestinal lesions in mastocytosis. Amer. J. Roentgenol. 103 (1968) 405

Collins, S. M., J. D. Hamilton, D. Terence, I. Laufer: Small bowel malabsorption and gastrointestinal malignancy. Radiology 126 (1978) 603–609

Crooks, D. J. M., W. R. Brown: Distribution of intestinal nodular lymphoid hyperplasia in immunoglobulin deficiency. Clin. Radiol. 31 (1980) 701–706

Davis, T. J., R. N. Berk: Immunglobulin deficiency diseases of the intestines. Gastrointest. Radiol. 2 (1977) 7–11

Deutch, S. J., M. A. Sandler, M. B. Alpern: Abdominal lymphadenopathy in benign diseases: CT detection. Radiology 163 (1987) 335–338

Doe, W. F., K. Henry, F. H. Doyle: Radiological and histological findings in six patients with alpha chain disease. Brit. J. Radiol. 49 (1976) 3–11

Fakhri, A., E. K. Fishman, B. Jones, F. Kuhajada, S. S. Siegelman: Primary intestinal lymphangiectasia: Clinical and CT findings. J. Comput. assist. Tomogr. 9 (1985) 767–770

Farthing, M. J. G., A. M. McLean, C. L. Bartram, L. R. I. Baker, P. J. Kumar: Radiologic features of the jejunum in hypalbuminemia. Amer. J. Roentgenol. 136 (1981) 883–886

Fritz, H., H. Worlicek, W. Rödl: Dünndarmamyloidose. Fortschr. Röntgenstr. 148,4 (1988) 454–455

Herlinger, H., D. D. T. Maglinte: Jejunal fold separation in adult celiac disease: Relevance of enteroclysis. Radiology 158 (1986) 605–611

Jones, B., T. M. Bayless, E. K. Fishman, S. S. Siegelman: Lymphadenopathy in celiac disease: Computed tomographic observations. Amer. J. Roentgenol. 142 (1984) 1127–1132

Maas, D., W. Wenz: Intestinale noduläre lymphatische Hyperplasie (INLH) bei Hypogammaglobulinämie. Radiologe 21 (1981) 386–390

Marn, C. S., R. M. Gore, G. G. Ghahremani: Duodenal manifestations of non-tropical sprue. Gastrointest. Radiol. 11 (1986) 30–35

Marshak, R. H., A. E. Lindner, D. Maklansky: Lymphoreticular disorders of the gastrointestinal tract: Roentgenographic features. Gastrointest. Radiol. 4 (1979) 103–120

Neutard, E., F. Kluge: Röntgenologische Veränderungen bei der Erwachsenen-Sprue. Radiologe 21 (1981) 381–385

Olmsted, W. W., J. E. Madewell: Lymphangiectasia of the small intestine: Description and pathophysiology of the roentgenographic signs. Gastrointest. Radiol. 1 (1976) 241–243

Ramos, L., J. Marcos, M. Illanas, M. Hernandez-Mora, F. Pérez-Payá, J. L. Picouto, P. Santana, C. Chantar: Radiological characteristics of primary intestinal lymphoma of the „Mediterranean" type: Observations on twelve cases. Radiology 126 (1978) 379–385

Westhoff-Bleck, W., H. Diedrich: Eine seltene Ursache chronischer Diarrhöen: Alpha-Schwerkettenkrankheit. Fortschr. Röntgenstr. 147,5 (1987) 566–568

Polypöse Syndrome

Dodds, W. J.: Clinical and roentgen features of the intestinal polyposis syndromes. Gastrointest. Radiol. 1 (1976) 127–142

Giardiello, F. M., S. B. Welsh, S. R. Hamilton, G. J. A. Offerhaus, A. M. Gippelsohn, S. V. Booker, A. J. Krush, J. H. Yardley, G. D. Kuk: Increased risk of cancer in Peutz-Jeghers Syndrome. New Engl. J. Med. 316 (1987) 1511–1514

Olmsted, W. W., P. R. Ros, B. M. Hjermstad, M. J. McCarthy, A. H. Dachman: Tumors of the small intestine with little or no malignant predisposition: Review of the literature and report of 56 cases. Gastrointest. Radiol. 12 (1987) 231–239

Rödl, W.: Das Gardner-Syndrom. Drei eigene Beobachtungen mit unterschiedlicher Organmanifestation. Fortschr. Röntgenstr. 130 (1979) 558–563

Tumoren

Balthazar, E. J.: Carcinoid tumors of the alimentary tract. I. Radiographic diagnosis. Gastrointest. Radiol. 3 (1978) 47–56

Bancks, N. H., H. M. Goldstein, G. D. Dood jr.: Roentgenologic spectrum of small intestinal carcinoid tumors. Amer. J. Roentgenol. 123 (1975) 274–280

Bryk, D., J. Farman, S. Dallemand, M. A. Meyers, A. Wecksell: Kaposi's sarcoma of the intestinal tract: Roentgen manifestations. Gastrointest. Radiol. 3 (1978) 425–430

Bonatti, G. P., P. G. Osbore: Computertomographischer Nachweis eines Dünndarmkarzinoids. Radiologe 27 (1987) 229–231

Carlson, H. C., C. A. Good: Neoplasms of the small bowel. In Margulis, H. R., H. J. Burhenne: Alimentary Tract Roentgenology, Vol. II. Mosby, St. Louis 1973

Cooper, B. T., G. K. T. Holmes, W. T. Cooke: Lymphoma risk in coeliac disease of later life. Digestion 23 (1982) 89–92

Ekberg, O., S. Ekholm: Radiology of primary small bowel adenocarcinoma. Gastrointest. Radiol. 5 (1980) 49–53

Encke, A., D. K. Hossfeld: Bösartige Tumoren des Dünndarms. Dtsch. Ärztebl. 48 (1985) 3601–3604

Feczko, P. J.: Malignancy complicating inflammatory bowel disease. Radiol. Clin. N. Amer. 25 (1987) 157–174

Federle, M. P.: A Radiologist looks at AIDS: Imaging evaluation based on symptom complexes. Radiology 166 (1988) 553–562

Goldstein, H. M., M. T. Beydoun, G. D. Dodd: Radiologic spectrum of melanoma metastatic to the gastrointestinal tract. Amer. J. Roentgenol. 129 (1977) 605–612

Gore, R. M., H. I. Goldberg: Computed tomographic evaluation of the gastrointestinal tract in diseases other than primary adenocarcinoma. Radiol. Clin. N. Amer. 20 (1982) 781–795

Herlinger, H., D. D. T. Maglinte: Jejunal fold separation in adult celiac disease: Relevance of enteroclysis. Radiology 158 (1986) 605–611

v. d. Jagt, E. J., W. Jansen, C. J. P. Thijn: Primary malignant mucosal tumours of the small bowel. Fortschr. Röntgenstr. 149,1 (1988) 44–46

James, S., D. M. Balfe, J. K. T. Lee, D. Picus: Small bowel disease: Categorization by CT examination. Amer. J. Roentgenol. 148 (1987) 863–868

Katzen, B. T., S. Sprayregen, A. Chisholm, P. Rossi: Angiographic manifestations of regional enteritis. Gastrointest. Radiol. 1 (1976) 271–274

Kerber, G. W., P. H. Frank: Carcinoma of the small intestine and colon as a complication of Crohn disease: radiologic manifestations. Radiology 150 (1984) 639–645

Kidd, R., P. C. Freeny: Radiographic manifestations of extrinsic processes involving the bowel. Gastrointest. Radiol. 7 (1982) 21–28

Kinkhabwala, M., E. J. Balthazar: Carcinoid tumors of the alimentary tract. II. Angiographic diagnosis of small intestinal and colonic lesions. Gastrointest. Radiol. 3 (1978) 57–61

Levine, M. S., A. T. Drooz, H. Herlinger: Annular malignancies of the small bowel. Gastrointest. Radiol. 12 (1987) 53–58

Levitt, R. G., R. Koehler, S. S. Sagel, J. K. T. Lee: Metastatic disease of the mesentery and omentum. Radiol. Clin. N. Amer. 20 (1982) 501–510

Lipshitz, H. I., M. M. Lindell, G. D. Dood: Metastases to the hollow viscera. Radiol. Clin. N. Amer. 20 (1982) 487–499

Megibow, A. J., E. J. Balthazar, D. P. Naidich, M. A. Bosniak: Computed tomography of gastrointestinal lymphoma. Amer. J. Roentgenol. 141 (1983) 541–548

Megibow, A. J., E. J. Balthazar, D. H. Hulnik, D. P. Naidich, M. A. Bosniak: CT evaluation of gastrointestinal leiomyomas and leiomyosarcomas. Amer. J. Roentgenol. 144 (1985) 727–731

Meyers, M. A., J. McSweeney: Secondary neoplasms of the bowel. Radiology 105 (1972) 1–11

Miller, R. E., G. Lehmann: Gastrointestinal hemorrhage from ileal leiomyoma. Utility of the complete reflux small bowel examination. Gastrointest. Radiol. 2 (1978) 367–369

Miller, T. L., J. Skucas, D. Gudex, C. Listinsky: Bowel cancer characteristics in patients with regional enteritis. Gastrointest. Radiol. 12 (1987) 45–52

Milman, P. J., B. M. Gold, S. Bagla, R. Thorn: Primary ileal adenocarcinoma simulating Crohn's disease. Gastrointest. Radiol. 5 (1980) 55–58

Moote, D., L. Ehrlich, R. H. Martin: Detection of small bowel leiomyosarcoma during a Meckel's scan. Clin. nucl. Med. 12 (1987) 152

Morson, B. C., I. M. P. Dawson: Gastrointestinal Pathology, 2nd ed. Blackwell Scientific Publications, Oxford 1979

Nyberg, D. A., R. B. Jeffrey jr., M. P. Federle, K. Bottles, D. I. Abrams: AIDS-related lymphomas: evaluation by abdominal CT. Radiology 159 (1986) 59–63

Oddson, T. A., R. P. Rice, H. F. Seigler, W. M. Thompson, F. K. Kelvin, W. M. Clark: The spectrum of small bowel melanoma. Gastrointest. Radiol. 3 (1978) 419–423

Picus, D., H. S. Glazer, R. G. Levitt, J. E. Husband: Computed tomography of abdominal carcinoid tumors. Amer. J. Roentgenol. 143 (1984) 581–584

Raaijmakers, P. A. M., O. O. J. Cluysenaer, G. Rosenbusch: Dünndarmlymphom als Komplikation der nicht-tropischen Sprue. Fortschr. Röntgenstr. 146,1 (1978) 103–104

Rose, H. S., E. J. Balthazar, A. J. Megibow, L. Horowitz, L. J. Laubenstein: Alimentary tract involvement in Kaposi sarcoma: radiographic and endoscopic findings in 25 homosexual men. Amer. J. Roentgenol. 139 (1982) 661–666

Sartoris, D. J., G. S. Harell, M. F. Anderson, F. F. Zboralske: Small bowel lymphoma and regional enteritis: Radiographic similarities. Radiology 152 (1984) 291–296

Seigel, R. S., L. R. Kulms, G. S. Borlaza, T. L. McCormick, J. L. Simmons: Computed tomography and angiography in ileal carcinoid tumor and retractile mesenteritis. Radiology 134 (1980) 437–440

Smith, S. J., H. C. Carlson, J. J. Gisvold: Secondary neoplasms of the small bowel. Radiology 125 (1977) 29–33

Vessal, K., W. Dutz, D. Kohout: Röntgenologische Befunde bei Lymphomen des Dünndarms. Fortschr. Röntgenstr. 132,3 (1980) 243–248

Walkey, M. M., A. C. Friedman, P. Sohotra, P. D. Radecki: CT manifestations of peritoneal carcinomatosis. Amer. J. Roentgenol. 150 (1988) 1035–1041

Wall, S. D., S. L. Friedman, A. R. Margulis: Gastrointestinal Kaposi's sarcoma in AIDS: radiographic manifestations. J. clin Gastroenterol. 6 (1984) 165–171

Yuhasz, M., I. Laufer, G. Sutton, H. Herlinger, D. F. Caroline: Radiography of the small bowel in patients with gynecologic malignancies. Amer. J. Roentgenol. 144 (1985) 303–308

Ziegler, J. L., J. A. Becksted, P. A. Volberding: Non-Hodgkin's lymphoma in 90 homosexual men; relation to generalized lymphadenopathy and AIDS. New Engl. J. Med. 311 (1984) 565–570

Obstruktion und Pseudoobstruktion

Agha, F. P.: Intussusception in adults. Amer. J. Roentgenol. 146 (1986) 527–531

Bartram, C. I.: Radiologic demonstration of adhesions following surgery for inflammatory bowel disease. Brit. J. Radiol. 53 (1980) 650–653

Caroline, D. F., H. Herlinger, I. Laufer, H. Y. Kressel, M. S. Levine: Small-bowel enema in diagnosis of adhesive obstructions. Amer. J. Roentgenol. 142 (1984) 1133–1139

Donovan, A. T., S. M. Goldman: Computed tomography of ileocecal intussusception: mechanism and appearance. J. Comput. assist. Tomogr. 6 (1982) 630–632

Dunn, J. T., J. M. Halls, T. V. Berne: Roentgenographic contrast studies in acute small-bowel obstruction. Arch. Surg. 119 (1984) 1305–1308

Franken, E. A. jr., W. L. Smith, J. A. Smith: Paralysis of the small bowel resembling mechanical intestinal obstruction. Gastrointest. Radiol. 5 (1980) 161–167

Gale, M. E., S. G. Gerzof, L. C. Kiser, J. M. Snider, D. M. Stavis, C. R. Larsen, A. H. Robbins: CT appearance of afferent loop obstruction. Amer. J. Roentgenol. 138 (1982) 1085–1088

Harbin, W. P.: Computed tomographic diagnosis of internal hernia. Radiology 143 (1982) 736–737

Horowith, A. L., M. A. Meyers: The "hide-bound" small bowel of scleroderma: characteristic mucosal pattern. Amer. J. Roentgenol. 119 (1973) 332–334

Janson, R., F. Christ, B. Schneider, C. Engel: Wertigkeit der oralen Gastrografin-Passage in der Ileus-Diagnostik. Fortschr. Röntgenstr. 136,6 (1982) 641–648

Jaramillo, D., B. Raval: CT diagnosis of primary small-bowel volvulus. Amer. J. Roentgenol. 147 (1986) 941–942

Krishnamurthy, S., M. D. Schuffler: Pathology of neuromuscular disorders of the small intestine and colon. Gastroenterology 93 (1987) 610–639

Merine, D., E. K. Fishman, B. Jones, S. S. Siegelman: Enteroenteric intussusception: CT findings in nine patients. Amer. J. Roentgenol. 148 (1987) 1129–1132

Olmsted, W. W., J. E. Madewell: The esophageal and small-bowel manifestations of progressive systemic sclerosis. Gastrointest. Radiol. 1 (1976) 33–36

Op den Orth, J. O.: Tubeless hypotonic examination of the afferent loop of the Billroth II stomach. Gastrointest. Radiol. 2 (1977) 1–5

Poirier, G. G. Rankin: Gastrointestinal manifestations of progressive systemic scleroderma based on a review of 364 cases. Amer. J. Gastroenterol. 58 (1972) 30–44

Rohrmann, C. A., M. T. Ricci, S. Krishnamurthy, M. D. Schuffler: Radiologic and histologic differentiation of neuromuscular disorders of the gastrointestinal tract: Visceral myopathies, visceral neuropathies and progressive systemic sclerosis. Amer. J. Roentgenol. 143 (1984) 933–941

Schuffler, M. D., C. A. Rohrmann, F. E. Templton: The radiologic manifestations of idiopathic intestinal pseudoobstruction. Amer. J. Roentgenol. 127 (1976) 729–736

Tremmel, K., P. Zimmer, V. Barth: Differentialdiagnose der chronischen peripankreatischen Pseudozyste im Computertomogramm. Fortschr. Röntgenstr. 146,3 (1987) 284–290

Dickdarm und Enddarm

H. Dombrowski und K. Lahme

Anatomie

Allgemeines

Der Dickdarm ist beim Erwachsenen ca. 1,5 Meter lang. Er liegt wie ein Rahmen um den mesenterialen Dünndarm. Die Weite seines Lumens nimmt in aboraler Richtung ab.

An anatomischen Abschnitten unterscheidet man: Zäkum mit Appendix vermiformis, Colon ascendens, Colon transversum, Colon descendens, Colon sigmoideum und Rektum.

Zäkum, Colon transversum und Colon sigmoideum liegen intraperitoneal mit eigenem Mesenterium; Colon ascendens und Colon descendens sind sekundär an der hinteren Bauchwand verhaftet.

Der Dickdarm weist gegenüber anderen Abschnitten des Verdauungskanals Besonderheiten auf (LEONHARDT 1987, FLEISCHHAUER 1985):

Seine äußere *Längsmuskulatur* strahlt von der Appendix in drei Bündel aus, die Taenia libera (TL), Taenia mesocolica (TM) und Taenia omentalis (TO). Außerhalb der Tänien sind nur feinste äußere Längsmuskelfasern in der Dickdarmwand anzutreffen. Im Sigma fächern sich diese Bündel wieder zu einer geschlossenen Längsmuskelhülle auf. Sie ist an der Vorder- und Hinterwand des Rektosigmoids stärker ausgeprägt als an den Seitenwänden (NETTER 1962).

Die Tänien wirken wie elastische Bänder, deren Kontraktion den Dickdarm verkürzt.

Die TL sieht man an der Vorderwand des Aszendens und Deszendens und an der Unterseite des Transversum.

Die TM liegt an der dorsomedialen Fläche des Aszendens und Deszendens und an der oberen hinteren Wand des Transversums. An ihr inseriert das Mesocolon transversum.

Die TO verläuft an der dorsolateralen Zirkumferenz des Aszendens und Deszendens und an der oberen Vorderwand des Transversums. Hier setzt das von der großen Kurvatur des Magens als Lig. gastrocolicum ausgehende Omentum majus an (Abb. 1).

Die innere *Ringmuskulatur* verknüpft sich mit den drei Längsmuskelbündeln. Sie kann sich an den zwischen den Tänien liegenden Wandabschnitten separat kontrahieren (RITCHIE 1971).

Als *Haustren* werden Ausbuchtungen der Dickdarmwand zwischen den Tänien bezeichnet. Sie sind durch wechselnde Kontraktionen der Ringmuskulatur mit Querfurchen voneinander getrennt. Den äußeren Furchen entsprechen an der Innenwand die Plicae semilunares: Sie stellen funktionelle, nicht präformierte Gebilde dar und wandern bei wechselnden Kontraktionsphasen („fließende Haustren").

Die *Appendices epiploicae* sind bürzelartige, subserös gelegene Anhangsgebilde, die an Aszendens und Deszendens zweireihig, am Transversum einreihig an der Außenseite angeordnet sind. Sie enthalten beim Erwachsenen Fett, sollen als Fettspeicher dienen und die Bewegungen des Dickdarms erleichtern (FLEISCHHAUER 1985).

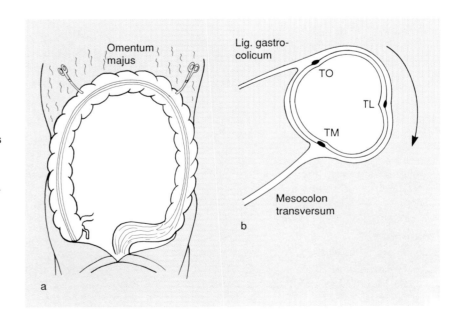

Abb. 1
a Kolon in situ, Kolon angehoben: Kontinuität der Taenia libera (TL) von der Vorderfläche des Colon ascendens über die Unterfläche des Colon transversum zur Vorderfläche des Colon descendens
b Position der drei Tänien bei angehobenem und nach vorn rotiertem Colon transversum (aus *Meyers, M. A.:* Dynamic Radiology of the Abdomen, 2nd ed. Springer, Berlin 1982)

Die *Schleimhaut* des Dickdarms hat keine Zotten. Die Lieberkühnschen Krypten sind tiefer als die des Dünndarmes. Die reichlich vorhandenen Becherzellen können große Schleimmengen produzieren.

Blutversorgung

Aus dem Stromgebiet der *A. mesenterica superior* wird der Dickdarm vom Zäkum bis zur linken Flexur, aus dem der *A. mesenterica inferior* von der linken Flexur bis zum Rektum versorgt.

Zahl und Verlauf der zum Dickdarm ziehenden Äste – A. colica media, A. colica dextra, A. ileocolica aus der A. mesenterica superior; A. colica sinistra mit R. ascendens und descendens, Aa. sigmoidales und A. rectalis superior aus der A. mesenterica inferior – variieren nicht selten.

Mit hoher Konstanz findet sich an der linken Hälfte des Transversums und am Deszendens eine parallel zur TM verlaufende Randarterie (sog. Drummondsche Arterie), aus der die Vasa recta zur Darmwand treten. Am rechten Kolon und am Sigma sind eine, stellenweise höchstens zwei Reihen Gefäßarkaden ausgebildet.

Der venöse Abfluß aus dem Dickdarm sammelt sich entsprechend in der *V. mesenterica superior* und *V. mesenterica inferior* und gelangt in das *Pfortadersystem*.

Die Blutversorgung des Rektums wird hauptsächlich von der A. rectalis (haemorrhoidalis) superior übernommen. Ihre drei Endäste speisen einen oberhalb des anorektalen Überganges submukös gelegenen arteriellen Schwamm, das Corpus cavernosum recti. Hyperplasie und gestörter Blutabfluß dieses Schwellkörpers führen zu Hämorrhoiden (STELZNER u. Mitarb. 1962, HANSEN 1977).

Das venöse Blut fließt zur V. mesenterica inferior und in den Pfortaderkreislauf.

Vom anorektalen Übergang bis zum äußeren Analring wird die Blutversorgung von der A. rectalis media und der A. rectalis inferior getragen, die aus dem Stromgebiet der A. iliaca interna abzweigen. Der venöse Abfluß gelangt über die inneren Beckenvenen zur V. cava inferior.

Verbindungen zwischen den verschiedenen Gefäßprovinzen bestehen an der linken Flexur zwischen A. colica media und A. colica sinistra (sog. Riolansche Anastomose) und am kaudalen Rektum zwischen A. rectalis superior und A. rectalis media.

Lymphsystem

Lymphfollikel sind in der Wand des Wurmfortsatzes besonders reichlich angesiedelt. Vom Zäkum an nimmt ihre Zahl zum Rektum hin zu (OTTO u. Mitarb. 1976).

Die Lymphdrainage lehnt sich an das Muster der Blutversorgung an und führt über die mesenterialen Lymphknoten zum Truncus intestinalis. Vom unteren Enddarm gelangt sie teilweise in die mesenterialen, teilweise in die iliakalen und paraaortalen Stationen; vom Analring auch in die Leistenregion.

Röntgendiagnostische Adnoten zur Anatomie

Das *Zäkum* liegt intraperitoneal in der rechten Fossa iliaca. Ist es besonders lang, kann der untere Pol bis ins kleine Becken reichen. Die Beweglichkeit des Zäkums hängt vom Verlauf der Strecke ab, an der die Hinterwand des rechten Dickdarmes mit der dorsalen Bauchwand verlötet ist. Diese Fixierung kann Zäkum und terminales Ileum mit einbeziehen oder erst in der oberen Hälfte des Aszendens ansetzen.

Ein im kleinen Becken fixierter Zäkumpol muß deshalb nichts mit postoperativen Verklebungen zu tun haben. Ein abnorm bewegliches Zäkum (sog. Caecum mobile) ist kein Befund, der eine Symptomatik sicher erklären kann.

Die *Appendix*, in der die drei Tänien zusammenlaufen, findet sich gewöhnlich an der unteren medialen Zirkumferenz des Zäkumpols. Nicht selten liegt sie auch lateral oder laterodorsal („retrozäkal"). Das Lumen des Wurmfortsatzes kann, muß aber nicht mit dem des Zäkums kommunizieren. Eine ausbleibende Füllung bei der Kontrastdarstellung beweist daher nicht, daß der Wurmfortsatz erkrankt ist. Eine eintretende Füllung schließt dagegen eine entzündliche Affektion des Wurmfortsatzes weitgehend aus.

Die *Ileozäkalklappe* kann in der Aufsicht lippenförmig oder portioartig aussehen. Im Profil ist der Klappenring als ein konvex ins Lumen des Zäkums vorspringender Doppelwulst zu erkennen. Der Klappenring ist individuell verschieden stark ausgeprägt. Bei vermehrter Fetteinlagerung kann er mehr als fingerdick sein (Abb. **2**).

Der radiologische Begriff einer „gewulsteten Ileozäkalklappe" ist deswegen von zweifelhaftem Wert.

Das *Mesocolon transversum* zieht von der Vorderwand des Pankreas nach kaudal und bildet die untere Hinterwand der Bursa omentalis. Es inseriert an der TM an der oberen hinteren Wand des Transversums (Abb. **3**).

Entzündungen und Geschwülste der Bauchspeicheldrüse können sich per continuitatem über das Mesocolon transversum ausbreiten und die hintere (TM–TL) und untere (TL–TO) Haustrengruppe des Transversums verändern (MEYERS 1982).

Das *Lig. gastrocolicum* (oberer Teil des großen Netzes) läuft über die TO des Transversums.

Geschwülste des Magens können sich auf die obere Kontur (Haustrengruppe TM–TO) des

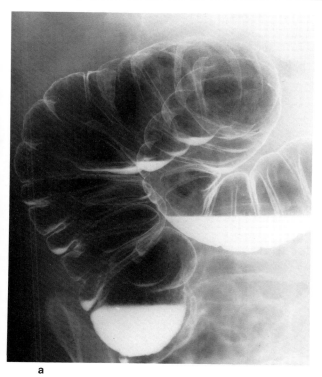

a

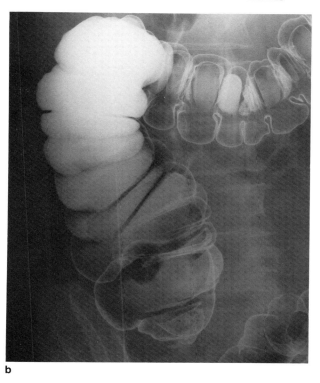

b

Abb. **2 a** u. **b**   Ileozäkalklappe
a   Männl. 51 Jahre. Klappe im Halbprofil
b   Weibl. 53 Jahre. Klappenring in Aufsicht

Dickdarmes fortsetzen. Umgekehrt können Tumoren des Colon transversum auf die große Kurvatur des Magens übergreifen (MEYERS 1982).
Die *linke Flexur* steht regelmäßig höher als die rechte. Sie ist schärfer gekrümmt und durch das Lig. phrenicocolicum gefesselt.

Eine tiefstehende linke Flexur sollte deshalb immer anregen, nach einer Raumforderung benachbarter intra- oder extraperitonealer Organe (Magen, Milz, linke Niere/Nebenniere, Pankreas) zu fahnden.
Das *Sigma* wird in der linken Fossa iliaca intraperitoneal. Die Wurzel des Mesosigmas zieht über die linken Beckengefäße und den linken Ureter. Das Mesosigma variiert in Länge und Breite.

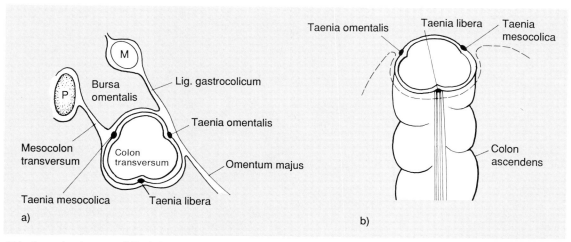

Abb. **3 a** u. **b**   Lage und Beziehungen der Tänien und Haustren des Kolons
a   Sagittalschnitt des Colon transversum
(P = Pankreas, M = Magen)

b   Horizontalschnitt des Colon ascendens. Peritoneum gestrichelt in den Beziehungen zu den Tänien und Haustren, ähnliche Verhältnisse im Colon descendens (aus *Meyers, M. A.:* Dynamic Radiology of the Abdomen, 2nd ed. Springer, Berlin 1982)

Daraus resultieren die individuell unterschiedliche Länge des Sigmas mit vielfältigen Schleifenbildungen bis zum sog. Sigma elongatum und die Disposition zum Volvulus.

Das *Rektum* liegt in der Kreuzbeinhöhle retroperitoneal. Der rektosigmoidale Übergang kann in Höhe des 3. Sakralwirbels angenommen werden. Von den Plicae transversales recti ist die

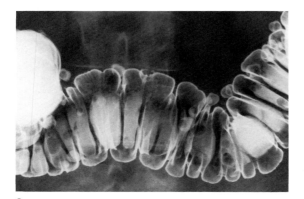

a

mittlere am konstantesten nachweisbar (Kohlrauschsche Falte). Sie markiert etwa den tiefsten Punkt des Douglasschen Raumes und damit die Stelle, bis zu der das Rektum vorn und seitlich vom Bauchfell überzogen wird.

Iatrogene Perforationen unterhalb der Kohlrauschschen Falte dringen in den Retroperitonealraum ein, ebenso an der Hinterwand bis zum rektosigmoidalen Übergang. In Höhe und oberhalb der Kohlrauschschen Falte eröffnet eine Perforation durch die Seiten- oder Vorderwand die Peritonealhöhle.

Der Übergang von der Ampulle in den Analkanal ist bei der Doppelkontrastdarstellung gelegentlich an den palisadenartigen Erhabenheiten der Columnae anales zu erkennen.

Die *Schleimhautoberfläche* des Dickdarmes erscheint in der Kontrastdarstellung glatt.

Doch sieht man hin und wieder an den Randkonturen feinste dornförmige Vertiefungen („Spiculae"), die man als *„innominate grooves"* bezeichnet hat (WILLIAMS 1965). Sie bilden das Profil feiner Furchen in der Schleimhautoberfläche, die

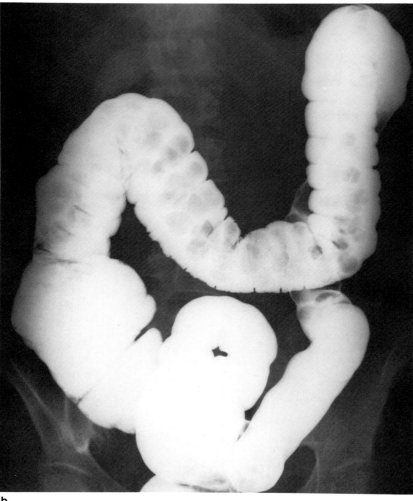

b

Abb. **4 a** u. **b**
„Innominate grooves"
a   Weibl. 76 Jahre
Colon transversum, Divertikulose
b   Weibl. 35 Jahre
Colon transversum und descendens bei Prallfüllung und Verunreinigungen

in der Aufsicht als quere oder netzförmige Strukturen erscheinen (sog. „innominate lines"; Abb. **4**). Es handelt sich dabei um einen Normalbefund der Schleimhautoberfläche, etwa vergleichbar den Areae gastricae. Die alte Ansicht einer Füllung der Lieberkühnschen Krypten (DASSEL 1962) ist verlassen.

Die Darstellung der „innominate grooves" und „innominate lines" scheint von den technischen Aufnahmebedingungen (kleiner Fokus, kurze Schaltzeiten) und von der Aufmerksamkeit des Betrachters abzuhängen. Diskutiert wird ein Einfluß der Schleimhautmotilität. Bis heute spekuliert man darüber, ob Aktivitäten der Lamina muscularis mucosae oder der Tunica muscularis propria eine bestimmende Rolle spielen (TREUGUT u. Mitarb. 1983).

Die feinen „Spiculae" der „innominate grooves" dürfen nicht mit oberflächlichen Schleimhautdefekten entzündlicher Dickdarmerkrankungen verwechselt werden.

Untersuchungsmethoden

Doppelkontrasteinlauf (DKE)

Der Doppelkontrasteinlauf (DKE) in der von WELIN (1955) vervollkommneten *Malmö-Technik* (WELIN u. WELIN 1980) vermag feine Niveaudifferenzen an der Schleimhautoberfläche sichtbar zu machen. Der DKE ist heute unbestritten das radiologische Untersuchungsverfahren des Dickdarmes mit der größten morphologischen Aussagekraft. Er kann mit der Koloskopie Schritt halten (WELIN u. WELIN 1980, LAUFER u. Mitarb. 1976, FORK 1983, FRAGER u. Mitarb. 1987).

Folgerichtig wird diese Technik als Standarduntersuchung gefordert: Der früher geübte einfache Kontrasteinlauf (KE) sei überholt; sein routinemäßiger Einsatz müsse als Kunstfehler angesehen werden (DIHLMANN 1980).

Dieses Diktum ist nicht ohne Widerspruch geblieben (BROMBART 1980).

Jüngste Umfragen in den USA haben zwar eine deutliche Zunahme des DKE als Primäruntersuchung in den letzten 20 Jahren ergeben, doch führen immerhin noch 45% der befragten Kliniken inner- und außerhalb der USA den KE als Routineuntersuchung aus und wenden den DKE nur gelegentlich bei bestimmten Fragestellungen an (MARGULIS u. THOENI 1988).

Als Argumente für den KE werden angeführt: Befunde von klinischer Relevanz wie das Karzinom, größere Polypen, ausgeprägte entzündliche Veränderungen, Stenosen, Divertikelkrankheit, Fisteln und Verlagerungen seien mit dem KE ebensogut, manchmal sogar besser zu erfassen als mit dem DKE. Die Zahl falsch-positiver Diagnosen, beispielsweise Polyp/Kotflocke, sei geringer. Der KE ließe sich schneller, billiger und mit geringerer Strahlenbelastung ausführen. Schließlich würde die Untersuchung gerade von alten Menschen mit Mul-

timorbidität besser toleriert als der DKE. Auf eine subtile Rektumdiagnostik meint man bei obligater Rektoskopie verzichten zu können.

In der amerikanischen Crohn-Studie (GOLDBERG u. Mitarb. 1979) spielte der DKE keine Rolle. Auch bei der europäischen Crohn-Studie ließ sich der DKE als Primäruntersuchung nicht durchsetzen.

Alle für den KE vorgebrachten Argumente lassen die Frage offen, warum man den DKE als aufschlußreichstes radiologisches Verfahren dem Patienten vorenthalten soll. Wenn man heute mit überzeugenden Gründen den adenomatösen Dickdarmpolypen als Vorstufe des Dickdarmkrebses ansehen muß (MORSON u. DAWSON 1979, MATEK 1985), ist auch das Erkennen von Polypen unter 20 mm von Bedeutung (GROSS-FENGELS u. Mitarb. 1986). Ebenso liefern Nachweis oder Ausschluß diskreter entzündlicher Veränderungen wichtige Grundlagen für eine differenzierte Behandlung solcher Erkrankungen (STROHM u. CLASSEN 1985). Deshalb ist die Forderung, den DKE als radiologische Standarduntersuchung des Dickdarmes zu handhaben, berechtigt. Ihr wird in Europa auch weitgehend entsprochen (WINTER u. Mitarb. 1984, MARGULIS u. THOENI 1988).

Kontrasteinlauf (KE)

Der Kontrasteinlauf (KE) mit Prallfüllung und Entleerung, evtl. mit anschließender Luftinsufflation („Dreiphasentechnik"), bleibt demgemäß bestimmten Situation vorbehalten:

- alten, hinfälligen Patienten oder Schwerkranken, bei denen wegen fehlender Beweglichkeit und Mitarbeit der DKE scheitert oder nicht zumutbar ist. Hohes Alter allein ist kein Grund, von einem DKE abzusehen (FORK u. Mitarb. 1983, WOLF u. Mitarb. 1985);
- unzureichende Vorbereitung, bei der die Diagnostik dennoch fortgesetzt werden muß (Nachweis oder Ausschluß einer Stenose);
- Lokalisations- und Verlaufsdiagnostik innerer Fisteln;
- Überprüfungen von Anastomosen in der postoperativen Phase;
- klinischen und/oder radiologischen Fragestellungen im Rahmen eines akuten Bauchsyndroms, bei denen es auf den Nachweis oder Ausschluß einer Dickdarmstenose oder einer akuten Divertikulitis ankommt.

Solche Situationen dürften sich in der Praxis wesentlich seltener finden als in der Klinik.

In der postoperativen Phase und beim akuten Bauchsyndrom *muß* wasserlösliches Kontrastmittel benutzt werden.

Auch bei den anderen Bedingungen kann man sich fragen, ob die diagnostische Aufgabe mit wasserlöslichem Kontrastmittel zu lösen ist.

Abdomenübersichtsaufnahmen

Abdomenübersichtsaufnahmen sind bei *akuter Bauchsymptomatik* die primäre radiologische Untersuchung. Nötig sind Aufnahmen in Rückenlage mit vertikalem und in linker Seitenlage mit horizontalem Strahlengang (s. Beitrag SWART u. KÖSTER, S. 99 ff). Aus diesen Aufnahmen kann man bei Hinweisen auf eine Obstruktion ohne Perforation die Notwendigkeit eines ergänzenden KE mit wasserlöslichem Kontrastmittel ableiten.

Bei *akut-entzündlichen Dickdarmerkrankungen* sind die Abdomenübersichtsaufnahmen die alleinige, aber auch ausreichende radiologische Maßnahme.

Angiographie

Die Angiographie der A. mesenterica superior und der A. mesenterica inferior wird hauptsächlich bei der *massiven unteren Intestinalblutung* eingesetzt (s. Beitrag BÜCHELER, S. 202 ff).

Bei *mesenterialen Durchblutungsstörungen* soll die Angiographie Arterienstenosen oder -verschlüsse aufdecken und Kollateralkreisläufe dokumentieren. Bei der ischämischen Kolitis lassen sich segmentale Gefäßverschlüsse bis zu den subserösen Arterien nachweisen (SHIPPEY u. ACKER 1965, REUTER u. Mitarb. 1970, WESTCOTT 1972), doch werden in den meisten Fällen, besonders bei der passageren Form (MARSTON u. Mitarb. 1966), keine Gefäßverschlüsse gesehen, denn Veränderungen der intramuralen Gefäße sind nicht darstellbar.

Neoplastische Erkrankungen erfordern heute kaum noch eine angiographische Diagnostik. Auch bei entzündlichen Erkrankungen (DOMBROWSKI u. PEMSEL 1974) dürfte die Angiographie als ergänzende diagnostische Maßnahme nicht mehr angezeigt sein.

Computertomographie

Die Computertomographie (CT) ist wegen ihrer röntgenphysikalischen Eigenarten das Instrument für die *extraluminale Diagnostik* von Dickdarmerkrankungen.

Untersuchungstechnik

Vorbereitung

Mit der Vorbereitung steht und fällt das Untersuchungsergebnis. Für die USA hat man errechnet, daß bei rund 100 000 zu erwartenden Neuerkrankungen an Dickdarmkrebs pro Jahr 13 500 wegen eines ungenügend gereinigten Kolons übersehen werden (MILLER 1976). Deshalb soll der Radiologe nicht nur für die Untersuchung, sondern auch für ihre Vorbereitung verantwortlich zeichnen (MILLER 1975).

Das Ziel „sauberer Dickdarm" wird mit verschiedenen Maßnahmen angestrebt. Alle Prozeduren haben Versager; alle zeitigen bei ambulanten Patienten bessere Ergebnisse als bei stationären Kranken.

Das *Prinzip* aller Reinigungsverfahren ist, den Dünndarm von nichtresorbierbaren Nahrungsbestandteilen zu leeren (Rhizinusöl; salinische Abführmittel), den Nachschub nichtresorbierbarer Bestandteile zu verhindern (Safttag/Nulldiät; genau definierte schlackenfreie Kost als Konzession), den Darminhalt flüssig zu halten (Trinkmengen von 2–3 l pro Tag) und den Dickdarm zu säubern (Reinigungseinläufe; dickdarmwirksame Abführmittel per os und/oder Kontaktlaxantien per rectum).

Die *Rhizinuseinlaufmethode* beginnt am Vortag der Untersuchung mit der Einnahme von 2–4 Eßl. Rhizinusöl auf nüchternen Magen. Über den Tag wird eine Nulldiät eingehalten. Den Reinigungseinlauf am Abend machen der Patient selbst oder das Stationspersonal. Der Reinigungseinlauf am Untersuchungsmorgen ist entscheidend. Er muß deshalb in der Röntgenabteilung von entsprechend geschultem Personal vorgenommen werden (WELIN u. WELIN 1980, MILLER 1975, LAUFER 1979, ALTARAS 1982). Während des Reinigungseinlaufes wird ein „Drehritual" (DIHLMANN 1980) eingehalten: linke Seitenlage, Bauchlage, rechte Seitenlage, Rückenlage. Die Untersuchung beginnt ca. 2 Std. später, damit keine Flüssigkeitsreste stören.

Nachteile dieses Vorgehens sind: Bei ambulanten Patienten ist die „Compliance" (Rhizinusöl) nicht immer gewährleistet. Die Reinigungseinläufe am Vorabend bleiben trotz Belehrung oft ineffizient. Nicht jede radiologische Institution verfügt über Raum und Personal für den Reinigungseinlauf am Morgen des Untersuchungstages.

Die *Cascara-Salax-Methode* kombiniert salinische Abführmittel (Magnesium sulfuricum siccum, Acidum citricum, Kalium bicarbonicum) mit dickdarmwirksamen Anthrachinonglykosiden. Die Packung wird nach Vorschrift am Vortag der Untersuchung eingenommen, und eine Nulldiät wird eingehalten. Man kann am Vorabend und/oder am Untersuchungsmorgen zusätzlich ein Kontaktlaxans geben (z.B. Dulcolax-Supp.). Ein Reinigungseinlauf entfällt. Er verbessert die Resultate nicht (LEE u. FERRANDO 1984). Dieses Schema mit Modifikationen ist in den letzten Jahren bevorzugt worden (WELIN u. WELIN 1980, THOENI u. MARGULIS 1988). Die „Compliance" des ambulanten Patienten ist nach eigenen Erfahrungen ausgezeichnet.

Die *antegrade Spülung* des Magen-Darm-Kanals hat man als zeitsparende Vorbereitung auch für die radiologische Dickdarmdiagnostik empfohlen (SKUCAS u. Mitarb. 1976). Verabfolgt wird eine isotonische Salzlösung (NaCl 6,14 g, NaHCO$_3$ 2,94 g, KCl 0,75 g auf 1000 ml Aqua-dest.) per os oder per Sonde mit 1,5 l/Std., bis die rektal entleerte Spülflüssigkeit klar ist, 4 Std. verstrichen sind oder die obere Grenze von 10 l erreicht ist (LEVY u. Mitarb. 1976). Schwerkranke, Patienten mit Herz-Kreislauf-Erkrankungen, mit eingeschränkter Nierenfunktion oder mit Darmstenosen sollte man von diesem Vorgehen ausschließen.

Die Methode wird von Endoskopikern und Chirurgen geschätzt. Sie ist effektiv. Den Radiologen stören jedoch erhebliche Flüssigkeitsreste im Dickdarm, auch wenn er 2–3 Std. nach Ende der Lavage untersucht (BAKRAN u. Mitarb. 1977). Deshalb sollte man die Lavage nur dann anwenden, wenn die Untersuchung ohne Zeitaufschub am gleichen Tag erfolgen muß. Ist die Flüssigkeitsaufnahme im Lauf des Vormittages abgeschlossen, kann der nüchterne Patient nach einem Intervall von 4 Std. untersucht werden.

Als *Diät* ist die Nulldiät (Safttag) die sicherste Form der schlackenfreien Kost. Über den Tag verteilt sollen wenigstens 2 l, besser mehr klare Flüssigkeit getrunken werden. Apfelsaft hat eine zusätzliche abführende Wirkung. Untersagt sind Milch, Sahne, trübe Frucht- und Gemüsesäfte, fette oder gebundene Suppen.

Eine schlackenfreie Kost ist immer eine Konzession. Klare Brühe, 100 g mageres Hühnerfleisch oder gekochten Fisch, auch eine mit Wasser angesetzte Götterspeise kann man bis zum Mittag des Vorbereitungstages gestatten. Gegenüber einer Vorbereitung mit „Astronautenkost" sei man skeptisch; sie kann ein klares Regime nicht ersetzen.

Die *Mitarbeit des Patienten* ist besonders wichtig. Man soll ihm genau erklären, worum es geht und ihm eine präzise schriftliche Anweisung an die Hand geben. Bei einem größeren Anteil von Gastarbeitern im eigenen Krankengut lohnt es sich, die Anweisung in die jeweilige Landessprache übersetzen zu lassen.

Um die *Mitarbeit des Pflegepersonals* auf den Stationen muß man werben. Bei Kranken mit erheblicher Obstipation empfiehlt es sich, die Vorbereitung auf 2 Tage zu verlängern. Auch dann ist die Versagerquote deutlich höher als bei ambulanten Patienten. Im eigenen Arbeitskreis beträgt sie etwa ⅓. Ob die Untersuchung dann als einfacher Kontrasteinlauf fortgeführt oder als „Stuhlfotografie" abgebrochen wird, richtet sich im Einzelfall nach dem klinischen Problem.

Konzessionen in der Vorbereitung wird man gelegentlich machen müssen. Bei *entzündlichen Dickdarmerkrankungen* können salinische Abführmittel und reichliches Trinken unter Wegfall dickdarmwirksamer Laxantien angewandt werden. Ein zusätzlicher Reinigungseinlauf mit isotoner Kochsalzlösung ist unschädlich.

Prämedikation

Eine Prämedikation ist nur beim DKE üblich. Die Pharmaka sollen die Motilität dämpfen und die Schleimsekretion mindern. Verwendet werden:

0,5–1 mg Atropin per os, 2 Std. vor der Untersuchung.

20–40 mg Butylscopolamin (Buscopan) i.v. vor Beginn der Untersuchung oder vor der Luftinsufflation.

Die Kontraindikationen für beide Mittel – Glaukom, Prostatahypertrophie mit Harnabflußstörung, Tachyarrhythmien – müssen beachtet werden. Auf Akkommodationsstörungen und mögliche Einschränkungen der Reaktionsfähigkeit (Straßenverkehr!) sind vor allem ambulante Patienten aufmerksam zu machen.

1 mg Glucagon i.v. (2 mg i.m.) vor Beginn der Untersuchung oder vor der Luftinsufflation (MILLER u. Mitarb. 1979).

Die Wirkung des Glucagons hält länger an als die des Buscopans. Der Preis liegt um rund das 10fache höher. Die für Atropin und Buscopan genannten Kontraindikationen bestehen nicht.

Bei Patienten mit insulinpflichtigem Diabetes kann Glucagon im Einzelfall die Einstellung zumindest derangieren. Sicherheitshalber sollte auch bei ambulanten Patienten der Blutzucker am Untersuchungstag kontrolliert werden.

Einige Untersucher verzichten auf die routinemäßige Gabe von Spasmolytika mit der Überlegung, nicht von vornherein Beschwerden des Patienten zu unterdrücken, die auf eine Perforationsgefahr hinweisen könnten. Es gibt aber bis heute keinerlei Beweise für eine erhöhte Perforationsquote unter Spasmolytika.

Kontrastmittel (KM)

Als Kontrastmittel werden allgemein für den DKE konfektionierte Bariumpräparate verwendet. Bei uns sind hauptsächlich Barotrast und Micropaque-Colon in Gebrauch. Sie garantieren einen dünnen, zusammenhängenden Film auf der Schleimhaut, der auch bei stärkerer Dehnung des Darmes nicht abreißt.

Beim Ansetzen muß man einen Kompromiß zwischen Konzentration und Fließeigenschaften finden. Die Angaben in den Prospekten sind nicht immer brauchbar.

Wir verwenden 700 g Barotrast mit 1400 ml Wasser oder 800 g Micropaque-Colon auf 1600 ml Wasser für die Doppelkontrastdarstellung. Für den einfachen KE sind es 500 g Barotrast oder 600 g Micropaque-Colon mit der gleichen Wassermenge.

Als Ansatz für wasserlösliches Kontrastmittel sind 400 ml Gastrografin + 1200 ml Wasser zweckmäßig.

Instrumentarium

Bewährt haben sich *Einmalsets* mit weichen Sonden und Anschlüssen für Luftinsufflation. Auch Einmalsonden mit einer Olive sind brauchbar. Die Einmalbestecke sind hygienisch unbedenk-

lich und einfach zu handhaben. Den Einlaufdruck reguliert man mit der Höhe. Überschüssi-
ges Kontrastmittel kann man durch Senken des
Beutels entleeren.
Ballonsonden sind im eigenen Arbeitskreis prinzipiell untersagt. Die meisten Komplikationen
kommen auf ihr Konto.

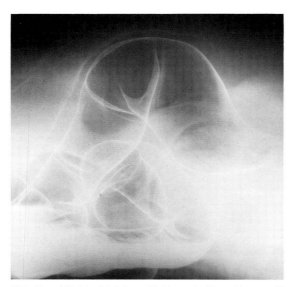

Abb. **5 a**   Weibl. 34 Jahre. Rektum in Bauchlage mit
horizontalem Strahlengang. Erleichterter Kontrastmit-
telablauf ins Sigma. Aufnahme zur Beurteilung des Retrorektalraumes

Drucktöpfe haben neben anderem den Nachteil,
daß nach Verbrauch des Kontrastmittels die komprimierte Luft aus dem Topf unkontrolliert in den
Dickdarm einschießen kann.

Instillation und Insufflation

Der untersuchende Arzt führt das Darmrohr ein.
Die Einführung erfolgt in Bauchlage. Man kann
das Becken mit Zellstoff unterpolstern. In der
Bauchlage wird eine Überfüllung des Rektums
verhindert, weil der Übertritt ins Sigma erleichtert ist (Abb. **5 a**). Vorteilhaft ist auch die linke Seitenlage. Sie ist in jedem Fall der Rückenlage vorzuziehen, wenn die Bauchlage aus irgendwelchen
Gründen nicht eingenommen werden kann.
Durch Anheben der rechten Körperseite des Patienten verfolgt man den Einlauf bis zur linken
Flexur. Dann dreht sich der Patient über den
Bauch auf die rechte Seite, bis das KM die rechte
Flexur erreicht hat.
Beim einfachen KE wartet man ab, ob sich Aszendens und Zäkum spontan füllen oder ob man
noch etwas KM nachgeben muß.

Beim DKE gibt es Varianten:

Manche beenden die Instillation in der Mitte des
Transversums und insufflieren Luft in rechter Seitenlage, die das KM vor sich her in das rechte
Kolon treibt. Dabei darf die Luft das KM nicht
überholen.

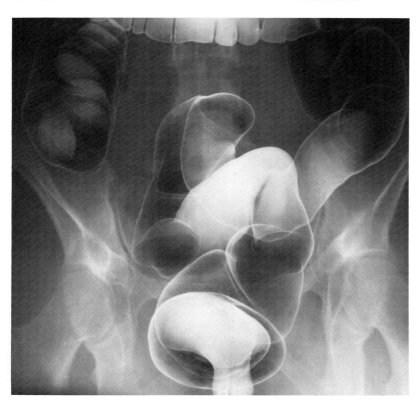

Abb. **5 b**   Männl. 35 Jahre
Rektosigmoidaler Übergang in
Bauchlage mit 20 Grad kaudal
abgewinkelter Röhre

Andere füllen bis zur rechten Flexur und lassen dann das KM ab. Leichtes Pressen des Patienten fördert die Entleerung und läßt KM über die rechte Flexur ins rechte Kolon übertreten. Danach erfolgt die Luftinsufflation. Immer soll man bestrebt sein, einen Reflux ins Ileum, der das Sigma überlagert, zu vermeiden.

In halbrechter Bauchseitenlage kann man manchmal ein langes oder schleifenförmiges Sigma besser aufrollen als in linker Rückenseitenlage. Man richtet sich nach den Aspekten in der Durchleuchtung.

Für die Luftinsufflation beim DKE bevorzugen wir ein Handgebläse. Man kann mit ihm feinfühlig dosieren. Das Tempo steuert man nach dem KM-Transport unter Durchleuchtung und nach den Angaben des Patienten. Wir beginnen in Bauchlage und drehen den Patienten langsam in die rechte Seitenlage, um das Sigma schonend zu entfalten (Divertikel!). Im allgemeinen reicht die Luftfüllung aus, wenn in rechter Seitenlage die dabei unten liegende rechte Flexur im Doppelkontrast erscheint.

Nach Entfernen des Darmrohres dreht sich der Patient über die rechte Seite auf den Rücken, um einen zu großen Luftübertritt in das rechte Kolon zunächst zu vermeiden (Reflux!).

Dokumentation

Beim *einfachen Kontrasteinlauf* werden Zielaufnahmen des Sigmas, beider Flexuren und des Zäkums in optimaler Projektion angefertigt. Palpation und Kompression unterstützen das Mustern der Innenwand des gesamten Dickdarmes. Übersichtsaufnahmen in Prallfüllung und nach Entleerung beenden die Untersuchung.

Beim *Doppelkontrasteinlauf* in der Malmö-Technik werden *vertikaler* und *horizontaler* Strahlengang genutzt, um alle Wandkonturen komplementär im Doppelkontrast abzubilden. Zahl und Art der Aufnahmen sind recht unterschiedlich. Sie hängen vom Untersucher, von der apparativen Einrichtung und vom Befund ab. Eine Mindestzahl von 8 Aufnahmen sollte nicht unterschritten werden (DIHLMANN 1980).

Im *horizontalen Strahlengang* hat sich allgemein eingebürgert, nach dem Originalrezept von FISCHER (1923) großformatige *Übersichtsaufnahmen* (30×40 cm oder 35×43 cm) in *rechter und linker Seitenlage* anzufertigen. Diese Aufnahmen zeigen die jeweils oben liegenden Konturen und das Transversum im Doppelkontrast. Sie dienen vor allem der vollständigen Darstellung des Aszendens und Deszendens. Sigma und die beiden Flexuren sind häufig überlagert, wenn auch durchsichtig.

Im *Stehen* gibt WELIN (WELIN u. WELIN 1980) Standardaufnahmen frontal und in Schrägpositionen (RAO und LAO) an. Andere führen die Aufnahmen im Stehen als Zielaufnahmen (24×30 cm) im aufgestellten Durch-

leuchtungsgerät und optimaler Projektion aus, ebenso die streng seitliche Aufnahme des Rektums. Schließlich kann das Rektum horizontal in Bauchlage mit angehobenem Becken dargestellt werden (Abb. 5a).

Für die *Horizontalaufnahmen im Liegen* muß der Patient vielerorts vom Durchleuchtungsgerät auf einen vor dem Rasterwandgerät gestellten Tisch gelagert werden. Solche Umlagerungen können bei stationären Kranken oft recht umständlich und mühsam sein. Daraus mag resultieren, daß diese Aufnahmen über viele Jahrzehnte unterlassen wurden und heute noch werden. Bei ausreichender Frequenz an Doppelkontrasteinläufen im klinischen Betrieb ist es deshalb nützlich, seitlich an das Durchleuchtungsgerät anstellbare Rastergeräte und eine zweite Röhre am Stativ zu haben. Unter diesen Bedingungen kann der Patient für die gesamte Untersuchung im Durchleuchtungsgerät verbleiben, wenn die Aufnahmen der Flexuren und die seitliche Aufnahme des Rektums als Zielaufnahmen im Stehen angefertigt werden. Eine komfortable Möglichkeit bietet ein ferngesteuertes Gerät mit kreisender Zielgeräteinheit und drehbarer Patientenmulde (z.B. Orbiscop-Siemens).

Im *vertikalen Strahlengang* sind als Zielaufnahmen optimal frei projizierte Abbildungen des Sigmas (Rückenlinks- oder Bauchrechtslage) und des Zäkums (Rückenlinkslage nach Drehen aus der Linkslage) erforderlich. Mit Obertischröhre oder auf dem Blendentisch werden Übersichtsaufnahmen in Rückenlage (Transversum und Sigma im Doppelkontrast), nötigenfalls auch in Bauchlage (Aszendens und Deszendens im Doppelkontrast) belichtet. Gelegentlich nützlich und nach der vorausgegangenen Situation in der Durchleuchtung zu entscheiden ist die „gekippte rektosigmoidale Aufnahme" mit 20–30 Grad kaudal gewinkelter Obertischröhre in Bauchlage (Abb. 5b). Sie projiziert den rektosigmoidalen Übergang auseinander und gestattet in dieses „heikle" Gebiet Einblicke, die sich auf andere Weise nicht erzielen lassen.

Belichtet wird mit *Hartstrahltechnik* (125 kV), bei Untersuchungen mit wasserlöslichem KM 110 kV.

Unsere Routineaufnahmen sind (Abb. 6):

– im *horizontalen Strahlengang* rechte und linke Seitenlage (2×35/43 cm), frei projizierte Flexuren und Rektum seitlich im Zielgerät (3×24/30 cm);
– im *vertikalen Strahlengang* Übersichtsaufnahme in Rückenlage (35×43 cm) und Zielaufnahmen des Sigmas und des Zäkums (2×24/30 cm).

Wichtige Zusatzaufnahmen sind die Übersichtsaufnahme in Bauchlage und die „gekippte rektosigmoidale Aufnahme" (Abb. 5b) mit Obertischröhre. Weitere Aufnahmen richten sich nach dem Befund.

Die *Durchleuchtung* dient beim einfachen KE der Diagnostik von Wandveränderungen unter Palpation und Kompression.

Beim DKE soll sie lediglich über das Fortschreiten der Kontrastfüllung und das Maß der Luftinsufflation informieren. Pathologische Prozesse werden aus den Aufnahmen beurteilt.

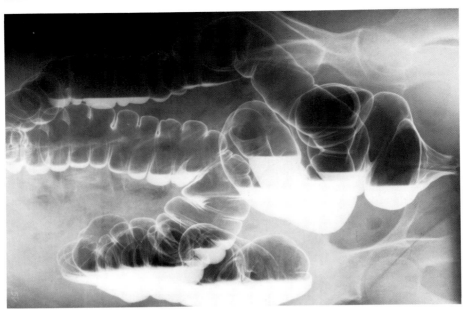

a

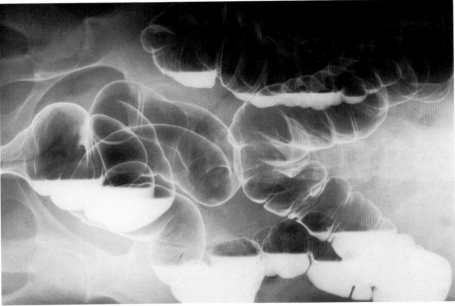

b

Abb. **6 a–g**
DKE
Normalbefund
a u. **b** Horizontaler
Strahlengang

Doch liefern auch beim DKE Zielaufnahmen eine höhere diagnostische Ausbeute als Stativ- oder
Obertischaufnahmen allein. Das gilt besonders
für das Sigma und die Flexuren (EISENBERG u.
Mitarb. 1983, FECZKO u. HALPERT 1987).

Komplikationen

KE und DKE werden als risikoarme Untersuchungsverfahren angesehen. Beide Methoden sollen weniger Komplikationen verursachen als die
diagnostische und therapeutische Koloskopie.
Umfassende Zusammenstellungen finden sich bei
GELFAND u. Mitarb. (1981) und VOGEL (1986).

Genaue Angaben zur Häufigkeit von Komplikationen beim KE und DKE sind schwer zu gewinnen. Meist handelt es sich um Einzelangaben.
Über komplikationsträchtige Faktoren bei der Indikation und der Durchführung der Untersuchung ist man besser unterrichtet.

Perforation

Bei der Perforation unterscheidet man zwischen
intraperitonealer, retroperitonealer und intramuraler Perforation.
Die *intraperitoneale Perforation* wird häufiger instrumentell als durch zu große Luftmengen verur-

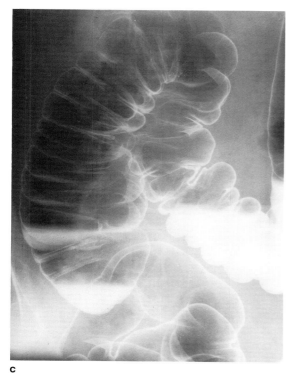

c

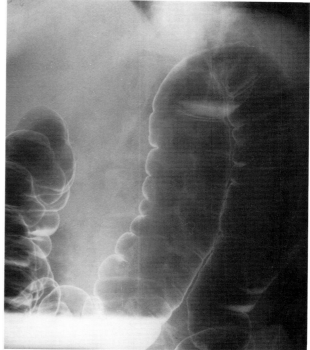

d

Abb. **6 c–e**   Horizontaler Strahlengang

sacht. Die folgende Barium- und Koliperitonitis hat eine Letalität von 50–80% (KEMPMANN u. KEMPGENS 1974). Sie liegt damit deutlich höher als die Letalität einer Koliperitonitis allein. Man spekuliert darüber, ob das inerte Bariumsulfat durch Bakterien- und Bauchfellenzyme teilweise dissoziiert und eine zusätzliche Bariumintoxikation für die schlechte Prognose mit verantwortlich ist (APPEL u. Mitarb. 1975). Wenn dieses fatale Ereignis eintritt, muß sofort ein Flüssigkeitsersatz mit physiologischer Kochsalz- oder Ringer-Lösung eingeleitet und der Patient unverzüglich dem Chirurgen überantwortet werden (GARDINER u. MILLER 1973).

Die *retroperitoneale Perforation* wird instrumentell oder durch eine tiefe Biopsiewunde unterhalb der Kohlrauschschen Falte ausgelöst (PETERSON u. Mitarb. 1982). Sie kann folgenlos bleiben oder zu retroperitonealen Entzündungen und Fibrosen führen, wenn nicht nur Luft, sondern auch Bariumsulfat in das retroperitoneale Gewebe gelangt. Dann muß man mit ebenso ernsten Folgen wie bei der Bariumperitonitis rechnen (GELFAND u. Mitarb. 1981).

Die *intramurale Perforation*, ähnlich induziert wie die retroperitoneale, läßt sich an dem „typischen" Symptom eines feinen Kontraststreifens neben der Innenwand des Dickdarmes vermuten (sog. Membranzeichen; SPECTOR u. SUSMAN 1963).

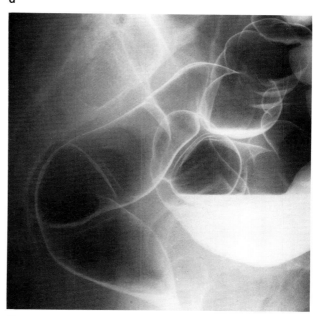

e

Größere Bariumaustritte ummauern die Innenwand, führen zu Bariumgranulomen und können später perforieren (VOGEL 1986).

Blutung

Blutungen sind Folge instrumenteller Verletzungen der Schleimhaut. Fast immer werden sie durch einen Ballonkatheter ausgelöst, der im Rektumlumen oberhalb des Sphinkters zu stark

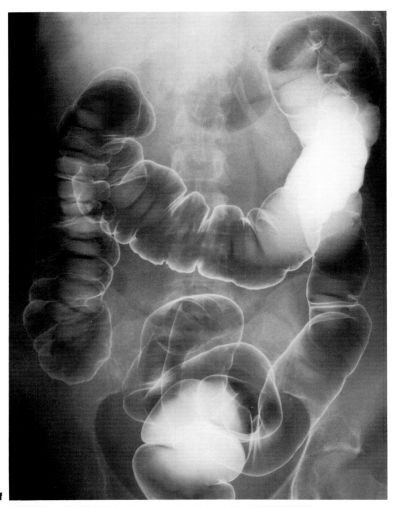

Abb. **6 f** u. **g**
Vertikaler Strahlengang

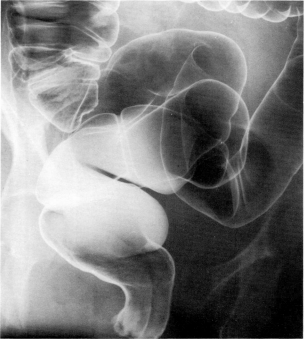

aufgeblasen wird und dann Schleimhauteinrisse verursacht. Über diesen Weg kommen auch die ganz seltenen Bariumembolien zustande (COVE u. SNYDER 1974).

Bemerkt werden die Blutungen in der Regel erst, wenn das Instrument aus dem Rektum entfernt wird. Die Stärke der Blutung muß sofort beurteilt werden, damit der Patient rechtzeitig einer chirurgischen Versorgung zugeführt werden kann.

Allergische Reaktionen

Bariumsulfat gilt als inertes Kontrastmittel. Allergische Reaktionen sind deshalb nicht zu erwarten. Als extrem seltene Ausnahmen sind sie dennoch beobachtet worden (JANOWER 1986).

Im Zusammenhang mit dem DKE treten meist urtikarielle Reaktionen der Haut auf. Schwere Reaktionen mit Kollaps sind im Einzelfall beschrieben (JAVORS u. Mitarb. 1984).

Verantwortlich für allergische Zwischenfälle dürften die Additive („Stabilisatoren") der verschiedenen Kontrastmittelpräparate sein. Möglicherweise kann auch das Glucagon solche Reaktionen hervorrufen (GELFAND u. Mitarb. 1985).

Komplikationsträchtige Faktoren

Die *Ballonsonde* spielt bei fast allen Perforationen und Blutungen die Hauptrolle. Im eigenen Arbeitskreis verursachte sie den einzigen Zwischenfall bei rund 20 000 DKE (Rektumblutung, die chirurgisch versorgt werden mußte). Ihre Anwendung ist bei uns verboten.
Dieses Verbot gilt auch für die Einlaufuntersuchung über einen *Anus praeter.* Die Sondierung mit einer weichen dünnen Sonde, beispielsweise einem Blasenkatheter, muß besonders vorsichtig erfolgen. Man kann durch entsprechende Lagerung des Patienten nach den Gesetzen der Schwerkraft mit Einlauf und evtl. Luftinsufflation auch ohne Abdichtung zum Ziel kommen. Bestecke mit weichen Sonden und äußeren Pelotten sind nützlich.
Beim *Einführen des Darmrohres* gesetzte Verletzungen sind auf Unachtsamkeit oder auf Fehler des Hilfspersonals zurückzuführen. In der Ausbildung einer/s MTRA wird diese Manipulation weder gelehrt noch geprüft. Examiniertes Krankenpflegepersonal ist heute selbst an Universitätskliniken kaum noch als Assistenz bei Koloneinläufen verfügbar. Grundsätzlich muß deshalb der *untersuchende Arzt* das Darmrohr einführen. Er hat evtl. Komplikationen zu verantworten. Zudem kann er beim Einführen diagnostische Informationen erhalten (Analfissuren, Analfisteln, Hämorrhoiden).
Endoskopie, Biopsie und Polypenabtragung gehen heute oft einer radiologischen Dickdarmdarstellung voraus. Welches zeitliche Intervall der Radiologe einhalten soll, wird immer noch „kontrovers diskutiert". Experimente am Hundedarm (MAGLINTE u. Mitarb. 1982) zeigten, daß ein DKE nach einer oberflächlichen Biopsie (Kolon) sofort, nach einer tiefen Biopsie (Rektum) nach 6 Tagen durchführbar ist. Das zeitliche Intervall soll sich nach verwendeter Biopsiezange richten (FRÜHMORGEN 1984), doch wird der radiologische Untersucher kaum eine präzise Auskunft bekommen, welche Biopsiezange verwendet wurde, es sei denn, er macht beides selbst (SCHÄFER 1984).

Da die Perforation mit Bariumperitonitis eine fatale Komplikation ist, muß ihrem Vermeiden alles andere untergeordnet werden. Im eigenen Arbeitskreis wird deshalb beim DKE an der alten Regel festgehalten:
– 1 Tag nach Endoskopie,
– 1 Woche nach Biopsie,
– 2 Wochen nach Polypektomie.

Schmerzäußerungen des Patienten während des Einlaufes müssen ernst genommen werden. Bei Divertikulitis bieten sie ein verläßliches Symptom für die Diagnose (DOMBROWSKI 1968). Jedes forcierte Vorgehen wird dann zum Spiel mit dem Feuer.
Eine *Kontraindikation* für jede Einlaufuntersuchung ist die *akut-fulminante Kolitis.* Hier kann allein der Einlaufdruck zur Perforation führen. Diagnostisch braucht man einen Kontrasteinlauf nicht (s. „Akutes Abdomen" bei Dickdarmentzündungen, S. 644).
Bei Beachtung dieser Regeln dürften Komplikationen so selten sein, daß sie bei der Aufklärung des Patienten über den Untersuchungsgang nur „cum grano salis" erwähnt zu werden brauchen.

Neoplasien

Benigne epitheliale Tumoren

Benigne epitheliale Tumoren des Dickdarmes sind weitaus häufiger als nichtepitheliale Neubildungen (Tab. 1). Man unterscheidet die als Präkanzerose geltenden Dickdarmadenome (neoplastische Polypen) von den nicht entartenden hyperplastischen (metaplastischen) Polypen und juvenilen (Retentions-)Polypen.
Unter dem Ausdruck „Polyp" versteht man eine sich aus Schleimhaut aufbauende Geschwulst, die entweder als gestielte oder als sessile (breitbasige) Neubildung ins Lumen eines Hohlorganes hineinragt.

Dickdarmadenome (neoplastische Polypen)

Dickdarmadenome sind „benigne gestielte oder sessile Neoplasien des Drüsenepithels mit Atypien verschiedenen Grades" (WHO-Definition 1976).
Sie stellen neben den hyperplastischen Polypen den hauptsächlichen Anteil der gutartigen Tumoren in Kolon und Rektum dar. WELIN und ANDRÉN berichteten 1965 über 12,5% polypöser Neubildungen im Malmöer Sektionsgut bei Patienten aller Altersstufen. Die Inzidenz polypöser

Tabelle 1   Relative Häufigkeit (in Prozent) benigner kolorektaler Neoplasien bei 12 483 Untersuchungen (*Reifferscheid* u. *Langer* 1984)

Polypen und Polyposis diffusa	94,1
Lipome	3,5
Lymphome	1,37
Hämangiome	0,48
Myome	0,28
Duplikaturen	0,16
neurogene Tumoren	0,096
Fibrome	0,016
Lymphangiome	0,008

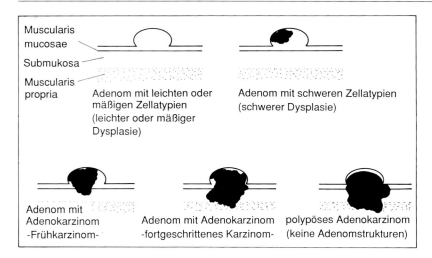

Abb. 7 Adenom-Karzinom-Sequenz. Schematische Darstellung. Grau: Adenom mit leichten oder mäßigen Zellatypien (leichter oder mäßiger Dysplasie). Schwarz: stark atypische drüsige Proliferation: oberhalb der Muscularis mucosae Adenom mit schweren Zellatypien (schwerer Dysplasie), nach Infiltration durch die Muscularis mucosae Adenokarzinom (aus *Hermanek, P., F. P. Gall:* Präkanzerosen des Verdauungstraktes. In *Demling, L., S. Domschke:* Klinische Gastroenterologie, Bd. II. Thieme, Stuttgart 1984)

Formationen nimmt mit steigendem Lebensalter zu. Adenome kommen solitär und multipel vor. Männer erkranken häufiger als Frauen.

Mehr als 75% der Dickdarmadenome sind im Rektosigmoid und Colon descendens lokalisiert. Bei älteren Patienten scheint die Lokalisation im rechten Kolon zuzunehmen (BERNSTEIN u. Mitarb. 1985).

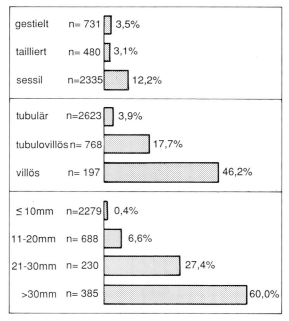

Abb. 8 Häufigkeit bereits bestehender Karzinome in Adenomen. Abhängigkeit von makroskopischer Adenomform, histologischem Adenomtyp und Adenomgröße. Nur infiltrative Karzinome (nicht sog. fokale Karzinome oder in-situ-Karzinome). Zahlen des Erlanger Registers kolorektaler Polypen 1978–1981 (aus *Hermanek, P., F. P. Gall:* Präkanzerosen des Verdauungstraktes. In *Demling, L., S. Domschke:* Klinische Gastroenterologie, Bd. II. Thieme, Stuttgart 1984)

Die WHO-Klassifikation unterscheidet folgende Adenome:

– tubuläres Adenom,
– villöses Adenom,
– tubulovillöses Adenom (Mischtyp).

Von den einzelnen Adenomtypen überwiegt das tubuläre Adenom mit 65%. Ein tubulovillöses Adenom wird in knapp 20% gefunden. Das villöse Adenom ist mit rund 10% eher selten (REMMELE 1984).

Tubuläre Adenome erscheinen vorwiegend als gestielte Polypen. Villöse Adenome sind eher breitbasig aufsitzend und relativ großflächig.

Allen Dickdarmadenomen gemeinsam ist ihr potentielles Entartungsrisiko. MORSON (MORSON u. DAWSON 1979) hat dafür den Begriff der Adenom-Karzinom-Sequenz geprägt (Abb. 7). Das Entartungsrisiko hat Beziehungen zur Form, zur Größe und zur feingeweblichen Struktur (Abb. 8). Daher ist die Diagnose auch kleiner adenomatöser Dickdarmläsionen wichtig. Ihre Entfernung ist als Krebsprophylaxe anzusehen.

Kolorektale Adenome verursachen kaum klinische Symptome. Okkultes Blut im Stuhl kann ebenso von einem Polypen wie von einem fortgeschrittenen Karzinom stammen und muß in jedem Fall diagnostisch abgeklärt werden. Eine Blutungsanämie tritt bei Adenomen seltener auf als beim fortgeschrittenen Dickdarmkarzinom. Schmerzen und Stuhlunregelmäßigkeiten sind uncharakteristische Symptome.

Hyperplastische (metaplastische) Polypen

Beim hyperplastischen Polypen handelt es sich um eine Übergangsform von der Schleimhauthyperplasie zum Polypen (daher auch das Synonym metaplastischer Polyp). Man findet keine Zellatypien. Metaplastische Polypen sind die häufigsten nichtneoplastischen Dickdarmpolypen (MATEK

1985). Ihre Häufigkeit wird in den Statistiken mit weniger als 30% angegeben. Wahrscheinlich liegt sie höher, da viele kleine Polypen unentdeckt bleiben. Im Gegensatz zu den Adenomen entarten die hyperplastischen Polypen nicht.

Ebenso wie Adenome sitzen metaplastische Polypen bevorzugt im Colon sigmoideum und im Rektum.

Juvenile (Retentions-)Polypen

Juvenile Polypen sind seltene Fehlbildungen und entarten nicht.

Fast alle im Kindesalter nachgewiesenen Polypen sind juvenile Polypen. Sie finden sich im Rektum oder Colon sigmoideum und sind häufiger gestielt als sessil.

Klinische Symptome treten selten auf. Vereinzelt können oberflächliche Ulzerationen zu Blutungen führen. Diese Blutungen sind nur ausnahmsweise massiv. Selbstamputationen oder Spontanrückbildungen werden beobachtet. Rektumpolypen treten in 20–30% der Fälle mit einem peranalen Prolaps zutage.

Radiologische Diagnostik der Dickdarmpolypen

Zum radiologischen Nachweis von Dickdarmpolypen ist der DKE in der Malmö-Technik das Verfahren der Wahl (MARUYAMA 1981). Mit ihm können polypöse Formationen von 5 mm Durchmesser und mehr in der Regel sicher erkannt werden. Unter 5 mm Durchmesser sinkt die Treffsicherheit ab (REX u. Mitarb. 1986). In einer Untersuchung von OTT u. Mitarb. 1980 wurden von 141 endoskopisch nachgewiesenen Polypen

nur 11 (7,8%) im vorausgegangenen Doppelkontrasteinlauf nicht gesehen. Mehr als die Hälfte dieser nicht identifizierten Polypen war kleiner als 10 mm.

WILLIAMS u. Mitarb. (zit. nach HERZOG u. EWE 1979) fanden eine Treffsicherheit des DKE von 98% bei 10–20 mm großen Polypen. LAUFER u. Mitarb. (1979) konnten nachweisen, daß 16 von 72 radiologisch gesicherten polypösen Läsionen primär bei der Endoskopie nicht erkannt wurden. Die nicht entdeckten Polypen lagen alle an endoskopisch schwer zugänglichen Stellen (Kohlrausche Falte, Darmabschnitte mit starker Krümmung). Hier stellt der DKE offensichtlich ein ergänzendes Verfahren zur Koloskopie dar.

Der Radiologe beschreibt als „Polyp" nur einen Füllungsdefekt. Zu dessen feingeweblichem Bau kann er sich nicht äußern. Einordnungen nach der makroskopischen Oberflächenstruktur sind Vermutungen.

Man erkennt breitbasig aufsitzende oder gestielte Gebilde (Abb. 9). Der Nachweis eines Stiels ist für die Diagnose „Polyp" pathognomonisch Abb. 9a, 10 u. 29a). In der Aufsicht erscheinen die Defekte als innen scharf und außen unscharf begrenzte Kontrastringe (Abb. 9b u. 10). Ein Stiel stellt sich in der Aufsicht als zentraler Kontrastring dar (Target-Phänomen). Breitbasig aufsitzende Polypen können eine unregelmäßige blumenkohlartige Oberfläche zeigen. Diese Oberflächenstruktur ist für große villöse Adenome sogar charakteristisch (Abb. 11 u. 12). Verläßlich ist diese Interpretation jedoch nicht.

Das gilt auch für die radiologischen Kriterien, die

Abb. 9 a u. b   Männl. 43 Jahre
a   Gestielter Polyp im unteren Deszendens
b   Sessiler Polyp am aboralen Transversum, Divertikel

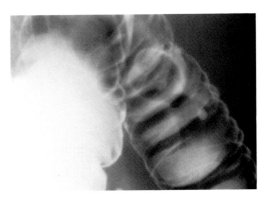

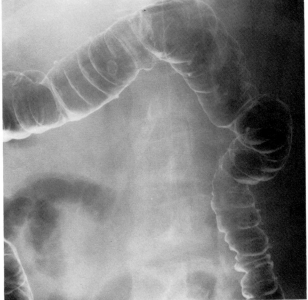

a   **b**

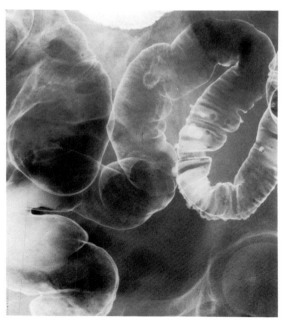

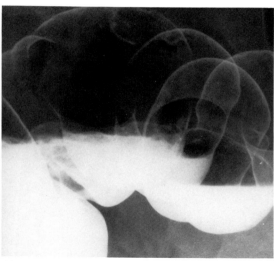

Abb. **12** Weibl. 62 Jahre. Breitbasig aufsitzender Rektumpolyp mit eingezogener Basis und unregelmäßiger Oberfläche. Ausschnitt aus Aufnahme in linker Seitenlage. Vorhandene Verunreinigungen sind nach unten ins Kontrastmittel abgesunken. Histologisch kein Anhalt für maligne Entartung

Abb. **10** Weibl. 49 Jahre. Gestielter Polyp im Sigma, sessiler Polyp im Zäkum, Divertikulose

als Malignitätszeichen gewertet werden. Diese Kriterien sind: Größe des Polypen, eine eingezogene Basis bei sessilen Polypen und eine unregelmäßige Oberflächenstruktur (MARUYAMA 1981; OTT u. Mitarb. 1983). Sie können bei bereits entarteten Polypen fehlen oder bei nichtentarteten Polypen vorhanden sein (GROSS-FENGELS u. Mitarb. 1986, Abb. **12**). Zudem kann eine eingezogene Basis auch projektionsbedingt vorgetäuscht werden (AMENT u. Mitarb. 1982). Bei entarteten Polypen unter 20 mm Durchmesser werden solche Hin-

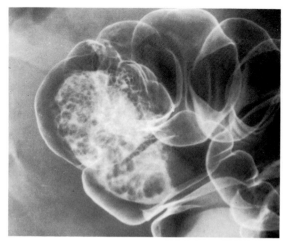

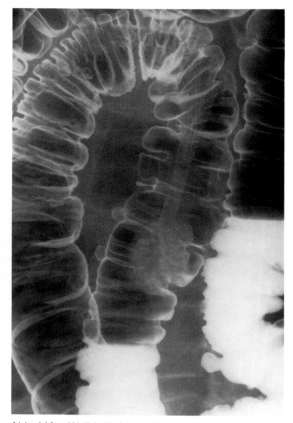

Abb. **11a** Weibl. 46 Jahre. Großes villöses Adenom an der li. Flexur. Typische zerklüftete Oberfläche. Histologisch kein Anhalt für maligne Entartung

Abb. **11b** Weibl. 65 Jahre. Gestieltes villöses Adenom im Sigma. Typische blumenkohlartige Oberfläche. Divertikulose. Histologisch kein Anhalt für maligne Entartung

Abb. **13** Männl. 26 Jahre. Ausschnitt aus der Aufnahme in Linksseitenlage: Verdacht auf 3 kleine Polypen an der rechten Flexur. Endoskopie 2 Tage später: 3 festhaftende Leinsamenkörner an der rechten Flexur. Keine Polypen

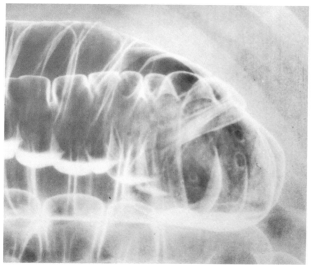

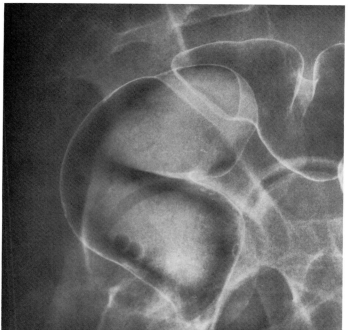

Abb. **14** Weibl. 61 Jahre. Je 1 sessiler Polyp an der Rektumvorder- und -hinterwand. Luftblasen im Kontrastmittel

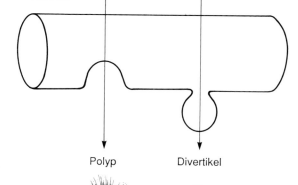

Polyp   Divertikel

Abb. **15** Unterscheidungskriterien zwischen Polyp und Divertikel in der Aufsicht, s. Text (aus *Welin, C. S., L. Andrén:* Dickdarm und Enddarm. In *Schinz, H. A., W. E. Baensch, W. Frommhold, R. Glauner, E. Uehlinger, J. Wellauer:* Lehrbuch der Röntgendiagnostik, Bd. V. Thieme, Stuttgart 1965)

weise überhaupt vermißt (SKUCAS u. Mitarb. 1982).

Differentialdiagnostisch muß beachtet werden:

Darminhalt wie festhaftende Kotreste oder andere Partikel (Abb. **13**) können mit Polypen verwechselt werden, wenn sie in verschiedenen Projektionen ihre Lage nicht verändern. Bei verunreinigtem Darm werden Polypen bis zu 30 mm Durchmesser übersehen. Wenn bei solchen Verunreinigungen ein DKE überhaupt ausgeführt wird („Stuhlfotografie"!), muß der schriftliche Befund

klar ausdrücken, daß eine Polypendiagnostik nicht möglich ist.

Luftblasen im Kontrastmittel bieten dagegen kaum Schwierigkeiten (Abb. **14**). Sie lassen sich durch Lagewechsel des Patienten als solche erkennen.

Divertikel sind von Dickdarmpolypen im tangentialen Strahlengang problemlos abzugrenzen. Die Schleimhautausstülpung des Divertikels hat mit einem Füllungsdefekt im Darmlumen nichts gemein. In der Aufsicht, im axialen Strahlengang, können sich Schwierigkeiten ergeben. Das luft-

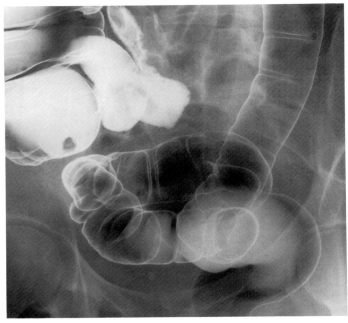

a

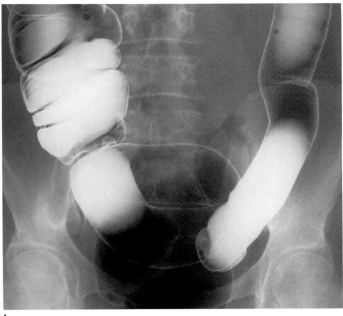

b

Abb. **16a** u. **b**   Weibl. 42 Jahre. Vortäuschung eines Polypen
a   Polypöser Defekt am Zäkum
b   Einstülpung der Zäkumwand.
Tabaksbeutelnaht nach Appendektomie

Abb. **17 a** u. **b**
Weibl. 32 Jahre
Familiäre Polypose

a Zahllose polypöse Neubildungen vorwiegend im linken Kolon und Rektum. „Gekippte rektosigmoidale Aufnahme"

b Breitbasiges polypöses Neoplasma der Rektumhinterwand mit erweitertem Retrorektalraum. Bioptisch Malignität nicht gesichert. Postoperativ fand sich ein Adenokarzinom im Rektum (totale Kolektomie).

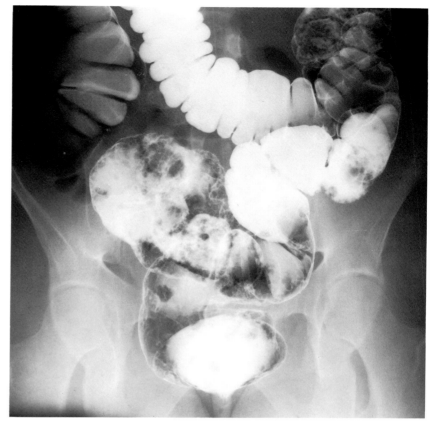

a

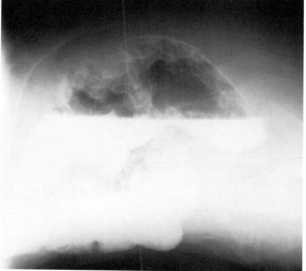

b

oder kontrastmittelgefüllte Divertikel zeigt einen scharfen äußeren und unscharfen inneren Ring oder erscheint als scharf begrenztes Kontrastdepot (Abb. **15**). Kotgefüllte Divertikel können aber einen Füllungsdefekt vortäuschen und eine unscharfe äußere Kontur aufweisen (TREICHEL 1979) (vgl. Abb. **91**). Ähnlich wie bei festhaftendem Darminhalt wird man dann mit falschpositiven Diagnosen rechnen müssen.

Fibrosierte *Entzündungspolypen*, wie man sie in der Remission einer Colitis ulcerosa als Reste des pseudopolypösen Granulationsgewebes beobachtet, sind relativ klein und fingerförmig. Sie bieten kein differentialdiagnostisches Problem gegenüber echten Polypen (vgl. Abb. **48**)

Schwierigkeiten kann im Zäkum eine „gewulstete" *Ileozäkalklappe* oder ein eingestülpter *Appendixstumpf* bereiten (Abb. **16**). Oft gelingt es nur unter sorgfältiger Durchleuchtung in tangentialer Projektion, solche Befunde von echten Polypen zu differenzieren (SKAANE 1983).

Polypöse Syndrome

Von einer *Polypose* des Dickdarmes spricht man, wenn zahllose Polypen im gesamten Kolonrahmen nachweisbar sind. Differentialdiagnostisch sind

mehrere Krankheitsbilder zu unterscheiden, deren Verlauf und Behandlung divergieren.

Adenomatöse Polyposen

Die *familiäre Polyposis* (Abb. **17**) ist ein autosomal dominant vererbtes Leiden. Der Dickdarm einschließlich des Rektums ist ziemlich gleichmä-

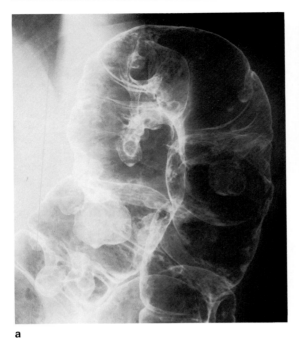

a

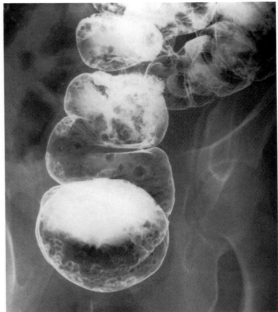

b

Abb. **18a** u. **b**   Männl. 39 Jahre. Polypose des gesamten Magen-Darm-Kanals, vor allem des Dünndarms. Klinisch und nach Verlauf Peutz-Jeghers-Syndrom

a   Polypen aller Größen im Dickdarm (Ausschnitt linke Flexur)
b   12 Jahre später: Status unverändert (Ausschnitt Rektosigmoid)

ßig mit Adenomen übersät. Die Erkrankung manifestiert sich meist in der 3. Lebensdekade. Sie stellt eine obligate Präkanzerose dar. Die Entartungstendenz ist hoch (ARNOLD u. ZITZMANN 1970, REIFFERSCHEID u. LANGER 1984).

Das *Gardner-Syndrom* (GARDNER u. RICHARDS 1953, STAUCH u. Mitarb. 1973) ist eine Sonderform der familären Polyposis: Neben der Adenomatosis coli können Adenome in Dünndarm und Magen vorkommen. Charakteristisch sind mesodermale Tumoren (Desmoide, Osteome), besonders gelappte Osteome im Kieferwinkel. Diese extrakolischen Manifestationen entarten nicht.

Das *Turcot-Syndrom* (TURCOT u. Mitarb. 1959, SCHRÖDER u. Mitarb. 1983) ist durch eine Adenomatosis coli mit malignen ZNS-Tumoren (vor allem Medulloblastome und Glioblastome) gekennzeichnet, die die Prognose des Patienten entscheiden.

Peutz-Jeghers-Syndrom

Beim Peutz-Jeghers-Syndrom (JEGHERS u. Mitarb. 1949, SCHOTT u. Mitarb. 1974) findet sich eine Kombination von vermehrten Pigmentflekken im Mund- und Lippenbereich mit multiplen gastrointestinalen Polypen. Es handelt sich um Hamartome, die nur selten entarten. Man findet sie vorwiegend im Dünndarm, aber auch im Magen und im gesamten Dick- und Enddarm (Abb. **18**).

Die Erkrankung wird wahrscheinlich autosomaldominant vererbt. Komplikationen beim Peutz-Jeghers-Syndrom sind Invaginationen oder Stieldrehungen der Polypen mit Infarzierungen. Okkulte oder manifeste Blutungen kommen vor.

Cronkhite-Canada-Syndrom

Das Cronkhite-Canada-Syndrom (CRONKHITE u. CANADA 1955; SCHMIDT u. STURM 1974) ist eine extrem seltene generalisierte gastrointestinale Form der Polypose. In ihrem histologischen Bau ähneln die Dickdarmpolypen den juvenilen Polypen (OTTO u. Mitarb. 1976). Dieses Leiden ist letzlich ätiologisch ungeklärt und auf jeden Fall nicht erblich. Neben der Polypose finden sich Hyperpigmentationen von Haut, Schleimhäuten und Retina, eine Alopezie und eine Onychodystrophie. Der polypöse Befall des gesamten Gastrointestinaltraktes führt zu einer exsudativen Enteropathie mit massiven Elektrolyt- und Proteinverlusten. Diese bestimmen die letzlich infauste Prognose der Erkrankung. Eine Entartungstendenz der im Dickdarm lokalisierten Polypen ist nur gegeben, wenn auch adenomatöse Neubildungen vorliegen.

Juvenile Polypose

Das seltene Krankheitsbild der juvenilen Polypose zeichnet sich durch multiple, vor allem im Rektum auftretende juvenile Polypen aus. Ihre Anzahl beträgt jedoch selten mehr als 30. Strenggenommen liegt bei dieser Zahl keine Polypose vor, doch hat sich diese Bezeichnung eingebürgert.

Wie bei einzelnen juvenilen Polypen ist eine maligne Entartung nicht zu erwarten (REED u. Mitarb. 1981). Selten wird eine nichterbliche Form mit Herz- und Gefäßmißbildungen gefunden.

Radiologische Diagnostik der polypösen Syndrome

Beim radiologischen Nachweis einer Polypose im Dickdarm kann zwischen den einzelnen Krankheitsbildern kaum unterschieden werden.

Man sieht multiple polypöse Füllungsdefekte im Kolon, die sowohl gestielt als auch breitbasig aufsitzend erscheinen. Größere Formationen mit eingezogener Basis müssen als malignomverdächtig angesprochen werden (Abb. **17**).

Maligne epitheliale Tumoren

Kolorektales Karzinom

Vorkommen

Das kolorektale Karzinom stand 1980 bei uns als Todesursache maligner Erkrankungen bei Männern an 4., bei Frauen an 2. Stelle (BECKER u. Mitarb. 1984). Seine Inzidenz ist in den Industrieländern weiter steigend (Abb. **19**). Man beobachtet zudem seit mehreren Jahrzehnten eine Umverteilung der Malignome im Gastrointestinaltrakt: Die Häufigkeit des Magenkarzinoms nimmt ab, die des kolorektalen Karzinoms zu (OESER u. KOEPPE 1979).

Das kolorektale Karzinom ist eine Erkrankung des höheren Lebensalters. Vor dem 40. Lebensjahr entwickelt es sich nur selten.

Nach wie vor ist das kolorektale Karzinom zu mehr als 70% im Sigma und im Rektum lokalisiert (Abb. **20**). Wie bei den Dickdarmadenomen wird in letzter Zeit eine Verschiebung in die höheren Dickdarmabschnitte registriert (MAGLINTE u. Mitarb. 1983).

Von *synchronen* kolorektalen Karzinomen spricht man bei gleichzeitigem Auftreten von mehreren Primärtumoren im Dickdarm. Die Häufigkeit wird von RÖSCH (1973) mit 3–9% angegeben. Als *metachrones* kolorektales Karzinom bezeichnet man das Auftreten eines zweiten Primärtumors im Dickdarm nach chirurgischer Entfernung des ersten. Diese Häufigkeit wird mit ca. 2–3% beziffert (HERMANEK u. KARRER 1983).

Pathogenese

Als Ursache der Karzinomentstehung werden vor

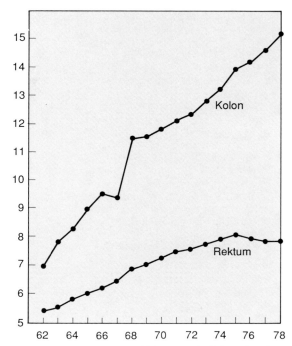

Abb. **19** Todesfälle an Kolon- und Rektumkarzinomen (Ordinate: Angabe in Tausend) in der Bundesrepublik Deutschland in den Jahren 1962–1978 (Statist. Bundesamt) (aus *Bloch, R.:* Intern. Welt 2 [1981] 85)

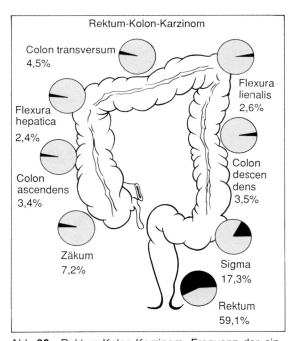

Abb. **20** Rektum-Kolon-Karzinom. Frequenz der einzelnen Lokalisationen (aus *Reifferscheid, M., S. Langer:* Kolon- und Rektumtumoren. In *Demling, L., S. Domschke:* Klinische Gastroenterologie, Bd. I. Thieme, Stuttgart 1984)

Tabelle 2   Risikofaktoren für die Entstehung eines kolorektalen Karzinoms (nach *Hermanek* u. *Gall*)

---

präkanzeröse Bedingungen

1. Eigenanamnese
 – Früher entferntes kolorektales Adenom und/oder Karzinom
 – Karzinome von Corpus uteri, Ovar, Mamma, Harnblase
 – Uretherosigmoidostomie
2. Familienanamnese
 – kolorektale Karzinome bei Blutsverwandten
 – „Krebsfamilien"
3. chronische Colitis ulcerosa,
 diskutiert, aber noch nicht definitiv gesichert:
 – Morbus Crohn des Kolons und Rektums
 – Schistosomiasis intestinalis
 – Asbestexposition
 – Zustand nach Cholezystektomie (bei Frauen)

präkanzeröse Läsionen

1. Adenomatosis coli
2. Dysplasie bei entzündlichen Darmerkrankungen
3. kolorektales Adenom

---

allem exogene kanzerogene Noxen diskutiert. Aufgrund der Ernährungsgewohnheiten in den Industrieländern (ballastarme Kost) ist die Verweildauer des Kots im Dickdarm verlängert. Dadurch sollen karzinogene und kokarzinogene Noxen über längere Zeit auf die Darmwand einwirken können. Diese Noxen entstehen als Metabolite von Nahrungsproteinen, Gallensäuren und Cholesterin (Lit. bei BLOCH 1981). Die bekannten Risikofaktoren zeigt die Tab. **2**.

Neuerdings wird der genetischen Disposition ein höherer Stellenwert beigemessen (VOGELSTEIN u. Mitarb. 1988). Bei Karzinompatienten scheinen gewisse „protektive" Chromosomenabschnitte zu fehlen. Bestimmte Onkogene sollen dagegen häufiger vorhanden sein. Es ist bislang jedoch noch nicht gelungen, Merkmale zu identifizieren, die bei Gesunden die Gefahr einer späteren Karzinomentwicklung andeuten.

Symptome

Kolorektale Karzinome führen erst spät zu klinischen Symptomen. Druckgefühl, Schmerzen und Obstipation können auf lokalen Verdrängungserscheinungen beruhen. Aus einer zunehmenden Stenosierung entwickelt sich ein mechanischer Dickdarmileus. Größere Tumoren lassen sich durch die Bauchdecken palpieren. Nicht selten tritt in fortgeschrittenen Tumorstadien Fieber auf. Führende Verdachtssymptome sind Änderungen der Stuhlgewohnheiten (Obstipation oder Diarrhö) und okkultes Blut im Stuhl. Auch Schleimabsonderungen sind suspekt. Eine mikrozytäre Anämie ist häufig.

Radiologische Diagnostik

Mit dem DKE erzielt man ein Reliefbild, wie es später der Chirurg am aufgeschnittenen Präparat sieht (MARUYAMA 1981; ALTARAS 1982).

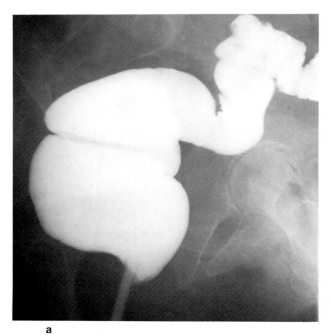

a

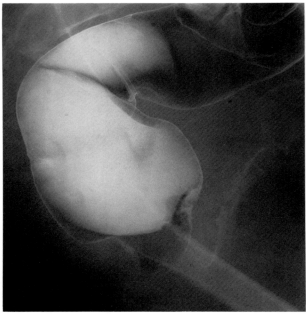

b

Abb. **21 a** u. **b**   Weibl. **65** Jahre. Breitbasiger Polyp an der Rektumvorderwand mit eingezogener Basis und unregelmäßiger Oberfläche. Histologisch maligne entartetes villöses Adenom

a   In Prallfüllung nicht sichtbar
b   Morphologie im Doppelkontrast

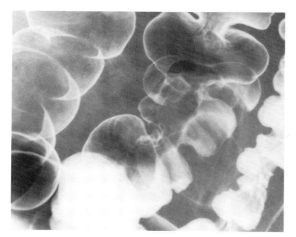

Abb. **22** Weibl. 73 Jahre. Polypoides Neoplasma im oralen Sigma

Oft kann ein stenosierender Prozeß mit dem Endoskop nicht überwunden werden. Mit der Röntgenuntersuchung ist es meist möglich, die Stenose in Lokalisation und Ausdehnung darzustellen und die oral der Stenose gelegenen Dickdarmabschnitte zu beurteilen. Eingeschränkt wird dieses Urteil, wenn die Darmreinigung vor der Stenose ineffizient bleibt. Dann läßt sich eine Polypendiagnostik nicht ausführen. Allenfalls können größere Zweittumoren ausgeschlossen werden. Manchmal muß man sich mit wasserlöslichem Kontrastmittel begnügen, um ein hochgradiges Passagehindernis zu passieren.

Ähnlich wie am Magen kann man auch am Dickdarm der makroskopischen Einteilung der Tumoren nach BORRMANN (zit. nach REMMELE 1984) folgen (MARUYAMA 1981). Man unterscheidet den *polypoid wachsenden*, den *schüsselförmig exulzerier-*

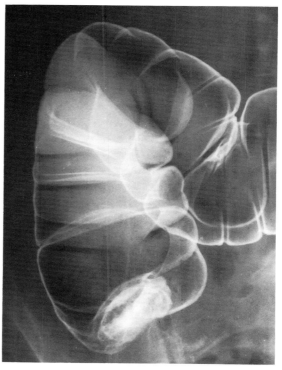

Abb. **23** Weibl. 62 Jahre. Breitbasig aufsitzender polypöser Tumor am unteren Zäkumpol (Adenokarzinom)

ten und den *diffus infiltrierenden Tumor*. Der schüsselförmig exulzerierte Typ ist im Dickdarm der häufigste. Das überwiegend infiltrierende Karzinom erscheint am Dickdarm in der zirkulär stenosierenden Form. Polypoid wachsende Tumoren engen das Lumen exzentrisch ein, können in die zirkulär stenosierende Form übergehen und/oder sekundär ulzerieren. Entsprechend ist der radiologische Aspekt (Abb. **21–28**). Die besondere Form des

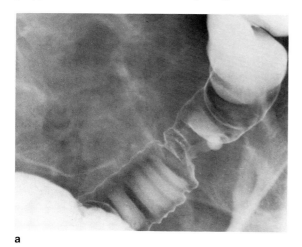

a

Abb. **24 a** u. **b** Weibl. 68 Jahre
a Breitbasiges polypöses Neoplasma am Übergang Deszendens/Sigma mit beginnender zirkulärer Stenose. Divertikel. Bioptisch kein Anhalt für Malignität

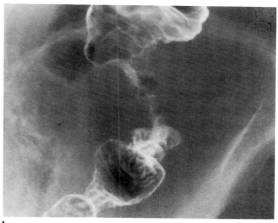

b

b 1½ Jahre später: Zirkulär stenosierendes Adenokarzinom. Operativ gesichert

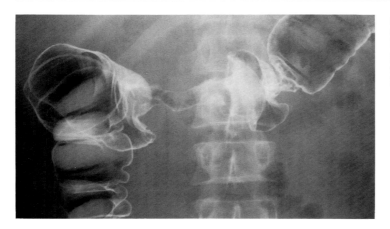

Abb. **25** Männl. 42 Jahre. Zirkulär stenosierendes Neoplasma (Adenokarzinom im Colon transversum). Typische Tumorstenose mit portioartigem Abbruch am oralen und aboralen Rand

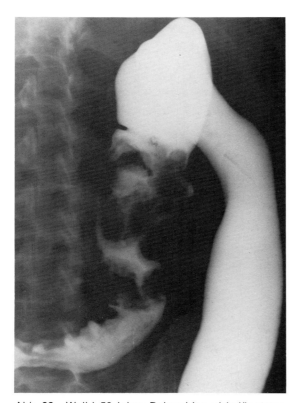

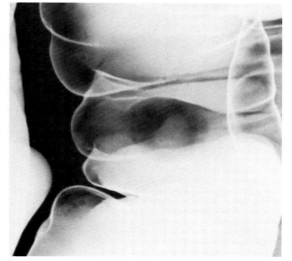

a

Abb. **26** Weibl. 56 Jahre. Polypoides, zirkulär stenosierendes, schüsselförmig exulzeriertes Neoplasma im aboralen Transversum

Abb. **27a** u. **b** Männl. 63 Jahre. Exulzeriertes polypöses Neoplasma im Colon ascendens. Metastase eines bekannten kleinzelligen Bronchialkarzinoms? Weitere Metastasen in der re. Niere und im Mesenterium (Sonographie). Keine weiteren Konsequenzen
a Aufsicht in Bauchlage
b Profil im Stehen ▶

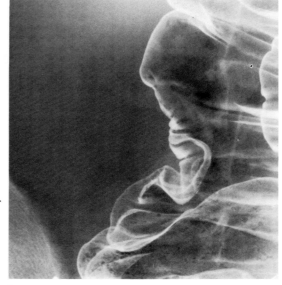

b

diffus infiltrierenden Tumors am Magen, der Szirrhus, ist als primärer Tumor am Dickdarm eine Rarität (MARUYAMA 1981). Er kann im Rektum vorkommen (OLIVER u. Mitarb. 1983). Die für diese Tumorform oft gebrauchte Bezeichnung „Linitis plastica" ist unglücklich und irreführend. Führt das fortgeschrittene kolorektale Karzinom zum mechanischen Dickdarmileus, kann diese Diagnose aus den Nativaufnahmen des Abdomens gestellt werden (s. Beitrag SWART u. KÖSTER, S. 99 ff). Verdächtig ist der luftleere Enddarm bei geblähtem Kolon. Durch einen Einlauf mit wasserlöslichem Kontrastmittel wird die tumorbedingte Stenose lokalisiert.

Dickdarmkarzinome können übersehen werden, besonders im Sigma, an den Flexuren und im Zäkum. Typische Ursachen sind:

- ungenügende Vorbereitung,
- unübersichtliches Sigma mit zahlreichen Schleifen,
- ausgeprägte Divertikulose (vgl. Abb. **89**),
- Ptose des Colon transversum, besonders bei mageren Patienten, bei denen die Flexuren nicht frei projiziert werden können,
- unbemerkt bleibende unvollständige Füllung des Zäkums („Zäkumamputation", Abb. **29 b**),
- eingeschränkte Untersuchungsbedingungen bei alten und/oder schwerkranken Patienten.

Polypöse Tumoren werden häufiger übersehen als stenosierende. Entzündlich-narbige Stenosen bei Sigmadivertikulose können stenosierende oder polypoide Tumorformationen maskieren. Die genannten Regionen und Konstellationen erfordern

Tabelle 3 CT-Klassifikation kolorektaler Karzinome (nach *Thoeni* u. Mitarb.)

Stadium	CT-Befunde
I	intraluminal gelegene polypoide Raumforderung ohne Verdickung der Darmwand
II	Darmwandverdickung (> 0,5 cm) ohne Infiltration des umgebenden Gewebes
III A	Ausbreitung des Tumors auf umgebendes Gewebe, Muskulatur oder Organe; keine Ausbreitung bis zur Beckenwand
III B	Ausbreitung des Tumorgewebes bis zur Beckenwand
IV	Tumorgewebe füllt das kleine Becken aus; Fernmetastasen

deshalb eine besondere radiologische Aufmerksamkeit.

Die *Computertomographie* informiert über die extraluminale Ausbreitung eines kolorektalen Karzinoms. THOENI u. Mitarb. (1981) haben eine auf CT-Befunden basierende Stadieneinteilung primärer rektaler und rektosigmoidaler Tumoren angegeben (Tab. 3). Sie berichteten bei 39 untersuchten Patienten über eine Treffsicherheit von 95% bei einer Sensitivität von 100%. Spätere Publikationen (GRABBE u. Mitarb. 1983, THOMPSON u. Mitarb. 1986, GÖTHLIN u. Mitarb. 1987) zeigten aber eine deutlich geringere Treffsicherheit des CT-Befundes gegenüber dem postoperativ festgelegten Tumorstadium. Gerade Darmwandbefall und Lymphknoteninfiltration sind mit der präoperativen CT-Untersuchung nur unzurei-

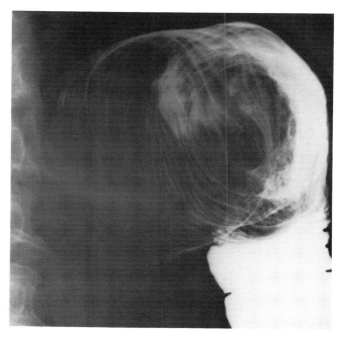

Abb. **28 a–c** Männl. 69 Jahre. Tumorinvagination (Adenokarzinom)
a Invaginierte Raumforderung linke Kolonflexur

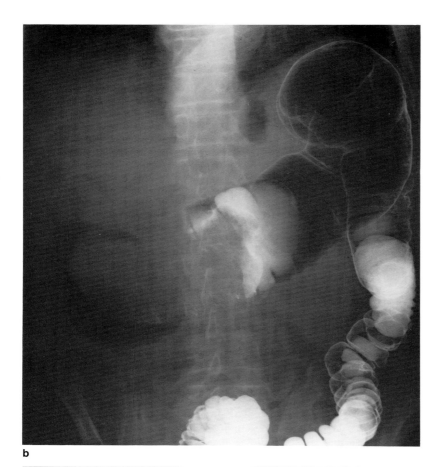

b

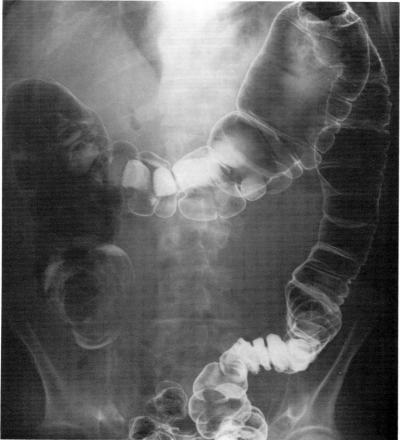

Abb. **28**
b Devagination bis zur Mitte
des Transversum beim DKE
c Vollständige Devagination
eines Ileozäkaltumors

c

Abb. **29 a** u. **b**
Weibl. 69 Jahre
Polyp und Karzinom
a   Gestielter Polyp im Sigma.
Aufnahme in Bauchlage mit 20
Grad kaudal abgekippter Röhre. Füllungsabbruch im Zäkum
b   Stenosierendes Neoplasma im Zäkum (Klappenregion)

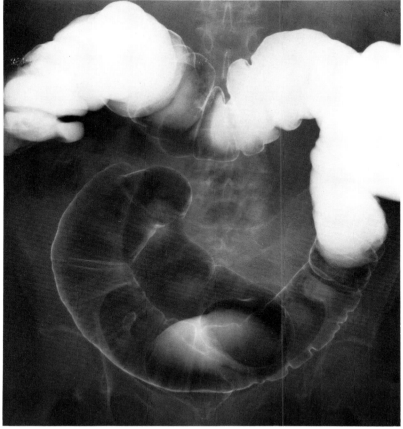

a

chend zu beurteilen. Nach Lebermetastasen kann man sonographisch suchen. Lediglich fortgeschrittene rektale Karzinome (Stadien T3–T4, NX, MX) lassen sich nach ihrem Verhalten zu den Hüllfaszien zuordnen (GRABBE u. Mitarb. 1983, Abb. **30**). Das kann auch ein geübter Untersucher mit der transrektalen Sonographie, wenn das Darmlumen nicht verlegt ist (RIFKIN u. MARKS 1985).

Die CT stellt somit kein geeignetes Routineverfahren zum präoperativen Tumorstaging nach der gültigen TNM-Nomenklatur dar (Tab. **4**). Zur Operationsindikation und präoperativen Planung wünscht sich der Chirurg aber oft das „plausible Bild" in der 3. Dimension.

Bei erweitertem Retrorektalraum (Distanz Rektumhinterwand – Os sacrum > 15 mm bei entfaltetem Rektum) kann die CT zwischen Tumormassen, perirektalen Abszessen und einer harmlosen Lipomatose differenzieren (KRESTIN u. Mitarb. 1985, Abb. **30**).

Postoperative Röntgendiagnostik

In der frühen postoperativen Phase können per *Einlauf mit wasserlöslichem Kontrastmittel* die Anastomosenverhältnisse überprüft werden. Man

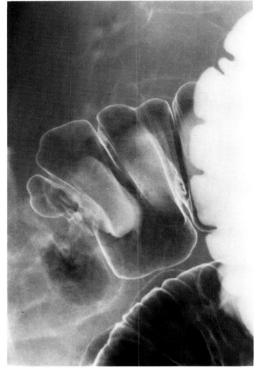

b

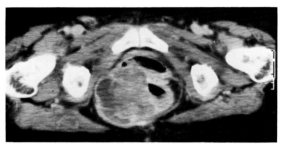

Abb. **30** Weibl. 72 Jahre. Ausgedehntes inoperables Rektumkarzinom mit Infiltration des perirektalen Gewebes und Einbruch in die Vagina

Tabelle **4** Gültige TNM-Klassifikation des kolorektalen Karzinoms 1987

T	Primärtumor
T1	Tumor infiltriert Submukosa
T2	Tumor infiltriert Muscularis propria
T3	Tumor infiltriert durch die Muscularis propria die Subserosa oder in nicht peritonealisiertes perikolisches oder perirektales Gewebe
T4	Tumor mit Perforation des viszeralen Peritoneums oder mit direkter Ausbreitung in andere Organe oder Strukturen
N	regionale Lymphknoten
N0	keine regionalen Lymphknotenmetastasen
N1	Metastasen in 1–3 perikolischen bzw. perirektalen Lymphknoten
N2	Metastasen in 4 oder mehr perikolischen bzw. perirektalen Lymphknoten
N3	Metastasen in Lymphknoten entlang eines benannten größeren Gefäßstammes
M	Fernmetastasen
M0	keine Fernmetastasen
M1	Fernmetastasen

fahndet nach Dehiszenzen und Fisteln (Abb. **31** u. **32**). Mancherorts wird diese Kontrolle routinemäßig ausgeführt. Andere sehen davon ab, weil Klinik und Röntgenbefund divergieren (HAYNES u. Mitarb. 1986).

Rezidivdiagnostik

Lokale *Rezidive nach Kontinuitätsresektion* entwickeln sich als Darmwandrezidive im Anastomosenbereich oder als parakolische Rezidive durch regionale Metastasierung. Das Darmwandrezidiv infiltriert die Umgebung und bricht sekundär ins Lumen ein.

Im Rahmen der Nachsorgeuntersuchung wird bei tiefen Kontinuitätsresektionen die Endoskopie der Kontrastdarstellung vorgezogen und bei suspektem Befund mit einer Biopsie verknüpft. Die Biopsie bleibt negativ, wenn das Wandrezidiv die Schleimhaut noch nicht durchsetzt hat.

Radiologisch zeigen sich solche Rezidive als Füllungsdefekte und/oder Stenosen (Abb. **33**). Große Schwierigkeiten bereiten Nahtbürzel und Narbenstenosen, die von einem Rezidiv schwer zu unterscheiden sind.

Eine frühzeitige Untersuchung kann die postoperative Situation festlegen (Abb. **34** u. **35**). Spätere Abweichungen lassen sich im Vergleich mit dem Ausgangsbefund besser erkennen: Die Aussagekraft des DKE wird dadurch gesteigert (HIPPÉLI u. SCHINDLER 1979).

Die *Computertomographie* dient heute als radiologisches Verfahren der Wahl bei der Rezidivdiagnostik (GRABBE u. WINKLER 1985, THOMPSON u. Mitarb. 1986). Man kann extraluminale Wandrezidive, ihr Eindringen in die Umgebung und parakolisch gelegene regionale Metastasen erfassen

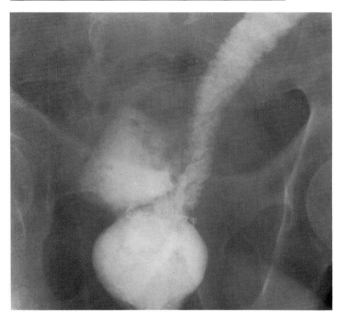

Abb. **31** Männl. 73 Jahre. Zustand nach Kontinuitätsresektion wegen stenosierendem Sigmakarzinom. Postoperativer Gastrografin-KE mit Leckage am Anastomosenring

(Abb. **36**). Mit einer CT-gesteuerten Feinnadel-
biopsie läßt sich Material zur Gewebedifferenzierung gewinnen (BUTCH u. Mitarb. 1985, HAUEN-
STEIN u. Mitarb. 1985). Eingeschränkt wird die Aussage der CT durch die Tatsache, daß sich postoperatives Narbengewebe und Tumorrezidiv in ihrer
Dichte kaum unterscheiden. Deshalb ist es auch
hier zweckmäßig, wenige Wochen nach der Operation einen Ausgangsbefund über die postoperative
Situation im CT zu erhalten; eine Forderung, die
nicht überall durchzusetzen ist. Ob die MRT eine
genauere Differentialdiagnose zwischen Tumorrezidiv und postoperativer Fibrose liefern kann, ist
noch offen (s. Beitrag KÜPER u. LENZ, S. 665 ff).
Zum Erkennen des Darmwandrezidivs nach Kontinuitätsresektionen dürfte künftig die endoluminale
Sonographie beitragen.
Bei der *Rektumexstirpation mit endständigem
Anus praeter* hat HÜBENER (1979) auf die Möglichkeiten der CT bei lokoregionalem Rezidiv
hingewiesen (Abb. 37). Auch hier ist ein computertomographischer Ausgangsbefund wichtig. Das
Verfahren ist heute etabliert.

Kolorektales Karzinoid

Unter dem Karzinoid versteht man langsam wachsende epitheliale Neoplasien, die sich aus den
enterochromaffinen Zellen der Darmmukosa entwickeln. Sie sind relativ selten, gelten als semima-
ligne und metastasieren bevorzugt in die Leber und
in die Lymphknoten.
Die Prädilektionsstelle des kolorektalen Karzino-
ids ist die Appendix. Vorwiegend jugendliche Patienten werden unter den klinischen Zeichen einer akuten Appendizitis operiert. Die Diagnose
kommt dann vom Pathologen.

Von Lokalisationen in anderen Dickdarmabschnitten sind vorwiegend Erwachsene jenseits
des 50. Lebensjahres betroffen.
Klinisch kann sich das Karzinoid mit Schmerzen,
Anämie, Inappetenz, Gewichtsverlust, Obstipation oder Diarrhön bemerkbar machen. Ein mechanischer Ileus durch obturierendes Tumorwachstum ist die Ausnahme. Die Symptome des
typischen Karzinoidsyndromes (Flush, Magen-
Darm-Krämpfe mit Diarrhön, Bronchospas-
mus), wahrscheinlich verursacht durch Freiset-
zung von Serotonin, Bradykinin und Kallikrein,

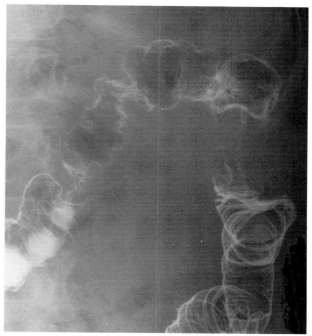

a

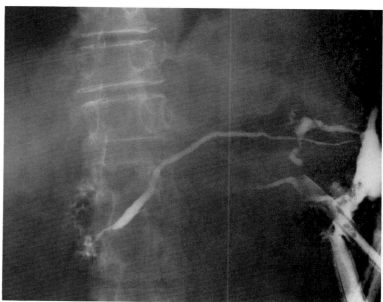

b

Abb. **32 a** u. **b** Weibl. 68 Jahre. Adenokarzinom mit postoperativem Verlauf
a Zirkulär stenosierendes Neoplasma
im oralen Deszendens. Typische Tumorstenose. Unvollständige Luftfüllung
wegen der Stenose, keine Polypendiagnostik im oral des Tumors gelegenen Dickdarms möglich
b Zustand nach linksseitiger Hemikolektomie, Fistelsystem über Drainage
mit subphrenischem Abszeß und Verbindung zum Pankreasgang

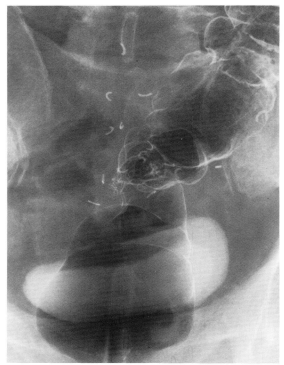

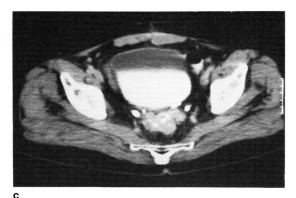

c

a

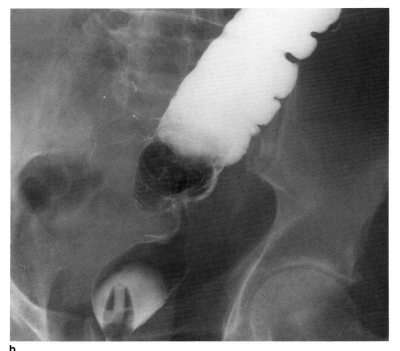

b

Abb. **33a–c** Männl. 66 Jahre. Zustand nach Kontinuitätsresektion eines Sigmakarzinoms
a Anastomose mit Stapler-Naht. Wandstarre mit flachem Füllungsdefekt an der rechten Wand. Verdacht auf Wandrezidiv, bioptisch nicht bestätigt
b 1½ Jahre später stenosierte Anastomose mit Wandstarre. Radiologisch Rezidiv. Bioptisch kein malignes Gewebe
c CT: Wandverdickung mit Umgebungsinfiltration im Anastomosenbereich (Clips) als Ausdruck eines Anastomosenrezidivs. Operativ bestätigt

sprechen für eine Metastasierung. Diese Symptomatik ist beim kolorektalen Karzinoid ungewöhnlich.

Im DKE sieht man teils polypöse, teils infiltrierende oder ulzerierende Läsionen, die sich vom kolorektalen Karzinom nicht wesentlich unterscheiden müssen (SATO u. Mitarb. 1984). Über die Tumorausbreitung informiert die CT (PICUS u. Mitarb. 1984). Der Nachweis fibrössklerosierender mesenterialer Infiltrationen im CT spricht für die Karzinoiddiagnose (BONATTI u. ORTORE 1987).

Abb. **34** Weibl. 44 Jahre. Zustand nach Hemikolektomie rechts wegen infiltrierenden Zäkumkarzinoms.   Seit-zu-Seit-Anastomose mit bürzelartiger Wandeinstülpung der blind verschlossenen Dünndarmschlinge

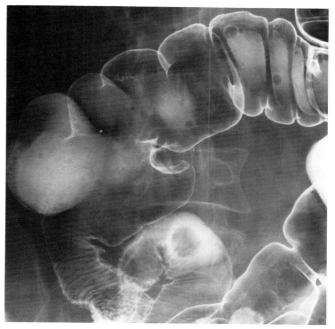

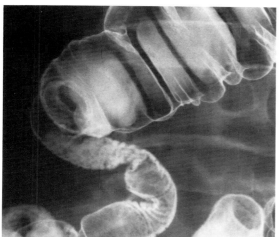

Abb. **35** Männl. 77 Jahre. Zustand nach Hemikolektomie rechts wegen Aszendenskarzinom. Unauffällige End-zu-End-Anastomose

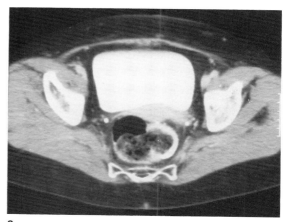

a

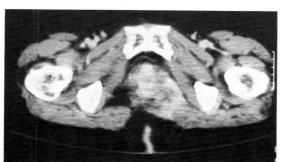

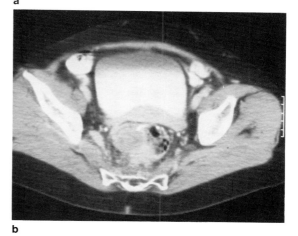

b

Abb. **37** Weibl. 58 Jahre. Zustand nach Rektumamputation und mehrfacher Nachresektion. Ausgedehntes Lokalrezidiv in der li. Fossa ischiorectalis mit Infiltration der Becken- und Gesäßmuskulatur. Inneres Genitale nicht mehr abgrenzbar

Abb. **36 a** u. **b**   Weibl. 65 Jahre. Zustand nach tiefer anteriorer Rektumresektion wegen Adenokarzinom
a   Postoperative Situation im Anastomosenbereich
b   1 Jahr später: Lokales Wandrezidiv

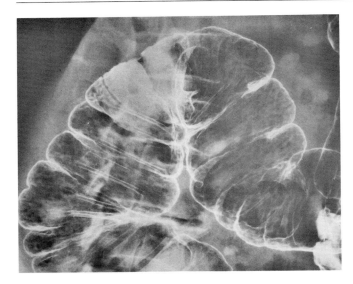

Abb. **38**   Weibl. 69 Jahre. Vergrößerte Lymphfollikel (follikuläre Hyperplasie) bei Non-Hodgkin-Lymphom

Nichtepitheliale Tumoren

Benigne Tumoren

Nichtepitheliale, gutartige Tumoren des Dick- und Enddarmes sind extrem selten (vgl. Tab. **1**). Es kommen vor: Lipome, Fibrome, Leiomyome, Hämangiome, Neurofibrome und Pseudolymphome (benigne lymphoide Hyperplasie; AGHA u. Mitarb. 1983). Bei der Kontrastdarstellung er-

scheinen sie als tumoröse Füllungsdefekte. Lipome und Hämangiome sind im CT durch Dichtemessungen (Ho u. Mitarb. 1984) oder Enhancement nach Kontrastmittelbolus (PÉREZ u. Mitarb. 1987) zu erkennen.

Maligne Tumoren

Alle gutartigen mesenchymalen Neubildungen können sarkomatös entarten. Im Dickdarm sind solche Fälle ausgesprochene Raritäten. Bei der Kontrastdarstellung und im CT finden sich die Zeichen malignen Tumorwachstums. Die Artdiagnose stellt der Pathologe.

Maligne Lymphome (Non-Hodgkin-Lymphome) sind als Erstmanifestation im Dickdarm äußerst selten, im Gegensatz zum übrigen Gastrointestinaltrakt. Die Röntgensymptomatik ähnelt weitgehend der des kolorektalen Karzinoms. Frühzeitig kommt es zu einem systemischen Lymphknotenbefall (BRUNETON u. Mitarb. 1983, Abb. **38**).

Der *Morbus Hodgkin* manifestiert sich am Dickdarm noch seltener als die Non-Hodgkin-Lymphome (BAUMGARTNER u. HARTMANN 1985).

Dickdarmmetastasen

Hämatogene Dickdarmmetastasen sind offenbar nicht so selten wie angenommen. Differentialdiagnostisch wird kaum an sie gedacht. Häufige Primärtumoren sind das Mammakarzinom und das maligne Melanom.

Im DKE sieht man Metastasen in drei Aspekten:
- solitärer Füllungsdefekt ohne/mit Ulzerationen (vgl. Abb. **27**),
- multiple polypöse Füllungsdefekte wie bei einer Polypose (malignes Melanom, KRUG u. Mitarb. 1987),

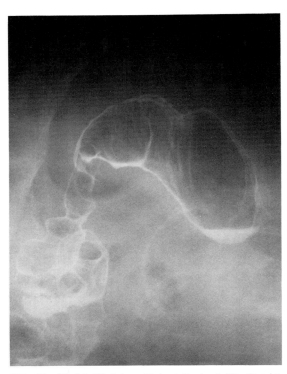

Abb. **39**   Weibl. 72 Jahre. Metastatische Infiltration im Rektum und im perirektalen Gewebe (erweiterter Retrorektalraum) 4 Jahre nach Operation eines szirrhösen Mammakarzinoms

– Wandinfiltrationen mit segmentalen Stenosen ähnlich dem Bild einer segmentalen Kolitis (Abb. **39** u. **84**), (KOOP u. Mitarb. 1988).

Die letzte Form ist in Einzelfällen immer wieder mit einem Morbus Crohn des Dickdarmes verwechselt worden (DOMBROWSKI 1968, MAŘATKA u. Mitarb. 1968). Doch ist die Art der segmentalen Stenosen anders und vom segmentalen Befall des Dickdarmes mit Wandverdickung beim Morbus Crohn zu unterscheiden (vgl. Abb. **84**).

Primärtumoren, die durch extrakolisch-infiltratives Wachstum zu einer sekundären Dickdarmbeteiligung führen, bieten ebenfalls differentialdiagnostische Schwierigkeiten. Magen- und Pankreaskarzinome können *per continuitatem* auf das Colon transversum übergreifen und hier Raffungen und sägeblattartige Konturen an der Haustrengruppe TM–TO (obere Kontur) oder TL–TO (untere Kontur) hervorrufen (MEYERS 1982, KRESTIN u. Mitarb. 1983 a). Ebenso sehen mesenteriale Infiltrationen mit Übergreifen auf das Colon ascendens oder descendens (TM-Kontur) oder auf das Mesosigma aus (vgl. Abb. **27**, KRESTIN u. Mitarb. 1983 b).

Metastatisch vergrößerte Lymphknoten werden durch CT und Sonographie erfaßt.

Entzündungen

Die Diagnostik entzündlicher Dickdarmerkrankungen führt dem Radiologen das alte Problem „Momentaufnahme im zeitlichen Ablauf der Krankheit" in besonderer Weise vor Augen. Er soll sich zu folgenden Fragen äußern:

Diagnose:	den Prozeß erkennen
Differentialdiagnose:	seine Art identifizieren
Lokalisation:	Sitz und Ausdehnung festlegen
Aktivität:	vorherrschendes morphologisches Substrat darstellen
Komplikationen:	Stenosen, Fisteln, Tumoren nachweisen
Verlauf:	Therapieerfolg und Rezidiv aufzeigen.

Für diese Aufgaben ist der DKE das überlegene radiologische Verfahren (WELIN u. WELIN 1980, BARTRAM u. LAUFER 1979, FORK u. Mitarb. 1982, CZEMBIREK u. Mitarb. 1983, FRÜHWALD u. Mitarb. 1984). Eine effiziente, dem Zustand des Patienten angepaßte Vorbereitung (s. S. 597) ist unerläßlich.

Der DKE ist angezeigt, wenn akut-entzündliche Erscheinungen zurückgehen und eine differenzierte morphologische Aussage erforderlich ist.

Eine bioptisch-histologische Diagnostik kann mit der Rektosigmoidoskopie erfolgen. Gegenüber einer totalen Koloskopie ist der DKE zu diesem Zeitpunkt das schonendere Vorgehen.

Schwerkranken Patienten sind nur einfache und wenig belastende Verfahren zuzumuten. Im akuten Schub kommt man oft mit der Abdomenübersichtsaufnahme aus: Man nutzt den Gasgehalt des Dickdarmes als „negatives" Kontrastmittel. Nötigenfalls kann man etwas Luft insufflieren (BARTRAM u. Mitarb. 1983), wenn der spontane Gasgehalt nicht ausreicht. Die Aufnahme in linker Seitenlage mit horizontalem Strahlengang läßt das Gas in das rechte Kolon aufsteigen, dessen Befall in diesem Stadium den Kliniker besonders interessiert (totale Kolitis). Wird während einer floridentzündlichen Symptomatik – mehr als 6 Blutstühle/Tag – eine Einlaufuntersuchung erforderlich, muß meist der einfache KE genügen. Im Zweifelsfall leidet darunter die differentialdiagnostische Aussage der Röntgenuntersuchung.

Colitis ulcerosa

Pathologie

Die Colitis ulcerosa ist eine chronische Entzündung des *Dickdarmes*, die das Kolon kontinuierlich vom Rektum aszendierend befällt und auf die Schleimhaut beschränkt bleibt (Mukosatyp). Die Lichtung des Dickdarmes ist gleichmäßig zirkulär befallen.

Die Ätiologie der Erkrankung ist unbekannt.

Nach der Lokalisation werden Proktosigmoiditis, linksseitige Kolitis, subtotale und totale Kolitis unterschieden.

Der Prozeß beginnt mit einer diffusen Hyperämie und einer entzündlichen Infiltration des Stromas. Es bilden sich Kryptenabszesse aus. Ihr Durchbruch ins Lumen führt zu Gewebsdefekten aller Grade, von feinen Erosionen bis zu unterminierenden Ulzerationen.

Die Regression setzt mit einem Granulationsgewebe ein, das durch entzündliche Infiltrate, Ödem und Epithelhyperplasien eine polypoide Oberfläche zeigen kann (pseudopolypöses Granulationsgewebe). Heilt der Prozeß ab, können fibrosierte Entzündungspolypen bestehen bleiben. Von Schub zu Schub kommt es zu einem zunehmenden Schwund von Drüsen. Schließlich resultiert eine Schleimhautatrophie mit submuköser Fibrose. Über Drüsenregenerate kann sich – nicht selten multilokulär – ein Karzinom in der atrophischen Schleimhaut entwickeln: Die Colitis ulcerosa gilt als Präkanzerose (MORSON u. DAWSON 1979, OTTO u. Mitarb. 1976, REMMELE 1984, SCHMITZ-MOORMANN 1980). Die früheren Angaben eines Krebsrisikos von 50% nach 25–30jäh-

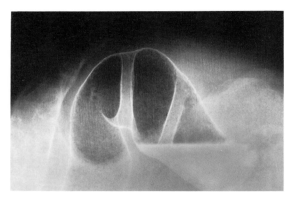

Abb. **40** Weibl. 35 Jahre. Colitis ulcerosa, Aufnahme des Rektums in Bauchlage mit horizontalem Strahlengang. Feingranuläre Oberfläche („Apfelsinenschalenphänomen"). Rektoskopisch gerötete, vermehrt vulnerable Schleimhaut

riger Krankheitsdauer müssen heute korrigiert werden: 7% nach 20 Jahren, 16% nach 30 Jahren (GYDE u. Mitarb. 1988).

Klinik

An Colitis ulcerosa erkranken vorwiegend jüngere Menschen. Der Altersgipfel liegt zwischen dem 20. und 40. Lebensjahr. Man unterscheidet:
– die chronisch-intermittierende Verlaufsform: > 70%
– die chronisch-kontinuierliche Verlaufsform: < 20%
– die akut-fulminante Verlaufsform: < 10%.

Klinisches Leitsymptom sind blutige Diarrhön. An der Zahl der täglichen Entleerungen beurteilt man die Schwere eines Schubes. In leichteren Fällen fehlen Allgemeinsymptome. Bei mehr als 8 Blutstühlen pro Tag besteht regelmäßig ein schweres Krankheitsgefühl mit Leibschmerzen, Fieber und Tachykardie. Die Symptomatik hängt eher vom Grad der makroskopischen Veränderungen ab als von der Ausdehnung des Prozesses. Allerdings sind bei einem auf den Enddarm beschränkten Prozeß (Proktosigmoiditis) schwere Verlaufsformen die Ausnahme.

Radiologische Diagnostik

Eine hyperämische, ödematöse und vermehrt vulnerable Schleimhaut stellt sich im DKE als eine *granuläre Oberfläche* dar. Kleine Defekte bilden sich mit stecknadelspitzgroßen Kontrastdepots oder mit feinen Konturunregelmäßigkeiten ab, die als „Spikulä" bezeichnet werden (Abb. **40** u. **41**). Das Bild ist mit der Oberfläche einer Apfelsinenschale verglichen worden (WELIN u. ANDRÉN 1965).

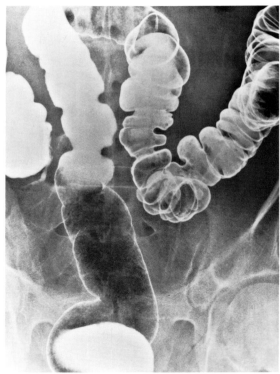

Abb. **41** Männl. 44 Jahre. Rezidiv einer hämorrhagischen Proktosigmoiditis. Gekippte rektosigmoidale Aufnahme. Granulär-erosive Veränderungen vom Rektum bis zur Mitte des Sigmas. Endoskopisch vulnerable Schleimhaut mit feinen Erosionen, histologisch Colitis ulcerosa

Solche frühen Veränderungen können von Flokken eines für den DKE ungeeigneten Kontrastmittels vorgetäuscht werden (Abb. **42**). Diese Flocken sind gegenüber frühen Veränderungen der Kolitis unregelmäßig in Größe und Verteilung, manchmal aber kaum von kleinen Gewebsdefekten zu unterscheiden. Wenn sie Fehldiagnosen veranlassen, muß man den Ansatz des Kontrastmittels überprüfen, nötigenfalls das Kontrastmittel wechseln.

Bei *Erosionen und Ulzerationen* erscheint das Dickdarmlumen rasenartig und zirkulär mit gröberen Defekten übersät (Abb. **43–45**). Das begleitende entzündliche Ödem hebt die Haustrierung auf oder läßt bis bleistiftdicke, zirkuläre Wülste entstehen, die etwa dem Verlauf der Plicae semilunares ähneln. Sog. „Kragenknopfulzera" (Abb. **46**) entsprechen nicht immer unterminierenden Geschwüren, sondern oft von Kontrastmittel unterlaufenen Schleim- und Fibrinfetzen. Sie kennzeichnen aber eine schwere Verlaufsform.

Bilden sich die akut-ulzerösen Erscheinungen zurück, tritt ein *Granulationsgewebe* mit flachen, netzartigen Vertiefungen oder dichten, pseudopolypösen Erhabenheiten auf. Diese Gebilde bestehen aus Granulationsgewebe oder aus Granulationsgewebe und Epithelresten. Sie können fibrosieren. Die dichtstehenden, pfefferkorn- bis linsengroßen Formationen sind im DKE mit einer hohen Treffsicherheit nachweisbar (Abb. **47**). Sie kennzeichnen einen noch aktiven Prozeß und werden ähnlich bei der granulomatösen Kolitis gefunden (vgl. Abb. **70**).

In der *Remission* glättet sich die Schleimhautoberfläche; die Haustren bauen sich auf; das Röntgenbild kann dann völlig normal erscheinen. Manchmal finden sich vereinzelte punkt- oder fingerförmige Pseudopolypen, die fibrosierten Entzündungspolypen als Rest eines pseudopolypösen Granulationsgewebes entsprechen (Abb. **48**). Mit dem Ausdruck „Pseudopolyposis" wird oft beides, das pseudopolypöse Granulationsgewebe bei einem aktiven Prozeß und einzeln stehengebliebene fibrosierte Entzündungspolypen in der Remission, in einen Topf geworfen. Der Röntgenbefund sollte hier unterscheiden.

Bei der *Schleimhautatrophie* sieht man eine glatte Innenfläche in einem röhrenförmigen Dickdarm. Oft ist der Dickdarm vermindert dehnbar und in der Längsrichtung verkürzt (Abb. **49**). Dann ist die richtige Deutung einfach, ebenso im Rahmen einer Verlaufsbeobachtung oder wenn die Diagnose „Colitis ulcerosa" auf andere Weise gesichert und bekannt ist. Andernfalls sollte man mit der Interpretation „ausgebrannte Kolitis" zurückhaltend sein, denn ein schlaffes, röhrenförmiges Kolon findet sich auch als Folge eines Laxantienabusus (PLUM u. Mitarb. 1960) oder einer drastischen Vorbereitung.

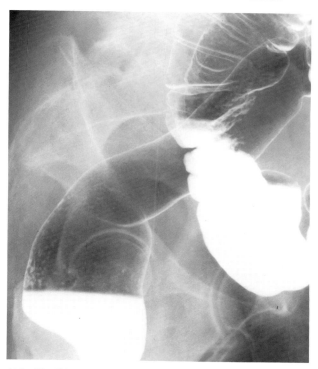

Abb. **42** Weibl. 60 Jahre. Vortäuschung pathologischer Veränderungen am Innenrelief. Flockungsphänomene eines für den DKE ungeeigneten Kontrastmittels. Rektoskopisch o.B.

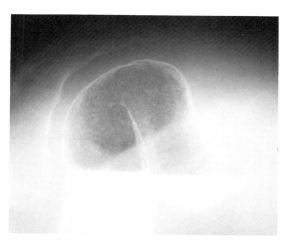

Abb. **43** Männl. 41 Jahre. Colitis ulcerosa. Ausgeprägte erosive Veränderungen im Rektum. Rektoskopisch erosive Proktitis, histologisch Colitis ulcerosa

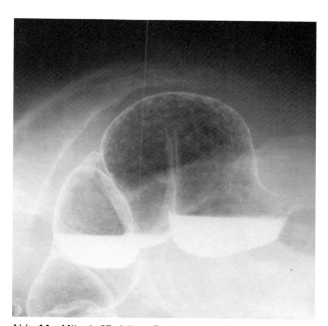

Abb. **44** Männl. 37 Jahre. Proktosigmoiditis mit groben ulzerösen Veränderungen im Rektum und unteren Sigma. Histologisch Colitis ulcerosa

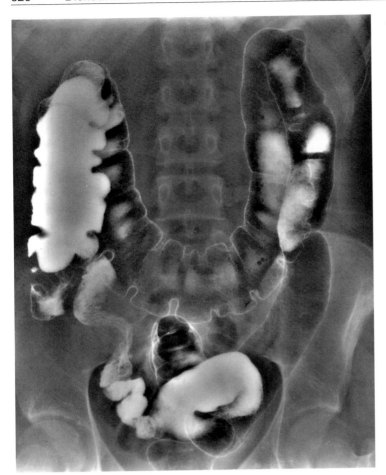

Abb. **45**   Weibl. 18 Jahre. Totale Colitis ulcerosa mit ausgedehnten erosiven Veränderungen im gesamten Dickdarm, Schleimhautödem

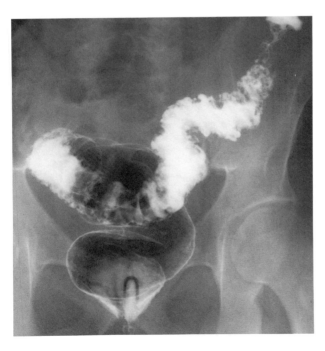

Abb. **46**   Männl. 30 Jahre. Colitis ulcerosa des linken Dickdarms mit groben, z. T. unterminierenden Ulzerationen („Kragenknopfulzera"). Histologisch Colitis ulcerosa

Gutartige Stikturen (Abb. **50**) sind bei der Colitis ulcerosa selten. Sie kommen durch eine Hypertrophie der Lamina muscularis mucosae zustande (GOULSTON u. McGOVERN 1969), nicht durch bindegewebigen Umbau der Wand wie die Narbenstrikturen bei der granulomatösen Kolitis. Solche benignen Strikturen können reversibel sein.

Für den Radiologen ist der Nachweis von Strikturen bei der Colitis ulcerosa immer auf ein postkolitisches Karzinom verdächtig. Der Verdacht ist hoch, wenn die Striktur unregelmäßig begrenzt und starr ist (Abb. **51**) und/oder in der rechten Kolonhälfte liegt (GOULSTON u. McGOVERN 1969). An diesem Verdacht muß bis zum Beweis des Gegenteils festgehalten werden (Abb. **52**).

Das *postkolitische Karzinom* entwickelt sich in atrophischer Schleimhaut oder aus adenomatösen Regeneraten. Demzufolge kann es als zirkulär-stenosierende (Abb. **51**) oder als polypöse Form auftreten. Stehengebliebene entzündliche Pseudopolypen (vgl. Abb. **48**) haben mit der Karzinomentstehung nichts zu tun.

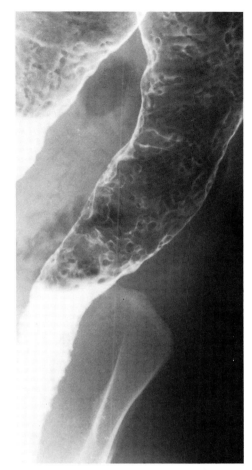

Abb. **47**   Männl. 28 Jahre. Pseudopolypöses Granulationsgewebe, Ausschnitt aus dem Colon descendens. 3. Schub einer totalen Colitis ulcerosa

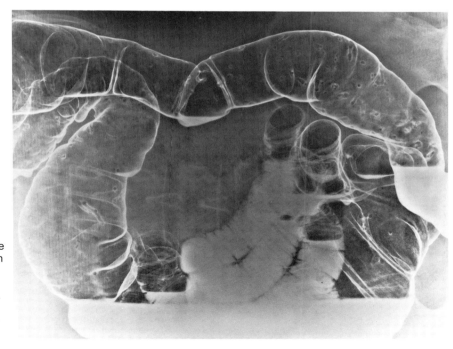

Abb. **48**
Weibl. 41 Jahre
Fibrosierte Entzündungspolypen als Reste eines pseudopolypösen Granulationsgewebes in der Remission einer totalen Colitis ulcerosa. Aufnahme in rechter Seitenlage mit horizontalem Strahlengang

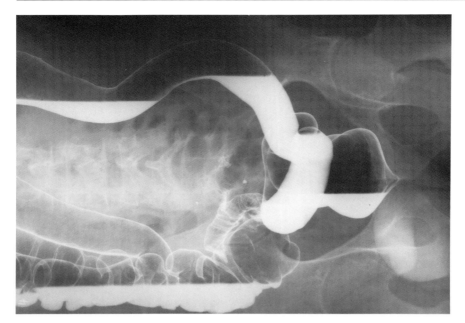

Abb. **49**
Männl. 39 Jahre
Langjährige Anamnese
einer Colitis ulcerosa,
zum Aufnahmezeit-
punkt in Remission.
Röhrenförmiger Dick-
darm (Transversum bis
Rektum) mit Schleim-
hautatrophie.
Aufnahme in rechter
Seitenlage mit horizon-
talem Strahlengang

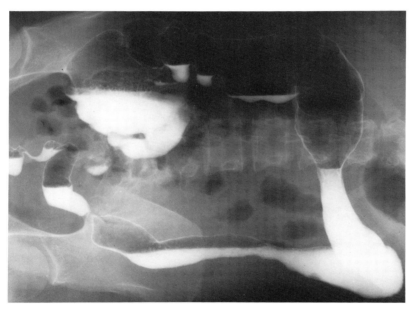

Abb. **50**
Weibl. 29 Jahre (gleiche Patientin wie Abb. **45**)
Multiple, glatt begrenzte Strikturen am rektosigmoidalen
Übergang und Deszendens mit
Schrumpfung des Dickdarms
nach über 10jährigem Verlauf
einer rezidivierenden totalen
Kolitis. Proktokolektomie, benigne Strikturen

Colitis granulomatosa, Morbus Crohn des Dickdarmes

Pathologie

Der Morbus Crohn ist eine chronische, segmentale, granulomatöse, ulzerierende Entzündung des
Magen-Darm-Kanals unbekannter Ätiologie. Der
Prozeß durchsetzt die Schleimhaut und die Wand
des erkrankten Darmabschnittes (transmuraler
Typ) und hat eine eigentümliche Neigung zur Fistelbildung. Die Lichtung des Darmes ist oft
asymmetrisch, diskontinuierlich befallen unter
Bevorzugung des Mesenterialansatzes. Die Ent-

zündung kann auf das Mesenterium und die regionalen Lymphknoten übergreifen (MORSON u.
DAWSON 1979, SCHMITZ-MOORMANN 1980, 1981).
Der Dickdarm zählt zu den meistbetroffenen Abschnitten des Verdauungskanals: Im Kolon ist die
Erkrankung fast doppelt so häufig lokalisiert wie
am terminalen Ileum allein. Allerdings ist der alleinige Befall des Dickdarmes mit weniger als
10% deutlich seltener als seine Mitbeteiligung bei
Lokalisationen in höheren Darmabschnitten
(MALCHOW u. Mitarb. 1987).
Die granulomatöse Kolitis zeigt ein anderes Befallsmuster als die Colitis ulcerosa: Man sieht ei-

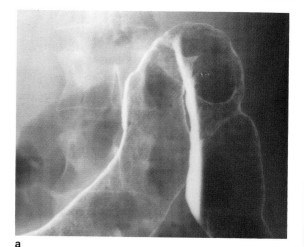

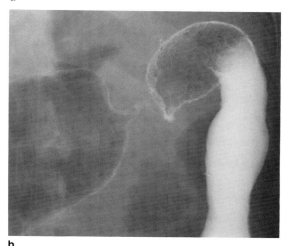

a

b

Abb. **51 a** u. **b**   Weibl. 37 Jahre
a   Totale Colitis ulcerosa mit 15jährigem Verlauf. Ausschnitt der linken Flexur mit erosiv-ulzerösen Veränderungen
b   4 Jahre später Ausschnitt aus der linken Flexur. Ausbildung einer starren Striktur. Postkolitisches Karzinom operativ bestätigt. Bereits Lebermetastasen

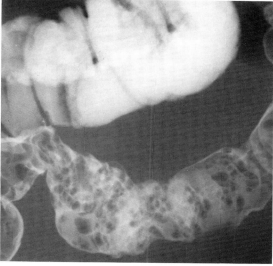

a

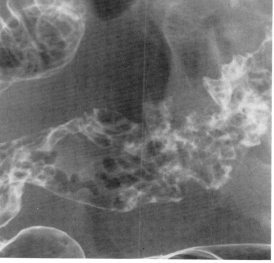

b

Abb. **52 a** u. **b**   Männl. 36 Jahre
a   Colitis ulcerosa mit pseudopolypösem Granulationsgewebe im Sigma
b   1 Jahr später: unregelmäßig begrenzter Füllungsdefekt im Sigma am Mesosigmaansatz, radiologisch Verdacht auf postkolitisches Karzinom. Verdacht mehrfach bioptisch und nach klinischem Verlauf nicht bestätigt

ne rechtsseitige Ileokolitis, die sich kontinuierlich deszendierend ausbreiten kann oder eine gleichzeitige Erkrankung des Ileums mit segmentalen Läsionen im Dickdarm. In über 50% bleibt das Rektum makroskopisch unauffällig, auch wenn man in Biopsien gelegentlich Granulome findet. Bei alleinigem segmentalen Dickdarmbefall sind in der Regel zwei und mehr Segmente erkrankt. Der isolierte Befall eines einzigen Segmentes spricht gegen eine granulomatöse Kolitis (DOMBROWSKI u. BÜRKLE 1981). Eine linksseitige oder totale Kolitis ohne Erkrankung höherer Darmabschnitte ist beim Morbus Crohn des Dickdarms die Ausnahme.
Mikroskopisch beginnt der Prozeß mit einer Hyperplasie des lymphatischen Gewebes. Über erkrankten Lymphfollikeln brechen flache Defekte, sog. aphthoide Ulzera auf (MORSON 1972). Später kommt es zu Erosionen, flächenhaften Ulzerationen, die sich landkartenähnlich ausbreiten, und zu spaltförmigen Fissuren. Der entzündliche Prozeß ergreift die tieferen Wandschichten, die Subserosa und das angrenzende Mesenterium mit regionalen Lymphknoten. Ulzerationen, Granulationsgewebe, lymphatische Hyperplasie und stehengebliebene Schleimhautinseln bilden das

„klassische" Pflastersteinrelief (CROHN u. Mitarb. 1932). Die transmurale Entzündung führt zur Fibrose und Fibrosklerose der Darmwand. Die daraus resultierende Wandverdickung engt das Lumen ein. Es können sich narbige Stenosen ausbilden. Fisteln entstehen, wenn die fissurale Entzündung die Wand durchsetzt und in benachbarte Strukturen (Darm, Blase, Vagina) oder nach außen (Analfisteln, Narbenfisteln) durchbricht.

Charakteristisch und für die Diagnose „Morbus Crohn" beweisend sind epitheloidzellige Granulome in der Schleimhaut, der Submukosa, der Subserosa oder in den Lymphknoten. Diese Epitheloidzellgranulome gleichen denen der Sarkoidose. In Operationspräparaten werden sie bis zu 70% gefunden. In Biopsien entdeckt man sie um so häufiger, bis zu 50%, je mehr Biopsien entnommen werden. Sie können in der Submukosa des Rektums auch bei makroskopisch unauffälliger Schleimhaut gesehen werden (MORSON 1972, SCHMITZ-MOORMANN u. Mitarb. 1979, SCHMITZ-MOORMANN 1981).

Die Wahrscheinlichkeit, an einem kolorektalen Karzinom zu erkranken, ist bei der granulomatösen Kolitis um das 6–7fache erhöht. Das Krebsrisiko ist am Dünndarm höher als am Dickdarm (REMMELE 1984).

Klinik

Wie die Colitis ulcerosa ist der Morbus Crohn eine Erkrankung der ersten Lebenshälfte mit dem Altersgipfel um das 30. Lebensjahr. Bei Patienten mit einem isolierten Dickdarmbefall wird ein zweiter, niedrigerer Altersgipfel im 6. Lebensjahrzehnt registriert.

Die klinische Symptomatik hängt davon ab, welche Abschnitte des Magen-Darm-Kanals in welcher Ausdehnung befallen sind. Chronische Diarrhö und Schmerzen sind die häufigsten Symptome im Beginn und im späteren Verlauf. Blutstühle treten seltener auf als bei der Colitis ulcerosa. Ein okkulter Blutverlust erklärt die häufige Eisenmangelanämie. Die Kranken fiebern bei akuten Exazerbationen, Fisteleiterungen und

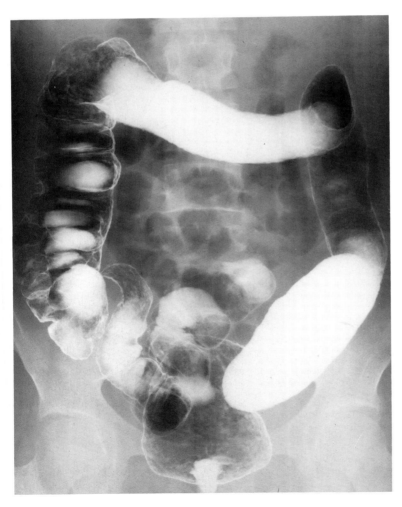

Abb. **53** Weibl. 24 Jahre. Totale Ileokolitis Crohn mit Rektumbefall. Typische Veränderungen eines Morbus Crohn am terminalen Ileum

Abb. **54**
Weibl. 22 Jahre
Ileokolitis Crohn mit segmentalem Dickdarmbefall und asymmetrischem Befall der Lichtung. Aphthoide Ulzera vorherrschend.
Aufnahme in rechter Seitenlage mit horizontalem Strahlengang

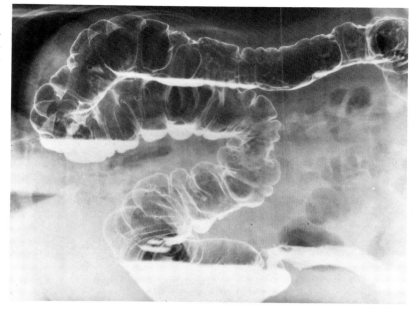

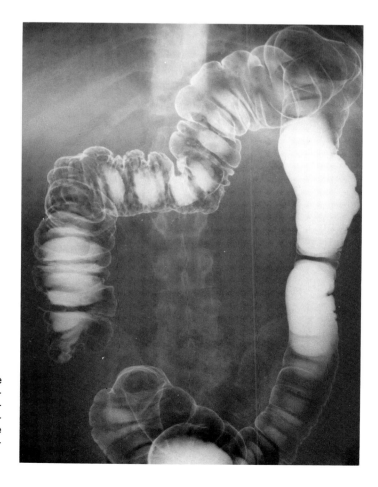

Abb. **55** Männl. 24 Jahre. Rechtsseitige Ileokolitis Crohn (Erkrankung des terminalen Ileums bei der Dünndarmuntersuchung nachgewiesen). Ulzeröse Läsionen, aphthoide Ulzera bis ins aborale Transversum nachzuweisen. Linker Dickdarm einschließlich Rektum frei

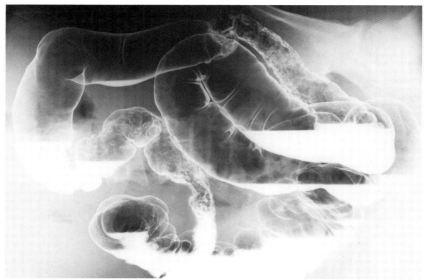

a

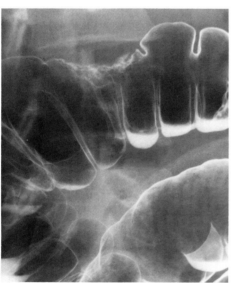

b

Abszedierungen. Analfisteln oder -fissuren sind so häufige Initialsymptome (bis 25%, LOCKHART-MUMMERY 1972), daß man dann immer nach einem Morbus Crohn suchen oder ihn im weiteren Verlauf berücksichtigen sollte (BUCHMANN u. ALEXANDER-WILLIAMS 1980).

Radiologische Diagnostik

Die radiologische Diagnose „granulomatöse Kolitis" stützt sich auf vier Kriterien:

- gleichzeitiger Befall des terminalen Ileums (Ileokolitis) und/oder höherer Darmabschnitte
- charakteristische Lokalisation der entzündlichen Veränderungen am Dickdarm
- kennzeichnende Schleimhaut- und Wandveränderungen
- Nachweis von Fisteln.

Der *gleichzeitige Befall des terminalen Ileums* (Ileokolitis) ist beim Morbus Crohn des Dickdarms in ⅔ – ¾ der Fälle vorhanden (DOMBROWSKI u. BÜRKLE 1981, MALCHOW u. Mitarb. 1987). Deshalb ist die vollständige Untersuchung des Verdauungskanals bei chronisch entzündlichen Darmerkrankungen eine diagnostische Pflicht.

Der Befund am terminalen Ileum, von aphthoiden Ulzera bis zum fortgeschrittenen Stadium mit verdickter Wand, eingeengtem Lumen und Pflastersteinrelief (Abb. **53** u. **54**) darf nicht als „Rückspülileitis" bei Colitis ulcerosa mißdeutet werden: Eine Rückspülileitis wird nur gelegentlich und nur bei totaler Colitis ulcerosa beobachtet. Sie stellt eine oberflächliche Entzündung mit geröteter Schleimhaut dar. Evtl. sind feine Erosionen vorhanden. Radiologisch wird eine Rückspülileitis wegen der oberflächlichen Veränderungen selten erkannt und allenfalls bei einer schlaffen Ileumschlinge mit Faltenwulstung vermutet. Demgegenüber sind die Läsionen beim Morbus Crohn (s. Beitrag Kap. „Dünndarm" S. 544 ff) eindeutig und unverwechselbar.

Eine *rechtsseitige* (Abb. **55**) oder *segmentale Lokalisation* der entzündlichen Veränderungen ist für den Morbus Crohn des Dickdarms charakteristisch. Zwei und mehr erkrankte Segmente („skip lesions") können von makroskopisch gesunden Abschnitten („skip areas") unterbrochen sein (Abb. **56a**). Das typische diskontinuierliche Muster erscheint auch in einem *asymmetrischen Befall der Lichtung.* Dabei wird der Mesokolonansatz gegenüber der freien Wand bevorzugt (Abb. **56b**).

Der *Enddarm* bleibt in über 50% von makroskopischen Veränderungen frei. Bei linksseitiger oder ausgedehnter Erkrankung des Dickdarms mit/

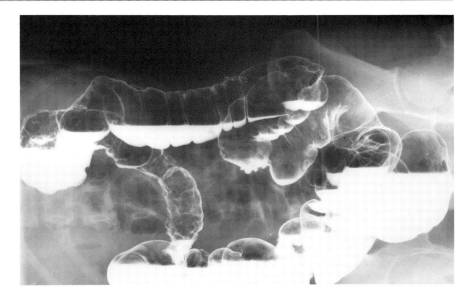

Abb. 57
Weibl. 19 Jahre Segmentaler Dickdarmbefall ohne Erkrankung des Ileums mit Pflastersteinrelief im Transversum und verstreuten aphthoiden Ulzera im Zäkum, im Sigma und Rektum

ohne Ileumbefall wird das Rektum häufiger in den Prozeß einbezogen als bei alleiniger Erkrankung des Dünndarms oder bei einer rechtsseitigen Ileokolitis (DOMBROWSKI u. BÜRKLE 1981, MALCHOW u. Mitarb. 1987) (Abb. 57 u. 69).

Aphthoide Ulzera lassen sich mit der Doppelkontrasttechnik in einem sauberen Dickdarm mit hoher Treffsicherheit nachweisen (LAUFER u. COSTOPOULOS 1978, HILDELL u. Mitarb. 1979). Sie sind durch ein flaches, nur en face sichtbares Kontrastmitteldepot mit haloartigem Schwellungshof gekennzeichnet (Abb. 58). Vereinzelt stehend, können sie den ersten Hinweis auf einen Befall der entsprechenden Region geben (Abb. 55 u. 57), andererseits das vorherrschende anatomische Substrat bei einem ausgedehnten Dickdarmbefall bilden (Abb. 59). Eine einzelne Aphthe im Rektum aufzuzeigen ist radiologisch nicht möglich, wenn der Schwellungshof fehlt.
Der Nachweis von aphthoiden Ulzera hat für den Morbus Crohn einen hohen diagnostischen und differentialdiagnostischen Wert (WELIN u. WELIN 1980). Pathognomonisch für einen Morbus Crohn sind aphthoide Ulzera allerdings nicht. In einer mehr oder minder großen Zahl treten sie auch bei anderen Entzündungen auf, die mit einer Hyperplasie der Lymphfollikel in der Dickdarmwand einhergehen (LINGG u. Mitarb. 1980, ASPESTRAND 1986, vgl. Abb. 83). Bei der Colitis ulcerosa (PERSIGEHL u. Mitarb. 1978) haben wir aphthoide Ulzera nicht gefunden.

Feine transversale Rillen werden von WELIN (WELIN u. WELIN 1980) bei beginnendem Morbus Crohn häufig angetroffen. Sie entsprechen praktisch den „innominate lines" (s. S. 595) und haben nach WELIN keine klinische Bedeutung.

Quere Fissuren sind eine beim Morbus Crohn häufige Reliefveränderung (Abb. 60). Sie vertiefen sich oft zum Mesokolonansatz hin und konvergieren dort, wenn der Mesokolonansatz verkürzt ist (Abb. 63 u. 68a). Quere Fissuren heben sich auch auf einem quer gewulsteten Schleimhautödem ab (Abb. 60).
Große, verstreut liegende *longitudinale Ulzera* (Abb. 61 u. 62) haben eine hohe Beweiskraft für die Diagnose „Morbus Crohn des Dickdarms".

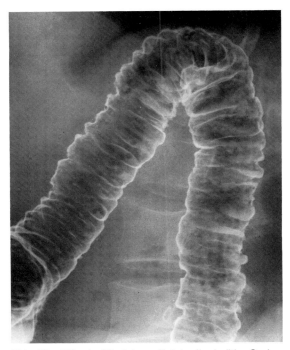

Abb. 58 Männl. 32 Jahre. Totale Ileokolitis Crohn, Erstmanifestation. Ausschnitte aus der linken Flexur. Aphthoide Ulzera, Schleimhautödem

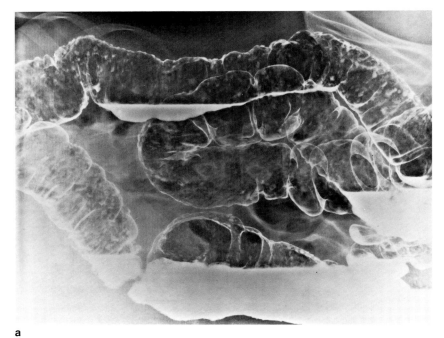

a

Abb. **59 a** u. **b**
Weibl. 21 Jahre
a Granulomatöse Kolitis
des gesamten Dickdarms
mit aphthoiden Läsionen
vom Zäkum bis ins Sigma
b Ausschnittaufnahme
des Rektums mit
diskreten oberflächlichen
Defekten

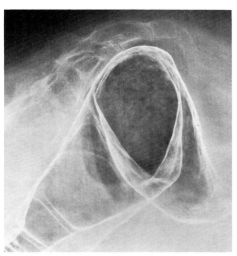

b

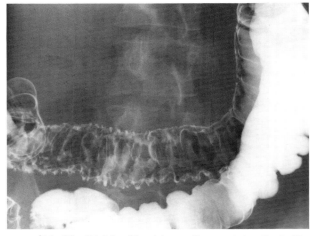

Abb. **60** Weibl. 22 Jahre. Segmentale Ileokolitis Crohn. Ausschnittsaufnahme aus dem Transversum mit Ulzerationen und queren Fissuren. Schleimhautödem

Asymmetrische Taschen bilden sich in der Regression der transmuralen Entzündung aus (Abb. **61**). Sie ähneln den Pseudodivertikeln (Abb. **68 b**) oder dem Intermediärsegment am Dünndarm (s. Kap. „Dünndarm" S. 525 ff). Aus segmentalen Läsionen resultieren strahlige Narben (Abb. **67**) oder narbige Stenosen.

Ein *Pflastersteinrelief* ist bei totalem Kolonbefall für einen Morbus Crohn erst dann zu werten, wenn die polypoiden Formationen wenigstens Bohnengröße überschreiten (Abb. **69**).

Ein *pseudopolypöses Granulationsgewebe* wird sowohl bei der granulomatösen Kolitis (Abb. **70**) als auch bei der Colitis ulcerosa angetroffen. Es läßt bei isoliertem, totalen Kolonbefall keine differentialdiagnostische Abgrenzung zu.

Fisteln sind eine typische Komplikation der Crohnschen Erkrankung. Im klinischen Kranken-

gut werden sie in fast 50% der Erstuntersuchungen beobachtet. Der Dickdarm ist am häufigsten einbezogen: Dünndarm-Dickdarm-Fisteln, Analfisteln, Rektumfisteln ins perirektale Gewebe und zu benachbarten Organen (Vagina, Blase) stellen bei nicht operierten Kranken mehr als 60% der Fistellokalisationen dar (DOMBROWSKI u. BÜRKLE 1981). Ihr Nachweis gelingt mit dem Kontrasteinlauf in hohem Maße getreu der Regel, daß sich Fisteln am besten unter Druck füllen.

Äußere Fisteln wird man sondieren und mit wasserlöslichem Kontrastmittel untersuchen (Fistulographie). Die Darstellung analer und perirektaler Fisteln (Abb. **64**) kann dem Kranken erhebliche Schmerzen bereiten. Deshalb sollte diese Unter-

Abb. **61** Männl. 44 Jahre
Granulomatöse Ileokolitis mit Aussparung des Rektums. Longitudinale Ulzera im Colon ascendens
und im oberen Drittel des Colon
descendens.   Wandverdickung.
Beginnende pseudodivertikelähn-
liche Taschenbildungen vom Aszendens bis ins obere Transversum

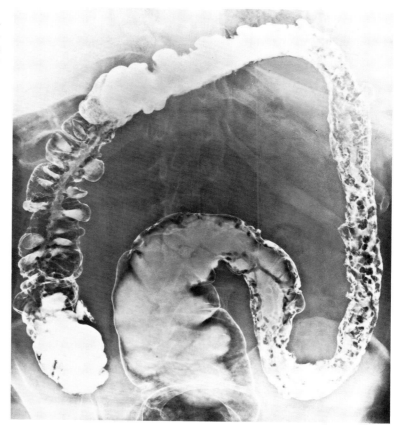

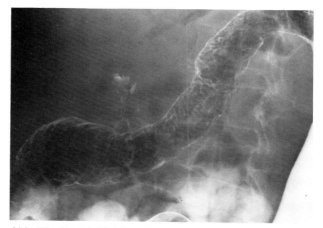

Abb. **63**   Weibl. 18 Jahre. Granulomatöse Ileokolitis. Aus-
schnitt aus dem Colon transversum. Quere Fissuren mit
Raffung des Mesokolonansatzes und blind endender
Fistel im Mesokolon

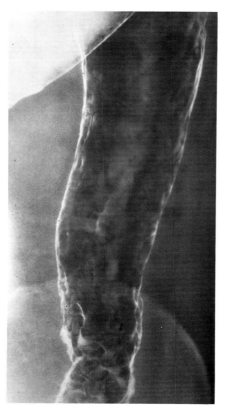

Abb. **62**   Männl. 30 Jahre. Totale granulomatöse Kolitis ohne Erkrankung des Dünndarms. Ausschnitt aus
dem Deszendens: flache, longitudinale Ulzera

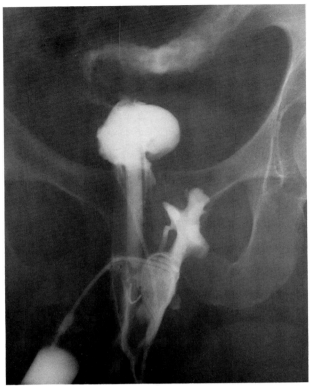

Abb. **64**   Männl. 31 Jahre. Morbus Crohn des gesamten Dickdarms. Fistulographie analer und perirektaler Fisteln und Darstellung des erkrankten Sigmas mit wasserlöslichem Kontrastmittel

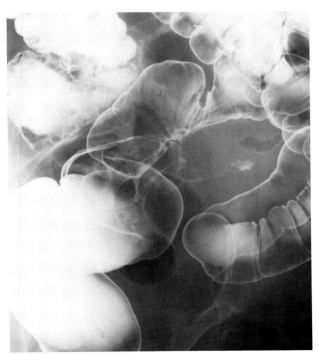

Abb. **65**   Weibl. 45 Jahre. Morbus Crohn des Dünndarms mit ileosigmoidaler Fistel und Blasenfistel, Einbeziehung des Sigmas per continuitatem

suchung einen aktuellen therapeutischen Sinn haben.

Innere Fisteln sind per Einlauf mit wasserlöslichem Kontrastmittel zu überprüfen, wenn es darum geht, ihre Ausdehnung und ihre Verzweigung festzulegen (Abb. **71**). Werden sie im Ablauf einer Doppelkontrastuntersuchung neu entdeckt, muß man die Technik deswegen nicht ändern, sondern sie dem Befinden des Kranken und der Situation anpassen (Abb. **63** u. **65**).

Ungewöhnliche Fistellokalisationen, beispielsweise Duodenum-Kolon-Fisteln, finden sich nur bei voroperierten Kranken (Abb. **66**).

Eine *Rückbildung transmural entzündlicher Läsionen* unter medikamentöser Therapie ist beim Morbus Crohn des *Dickdarms* keine Seltenheit (HYWEL JONES u. Mitarb. 1969). Man kann eine völlige Restitution ebenso sehen (Abb. **72**) wie eine Glättung der ulzerösen Veränderungen mit Narbenfeldern und Taschenbildung (Abb. **67** u. **68**). Solche Verlaufsbeobachtungen sind beim Morbus Crohn des *Dünndarms* die Ausnahme und auf Frühformen mit kurzer Anamnese beschränkt. Bei Patienten mit gleichzeitiger Dünndarm- und Dickdarmerkrankung fällt dieser Unterschied im Verlauf einer medikamentösen Behandlung besonders ins Auge (Abb. **72**).

In der radiologischen Diagnostik des *postoperativen Rezidivs* rangiert der DKE vor der Dünndarmuntersuchung: Das Rezidiv stellt sich regelmäßig an der neuen terminalen Ileumschlinge und an der Anastomose ein. Beide Areale können retrograd im gleichen Untersuchungsgang beurteilt werden (Abb. **73**).

Ischämische Kolitis

Pathologie

Unter dem Begriff „ischämische Kolitis" versteht man alle Veränderungen, die durch eine gestörte arterielle Blutzufuhr (MARSTON u. Mitar. 1966) oder einen behinderten venösen Blutabfluß (MARCUSON 1972) am Dickdarm entstehen.

MARSTON u. Mitarb. (1966) unterscheiden drei Formen:
- hämorrhagischer Darminfarkt $< 10\%$
- passagere Durchblutungsstörung $> 50\%$
- ischämische Dickdarmstenosen $\leqq 40\%$

Beim hämorrhagischen Dickdarminfarkt ist die Durchblutung der gesamten Kolonwand blockiert. Dementsprechend kann es zur Nekrose der Schleimhaut und der Darmwand mit nachfolgender Perforation und/oder Gangrän kommen. Heilt ein solcher Prozeß narbig aus, resultiert eine ischämische Darmstriktur.

Bei der passageren Durchblutungsstörung bleibt

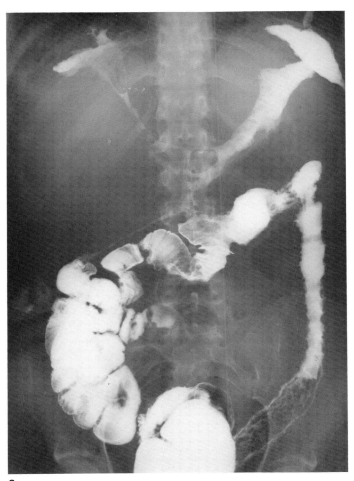

a

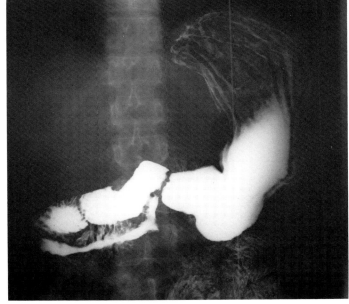

b

Abb. **66 a** u. **b**   Weibl. 32 Jahre.
a   Zustand nach Hemikolektomie rechts bei Ileokolitis. Ileotransversostomie mit erkranktem Dickdarm. Postoperatives Fistelsystem von der Anastomose zur Haut, bds. subphrenisch, links mit Durchbruch ins Bronchialsystem des Unterlappens. Anschließend Vorverlagerung der Anastomose als doppelläufiger Anus praeter zur Fistelsanierung
1 Jahr später Ausräumung eines periproktitischen Abszesses
4 Jahre später Rückverlegung der Anastomose nach Ausheilung der Fisteln
b   12 Jahre später: Duodenum-Kolon-Fistel

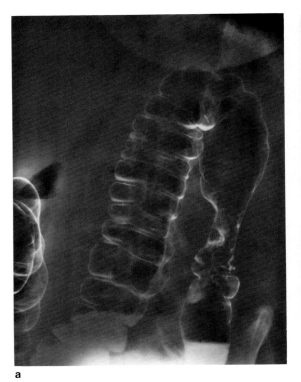

a

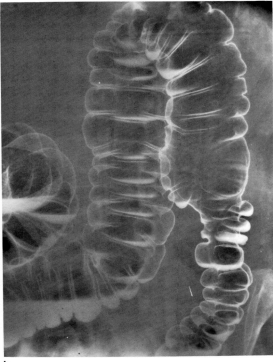

b

Abb. **67 a** u. **b**   Weibl. 33 Jahre. Morbus Crohn des Ileums, des Deszendens und des Rektums mit Analfisteln

a   Entzündliche segmentale Veränderungen im Deszendens mit Fissuren und Wandverdickung
b   6 Jahre später, strahlige Narbenbildungen mit Pseudodivertikeln nach Langzeittherapie mit Steroiden und Azulfidine. Dünndarmbefund unverändert

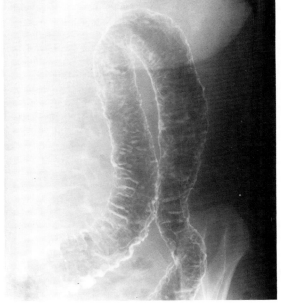

a

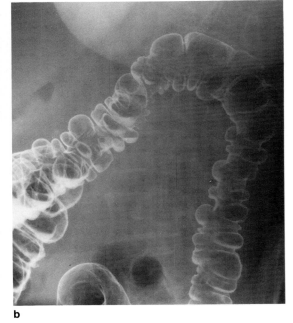

b

Abb. **68 a** u. **b**   Weibl. 60 Jahre
Morbus Crohn des Dickdarms ohne Beteiligung des Dünndarms und des Rektums
a   Ulzerationen und quere Fissuren im Transversum und Deszendens, Ausschnitt aus der linken Flexur

b   1½ Jahre später nach Langzeittherapie mit Steroiden und Azulfidine: Rückbildung der ulzerösen und fissuralen Veränderungen, Ausbildung asymmetrischer Taschen (Pseudodivertikel)

Abb. **69**   Weibl. 26 Jahre
Totaler Morbus Crohn des Dickdarms ohne Dünndarmbeteiligung. Pflaster-steinrelief im rechten Kolon. Beispiel für Schwierigkeiten der Differentialdiagnose zur Colitis ulcerosa

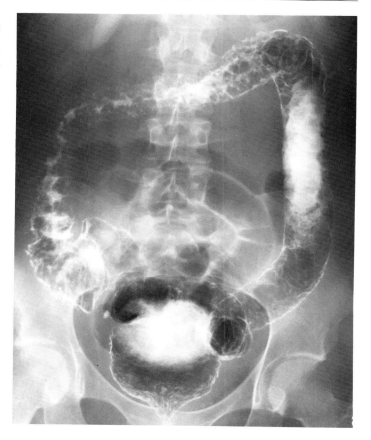

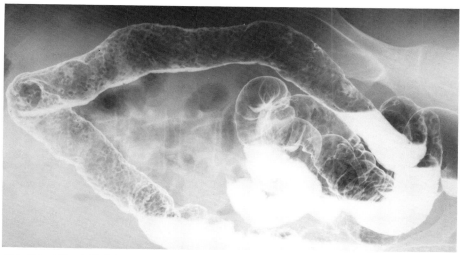

Abb. **70**   Männl. 19 Jahre
Granulomatöse Ileokolitis unter Aussparung des Rektums. Ausgedehnte Pseudopolyposis in den befallenen Dickdarmabschnitten

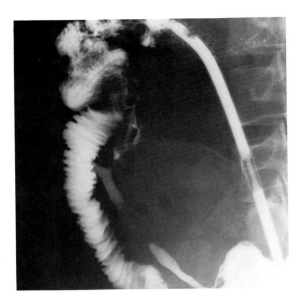

Abb. **71** Weibl. 31 Jahre. Postoperative Fisteldarstellung über einen doppelläufigen Anus praeter im Colon transversum mit Fistelgängen von der Ileoaszendostomie bis zum Sigma

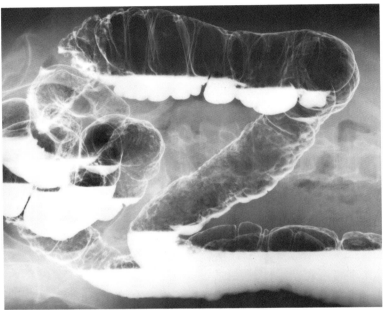

a

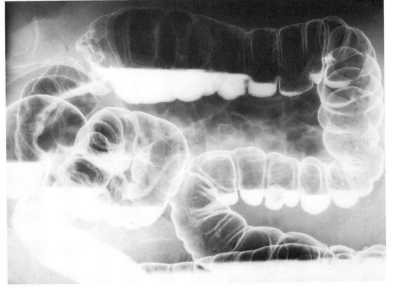

Abb. **72a** u. **b**
Weibl. 26 Jahre
a Ileokolitis Crohn mit Befall des ganzen Dickdarms
b 3 Jahre später: weitgehende Rückbildung der entzündlichen Dickdarmveränderungen nach Langzeittherapie mit Steroiden und Azulfidine

b

die Ernährung der Darmwand meist erhalten. Dagegen verfällt die Schleimhaut einer nekrotisierend-ulzerösen Entzündung, die je nach Grad und Tiefe folgenlos ausheilen oder zu einer ischämischen Darmstenose führen kann.

Mikroskopisch sieht der Pathologe ein Ödem, Blutungen, Nekrosen mit Ulzerationen und entzündliche Reaktionen. Später, bei reparativen Vorgängen, zeigen sich hämosiderinbeladene Makrophagen.

Prädilektionsstellen der Erkrankung, vor allem der passageren Form, sind der segmentale Befall der linken Kolonflexur oder des Sigmas, also die Grenzgebiete der Gefäßprovinzen A. mesenterica superior/A. mesenterica inferior und A. mesenterica inferior/A. iliaca interna. Andere Lokalisationen sind demgegenüber selten (OTTO u. Mitarb. 1976, MORSON u. DAWSON 1979; REMMELE 1984).

Für die Erkrankung kommen mehrere Ursachen in Betracht: Komplette oder inkomplette arterielle thromboembolische Verschlüsse von größeren und kleineren Verzweigungen der Eingeweidearterien, Angiitiden im Rahmen von Kollagenosen, Herzinsuffizienz, Hypovolämie, Medikamente (u. a. Ovulationshemmer, Digitalis) und Endotoxine (MARCUSON 1972).

Klinik

Die ischämische Kolitis ist eine Erkrankung der zweiten Lebenshälfte mit dem Altersgipfel um das 60. Lebensjahr. Die häufigste Begleiterkrankung ist die Atherosklerose.

Leitsymptome sind ein plötzlich einsetzender Schmerz im linken Abdomen von unterschiedlicher Heftigkeit und ein Abgang von blutigen Diarrhön. Das Geschehen kommt meist aus heiterem Himmel. Eine längere Vorgeschichte ist ungewöhnlich. Manchmal bleibt eine solche Attacke für den Kranken unterschwellig. Er sucht den Arzt erst wegen einer Stenosesymptomatik auf.

Radiologische Diagnostik

Wie bei jeder intestinalen Durchblutungsstörung ist das hinweisende Röntgensymptom ein kissenartiges Ödem der Schleimhaut/Darmwand, das sich in der kontrastgefüllten Darmlichtung (Gas oder positives Kontrastmittel) abhebt und das man als „thumb prints" (Daumendrucksymptom) bezeichnet hat. Die am Dünndarm oft erkennbare Schlingendistanzierung als Ausdruck einer verdickten Darmwand (s. Beitrag „Übersichtsaufnahme" im Kap. „Abdomen") läßt sich am Dickdarm nicht dokumentieren (IIDA u. Mitarb. 1986). Bei der passageren Form der ischämischen Kolitis erkrankt typischerweise nur ein Segment am Dickdarm (Abb. 74). Beim venösen Verschluß ist

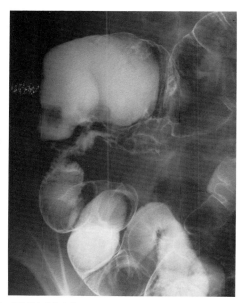

Abb. **73** Weibl. 22 Jahre
Zustand nach rechtsseitiger Hemikolektomie wegen Ileokolitis Crohn von 6 Jahren. Rezidiv an der neuen terminalen Ileumschlinge und im Anastomosenbereich des Dickdarms

das Wandödem massiver als bei gestörter arterieller Blutzufuhr (MARCUSON 1972) (Abb. **75**).

Besteht zum Untersuchungszeitpunkt bereits eine Striktur, muß man sie von einem zirkulär-stenosierenden Neoplasma differenzieren. Im allgemeinen sind ischämische Stenosen konzentrisch oder exzentrisch, glatt, trichterförmig und scharf vom Gesunden abgesetzt. Ein portioähnlicher Abbruch am oralen und/oder aboralen Rand fehlt.

Mit der selektiven Angiographie der A. mesenterica superior oder A. mesenterica inferior lassen sich periphere arterielle Verschlüsse bis zur Darmwand erkennen. Ihr Nachweis erhärtet die Verdachtsdiagnose „ischämische Kolitis" (SHIPPEY u. ACKER 1965, REUTER u. Mitarb. 1970, WESTCOTT 1972, DOMBROWSKI u. PEMSEL 1974). Bei der nichtokklusiven Form und bei intramuralen Gefäßverschlüssen versagt die Angiographie: Solche Gefäßveränderungen sind nicht darstellbar. Besteht bereits eine reparative Entzündung, kann man einen verstärkten Wandkontrast mit intensivem, vorzeitigen venösen Rückfluß finden. Der Befund sagt außer dem Hinweis auf eine floride Entzündung nichts aus (HERLINGER 1972, DOMBROWSKI u. PEMSEL 1974). Diese Einschränkungen soll man wissen, wenn man die Angiographie bei Verdacht auf eine ischämische Kolitis einsetzt.

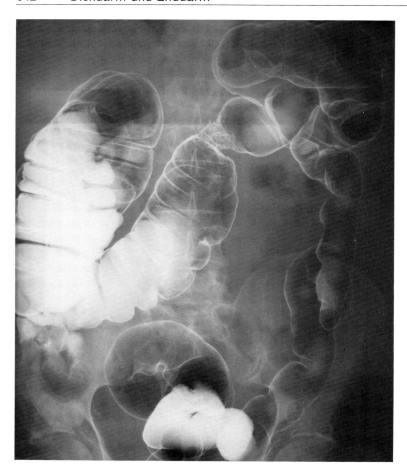

Abb. **74**   Männl. 74 Jahre
Umschriebene segmentale Kolitis
im aboralen Colon transversum.
Übriger Dickdarm und Dünndarm
o.B. Klinisch: koronare Herzkrankheit, arterielle Verschlußkrankheit
der unteren Extremitäten. Angiographisch kein Gefäßverschluß
nachweisbar. Verdacht auf ischämische Kolitis

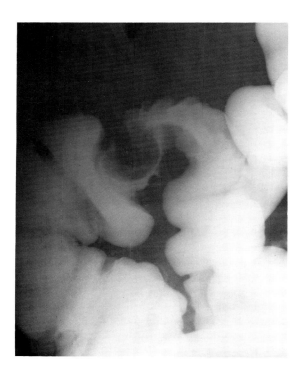

Abb. **75**   Weibl. 56 Jahre. Oberbauchattacke mit Abgang von Blutstuhl. Gastrografin-KE: glatt begrenzte,
kissenartige Wulstungen an der Flexur. Tumor?
OP/histologisch: ischämische Kolitis mit Ulzerationen,
ausgeprägte Entzündung der kleinen Venen in der
Submukosa und im Mesenterium mit z.T. organisierten
Thromben. Arterien frei

Abb. **76 a** u. **b**
Weibl. 33 Jahre
Toxische Kolondilatation bei Colitis ulcerosa. Zunächst Ileostoma mit Fensterung, später totale Kolektomie
a Aufnahme in Rückenlage mit hochgradiger Dilatation von Sigma und Transversum und pseudopolypösen Innenkonturen
b Aufnahme in linker Seitenlage mit horizontalem Strahlengang, Befall bis zum Zäkum. Kein Pneumoperitoneum

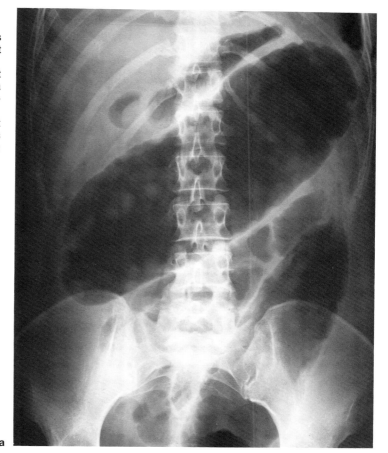

a

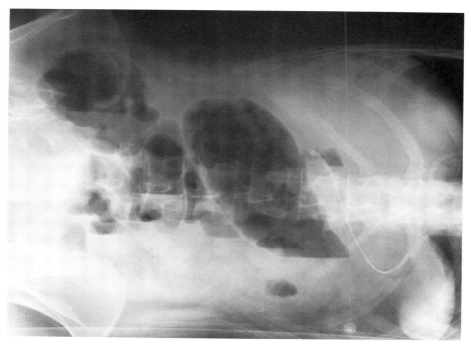

b

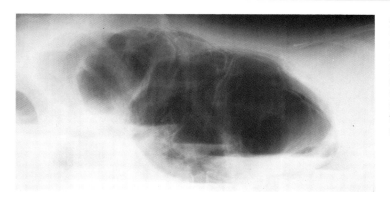

Abb. **77** Weibl. 42 Jahre. Maximale Kolonblähung bei Darmparalyse. Aufnahme in linker Seitenlage mit horizontalem Strahlengang: abgehobene Serosa mit subserösen Gasansammlungen als Zeichen einer drohenden Perforation. Ein ähnliches Bild kann bei der toxischen Kolondilatation einer akut-fulminanten Colitis ulcerosa beobachtet werden

„Akutes Abdomen" bei Dickdarmentzündungen

Toxische Kolondilatation („toxisches Megakolon")

Die toxische Kolondilatation ist die schwerste, lebensbedrohende Komplikation einer akut-fulminanten Kolitis. Sie kann bei der Colitis ulcerosa und bei der Colitis granulomatosa beobachtet werden, in Einzelfällen auch bei anderen Dickdarmentzündungen (REMMELE 1984). In etwa 5% der Kolitiden muß man mit dieser Komplikation rechnen (FAZIO 1980). Die Angaben über die Letalität schwanken zwischen 8 und 75% (REMMELE 1984).

Die toxische Kolondilatation kann die erste Manifestation einer Kolitis sein oder im weiteren Verlauf bei jedem Schub eintreten. Dann ist die Kolitis fast immer total.

Pathologisch-anatomisch durchsetzt eine ulzerös-eitrige Entzündung die gesamte Dickdarmwand bis zur Serosa und zerstört die Muscularis propria. Die Wand wird papierdünn. Eine Perforation droht. Wenn sie eintritt, ist die Prognose desolat.

Klinisch besteht ein schweres („toxisches") Krankheitsbild mit hohen, manchmal septischen Temperaturen, Tachykardie, Blutdruckabfall, aufgetriebenem Abdomen und blutig-eitrigen Darmentleerungen.

Die radiologische Diagnostik fällt in die Sparte „akutes Abdomen". Auf den Abdomenübersichtsaufnahmen sieht man eine gasgefüllte, *maximal dilatierte* Dickdarmlichtung mit polypoiden Innenkonturen und aufgehobener Haustrierung (Abb. **76a**). Die Aufnahme in linker Seitenlage mit horizontalem Strahlengang informiert über den Befall des rechten Kolons (Abb. **76b**) und über eine eingetretene Perforation. Gelegentlich kann man als Zeichen einer drohenden Perforation linienförmige subseröse Gasansammlungen erkennen (Abb. **77**). Eine Einlaufuntersuchung mit wasserlöslichem Kontrastmittel verbietet sich

in diesem Zustand, weil allein durch den Druck der Einlaufflüssigkeit eine Perforation verursacht werden kann. Die Übersichtsaufnahmen reichen zur Diagnostik dieser Komplikation aus.

Pseudomembranöse Kolitis

Die pseudomembranöse Kolitis/Enterokolitis ist in den letzten Jahrzehnten im klinischen Krankengut häufiger beobachtet worden, induziert durch eine antibiotische und/oder zytostatische Therapie. Unter der Behandlung kommt es zu einer Besiedlung des Dickdarms mit Clostridium difficile, Staphylococcus aureus oder mit Pilzen, vor allem Candida albicans. Die Folge ist eine infektiös-toxische Schädigung des Dickdarmes (REMMELE 1984).

Pathologisch-anatomisch erscheint der Dickdarm mit diphtheroiden Membranen bedeckt, die aus fibrinösem Exsudat, abgestoßenen Epithelien und Leukozyten bestehen. Darunter findet sich eine ödematöse, oberflächlich erodierte oder ulzerierte Schleimhaut. Histologisch ist das Stroma hyperämisch und ödematös durchtränkt. Eine nekrotisierende Entzündung kann bis in die tiefen Wandschichten reichen (OTTO u. Mitarb. 1976, REMMELE 1984).

Klinisch bieten die Patienten während oder nach einer antibiotisch/zytostatischen Behandlung abdominelle Schmerzen und wäßrige Durchfälle, gelegentlich mit Blutbeimengungen. Bei schweren Formen stellen sich Fieber und ein geblähtes Abdomen ein.

Die radiologische Diagnostik kann sich auf die Abdomenübersichtsaufnahmen in Rücken- und linker Seitenlage beschränken (STANLEY u. Mitarb. 1976). Im Gegensatz zur toxischen Kolondilatation erscheint das gasgefüllte Dickdarmlumen durch das kissenartige Wandödem und die Beläge *eingeengt* (Abb. **78** u. **79**). Das Bild ähnelt den sog. „thumb prints". Zum Unterschied zu einer akuten ischämischen Kolitis (s. S. 641) ist bei der pseudomembranösen Kolitis fast immer der ge-

Abb. **78 a** u. **b**
Männl. 23 Jahre
Akutes Abdomen unter Zytostati-
katherapie bei akuter Myelose
a Aufnahme in Rückenlage: grobe Wulstungen im Colon transversum mit Einengung des Lumens
b Die Aufnahme in linker Seitenlage zeigt die kissenartige Innenkontur mit Einengung des Lumens
auch im rechten Dickdarm bis
zum Zäkum. Pseudomembranöse
Enterokolitis autoptisch bestätigt

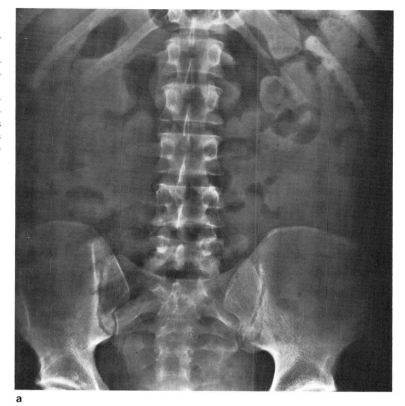

a

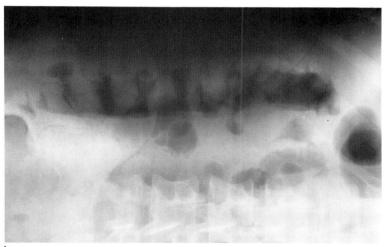

b

samte Dickdarm befallen (Aufnahme in linker
Seitenlage!).

Computertomographie bei entzündlichen Dickdarmerkrankungen

Die CT spielt neben der konventionellen Radiologie und der Endoskopie/Biopsie in der Diagnostik und der Differentialdiagnostik der chronisch-
entzündlichen Dickdarmerkrankungen keine wesentliche Rolle.

Man findet eine verdickte Wand mit einer
„flush"-artigen, intensiven Kontrastierung nach
Bolusinjektion eines nierengängigen Kontrastmittels. Beim Morbus Crohn kann das diskontinuierliche Befallsmuster erkannt werden (GORE u. Mitarb. 1984), doch läßt sich zwischen entzündlicher
Wandverdickung und diffuser metastatischer Infiltration nicht unterscheiden (KOOP u. Mitarb.
1988).
Hilfreich ist die CT dagegen in der Diagnostik der

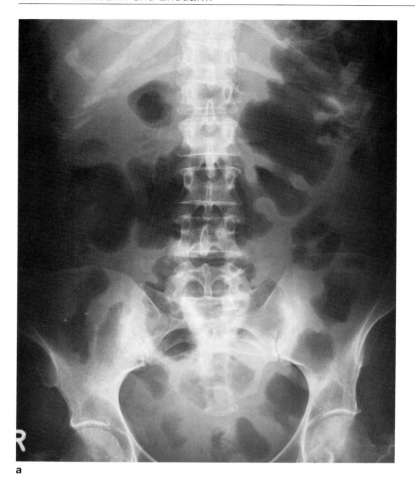

a

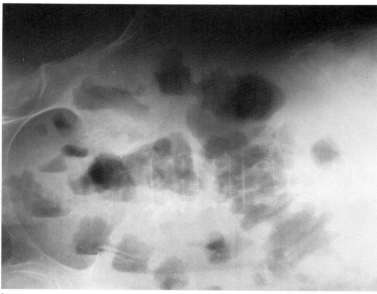

b

Abb. **79 a** u. **b**
Weibl. 55 Jahre
Akute Kolitis mit wäßrigen Durchfällen ohne Blutbeimengung. Anti-
biotikabehandlung
a Aufnahme in Rückenlage: kissenartige Innenkonturen im Sigma, Colon transversum und Aszendens
b Aufnahme in linker Seitenlage
mit horizontalem Strahlengang:
kissenartige Wulstungen im Aszendens und Zäkum mit Einengung des Lumens. Der Befund erinnert an eine pseudomembranöse Kolitis. Endoskopisch Soor-
Kolitis

para- und extrakolischen Komplikationen beim
Morbus Crohn (FRAGER u. Mitarb. 1983, GOLD-
BERG u. Mitarb. 1983, KERBER u. Mitarb. 1984,
FISHMAN u. Mitarb. 1987). Die CT vermag über-
lagerungsfrei Schlingenkonglomerate, Fistelsyste-
me (Abb. **80** u. **81**) oder Abszesse (Abb. **82**) mit
ihren Beziehungen zu benachbarten Strukturen
abzubilden und deren Drainage oder Punktion zu
unterstützen (CASOLA u. Mitarb. 1987).
Im Einzelfall glückt die Diagnostik eines postkoli-
tischen Karzinoms innerhalb einer endoskopisch
nicht passierbaren Striktur anhand der sichtbar
auf die Umgebung übergreifenden Infiltration
(REDMOND u. Mitarb. 1985). Wahrscheinlich sind
kleine intramurale oder subseröse Gasansammlungen bei akut-fulminanten Kolitiden mit toxi-
scher Dilatation mit der CT präziser nachzuweisen als mit Abdomenübersichtsaufnahmen (SO-
LOMON u. Mitarb. 1987), doch ist der Ernst dieses
Zustandes für den betroffenen Kranken dem be-
handelnden Arzt offensichtlich, auch ohne eine
zusätzliche CT-Untersuchung.

Differentialdiagnostik

Die Differentialdiagnose Colitis ulcerosa/Colitis
granulomatosa gelingt heute radiologisch in
>80%. Zwischen DKE und Koloskopie bestehen
dabei kaum Unterschiede (BARTRAM u. LAUFER
1979, FORK u. Mitarb. 1982).

Für die *Colitis ulcerosa* sprechen:

– kontinuierlicher, vom Rektum aufsteigender
  Befall
– Rektumbeteiligung fast 100%
– symmetrisch-zirkulärer Befall der Lichtung
– rasenartig angeordnete Gewebsdefekte
– auf den Dickdarm beschränkter Prozeß.

Für die *Colitis granulomatosa* sprechen:

– diskontinuierlicher, segmentaler Befall
– Rektumbeteiligung <50%
– asymmetrischer Befall der Lichtung, vorzugsweise am Mesenterialansatz
– aphthoide Ulzera, quere Fissuren, verstreute
  longitudinale Ulzera
– exzentrische Narben(-stenosen), Pseudodivertikel
– anale und innere Fisteln
– Miterkrankung des Dünndarms (Ileokolitis).

Schwierigkeiten bereiten Patienten mit totalem
Kolonbefall und akuten Krankheitssymptomen,
wenn sich floridentzündliche Schleimhautveränderungen überlappen und Kriterien eines Morbus
Crohn wie Fisteln und Dünndarmbeteiligung fehlen (sog. nichtklassifizierbare Kolitis). Oft sind bei
solchen Patienten die Untersuchungsmöglichkei-
ten eingeschränkt. Radiologischer, endoskopischer und bioptisch/histologischer Befund kön-

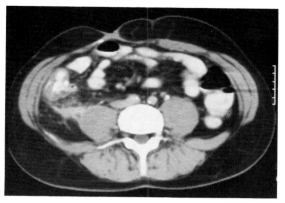

Abb. **80** Männl. 34 Jahre. Morbus Crohn. Zustand
nach Ileozäkalresektion und Ileoaszendostomie vor 2
Jahren. Perienterale Abszedierungen im Anastomosenbereich mit angeschnittenen Fistelgängen

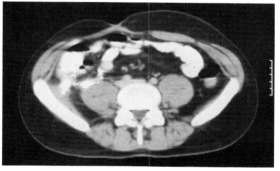

Abb. **81** Männl. 34 Jahre (gleicher Patient wie
Abb. **80**), Befund 1 Monat später: narbige Schrumpfung des Fistel- und Abszeßbezirkes in Höhe der Ileoaszendostomie. Darmwandverdickung. Nach dorsal
austretende Fistel mit Infiltration des M. iliacus

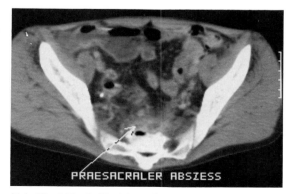

Abb. **82** Männl. 26 Jahre. Computertomographische
Darstellung eines präsakralen Abszesses als Komplikation beim Morbus Crohn

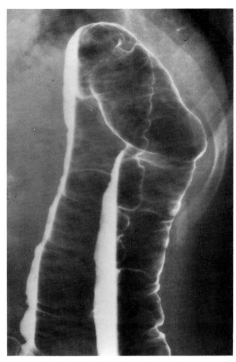

Abb. **83**   Weibl. 29 Jahre. Doppelkontrastdarstellung des Dickdarms bei metastasierendem Kollumkarzinom: Diskrete, flache Aphthen an der linken Flexur. Endoskopisch bestätigt, histologisch unspezifische Kolitis, kein Hinweis für Morbus Crohn

nen sich widersprechen (BÜCHELER u. ERBE 1979). In den meisten Fällen läßt sich eine Zuordnung im weiteren Verlauf und/oder in der Remission treffen: In der Regel wird die Anfangsdiagnose Kolitis oder Colitis ulcerosa in Richtung Morbus Crohn korrigiert, kaum umgekehrt (DOMBROWSKI u. BÜRKLE 1981). Doch bleibt ein kleiner Teil nicht klassifizierbar als „unspezifische Kolitis" (Abb. **83**). Die Zahl „bis zu 20%" erscheint heute sicher zu hoch gegriffen (REMMELE 1984).

Eine diffuse, hämatogene Metastasierung in der Dickdarmwand (Abb. **84**) kann auf den ersten Blick wie eine segmentale Kolitis aussehen und mit ihr verwechselt werden (vgl. S. 623, LOTZ u. Mitarb. 1986).

Die *ischämische Kolitis* zeigt manchmal neben dem ausgeprägten Wandödem Veränderungen, die einem Morbus Crohn eher ähneln als einer Colitis ulcerosa (IIDA u. Mitarb. 1986). Fast immer ist nur ein Segment isoliert und ohne Dünndarmerkrankung befallen, vorwiegend die Umgebung der linken Flexur. Eine solche isolierte Lokalisation wird beim Morbus Crohn des Dickdarms kaum beobachtet (DOMBROWSKI u. BÜRKLE 1981).

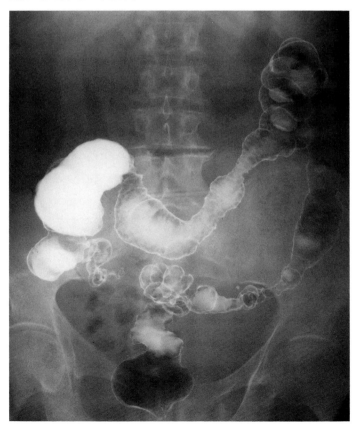

Abb. **84**   Weibl. 72 Jahre (gleiche Patientin wie Abb. **39**)
Anhaltende Diarrhön, gelegentlich mit Blutbeimengungen, seit 2 Wochen. Multiple starre Engen im Dickdarm mit asymmetrischen Raffungen am Mesokolonansatz des Colon transversum. Diffuse Wandmetastasierung 4 Jahre nach OP eines szirrhösen Mammakarzinoms. Differentialdiagnose zu einer segmentalen Kolitis Crohn

Bei *akut-fulminanter Symptomatik* einer Dickdarmentzündung läßt sich die toxische Kolondilatation an dem maximal erweiterten Lumen, dem Haustrenverlust und den polypoiden Innenkonturen aus der Abdomenübersichtsaufnahme praktisch immer richtig erkennen. Eine akute Durchblutungsstörung oder eine pseudomembranöse Enterokolitis zeigen das gashaltige Lumen durch die kissenartig konturierte, verdickte Wand eingeengt. Beide Situationen verursachen ähnliche Bilder, doch bleibt die pseudomembranöse Enterokolitis nie auf ein Segment beschränkt.

Andere Dickdarmentzündungen

Patienten mit infektiösen Darmerkrankungen kommen nur ausnahmsweise zur Röntgenuntersuchung.

Von den Dickdarmerkrankungen mit bekannter Ätiologie müssen differentialdiagnostisch beachtet werden:
- Yersiniose
- Tuberkulose
- Amöbenruhr
- radiogene Kolitis.

Yersiniose

Die Infektion mit Y. enterocolitica oder Y. pseudotuberculosis kann mit den Symptomen einer akuten Enteritis oder einer akuten Appendizitis (pseudoappendizitische Form) einhergehen. Am häufigsten betroffen ist das terminale Ileum mit dem Bild einer akuten Ileitis, die von einem Morbus Crohn differenziert werden muß (s. Kap. „Dünndarm", S. 553). Eine Miterkrankung des Dickdarms (Ileokolitis) ist seltener.

Es kommt zu einem manchmal ausgeprägten submukösen Ödem, einer lymphatischen Hyperplasie, aphthoiden oder tieferen Ulzerationen, reaktiv vergrößerten Mesenteriallymphknoten und zu einer entzündlichen Hyperämie.

Aphthoide Ulzera und follikuläre Hyperplasie sind im Dickdarm mit dem DKE zu erfassen und fordern dann die Differenzierung vom Morbus Crohn (LINGG u. Mitarb. 1980, ASPESTRAND 1986, s. S. 633). Eine reaktive follikuläre Hyperplasie kann nach Abklingen der aktuellen Symptome für längere Zeit nachweisbar bleiben (VANTRAPPEN u. Mitarb. 1977, Abb. **85**).

Nach REMMELE (1984) soll die Infektion mit Y. enterocolitica eher die Colitis ulcerosa, die Infektion mit Y. pseudotuberculosis eher den Morbus Crohn imitieren.

Tuberkulose

Die Ileozäkal- und Dickdarmtuberkulose ist nach Einführung der Tuberkulostatika heute so selten

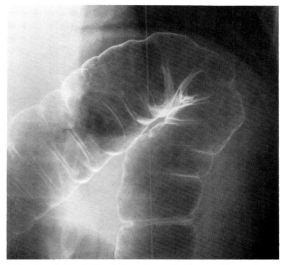

Abb. **85** Männl. 27 Jahre. Lymphatische Hyperplasie an der linken Kolonflexur. Klinisch Zustand nach akuter Yersinienileitis

geworden, daß man differentialdiagnostisch kaum noch an sie denkt. Im deutschen Schrifttum hat PRÉVÔT (1964) sie röntgendiagnostisch in klassischer Weise beschrieben.

Man kann eine primäre Darminfektion und eine sekundäre, geschwürige Form als Folge sputogener Infektion bei gleichzeitig bestehender offener Lungentuberkulose beobachten.

Es kommt zur Schwellung der Lymphfollikel in der Darmwand und im Mesenterium, vor allem der Peyerschen Plaques am terminalen Ileum. Aufbrechende Geschwüre können flach, flächenhaft oder unterminierend sein; auch Fisteln können sich entwickeln.

Im Narbenstadium sieht man in der Ileozäkalregion ein relativ charakteristisches Bild (BROMBART 1980): bizarre Schrumpfungen des Zäkums bis zum völligen Aufbrauch, strahlige Narben vor der Ileozäkalklappe bei *klaffender* Klappe und Stenosen im Dickdarm, vor allem im Colon ascendens. Ein Narbenstadium kann man beim Abklären einer Stenosesymptomatik antreffen, wenn eine floride Ileozäkaltuberkulose während der Behandlung der offenen Lungentuberkulose unerkannt blieb und nicht folgenlos, sondern narbig ausheilte. Dann denkt man eher an ein ileozäkales Karzinom als an einen Morbus Crohn oder eine alte Darmtuberkulose (KAPP-SCHWOERER u. REINARTZ 1986).

Deshalb sollte man bei einer länger unerkannt gebliebenen offenen Lungentuberkulose nach einer Darmtuberkulose fahnden, auch wenn enterale Symptome fehlen. Das gilt ebenso bei Exazerbationen oder Neuinfektionen mit einer Tuberkulose unter hochdosierter und/oder länger durchge-

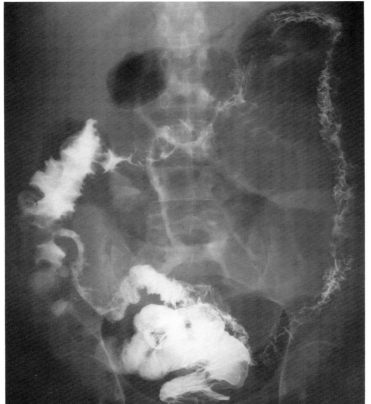

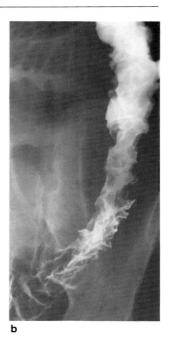

b

$\dfrac{a}{c}$

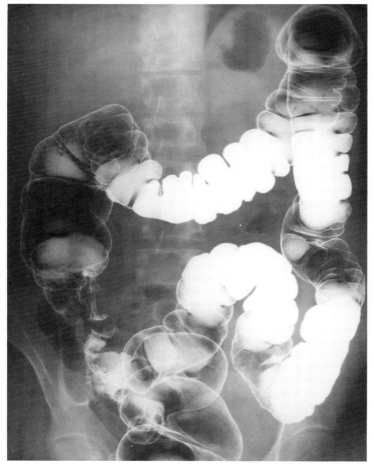

Abb. **86 a–c**
Weibl. 43 Jahre
Entwicklung einer akuten Kolitis unter
mehrwöchiger hochdosierter Steroidbehandlung bei Asthma bronchiale
a KE mit Gastrografin: totale Kolitis
mit Faltenwulstung und größeren flächenhaften Geschwüren im Deszendens und Aszendens sowie Einengung und Reliefumbau des terminalen Ileums und Schrumpfung des Zäkums
b Detailaufnahme von flächenhaften Ulzerationen im Colon descendens. Dysenterische Form einer akuten Tuberkulose des Ileums und des
Kolons, bds. floride, kavernöse Lungentuberkulose mit Bazillennach-
weis im Sputum und im Stuhl. Exa-
zerbation unter Steroidbehandlung
c Dickdarmbefund 3 Jahre später:
Abheilung der tuberkulösen Veränderungen, Schrumpfung des Zäkums,
asymmetrische Raffung im Colon
transversum

Abb. **87 a** u. **b**   Weibl. 63 Jahre. Zustand nach Radiumtherapie eines Korpuskarzinoms vor 10 Jahren: radiogene Stenose im Sigma
a   In Prallfüllung
b   Im Doppelkontrast mit nur geringer Dehnbarkeit

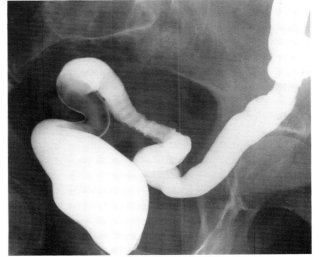

a

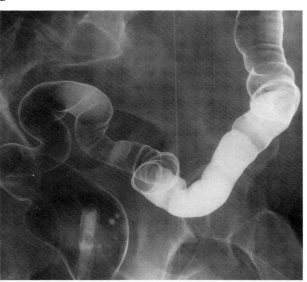

b

führter immunsuppressiver Behandlung. Auf diese Weise ist seit 1966 im eigenen Arbeitskreis, von der Patientin in Abb. 86 abgesehen, eine symptomlose Ileozäkaltuberkulose bei 7 Patienten mit offener Lungentuberkulose erkannt worden.

Amöbenruhr

Die Infektion mit Entamoeba histolytica soll erwähnt werden, weil Patienten mit bislang nicht nachgewiesenem Erreger wegen einer kolitisähnlichen Symptomatik radiologisch untersucht werden. Das Bild kann flache, verstreut liegende Ulzerationen zeigen, die man nicht recht in den Formenkreis der chronisch-entzündlichen Dickdarmerkrankungen einzuordnen vermag. Selten ist eine toxische Kolondilatation Folge einer Amöbenruhr (REMMELE 1984).

Radiogene Kolitis

Die radiogene Kolitis ist strikt auf das Bestrahlungsfeld beschränkt und dosisabhängig. Sie manifestiert sich überwiegend am Rektosigmoid nach intrakorporaler und perkutaner Strahlenbehandlung gynäkologischer Tumoren.

Frühreaktionen äußern sich mit einer Schleimhautschädigung. Bei Überdosierung können sich Schlingenkonglomerate mit Fisteln ausbilden.

Spätschäden nach Monaten oder Jahren beruhen auf einer Gefäßobliteration und fortschreitender Gewebsfibrose (REMMELE 1984).

Radiologisch sieht man als Folge eines Spätschadens eine Stenose des Rektosigmoids mit verminderter bis aufgehobener Dehnbarkeit der Wand und glatten Innenkonturen (Abb. 87). Die radiogene Stenose ist in der Regel konzentrisch und selten länger als 10 cm.

Dickdarmentzündungen bei erworbenen Immundefekten (AIDS)

Man wird künftig bei HIV-Infektionen mit opportunistischen Dickdarmentzündungen im Rahmen der Immunschwäche rechnen müssen. Diese Prozesse können ein Bild ähnlich einer Colitis ulcerosa oder eines Morbus Crohn (segmentaler Befall) hervorrufen. Kolitiden durch Zytomegalieviren mit unterschiedlichen radiologischen Symptomen sind beschrieben (BALTHAZAR u. Mitarb. 1985).

Divertikel

Unter einem *Divertikel* versteht man eine umschriebene Ausstülpung der Wand eines Hohlorganes. *Echte Divertikel* enthalten alle Wandschichten. Sie sind zumeist angeboren. Die häufigeren erworbenen Divertikel stellen Schleimhautprolapse durch Muskellücken dar, sog. *falsche* oder *Pseudodivertikel*. Das trifft auch für die Graserschen Divertikel des Dickdarmes zu (GRASER 1899).

Als *Divertikulose* wird das gehäufte Auftreten von Divertikeln bezeichnet. Von *Divertikulitis* spricht man bei nekrotisierender Entzündung eines oder mehrerer Divertikel.

Vorkommen

Die Divertikel findet man hauptsächlich im Colon sigmoideum, meistens in der Mehrzahl. Bei einer Divertikulose des Dickdarmes ist das Sigma nie ausgespart. Der alleinige Befall des rechten Dickdarmes liegt unter 0,5%. Hier handelt es sich möglicherweise um ein besonderes Krankheitsbild, das in Hawaii und Ostasien häufiger beobachtet wird (PERRY u. MORSON 1971). Riesendivertikel („Pneumozysten") sind Raritäten (ELLERBROEK u. LU 1984).

Pathogenese

Für die Ausbildung von Dickdarmdivertikeln sollen zwei Faktoren zusammenwirken:
– eine anatomische Disposition der Darmwand
– ein erhöhter intraluminaler Druck.

Anatomische Schwachstellen bilden die in der Tunica muscularis propria schräg verlaufenden Lücken, durch die die Gefäße zur Schleimhaut ziehen. Kommt es mit zunehmendem Lebensalter zu einem erhöhten Muskeltonus („myostatische Kontraktur", STELZNER u. LIERSE 1976) und zu einer verminderten Elastizität der submukösen Verschiebeschicht zwischen Schleimhaut und Muskularis (BECKER 1976), stellen sich diese Lücken senkrecht und erweitern sich. Bei erhöhtem intra-

luminalen Druck sind alle Voraussetzungen für einen Schleimhautprolaps gegeben.

Eine ballaststoffarme Kost verlängert die Verweildauer des Stuhls im Dickdarm. Damit dehnen sich die unteren Dickdarmanteile; der intraluminale Druck steigt an. Die Divertikulose hängt offensichtlich mit der ballaststoffarmen Ernährung in den Industrieländern zusammen: Sie ist eine typische Zivilisationskrankheit (PAINTER 1977) und kommt in Entwicklungsländern praktisch nicht vor.

Eine Divertikulose bei Kindern mit Marfan- oder Ehlers-Danlos-Syndrom soll auf andere Weise entstehen. Möglicherweise liegt ein Kollagendefekt vor (ALMY u. HOWELL 1980).

Divertikelkrankheit

An einer Divertikulose erkranken ältere Menschen: In den Industrieländern haben nach dem 50. Lebensjahr ca. 15%, nach dem 60. Lebensjahr mehr als 25% der Patienten Dickdarmdivertikel. In der 8. Lebensdekade sind 60% der Bevölkerung Divertikelträger. Männer und Frauen sind gleich häufig betroffen (FILIPPINI 1983).

Die meisten (> 80%) der Divertikelträger spüren nichts: Die Diagnose wird im Rahmen einer anders indizierten Untersuchung gestellt. Einige geben ein Druckgefühl im linken Unterbauch oder veränderte Stuhlgewohnheiten an. Eine peranale Blutung hat fast immer andere Ursachen.

Divertikel entzünden sich durch Kotstau und Druckulzera. Beschränkt sich die Entzündung auf die Divertikelwand (Divertikulitis), fehlen meist allgemeine Entzündungszeichen.

Da die Begriffe „Divertikulose" und „Divertikulitis" weder klinisch noch radiologisch scharf zu trennen sind, ist man auf den Ausdruck „Divertikelkrankheit" ausgewichen.

REIFFERSCHEID (1979) unterscheidet dabei vier Stadien. Sie basieren auf den Ausprägungsgraden der Divertikelkrankheit und ihrer Komplikationen (Abb. **88**): *Divertikulose* (Stadium I) und *Divertikulitis* (Stadium II) werden meist ohne wesentliche klinische Zeichen beobachtet. Patienten mit einer Entzündung des die Divertikel umgebenden Gewebes (*Peridivertikulitis*, Stadium III) bieten dagegen fast immer Symptome. Linksseitiger Unterbauchschmerz, Leukozytose, Fieber, Obstipation oder Diarrhö haben den Begriff der „akuten Linksappendizitis" induziert. Tenesmen und peranale Blutungen kommen vor. Gelegentlich fühlt man den entzündlichen Tumor im linken Unterbauch.

Es können jedoch selbst peridivertikulitische Entzündungen klinisch stumm bleiben. Dann sieht man ihre Folgen erst später, radiologisch oder endoskopisch. Narbige Stenosen verursachen manchmal einen Dickdarmileus.

Breitet sich die Entzündung über die Darmwand aus (*Perikolitis, Statium IV*), sind lebensbedrohliche Komplikationen möglich:

- Perforation in die freie Bauchhöhle
- gedeckte Perforation mit Fistelbildungen und Abszedierungen
- Gefäßarrosionen mit Blutungen.

Solche Komplikationen stellen sich bei jüngeren Divertikelträgern offenbar häufiger ein als bei älteren, FREISCHLAG u. Mitarb. (1986) berichten, daß ein dringlicher chirurgischer Eingriff bei Patienten unter 40 Jahren doppelt so häufig nötig war wie bei über 40jährigen. Ein akutes Beschwerdebild entwickelt sich im jüngeren Alter oft ohne länger vorausgehende abdominelle Symptomatik.

Divertikelkrankheit und kolorektales Karzinom sitzen bevorzugt in den unteren Dickdarmabschnitten. Die ähnliche Symptomatik erschwert die klinische Differenzierung. Zwar ist die Divertikelkrankheit keine Präkanzerose, doch bestehen nicht selten Sigmakarzinom und Sigmadivertikulose nebeneinander (Abb. **89**).

Symptome solitärer Divertikel im rechten Dickdarm sind vieldeutig: Sie können denen einer akuten Appendizitis (vgl. Abb. **93**) oder denen von Tumoren gleichen. Oft sichert erst ein operativer Eingriff die endgültige Diagnose (FISCHER u. FARKAS 1984).

Radiologische Diagnostik

Im frühen Stadium findet man *im DKE* stecknadelkopfgroße, spikulaähnliche Mukosaprolapse. In fortgeschrittenen Stadien erscheinen vereinzelte oder multiple Schleimhautausstülpungen, die bis zu Kirschgröße erreichen können (Abb. **90**). Man unterscheidet zwischen kompletten (extramuralen) und inkompletten (intramuralen) Divertikeln. Extramurale Divertikel ragen über die Darmwand hinaus; intramurale Divertikel sind an ihrem relativ engen und parallel zur Darmwand verlaufenden Lumen zu erkennen. Kotretentionen in Divertikeln können die vollständige Füllung verhindern. Ein solcher Befund sieht manchmal in der Aufsicht einem Polypen zum Verwechseln ähnlich (s. S. 609) (Abb. **91**).

Der divertikeltragende Sigmaabschnitt zeigt oft eine erhöhte Motilität und Kontraktilität, ohne daß größere entzündliche Veränderungen bestehen. Schmerzäußerungen bei Entfaltung des Sigmas, sei es beim Einlauf oder bei der nachfolgenden Luftinsufflation, sind ernst zu nehmen und für eine Entzündung zu werten.

Zeichen einer abgelaufenen Peridivertikulitis können bei einer aus anderen Gründen vorgenommenen Doppelkontrastuntersuchung entdeckt werden (Abb. **92**). Manchmal findet man

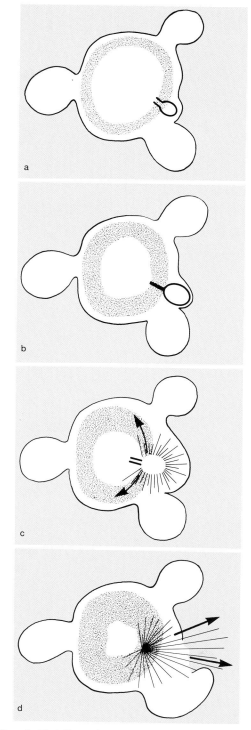

Abb. **88 a–d** Einteilung der Divertikelkrankheit nach den morphologischen Veränderungen
a Divertikulosis, **b** Divertikulitis, **c** Peridivertikulitis, **d** Perikolitis (nach *Reifferscheid*)

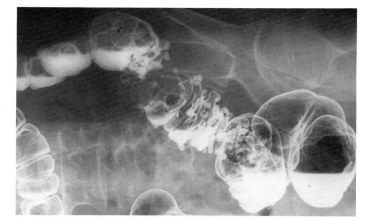

Abb. **89** Männl. 74 Jahre
Ausgeprägte Divertikulose des Sigmas.
Polypoides Neoplasma (Adenokarzinom)
am oralen Sigma. Schwierigkeiten der
Diagnostik bei Divertikulose

Abb. **90**
Weibl. 58 Jahre
Divertikulose. Divertikel
in der Aufsicht und im
Profil

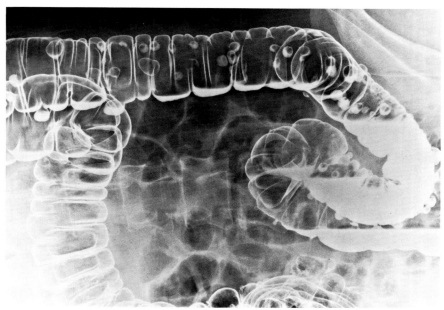

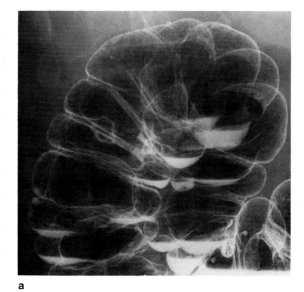

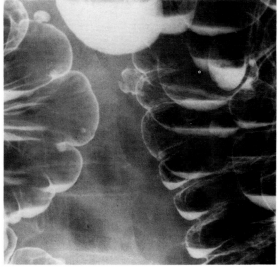

a

Abb. **91 a** u. **b** Männl. 76 Jahre. Okkultes Blut im Stuhl
bei Divertikulose des Dickdarms

b

a Vortäuschung eines Polypen durch kotgefülltes Divertikel in der Aufsicht
b Eindeutiger Nachweis des Divertikels im Profil

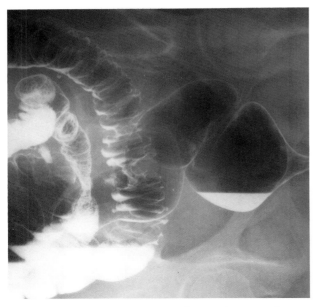

Abb. **92**   Weibl. 50 Jahre. Divertikulitische Stenose mit kleinem divertikulitischem Abszeß im Mesosigma

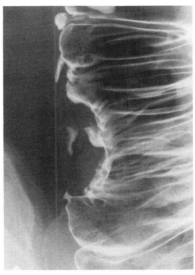

Abb. **93**   Männl. 46 Jahre. Einweisung mit rechtsseitigem akutem Abdomen. Klinisch kein Anhalt für Appendizitis. Endoskopisch Divertikulose, im DKE Nachweis der gedeckten Perforation eines Divertikels am lateralen Colon ascendens

überraschenderweise nach einem abgelaufenen akuten Bauchsyndrom, das nicht auf eine Divertikulitis hinwies, gedeckte Divertikelperforationen an ungewöhnlicher Stelle (Abb. **93**).

Der klinische Verdacht auf eine akute Divertikulitis induziert einen *KE mit wasserlöslichem Kontrastmittel*, um die Diagnose zu erhärten oder auszuschließen. Beim tiefsitzenden mechanischen Dickdarmileus kann es schwierig sein, zwischen einer postdivertikulitischen Stenose und einem stenosierenden Karzinom zu unterscheiden.

Die *Computertomographie* zeigt perikolische Komplikationen einer Divertikulitis auf. Die Diagnose eines divertikulitischen Abszesses gelingt nach ausreichender Kontrastierung von Harnblase und Darm exakt (FELDBERG u. Mitarb. 1985). Additiv oder alternativ zur chirurgischen Therapie lassen sich solche Abszesse computertomographisch oder sonographisch gesteuert drainieren (MUELLER u. Mitarb. 1987).

Lage- und Formveränderungen des Dickdarmes

Lageanomalien

Während der Embryonalperiode gelangen Dünn- und Dickdarm durch einen komplizierten Rotationsvorgang zu ihrer normalen Lage (MOORE 1985). Diese ist gegen Ende des 3. Foetalmonats erreicht. Danach beginnt die Fixation der Mesen-

terien an der hinteren Leibeswand, die bis zur Geburt beendet ist.

Unvollständige oder unterbliebene Drehungen bewirken Lageanomalien, die wegen der entwicklungsgeschichtlichen Einheit von Dünn- und Dickdarm (Mitteldarm) immer beide Abschnitte betreffen. Solche Fehllagen können im Säuglings- oder Kindesalter zur Obstruktion oder zum Volvulus führen. Dann ist fast ausschließlich der Dünndarm betroffen (s. Kap. „Gastrointestinalerkrankungen beim Neugeborenen und beim Kind" S. 707 ff).

Im Erwachsenenalter sieht man gelegentlich ein *Mesenterium ileocolicum commune* (Abb. **94**). Dabei ist die Rotation des Mitteldarmes ausgeblieben (Nonrotation). Der Dünndarm liegt rechts, der Dickdarm links im Abdomen. Das Zäkum findet man im mittleren oder linken Unterbauch. Diese Lageanomalie von Dünn- und Dickdarm ist ebenso wie die seltenen partiellen Nonrotationen nur ausnahmsweise behandlungsbedürftig (BALTHAZAR 1976). Es ist sinnvoll, den Patienten auf die atypische Lage seiner Appendix aufmerksam zu machen.

Ein *Caecum mobile* resultiert aus einer unvollständigen Fixation des Colon ascendens und des Zäkums an der hinteren Leibeswand. Einen Krankheitswert (Volvulus) hat diese Variante nur extrem selten.

Das *Sigma* kann in linksseitige Leisten- oder Skrotalhernien verlagert sein (Abb. **95**).

Das *Rektosigmoid* wird oft von neoplastischen

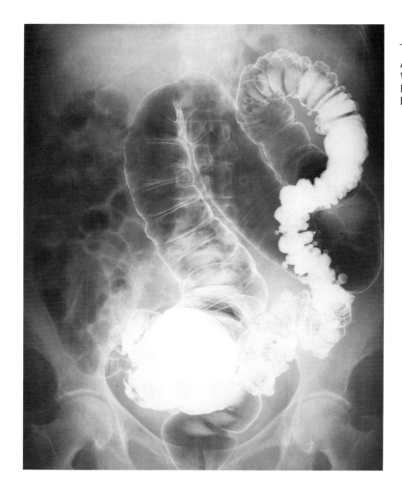

Abb. **94**
Weibl. 75 Jahre
Mesenterium ileocolicum commune.
Divertikulose

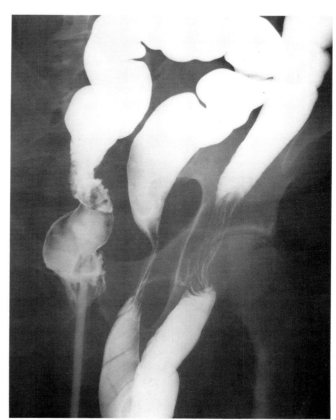

Abb. **95**
Männl. 73 Jahre
Große, linksseitige Skrotalhernie mit Verlagerung des Sigmas. Untersuchung nicht als DKE weitergeführt

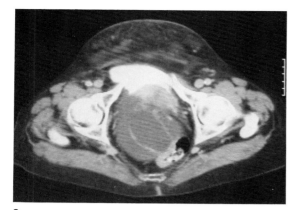

a

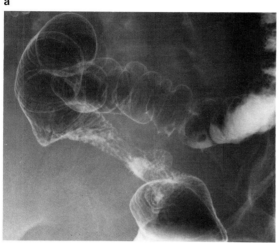

b

Abb. **96**   Weibl. 65 Jahre
a   Riesiges, teils zystisches, teils solides Ovarialkarzinom mit Verlagerung und Impression von Harnblase und Rektum. CT-Befund
b   Im DKE Pelottierung des distalen Sigmas durch den großen Tumor im kleinen Becken

oder entzündlichen Raumforderungen der Nachbarschaft imprimiert (Abb. **96**) oder infiltriert (Abb. **97**, u. **98**). Solche Veränderungen müssen von primären Enddarmprozessen (Abb. **99**) abgegrenzt werden.

Die Interposition des Kolons zwischen Zwerchfell und Leber, das sog. *Chilaiditi-Syndrom*, wird meist zufällig entdeckt, beispielsweise auf Thoraxaufnahmen (Abb. **100**). Es ist in der Regel passager. Der Röntgenbefund darf nicht mit einem Pneumoperitoneum verwechselt werden.

Morbus Hirschsprung beim Erwachsenen, Megakolon

Das *Megacolon congenitum* (Morbus Hirschsprung) wird im Kindesalter behandelt. Auch im Erwachsenenalter läßt sich das typische engge-

stellte Segment im Enddarm nachweisen (MINDELZUN u. HICKS 1986). Eine tiefe Biopsie sichert die Diagnose durch das Fehlen der intramuralen Ganglienzellen (Plexus submucosus und Plexus myentericus).

Ein *idiopathisches Megakolon* (PRESTON u. Mitarb. 1985), eine *Dickdarmdilatation* im Rahmen einer diabetischen Enteropathie (HEER u. Mitarb.

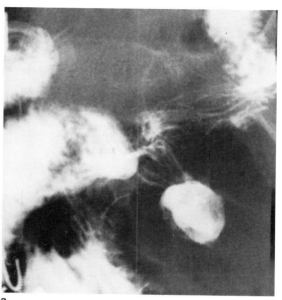

a

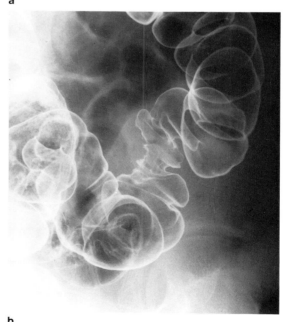

b

Abb. **97a** u. **b**   Männl. 19 Jahre. Infiltration des Mesosigmas durch entzündlich verändertes Meckel-Divertikel, keine Blutung
a   Dünndarmdarstellung: Meckel-Divertikel
b   Entzündliche Infiltration des Mesosigmas mit asymmetrischer Stenose (operativ bestätigt)

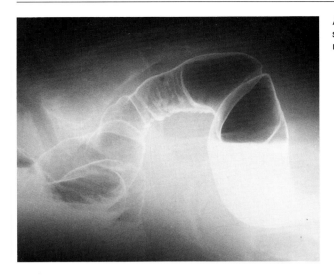

Abb. **98** Weibl. 29 Jahre. Infiltration des rektosigmoidalen Überganges durch fortgeschrittenes Kollumkarzinom

1983) oder bei Abführmittelabusus (Hypokaliämie) lassen sich radiologisch voneinander nicht
abgrenzen.

Erkrankungen des Enddarmes

Bei Erkrankungen des Enddarmes, beispielsweise
der Endometriose, den Hämorrhoiden und dem
Ulcus recti simplex steht die radiologische Diagnostik nicht an erster Stelle, doch sollte man die
radiologischen Symptome wegen differentialdia-
gnostischer Überlegungen kennen.

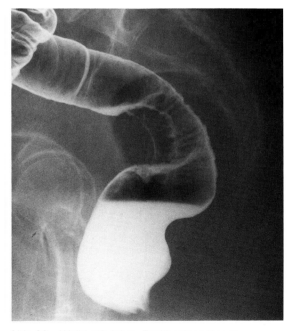

Abb. **99** Weibl. 72 Jahre. Breitbasiges Neoplasma am
rektosigmoidalen Übergang mit zirkulärer Infiltration

Endometriose

Unter Endometriose versteht man außerhalb des
Uterus gelegenes, funktionstüchtiges Endome-
triumgewebe. Bei der *genitalen Form* unterscheidet man eine Endometriosis interna mit ektopen
Schleimhautherden in Tuben und Myometrien
von der Endometriosis externa, die Ovarien, Vagina und Vulva betrifft. Bei der *extragenitalen Endometriose* (ca. 6%) ist der untere Dickdarm in ¼
der Fälle betroffen (RUNTE u. Mitarb. 1987).
Die Pathogenese der Endometriose ist nicht klar.
Diskutiert werden eine Zellmetaplasie (Zölom-
epithel) und eine Verschleppung von Endome-
triumgewebe (KINDERMANN 1988).
Die meisten Patientinnen mit kolorektaler Endometriose merken davon nichts. Größere Herde
können sich mit zyklusabhängigen Darmblutungen oder dysmenorrhöischen Beschwerden im
rektosakralen Bereich bemerkbar machen. Eine
narbige Fibrose intramuraler Herde kann zur
Darmstenose und zum Ileus führen.
Die radiologische Symptomatik solcher Veränderungen ähnelt polypoiden oder stenosierenden
Neubildungen (GORDON u. Mitarb. 1982). Typischerweise sitzen die Herde an der Vorderwand
des Rektums oder des rektosigmoidalen Überganges. Am besten sind solche Veränderungen im
Doppelkontrast bei seitlichem Strahlengang zu
erkennen (Abb. **101**). Die endgültige Diagnose
wird bioptisch-histologisch gestellt (RUNTE u.
Mitarb. 1987).

Hämorrhoiden

Ausgetretene Hämorrhoiden sieht der Radiologe
beim Einführen des Darmrohres. Eine radiologische Dickdarmuntersuchung soll andere Erkrankungen, insbesondere das Karzinom, im Rahmen

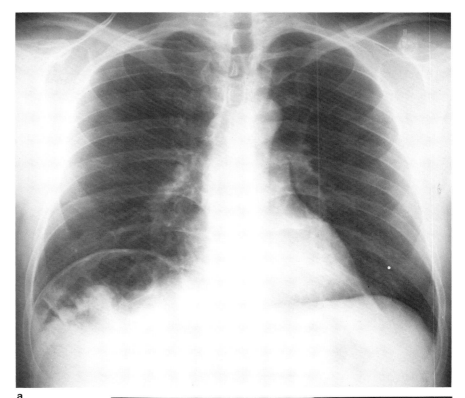

a

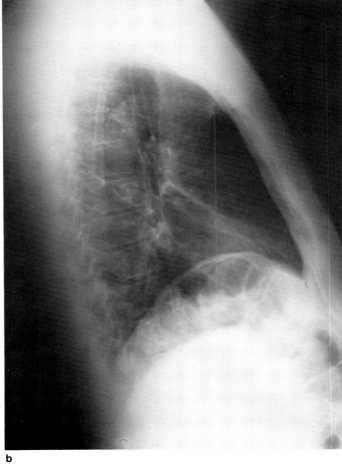

Abb. **100 a** u. **b**
Männl. 31 Jahre. Chilaiditi-Syndrom
a   Thoraxaufnahme p.a.
b   Aufnahme im seitlichen Strahlengang, rechts anliegend

b

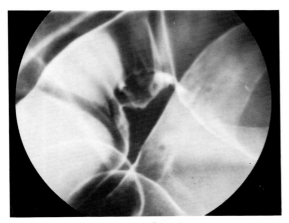

Abb. **101**   Weibl. 37 Jahre. Endometriose am rektosigmoidalen Übergang. Operativ bestätigt (Aufnahme: Dr. *v. Hecker*, Kassel)

einer proktologischen Diagnostik und Therapie des Hämorrhoidalleidens ausschließen.

Große, von außen nicht sichtbare Hämorrhoidalknoten können bei der Doppelkontrastdarstellung polypoide Formationen im Enddarm hervorrufen (THOENI u. VENBRUX 1982, Abb. **102**). doch findet man nicht den bei rektalen Karzinomen typischen scharfen „Tumorrand" (FIEDLER u. KÖSTER 1984).

Ulcus recti simplex

Unter dem Ulcus recti simplex versteht man eine „umschriebene fibromuskuläre oder glanduläre Hyperplasie der Rektumschleimhaut mit oder ohne Oberflächendefekt und mit (meist nur geringen) oder ohne entzündliche Veränderungen" (REMMELE 1984). Wahrscheinlich liegt dem Leiden ein Prolaps der vorderen Rektumschleimhaut in den Analkanal zugrunde (Mukosa-Prolaps-Syndrom). Klinisch werden Schmerzen bei der Defäkation und peranale Blutungen beobachtet.

Im *Doppelkontrast* lassen sich solche oberflächlichen Schleimhautläsionen schwer vom kleinen Rektumkarzinom unterscheiden (FECZKO u. Mitarb. 1980). Die richtige Diagnose erfolgt endoskopisch-histologisch.

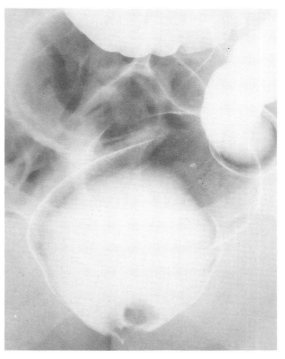

Abb. **102**   Weibl. 44 Jahre. Polypöser Defekt im Rektum. Innere Hämorrhoiden. Kein Polyp

Die im Kindesalter bei Defäkationsstörungen und beim Morbus Hirschsprung gelegentlich angewandte Methode der *Defäkographie* (LASSRICH u. PRÉVÔT 1983) wird auch für das Erwachsenenalter propagiert (MAHIEU u. Mitarb. 1984a). Patienten mit Mukosa-Prolaps-Syndrom zeigen dabei einen anorektalen Winkel von mehr als 135 Grad während der Defäkation (MAHIEU u. Mitarb. 1984b. Normal 90 Grad in Ruhe, bis 135 Grad bei Defäkation; MAHIEU u. Mitarb. 1984a). Manchmal läßt sich ein Schleimhautprolaps auch direkt beobachten (GOEI u. Mitarb. 1987). Zur Abklärung funktioneller Beschwerden des Enddarmes (KUIJPERS u. STRIJK 1984) wird bei uns das Verfahren wenig geübt. Sein Wert gegenüber anderen Methoden ist nicht bewiesen.

Literatur

Agha, F.P., R.F. Cooper, W.E. Strodel, F.E. Eckhauser, L. Weatherbee: Pseudolymphoma of colon. Gastrointest. Radiol. 8 (1983) 81–84

Almy, T.P., D.A. Howell: Diverticular disease of the colon. New Engl. J. Med. 302 (1980) 324–331

Altaras, J.: Radiologischer Atlas Kolon und Rektum. Urban & Schwarzenberg, München 1982

Ament, A.E., R.J. Alfidi, P.S. Rao: Basal identation of sessile polypoid lesions: A function of geometry rather than an sign of malignancy. Radiology 143 (1982) 341–344

Appel, A., M. Heinrich, H.-F. Brettel: Rektumverletzungen bei Bariumkontrasteinläufen. Chirurg 46 (1975) 331–334

Arnold, K., R. Zitzmann: Familiäre Polyposis coli. Dtsch. med. Wschr. 95 (1970) 454–457

Aspestrand, F.: The early manifestation of Yersinia colitis demonstrated by the double-contrast barium enema. Radiologe 26 (1986) 549–551

Bakran, A., J.A. Bradley, E. Bresnihan, D. Lintott, K.C. Simpkins, J.C. Goligher, G.L. Hill: Whole gut irrigation. An inadequate preparation for double contrast barium enema examination. Gastroenterology 73 (1977) 28–30

Balthazar, E.J.: Intestinal malrotation in adults. Amer. J. Roentgenol. 126 (1976) 358–367

Balthazar, E.J., A.J. Megibow, E. Fazzini, J.F. Opulencia, I. Engel: Cytomegalovirus colitis in AIDS: Radiographic findings in 11 patients. Radiology 155 (1985) 585–589

Bartram, C.I., I. Laufer: Inflammatory bowel disease. In Laufer, I: Double Contrast Gastrointestinal Radiology with Endoscopic Correlation. Saunders, Philadelphia 1979

Bartram, C.I., D.M. Preston, J.E. Lennard-Jones: The "air enema" in acute colitis. Gastrointest. Radiol. 8 (1983) 61–65

Baumgartner, B.R., T.M. Hartmann: Extramedullary plasmocytoma of the colon. Amer. J. Gastroenterol. 80 (1985) 1017–1019

Becker, N., R. Frentzel-Beyme, G. Wagner: Krebsatlas der Bundesrepublik Deutschland. Springer, Berlin 1984

Becker, V.: Pathologisch-anatomische Aspekte zur Entstehung von Divertikeln und ihren Komplikationen. Langenbecks Arch. klin. Chir. 342 (1976) 401–409

Bernstein, M.A., P.J. Feczko, R.D. Halpert, S.M. Simms, L.V. Ackerman: Distribution of colonic polyps: Increased incidence of proximal lesions in older patients. Radiology 155 (1985) 35–38

Bloch, R.: Das Dickdarmkarzinom. Intern. Welt 2 (1981) 85–96

Bonatti, G.P., P.G. Ortore: Computertomographischer Nachweis eines Dünndarmkarzinoids. Radiologe 27 (1987) 229–231

Brombart, M.M.: Radiologie des Verdauungstraktes. Thieme, Stuttgart 1980

Bruneton, J.N., A. Thyss, J. Bourry, R. Bidoli, M. Schneider: Colonic and rectal lymphomas. Fortschr. Röntgenstr. 138 (1983) 283–287

Bücheler, E., W. Erbe: Differentialdiagnose entzündlicher Dickdarmerkrankungen. In Frommhold, W., P. Gerhardt: Erkrankungen des Dickdarms. Klinisch-radiologisches Seminar, Bd. 9, Thieme, Stuttgart 1979

Buchmann, P., J. Alexander-Williams: Classification of perianal Crohn's disease. Clin. Gastroenterol. 9 (1980) 323–330

Butch, R.J., J. Wittenberg, P.R. Mueller, J.F. Simeone, J.E. Meyer, J.T. Ferrucci jr.: Presacral masses after abdominoperineal resection for colorectal carcinoma: The need for needle biopsy. Amer. J. Roentgenol. 144 (1985) 309–312

Casola, G., E. van Sonnenberg, C.C. Neff, R.M. Saba, C. Withers, C.W. Emarine: Abscesses in Crohn disease: Percutaneous drainage. Radiology 163 (1987) 19–22

Cove, J.K.J., R.M. Snyder: Fatal barium intravasation during barium enema. Radiology 112 (1974) 9–10

Crohn, B.B., L. Ginsburg, G.D. Oppenheimer: Regional ileitis; a pathologic and clinical entity. J. Amer. med. Ass. 99 (1932) 1323–1329

Cronkhite, L.W., W.J. Canada: Generalized gastrointestinal polyposis: an unusual syndrome of polyposis, pigmentation and onychotrophia. New Engl. J. Med. 252 (1955) 1011–1015

Czembirek, H., G. Sommer, G. Wittich, D. Tscholakoff, E. Salomonowitz: Ergebnisse der Kolon-Doppelkontrast-Untersuchungen. Radiologe 23 (1983) 304–311

Dassel, P.M.: Innocuous filling of intestinal glands of colon during barium enema (spiculation) simulating organic disease. Radiology 78 (1962) 799–801

Dihlmann, W.: Die ökonomisch-standardisierte Kontraströntgenuntersuchung des Kolons beim Erwachsenen. Dtsch. med. Wschr. 105 (1980) 1138–1141

Dombrowski, H.: Die Röntgendiagnostik der entzündlichen Dickdarmerkrankungen. Internist 9 (1968) 343–352

Dombrowski, H., G. Bürkle: Röntgentechnik und Röntgenbefunde bei chronisch entzündlichen Darmerkrankungen. Internist 22 (1981) 385–400

Dombrowski, H., H.K. Pemsel: Angiographie bei entzündlichen Dünndarmerkrankungen und beim Mesenterialinfarkt. Radiologe 14 (1974) 415–424

Eisenberg, R.L., P.C. Meyers, S.T. May: Optimum overhead views in double-contrast barium enema examinations. Amer. J. Roentgenol. 140 (1983) 505–506

Ellerbroek, C.J., C.C. Lu: Unusual manifestations of giant colonic diverticulum. Dis. Colon Rect. 27 (1984) 545–547

Fazio, V.W.: Toxic Megacolon in ulcerative colitis and Crohn's colitis. Clin. Gastroenterol. 9 (1980) 389–407

Feczko, P.J., R.D. Halpert: Limiting overhead views in double-contrast examinations does not affect diagnostic accuracy. Gastrointest. Radiol. 12 (1987) 175–177

Feczko, P.J., D.J. O'Connell, R.H. Riddell, P.H. Frank: Solitary rectal ulcer syndrome: Radiologic manifestations. Amer. J. Roentgenol. 135 (1980) 499–506

Feldberg, M.A.M., M.J. Hendriks, P.F.G.M. van Waes: Role of CT in diagnosis and management of complications of diverticular disease. Gastrointest. Radiol. 10 (1985) 370–377

Fiedler, V., R. Köster: Die inneren Hämorrhoiden – Röntgensymptomatik und differentialdiagnostische Abgrenzung zum Rectum- bzw. Analcarcinom. Radiologe 24 (1984) 527–531

Filippini, L.: Divertikelkrankheit des Dickdarms. In Müller-Wieland, K.: Handbuch der inneren Medizin, Bd. 3/4. Springer, Berlin 1982

Fischer, A.W.: Über eine neue röntgenologische Untersuchungsmethode des Dickdarms: Kombination von Kontrasteinlauf und Luftaufblähung. Klin. Wschr. 2 (1923) 1595–1598

Fischer, M.G., A.M. Farkas: Diverticulitis of the cecum and ascending colon. Dis. Colon Rect. 27 (1984) 454–458

Fishman, E.K., E.J. Wolf, B. Jones, T.M. Bayless, S.S. Siegelman: CT Evaluation of Crohn's disease: Effect on patient management. Amer. J. Roentgenol. 148 (1987) 537–540

Fleischhauer, K.: Der Dickdarm. In Fleischhauer, K., J. Staubesand, W. Zenker: Benninghoff. Makroskopische und mikroskopische Anatomie des Menschen, Bd. 2. Urban & Schwarzenberg, München 1985

Fork, F.-T.: Reliability of routine double contrast examination of the large bowel: a prospective study of 2590 patients. Gut 24 (1983) 672–677

Fork, F.-T., C. Lindström, G.R. Ekelund: The double contrast examination in inflammatory large bowel disease. A prospective clinical, radiographic, and pathologic study. Fortschr. Röntgenstr. 137 (1982) 685–692

Fork, F.-T., C. Lindström, G.R. Ekelund: Reliability of routine double-contrast examination (DCE) of the large bowel in polyp detection: A prospective clinical study. Gastrointest. Radiol. 8 (1983) 163–172

Frager, D.H., M. Goldman, T.C. Beneventano: Computed tomography in Crohn disease. J. Comput. assist. Tomogr. 7 (1983) 819–824

Frager, D.H., J.D. Frager, E.L. Wolf, T.C. Beneventano: Problems in the colonoscopic localization of tumors: Continued value of the barium enema. Gastrointest. Radiol. 12 (1987) 343–346

Freischlag, J., R.S. Bennion, J.E. Thompson jr.: Complications of diverticular disease of the colon in young people. Dis. Colon Rect. 29 (1986) 639–643

Frühmorgen, P.: Intervall zwischen Biopsie und Kolon-Kontrasteinlauf. Dtsch. med. Wschr. 109 (1984) 553

Frühwald, F., P. Knoflach, F. Karnel, A. Neuhold, G. Seidl: Radiologisch-endoskopische Korrelation bei Colitis ulcerosa. Fortschr. Röntgenstr. 140 (1984) 275–280

Gardiner, H., R.E. Miller: Barium peritonitis. A new therapeutic approach. Amer. J. Surg. 125 (1973) 350–352

Gardner, E.J., R.C. Richards: Multiple cutaneous and subcutaneous lesions occuring simultaneously with hereditary polyposis and osteomatosis. Amer. J. hum. Genet. 5 (1953) 139–147

Gelfand, D.W., D.J. Ott, T.H. Hunt: Gastrointestinal complications of radiologic procedures. In Meyers, M.A., G.G. Gharemani: Iatrogenic Gastrointestinal Complications. Springer, New York 1981

Gelfand, D.W., J.C. Sowers, K.A. DePonte, T.E. Summer, D.J. Ott: Anaphylactic and allergic reactions during double-contrast studies: is glucagon or barium suspension the allergen? Amer. J. Roentgenol. 144 (1985) 405–406

Goei, R., C. Baeten, J.W. Arends: Solitary rectal ulcer syndrome: Findings at barium enema study and defecography. Radiology 168 (1988) 303–306

Goldberg, H.I., S.B. Caruthers jr., J.A. Nelson, J.W. Singleton: Radiographic findings of the national cooperative Crohn's disease study. Gastroenterology 77 (1979) 925–937

Goldberg, H.I., R.M. Gore, A.R. Margulis, A.A. Moss, E.L. Baker: Computed tomography in the evaluation of Crohn disease. Amer. J. Roentgenol. 140 (1983) 277–282

Gordon, R.L, K. Evers, H.Y. Kressel, I. Laufer, H. Herlinger, J.J. Thompson: Double-contrast enema in pelvic endometriosis. Amer. J. Roentgenol. 138 (1982) 549–552

Gore, R. M., C. S. Marn, D. F. Kirby, R. L. Vogelzang, H. L. Neiman: CT findings in ulcerative, granulomatous, and indeterminate colitis. Amer. J. Roentgenol. 143 (1984) 279–284

Göthlin, J.H., R.M. Lerner, G. Gadeholt, B. Sischy, J. Hinson: CT staging of early rectal carcinoma. Gastrointest. Radiol. 12 (1987) 253–256

Goulston, S.J.M., V.J. McGovern: The nature of benign strictures in ulcerative colitis. New Engl. J. Med. 281 (1969) 290–295

Grabbe, E., R. Winkler: Local recurrence after sphincter-saving resection for rectal and rectosigmoid carcinoma. Radiology 155 (1985) 305–310

Grabbe, E., W. Lierse, R. Winkler: The perirectal fascia: Morphology and use in staging of rectal carcinoma. Radiology 149 (1983) 241–246

Graser, E.: Über multiple falsche Divertikel in der Flexura sigmoidea. Münch. med. Wschr. 46 (1899) 721–723

Gross-Fengels, W., U. Mödder, F. Hutterer: Die Bedeutung des Kolon-Kontrasteinlaufes zur Dignitätsbeurteilung rektosigmoidaler Polypen. Röntgen-Blätter 39 (1986) 245–250

Gyde, S.N., P. Prior, R.N. Allan, A. Stevens, D.P. Jewell, S.C. Truelove, R. Lofberg, O. Brostrom, G. Hellers: Colorectal cancer in ulcerative colitis: a cohort study of primary referrals from three centres. Gut 29 (1988) 206–217

Hansen, H.H.: Neue Aspekte zur Pathogenese und Therapie des Hämorrhoidalleidens. Dtsch. med. Wschr. 102 (1977) 1244–1248

Hauenstein, K.M., B. Wimmer, N. Freudenberg: Die Schneidbiopsiekanüle zur histologischen Diagnostik abdomineller und retroperitonealer Raumforderungen. Sonographische oder computertomographische gesteuerte Punktion? Fortschr. Röntgenstr. 143 (1985) 96–101

Haynes, I.G., M.J. Goldman, S.H. Silverman, J. Alexander-Williams, M. R. B. Keighley: Water-soluble contrast enema after colonic anastomosis. Lancet I/1986, 675–676

Heer, M., M. Pirovino, H. Bühler, E. Maranta, M. Schmid: Megakolon als seltene Spätkomplikation des Diabetes mellitus. Radiologe 23 (1983) 233–235

Herlinger, H.: Angiography of the visceral arteries. Clin. Gastroenterol. 1 (1972) 547–580

Hermanek, P., F.P. Gall: Präkanzerosen des Verdauungstrakts. In Demling, L., S. Domschke: Klinische Gastroenterologie, Bd. II. Thieme, Stuttgart 1984

Hermanek, P., K. Karrer: Illustrierte Synopsis kolorektaler Tumoren. Pharmazeutische Verlagsgesellschaft, München 1983

Herzog, P., K. Ewe: Kolorektale Tumoren – Methoden und Indikation der Früherkennung. Münch. med. Wschr. 121 (1979) 612–615

Hildell, J., C. Lindström, A. Wenckert: Radiographic appearances in Crohn's disease. I. Accuracy of radiographic methods. Acta radiol. Diagn. 20 (1979) 609–625

Hippéli, R., G. Schindler: Die Röntgendiagnostik benigner und maligner Veränderungen an Colonanastomosen nach Tumorresektion. Radiologe 19 (1979) 422–431

Ho, K.J., M.S. Shin, J.M. Tishler: Computed tomographic distinction of submucosal lipoma and adenomatous polyp of the colon. Gastrointest. Radiol. 9 (1984) 77–80

Hübener, K.H.: Computertomographische Diagnostik von Rezidivtumoren des Dickdarms. In Frommhold, W., P. Gerhardt: Erkrankungen des Dickdarms. Klinisch-radiologisches Seminar, Bd. 9. Thieme, Stuttgart 1979

Hywel Jones, J., J.E. Lennard-Jones, A.C. Young: Reversibility of radiological appearances during clinical improvement in colonic Crohn's disease. Gut 10 (1969) 738–743

Iida, M., T. Matsui, T. Fuchigami, A. Iwashita, T. Yao, M. Fujishima: Ischemic colitis: Serial changes in double-contrast barium enema examination. Radiology 159 (1986) 337–341

Janower, M.L.: Hypersensitivity reactions after barium studies of the upper and lower gastrointestinal tract. Radiology 161 (1986) 139–140

Javors, B.R., Y. Applbaum, P. Gerard: Severe allergic reaction: An unusual complication of barium enema. Gastrointest. Radiol. 9 (1984) 357–358

Jeghers, H., V.A. McKusick, K.H. Katz: Generalized intestinal polyposis and melaninspots of the oral mucosa, lips and digits. A syndrome of diagnostic significance. New Engl. J. Med. 241 (1949) 993–1005

Kapp-Schwoerer, A., H. Reinartz: Zökalpoltuberkulose – eine oft vergessene Differentialdiagnose? Beobachtungen vor und nach tuberkulostatischer Therapie. Röntgen-Blätter 39 (1986) 311–312

Kempmann, G., U. Kempgens: Die Dickdarmperforation als Komplikation des Kontrasteinlaufs. Fortschr. Röntgenstr. 121 (1974) 197–201

Kerber, G.W., M. Greenberg, J.M. Rubin: Computed tomography evaluation of local and extraintestinal complications of Crohn's disease. Gastrointest. Radiol. 9 (1984) 143–148

Kindermann, G.: Endometriose. Wesen und Entstehung. In Käser, O., V. Friedberg, K.G. Ober, K. Thomsen, J. Zander: Gynäkologie und Geburtshilfe, Bd. III/2. Thieme, Stuttgart 1988

Koop, H., H. Dombrowski, D. Maroske, W.B. Schwerk, P. Schmitz-Moormann, R. Arnold: Segmentale Kolonstenosen bei intestinal metastasierendem Mammakarzinom. Dtsch. med. Wschr. 113 (1988) 1101–1104

Krestin, G.P., D. Beyer, R. Lorenz: Extrakolisch-infiltrative Prozesse des Colon sigmoideum und rekto-sigmoidalen Überganges. Radiologe 23 (1983 a) 319–323

Krestin, G.P., D. Beyer, R. Lorenz, H. Thul: Kolonbeteiligung bei Magen- und Pankreasprozessen. Fortschr. Röntgenstr. 138 (1983 b) 276–282

Krestin, G.P., W. Steinbrich, D. Beyer: Wann ist bei einer Erweiterung des Retrorektalraumes eine Computertomographie indiziert? Röntgen-Blätter 38 (1985) 93–97

Krug, B., D. Beyer, W. Groth, M. Günther: Hämatogene gastrointestinale Metastasen – Grenzen radiologischer Diagnostik. Röntgen-Blätter 40 (1987) 90–94

Kuijpers, H.C., S.P. Strijk: Diagnosis of disturbances of continence and defecation. Dis. Colon Rect. 27 (1984) 658–662

Lassrich, M.A., R. Prévôt: Röntgendiagnostik des Verdauungstraktes bei Kindern und Erwachsenen. Thieme, Stuttgart 1983

Laufer, I., L. Costopoulos: Early lesions of Crohn's disease. Amer. J. Roentgenol. 130 (1978) 307–311

Laufer, I., N.C.W. Smith, J.E. Mullens: The radiological demonstration of colorectal polyps undetected by endoscopy. Gastroenterology 70 (1976) 167–170

Laufer, I.G.: Double contrast gastrointestinal radiology with endoscopic correlation. Saunders, Philadelphia 1979

Lee, J.R., J.R. Ferrando: Variables in the preparation of the large intestine for double contrast barium enema examination. Gut 25 (1984) 69–72

Leonhardt, H.: Dickdarm. In Rauber/Kopsch: Anatomie des Menschen, Bd. II. Thieme, Stuttgart 1987

Levy, A.G., J.W. Benson, E.L. Hewlett, J.R. Herdt, J.L. Doppman, R.S. Gordon: Saline lavage: A rapid, effective, and acceptable method for cleansing the gastrointestinal tract. Gastroenterology 70 (1976) 157–161

Lingg, G., G. Nebel, W. Dihlmann: Aphthoide Ulzera – röntgenologische Frühzeichen des Morbus Crohn? Fortschr. Röntgenstr. 133 (1980) 138–141

Lockhardt-Mummery, H.E.: Anal lesions of Crohn's disease. Clin. Gastroenterol. 1 (1972) 377–382

Lotz, R., H. Steinbrunn, T. Schreyer: Metastatisch bedingte Colon-Veränderungen – eine Differentialdiagnose zum Morbus Crohn. Röntgenpraxis 39 (1986) 212–213

Maglinte, D.D.T., R.C. Strong, R.W. Strate, L.D. Caudill, P.A. Dyer, S.M. Chernish, R.F. Graffis: Barium enema after colorectal biopsies: Experimental data. Amer. J. Roentgenol. 139 (1982) 693–697

Maglinte, D.D.T., K.J. Keller, R.E. Miller, S.M. Chernish: Colon and rectal carcinoma: Spatial distribution and detection. Radiology 147 (1983) 669–672

Mahieu, P., J. Pringot, P. Bodart: Defecography: I. Description of a new procedure and results in normal patients. Gastrointest. Radiol. 9 (1984 a) 247–251

Mahieu, P., J. Pringot, P. Bodart: Defecography: II. Contribution to the diagnosis of defecation disorders. Gastrointest. Radiol. 9 (1984 b) 253–261

Malchow, H., B. Küster, M. Scheurlen, W. Daiss, P. Schmitz-Moormann: Lokalisation und Ausdehnung des Morbus Crohn bei der Erstdiagnose. Med. Klin. 82 (1987) 140–145

Mařatka, Z., D. Kubernátová, V. Čapek, J. Kudrmann: Two unusual cases of segmental colitis. Digestion 1 (1968), 238–250

Marcuson, R.W.: Ischemic colitis. Clin. Gastroenterol. 1 (1972) 745–763

Margulis, A.R., R.F. Thoeni: The present status of the radiologic examination of the colon. Radiology 167 (1988) 1–5

Marston, A., M.T. Pheils, M.L. Thomas, B.C. Morson: Ischemic colitis. Gut 7 (1966) 1–15

Maruyama, M.: Röntgendiagnostik der Polypen und Karzinome des Dickdarms. Thieme, Stuttgart 1981.

Matek, W.: Die Entwicklung kolorektaler Adenome. Thieme, Stuttgart 1985

Meyers, M.A.: Dynamic Radiology of the Abdomen, 2nd ed. Springer, New York 1982

Miller, R.E.: The cleansing enema. Radiology 117 (1975) 483–485

Miller, R.E.: The clean colon. Gastroenterology 70 (1976) 289–290

Miller, R.E., S.M. Chernish, R.L. Brunelle: Gastrointestinal radiography with Glucagon. Gastrointest. Radiol. 4 (1979) 1–10

Mindelzun, R.E., S.M. Hicks: Adult Hirschsprung disease: Radiographic findings. Radiology 160 (1986) 623–625

Moore, K.L.: Embryologie – Lehrbuch und Atlas der Entwicklungsgeschichte des Menschen, 2. Aufl. Schattauer, Stuttgart 1985

Morson, B.C.: Pathology of Crohn's disease. Clin. Gastroenterol. 1 (1972) 265–277

Morson, B.C., I.M.P. Dawson: Gastrointestinal Pathology, 2nd ed. Blackwell, Oxford 1979

Mueller, P.R., S. Saini, J. Wittenburg, J. Simeone, P.F. Hahn, E. Steiner, S.L. Dawson, R.J. Butch, D.D. Stark, L.W. Ottinger, G.V. Rodkey, J.-C. Bousquet, J.T. Ferrucci jr.: Sigmoid diverticular abscesses: Percutaneous drainage as an adjunct to surgical resection in 24 cases. Radiology 164 (1987) 321–325

Netter, F.H.: Lower digestive tract. In The Ciba collection of medical illustrations, vol. 3, Part II. Ciba, Corporation 1962

Oeser, H., P. Koeppe: Krebs: Schicksal oder Verschulden? Thieme, Stuttgart 1979

Oliver, T.W., J. Somogyi, E.F. Gaffney: Primary linitis plastica of the rectum. Amer. J. Roentgenol. 140 (1983) 79–80

Ott, D.J., D.W. Gelfand, N.A. Ramquist: Causes of error in gastrointestinal radiology II. Barium enema examination. Gastrointest. Radiol. 5 (1980) 99–105

Ott, D.J., D.W. Gelfand, W.C. Wu, D.S. Ablin: Colon polyp morphology on double-contrast barium enema: Its pathologic predictive value. Amer. J. Roentgenol. 141 (1983) 965–970

Otto, H.F., M. Wanke, J. Zeitlhofer: Darm und Peritoneum. In Doerr, W., G. Seifert, E. Uehlinger: Spezielle pathologische Anatomie, Bd. 2/2. Springer, Berlin 1976

Painter, N.S.: The epidemiology, history and pathogenesis of diverticulosis coli – Basis for its treatment with unprocessed bran. Schweiz. med. Wschr. 107 (1977) 486–493

Pérez, C., J. Andreu, J. Llauger, J. Valls: Hemangioma of the rectum: CT appearance. Gastrointest. Radiol. 12 (1987) 347–349

Perry, P.M., B.C. Morson: Right-sided diverticulosis of the colon. Brit. J. Surg 58 (1971) 902–904

Persigehl, M., W. Spieth, K.C. Klose, M. Cen: Feinreliefveränderungen des Kolons im Frühstadium der Colitis ulcerosa und Colitis granulomatosa. Fortschr. Röntgenstr. 129 (1978) 177–180

Peterson, N., C.A. Rohrmann jr., E.S. Lennard: Diagnosis and treatment of retroperitoneal perforation complicating the double-contrast barium-enema examination. Radiology 144 (1982) 249–252

Picus, D., H.S. Glazer, R.G. Levitt, J.E. Husband: Computed tomography of abdominal carcinoid tumors. Amer. J. Roentgenol. 143 (1984) 581–584

Plum, G.E., H.M. Weber, W.G. Sauer: Prolonged cathartic abuse resulting in roentgen evidence suggestive of enterocolitis. Amer. J. Roentgenol. 83 (1960) 919–925

Preston, D.M., J.E. Lennard-Jones, B.M. Thomas: Towards a radiologic definition of idiopathic megacolon. Gastrointest. Radiol. 10 (1985) 167–169

Prévôt, R.: Röntgendiagnostik der Darmtuberkulose. In Hein, J., H. Kleinschmidt, E. Uehlinger: Handbuch der Tuberkulose, Bd. IV. Thieme, Stuttgart 1964

Redmond, P., L. Berliner, J. Lowry: Carcinoma arising in chronic ulcerative colitis: Diagnosis by computed tomography. Amer. J. Gastroenterol. 80 (1985) 393–396

Reed, K., P.C. Vose: Diffuse juvenile polyposis of the colon: A premalignant condition? Dis. Colon Rect. 24 (1981) 205–210

Reifferscheid, M.: Resektion und Myotomie des Divertikulitisdarms. Ein zugleich kuratives und präventives Behandlungskonzept. Dtsch. med. Wschr. 104 (1979) 671–675

Reifferscheid, M., S. Langer: Kolon- und Rektumtumoren. In Demling, L., S. Domschke: Klinische Gastroenterologie, Bd. I. Thieme, Stuttgart 1984

Remmele, W.: Kolon und Rektum. In Remmele, W.: Pathologie, Bd. 2. Springer, Berlin 1984

Reuter, S.R., I.E. Kanter, H.C. Redman: Angiography in reversible colonic ischemia. Radiology 97 (1970) 371–375

Rex, D.K., G.A. Lehman, J.C. Lappas, R.E. Miller: Sensitivity of double-contrast barium study for left-colon polyps. Radiology 158 (1986) 69–72

Rifkin, M.D., G.J. Marks: Transrectal US as an adjunct in the diagnosis of rectal and extrarectal tumors. Radiology 157 (1985) 499–502

Ritchie, J.A.: Movement of segmental constrictions in the human colon. Gut 12 (1971) 350–355

Rösch, W.: Primär multiple Karzinome des Gastrointestinaltrakts. Dtsch. med. Wschr. 98 (1973) 1872–1873

Runte, F., B. Reichert, A. Majewski: Zur Röntgendiagnostik der kolo-rektalen Endometriose. Röntgen-Blätter 40 (1987) 161–164

Sato, T., Y. Sakai, A. Sonoyama, S. Kawamoto, M. Okawa, A. Kajita, H. Tanaka, K. Nakanishi, Y. Fujino, M. Fujita: Radiologic spectrum of rectal carcinoid tumors. Gastrointest. Radiol. 9 (1984) 23–26

Schäfer, P.K.: Kolon-Doppelkontrast nach Rektoskopie in Krankenhaus und Praxis. Dtsch. med. Wschr. 109 (1984) 1136–1137

Schmidt, M., G. Sturm: Cronkhite-Canada-Syndrom. Fortschr. Röntgenstr. 120 (1974) 310–314

Schmitz-Moormann, P.: Pathologische Anatomie des Morbus Crohn und der Colitis ulcerosa. Röntgen-Blätter 33 (1980) 313–319

Schmitz-Moormann, P.: Pathologische Anatomie und Histologie des Morbus Crohn. Mschr. Kinderheilk. 129 (1981) 127–132

Schmitz-Moormann, P., H. Malchow, B. Miller, J.-W. Brandes: Häufigkeit und Vorkommen der epitheloidzelligen Granulome in Rektum und Kolonbiopsien bei Morbus Crohn. Ein Beitrag zur formalen Genese. Z. Gastroenterol. 17 (1979) 287–295

Schott, H., W. Ferbert, H.K. Kaufner, J. Wolter: Das Peutz-Jeghers-Syndrom. Dtsch. med. Wschr. 99 (1974) 1525–1530

Schröder, S., D. Moehrs, J. von Weltzien, R. Winkler, H.F. Otto: The Turcot syndrome. Report of an additional case and review of the literature. Dis. Colon Rect. 26 (1983) 533–538

Schweiger, M., F.P. Gall: Maligne Tumoren des Kolons. In Gall, F.P., P. Hermanek, J. Tonak: Chirurgische Onkologie. Springer, Berlin 1986

Shippey, S.H., I.I. Acker: Segmental infarction of colon demonstrated by selective inferior mesenteric angiography. Amer. J. Surg. 109 (1965) 671–675

Skaane, P.: Zur radiologischen Differentialdiagnostik der Zökumtumoren unter besonderer Berücksichtigung der polypoiden Füllungsdefekte im Kolonkontrasteinlauf. Fortschr. Röntgenstr. 138 (1983) 265–275

Skucas, J., W. Cutcliff, H.W. Fischer: Whole-gut irrigation as a means of cleaning the colon. Radiology 121 (1976) 303–305

Skucas, J., R.F. Spataro, D.P. Cannucciari: The radiographic features of small colon cancers. Radiology 143 (1982) 335–340

Solomon, A., J. Bar-Ziv, D. Stern, J. Papo: Computed tomographic demonstration of intramural colonic air (Pneumatosis coli) as a feature of severe ulcerative colitis. Gastrointest. Radiol. 12 (1987) 169–171

Spector, G.W., N. Susman: The roentgen recognition of intramural perforation following barium enema examination in obstructing lesions of the sigmoid. Amer. J. Roentgenol. 89 (1963) 867–879

Stanley, R.J. G.L. Melson, F.J. Tedesco, J.L. Saylor: Plain-film findings in severe pseudomembranous colitis. Radiology 118 (1976) 7–11

Stauch, G.W., V. Sadony, T. Göbbeler: Das Gardner-Syndrom. Röntgenologischer und klinischer Beitrag. Fortschr. Röntgenstr. 118 (1973) 603–605

Stelzner, F., W. Lierse: Über die Entwicklung der Divertikulose und der Divertikulitis. Langenbecks Arch. klin. Chir. 341 (1976) 271–280

Stelzner, F., J. Staubesand, H. Machleidt: Das Corpus cavernosum recti – die Grundlage der inneren Hämorrhoiden. Langenbecks Arch. klin. Chir. 299 (1962) 302–312

Strohm, W.D., M. Classen: Die Differentialtherapie der Crohnschen Erkrankung. Internist 26 (1985) 162–168

Thoeni, R.F., A.R. Margulis: The state of radiographic technique in the examination of the colon: A survey in 1987. Radiology 167 (1988) 7–12

Thoeni, R.F., A.C. Venbrux: Work in progress. The anal canal. Distinction of internal hemorrhoids from small cancers by double contrast barium enema examination. Radiology 145 (1982) 17–19

Thoeni, R.F., A.A. Moss, P. Schnyder, A.R. Margulis: Detection and staging of primary rectal and rectosigmoid cancer by computed tomography. Radiology 141 (1981) 135–138

Thompson, W.M., R.A. Halvorsen, W.L. Foster jr., L. Roberts, R. Gibbons: Preoperative and postoperative CT staging of rectosigmoid carcinoma. Amer. J. Roentgenol. 146 (1986) 703–710

Treichel, J.: Röntgenologische Differentialdiagnose der Tumoren des Dickdarms. In Frommhold, W., P. Gerhardt: Erkrankungen des Dickdarms. Klinisch-radiologisches Seminar, Bd. 9. Thieme, Stuttgart 1979

Treugut, H., J. Buck, M. Zieger: Innominate grooves – Ein Diskussionsbeitrag. Fortschr. Röntgenstr. 139 (1983) 1–8

Turcot, J., J.P. Després, F. St. Pierre: Malignant tumors of the central nervous system associated with familial polyposis of the colon: Report of two cases. Dis. Colon Rect. 2 (1959) 465–468

Vantrappen, G., H.O. Agg, E. Ponette, K. Geboes, P. Bertrand: Yersinia enteritis and enterocolitis: Gastroenterological aspects. Gastroenterology 72 (1977) 220–227

Vogel, H.: Risiken der Röntgendiagnostik. Urban & Schwarzenberg, München 1986

Vogelstein, B., E.R. Fearon, S.R. Hamilton, S.E. Kern, A.C. Preisinger, M. Leppert, Y. Nakamura, R. White, A.M.M. Smits J.L. Bos: Genetic alterations during colorectal-tumor development New Engl. J. Med. 319 (1988) 525–532

Welin, C.S., L. Andrén: Dickdarm und Enddarm. In Schinz, H.R., W.E. Baensch, W. Frommhold, R. Glauner, E. Uehlinger, J. Wellauer: Lehrbuch der Röntgendiagnostik, Bd. V. Thieme, Stuttgart 1965

Welin, S.: Zur Darstellung der Kolonpolypen mit der Doppelkontrastmethode. Fortschr. Röntgenstr. 82 (1955) 341–344

Welin, S., G. Welin: Die Doppelkontrastuntersuchung des Dickdarms. Thieme, Stuttgart 1980

Westcott, J.L.: Angiographic demonstration of arterial occlusion in ischemic colitis. Gastroenterology 63 (1972) 486–490

Williams, J.: Innominate grooves in the surface of the mucosa. Radiology 84 (1965) 877–880

Winter, J., M. Friedrich, R. Souchon: Kolonkontrastdarstellung – Umfrageergebnisse von 190 Kliniken der Bundesrepublik und West-Berlins. Röntgenpraxis 37 (1984) 44–47

Wolf, E.L., D. Frager, T.C. Beneventano: Feasibility of double – contrast barium enema in the elderly. Amer. J. Roentgenol. 145 (1985) 47–48

Kernspintomographie des männlichen und weiblichen Beckens

K. Küper und M. Lenz

Einleitung

Im kleinen Becken sind die Organe verschiedener Organsysteme auf engem Raum zusammengefaßt. Gutartige entzündliche Erkrankungen und noch viel mehr neoplastische, maligne Veränderungen einzelner Organsysteme sind häufig, wobei insbesondere Tumoren von ihrem Ursprung auf angrenzende Gewebekompartimente und Organe übergreifen. Für ein gezieltes, stadiengerechtes Therapiekonzept und für die Beurteilung der Prognose des Patienten sind möglichst genaue diagnostische Informationen unverzichtbar. Neben der Art und Dignität eines Prozesses interessieren hierbei vor allem der Ursprung, die Lokalisation, die Größe und die Ausdehnung der Läsion.

Die Kernspintographie (MRI = Magnetic Resonance Imaging) ist als neueste bildgebende Methode in die Phase der klinischen Anwendung getreten. Ihre Gleichwertigkeit und z. T. Überlegenheit gegenüber anderen bildgebenden Verfahren wurden im Bereich des Gehirns und des Rückenmarks bereits nachgewiesen. Die MRI des Thorax und Abdomens brachte Probleme mit sich, die vor allem auf die Bewegungsartefakte, verursacht durch Atmung, Herzbewegung und Darmperistaltik, zurückzuführen sind. Ansätze zur Lösung dieser Probleme wie Atemgating, EKG-Triggerung oder eine Ruhigstellung des Darms, z. B. mit Glukagon, bedingen eine erhebliche Verlängerung der im Vergleich zur Computertomographie für die Bildgewinnung langen Meßzeiten und haben sich auf breiter Front nicht durchsetzen können.

Das kleine Becken ist von Bewegungsartefakten praktisch nicht betroffen, und bereits die ersten Arbeiten vermittelten eine optimistische Beurteilung der Möglichkeiten der neuen Methode bei der Diagnose von benignen und malignen Veränderungen in dieser Region (BRYAN u. Mitarb. 1983, FISHER u. Mitarb. 1985 b, HRICAK 1983, KÜPER u. Mitarb. 1985, LENZ u. Mitarb. 1985, POON u. Mitarb. 1985, STEYN u. SMITH 1982).

Die technische Entwicklung der Untersuchungsgeräte und die klinische Erprobung der Kernspintomographie, auch unter Anwendung von MR-Kontrastmitteln, sind längst nicht abgeschlossen. Versuchen wir den augenblicklichen Wert der Kernspintomographie für die Diagnostik der Organe im kleinen Becken zu analysieren, so zeichnet sich gewiß eine neue Dimension der Diagnosefindung ab. Noch stehen die Untersuchungen in ihren Anfängen, wichtige Ergebnisse liegen jedoch vor und zeigen zweifellos den Weg auf, der in der Zukunft weiterführen wird: Von der Gewebedifferenzierung, d. h. von der heute bereits möglichen Unterscheidung von organspezifischen Grauabstufungen wird es vielleicht durch den Einsatz der Spektroskopie mit hohen Feldstärken möglich sein, Schritt für Schritt einer Gewebecharakterisierung, d. h. der Zuordnung zu bestimmten Erkrankungen näherzukommen.

Wenn auch die anfänglichen Versuche dazu nicht den erhofften Erfolg gebracht haben, besteht doch die berechtigte Hoffnung, den prinzipiell sehr großen Informationsgehalt des Kernspintomographie-Signals zu nutzen und für die medizinische Diagnostik anwendbar zu machen.

Dieser Beitrag will die prinzipiellen Möglichkeiten der Kernspintomographie im Becken anhand von klinischen Beispielen aufzeichnen, wobei besonderes Gewicht auf das Kontrastverhalten normaler und pathologisch veränderter Gewebe bei verschiedenen Aufnahmesequenzen gelegt wird.

Methode

Das Prinzip der Kernspintomographie kann hier nicht ausführlich erläutert werden; es wird auf die einschlägige Literatur verwiesen (LISSNER u. SEIDERER 1987, PYKETT u. Mitarb. 1982, ROTH 1984).

Im Gegensatz zu konventionellen Röntgentechniken und zur Röntgen-Computertomographie, bei denen der Informationsgehalt des Bildes vom unterschiedlichen Absorptionsverhalten verschiedener Gewebe für Röntgenstrahlung abhängt, wird das kernspintomographische Bild in seinem Kontrastverhalten beeinflußt zum einen von intrinsischen Faktoren wie der Dichte der Protonen, den Relaxationszeiten $T1$ und $T2$, dem Blutfluß, der Magnetisierbarkeit des umgebenden Gewebes (Suszeptibilität) oder der chemischen Verschiebung. Zum anderen sind extrinsische Faktoren wie etwa die Wahl der Repetitions- und Echozeit bildbestimmend. Durch die Wahl spezieller Aufnahmemodalitäten (Spinecho, Inversion recovery, Gradientenechosequenzen) und durch die Veränderung der Aufnahmeparameter (Repetitionszeit TR, Echozeit TE) lassen sich die Kontraste der Gewebe zueinander in vielfältiger Weise modulieren. Die Kernspintomographie ist somit in der Lage, ohne Kontrastmittel bei Wahl einer geeigneten Sequenz in jedem Fall zwischen zwei Geweben differenzieren zu können, wenn diese sich wenigstens in einem der gewebespezifischen Parameter unterscheiden. Dieser offensichtliche Vorteil der Kernspintomographie wird jedoch dadurch relativiert, daß es keine Meßsequenz gibt, die gleichermaßen befriedigend alle normalen und pathologischen Körpergewebe unterscheiden kann.

So ermöglichen die Inversion-recovery-Technik und Spinechoaufnahmen mit kurzen TR-Zeiten in einem T1-betonten Bild beispielsweise eine gute Unterscheidung zwischen dem flüssigen Blaseninhalt und dem perivesikalen Fettgewebe. Die Blasenwand selbst mit der Sphinktermuskulatur, die Prostata und das Muskelgewebe erscheinen in einem uniformen Grau und lassen sich nicht weiter differenzieren; außerdem haben Aufnahmen mit kurzen TR-Zeiten ein schlechtes Signal-zu-Rausch-Verhältnis (SNR: signal to noise ratio), so daß ihre örtliche Auflösung dadurch eingeschränkt ist. Bilder mit zunehmend längeren TR-Zeiten von 0,4–1,0 s und kurzen TE-Zeiten von 15–30 ms zeigen ein zunehmend besseres SNR und erlauben eine ähnlich gute Differenzierung zwischen Flüssigkeit, Fett und solidem Gewebe wie die CT ohne und mit Kontrastmittel. Sie sind

als T1/T2-Mischbilder mit zunehmender rho-Wichtung als Screeningsequenz im Becken verwertbar. Eine weitere Verlängerung der Repetitionszeit und damit auch der Gesamtmeßzeit führt bei kurzen Echozeiten zu einem guten SNR des Bildes bei guter Unterscheidbarkeit z.B. der Prostata-, Blasen- und Uterustumoren von ihrer Umgebung. Eine weitergehende Differenzierung der unterschiedlichen soliden Gewebe erreicht man mit T2-gewichteten Aufnahmen. So läßt sich bei einer TR-Zeit von 1,6 s und Echozeiten zwischen 90 und 120 ms z.B. die Blasenwand optimal gegen den nun hell erscheinenden Blaseninhalt und das perivesikale Fettgewebe abgrenzen; die Prostata ist in all ihren Abschnitten gut differenzierbar; der Uterus zeigt seine typische Dreischichtung. Besonders gut sind in T2-gewichteten Bildern tumoröse Veränderungen als helle Strukturen nachweisbar, da maligne Gewebe charakteristischerweise verlängerte Relaxationszeiten aufweisen (DAMADIAN 1971). Andererseits kann der Kontrast zwischen Tumor und Blaseninhalt oder Fettgewebe vollständig aufgehoben sein.

Mit Gradientenechosequenzen ist es möglich, die Repetitionszeit bis auf Werte von 20–50 ms zu reduzieren, so daß eine Bildgewinnung in der Größenordnung von wenigen Sekunden pro Einzelbild möglich ist. Diese Schnellbildverfahren haben jedoch längst nicht den Kontrastumfang der Spinechotechniken, sie sind jedoch als Übersichtsbilder zur anatomischen Orientierung und bei speziellen Fragestellungen nützlich. Wegen der erforderlichen langen Repetitionszeit haben sich Inversion-Recovery-Sequenzen nicht durchsetzen können; sie werden vor allem dort angewandt, wo die exakte Messung der T1-Relaxationszeit angestrebt wird. Die Pulssequenz, die derzeit die meiste Verwendung findet, ist die Spinechosequenz. Sie findet als Einzel- oder Doppelechosequenz Anwendung und ist auf alle drei Raumrichtungen, zusätzlich auch auf frei wählbare Bildebenen (paraxial) anwendbar. Dadurch, daß alle Spinechosequenzen mehrschichtfähig sind (Multislicetechnik), ist die Aufnahmezeit pro Schicht auch bei langen Repetitionszeiten nur in der Größenordnung von 30 s bis 1 min. Die Gesamtuntersuchungszeit sollte bei gezielter Fragestellung maximal 1 Std. betragen.

Allgemein gilt, daß das Signal-zu-Rausch-Verhältnis sinkt, je dünner die zu untersuchende Schicht ist und je kleiner der Meßfelddurchmesser (Field of view) ist. Mit sinkendem SNR wird auch die Bildqualität schlechter, hierdurch werden Schichtdicke und Auflösungsvermögen in der Ebene (planares Auflösungsvermögen) limitiert. Um das SNR zu verbessern, werden zunehmend sog. Oberflächenspulen eingesetzt (LENZ u. KÖNIG 1986), die als körpernahe Empfangsantennen

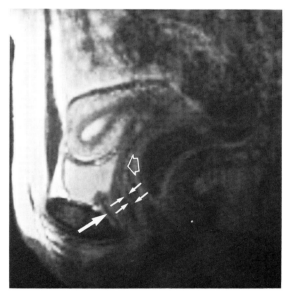

Abb. **1** Kernspintomographie unter Einsatz von Oberflächenspulen. Planares Auflösungsvermögen: 0,6 mm. Sagittalschnitt weibliches Becken (TR/TE 1,6/100): Urethra (großer Pfeil), Vaginalschleimhaut (kleine Pfeile), Vaginalsekret (Hohlpfeil)

ein deutlich höheres Auflösungsvermögen und damit bessere Detailkennbarkeit zur Folge haben (Abb. **1**)*. Ein planares Auflösungsvermögen bis hinunter zu 0,6 mm und Schichtdicken von 0,5 mm sind mit der heutigen Gerätegeneration möglich.

Normalanatomie im Kernspintomogramm

Eine unabdingbare Voraussetzung zur Erkennung morphologischer Organveränderungen ist die Kenntnis der normalen topographischen Schnittbildanatomie in allen drei Raumebenen einschließlich der Kenntnis des Signalverhaltens der verschiedenen Gewebekompartimente bei unterschiedlichen Geräteeinstellungen.

Im Gegensatz zur Computertomographie, bei der der dichte Knochen die signalintensive Leitstruktur des Beckens bildet, sind in der Kernspintomographie das helle Fettbindegewebe und die Muskulatur mit ihrer geringeren Signalintensität die entscheidenden anatomischen Strukturen.

Muskelgewebe

Die muskuläre Leitstruktur des oberen Beckens ist der ventrolateral gelegene M. iliopsoas, der sich in voller Ausdehnung besonder gut im koronaren, aber auch in den axialen Schnitten abbildet (Abb. **2** u. **3**). Er ist der Leitmuskel für die A. und V. iliaca externa. Dorsal ist der M. piriformis und weiter kaudal der M. obturatorius internus die Muskelbegrenzung des kleinen Beckens. Der M. levator ani, der zusammen mit der Fascia diaphragmatica pelvis superior das Diaphragma urogenitale bildet und so das Cavum subperineale mit seinem lockeren Fettbindegewebe von der Fossa ischiorectalis trennt, läßt sich im koronaren und axialen Schnitt sicher abgrenzen. Aufgrund ihrer relativ langen T1- und T2-Relaxationszeit lassen sich die Muskeln als homogene dunkle Bündel gegen das umgebende Fettbindegewebe gut darstellen.

Fettgewebe

Das Fettgewebe mit seiner kurzen T1- und kurzen T2-Relaxationszeit, das die Organe des kleinen Beckens umgibt und die Beckenwand von innen auskleidet, zeigt besonders bei kurzen Sequenzen hohe Signalintensitäten.

*Alle Abbildungen wurden, wenn nicht anders gekennzeichnet, aufgenommen bei einer Stärke des statischen Magnetfeldes von 1,5 Tesla.

Knochen

Der Vollständigkeit halber sei kurz auf die Charakteristik der knöchernen Strukturen des Beckens eingegangen. Allgemein gilt, daß je fester ein Körper ist, desto weniger frei bewegliche Protonen er besitzt. Für die Kernspintomographie bedeutet dieses zugleich zunehmend geringere Signalintensität und damit dunkle Bildanteile. Am ausgeprägtesten findet sich dies in der Kompakta der Knochen, die praktisch signallos, d. h. schwarz imponiert. Auch die Knochensubstanz des spongiösen Knochens liefert kein Signal; das Signal stammt vom protonenreichen Fettgewebe des Markraumes.

Gefäße

In Spinechopulssequenzen imponieren Gefäße, die in der Schnittebene verlaufen als signallose, schwarze Strukturen, denn zwischen Anregung durch den 90-Grad-Puls und Auslesen des Echos nach der Echozeit TE haben die angeregten Spins ihren Ort verlassen, so daß von dem ursprünglichen Anregungsort kein Signal empfangen werden kann. In senkrecht zur Ebene verlaufenden Gefäßen kann es durch sog. paradoxes Enhancement zur Signalverstärkung und damit hellen Darstellung von Gefäßen kommen. Dieser Effekt führt bei Schnellbildverfahren regelmäßig zur Darstellung von signalintensiven Gefäßen.

Normalanatomie Harnblase

Die Untersuchung bei Erkrankungen der Harnblase sollte immer bei guter Blasenfüllung erfolgen. Die Blasenwand ist dann entfaltet, und Irregularitäten und Verdickungen sind gut abzubilden. Im sagittalen Schnitt ist die Blase dreieckig bis elliptisch; im axialen und koronaren Querschnitt ist sie eher rund. Da die T1- und T2-Relaxationszeiten von Urin sehr lang sind, kommt der Blaseninhalt bei T1- und rho-gewichteten Bildern im Vergleich zur Umgebung dunkel zur Darstellung und ist nur schlecht von der ebenfalls signalarmen Blasenwand zu unterscheiden, während mit zunehmender T2-Wichtung (d. h. bei steigenden Echozeiten bei langer Repetitionszeit) eine relative Signalzunahme im Vergleich zur Blasenwand resultiert (Abb. **3a** u. **b**). Veränderungen der Blasenwand sollten daher immer bei längeren Repetitions- und Echozeiten untersucht werden. Die sagittale Schnittrichtung zeigt eine Überlegenheit in der Beurteilung der Blasenvorder- und -hinterwand wie auch besonders des Blasendaches und -bodens (FISHER u. Mitarb. 1985, LENZ u. Mitarb. 1985). Bei höheren Feldstärken (ab etwa 0,5 Tesla) kann es ja nach der Richtung der Phasenkodierung besonders an der Grenzschicht zwischen Blasenwand und perivesikalem Fettge-

(Text weiter S. 674)

Abb. **2a–f**   Normalanatomie der Organe des männ-
lichen Beckens

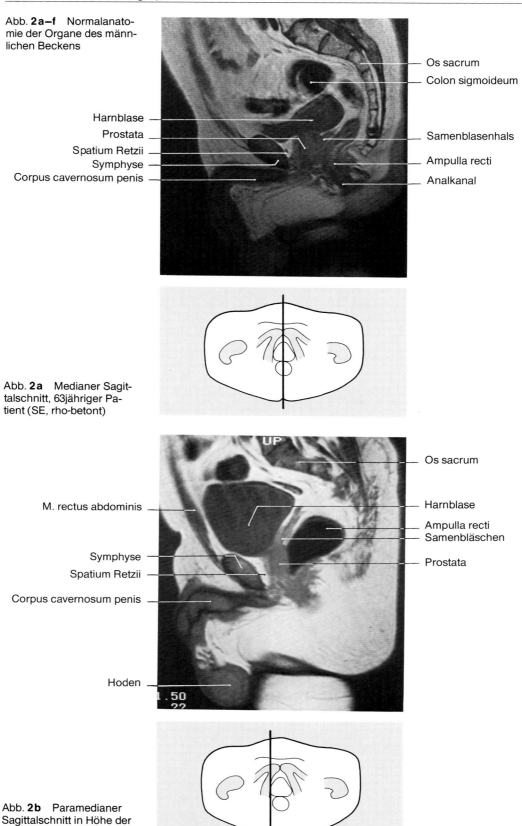

Os sacrum

Colon sigmoideum

Harnblase

Prostata

Spatium Retzii

Symphyse

Corpus cavernosum penis

Samenblasenhals

Ampulla recti

Analkanal

Abb. **2a**   Medianer Sagittalschnitt, 63jähriger Patient (SE, rho-betont)

UP

Os sacrum

M. rectus abdominis

Harnblase

Ampulla recti
Samenbläschen

Symphyse

Spatium Retzii

Prostata

Corpus cavernosum penis

Hoden

1.50
22

Abb. **2b**   Paramedianer
Sagittalschnitt in Höhe der
Samenblasenhälse (SE,
rho-betont)

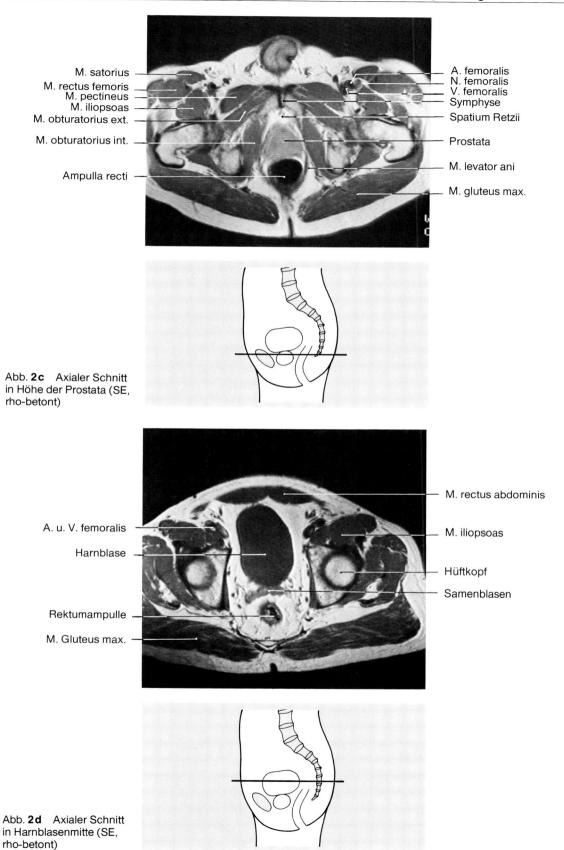

M. satorius — A. femoralis
M. rectus femoris — N. femoralis
M. pectineus — V. femoralis
M. iliopsoas — Symphyse
M. obturatorius ext. — Spatium Retzii
M. obturatorius int. — Prostata
Ampulla recti — M. levator ani
— M. gluteus max.

Abb. **2c**   Axialer Schnitt
in Höhe der Prostata (SE,
rho-betont)

A. u. V. femoralis — M. rectus abdominis
Harnblase — M. iliopsoas
Rektumampulle — Hüftkopf
M. Gluteus max. — Samenblasen

Abb. **2d**   Axialer Schnitt
in Harnblasenmitte (SE,
rho-betont)

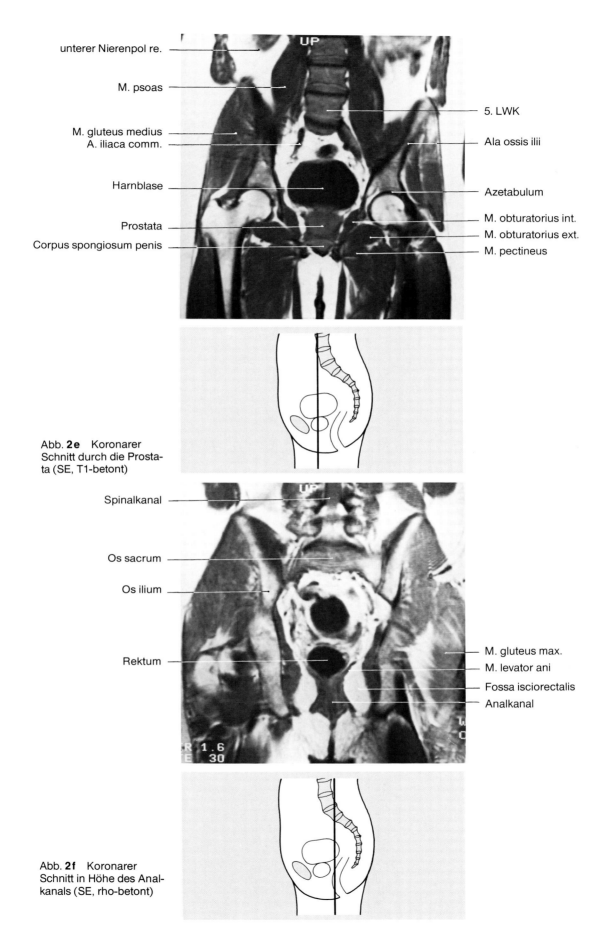

unterer Nierenpol re.

M. psoas

5. LWK

M. gluteus medius
A. iliaca comm.

Ala ossis ilii

Harnblase

Azetabulum

Prostata

M. obturatorius int.

Corpus spongiosum penis

M. obturatorius ext.

M. pectineus

Abb. **2e** Koronarer
Schnitt durch die Prosta-
ta (SE, T1-betont)

Spinalkanal

Os sacrum

Os ilium

Rektum

M. gluteus max.

M. levator ani

Fossa isciorectalis

Analkanal

Abb. **2f** Koronarer
Schnitt in Höhe des Anal-
kanals (SE, rho-betont)

Abb. **3a–f** Normalanatomie
der Organe des weiblichen
Beckens

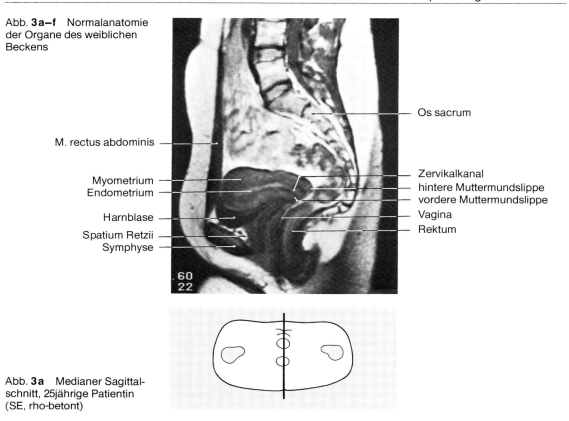

M. rectus abdominis ⸺

Myometrium ⸺
Endometrium ⸺

Harnblase ⸺
Spatium Retzii ⸺
Symphyse ⸺

⸺ Os sacrum

⸺ Zervikalkanal
⸺ hintere Muttermundslippe
⸺ vordere Muttermundslippe
⸺ Vagina
⸺ Rektum

Abb. **3a** Medianer Sagittalschnitt, 25jährige Patientin
(SE, rho-betont)

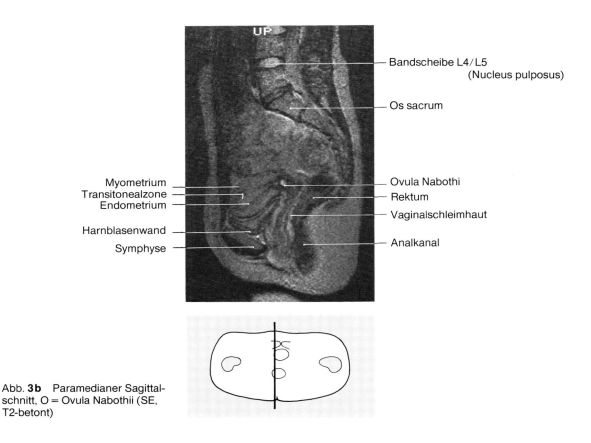

⸺ Bandscheibe L4/L5
      (Nucleus pulposus)

⸺ Os sacrum

Myometrium ⸺
Transitonealzone ⸺
Endometrium ⸺

Harnblasenwand ⸺
Symphyse ⸺

⸺ Ovula Nabothi
⸺ Rektum
⸺ Vaginalschleimhaut
⸺ Analkanal

Abb. **3b** Paramedianer Sagittalschnitt, O = Ovula Nabothii (SE,
T2-betont)

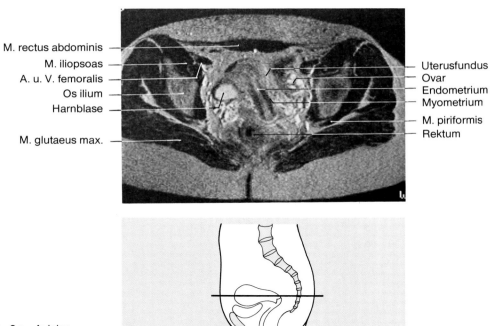

M. rectus abdominis
M. iliopsoas
A. u. V. femoralis
Os ilium
Harnblase

M. glutaeus max.

Uterusfundus
Ovar
Endometrium
Myometrium

M. piriformis
Rektum

Abb. 3c   Axialer Schnitt durch den anteflektierten Uterus (SE, T2-betont)

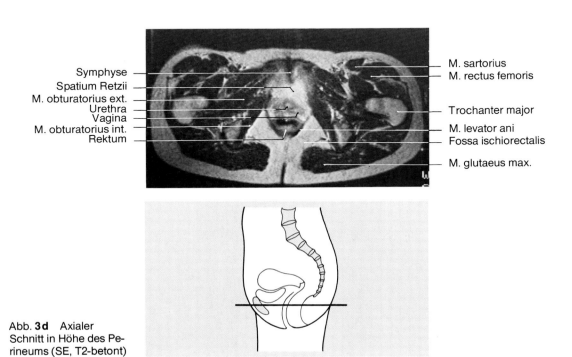

Symphyse
Spatium Retzii
M. obturatorius ext.
Urethra
Vagina
M. obturatorius int.
Rektum

M. sartorius
M. rectus femoris

Trochanter major

M. levator ani
Fossa ischiorectalis

M. glutaeus max.

Abb. 3d   Axialer Schnitt in Höhe des Perineums (SE, T2-betont)

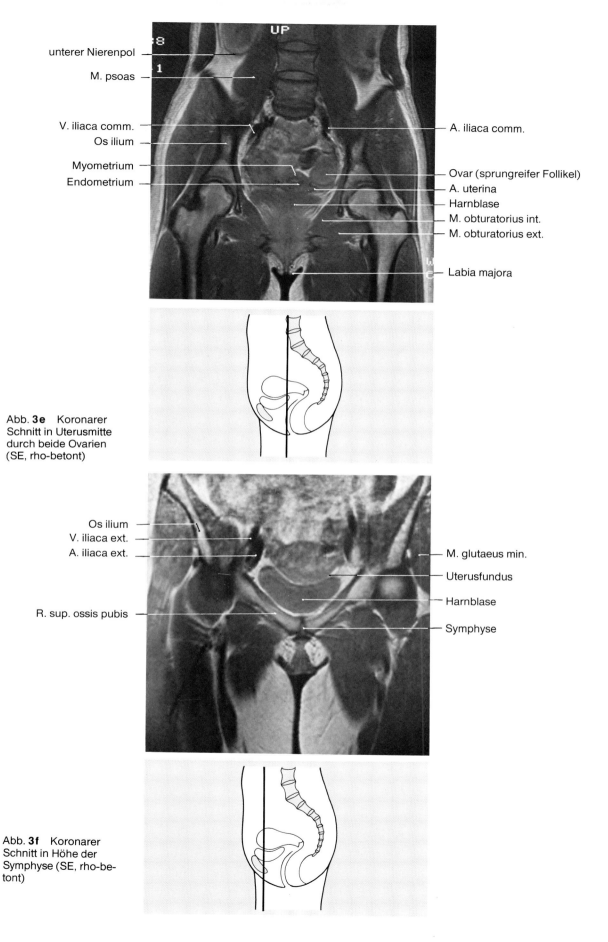

unterer Nierenpol

M. psoas

V. iliaca comm.

Os ilium

Myometrium

Endometrium

A. iliaca comm.

Ovar (sprungreifer Follikel)

A. uterina

Harnblase

M. obturatorius int.

M. obturatorius ext.

Labia majora

Abb. **3e** Koronarer Schnitt in Uterusmitte durch beide Ovarien (SE, rho-betont)

Os ilium

V. iliaca ext.

A. iliaca ext.

R. sup. ossis pubis

M. glutaeus min.

Uterusfundus

Harnblase

Symphyse

Abb. **3f** Koronarer Schnitt in Höhe der Symphyse (SE, rho-betont)

webe zu einem Chemical-shift-Artefakt kommen, d. h., auf der einen Seite tritt ein zusätzlicher heller und auf der Gegenseite ein zusätzlicher dunkler Saum auf, der nicht einer anatomischen Struktur entspricht, sondern auf der chemischen Verschiebung der Resonanzfrequenzen (Chemical shift) von Fett- und Wasserprotonen beruht, die infolge des resultierenden Phasenfehlers durch die Fourier-Transformation nicht an gleicher Stelle abgebildet werden (BABCOCK u. Mitarb. 1985, DWYER u. Mitarb. 1985, LENZ u. KÖNIG 1986). Bei modernen MR-Geräten werden diese Artefakte jedoch korrigiert.

Normalanatomie Rektum

Die Kernspintomographie kann, besonders im koronaren, aber auch im axialen Schnittbild, die topographische Etagengliederung des Beckens in ein Cavum subperitoneale und ischiorectale exakt vornehmen, weil sich der muskulöse Beckenboden und die Hüllfaszien mit ihrer geringen Signalintensität zwischen den hellen Fettbindegewebsräumen sichtbar abheben (Abb. 2f). Im Gegensatz zur CT (GRABBE u. Mitarb. 1982) sind die Hüllfaszien des Rektums z. T. als feine, signalarme Strukturen innerhalb des perirektalen Fettgewebes abgrenzbar; ihnen kommt besonders bei der Beurteilung maligner Tumoren und ihrer Ausbreitung eine sehr große Bedeutung zu. Das Rektum selbst ist je nach Füllungszustand mit festem und flüssigem Darminhalt sowie Luft variabel, und die Darmwand erscheint mit mittlerer Signalintensität und kontrastiert besonders bei T1- und rho-gewichtigen Sequenzen gut zum umgebenden Fettgewebe.

Normalanatomie männliches Becken

Prostata

Dorsokaudal des Blasenbodens und ventral des terminalen Rektums findet sich mit einem Durchmesser von 3–4 cm die Prostata (Abb. 2a u. c). Ihr ventrodorsaler Durchmesser ist immer kleiner als der kraniokaudale und transversale. Die einzelnen Prostatalappen lassen sich in T1 oder rho-gewichteten Bildern nicht abgrenzen; hier erscheint das gesunde Organ homogen und zeigt seine höchsten Signalintensitäten im Vergleich zur Umgebung bei rho-gewichteten Bildern, grenzt sich hier jedoch nicht sicher gegen die Blasenwand ab. Dies ist besser auf den T2-gewichteten Bildern möglich (TE 90 bis 120 ms); hier kontrastiert sich die Prostata gegen die dann dunkel erscheinende Blasenwand mit der Sphinktermuskulatur, das hellere periprostatische Fettgewebe und den ventrolateral gelegenen Plexus venosus prostaticus (Abb. 16). Auch lassen sich die einzelnen Drüsenabschnitte bei T2-Betonung differen-

zieren. Während sich im sagittalen Schnitt die Prostata regelmäßig scharf gegen den Blasenboden abgrenzen läßt, kann die Pelottierung des Blasenbodens durch die Prostata insbesondere im dorsalen Anteil zu Partialvolumeneffekten bei koronarer und axialer Schichtung führen. Im T2-betonten Bild läßt sich in der axialen Ebene die Prostata als hellere Region gegen den dunkleren Blasenboden dennoch abgrenzen (Abb. 16). In jedem Fall ist jedoch zur Beurteilung von Veränderungen im Bereich des Blasenbodens und der kranialen Prostataanteile die mediosagittale und parasagittale Schnittführung die aussagekräftigste (LENZ u. Mitarb. 1985).

Samenblasen

Die Samenbläschen lassen sich im pelvinen Fettgewebe hinter der Blase und kranial der Prostata besonders bei SE-Sequenzen mit rho- oder T1-Wichtung nachweisen (Abb. 2b); hier erscheinen sie mit mittlerer Signalintensität dunkel gegen das umgebende Fett; ihre Signalintensität nimmt bei T2-gewichteten Bildern wegen ihres hohen Flüssigkeitsgehaltes zu und gleicht sich der des periprostatischen Fetts an. Die Abgrenzung zum umgebenden Fettgewebe wird hierdurch schlechter (KÜPER u. Mitarb. 1986b, LENZ u. Mitarb. 1985).

Penis

Die Corpora cavernosa des Penis, getrennt durch das dunkle Septum und das Corpus spongiosum, umgeben von der Tunica albuginea, sind als helle Strukturen (langsam fließendes bzw. stehendes Blut) besonders in rho- und T2-gewichteten Bildern abzugrenzen (Abb. 2a).

Hoden

Die Hoden erscheinen ebenfalls im rho- und T2-gewichteten Bild mit homogener Textur und relativ hoher Signalintensität (Abb. 30).

Normalanatomie weibliches Becken

Vagina

Die Vagina ist ein muskulös-bindegewebiger Schlauch, dessen Wandungen mit allen Meßsequenzen dunkel erscheinen (Abb. 3a u. 31). Das Zentrum dieses kollabierten Muskelschlauches ist im T2-gewichteten Bild signalintensiv, bedingt durch das protonenreiche, eiweißhaltige Vaginalsekret (Abb. 1). Im axialen Schnittbild ist die Vagina als ovales Gebilde zwischen Blasenwand und Rektum gelegen, wobei der transversale Durchmesser meist doppelt so groß ist wie der sagittale (Abb. 3d). Im sagittalen Schnittbild ist die Vagina als schmale bandförmige Struktur in ihrer gesamten Länge von 6–7 cm abgebildet (LUCAS u. Mitarb. 1986).

Uterus

Die Größe und die Struktur des normalen Uterus sind erheblich abhängig vom Alter der Patientin und insbesondere vom Hormonstatus (DEMAS u. Mitarb. 1986, HAYNOR u. Mitarb. 1986, MCCARTHY u. Mitarb. 1986). Die Konfiguration des Uterus wird mitbestimmt durch die Ausdehnung von Blase und Rektum; so kann ein normal großer, meistens anteflektierter Uterus durchaus die Blase imprimieren, wenn diese nicht vollständig gefüllt ist. Bei der geschlechtsreifen Frau in der reproduktiven Phase lassen sich kernspintomographisch drei Zonen der Uteruswand unterscheiden (Abb. **1, 3a** u. **31**). Außen gelegen ist das Myometrium. Die Signalintensität bei T1-gewichteten Bildern ist etwas höher als die des Skelettmuskels. Es hat eine Dicke von 15–22 mm. Mit zunehmender Repetitionszeit TR grenzt sich zentral als signalintensive Struktur das Endometrium ab, das besonders im T2-gewichteten Bild als helle Zone gegen das Myometrium kontrastiert. Bei T1-gewichteten Bildern ist eine Unterscheidung von Myometrium und Endometrium nicht möglich.

Das Endometrium der Premenarchen ist dünn und nur als schmaler Rand sichtbar, wenn die Repetitionszeit TR 1,5 s oder länger ist. Bei der geschlechtsreifen Frau wird im Verlauf des Zyklus das Endometrium dicker und scheint zwei Zonen zu haben: die innere signalstarke Schicht, die dem Zylinderepithel entspricht, und eine weitere Schicht, die als signalarme Zone zwischen diesem hellen Endometrium und dem Myometrium gelegen ist. Die Natur dieser intermediär gelegenen, sog. Transitonealzone, die erstmals von HRICAK u. Mitarb. (1983a) beschrieben wurde, ist noch ungeklärt. Sie wird nicht bei allen Patientinnen gesehen; ihre Abgrenzung gelingt am besten auf T2-gewichteten Aufnahmen. HRICAK selbst nahm an, daß es sich evtl. um das Stratum basale des Endometriums handelt; hierfür ist dieses 2–6 mm messende signalarme Band jedoch zu dick. Es wurde auch diskutiert, ob verstärkte Flußeffekte in einer besonders stoffwechselaktiven Zone die verminderte Signalintensität verursache. Gegen diese Deutung spricht jedoch, daß diese Zone auch in vitro am nicht mehr perfundierten Präparat nachweisbar und ein histologisches Korrelat nicht zu finden ist (LEE u. Mitarb. 1985). Während des Zyklus verändert sich die Dicke des Endometriums (1–3 mm in der proliferativen Phase und 3–7 mm in der sekretorischen Phase) (Abb. **31**). Der Uterus in der Postmenopause zeigt ein etwas dunkleres Endometrium mit einer hellen Linie hin zum Lumen. Bei der Schwangeren ist das Myometrium ausgedehnt; eine dunkle Zone zwischen Myometrium und Endometrium wird nicht gesehen.

Zervix uteri

Im Bereich der Zervix uteri werden die Schichten der Uteruswand dünner. Insgesamt wird die Signalintensität im Vergleich zum Corpus uteri geringer, da in der Zervix vermehrt Bindegewebsstrukturen mit längerer T1- und kürzerer T2-Relaxationszeit vorliegen. Die übersichtlichste Darstellung gelingt in der sagittalen Schnittebene (Abb. **1** u. **31**). An der Übergangsstelle von der Zervix zum Korpus lassen sich auf T2-betonten Bildern oftmals signalintensive Sekretverhaltungen der Uterusdrüsen (Ovula Nabothi) beobachten (Abb. **3b**).

Adnexe

Die Abbildung der Adnexe gelingt am besten bei koronarer und axialer Schnittführung (Abb. **3e** u. **31**). Ähnlich wie bei der Computertomographie gelingt die Darstellung nicht in allen, sondern nur in ca. 85% der geschlechtsreifen Frauen, in der Postmenopause sogar nur in ca. 50% der Fälle. Die Ovarien zeigen im T1-gewichteten Bild mittlere Signalintensitäten bei inhomogener Textur; sie sind aufgrund ihrer durch unterschiedliche Blasen- und Darmfüllung und der damit bedingten Lagevariabilität oftmals schwer vom umgebenden Darm abzugrenzen. Bei T2-gewichteten Sequenzen nimmt ihre Signalintensität im Vergleich zur Umgebung wegen der relativ langen T1- und T2-Relaxationszeit zu; sie sind dann schwer gegen Fett abzugrenzen. Die Tuben und die Mesosalpinx sind meist schlecht und nur in der koronaren Schnittführung darstellbar (DOOMS u. Mitarb. 1986, LUCAS u. Mitarb. 1986).

Kernspintomographie der Harnblase

Harnblasentumoren

Die bisherigen Schnittbildverfahren, Computertomographie und Sonographie haben für die Stadieneinteilung des Harnblasenkarzinoms die in sie gesetzten Hoffnungen nur zum Teil erfüllt. Dieses zeigt sich insbesondere auch darin, daß die Therapie sich derzeit vor allem nach dem Malignitätsgrad und erst in zweiter Linie nach dem Stadium richtet (RUMMELHARD u. Mitarb. 1983). Ein deutlicher Fortschritt für das Staging wurde durch die intravesikale Sonographie erreicht, bei der Blasentumoren ab einer Größe von 7 mm nachweisbar sind, jedoch sind Harnblasenboden und -dach auch bei dieser Technik schwierig zu beurteilen (FRENTZEL-BEYME u. Mitarb. 1982, 1984, GREINER u. Mitarb. 1983, NAKAMURA u. NIIJIMA 1980, SCHÜLLER u. Mitarb. 1981, SINGER u. Mitarb. 1981).

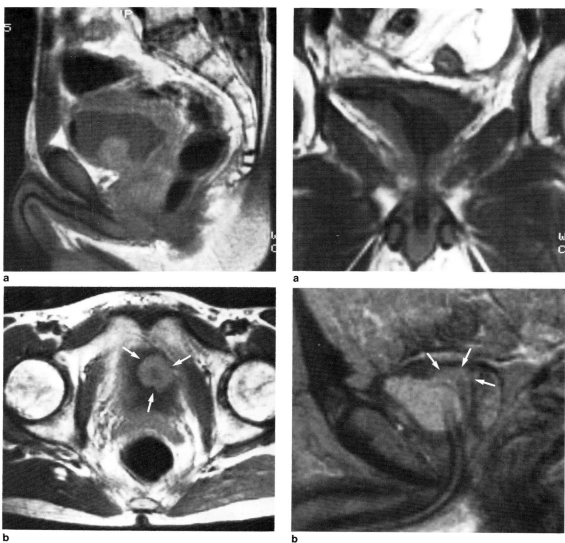

b
Abb. **4a** u. **b** Polypöses Harnblasenkarzinom (Pfeil)
a Sagittalschnitt (TR/TE 0,8/30)
b Axialschnitt (TR/TE 0,8/30)

b
Abb. **5a** u. **b** Harnblasenkarzinom Stadium T3a mit Infiltration der tiefen Blasenwandmuskulatur. Liegender Harnblasenkatheter
a T1-betonter Sagittalschnitt (TR/TE 0,8/30): lediglich Wandverdickung sichtbar
b T2-Bild (TR/TE 2,0/120): Tumor abgrenzbar (Pfeile)

Kernspintomographie von Harnblasentumoren

Bei gut gefüllter und entfalteter Blase lassen sich durch die Kernspintomographie Verdickungen und Irregularitäten der Blasenwand leicht nachweisen. Die Abgrenzung von Tumoren zum Blaseninhalt gelingt bereits bei kurzen und mittellangen Repetitionszeiten von 0,4–0,8 s und kurzer Echozeit von 22–30 ms im T1-gewichteten Bild. Harnblasentumoren, die sich in das Lumen vorwölben, erscheinen hier im Kontrast zum signalarmen Urin hell (Abb. **4**). Der Kontrast zwischen papillären Tumoren und Urin ist stark von der

Wahl der gewählten Bildparameter abhängig. Oftmals werden sie nur in T1-betonten Sequenzen gesehen, weil mit zunehmender T2-Betonung die Signalintensitäten von Tumor und Urin sich zunehmend angleichen und es deshalb zu einer Maskierung des Tumors kommen kann (FISHER u. Mitarb. 1985 b). Eine Kontrastumkehr erfolgt ungefähr bei TR/TE = 2,0/50. Nichtpolypöse Tumoren mit vornehmlich infiltrativer Komponente imponieren als Verdickung der Blasenwand (BRYAN u. Mitarb. 1983, HRICAK 1983, HRICAK u.

Mitarb. 1983 b, KÖLBEL u. Mitarb. 1988, KÜPER u. Mitarb. 1986 a, LENZ u. Mitarb. 1985). Tumor und Blasenwand können bei T1-betonten Sequenzen nicht unterschieden werden (Abb. 5). BRYAN u. Mitarb. (1983), die lediglich mit einer solchen Sequenz arbeiteten (TR 0,5 s, TE 30 ms bei 0,3 Tesla), konnten deshalb, ähnlich dem CT-Bild, die Blasenwandverdickung als einziges Kriterium infiltrierend wachsender, flächiger Blasenwandtumoren angeben.

Eine T2-Wichtung ergibt Bilder mit höherem Rauschanteil, erweist sich dennoch für eine bessere Abgrenzung des Tumors als vorteilhaft, da sich die Harnblasenwand dann dunkel zwischen dem hellen Urin und dem perivesikalen Fett darstellt. Die wichtige Differenzierung des Tumors gegen die normale Blasenwand gelingt nur bei längeren TR-Zeiten, da sich das Neoplasma wegen seiner längeren T1- und T2-Relaxationszeiten dann als hellere Struktur gegen die dunklere Blasenwand abhebt (Abb. 5b u. 9). Die Kontrastierung wird deutlicher bei gleichzeitiger Verlängerung der Echozeit TE, wobei sowohl bei niedrigen Feldstärken von 0,35 Tesla (FISHER u. Mitarb. 1985 b, HRICAK u. Mitarb. 1983 b) und 0,5 Tesla (LENZ u. Mitarb. 1985) als auch bei hohen Feldstärken von 1,5 Tesla (KÖLBEL u. Mitarb. 1988, KÜPER u. Mitarb. 1986 a) eine optimale Darstellung des Tumors im T2-betonten Bild bei TR 1,6–2,0 s und TE 56–100 ms angegeben wird. Die Kernspintomographie erlaubt somit auch eine Abgrenzung nichtorganüberschreitender Tumoren innerhalb der Blasenwand (Stadien T2 und T3 nach UICC) (Abb. 5 u. 9).

Tumoren, die das Fettgewebe infiltrieren (Stadium T3 b nach UICC), stellen sich am besten im T1- oder rho-betonten Bild dar (TR 0,4–0,8 s, TE 22–30 ms), weil dann der Prozeß dunkel gegen

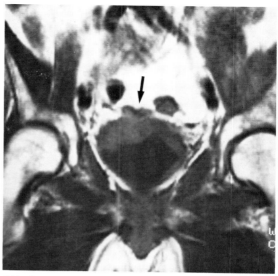

Abb. 6   Harnblasenkarzinom Stadium T3b mit Infiltration des perivesikalen Fettgewebes am Blasendach (Pfeil), (TR/TE 0,8/30)

das helle Fett erscheint (Abb. 6). Dies gilt auch für das weiterschreitende Wachstum des Tumors in das Rektum, das deutlich durch eine Durchbrechung des periproktischen Fettgewebes gesehen wird (Abb. 7) (FISHER u. Mitarb. 1985 a, KÖLBEL u. Mitarb. 1988, KÜPER u. Mitarb. 1986 a, LENZ u. Mitarb. 1985). Dies trifft besonders auf am Blasenboden lokalisierte Tumoren zu (Abb. 8), ein Manifestationsort, bei der Computertomographie und intravesikale Sonographie versagen (FRENTZEL-BEYME u. Mitarb. 1984, GREINER u. Mitarb. 1983, SINGER u. Mitarb. 1981).

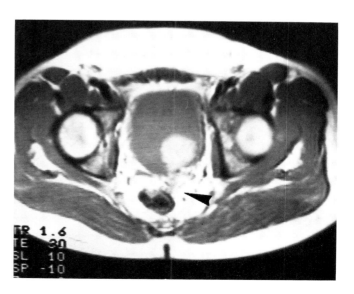

Abb. 7   Harnblasenkarzinom Stadium T4 mit Infiltration in das paraproktitische Fettgewebe (Pfeil), T1-Wichtung (TR/TE 0,8/30)

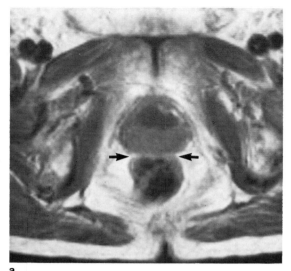

a

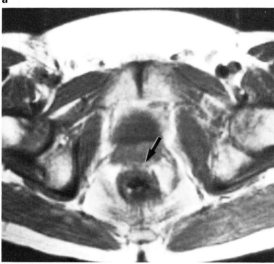

b

Abb. **8a** u. **b**   Harnblasenkarzinom am Blasenboden
a   Intakte Fettlamelle (Pfeile): keine Infiltration des Rektums (TR/TE 0,8/30)
b   Durchbrochene Fettlamelle (Pfeil): Rektuminfiltration (TR/TE 0,8/30)

Rezidivtumoren können oftmals durch ihr tumortypisches Signalverhalten nachgewiesen werden (Abb. **10**), eine Abgrenzung zu therapiebedingten Wandveränderungen kann jedoch im Einzelfall schwierig sein.

Nichttumorbedingte Harnblasenveränderungen

Entzündliche Erkrankungen der Blase, insbesondere die chronische Zystitis und die radiogene Zystitis mit Fibrose nach Strahlentherapie von Blasen- und Prostatatumoren und gynäkologischen Malignomen, führen ebenfalls zu einer Ver-

dickung der Blasenwand (Abb. **11**). Ähnlich wie bei Harnblasentumoren zeigen diese Veränderungen einen deutlichen Signalanstieg im T2-gewichteten Bild. Rezidivtumoren in einer derartigen veränderten Harnblasenwand sind so schlecht zu erkennen (KÖLBEL u. Mitarb. 1988). Auch Manipulationen im Bereich der Blasenwand nach Zystoskopie oder nach Einbringung eines Blasenkatheters können lokale Veränderungen der Blasenwand verursachen, die differentialdiagnostisch zu beachten sind. Harnblasenwandödeme, z.B. bei Blasenabflußstörungen, können mit Tumoren verwechselt werden. Sie sind meist symmetrisch-manschettenförmig im Bereich des Blasenbodens gelegen. Blasenwandhypertrophien können anhand ihrer normalen Signalintensität im T2-betonten Bild sicher von Tumoren unterschieden werden (FISHER u. Mitarb. 1985a, KÜPER u. Mitarb. 1986a). Einfacher ist die Diagnose von Blutkoageln, auch wenn sie wandständig sind. Sie weisen wegen ihrer kurzen T1- und langen T2-Relaxationszeit sowohl im T1- als auch im T2-gewichteten Bild hohe Signalintensitäten auf (Abb. **24c** u. **d**) (LENZ u. Mitarb. 1985).
Die Sensitivität der MRI bei Erkrankungen der Harnblase ist sehr hoch einzuschätzen; wenn auch das Stadium TiS und oberflächliche Harnblasentumoren des Stadiums T1 wegen der nur mäßigen Ortsauflösung der MRI nicht immer sicher erkannt werden, ist ab Stadium T2 die Entdeckung des Tumors in über 95% der Fälle möglich. Entscheidend ist hierbei, daß sich erstmals durch eine nichtinvasive Methode Tumorgewebe innerhalb der Blasenwand abgrenzen läßt (Abb. **5**). Dies erlaubt ein sicheres prätherapeutisches Staging von Harnblasentumoren, wobei die klinische Bedeutung vor allem in der Unterscheidung der Stadien T2 (Infiltration bis zu 50% der Blasenwandmuskulatur), T3a (Infiltration der Blasenwand ohne Organüberschreitung) und T3b (Invasion in das perivesikale Fettgewebe) liegt. Auch die Infiltration der Prostata (Stadium T4a) wird sicher erfaßt. Ein wesentlicher Vorteil der MRI ergibt sich aus der Möglichkeit, anatomische Verhältnisse und pathologische Veränderungen in allen beliebigen Schichtorientierungen darzustellen. Besonders die sagittalen und parasagittalen Schnitte erlauben eine vorzügliche Beurteilung des Blasenbodens und -daches sowie der oberen Prostataloge und der Blasenvorder- und -hinterwand. Pathologische Prozesse können so in ihrer kraniokaudalen und in ihrer ventrodorsalen Ausdehnung sicher aufgezeigt werden.
Neben den von HRICAK u. Mitarb. (1983b) beschriebenen rho-betonten langen Sequenzen sollten vor allem T2-betonte Bilder vermehrt Beachtung finden, die wahrscheinlich wegen ihres schlechten Signal-Rausch-Verhältnisses bislang

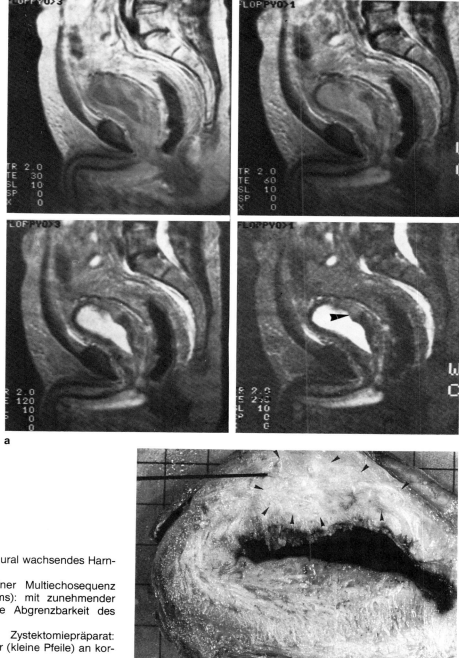

Abb. **9a** u. **b** Intramural wachsendes Harnblasenkarzinom
a 4 Bilder aus einer Multiechosequenz
(TR 2,0, TE 30–240 ms): mit zunehmender
T2-Wichtung bessere Abgrenzbarkeit des
Tumors (Pfeil)
b Makroskopisches Zystektomiepräparat:
nachweisbarer Tumor (kleine Pfeile) an kor-
respondierter Stelle

vernachlässigt wurden; sie zeigen aber bezüglich
des Blasenkarzinoms eine sehr hohe Sensitivität
und bringen wichtige Zusatzinformationen
(FISHER u. Mitarb. 1985a, KÖLBEL u. Mitarb.
1988, LENZ u. Mitarb. 1985).
Im Gegensatz zu der hohen Sensitivität ist die
Spezifität der Kernspintomographie gering. Das
von DAMADIAN (1971) formulierte Postulat, wo-
nach Neoplasmen prinzipiell eine verlängerte T1-

und T2-Relaxationszeit, verbunden mit einer Zunahme an fixiertem Wasser, aufweisen, scheint zu
einfach gefaßt. So können diese Charakteristiken
auch bei anderen Erkrankungen einschließlich
Ödem, Infektion und benignem Tumor nachgewiesen werden (FISHER u. Mitarb. 1985a u. b,
KÖLBEL u. Mitarb. 1988, KÜPER u. Mitarb. 1986a,
LENZ u. Mitarb. 1985).

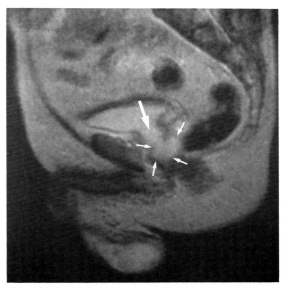

Abb. **10**   Harnblasenkarzinom-Rezidiv. Zustand nach transurethraler Resektion eines Karzinoms am Blasenboden, Infiltrativ in die Prostata wachsendes Rezidiv (kleine Pfeile), Resektionshöhle (großer Pfeil)

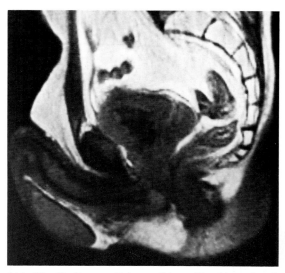

Abb. **11**   Radiogene Schrumpfblase. Harnblasenkarzinom, Zustand nach transurethraler Resektion und Zustand nach Radiatio (60Gy). T1-betontes Bild (TR/TE 0,8/30): deutlich verdickte Harnblasenwand

Abb. **12**   Zirkulär wachsendes Rektumkarzinom. Sagittaler Schnitt (TR/TE 0,4/30): Zirkuläre Einengung (Pfeile)

Kernspintomographie bei Rektumtumoren

Die Bedeutung der Kernspintomographie beim Rektumkarzinom liegt sicher nicht in der Primärdiagnostik (KÜPER u. Mitarb. 1985). Erhebliche Vorteile zeigt die Kernspintomographie bei der Diagnostik der Stadien T3 und T4 nach UICC. Während sich die CT bei organüberschreitenden Rektumkarzinomen im wesentlichen auf den Nachweis einer Rektumwandverdickung, einer weichteildichten, fremdgeweblichen Einlagerung in das paraproktitische Fettgewebe und vor allem auf die Zerstörung der Hüllfaszien (GRABBE u. Mitarb. 1982) stützt, kann mit der Kernspintomographie durch ihren exzellenten Gewebekontrast bei unterschiedlichen Aufnahmesequenzen eine weitergehende Aussage gemacht werden.

Primärdiagnostik

Tiefsitzende Rektumkarzinome (bis zu einer Höhe von 10 cm) der Stadien T1 und T2 können im Gegensatz zur Computertomographie sicher nachgewiesen werden (Abb. **12**) (KÜPER u. Mitarb. 1985). Höher sitzende Karzinome der Stadien T1 und T2 geben jedoch auch in der MRI Probleme auf; durch die relativ langen Meßzeiten sind Bewegungsartefakte, verursacht durch Darmbewegungen, trotz Gabe eines Spasmolytikums unvermeidlich.

Größere Tumoren der Stadien T3 und T4 sind in ihrer Ausdehnung exakt bestimmbar (Abb. **13**). Mit einer T2-Betonung gelingt es auch, gewebecharakteristische Aussagen zu formulieren. So kann eine beginnende Tumoreinschmelzung durch ihre ödematös bedingten Signalcharakter klar erkannt werden (Abb. **13**).

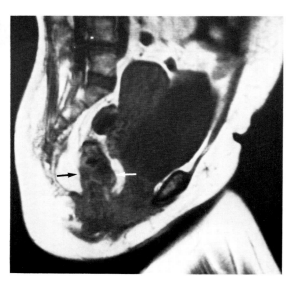

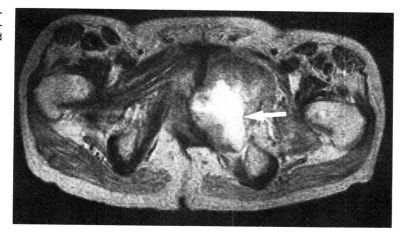

Abb. **13** Rektumkarzinom, Stadium T4, zentrale Tumoreinschmelzung, T2-betontes Bild (TR/TE 2,0/100)

Komplikationen wie Einbruch des Tumors in Nachbarorgane wie Harnblase, Prostata, Uterus oder Vagina sind oftmals direkt darstellbar (Abb. **14**).

Rezidivdiagnostik

Die größte Bedeutung kommt der Untersuchungsmethode aber in der postoperativen Verlaufsdiagnostik nach Rektumamputation zu, wo Raumforderungen mit hoher Sensitivität früh entdeckt werden können. Besonders im T2-betonten Bild wird ein Rezidivtumor besser erkannt als mit der Computertomographie (KRESTIN u. Mitarb. 1988, KÜPER u. Mitarb. 1985).

Aufgrund des hohen Gewebekontrastes im Beckenbereich bei T1-betonten Spinechosequenzen kann die lokale Ausbreitung eines Tumorrezidivs oftmals leicht bestimmt werden (Abb. **15**).

Die Differenzierung eines Tumorrezidivs aufgrund seines Signalcharakters zu Narbengewebe, das wegen seiner längeren T1- und kürzeren T2-Relaxationszeit auf T1- als auch auf T2-betonten Bildern signalarm erscheint, ist jedoch noch nicht zufriedenstellend gelöst.

Es bleibt jedoch abzuwarten, inwieweit die Erwartungen in der Kernspintomographie durch ihre geringe Spezifität bei der Unterscheidung von Tumor und Narbengewebe eingeschränkt werden.

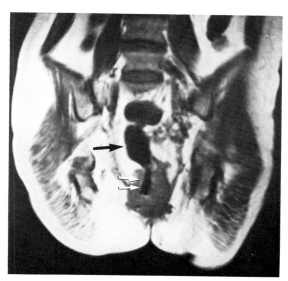

Abb. **14** Rektumkarzinom Stadium T4 (gleiche Patientin wie Abb. 12). Direkter Nachweis eines Fistelganges zwischen Rektum (großer Pfeil) und Vagina (kleine Pfeile), (TR/TE 1,6/30)

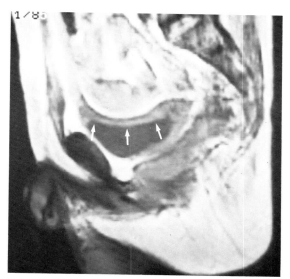

Abb. **15** Rektumkarzinomrezidiv, Einbruch in die Harnblase (TR/TE 0,8/30). Sagittaler Schnitt: rasenförmiges Ausbreiten des Tumors am Blasenbach bis zum vorderen Blasenwinkel (Pfeile)

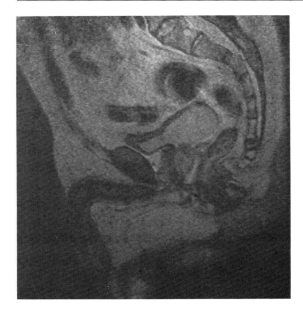

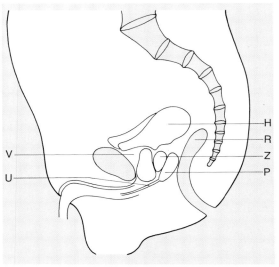

Abb. **16**   Sagittalschnitt durch eine gesunde Prostata
(TR / TE 1,6 / 100)
H = Harnblase, R = Rektum, Z = zentrale Drüsenantei-
le, U = Urethra, V = periprostatischer Venenplexus,
P = periphere Drüsenanteile

Kernspintomographie des männlichen Beckens

Prostata, Samenblasen und äußeres männliches Genitale sind der kernspintomographischen Diagnostik sehr gut zugänglich. In bezug auf diese Organe finden sich auch bereits sehr früh die ersten Berichte (BRYAN u. Mitarb. 1983, BUONO-CORE u. Mitarb. 1984, POON u. Mitarb. 1985, STEYN u. SMITH 1982).

Prostata

Die Kernspintomographie erlaubt eine gute Beurteilung der Prostata (Abb. **16**). Durch die Möglichkeit der mehrdimensionalen Abbildung können die Organgrenzen nach allen Seiten hin definiert werden, und das Organvolumen ist einfach zu bestimmen. Der mediosagittalen Schnittführung kommt hierbei eine besondere Bedeutung zu, da es mit ihr gelingt, die sonographischen und computertomographischen Problemzonen, nämlich den Blasenboden und die Blasenhinterwand, sicher zu beurteilen (Abb. **17**). Die Vergrößerung der Drüse, die zu einer Anhebung des Blasenbodens führt, kann in dieser Schnittführung bereits einen Hinweis auf einen pathologischen Prozeß darstellen (Abb. **17**).

Karzinom

Ein Fortschritt für die bildgebende Diagnostik des Prostatakarzinoms wurde von der Computertomographie erwartet, die als erste Methode überlagerungsfreie Schnittbilder liefern konnte und somit einen topographischen Überblick erlaubt. Die Erwartungen wurden enttäuscht: So werden die Stadien TiS–T2 bei Prostatakarzinom durch die CT allenfalls durch eine meist asym-

Abb. **17**   Prostatakarzinom Stadium T2 Nx M1 (TR / TE
1,6 / 30): unregelmäßige Anhebung des Blasenbodens
(großer Pfeil), nebenbefundlich Stammskelettmetasta-
sierung (kleine Pfeile)

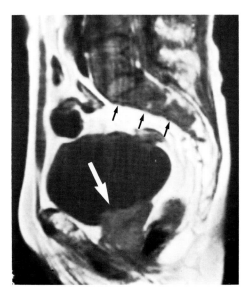

Abb. **18a** u. **b**
Intraglanduläres Prostatakarzinom T1
a rho-gewichteter Axialschnitt (TR/TE 1,6/
30): Prostatavergrößerung infolge Adenom,
Adenomkapsel (Pfeile)
b Mit zunehmender T2-Wichtung (TR/TE
2,0/120) Abgrenzbarkeit des Karzinoms
(Pfeil)

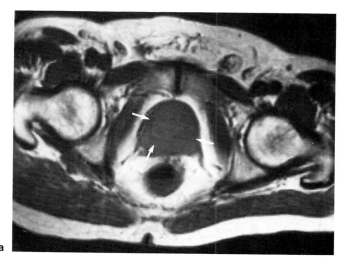

a

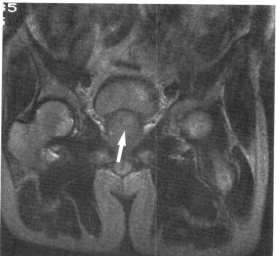

b

metrische Volumenvermehrung gesehen; eine
Abgrenzung von Tumor gegen Normalgewebe
oder eine Hyperplasie gelingt nicht. Bei kapsel-
überschreitendem Wachstum, dessen Nachweis
für die Therapie und die Prognose entscheidend
ist, führt die Computertomographie in 20–40% zu
einer Unterbewertung des T-Stadiums (EMORY u.
Mitarb. 1983, MORGAN u. Mitarb. 1981, PRICE u.
DAVIDSON 1979, TRILLER u. FUCHS 1982, WEI-
NERMANN u. Mitarb. 1982).
Die transrektale Sonographie erreicht im T-Stag-
ing von Prostatakarzinomen eine Sensitivität von
88% und eine Spezifität bis zu 97%, wobei auch
die Abgrenzung von nichtorganüberschreitenden
benignen und malignen Tumoren möglich ist
(DENKHAUS u. Mitarb. 1983, FRENTZEL-BEYME
1985, FRENTZEL-BEYME u. Mitarb. 1982, 1984).
Diagnostische Problemzonen der Sonographie
sind, ähnlich wie bei der Computertomographie,
der Nachweis von Infiltrationen in Blasenboden
und Blasenhinterwand; Tumorinfiltrationen in
die Samenbläschen ohne Organvergrößerung
bleiben unentdeckt, und feine Infiltrationen des
periprostatischen Fettgewebes im Sinne einer
Lymphangiosis carcinomatosa sind nicht immer
nachweisbar.
Im Vergleich zur gesunden Prostata weist das
Karzinom, wie die meisten malignen Gewebe,
verlängerte T1-Zeiten auf und imponiert mit zunehmender T2-Betonung heller als das gesunde
Drüsengewebe (BUONOCORE u. Mitarb. 1984,
PHILLIPS u. Mitarb. 1987, POON u. Mitarb. 1985).
Entsprechend der bevorzugten Lokalisation der
Karzinomentstehung in den peripheren dorsalen
Anteilen der Drüse läßt sich ein Karzinom mit ei-
ner Sensitivität von etwa 80% nachweisen, so daß
die Kernspintomographie auch in der Lage ist,
intraglanduläre Tumoren zu diagnostizieren
(Abb. **18** u. **19**) (BIONDETTI u. Mitarb. 1987, HRI-

CAK u. Mitarb. 1987a, LEE u. RHOLL 1986, PHIL-
LIPS u. Mitarb. 1987).
Bereits BRYAN u. Mitarb. (1983), BUONOCORE u.
Mitarb. (1984), HRICAK u. Mitarb. (1983b) und
STEYN u. SMITH (1982) konnten die inhomogene
Signalzunahme, Zeichen einer malignen Gewebe-
veränderung, beobachten. Im Gegensatz hierzu
konnten POON u. Mitarb. (1985) diese Unterscheidung nicht treffen, was vor allem auf das schlechte Signal-zu-Rausch-Verhältnis der von ihnen
verwandten Niederfeldanlage zurückzuführen
sein dürfte.

Der beste Kontrast zwischen Prostatakarzinom
und normalem Prostatagewebe ist bei TR 1,6–
2,0 s und TE 90–120 ms zu erwarten (Abb. **19b**)
(HRICAK u. Mitarb. 1987a, KÜPER u. Mitarb.
1986b, PHILLIPS u. Mitarb. 1987). Die Verwendung von kalkulierten T2-Bildern bringt nur gering bessere Ergebnisse.

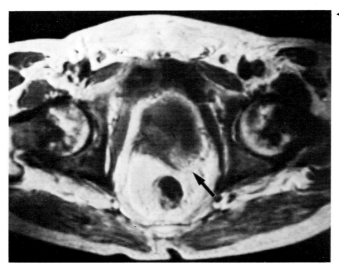

a

◄ Abb. **19a** u. **b**
Prostatakarzinom Stadium T2
a rho-gewichteter Axialschnitt (TR/TE 1,6/
30): links dorsal in den peripheren Drüsen-
anteilen gelegenes Karzinom (Pfeil). Nebenbefundlich Knochenmetastasen in beiden
Hüftköpfen
b T2-gewichteter Sagittalschnitt (TR/TE
1,6/100): vergrößerte periphere Drüsenabschnitte (Pfeile) mit multiplen Signalanhe-
bungen

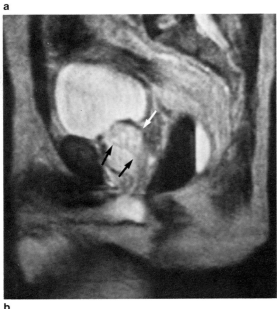

b

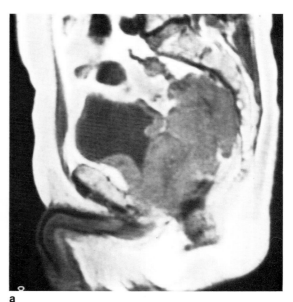

a

Abb. **20a** u. **b**   ►
Prostatakarzinom Stadium T4
a Sagittalschnitt (TR/TE 1,6/22): großer Tumor, bis zum Kreuzbein reichend
b T2-betonter Axialschnitt (TR/TE 1,6/
90): Infiltration in Harnblase (großer Pfeil)
und Rektum (kleine Pfeile)

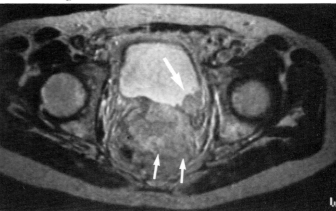

b

Abb. **21** Organüberschreitendes Prostatakarzinom Stadium T4 (TR/TE 0,8/
30): Tumorinfiltration in den linken M. levator ani (Pfeil)

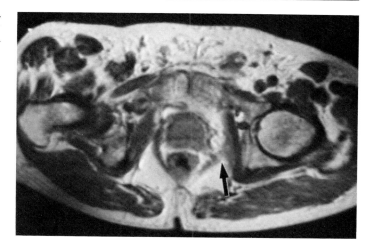

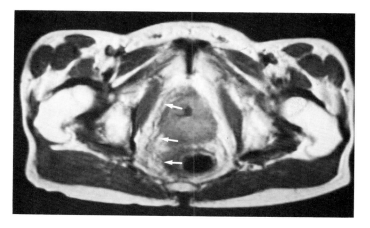

Abb. **22** Lymphangiosis carcinomatosa
(Pfeile) links bei Prostatakarzinom
(TR/TE 0,8/30)

Tumorinfiltrationen in das periprostatische Fettgewebe werden, wie bei Blasentumoren, am besten auf T1- oder rho-betonten Bildern gesehen
(Abb. **20**), das kapselüberschreitende Tumorwachstum zeigt sich als dunkler Bezirk im signalintensiv hellen Fettgewebe, und ein Übergriff des
Tumors z.B. auf die Rektumhinterwand oder
Harnblasenwand kann einfach diagnostiziert wer-

den (Abb. **20 b**) (HRICAK u. Mitarb. 1987 a, LENZ
u. Mitarb. 1985, PHILLIPS u. Mitarb 1987).
Gelingt der direkte Nachweis eines intraglandulären Prostatakarzinoms nicht, können indirekte
Tumorzeichen wie ein Aufstau der Samenbläschen oder der Nachweis einer Lymphangiosis carcinomatosa auf das Vorliegen eines Malignoms
hinweisen (Abb. **22**).

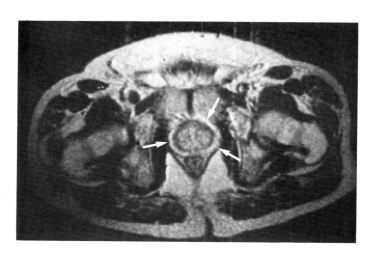

Abb. **23** Prostataadenom. T2-betonter
Axialschnitt (TR/TE 0,8/100): deutliche
Abgrenzbarkeit des signalangehobenen
komprimierten Prostatanormalgewebes
(Pfeile) (chirurgische Kapsel)

Benigne Prostatahyperplasie und Prostataadenom

Die wichtigste Differentialdiagnose zum Prostatakarzinom sind die benigne Prostatahyperplasie und das Prostataadenom. Bei benigner Hyperplasie erscheint die Prostata vergrößert, zeigt aber im T1-gewichteten Bild wie normales Prostatagewebe mittlere Signalintensitäten bei einer homogenen Struktur (Abb. **18a**) (KÜPER u. Mitarb. 1986a, LENZ u. Mitarb. 1985, PHILLIPS u. Mitarb. 1987). Im rho- und T2-gewichteten Bild erscheint das hyperplastische Gewebe signalangehoben mit z.T. inhomogener Strukturierung (Abb. **23**), umgeben von einer Zone geringerer Signalintensität, die der membranartigen Adenomkapsel entspricht. Angrenzend an diese Kapsel zeigt sich bei über der Hälfte der Adenome auf den T2-betonten Bildern eine signalhelle Zone, die dem komprimierten, normalen Prostatagewebe entspricht und die als „chirurgische Kapsel" bezeichnet wird (Abb. **23**). Ist jedoch diese Kapsel unvollständig, kann die Abgrenzung zum Karzinom vom Signalverhalten her schwierig sein (CARROL u. Mitarb. 1987, HRICAK u. Mitarb. 1987a, PHILLIPS u. Mitarb. 1987).

Quantitative Analysen des Kontrastverhaltens der benignen Prostatahyperplasie im Vergleich zum Prostatakarzinom zeigten, daß kein signifikanter Unterschied zwischen beiden nachzuweisen ist (LING u. Mitarb. 1986); eine Unterscheidung ist nur morphologisch möglich. Die Prostatahyperplasie betrifft vornehmlich die zentralen Drüsenabschnitte; meist ist eine Zone geringerer Signalintensität nachweisbar, die das adenomatöse Gewebe umgibt.

Prostatitis

Allgemein führen entzündliche Prozesse zu einem vermehrten Wassergehalt des Gewebes. Ein derartiges Ödem zeigt damit ebenfalls eine Signalzunahme auf den T2-betonten Bildern und damit ein gleiches Verhalten wie der Tumor selbst.

Bei der abszedierenden Prostatitis (Abb. **24**) zeigt das rho-betonte Bild außer einer geringgradig vergrößerten Prostata keine Besonderheiten. Bei T2-Wichtung fallen die rundlichen hellen intraglandulären Bezirke auf, die sich in dem vorliegenden Fall operativ als kleine Abszesse erwiesen.

Die chronische Prostatitis ist kernspintomographisch nicht nachzuweisen, da Kalkeinlagerungen aufgrund des fehlenden Signals sich im Kernspintomogramm nicht darstellen (BUONOCORE u. Mitarb. 1984, HRICAK u. Mitarb. 1983b).

Differentialdiagnostik

Wesentlich für die Interpretation ist die Kenntnis der dem Kernspintomogramm vorausgegangenen diagnostischen Maßnahmen, da diese ebenfalls zu Veränderungen führen, die dem Signalverhalten des Karzinoms ähneln. Die zur Sicherung einer histologischen Diagnose stets erforderliche Biopsie hat nicht selten eine kleine Blutung oder eine entzündliche Reaktion des Gewebes zur Folge. Liegen die biopsiebedingten Veränderungen, z.B. ein frisches Hämatom, außerhalb des Organs (Abb. **25**), muß der Befund allenfalls gegen ein organüberschreitendes Tumorwachstum abgegrenzt werden (Abb. **21**). Aufgrund der typischen Konstellation der T1- und T2-Relaxationszeiten von frischem Blut ist jedoch die Diagnose eines Hämatoms problemlos (Abb. **25**).

Liegt die Biopsie jedoch schon länger als 1 Woche zurück, ändert die Blutung ihren Signalcharakter. Die Helligkeit auf den rho-betonten Bildern ist rückläufig, und die Signalintensität gleicht sich zunehmend der des Karzinoms an (Abb. **27**). Bei intraglandulär gelegenen Hämatomen kann die Abgrenzung zum Karzinom im Einzelfall unmöglich sein.

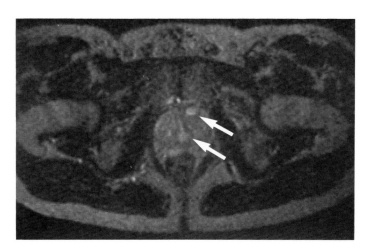

Abb. **24** Akute abszedierende Prostatitis, T2-betontes Bild (TR/TE 2,0/100): 2 intraglanduläre Abszesse (Pfeile)

Abb. **25a–d** Biopsiebedingte, extra-glandulär gelegene Läsionen

a Links paraprostatisch gelegene frische Blutung (Pfeil), T1-betontes Bild (TR/TE 0,8/30)

b T2-Betonung in derselben Schnitthöhe (TR/TE 0,8/100)

c Intravesikal gelegenes Blutkoagel (Pfeil), T1-Betonung (TR/TE 0,8/30)

d dto, T2-Betonung (TR/TE 0,8/100)

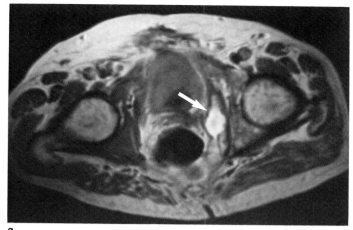

a

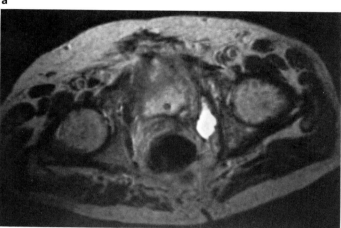

b

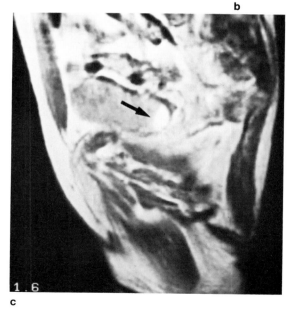

c

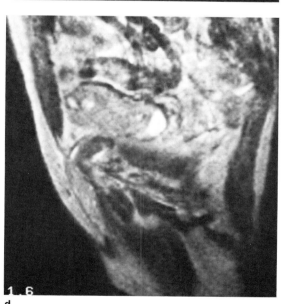

d

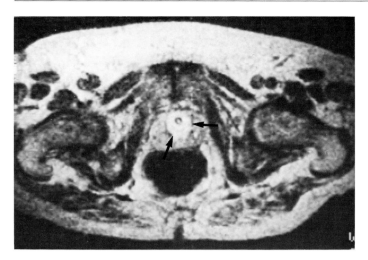

Abb. **26** Zentral gelegene entzündlich-ödematöse Prostatitis (Pfeile) nach mehrwöchiger Katheterbehandlung (TR/TE 0,8/90)

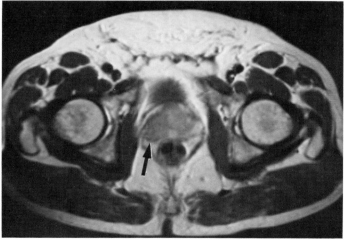

a

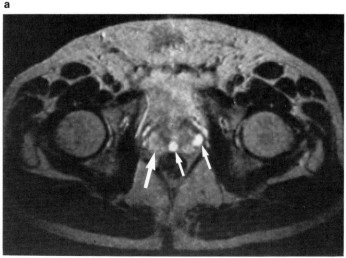

Abb. **27a** u. **b** Intraglanduläre Hämatome nach Stanzbiopsie
a T1-betonter Axialschnitt (TR/TE 0,8/30): tumorbedingte Asymetrie der Drüse (Pfeil)
b T2-betonter Schnitt (TR/TE 0,8/90): direkte Tumordarstellung (großer Pfeil), 2 in den peripheren Drüsenabschnitten nachweisbare Hämatome (kleine Pfeile)

b

Abb. **28a** u. **b** Aufstau beider Samenbläschen bei Prostatakarzinom Stadium
T3
a rho-Betonung (TR/TE 1,6/22): maul-
beerartige Samenblasen beidseits
b T2-Betonung (TR/TE 1,5/90): flüs-
sigkeitsbedingte Signalzunahme

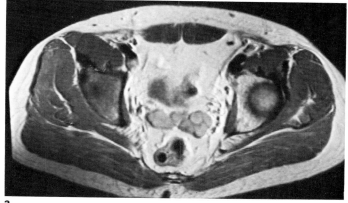

a

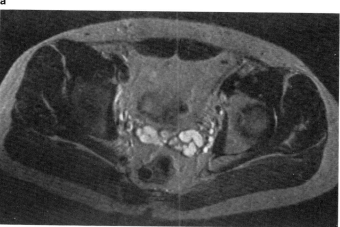

b

Die Folgerung aus diesen Erkenntnissen muß daher lauten: wenn eine kernspintomographische
Untersuchung zum Tumornachweis und zur Stadieneinteilung überhaupt sinnvoll sein soll, muß
sie früh im diagnostischen Stufenprogramm eingesetzt werden.

Die Sensitivität der Kernspintomographie beim
Auffinden von pathologischen Veränderungen ist
sehr hoch (BRYAN u. Mitarb. 1983, BUONOCORE u.
Mitarb. 1984, HRICAK u. Mitarb. 1983 b, 1987 a u.
b, KÜPER u. Mitarb. 1986 a, LENZ u. Mitarb. 1985,
PHILLIPS u. Mitarb. 1987). Im Gegensatz zur
Computertomographie (EMORY u. Mitarb. 1983,
MORGAN u. Mitarb. 1981, PRICE u. DAVIDSON
1979, TRILLER u. FUCHS 1982, WEINERMANN u.
Mitarb. 1982) ist sie in der Lage, auch nichtorgan-
überschreitende Tumoren der Prostata nachzu-
weisen, und erbringt somit therapeutisch und
prognostisch wichtige Zusatzinformationen beim
Staging der Stadien T1 und T2; Bilder mit einer
T2-Wichtung (TR 1,6–2,0 s, TE 90–120 ms) ha-
ben hier die höchste Aussagekraft.

Samenblasen

Die klinische Bedeutung der Kernspintomographie der Samenbläschen ist relativ gering und nur
im Zusammenhang mit malignen Veränderungen
der Harnblase und der Prostata relevant. Wegen
ihres hohen Flüssigkeitsgehaltes und ihrer relativ
langen T1- und T2-Relaxationszeit erscheinen
die normalen Samenbläschen im T1-betonten
Bild dunkel gegenüber dem umgebenden Fettgewebe und kaum abgrenzbar hell im T2-gewichte-
ten Bild.

Ein vermehrter Signalreichtum der Samenblasen
ist allein noch nicht beweisend für das Vorliegen
eines Tumors mit Infiltration der Samenbläschen.
Erst das typische Bild des maulbeerartig vergrößerten Organs (Abb. **28**) mit dem nicht zu verwechselnden Signalverhalten auf dem T2-beton-
ten Bild legt den Verdacht auf eine Infiltration in
den Samenblasenhals nahe. Ist dazu der Befund
noch einseitig (Abb. **29**), muß ein Prostatakarzinom unbedingt ausgeschlossen werden.

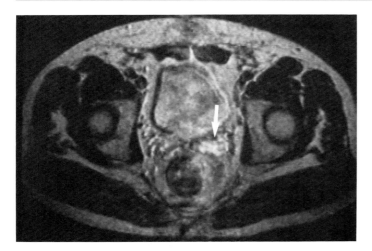

Abb. **29** Einseitiger Samenbläschenaufstau (Pfeil) bei Prostatakarzinom, (TR/TE 1,6/90)

Penis und Hoden

Ebenfalls geringe klinische Bedeutung hat die MRI bislang für das äußere männliche Genitale erlangt. Der Penis und auch die Hoden sind der Palpation gut zugänglich; die nichtinvasive Sonographie, die im 5–7,5-MHz-Bereich eine hohe Ortsauflösung hat, gilt als bildgebende Methode der Wahl. Die Kernspintomographie scheint hier nur sinnvoll, wenn ihre Ortsauflösung durch die Anwendung von Oberflächenspulen verbessert wird. Der normale Hoden erscheint dann, besonders im rho- und T2-gewichteten Bild, als homogene, signalintensive Struktur (Abb. **30**). Tumoröse Veränderungen imponieren als Inhomogenitäten unterschiedlicher Signalintensität, die gut gegen das normale Gewebe abgrenzbar sind (Abb. **30**), während Hydrozelen im T2-gewichteten Bild sehr hell zur Darstellung kommen.

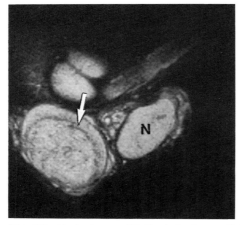

Abb. **30** Hodentumor (Pfeil), Aufnahme mit Oberflächenspule (TR/TE 2,0/120), Feldstärke 0,35 Tesla, N = normaler Hoden

Kernspintomographie des weiblichen Beckens

Uterus

Größe und Struktur des normalen Uterus sind erheblich abhängig vom Alter der Patientin und deren Hormonstatus (HAYNOR u. Mitarb. 1986, MCCARTHY u. Mitarb. 1986). Es lassen sich bei voll aufgebautem Zylinderepithel des Endometriums kernspintomographisch drei Schichten der Uteruswand differenzieren; dies gelingt besonders auf Bildern mit T2-Wichtung (Abb. **1** u. **31**). Besonders eindrucksvoll kommt diese Dreischichtung der Gebärmutterwand auf Bildern unter Zuhilfenahme von Oberflächenspulen (Abb. **1**) zur Darstellung.

Am Uterus erkennt man unter der Tunica serosa das Myometrium mit mittlerer Signalintensität; daran schließt sich eine dunkle Zone an, für die ein histologisches Korrelat bisher noch nicht gefunden werden konnte. Im Inneren findet sich das Endometrium, das um Zyklusmitte typischerweise die größte Dicke erreicht.

Endometriose

Endometrioseherde zeigen im Verlauf des Menstruationszyklus das gleiche Signalverhalten wie das intrauterine Endometrium. Auf Bildern mit T2-Wichtung kommt es signalintensiv zur Darstellung. Somit können derartige Herde morphologisch zugeordnet werden (Abb. **32**).

Uterusmyomatose

Die benignen Myome sind die häufigsten Tumoren des Uterus; sie kommen bei 20% aller Frauen über 35 Jahre und bei 30–50% aller Frauen in der Postmenopause vor (JOHNES u. JOHNES 1981, SILVERBERG 1983); sie können solitär oder multipel

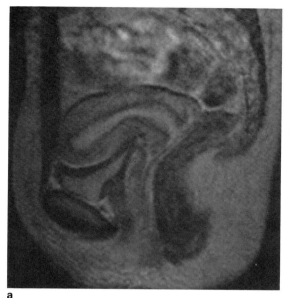

a

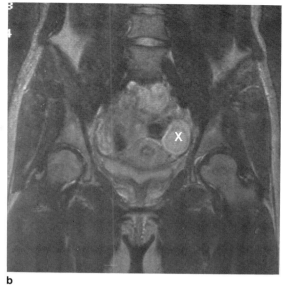

b

Abb. **31a** u. **b** Uterusveränderungen während des Menstruationszyklus
a Uterus vor der Desquamationsphase, T2-Betonung (TR/TE 1,6/90)
b Sprungreifer Follikel im linken Ovar (X), T2-Betonung (TR/TE 1,6/90)

auftreten. Bei der Diagnostik von Myomen hat die Sonographie vorrangige Bedeutung (COCHRANE u. THOMAS 1974, GROSS u. Mitarb. 1983, O'BRIEN u. Mitarb. 1984). In 22% der Fälle zeigt die Sonographie jedoch aber einen unauffälligen Befund (GROSS u. Mitarb. 1983), besonders wenn das Myom kleiner als 2 cm im Durchmesser mißt. Vorteile bringt hier die intrauterine Ultraschalltomographie (HÖTZINGER u. BECKER 1984).

Die Computertomographie konnte bei der Myomdiagnostik keine Bedeutung erlangen, da bei fehlender Verkalkung eine Abgrenzung des Myomgewebes gegen das Uterusmyometrium nur selten möglich ist; sie müssen jedoch differentialdiagnostisch von Endometriumkarzinomen abgegrenzt werden.

Die Kernspintomographie zeigt eine hohe Sensitivität für die Entdeckung von Myomen (Abb. 33). Alle Myome sind scharf abgegrenzt und vom umgebenden Gewebe infolge des guten Weichteilkontrastes zu unterscheiden; dies erlaubt auch die Darstellung kleiner Myomknoten. Man kann kernspintomographisch zwei unterschiedliche Myomgruppen unterscheiden (HRICAK u. Mitarb. 1986). Bei der einen Gruppe handelt es sich um reine Myome ohne die Zeichen von degenerativen Veränderungen; sie sind selten größer als 4–5 cm. Histologisch bestehen sie aus dichten Bündeln glatter Muskulatur ohne jede Anzeichen einer Degeneration. Im MR-Bild sind sie homo-

gen und zeigen wegen ihrer langen T1- und kurzen T2-Relaxationszeit sowohl bei T1- als auch bei T2-Wichtung immer geringere Signalintensitäten als das Myometrium (Abb. 33). Der stärkste Kontrast wird bei T2-gewichteten Aufnahmen beobachtet (HAMLIN u. Mitarb. 1981a, HRICAK u. Mitarb. 1986, LEE u. Mitarb. 1985, LUCAS u. Mitarb. 1986). Dieses Kontrastverhalten ist typisch für das sog. unkomplizierte Myom und bedeutet einen der wenigen Fälle, wo die Kernspintomographie eine hohe Spezifität hat. Die zweite Gruppe zeigt unterschiedliche Grade von Inhomogenitäten. Im T1-betonten Bild sind sie meist

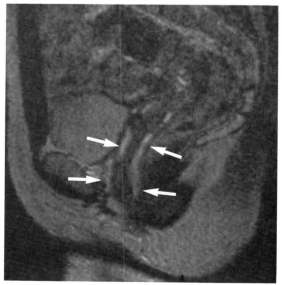

Abb. **32** Endometriose. In der Vaginalvorder- und -hinterwand lokalisierte Endometrioseherde (Pfeile), T2-Betonung (TR/TE 1,6/90)

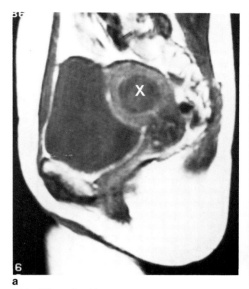
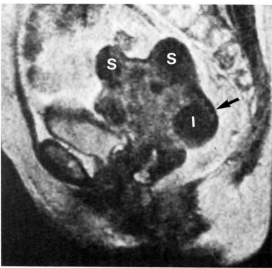

a   b

Abb. **33a** u. **b**   Uterusmyome
a   Submuköses Myom, rho-Betonung (TR/TE 1,6/30): geringe Signalintensität des solitären Myom-
knotens (X)
b   Uterus myomatosus, T2-Betonung (TR/TE 1,6/90), S = subseröse Myomknoten, I = intramuraler
Myomknoten, Myometriumschicht (Pfeil)

von gleicher Signalintensität wie das Myometrium; bei zunehmender T2-Wichtung wird die
Signalintensität größer, und die Inhomogenitäten
nehmen zu, wobei hochintensive und niedrigin-
tensive Anteile vorkommen. Histologisch besteht
diese Gruppe aus Myomen, die z.T. hyalin, z.T.
myxomatös oder nekrotisch degeneriert sind. Im
T2-gewichteten Bild erscheinen diese hyalinen
oder muzinösen, z.T. auch mit Blut angefüllten
Veränderungen hell, während die myomatösen
und fibrösen Anteile dieser Myome geringe Si-
gnalunterschiede aufweisen (HAMLIN u. Mitarb.
1985a, HRICAK u. Mitarb. 1986, LEE u. Mitarb.
1985, LUCAS u. Mitarb. 1986). Dieses bunte Bild
macht z.T. eine Differenzierung zum Endome-
triumkarzinom schwierig. Verkalkungen innerhalb der Myome sind signalarm, unabhängig von
der Sequenz; sie sind weniger gut zu sehen als auf
dem CT oder konventionellen Röntgenbild (HRI-
CAK u. Mitarb. 1986).
Die Kernspintomographie liefert sichere Informationen über die Größe und Lokalisation von
Myomen. Sie kann darüber hinaus im Falle der
signalarmen, unkomplizierten Myome auch art-
diagnostische Informationen liefern. Zum ersten-
mal ist ein intramuskulär gelegener, auch kleiner
Myomknoten direkt und nichtinvasiv darstellbar.
Die optimale Sequenz ist für die intramuralen
und submukösen Tumoren das T2-betonte Bild.
Bei unter der Serosa gelegenen Tumoren ist auch
das T1-betonte Bild notwendig, um eine Abgrenzung gegen Fett zu erlauben; auch hier sind jedoch T2-gewichtete Bilder zur Abgrenzung gegen
das Myometrium erforderlich.

Zervixkarzinom (Kollumkarzinom)

Trotz der Möglichkeit der zytologischen Früher-
fassung ist das Zervixkarzinom noch immer das
häufigste Malignom des weiblichen Genitales.
Entscheidend für die Wahl der Therapieform und
für die Prognose der Patientinnen ist ein exaktes
Staging. Vornehmliches Ziel der Stadieneinteilung muß es deshalb sein, die Informationen über
eine parametrane Infiltration zu erhalten, da hiervon bei den niedrigen Karzinomstadien entscheidend das weitere therapeutische Vorgehen abhängt.
Die Computertomographie ist lediglich in der Lage die Tumorausdehnung bei den hohen Tumorstadien T3 und T4 richtig einzuschätzen; beim
Stadium T1 versagt die CT nahezu vollständig;
beim Stadium T2 liegt die Nachweisempfindlich-
keit bei 44% (KÖSTER u. Mitarb. 1984, WHITLEY u.
Mitarb. 1982). Zusätzlich ist die Abgrenzung zu
Myomen schwierig (KORMANO u. Mitarb. 1981,
LANGER u. Mitarb. 1981, WHITLEY u. Mitarb.
1982). Auch hinsichtlich der Beurteilung der Infiltration der Parametrien kann die CT nicht zur
Objektivierung oder sogar zur Korrektur des Pal-
pationsbefundes beitragen (RÄBER u. PÖTSCHKE
1985).
Aufgrund des guten Gewebekontrastes gelingt es
mit der MR, nichtorganüberschreitende Tumoren

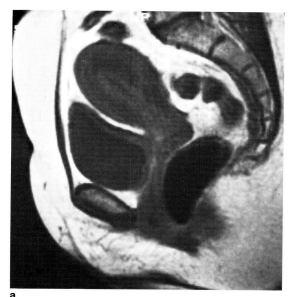

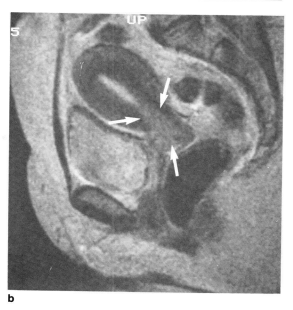

a

Abb. **34a** u. **b**   Zervixkarzinom Stadium T2a
a   rho-Betonung (TR/TE 1,6/22): normal große Zervix
b   T2-Betonung (TR/TE 1,6/90): Demaskierung des Tumors (Pfeile)

b

nachzuweisen (Abb. **34** u. **35**) (FISHMAN u. Mitarb. 1987, HRICAK u. Mitarb. 1987c, WORTHINGTON u. Mitarb. 1986). Geeignet sind hierzu T2-gewichtete Bilder in sagittaler Schnittführung, die den Tumor als signalintensive Struktur gegen das dunkle Muskelbindegewebe der Zervix abgrenzen. Mit T1-betonten Bildern gelingt eine gute Abgrenzung des Organs vom umliegenden Fettgewebe; eine geringe Infiltration kann so nachgewiesen werden, während eine Tumorabgrenzung gegen das normale Zervixgewebe nicht mehr möglich ist. Eine parametrane Infiltration ist am besten mit T1-betonten Sequenzen in koronarer oder axialer Schnittführung möglich (Abb. **36**). Über die Treffsicherheit der Kernspintomographie liegen bislang noch keine Angaben vor. Bei ausgedehnten Tumoren bereitet die Diagnose der Infiltration von angrenzenden Strukturen wie Harnblase oder Vagina kein Problem.
Aufgrund der Analyse des Signalverhaltens und der Morphologie kann die Diagnose eines Zervixstumpfkarzinoms gestellt werden (Abb. **37**).

Endometriumkarzinom (Korpuskarzinom)

Das endometriale Uteruskarzinom ist nach dem Zervixkarzinom einer der häufigsten gynäkologischen Tumoren (BORONOW 1980, SURWIT 1980).
Klinisches Leitsymptom sind postmenopausale Blutungen, die meist bereits im frühen Erkennungsstadium auftreten (Abb. **38**).
Unter anderem hängen die Prognose der Erkran-

kung und das therapeutische Vorgehen vom Tumorstadium und bei niedrigen Stadien von der Infiltrationstiefe des Tumors in das Myometrium ab (BORONOW 1980, BOUTSELIS 1987, FAYOS u. MORALES 1980).
Die transvesikale Ultraschalluntersuchung liefert hierzu keine befriedigenden Ergebnisse; so zeigen Korpuskarzinome im Stadium T1 oder T2 in 94% der Fälle normale sonographische Befunde (REQUARD u. Mitarb. 1981). Die CT ist ebenfalls nicht in der Lage, tumoröses Gewebe innerhalb des Uterus gegen das normale Myometrium abzugrenzen. Karzinome, die weniger als ein Drittel

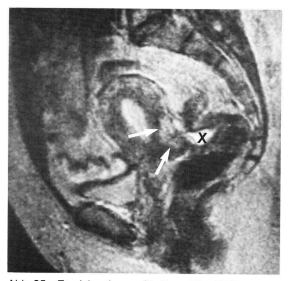

Abb. **35**   Zervixkarzinom Stadium T1, T2-Betonung (TR/TE 1,6/90): an der hinteren Muttermundlippe gelegener Tumor (Pfeile), X = Flüssigkeitsansammlung in der Excavatio rectouterina (Douglas)

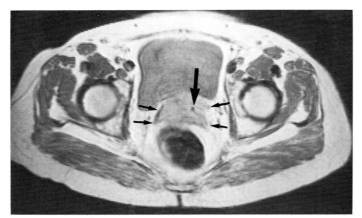

a

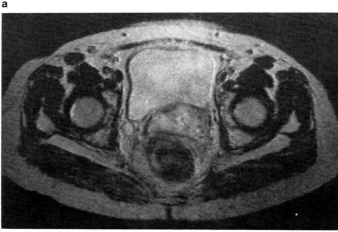

b

Abb. **36a** u. **b** Zervixkarzinom Stadium T2b (mit parametraner Infiltration)
a Axialschnitt in Höhe der Zervix, rho-Betonung (TR/TE 1,6/22): rechts- und linkslaterale Tumorausdehnung (kleine Pfeile), Zervikalkanal (großer Pfeil)
b Tumortypische Signalanhebung bei T2-Betonung (TR/TE 1,6/90)

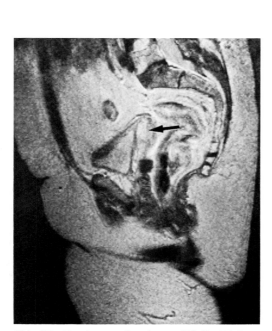

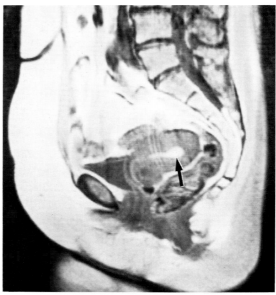

Abb. **37** Zervixstumpfkarzinom (Pfeil), T2-Betonung (TR/TE 1,6/90)

Abb. **38** Postmenopausenblutung bei Korpuskarzinom. T1-Betonung (TR/TE 0,8/30): frische Blutung signalintensiv (Pfeil)

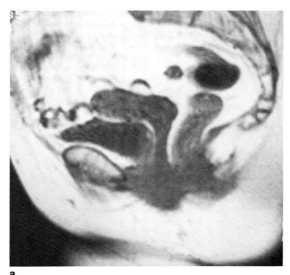

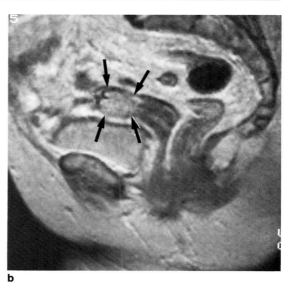

a
Abb. **39a** u. **b**   Korpuskarzinom
a   T1-betontes Bild (TR / TE 0,8 / 30): unauffälliger Uterus

b
b   T2-betontes Bild (TR / TE 0,8 / 100): Tumor nachweisbar (Pfeile), Grenzen nicht eindeutig zu identifizieren (Partialvolumeneffekt)

der Uteruswand infiltrieren, entziehen sich deshalb der CT-Diagnostik (HAMLIN u. Mitarb. 1981 b). Die Indikation der CT liegt deshalb lediglich im Nachweis eines organüberschreitenden Wachstums (Stadium T3).

Bessere Ergebnisse werden mit der intrauterinen Ultraschalltomographie erzielt (HÖTZINGER u. BECKER 1984); hiermit können Karzinome innerhalb des Myometriums als echoärmere Strukturen in Größe, Lokalisation und Ausdehnung erkannt werden.

Aufgrund ihrer längeren T1- und T2-Relaxationszeiten weisen Endometriumkarzinome im T2-gewichteten Bild höhere Signalintensitäten als das umgebende Myometrium auf (Abb. **39**) (LEE u. Mitarb. 1985, LUCAS u. Mitarb. 1986); das gleiche gilt für die Leiomyosarkome. Bei der Bestimmung der Infiltrationstiefe in das Myometrium sind jedoch evtl. Partialvolumeneffekte zu beachten, die insbesondere bei kleinen Tumoren und Schichtdicken der Tomogramme von mehr als 6 mm auftreten; die Tumorbegrenzung ist dann unscharf (Abb. **39**). Liegt die Schnittebene senkrecht zum Tumorrand, ist die Eindringtiefe exakt in Millimetern meßbar (Abb. **40**).

Auch Rezidivtumoren lassen sich so von älterem Narbengewebe abgrenzen (LUCAS u. Mitarb. 1986), wohingegen unmittelbar nach Strahlentherapie eine Differenzierung zwischen vitalem Tumorgewebe und avitalem Gewebe problematisch ist (LEE u. Mitarb. 1985). Bei organüberschreitendem Wachstum sind neben den langen Sequenzen auch T1-gewichtete Bilder von Bedeutung, die die dann dunkle Tumorinfiltration in das si-

gnalreiche Beckenfettgewebe besser aufzeigt. Die meisten topographischen Informationen erhält man bei sagittaler oder paraxialer, entlang der Uteruslängsachse ausgerichteten Schnittführung, sie erlaubt eine besonders gute Beurteilung des Uterus-Zervix-Übergangs und der ventral und dorsal des Uterus gelegenen Regionen. Intraluminäre Blutkoagel, die bei Uteruskarzinomen häufig vorhanden sind und die die sonographische und CT-Diagnostik erheblich behindern können,

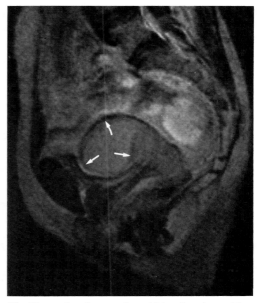

Abb. **40**   Korpuskarzinom mit exakt bestimmbarer Eindringtiefe, T2-Betonung (TR / TE 1,6 / 90), Tumorgrenze (Pfeile)

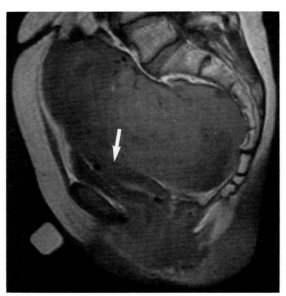

Abb. **41**   Uterussarkom. rho-Betonung (TR/TE 1,6/ 22): vom Uterusfundus (Pfeil) ausgehender Tumor

sind bei der Kernspintomographie kein differentialdiagnostisches Problem. Wegen der kurzen T1- und langen T2-Relaxationszeit kommt Blut im Gegensatz zum Endometrium und zum Tumor sowohl im T1- als auch im T2-gewichteten Bild mit hoher Signalintensität zur Darstellung (Abb. **38**).

Uterus-Sarkome

Seltener als Endometriumkarzinome werden Uterussarkome beobachtet. Sie erreichen teilweise eine erhebliche Größe und zeigen ein homogenes Signalmuster sowohl auf den T1- als auch auf den T2-gewichteten Tomogrammen (Abb. **41**).

Vagina

Vaginale Erkrankungen benötigen in der Regel keine Abklärung durch die Kernspintomographie, da dieses Organ der Inspektion und Palpation gut zugänglich ist. Bedeutung hat die MR-Untersuchung nur bei Patientinnen, die wegen Korpuskarzinom oder Zervixkarzinom hysterektomiert wurden und bei denen ein Scheidenstumpfrezidiv vermutet wird. Hier kann die MR die Ausdehnung und die Lage eines Rezidivs besser einschätzen als die CT, wobei zur direkten Rezidivdarstellung besonders die T2-gewichteten Aufnahmen in sagittaler Schnittführung bedeutsam sind. Eine sichere Unterscheidung zwischen relativ frischer Narbe und einem Rezidiv ist jedoch nicht immer möglich.

Ovarien

Die Sonographie ist z.Z. die bildgebende Methode der Wahl bei der Diagnostik von krankhaften Veränderungen der Ovarien. Sie gilt mit einer Treffsicherheit von ca. 84% als sehr zuverlässig (KRATOCHWIL 1982, REQUARD u. Mitarb. 1981). Trotz der hohen Sensitivität ist die Sonographie aber kaum spezifisch (BIRNHOLZ 1983, COLEMAN u. Mitarb. 1979, QUINN u. Mitarb. 1985, RÄBER u. PÖTSCHKE 1985, SANDLER u. Mitarb. 1979, THOMPSON u. BERSTINE 1978). Einfache Ovarialzysten, Dermoidzysten, Hämatome, Zystadenome, die Endometriose mit Schokoladenzysten und zystischen Entzündungen ergeben sonographisch ein ähnliches Bild (THOMPSON u. BERSTINE 1978). Die Computertomographie wird eingesetzt, wenn der Sonographiebefund nicht eindeutig ist (DOOMS u. Mitarb. 1986). Die Kernspintomographie als neueste bildgebende Methode kann aufgrund ihres exzellenten Gewebekontrastes zusätzliche Informationen bringen.

Benigne Ovarialprozesse

Dermoidzysten zeigen je nach Zusammensetzung ein sehr unterschiedliches Bild. Sie zeigen auf T1- und T2-betonten Bildern das je nach Gewebe (Fett, feste Bestandteile) typische Signalverhalten (Abb. **42**).
Raumforderungen der Adnexe sind in hohem Prozentsatz zystische. Die häufigsten sind reine seröse Retentionszysten. Sie zeigen ganz charakteristisch in T1-betonten Sequenzen eine geringe und in T2-betonten Sequenzen eine hohe Signalintensität (Abb. **43**). Sie sind homogen und glatt begrenzt; ein signalintensiver Weichteilanteil fehlt (DOOMS u. Mitarb. 1986, HAMLIN u. Mitarb. 1985 b). Ihre Abgrenzung gelingt am besten im T2-betonten Schnittbild, wobei eine Differenzierung gegenüber flüssigkeitsgefüllten Darmschlingen bei kleinen Zysten schwierig sein kann. Infizierte Zysten zeigen eine besonders hohe Signalintensität bei T2-betonten Bildern (HAMLIN u. Mitarb. 1985 b). Hämorrhagische Zysten oder Schokoladenzysten bei Endometriose haben oft eine relativ dicke, aber glatt begrenzte Wand niedriger Signalintensität, die komprimiertem Weichteilgewebe entspricht. Im Gegensatz zur unkomplizierten serösen Zystenflüssigkeit hat Blut eine sehr kurze T1-Relaxationszeit, so daß hämorrhagische Zysten bereits im T1-gewichteten Bild eine hohe Signalintensität aufweisen (Abb. **44**) (HAMLIN u. Mitarb. 1985 b).

Maligne Ovarialprozesse

Neoplastische Zysten, wie seröse bzw. muzinöse Kystadenome, sind gekennzeichnet durch Zysten-

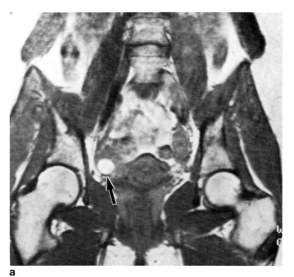

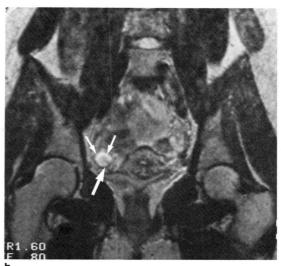

Abb. **42a** u. **b**   Dermoid im rechten Ovar   ▲
a   rho-Betonung (TR/TE 1,6/22): gleiche Signalintensität des Dermoids (Pfeil) wie Fettgewebe
b   T2-Betonung (TR/TE 1,6/90): heller Flüssigkeits-
saum (kleine Pfeile), durch eingeschlossenen Zahn bedingte Aussparung (großer Pfeil)

Abb. **43**   Unkomplizierte Ovarialzyste. rho-Betonung ▶
(TR/TE 1,6/22): Zysteninhalt (Z) dunkel

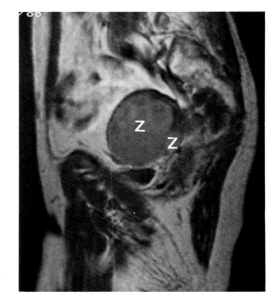

Abb. **44a** u. **b**   Ovarialzyste mit frischer Einblutung
a   rho-Betonung (TR/TE 1,6/22): durch frisches Blut
bedingte helle Signalintensität (Z = Zyste)
b   T2-Betonung (TR/TE 1,6/90): durch liquiden Zysteninhalt bedingte Signalintensität   ▼

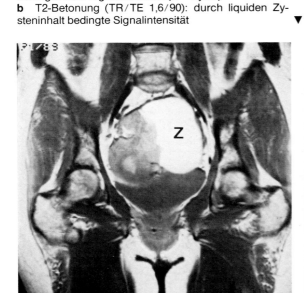

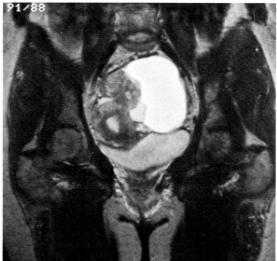

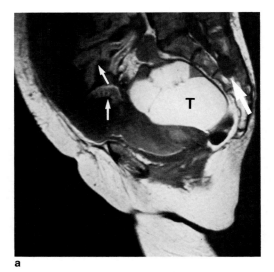

a

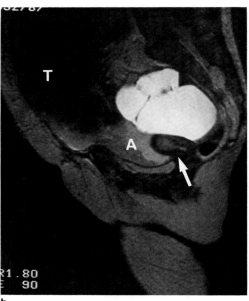

b

inhalte unterschiedlicher Qualität (Abb. **45**). Ovarialkarzinome zeigen im MR-Bild, wie auch im CT, im fortgeschrittenen Stadium das typische Bild eines soliden Tumors mit zystischen Anteilen, wobei die Zysten oft unregelmäßig begrenzt und mehrfach gekammert sind (Abb. **45**). Sehr hohe Signalintensitäten in den Zysten im T1-gewichteten Bild sprechen hierbei für Blut. Der solide Tumoranteil weist die im Vergleich zum normalen Ovargewebe wegen seiner verkürzten T1- und T2-Relaxationszeit im T2-gewichteten Bild verminderter Signalintensitäten auf (DOOMS u. Mitarb. 1986, HAMLIN u. Mitarb. 1985 b). Kleine Ovarialkarzinome sind auch in der CT schwer nachweisbar. Richtungweisend ist der Nachweis eines begleitenden Aszites. Wegen seines Eiweißreichtums zeigt der Tumoraszites, im Gegensatz zum Aszites bei portaler Hypertension, auf den T2-betonten Bildern keine sehr große Signalintensitätszunahme (Abb. **45 b**).

Kernspintomographie und Bestrahlungsplanung

Große Hoffnungen werden in die Unterstützung der Bestrahlungsplanung durch die Kernspintomographie gesetzt.

Bedingt durch den Vorteil der dreidimensionalen Erfassung des gesamten kleinen Beckens wird die Kernspintomographie zur exakteren Dosiskalkulation bei der Radiatio maligner gynäkologischer Geschwülste beitragen, denn bei den eng aneinanderliegenden Strukturen dieser Beckenorgane werden erhebliche Anforderungen gestellt. Infolge des hohen Weichteilkontrast-Auflösungsvermögens werden die individuelle Tumorgeometrie und die topographische Anatomie besser als durch andere Verfahren erfaßt.

Um Dosiskalkulationen unter Afterloadingbedingungen durchzuführen, können Meßaufnahmen

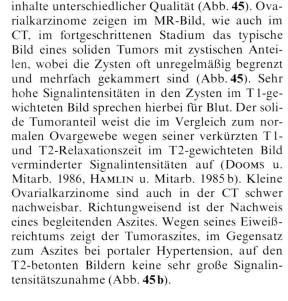

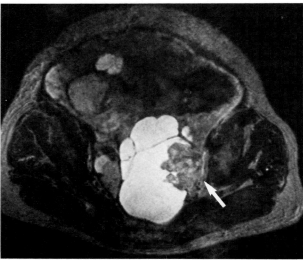

c

Abb. **45 a–c** Ovarialkarzinom
a rho-betonter, medianer Sagittalschnitt (TR/TE 1,6/22): durch frische Einblutung signalhelle, mehrfach gekammerte zystische Tumoranteile (T), Dünndarmschlingen in Aszites (kleine Pfeile), nebenbefundlich Menigozele (großer Pfeil)
b T2-Betonung (TR/TE 1,6/90): nur geringe Signalzunahme des eiweißreichen Tumoraszites kranial der Harnblase (A), keine Signalzunahme der Tumorplatte im Omentum majus (T), kleiner hypoplastischer Uterus (Pfeil)
c T2-betonter Axialschnitt (TR/TE 1,6/90): in die linkslaterale Beckenwand einwachsende, solide Tumoranteile (Pfeil)

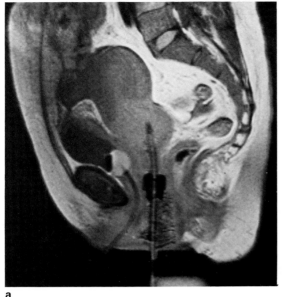

a

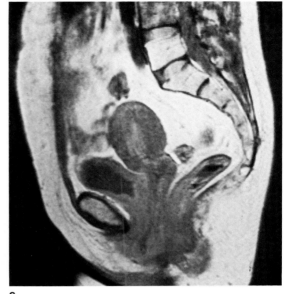

c

Abb. **46a–c** Zervixkarzinom Stadium T2b mit Applikator zur Bestrahlungsplanung
a Meßaufnahme mit liegendem Applikator, T2-Betonung (TR/TE 1,6/90)
b Isodosenverlauf bei Afterloading-Brachytherapie
c Kontrollaufnahme nach Radiatio (40Gy): Tumorregression

b

mit liegendem Applikator angefertigt werden (Abb. **46**). Beim ersten Versuch, den Applikator in das Uteruskavum vorzuschieben, konnte dieses Ziel nicht erreicht werden (Abb. **46a**). Die angefertigten Kernspintomogramme zeigten jedoch die Via recta, so daß nach einmaliger Kurzzeitbestrahlung die endgültige Lage des Applikators erreicht und bei exakter Darstellung der Tumorgeometrie die Dosimetrie angeschlossen werden konnte (Abb. **46b**).

Die Dosimetrieaufnahmen zeigen die optimale Dosisverteilung in bezug auf den Tumor und die benachbarten Gewebekompartimente. Die Aufnahme 6 Wochen nach Diagnosestellung läßt die deutliche Reduktion der Tumorgröße erkennen (Abb. **46c**).
Zum Tragen kommen diese Vorteile der dreidimensionalen Bestrahlungsplanung besonders bei der Kombination verschiedener Bestrahlungstechniken wie etwa intrakavitärer und perkutaner Strahlentherapie.

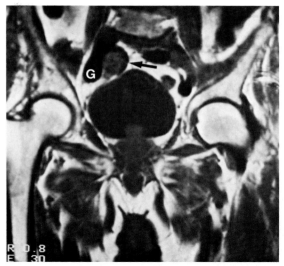

Abb. 47 Iliakale Lymphknotenmetastasen. T1-Betonung (TR/TE 0,8/30): niedrige Signalintensität des vergrößerten Lymphknotens (Pfeil) an den signallosen Gefäßen (G)

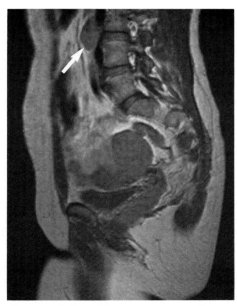

Abb. 48 Paraaortale Lymphknotenmetastase. rho-gewichteter Sagittalschnitt (TR/TE 1,6/22): vor der Aorta gelegene Metastase (Pfeil)

Lymphknotenmetastasen im kleinen Becken

Therapierelevant ist neben der lokalen Tumorausbreitung bei allen malignen Neubildungen im kleinen Becken die Erfassung des regionalen Lymphknotenstatus.

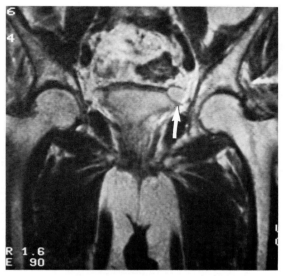

Abb. 49 Paravesikale Lymphknotenmetastase. Abgrenzung zu gestautem Harnleiter (Pfeil) bei T2-Betonung (TR/TE 0,8/90): gleiche Signalhelligkeit wie Urin, scharfe Berandung

Zum gegenwärtigen Zeitpunkt hat auch die Kernspintomographie keine Kriterien erarbeiten können, die einen Lymphknoten als sicher tumorbedingt einzuordnen erlaubt. Leitstrukturen für das Auffinden von vergrößerten Lymphknoten sind die signallosen Gefäße (Abb. 47). In der überwiegenden Zahl zeigen tumorbefallene, vergrößerte Lymphknoten ein ähnliches Signalverhalten wie der Primärtumor, d. h., mit zunehmender T2-Wichtung nimmt die Signalintensität zu. Das hat zur Folge, daß, je nachdem, ob dem Lymphknoten Fettstrukturen benachbart sind oder ob er an Muskelgewebe grenzt, der Nachweis besser auf T1- oder rho-betonten oder T2-betonten Bildern zu führen ist (KÜPER u. Mitarb. 1986a, LENZ u. Mitarb. 1985).

Auf sagittalen Schnitten, die das Retroperitoneum erfassen, können nach den gleichen Kriterien paraaortale Lymphknotenmetastasen nachgewiesen werden (Abb. 48).

Gelegentlich kann die Differentialdiagnostik vergrößerter Lymphknoten, die unmittelbar paravesikal liegen, Schwierigkeiten bereiten. Ihre Abgrenzung zum gestauten Harnleiter gelingt auf T2-betonten Bildern; hier nimmt der scharf berandete Harnleiter die Signalintensität des Blaseninhalts an (Abb. 49).

Knochen und Weichteile im Beckenbereich

Knochenerkrankungen

Selbstverständlich ist für die Skelettdiagnostik zum Nachweis einer Knochenmetastasierung die Kernspintomographie nicht die Methode der Wahl; es soll jedoch der Vollständigkeit halber erwähnt sein, daß der in der Regel nebenbefundliche Nachweis von Skelettmetastasen mit hoher Sensitivität gelingt (Abb. **17** u. **19**). Tumorgewebe verdrängt das signalhelle Fettmark, so daß auch kleine Läsionen auf den T1-Bildern dem Nachweis nicht entgehen. Durch Schnellbildverfahren dargestellte Knochenmetastasen zeigen, je nach der verwandten Pulssequenz, ein Signalverhalten, das stark von den eingestellten Parametern abhängig ist. Bei dem in der Abb. **50** dargestellten Verfahren zeigen sie mit einer hohen Signalintensität nach den bisherigen Erfahrungen ein relativ uniformes Bild.

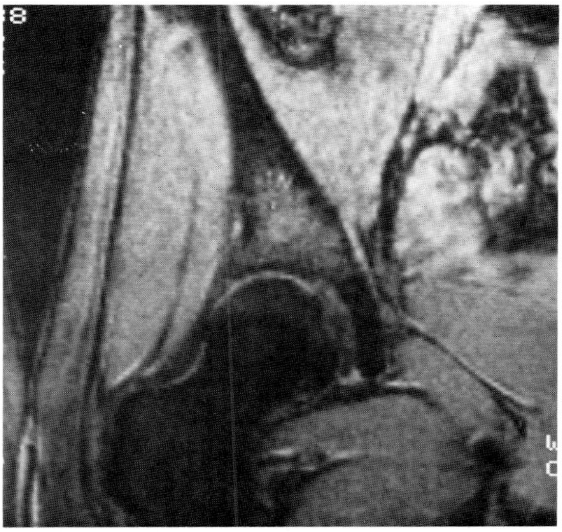

Abb. **50**   Solitäre Knochenmetastase im Os ilium. Hohe Signalintensität bei Gradientenechosequenzen (FLASH TR / TE 0,05 / 10, Flipwinkel 30 Grad)

Weichteilprozesse

Weichteilprozesse im Beckenbereich sind häufig nicht bestimmten Organen zuzuordnen, und oftmals läßt das Signalverhalten keinen eindeutigen Schluß zu. Aus der Kombination des Relaxationsverhaltens im T1- und T2-betonten Bild kann teilweise ein weiterführender Schluß gezogen werden. So imponiert eine frische Blutung in typischer Weise durch hohe Signalintensität sowohl im T1- als auch im T2-betonten Bild.

Ein Liposarkom zeigt bei T1- oder rho-Betonung im wesentlichen den Signalcharakter des Fettes, unterscheidet sich jedoch bei T2-Wichtung. Mit keiner anderen Methode kann die lokale Tumorausbreitung besser dargestellt werden (Abb. **51**). Die anatomische Lokalisation entlang peripherer Nerven und die Darstellung von Tumorknoten, die aufgrund ihrer Größe nicht mit angeschnitte-

nen Darmschlingen verwechselt werden können, können durch Neurofibrome bedingt sein.

Gefäßveränderungen

Außer durch die Kombination von Relaxationszeiten können Artdiagnosen durch spezielle Untersuchungstechniken gewonnen werden.
Neben anderen intrinsischen Faktoren hat der Blutfluß Einfluß auf die Größe des MR-Signals und damit auf den Bildcharakter. Dieser kann durch spezielle Untersuchungssequenzen bildbestimmend werden, wie es die Abb. **52** zeigt.
Bei einem Patienten mit Seminom war computertomographisch eine Raumforderung in Höhe der Aortenbifurkation aufgefallen (Abb. **52 a**), die verdächtig auf einen Lymphknoten war. Diese Raumforderung zeigt auf dem Kernspintomo-

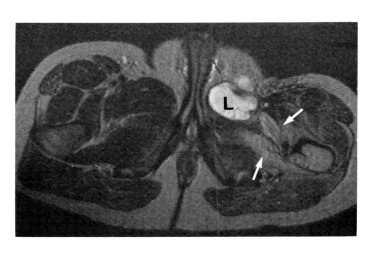

Abb. **51**   Liposarkom. Liposarkom (L) mit Infiltration der Beckenbodenmuskulatur (kleine Pfeile), T2-Betonung (TR / TE 1,6 / 90)

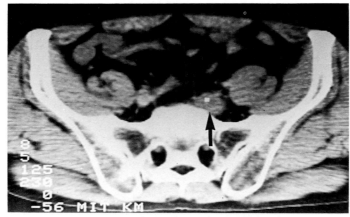

a

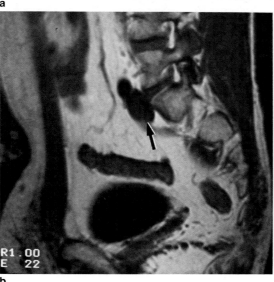

b

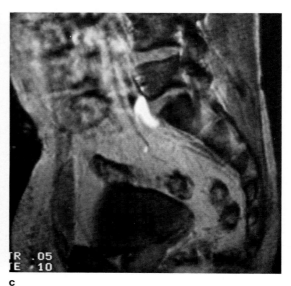

c

Abb. 52a–c
Differenzierung von Gefäßprozessen
a Computertomogramm: Verdacht auf Lymphknotenmetastase (Pfeil) kaudal der Aortenbifurkation bei Seminom
b Signallose Formation (Pfeil) in Spinechosequenzen (TR / TE 1,6 / 22)
c Hohe Signalintensität infolge langsamen Flusses bei Gradientenechosequenz (TR / TE 0,05 / 30, Flipwinkel 30 Grad): venöse Ektasie

gramm gegenüber dem angrenzenden, schwarzen Iliakalgefäß ein geringes Signal, so daß vom Spinechobild ebenfalls ein Lymphknoten nicht ausgeschlossen werden kann (Abb. **52b**). Bei sog. FLASH-Sequenzen zeigt diese Raumforderung einen deutlichen Signalzuwachs (Abb. **52c**). Dies ist nur erklärbar, wenn es sich um bewegte Materie handelt. Das morphologische Korrelat war eine ektatische Vene.

Fisteln im Beckenbodenbereich

Aufgrund des guten Weichteilkontrastes gelingt der Kernspintomographie sehr gut der Nachweis von Fistelgängen bei Morbus Crohn und Colitis ulcerosa. Durch die Möglichkeit der Abbildung in allen drei Raumebenen können das Ausmaß dieser Fistelgänge sowie das Vorliegen auch kleiner Abszesse dargestellt werden (Abb. **53**).

Abb. **53a** u. **b** Fisteln im Beckenboden-
bereich bei entzündlichen Darmerkrankungen
a In die Tiefe reichendes Fistelsystem
(Pfeile), T2-Betonung (TR/TE 1,6/90)
b Periprostatisch gelegener Abszeß
(Pfeil), T2-Betonung (TR/TE 1,6/90)

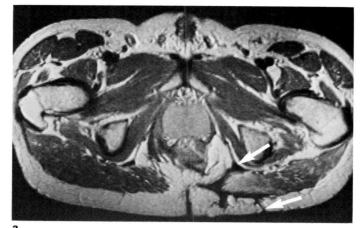

a

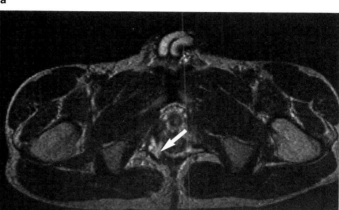

b

Literatur

Babcock, E., L. Brateman, J. Weinreb, S. Horner, R. Nunally: Edge artefacts in MR images: Chemical shift effect. J. Comput. Assist. Tomogr. 9 (1985) 252–257

Biondetti, P., J. Lee, D. Ling, W. Catalona: Clinical stage B prostate carcinoma: Staging with MR imaging. Radiology 162 (1987) 325–329

Birnholz, J.: Endometriosis and inflammatory disease. Semin. Ultrasound 4 (1983) 184–194

Boronow, R.: Staging of endometrial cancer. Int. J. Radiat. Oncol. Biol. Phys. 6 (1980) 355–359

Boutselis, J.: Endometrial carcinoma: Prognostic factors and treatment. Surg. clin. N. Amer. 58 (1987) 109–119

Bryan, P., H. Butler, P. LiPuma, J. Haaga, S. El Youssef, M. Resnik, A. Cohan, V. Malviya, A. Nelson, M. Clampitt, R. Alfidi, J. Cohan, S. Morrison: NMR scanning of the pelvis: Initial experience with a 0.3 tesla system. Amer. J. Roentgenol. 141 (1983) 1111–1118

Buonocore, E., C. Hesemann, W. Pavlicek, J. Montie: Clinical and in vitro magnetic resonance imaging of prostatic carcinoma. Amer. J. Roentgenol. 143 (1984) 1267–1272

Carrol, C., F. Sommer, J. McNeal, T. Stamey: The abnormal prostate: MR imaging at 1.5 T with histopathologic correlation. Radiology 163 (1987) 521–525

Cochrane, W., M. Thomas: Ultrasound diagnosis of gynecologic pelvis masses. Radiology 110 (1974) 649–654

Coleman, B., P. Arger, C. Mulhern: Endometriosis: Clinical and ultrasonic correlation. Amer. J. Roentgenol. 132 (1979) 747–749

Damadian, R.: Tumor detection by nuclear magnetic resonance. Science 171 (1971) 1151–1153

Demas, B., H. Hricak, R. Jaffe: Uterine MR imaging: effects of hormonal stimulation. Radiology 159 (1986) 123–126

Denkhaus, H., W. Dierkopf, E. Grabbe, F. Donn: Comparative study of suprapubic sonography and computed tomography for staging of prostatic carcinoma. Urol. Radiol. 5 (1983) 1–9

Dooms, G., H. Hricak, D. Tschalakoff: Adnexal structures: MR imaging. Radiology 158 (1986) 639–646

Dwyer, A., R. Knop, D. Hoult: Frequency shift artefacts in MR imaging. J. Comput. Assist. Tomogr. 9 (1985) 16–18

Emory, T., D. Reinke, A. Hill, P. Lange: Use of CT to reduce understaging in prostatic cancer. Comparison with conventionell staging techniques. Amer. J. Roentgenol. 141 (1983) 351–356

Fayos, J., P. Morales: Carcinoma of the endometrium: Results of treatment. Int. J. Radiat. Oncol. Biol. Phys. 6 (1980) 571–576

Fisher, M., H. Hricak, L. Crooks: Urinary bladder MR imaging. Part I: normal and benign conditions. Radiology 157 (1985 a) 467–470

Fisher, M., H. Hricak, E. Tanagho: Urinary bladder MR imaging. Part II: neoplasms. Radiology 157 (1985 b) 471–477

Fishman Javitt, M., H. Stein, J. Lovecchio: MRI in staging of endometrial and cervical carcinoma. Mag. Res. Imag. 5 (1987) 83–92

Frentzel-Beyme, B.: Die transrektale Prostatasonographie. Fortschr. Röntgenstr. 142 (1985) 298–303

Frentzel-Beyme, B., J. Schwarz, B. Aurich: Das Vild des Prostataadenoms und -karzinoms bei der transrektalen Sonographie. Fortschr. Röntgenstr. 137 (1982) 261–268

Frentzel-Beyme, B., H. Denkhaus, B. Aurich, W. Wieland: Sonographie der ableitenden Harnwege. Fortschr. Röntgenstr. 140 (1984) 54–60

Grabbe, E., W. Lierse, R. Winkler: Die Hüllfaszien des Rektums. Anatomische und computertomographische Korrelation. Fortschr. Röntgenstr. 136 (1982) 653–659

Greiner, K., F. Jakob, K. Klose, R. Schwartz: Sicherung der T-Klassifikation von Harnblasentumoren durch transkutane Sonographie, intravesikale Sonographie und Computertomographie. Fortschr. Röntgenstr. 139 (1983) 510–515

Gross, B., T. Silver, M. Jaffe: Sonographic features of uterine leiomyomas. J. Ultrasound Med. 2 (1983) 401–406

Hamlin, D., F. Burgener, J. Beecham: CT of intramural endometrial carcinoma: Contrast enhancement is essential. Amer. J. Roentgenol. 137 (1981 a) 551–554

Hamlin, D., A. Cockett, F. Burger: Computed tomography of the pelvis: Sagittal and coronal image reconstruction in the evaluation of infiltrative bladder carcinoma. J. Comput. assist. Tomogr. 5 (1981 b) 27–33

Hamlin, D., H. Pettersson, J. Fitzsimmons, L. Morgan: MR imaging of uterine leiomyomas and their complications. J. Comput. assist. Tomogr. 9 (1985 a) 902–907

Hamlin, D., J. Fitzsimmons, H. Petterson, F. Riggall, L. Morgan, E. Wilkinson: Magnetic resonance imaging of the pelvis: Evaluation of ovarian masses at 0.15 tesla. Amer. J. Roentgenol. 145 (1985 b) 585–590

Haynor, D., L. Mack, M. Soules, W. Shuman, M. Montana, A. Moss: Changing appearance of the normal uterus during the menstrual cycle: MR studies. Radiology 161 (1986) 459–462

Hötzinger, H., H. Becker: Intrauterine Ultraschalltomographie (IUT). Fortschr. Röntgenstr. 140 (1984) 66–68

Hricak, H.: Pelvis. In: Margulis, A., C. Higgins, L. Crooks: Clinical magnetic resonance imaging. Radiology Research and Education, San Francisco 1983

Hricak, H., C. Alpers, L. Crooks, P. Sheldon: Magnetic resonance imaging of the female pelvis: Initial experience. Amer. J. Roentgenol. 141 (1983 a) 1119–1128

Hricak, H., R. Williams, D. Spring, K. Moon, M. Hedgkock, R. Watson, L. Crooks: Anatomy and pathology of the male pelvis by magnetic resonance imaging. Amer. J. Roentgenol. 141 (1983 b) 1101–1110

Hricak, H., D. Tschalakoff, L. Heinrichs, M. Fisher, G. Dooms, C. Reinhold, R. Jaffe: Uterine leiomyomas: Correlation of MR, histopathologic findings and symptoms. Radiology 158 (1986) 385–391

Hricak, H., G. Dooms, R. Jeffrey, A. Avallone, D. Jacobs, W. Benton, P. Narayan, E. Tanagho: Prostatic carcinoma: Staging by clinical assessment, CT and MR imaging. Radiology 162 (1987 a) 331–336

Hricak, H., G. Dooms, J. McNeal, A. Mark, M. Marotti, A. Avallone, M. Pelzer, E. Proctor, E. Tanagho: MR imaging of the prostate gland: Normal anatomy. Amer. J. Roentgenol. 148 (1987 b) 51–58

Hricak, H., J. Stern, M. Fisher, L. Shapeero, M. Winkler, C. Lacey: Endometric carcinoma staging by MR imaging. Radiology 162 (1987 c) 297–305

Jones, H., G. Jones: Novak's Textbook of Gynecology. Williams & Wilkins, Baltimore 1981

Kölbel, G., U. Schmiedl, J. Griebel, F. Hess, K. Küper: Magnetic resonance imaging of urinary bladder neoplasms at 1.5 tesla. J. Comput. assist. Tomogr. 12 (1988) 98–103

Kormano, M., M. Goske, D. Hamlin: Attenuation and contrast enhancement of gynecologic organs and tumors in CT. Europ. J. Radiol. 1 (1981) 307–311

Köster, O., P. Braun, K. Lackner, G. Leyendecker: Computertomographie und Klinik beim Karzinom des Collum uteri. Fortschr. Röntgenstr. 140 (1984) 136–144

Kratochwil, A.: Ultrasonography in gynecology. In Kurjak, A.: Progress in Medical Ultrasound. Excerpta Medica, Amsterdam 1982 (pp. 123–128)

Krestin, G., W. Steinbrich, G. Friedmann: Rezidivdiagnostik der Rektumkarzinome: Vergleich CT/MR. Fortschr. Röntgenstr. 148 (1988) 28–33

Küper, K., W. Bautz, H. Gnann: Wertigkeit der MR-Tomographie für die Diagnostik des Rektumkarzinoms und dessen Rezidiv im Vergleich zur CT. Fortschr. Röntgenstr. 143 (1985) 301–306

Küper, K., G. Kölbel, U. Schmiedl: Kernspintomographische Untersuchungen von Harnblasenkarzinomen bei 1,5 Tesla. Fortschr. Röntgenstr. 144 (1986 a) 674–680

Küper, K., F. Hess, J. Griebel, K. Peter: Die Darstellung des Prostatakarzinoms in der Kernspintomographie bei 1,5 Tesla. Fortschr. Röntgenstr. 144 (1986 b) 428–434

Langer, M., R. Langer, K. Schumacher, W. Maier: Darstellbarkeit und Differenzierungsmöglichkeit benigner und maligner gynäkologischer Tumoren im axialen Computertomogramm. Geburtsh. u. Frauenheilk. 41 (1981) 551–555

Lee, J., K. Rholl: MRI of the bladder and prostate. Amer. J. Roentgenol. 147 (1986) 732–736

Lee, J., D. Gersell, D. Balfe, J. Worthington, D. Picus, G. Gapp: The uterus: In vitro MR-anatomic correlation of normal and abnormal specimens. Radiology 157 (1985) 175–179

Lenz, M., H. König: Hochauflösende Kernspintomographie mit Oberflächenspulen. Röntgenpraxis 39 (1986) 81–96

Lenz, M., W. Bautz, M. Deimling, K. Küper: Kernspintomographie des männlichen Beckens. Fortschr. Röntgenstr. 143 (1985) 507–520

Ling, D., J. Lee, J. Heiken, D. Balfe, H. Glazer, B. McClennan: Prostatic carcinoma and benign prostatic hyperplasia: Inability of MR imaging to distinguish between the two diseases. Radiology 158 (1986) 103–107

Lissner, J., M. Seiderer (Hrsg): Klinische Kernspintomographie. Enke, Stuttgart 1987

Lucas, P., R. Schröck, N. Rupp, M. Reiser, B. Allgayer, S. Feuerbach, A. Hofrichter, H. Heller: Die MR-Tomographie bei gynäkologischen Erkrankungen im kleinen Becken. Fortschr. Röntgenstr. 144 (1986) 159–165

McCarthy, S., C. Tauber, J. Gore: Female pelvic anatomy: MR assessment of variations during the mentrual cycle and with use of oral contraceptives. Radiology 160 (1986) 119–123

Morgan, C., R. Calkins, E. Cavalcanti: Computed tomography in the evaluation, staging and therapy of carcinoma of the bladder and prostate. Radiology 140 (1981) 751–761

Nakamura, S., T. Niijima: Staging of bladder cancer by ultrasonography: New technique by transurethral, intravesical scanning. J. Urol. 124 (1980) 341–345

O'Brien, W., D. Buck, J. Nash: Evaluation of sonography in the initial assessment of gynecologic patient. Gynecol 149 (1984) 598–602

Phillips, M., H. Kressel, C. Spritzer, P. Arger, A. Wein, D. Marinelli, L. Axel, W. Gefter, H. Pollak: Prostatic disorders: MR imaging at 1.5 T. Radiology 164 (1987) 386–392

Poon, P., R. McCallum, M. Henkelman, M. Bronskill, S. Sutcliffe, M. Jewett, W. Rider, A. Bruce: Magnetic resonance imaging of the prostate. Radiology 154 (1985) 143–149

Price, J., A. Davidson: Computed tomography in the evaluation of the suspected carcinomatous prostate. Urol. Radiol. 1 (1979) 39–42

Pykett, I., J. Newhouse, F. Buonanno: Principles of nuclear magnetic resonance imaging. Radiology 143 (1982) 156–168

Quinn, S., S. Erickson, W. Black: Cystic ovarien teratomas: The sonographic appearance of the dermoid plug. Radiology 155 (1985) 477–478

Räber, G., B. Pötschke: Wert der Computertomographie zur Parametrienbeurteilung bei Zervixkarzinomen. Fortschr. Röntgenstr. 143 (1985) 544–549

Requard, C., F. Mettler, J. Wicks: Preoperative sonography of malignant ovarian neoplasms. Amer. J. Roentgenol. 137 (1981) 79–82

Rosenberg, R., W. Throught: The ultrasonographic evaluation of large cystic pelvic masses. Amer. J. Obstet. Gynecol. 139 (1981) 579–586

Roth, K.: NMR-Tomographie und Spektroskopie in der Medizin. Springer, Berlin 1984

Rummelhard, S., W. Kuber, G. Lunglmayr, W. Steckl: Therapie maligner Geschwülste des Harn- und männlichen Genitaltrakts. In: Denck, H., K. Karrer: Chirurgische Onkologie, VCH, Weinheim (1983)

Sandler, M., T. Silver, J. Karo: Gray-scale ultrasonic features of ovarian teratomas. Radiology 131 (1979) 705–709

Schüller, J., V. Walther, G. Staehler, H. Bauer: Beurteilung von Blasenwandveränderungen mit der intravesikalen Ultraschalltomographie. Urologe A 20 (1981) 204–209

Silverberg, S.: Principles and practice of surgical pathology. Willey & Sons, New York 1983 (pp. 1323–1327)

Singer, D., Y. Itzchak, Y. Fischelowitch: Ultrasonographic assessment of bladder tumors. II. Clinical staging. J. Urol. 126 (1981) 34–39

Steyn, J., F. Smith: Nuclear magnetic resonance imaging of the prostate. Brit. J. Urol. 54 (1982) 726–728

Surwit, E.: Stage I cancer of the endometrium. Ariz. Med. 37 (1980) 29–32

Thompson, H., R. Berstine: Differentiation of solid and cystic masses. In Thompson, H., R. Berstine: Diagnostic Ultrasound in Clinical Obstetrics and Gynecology. Whiley, New York 1978 (pp. 142–147)

Triller, J., W. Fuchs: Die computertomographische Stadieneinteilung beim Prostatakarzinom. Fortschr. Röntgenstr. 137 (1982) 669–674

Weinerman, P., P. Arger, H. Pollak: CT evaluation of bladder and prostate neoplasms. Urol. Radiol. 4 (1982) 105–115

Whitley, N., D. Brenner, A. Francis, U. Santa, J. Aisner, P. Wiernick, J. Whitley: Computed tomography evaluation of carcinoma of the cervix. Radiology 142 (1982) 439–444

Worthington, J., D. Balfe, J. Lee, D. Gersell, J. Heiken, D. Ling, H. Glazer, A. Jacobs, M. Kao, B. McClennan: Uterine neoplasms: MR imaging. Radiology 159 (1986) 725–730

Gastrointestinalerkrankungen beim Neugeborenen und beim Kind

W. Holthusen

Vorbemerkung

Die nachfolgende Darstellung der gastrointestinalen Erkrankungen beim Neugeborenen und beim Kind beschränkt sich auf diejenigen Krankheitsbilder, die überhaupt nicht oder nur ausnahmsweise beim Erwachsenen beobachtet werden. Es sind dies in erster Linie Krankheiten des Neugeborenen, des Säuglings und des Kleinkindes und hier wiederum die zahlreichen Formen der angeborenen Verschlüsse und Stenosen des Darmrohres, vom Ösophagus bis zum Anus.

Veränderungen, die sich auch (oder sogar überwiegend) jenseits des Kindesalters manifestieren, konnten keine Berücksichtigung finden oder werden höchstens am Rande erwähnt. Dieser Verzicht war aus Raumgründen notwendig, obwohl solche Krankheitsbilder bei einem nicht geringen Teil der Kinder vorliegen, die der pädiatrisch tätige Radiologe bei seiner täglichen Arbeit zu sehen bekommt.

Hierzu gehören beispielsweise die entzündlichen Darmerkrankungen wie Morbus Crohn und Colitis ulcerosa, das Ulcus duodeni und ventriculi, das Malabsorptionssyndrom mit seiner Differentialdiagnose, ferner das akute Abdomen (Ileus, Peritonitis, Perforation und Blutung) und die – beim Kind allerdings extrem seltenen – malignen Tumoren.

Ausgeklammert werden auch einige Organe und Organsysteme: Leber (mit Gallenwegen), Pankreas, Milz und Peritoneum. Die Begründung hierfür ist, daß erstens nur wenige Erkrankungen dieser Organe sich ganz auf das Kindesalter beschränken (wie die Neugeborenenhepatitis und die Gallenwegsatresie oder das Hämangiom bzw. Hämangioendotheliom der Leber des Neugeborenen) und daß zweitens die Diagnose selbst dieser wenigen Krankheitsbilder heute zu einer Domäne neuer bildgebender Untersuchungsmethoden (vor allem Ultraschalldiagnostik und Sequenzszintigraphie) geworden ist.

Hinter diese neuen Methoden tritt die konventionelle Röntgenuntersuchung völlig zurück. Lediglich invasive Techniken wie die Angiographie und die intraoperative oder perkutane Cholangiographie, die a.a.O. abgehandelt werden, sind hier von einer gewissen Bedeutung, ebenso die Computertomographie. Im folgenden sollen aber nur radiologische Methoden dargestellt werden, die in jeder Röntgenabteilung und in jeder radiologischen Praxis durchführbar sind. Wir sollten bei der pädiatrischen Röntgendiagnostik stets das Ziel im Auge behalten, mit möglichst wenig und möglichst einfachen diagnostischen Maßnahmen auszukommen und die uns anvertrauten Kinder dabei so wenig wie möglich zu belästigen und zu belasten oder gar zu gefährden. Dabei bedarf es nicht nur der Beachtung der Regeln des Strahlenschutzes, sondern wir sollten uns auch immer bewußt sein, daß Neugeborene und Säuglinge empfindliche Lebewesen sind. Sie brauchen liebevolle Zuwendung und Geduld seitens des Untersuchers und seiner Helfer und eine ruhige, den Bedürfnissen des Kindes angepaßte Umgebung (so sollte z.B. in Räumen, in denen Neu- und Frühgeborene untersucht werden, die Raumtemperatur 30 °C betragen). Ist kein besonderer Untersuchungsraum für Kinder vorhanden, untersuche man die Kinder möglichst außerhalb der „Stoßzeiten" des Institutsbetriebs. Vor allem bei der Untersuchung Neugeborener und sehr junger Kinder sollte die Hilfe der pädiatrischen Kollegen und des pädiatrischen Pflegepersonals in Anspruch genommen werden.

Das folgende Kapitel kann nicht mehr als eine sehr gedrängte Einführung in die Untersuchung des Magen-Darm-Trakts beim Kinde sein. Es kann bei weitem nicht alle dabei auftretenden Fragen beantworten. Es sei deshalb auf eine kurze Liste wichtiger weiterführender Literatur zum Thema verwiesen: CAFFEY (1978), EBEL u. WILLICH (1979), FRANKEN (1982), LASSRICH u. PRÉVÔT (1983) sowie POZNANSKI (1976).

Pharynx und Ösophagus

Untersuchungstechnik

Pharynx, Ösophagus und Kardiaregion werden beim Kind stets zusammen untersucht (Breischluck). Sie stellen beim Schluckakt eine physiologische Einheit dar. Für den Breischluck benutzen wir eine flüssige bis dünnbreiige Bariumsuspension. Bei Aspirationsgefahr oder Perforationsverdacht treten nichtionische jodhaltige Kontrastmittel (Metrizamid, Iopamidol, Iohexol) an ihre Stelle (KAUFMANN 1984). Hyperosmolare Kontrastmittel sollten für diesen Zweck nicht mehr verwendet werden.

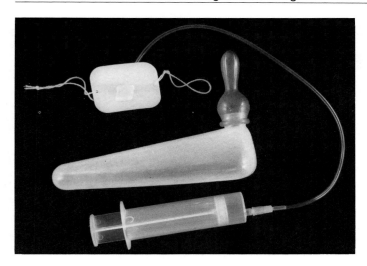

Abb. **1** Flexible Plastikeinwegflasche nach Förster und Katheter-Schnuller nach Giedion (modifiziert von Bergström und Jorulf). Die Basisplatte des Schnullers wird mit elastischen Bändern an den Ohren befestigt (durch den Fachhandel erhältlich)

Das Kontrastmittel kann mit Flasche, Sauger oder Löffel gefüttert werden. Hierfür gibt es spezielle Hilfsmittel (Abb. **1**). Bei nichtkooperativen Kindern empfiehlt sich die Verwendung einer transnasal eingeführten Fütterungssonde.

Säuglinge und Kleinkinder werden im Liegen untersucht, größere auch im Sitzen oder Stehen. Schluckakt und Pharynx lassen sich am besten in transversalem Strahlengang beobachten, Ösophagus und Kardia im sagittalen und in den beiden schrägen Durchmessern (in Rücken- und Bauchlage). Für die Dokumentation der Funktion sind Mittelformatkamera (3–6 Bilder/Sek.) oder Video-Tape besonders geeignet.

Anatomische und physiologische Besonderheiten beim Kind

Beim Neugeborenen und jungen Säugling ist die Schluckfunktion – wie viele andere Funktionen – noch nicht völlig ausgereift. An der Kreuzungsstelle von Atem- und Speisewegen kommt es noch gelegentlich zu einem Übertritt kleiner Kontrastmittelmengen in den supraglottischen Kehlkopf. Das ist nicht pathologisch. Das gleiche gilt für ein ungenügendes Durchschnüren der Entleerungsperistaltik mit dem Resultat eines Zurückpendelns von Teilen des Kontrastmittels in die obere Speiseröhre. Die Lage von Pharynx, Larynx und Trachea ist beim Säugling noch stark abhängig

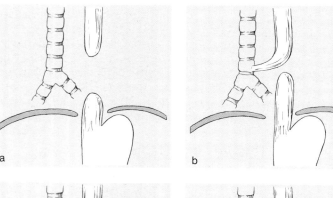

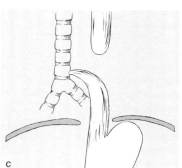

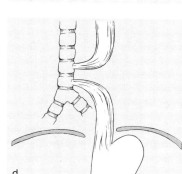

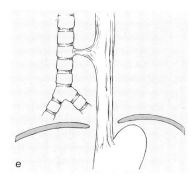

Abb. **2a–e** Die wichtigsten fünf Typen der Ösophagusatresie (mod. nach *Cozzi* u. *Wilkinson*). **a** u. **c** die beiden häufigsten Formen

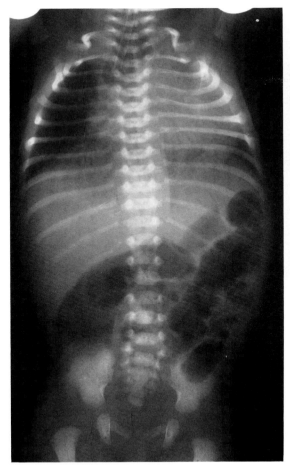

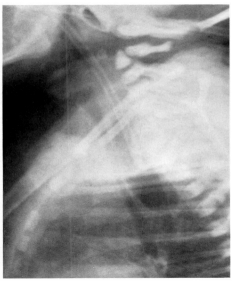

Abb. **3a** u. **b**   Neugeborenes, 1. Lebenstag
a   Ösophagusatresie vom Typ C. Sonde im luftgefüllten oberen Blindsack
b   Seitenansicht. Oberer Blindsack durch Luftinsufflation dargestellt. Trachealenge in Höhe des Blindsacks

von Atemphase und Kopfhaltung. Im Exspirium und bei Beugung der HWS kann die Dicke der retropharyngealen Weichteile weit mehr als ¾ des Tiefendurchmessers eines Halswirbelkörpers (sonst Grenze der Norm) betragen. Bei Verdacht auf Abszeß, Phlegmone, Blutung oder Tumor sollte eine Beurteilung nur bei neutraler Kopfhaltung und im Inspirium erfolgen. Beim Säugling zeigt sich oft der Ösophagus in ganzer Länge mit Luft gefüllt. Meist handelt es sich um die Dokumentation eines physiologischen Ruktus. Nur wenn dieses Phänomen auf mehreren Aufnahmen konstant erscheint, ist es als Hinweis auf eine Kardiainsuffizienz zu werten (SWISCHUK u. Mitarb. 1981).

Anomalien

Die *Ösophagusatresie* (Häufigkeit: 1 : 4000 Lebendgeborenen) ist in der Hälfte der Fälle von weiteren, z. T. schwerwiegenden Fehlbildungen begleitet (WEIGEL u. KAUFMANN 1975). Am häufigsten betreffen diese den Verdauungstrakt: Analatresie, Duodenalatresie, Malrotation, Pylorusstenose, Stenose des distalen Ösophagus. Keineswegs selten ist die Kombination mit kardiovaskulären Mißbildungen, vertebralen Defekten, Radiusdysplasie und renalen Anomalien (Vater-Syndrom) (BARNES u. SMITH 1978).

Spricht die *Klinik* für eine Ösophagusatresie (Hydramnion der Mutter, vermehrter Speichelfluß mit Schaumbildung vor dem Mund des Neugeborenen) und ergibt die routinemäßig in der Geburtsklinik durchgeführte Sondierung einen Stop, hat der *Radiologe* zwei Aufgaben: Sicherung der Diagnose und Bestimmung des *Typs* der Anomalie (Abb. **2**). Erkennung bzw. Ausschluß *zusätzlicher Mißbildungen*, insbesondere – wegen der Konsequenzen für die Operationsplanung – eines *rechtsseitigen Aortenbogens*.

Am Anfang steht die sagittale (evtl. zusätzlich die seitliche) Übersichtsaufnahme von Thorax und Abdomen bei vertikaler Körperhaltung. Dabei sollte eine möglichst dicke, endständig offene Sonde bis zum Widerstand in den Ösophagus eingeführt sein. Ihr distales Ende markiert die Länge des Blindsacks, dessen Abgrenzbarkeit sich durch vorsichtige Luftinsufflation verbessern läßt (Abb. **3b**).

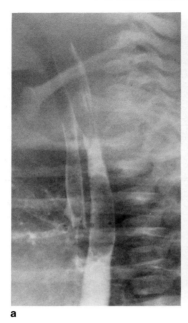
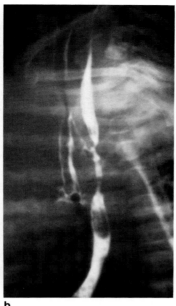

a   b

Abb. 4a u. b
a Neugeborenes, 10 Tage. H-Fistel (Typ E). Übertritt von Kontrastmittel in die Trachea und von Luft in den Ösophagus
b Männl., 6 Wochen. Zustand nach Operation einer Ösophagusatresie Typ C. Striktur an der Anastomose, postoperative tracheoösophageale Fistel, hochgradige Enge der Trachea (Tracheomalazie)

Das Vorhandensein von Luft im Magen-Darm-Trakt beweist das Vorliegen des häufigsten Typs (Typ C, 85–93% aller Fälle!) mit Fistelverbindung zwischen dem kaudalen Ösophagussegment und der Trachea (Abb. 2).

Zu achten ist am Thorax auf kardiovaskuläre Anomalien (Lage des Aortenbogens!), Wirbelmißbildungen (die ein Hinweis auf solche Anomalien sind) und vorangegangene Aspirationen; die Luftverteilung im Abdomen gibt Hinweise auf evtl. weitere Mißbildungen des Verdauungstrakts (s. unten).

Ist das Abdomen luftleer, liegt mit hoher Wahrscheinlichkeit der zweithäufigste Typ (Typ A, 5–10%) (Abb. 2) ohne kaudale Fistel vor. Hier legt der Chirurg fast immer zunächst ein Gastrostoma an. Auskünfte über die Länge des distalen Blindsacks erhält man durch Reflux von Luft oder Kontrastmittel, die durch das Gastrostoma eingebracht werden (SWISCHUK 1968). Beide Formen können durch eine zusätzliche Fistel zwischen oberem Blindsack und Trachea kompliziert sein. Beim Typ C ist dies sehr selten (ca. 2%). Nur beim Typ A, der in 10 bis 50% durch eine obere Fistel kompliziert wird, erscheint eine vorsichtige Gabe von 1–2 ml eines nicht-ionischen wasserlöslichen Kontrastmittels in den Blindsack (bei aufrechtem Kind) vertretbar (BERDON u. BAKER 1975). Sonst sollte jegliche Kontrastmittelgabe wegen der Verschlechterung der Operationsprognose durch eine auch noch so geringe Aspiration unterbleiben.

Falls durchführbar, kann u.U. ein CT mit Sagittalschnitten in der Medianebene Aufschluß über die Anatomie der Blindsäcke und Fisteln geben

(TAM u. Mitarb. 1987). Eine weitere wichtige Form der ösophagotrachealen Mißbildung ist die seltene *isolierte* ösophagotracheale Fistel (H-Fistel, Typ E) (Abb. 2). Eine solche H-Fistel kommt auf 20 Ösophagusatresien. Die Diagnose wird oft erst spät gestellt. Klinisch stehen rezidivierende Aspirationen und Husten bei der Nahrungsaufnahme im Vordergrund. Oft ist der Magen-Darm-Trakt auffallend meteoristisch. Oral gegebenes oder besser – um einen unkontrollierten massenhaften Übertritt in die Trachea zu vermeiden – durch die *Sonde* instilliertes Kontrastmittel füllt die Fistel am sichersten in Bauchlage (Zielaufnahmen mit horizontalem Strahlengang unter BV-Durchleuchtung). Die oft haarfeinen Fisteln laufen von der Ösophagusvorderwand schräg kranialwärts zur Trachea. Sie liegen meist in Höhe des Thoraxeinganges und sind in der Regel vom Hals aus operativ zugänglich (Abb. 4a). Bei einer Ösophagusatresie oder einer H-Fistel beobachtet man oft in Höhe des oberen Blindsacks oder der Fistel eine Einengung des Tracheallumens als Ausdruck einer *Beteiligung auch der Trachea* an diesem Mißbildungskomplex (Abb. 3b). Postoperativ kann sich hier eine umschriebene, mit Dyspnoe und Stridor einhergehende Tracheomalazie entwickeln (Abb. 4b) (EBEL u. HEIMING 1975, MERADJI 1975). Die *postoperative Kontrolle* mit einem Breischluck, einige Wochen nach der Anastomose oder dem Fistelverschluß, dient aber vor allem dem Ausschluß einer Narbenstriktur am Ösophagus, eines Lecks an der Anastomose mit Ausbildung einer paraösophagealen oder gar ösophagotrachealen Fistel (Abb. 4b) oder einer möglichen zweiten distalen

Stenose. Nicht ganz selten sind distal von der Anastomose postoperativ Peristaltik und Kardiafunktion gestört.

Ösophagusstenosen

Angeborene *innere Stenosen* kommen in zwei Formen vor: als *röhrenförmige* Enge oder als *Membranstenose* (Abb. **5**) durch sichelförmige oder ringförmige Schleimhautfalten. Beide Formen finden sich in allen Etagen des Ösophagus, Membranstenosen auch im Hypopharynx. Eine Besonderheit stellen die meist distal lokalisierten, segmentalen Stenosen durch *versprengtes Trachealgewebe* dar. Sie zeigen ein unregelmäßiges Relief mit Füllung von Drüsenausführungsgängen und sind u. U. schwer von entzündlichen Strikturen und Pseudodivertikulosen (vgl. Abb. **7**) zu unterscheiden (FRANKEN 1975). Röhrenförmige Stenosen können entzündlichen Engen, Membranstenosen einem erworbenen Barrett-Ösophagus mit Zylinderepithelmetaplasie ähnlich sehen. Endoskopie und Schleimhautbiopsie haben hier das letzte Wort.

Äußere Stenosen sind vor allem *gefäßbedingt.* Die wichtigsten Anomalien, die zu einer Impression am Ösophagus führen, sind der doppelte Aortenbogen, der rechtsseitige Aortenbogen mit einem hinter dem Ösophagus nach links ziehenden obliterierten Ductus Botalli (Duktusband), der häufig von der linken A. subclavia begleitet wird, und das Spiegelbild dieser Anomalie bei normaler Lage des Aortenbogens (Abb. **6**). Alle diese Anomalien stellen einen „Gefäßring" dar und führen nicht nur zu Schluckstörungen, sondern auch zur Kompression der Trachea.

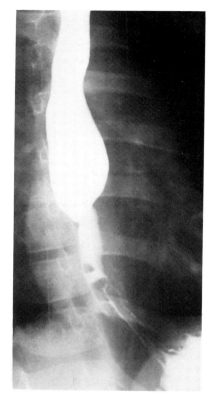

Abb. **5**
Männl., 9 Jahre. Ringfaltenstenose an der Grenze von mittlerem und kaudalem Ösophagusdrittel

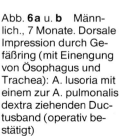

Abb. **6a** u. **b** Männlich., 7 Monate. Dorsale Impression durch Gefäßring (mit Einengung von Ösophagus und Trachea): A. lusoria mit einem zur A. pulmonalis dextra ziehenden Ductusband (operativ bestätigt)
a sagittal
b seitlich

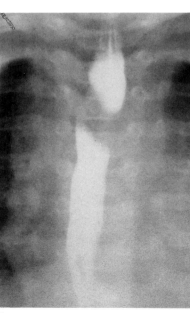

a

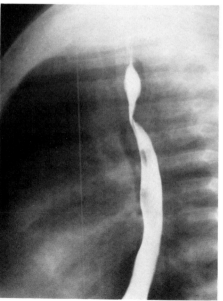

b

Eine als letztes Gefäß aus einem normal liegenden Aortenbogen entspringende A. subclavia dextra (A. lusoria) ist zwar die häufigste Ursache einer *dorsalen Gefäßimpression* am Ösophagus, verursacht aber *allein*, d.h. ohne begleitendes Duktusband, weder Schluckbeschwerden noch Stridor.

Die – entsprechend dem Gefäßverlauf – schräg über den Ösophagus ziehende Impression zeigt meist eine lebhafte Pulsation. Sie ist am besten auf dem Seitenbild zu erkennen (Abb. **6b**). Zu einer *ventralen* Intention führt nur der – seltene – abnorme Verlauf einer bei rechtsliegender Teilung des Stammes zwischen Trachea und Ösophagus nach links ziehenden A. pulmonalis sinistra („Pulmonary sling"). Eine *Angiokardiographie* ist nur bei Schluckstörung und Stridor indiziert.

Motilitätsstörungen

Funktionelle Störungen des Schluckakts beim Neugeborenen können viele Ursachen haben: Unreife, Asphyxie, zerebrale Blutungen und Mißbildungen, Einwirkung von Sedativa und Relaxantien, Myopathien. Die Schluckfähigkeit kann völlig aufgehoben sein, so daß das Abdomen noch 24–36 Std. nach der Geburt gasleer ist. Auch noch nach der Neugeborenenperiode zeigen solche Kinder häufig Schluckstörungen, die

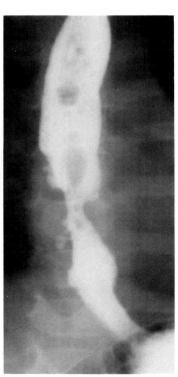

Abb. **7** Männl., 3 Jahre. Ösophagitische Stenose mit Pseudodivertikeln (bei kleiner Gleithernie mit Kardiainsuffizienz)

zu Nahrungs- und Kontrastmittelaspiration führen und die von Störungen der Ösophagusmotilität und des Kardiaschlusses (Chalasie, Achalasie) begleitet sein können (ILLINGWORTH 1969). Differentialdiagnostisch muß dann auch an das Vorliegen einer familiären Dysautonomie (Riley-Day) gedacht werden (MARGULIES u. Mitarb. 1968).

Verhältnismäßig häufig beobachtet man beim Schlucken den Übertritt von Kontrastmittel in den Epipharynx oder die Nase. Eine Gaumensegelparese oder Mißbildungen des weichen Gaumens (Gaumenspalte) sind in der Regel die Ursache.

Motilitätsstörungen des Ösophagus (Spasmen, Distensionen, tertiäre Kontraktionen, Achalasie), die schon bei jungen Säuglingen vorkommen, werden neuerdings für vagovagale Synkopen und manche Fälle von plötzlichem, unerwartetem Kindstod verantwortlich gemacht (SCHEY u. Mitarb. 1981).

Entzündung

Die frühkindliche *Ösophagitis* wird meist durch Reflux von Magensaft oder Ingestion ätzender Substanzen verursacht (s. unten). Seltenere Ursachen sind die opportunistische Infektion mit Monilia albicans (Candidaösophagitis bei Kindern, die unter Langzeitmedikation mit Immundepressiva und Antibiotika stehen) sowie bestimmte Kollagenosen (Dermomyositis, Epidermolysis bullosa hereditaria).

Bereits im frühen Kindesalter kann es auf dem Boden einer chronischen Ösophagitis – gleich welcher Ätiologie – zur Ausbildung von *Stenosen* und *Strikturen* sowie zur Entwicklung von intramuralen *Pseudovertikeln* (Abb. **7**) kommen (PETERS u. Mitarb. 1982, LEVINE u. Mitarb. 1986).

Trauma, Fremdkörper, Verätzung

Spontanrupturen sind selten, kommen aber schon beim Neugeborenen vor. Luft im Mediastinum, oft nur ein zarter paraösophagealer Aufhellungsstreifen (Minnigerodesches Zeichen) und ein meist rechtsseitiger Hydropneumothorax sind die Folgen (GELEY 1975, HALSBAND u. BROCKMÜLLER 1976).

Häufiger ist die *iatrogene Perforation* durch Sonden oder Ösophagoskope. Eine typische Neugeborenenverletzung ist die Perforation der Pharynxhinterwand mit einer rigiden Sonde. Sie führt zu einem *retroösophagealen Pseudodivertikel*, das oft bis in die Höhe der Bifurkation reicht und nicht mit einer Ösophagusatresie verwechselt werden darf (Abb. **8**) (HELLER u. Mitarb. 1977).

Feste Fremdkörper bleiben, wenn sie die Speiseröhre nicht glatt passieren, meist vor der obersten der drei Engen – in Höhe des Ösophagusmundes – stecken. Platte Fremdkörper sind manchmal nur bei rotierender Durchleuchtung und mit Aufnahmen in mehreren Ebenen zu erfassen, nichtschattengebende Fremdkörper, die aufgrund einer Schluckstörung oder stridorösen Atmung (Impression und Schwellung der weichen Trachealhinterwand) vermutet werden, nur durch einen Kontrastmittelschluck. Das für die Fremdkörperaspiration typische Alter liegt zwischen 1 und 4–5 Jahren.

Dies gilt auch für die Ingestion *ätzender Substanzen*. Bei der Verätzung der Speisewege durch Säuren und Laugen ist in der akuten Phase (1.–5. Tag) die primäre Endoskopie zwar bezüglich der Erkennung von Ausdehnung und Grad der Schädigung (Grad 1 = oberflächliche Läsion der Schleimhaut; Grad 2 = Schleimhautulzera und -nekrosen; Grad 3 = tiefgreifende Nekrosen und Perforation (HECKER u. KLUMP 1975) der Röntgenuntersuchung überlegen. Doch ist ihre Anwendung wegen des Perforationsrisikos umstritten. Mit einem *Kontrastmittelschluck*, der in jeder Phase möglich ist, beim geringsten Perforationsverdacht aber nur mit nichtionischen jodhaltigen Kontrastmitteln durchgeführt werden darf, lassen sich in der Frühphase Atonie, Wandstarre und

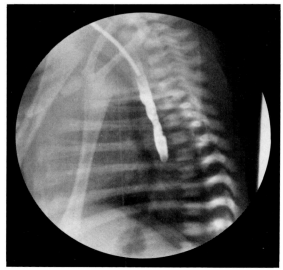

Abb. **8**   Neugeborenes, 2. Lebenstag. Traumatisches Pseudodivertikel der Pharynxhinterwand (Aufnahme: Dr. *Richter,* Hamburg)

Schwellung (Abb. **9 a**), aber auch Ulzerationen und Leckagen mit Austritt von Kontrastmittel in das Mediastinum (Abb. **9 b**) nachweisen.

Unabdingbar ist die Untersuchung im „chroni-

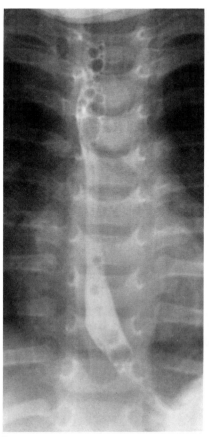
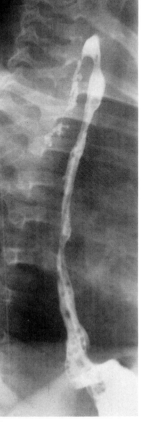

Abb. **9 a** u. **b**   Männl., 1 Jahr 8 Monate. Laugenverätzung des Ösophagus
a   Akute Phase. Ösophagogramm mit verdünntem Gastrografin. Röhrenförmige Enge und Wandstarre durch Ödem
b   3 Monate später: Striktur, Ulzerationen, mediastinale Fistel

a   b

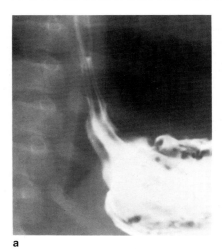

a

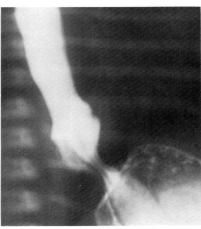

b

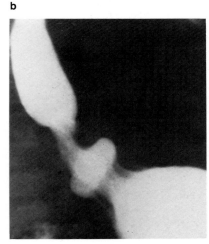

c

Abb. **10a–c** Der gastroösophageale Übergang und seine Pathologie beim Säugling
a Normale Verhältnisse. Vestibulum im Hiatus
b Kleine Gleithernie mit Prolaps nur des Vestibulums, das sich durch eine ringförmige Einziehung vom tubulären Ösophagus abgrenzt
c Gleithernie mit Teilprolaps des Fornix. Zwischen Fornix und tubulärem Ösophagus das kontrahierte Vestibulum

schen" Stadium (einige Wochen bis Monate nach der Verätzung) zum Ausschluß von Stenosen und Strikturen (die sich am *Ösophagus* meist distal von der Bifurkation, am *Magen* meist im Antrum ausbilden), aber auch einer evtl. sekundären Hiatushernie, die durch die narbige Verkürzung des Ösophagus entstehen kann (FRANKEN 1973).

Tumoren

Benigne und maligne *echte Tumoren* des Ösophagus sind beim Kind eine extreme Rarität. Häufiger findet sich eine äußere Impression oder Verlagerung durch rundliche oder ovale, glattwandige, zystische Raumforderungen (meist rechts und dorsal zwischen Ösophagus und Wirbelsäule gelegen): die dorsalen *enterischen Zysten.* Diese sind als Duplikaturen des proximalen Verdauungstrakts aufzufassen. Ausgekleidet mit Verdauungsepithel jeglichen Typs (häufig Magenschleimhaut), haben sie meist keine Verbindung zum Ösophaguslumen. In 50% der Fälle finden sich zervikale oder obere thorakale Wirbelmißbildungen. Eine tubuläre Form dieser Zysten kann das Zwerchfell durchdringen und subdiaphragmatisch mit dem Duodenem oder oberen Dünndarm in Verbindung stehen.

Auch andere Raumforderungen im mittleren und hinteren Mediastinum (Lymphome, Tumoren) führen oft zu Pelottierung und Verdrängung des Ösophagus. Bei jeder Verbreiterung des Mittelschattens ist daher ein Ösophagogramm der nächste diagnostische Schritt.

Kardiaregion (gastroösophagealer Übergang)

In etwa der Hälfte aller Fälle beruht das habituelle Speien und Erbrechen des Säuglings auf einer Störung des *Antirefluxmechanismus.* Zwar handelt es sich meist nur um eine vorübergehende Störung der physiologischen Refluxsperre zwischen Magen und Ösophagus, die mit zunehmender Reifung der Funktion spontan verschwindet und die zu keiner Beeinträchtigung von Gesundheit und körperlicher Entwicklung führt. Doch gibt es eine ernstzunehmende Minderheit, bei der eine ungenügende Refluxbarriere zu Gedeihstörung, erheblicher Gefährdung (bis hin zum plötzlichen, unerwarteten Kindstod) durch Aspiration und zu einer Refluxösophagitis mit Stenose und Striktur als mögliche Folgen führt.

Anatomie und Physiologie der Kardia unterscheiden sich beim jungen Säugling und beim Kind im Prinzip nicht von den Verhältnissen beim Erwachsenen. Auf einige Punkte sei dennoch hingewiesen (HOLTHUSEN 1966):

Abb. **11a–c**
Schema zu Abb. **10** (nach *Zaino*
u. *Poppel*)
a Normale Position des Vestibulums
b Gleithernie mit Prolaps des
Vestibulums (Cardia mobilis)
c Gleithernie mit Prolaps des
Fornix (Vestibulum weitgestellt)
F = Fornix, V = Vestibulum,
Z = Zwerchfell,
ᴧᴧᴧ = Schleimhautgrenze

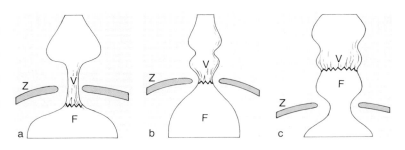

1. Schon beim Neugeborenen und Säugling läßt
sich röntgenmorphologisch ein Verschlußsegment
(Vestibulum) deutlich vom tubulären Ösophagus
und vom Fornix abgrenzen (Abb. **10a** u. **11a**).
Seine Länge beträgt beim Säugling – je nach Alter und Körperlänge – 0,5–1,5 cm, was etwa der
Höhe eines benachbarten unteren Brustwirbelkörpers mit angrenzender Bandscheibe entspricht.
2. Das Vestibulum liegt, bis zu einem gewissen
Grade in axialer Richtung beweglich, im Hiatuskanal. Nur scheinbar ragt es kranialwärts über
das sichtbare Zwerchfellniveau hinaus (Abb. **10**)
(GOVONI u. WHALEN 1980).
3. Einen abdominellen Ösophagus gibt es beim
jungen Kind nicht.
4. Der Hissche Winkel ist stumpf.
5. Die Grenze zwischen Ösophagus- und Magenschleimhaut ist radiologisch nicht zu erkennen.

Untersuchungstechnik

Voraussetzung für eine funktionierende Refluxbarriere ist die *Aufrechterhaltung eines positiven
Druckgradienten* zwischen Ösophagus und Magen bei geschlossener und geöffneter Kardia
(FAHRLÄNDER 1981, HOLTHUSEN 1970, MOROZ u.
Mitarb. 1976). Hierbei bilden Ösophagus und Vestibulum eine funktionelle Einheit. Bei jeder Störung der Ösophagusmotilität ist nahezu gesetz-
mäßig auch der Antirefluxmechanismus gestört.
Während früher das Interesse des Radiologen
sich hauptsächlich auf Abweichungen der *Röntgenanatomie* (Hiatushernie) richtete, stehen heute
Funktionsbeobachtung und *-prüfung* ganz im Vordergrund. Die Bedeutung der Erkennung einer
Hiatushernie besteht heute im wesentlichen darin, daß diese erfahrungsgemäß fast immer von einem massiven Reflux begleitet wird. Die Untersuchung von Magen und Duodenum geht immer
der Untersuchung von Ösophagus und Kardia
voraus. Der Fornix sollte durch Kontrastmittelfüllung oder -beschlag abgrenzbar sein. Auf welche Weise das Kontrastmittel gefüttert wird, ist
unwesentlich. Am einfachsten gestaltet sich die
Untersuchung (auch beim trinkunwilligen Säug-

ling) bei Verwendung einer durch die Nase eingeführten flexiblen Fütterungssonde. Mit der Sonde
lassen sich Kontrastmittelmenge und Ösophagus-
füllung am leichtesten steuern; bestimmte Funktionsphasen lassen sich beliebig reproduzieren,
und das Kontrastmittel kann zum Schluß wieder
abgesaugt werden.
Die Untersuchung wird in der für den Säugling
„physiologischen" Horizontallage durchgeführt.
Die Kardiaregion läßt sich am besten in Rücken-
oder Bauchlage, jeweils mit leichter Drehung in
den rechten schrägen Durchmesser, darstellen.
Hierbei ist auf einen evtl. *Spontanreflux* zu achten, der, wie wir heute wissen, stets von einem
Schluckakt – auch einem „Leerschlucken" bzw.
„Luftschlucken" – ausgelöst wird.
Die eigentliche *Refluxprüfung* läßt sich anschließend in Form eines modifizierten *Siphonagetests*
nach Carvalho durchführen (FOTTER u. HÖLL-
WARTH 1981, GIEDION 1963, HOLTHUSEN 1972).
Wir füllen zunächst den Magen mit Kontrastmittel in der Menge einer normalen Mahlzeit. Nach
Rückzug der Sonde bis in Höhe der Bifurkation
wird dann die Darstellung von Ösophagus und
Kardia noch einmal mit Tee oder physiologischer
NaCl-Lösung, die wir durch Zusatz von Gastrografin im Verhältnis 1:9 schwach radiopak gemacht haben, wiederholt. Im Falle eines Schluck-
refluxes läßt sich der Rückfluß des stärker radio-
opaken Mageninhalts leicht erkennen. Nach
DARLING u. Mitarb. (1978) unterscheiden wir einen leichten Reflux (Minor reflux), der im thorakalen Ösophagus bleibt und in der Regel sofort
wieder eliminiert wird, von einem schweren (Major reflux), der über den Thoraxeingang hinaus
bis in den zervikalen Ösophagus aufschießt, oft in
schlaffes Spucken oder Erbrechen übergeht und
infolge Motilitätsstörung des Ösophagus längere
Zeit sichtbar bleibt. Komplikationen sind ganz
überwiegend an den *schweren Reflux* gekoppelt.
Refluxe, die nicht die Höhe der Bifurkation überschreiten, sehen wir als physiologisch an. Sie finden sich bei der Mehrzahl der im 1. Trimenon
stehenden Säuglinge. Eine geringgradige *Refluxösophagitis* wird auch beim jungen Kind eher en-

doskopisch als radiologisch erkannt (BURDELSKI u. HUCHZERMEYER 1981). Indirekte radiologische Zeichen sind Atonie und Dysmotilität, die im Sinne eines Circulus vitiosus ebensowohl Folge wie Ursache einer Refluxösophagitis sein können. „Unsaubere", gezähnelte Konturen, Faltenschwellung, konstante Engen (infolge Schleimhautschwellung, Spasmus oder Striktur) sind Zeichen einer bereits ausgeprägten oder schweren Ösophagitis (vgl. Abb. 7). Eine *chronische Refluxösophagitis* kann außerdem zum Wandern der Schleimhautgrenze nach kranial (Barrett-Ösophagus), tiefen Ulzerationen im Bereich der Auskleidung mit Fundusepithel und zu einem sekundären Brachyösophagus mit Hiatushernie führen.

Als *Kardiainsuffizienz* oder *Chalasie* (NEUHAUSER 1947) bezeichnen wir die funktionelle Aufhebung der Refluxbarriere. Schon beim jungen Säugling kommen aber *Hiatushernien* (vgl. Abb. 10 u. 11) vor, überwiegend kleinere axiale Gleithernien. Große Hernien mit Verlagerung des gesamten Fornix, evtl. auch Teilen des Korpus oder gar des Antrums, sind vergleichsweise selten. Entschei-

dendes Kriterium für den Grad der Herniation ist auch beim Säugling die Lokalisation des in der Regel auch oberhalb des herniierten Fornix gut abgrenzbaren Vestibulums (vgl. Abb. 10 u. 11). Kleine Gleithernien mit fehlendem oder nur blitzartig für Bruchteile von Sekunden in Erscheinung tretendem Prolaps von Fornixanteilen („Hernie en éclair") sind oft nur schwer gegen eine Chalasie abzugrenzen. Zweifellos verhält sich der Übergang zwischen einer „Cardia mobilis" und einer alle bekannten Kriterien erfüllenden Hiatushernie fließend (vgl. Abb. 11). Entscheidend ist der *Reflux*, der fast immer vorhanden ist. Nur bei kleinen Gleithernien besteht eine gewisse Aussicht auf eine Spontanheilung. Bei der notwendigen sorgfältigen Verlaufsbeobachtung (Kontrolle nach höchstens 4 Wochen) kommt dem Radiologen eine entscheidende Rolle zu.

Häufigste Ursache des *habituellen Erbrechens älterer Säuglinge* (Beginn meist zwischen dem 5. und 8. Monat, Ende meist am Anfang des 2. Jahres) ist eine unter der Bezeichnung „Rumination" (Wiederkäuen) bekannte, ungemein häufige Verhaltensstörung. Sie hat in der Regel kein anatomisches Substrat und führt nur ausnahmsweise zu Komplikationen (Ösophagitis, Blutungen durch Schleimhautrisse im Sinne eines Mallory-Weiß-Syndroms).

Eine *Achalasie* (Kardiospasmus) kommt ebenfalls bereits im Kindesalter vor (LASSRICH 1967, WILLICH 1973), überwiegend allerdings bei älteren Kindern. Nur ausnahmsweise beobachten wir sie bei Kleinkindern oder gar Säuglingen. Sie führt dann infolge eines Überlaufs des Ösophagus zum gleichen klinischen Bild wie die Kardiainsuffizienz zu schlaffem Spucken und Erbrechen.

Magen

Untersuchungstechnik

Unter den pathologischen Befunden am Magen überwiegen im Kindesalter – und zwar um so mehr, je jünger das Kind ist – die meist am Magenausgang lokalisierten Passagehindernisse. Eine Schleimhautdarstellung ist nur selten indiziert. Das gleiche gilt für Doppelkontrast und Endoskopie. Der *angeborene Verschluß des Magenausgangs* ist eine Domäne des negativen Kontrasts. Am Anfang steht beim Neugeborenen immer die Nativaufnahme von Abdomen und Thorax in vertikaler Körperhaltung, ergänzt durch eine Aufnahme im Liegen (am besten in linker Seitenlage mit horizontalem Strahlengang). Beurteilt wird die *Luftverteilung* im Abdomen. Gewöhnlich hat die vom Neugeborenen physiologischerweise geschluckte Luft nach ca. 12 Std. das Rektum erreicht. Enthält dann nur der *Magen* Luft (mit nur

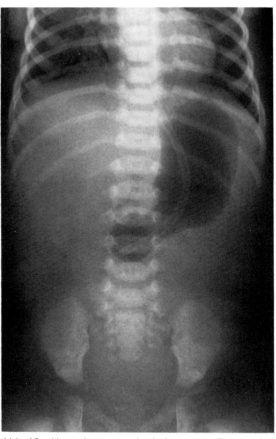

Abb. 12 Neugeborenes 4. Lebenstag. Pylorusverschluß durch ein unmittelbar distal vom Pylorus über den Bulbus ziehendes cholezystoduodenokolisches Band (Operationsbefund)

einem mehr oder weniger großen Flüssigkeitsspiegel), spricht dies für eine Obstruktion seines Ausganges, gleich welcher Ursache. Enthält auch der Magen keine Luft (bei zerebral geschädigten, intubierten, unter Überdruck mit O_2 beatmeten oder exsikkierten Neugeborenen ist oft das Abdomen luftleer), kann Luft durch die Sonde insuffliert werden (Abb. **13**). Die Differentialdiagnose der hohen Verschlüsse, insbesondere die Unterscheidung von Magenausgangs- oder Duodenalverschluß, ist so fast immer möglich. Bei vollständigem Verschluß sollte wegen der Aspirationsgefahr möglichst auf die orale Gabe von Kontrastmittel verzichtet werden. Kleine Mengen von Bariumsuspension oder nichtionischem wasserlöslichem Kontrastmittel sind ausnahmsweise vertretbar (Abb. **13**).

Beim Säugling und älteren Kind, bei denen im allgemeinen nicht mehr mit einem kompletten Verschluß zu rechnen ist, wird die Untersuchung in der Regel mit Bariumsuspension durchgeführt. Nach der letzten Nahrungsaufnahme sollten mindestens 4–6 Std. verstrichen sein. Bei Verdacht auf Speiseretention wird der Magen vorher durch Absaugen mit der Sonde entleert. Beim *Säugling* bevorzugen wir ebenso, wie bei der Untersuchung des Ösophagus, auch bei der Magenuntersuchung die Einbringung des Kontrastmittels durch eine Ernährungssonde. Dabei läßt sich das Kind mit einem Sauger oder Schnuller beruhigen. 4–6 Zielaufnahmen beim liegenden Kind (Rückenlage mit Anhebung der rechten Seite, Bauchlage mit Anhebung der linken) sind meist ausreichend. Das Interesse konzentriert sich dabei auf die Engen: Kardia, Pylorus und Duodenum. Die Passage muß mindestens bis zur Flexura duodenojejunalis verfolgt werden. Der normale Säugling entleert den Magen in rechter Seitenlage rasch. Sollte wegen Überlagerung durch gefüllte Dünndarmschlingen die Darstellung von Pylorus und Bulbus einmal Schwierigkeiten bereiten, bringt man das Kind in Rückenlage und wartet, bis sich der obere Dünndarm wieder entleert hat (was meist innerhalb von 10–15 Min. erfolgt). Beim *Kleinkind* wird die Untersuchung im Prinzip in gleicher Weise durchgeführt; nur wird das Kontrastmittel mit dem Löffel oder der Schnabeltasse gefüttert. Wegen der physiologischen Hoch- und Querlage des Magens unter den Rippenbögen ist eine Kompression mit dem den kindlichen Dimensionen nicht angepaßten Tubus meist nicht möglich. Eine gute Bulbusdarstellung gelingt aber leicht in rechter Bauchlage oder in linker Rückenlage (Reliefdarstellung mit Doppelkontrast, „Luftbulbus"). Beim Schulkind wird die gleiche Technik wie beim Erwachsenen angewandt.

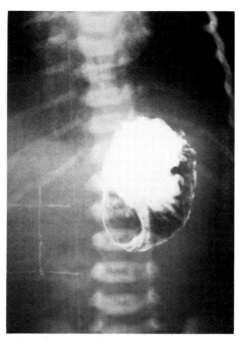

Abb. **13** Neugeborenes 6. Lebenstag. Kompletter Verschluß des Magenausgangs durch eine zystische Duplikatur des Antrums. Die Tumorpelotte ist gut zu erkennen (Aufnahme: Dr. *Hayek,* Hamburg)

Anatomische und physiologische Besonderheiten beim Kind

Besonders beim jungen Kind liegt der Magen ausgesprochen horizontal. Durch den luftgefüllten Darm wird er zusätzlich hochgedrängt. Oft entsteht dadurch, daß der Magenkorpus auf dem Querkolon „reitet", eine deutliche *Kaskade* (die „Plicature gastrique" der französischsprachigen Literatur). Es handelt sich um ein *physiologisches* Phänomen, das nach einer normalen Mahlzeit bei gefülltem Magen verschwindet. Es ist nicht als Erklärung für häufiges Spucken oder Erbrechen heranzuziehen. Anders steht es mit dem pathologisch gesteigerten *Luftschlucken* mancher sonst gesunder Säuglinge: Wird mit der Nahrungsaufnahme und beim Schreien übermäßig viel Luft verschluckt, kann es durch die Windkesselwirkung der im Magen komprimierten Luft zu schwallartigem Erbrechen kommen. Solche *habituellen Luftschlucker* imitieren mit ihrem „spastischen" Erbrechen das Krankheitsbild der Obstruktion des Magenausganges. Beim jungen Säugling setzt sofort nach dem ersten Kontrastmittelschluck die Magenentleerung ein. Beim älteren Säugling, Kleinkind und älteren Kind wird die Magenentleerung durch psychische Faktoren wie Unbehagen, Erregung und Angst u.U. erheblich verzögert.

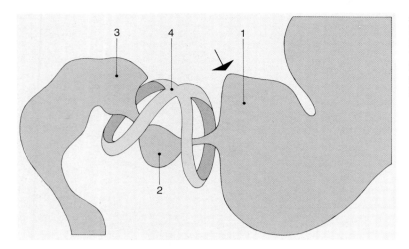

Abb. **14**
Muskelarchitektur des Pyloruskanals (nach *Lenz*)
1 = Antrum,   2 = Pyloruskanal,
3 = Bulbus   duodeni,   4 = Torus
muscularis, ↓ = Membrana-angularis-Defekt

Der Vorgang der Magenentleerung ist beim Kind leichter störbar als beim Erwachsenen. Bei zerebralen Erkrankungen, Debilität (die manchmal auch zu exzessivem Luftschlucken führt), Intoxikationen, Infektionen (besonders Pneumonie und Sepsis) und Stoffwechselentgleisungen entwickelt sich leicht eine *Magenatonie* mit u. U. hochgradiger Ektasie und Luftblähung.

Obstruktive Fehlbildungen

Weitaus an erster Stelle steht hier mit einer Häufigkeit von 2 auf 100 Geburten die *hypertrophische Pylorusstenose* (Synonym: spastische Pylorushypertrophie). Ihre Symptomatik setzt in der Regel im Alter von 2–6 Wochen (meistens in der 4. Woche) ziemlich plötzlich ein. Im Vordergrund steht das explosionsartige Erbrechen „im Schwall" bzw. „im hohen Bogen". Es handelt sich um ein typisches Stenoseerbrechen mit Beimengung von Resten älterer Mahlzeiten. Weitere Symptome sind eine „Pseudoobstipation" und ein Sichtbarwerden der Stenoseperistaltik des ektatischen Magens durch die abgemagerten Bauchdecken.

Erfolgt keine Behandlung, die heute meist in der Pylorotomie nach Weber-Ramstedt besteht, kann sich rasch eine bedrohliche Unterernährung und Exsikkose entwickeln, bevor im Alter von 6–8 Wochen die spontane Rückbildung der Hypertrophie einsetzt. Über die Ursache der Hypertrophie, die den gesamten komplizierten Muskelapparat des Austreibungs- und Verschlußsegments betrifft, herrscht noch keine Klarheit. Obwohl die Muskelverdickung nur ausnahmsweise nachweislich schon bei der Geburt besteht (LASSRICH u. BRUNS 1967), ist ein prädisponierender genetischer Defekt, der es erlaubt, sie zu den Fehlbildungen zu rechnen, anzunehmen. Knaben erkranken 4–5mal häufiger als Mädchen.

Pathologisch-anatomisch findet sich ein 3–4 cm langer, 1–2 cm dicker, olivenförmiger Muskeltumor, der dem wandverdickten Canalis egestorius entspricht. Über die komplizierte Anordnung der Muskulatur wissen wir durch die Studien von FORSSELL und TORGERSEN gut Bescheid (LENZ u. Mitarb. 1968). Die Muskelzüge verlaufen in Form einer liegenden 8, deren Kreuzungspunkt an der kleinen Kurvaturseite den Torus muscularis bildet (Abb. **14**). Durch die exzentrische Verdickung des Kreuzungsknotens bekommt der Pyloruskanal in der Mehrzahl der Fälle eine charakteristische kaudalkonvexe Biegung, eine Gestalt, die er auch physiologischerweise im Stadium der Kontraktion annimmt.

Die Klinik ist im ausgeprägten Fall so charakteristisch, daß vielerorts eine Röntgenuntersuchung nur in unklaren Fällen angeordnet wird. Doch fordern viele Chirurgen vor dem Eingriff grundsätzlich den sicheren Nachweis, daß ein Muskeltumor vorliegt. Diese Absicherung einer in den meisten Fällen ohnehin so gut wie sicheren Diagnose (häufig ist der Muskeltumor tastbar), sollte mit einer Kind und Pflegepersonal möglichst wenig belastenden *Schnellmethode* erfolgen. Heute ist dies die Sonographie (BLUMHAGEN u. NOBLE 1983, SCHUMACHER 1982, STUNDEN u. Mitarb. 1986). Bei ihr entfällt nicht nur jegliche Strahlenexposition, sondern sie ist auch anderen „Schnellmethoden", wie dem radiologischen Nachweis des Muskeltumors mit negativem Kontrast (HOLTHUSEN 1972, 1977) (vgl. Abb. **18**), an Treffsicherheit überlegen. Nur in sonographisch zweifelhaften Fällen ist eine radiologische Klärung notwendig. Im folgenden sei die „klassische" Methode der Darstellung derPylorushypertrophie geschildert:

Nach Gabe von 8–15 ml Bariumsuspension in den durch Absaugen von Nahrungsresten und Sekret befreiten Magen wird das Kind in halbrechte Bauchlage gebracht und die Magenentleerung abgewartet. Sie setzt meist mit 5–10minütiger Verspätung ein (eine Verzögerung bis zu 2 Std. und mehr ist möglich), und sie wird durch eine tief durchschnürende Hyperperistaltik eingeleitet. Schon nach dem ersten Kontrastmittelübertritt in das Duodenum zeigt sich das charakteristische Bild eines langen, verengten, meist deutlich nach kranial gekrümmten Pyloruskanals, der oft nur als zarter Strich oder Doppelstrich (mit zwei parallelen Kontrastmittelstraßen) zur Darstellung kommt (Abb. 15). Ein manchmal in der Mitte des Pyloruskanals, an der Grenze zwischen den beiden zirkulären Muskelzügen, zu beobachtendes knotenförmiges oder polygonales Kontrastmitteldepot (Abb. 16) sollte nicht mit einer Ulkusnische verwechselt werden (PEAVY u. Mitarb. 1975, SWISCHUK u. Mitarb. 1980). Am Eingang in den Pyloruskanal bildet sich vorwiegend an der kleinen Kurvaturseite durch die Impression des Muskelwulstes eine deutliche „Schulter" aus, an seinem distalen Ende eine Pelottierung der Basis des pilzhutartig deformierten Bulbus duodeni. Meist ist schon vor Entleerungsbeginn der Aspekt des Antrums bereits charakteristisch (Abb. 17): Die „Schulter" ist bereits deutlich zu erkennen, häufig mit einer spitzwinkligen Ausziehung der Magenwand, ähnlich einer sich überschlagenden Welle („Pyloric tit", Shopfner). Der trichterförmige Eingang in den verengten Pyloruskanal bildet den sog. „Schnabel".

Zeigt sich dieses typische Bild, ist die Diagnose „Pylorushypertrophie" bereits gesichert (GROSSMANN 1966). Es kann sich aber auch ein atypisches Bild ergeben. Die „Schulter" kann an der großen Kurvaturseite ebenso oder sogar stärker ausgeprägt sein, der Pyloruskanal völlig gestreckt oder sogar kranialkonvex gekrümmt verlaufen. Er kann eine sägezahnartige oder wellige Begrenzung aufweisen oder einen proximal offenen Konus bilden (SWISCHUK u. Mitarb. 1980).

Wichtig ist die differentialdiagnostische Abgrenzung vom *funktionellen Pylorospasmus* („Dyskinesie des Antrum") (BYRNE u. Mitarb. 1981). Da kein Muskelwulst vorhanden ist, fehlen „Schulter" und „Pyloric tit" (Abb. 19). Oft wechselt der Grad der Enge im Laufe der Untersuchung. Trotzdem kann im Einzelfall die Unterscheidung zwischen Hypertrophie und reinem Spasmus schwierig sein. Meist ist der Pylorospasmus sekundär. Wir finden ihn besonders bei Aerophagie, Chalasie oder kleinen Gleithernien. Diese Kombination („Pseudo-Roviralta-Syndrom") ist weit häufiger als das sehr seltene, unter dem Namen „Roviralta-Syndrom" bekannte gleichzeitige Auftreten einer hypertrophischen Pylorusstenose und einer Hiatushernie (ROVIRALTA 1967).

Bei allen anderen obstruktiven Fehlbildungen handelt es sich um ausgesprochene Seltenheiten.

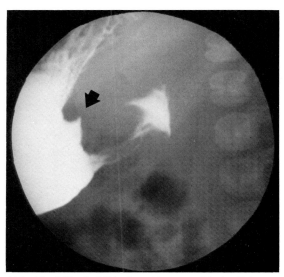

Abb. 15   Männl., 5 Wochen. Hypertrophische Pylorusstenose. ↓ = „Pyloric tit" (entsprechend dem Membrana-angularis-Defekt in Abb. 14)

Die *Pylorusatresie* bedeutet einen angeborenen kompletten Verschluß des Magenausganges durch eine Schleimhautmembran oder eine strangartige Obliteration des Lumens.

Inkomplette Verschlüsse im Neugeborenenalter können – abgesehen von der Möglichkeit einer extrem frühen Manifestation einer hypertrophischen Pylorusstenose – auch durch Kompression von außen verursacht werden. Meist sind Briden (sog. cholezystoduodenokolische Bänder), die über das präpylorische Segment oder das proximale Duodenum ziehen, die Ursache (vgl. Abb. 12). Sie entstehen durch eine Störung der Rückbildung des ventralen Mesenteriums. Auch

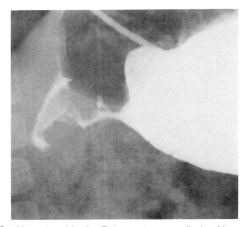

Abb. 16   Hypertrophische Pylorusstenose, die im Alter von 5 Monaten noch wirksam war (seltene Ausnahme!) Das zipfelig-dreieckige Kontrastmitteldepot in der Mitte des Pyloruskanals entspricht dem Torusdefekt (*Peavy* u. Mitarb. 1975)

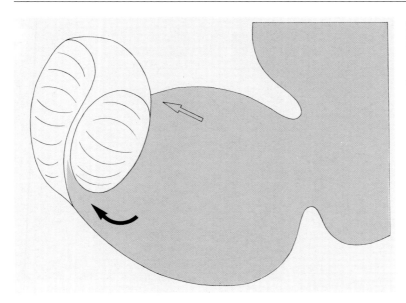

Abb. **17** Schematische Darstellung der hypertrophischen Pylorusstenose ➡ „Schnabel", ⇨ „Pyloric tit". Dazwischen die „Schulter" durch die Impression des Muskelwulstes

angeborene, intramurale, präpylorische Zysten (zystische Duplikaturen des Magens) können zu einem fast vollständigen Verschluß des Pylorus führen (vgl. Abb. **13**).

Nicht notwendig zur Verschlußsymptomatik führende Fehlbildungen sind:

1. die sehr seltene *Mikrogastrie* mit angeborener Verkürzung des Ösophagus und einem abnorm kleinen, tubulären, „embryonalen" Magen, der teilweise intrathorakal gelegen ist;

2. die als ringförmige Stenose wirksame *perforierte Antrummembran*, die zwar schon beim Säug-

ling oder Kleinkind Stenosesymptome verursachen kann (JINKINS u. Mitarb. 1980), aber häufiger erst im Erwachsenenalter zufällig entdeckt wird. Die 2–3 mm dicke Schleimhautduplikatur mit ihrer mehrere Millimeter weiten zentralen Öffnung ruft das charakteristische radiologische Bild des „Doppelbulbus" hervor (Abb. **20**). Man hüte sich davor, besonders beim Retentionsmagen auftretende membranöse Schleimansammlungen im Lumen mit einer Schleimhautduplikatur zu verwechseln (FUJIOKA u. Mitarb. 1980). Sie sind in der Regel wesentlich dünner und ergeben niemals das Bild des „Doppelbulbus".

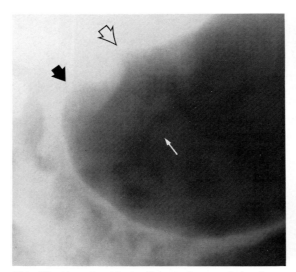

Abb. **18** Hypertrophische Pylorusstenose. Schnellmethode mit negativem Kontrast (Luftfüllung). Aufnahme in Rückenlage, gedreht in den re. schrägen Durchmesser. ⬇ Schnabel, ⇩ „Pyloric tit", dazwischen die „Schulter" →

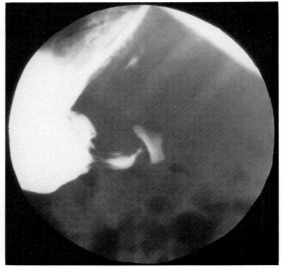

Abb. **19** Männl., 4 Wochen. Pylorospasmus bei kleiner axialer Gleithernie (operativ bestätigt). Ein ausgesprochener Muskelwulst fehlt

Divertikel werden manchmal schon beim Kind zufällig entdeckt. Es kommen alle Typen vor, die auch beim Erwachsenen beobachtet werden (LASSRICH u. BRUNS 1967).

Erworbene Obstruktionen

Pylorusspasmus und *Magenatonie* wurden bereits erwähnt. Der *Magenvolvulus* kommt in seinen beiden Formen, der organoaxialen und der mesenterikoaxialen, bereits im Kindesalter vor. Meist findet sich der mesenterikoaxiale Volvulus im Zusammenhang mit einer linksseitigen Zwerchfellücke (s. unten), der organoaxiale – oft ohne nennenswerte Beschwerden – als „Upside-down"-Magen in einer großen Hiatushernie.

Trauma und Fremdkörper

Auch beim Kind muß bei einem stumpfen Bauchtrauma mit der Möglichkeit einer *Magen-ruptur* gerechnet werden. Eine Besonderheit stellt die *Magenperforation des Neugeborenen* dar (Abb. 21). Sie ist als Ursache eines Pneumoperitoneum in der Neonatalperiode nur wenig seltener als die Perforation des Kolons (s. unten). Angeborene Wanddefekte, vor allem aber lokale Störungen der O_2-Versorgung der Magenwand mit nachfolgender Nekrose, werden als Ursache angeschuldigt. Das dann entstehende Pyopneumoperitoneum kann erheblich Ausmaße erreichen (LASSRICH u. BRUNS 1967). Es ist auch auf dem Übersichtsbild des Abdomens in Rückenlage an einer großen periubilikalen Aufhellung, die oft deutlich durch das Lig. falciforme septiert wird, zu erkennen. Das fast völlige Fehlen von Luft im klein erscheinenden Magen kann dann ein Hinweis auf die Lokalisation der Perforation sein.

Das Verschlucken von *Fremdkörpern* ist beim Kleinkind eine Banalität. Hat der Fremdkörper alle Engen des Ösophagus passiert, ist der Magen in der Regel nur eine Durchgangsstation. Er kann dort aber längere Zeit verweilen. Unter der Einwirkung der Magensäure können währenddessen primär stumpfkantige metallische Fremdkörper (u.a. Münzen) durch Korrosion scharfe Kanten bekommen. Der dünne Metallmantel von Batterien kann aufgelöst und der hochtoxische, ätzende Inhalt freigesetzt werde. Gefährlich sind besonders die leicht mit Münzen zu verwechselnden Knopfbatterien (BEYER u. Mitarb. 1980/81). Die Entfernung solcher *potentiell* gefährlichen Gegenstände sollte ebenso wie die Entfernung *unmittelbar* gefährlicher Gegenstände mit scharfen Kan-

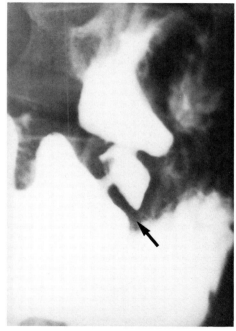

Abb. **20**   Männl., 21 Jahre. Zentral perforierte Antrummembran. Phänomen des „doppelten Bulbus" (Aufnahme: Dr. *Koecher,* Hamburg)

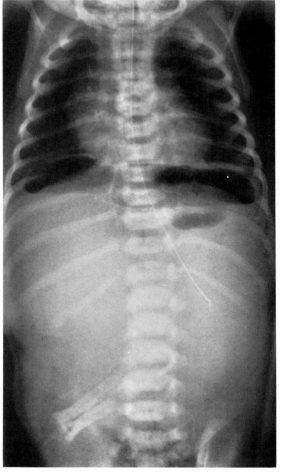

Abb. **21**   Neugeborenes, 1. Lebenstag. Magenperforation. Bds. Luft unter dem Zwerchfell, auffallend kleine Magenblase, luftleerer Darm

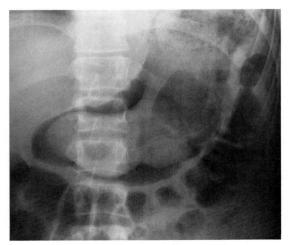

Abb. **22**   Weibl., 13½ Jahre. Trichobezoar. Darstellung des nichtschattengebenden Fremdkörpers durch negativen Kontrast (Luft)

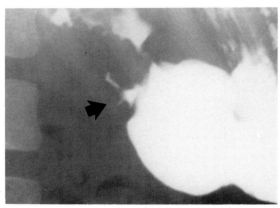

a

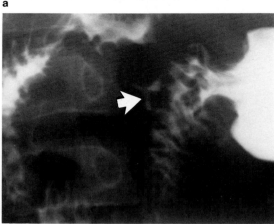

b
Abb. **23**a u. **b**   Männl., 10 Jahre Intramurales Divertikel an der großen Kurvaturseite des Antrums. Klinisch: Magenentleerungsstörung. Peristaltischer Formwechsel des Divertikels und seiner zwei „Arme"
a prall gefüllt, **b** kontrahiert

ten und Spitzen sofort erfolgen. Die Indikationsstellung hierzu ebenso wie die Durchführung der Extraktion ist eine Domäne der Endoskopie (BURDELSKI u. HUCHZERMEYER 1981; CLASSEN u. Mitarb. 1976).

Zu den Fremdkörpern gehören auch die seltenen *Magenbezoare. Trichobenzoare* entstehen bei psychopathischen Kindern durch das Ausreißen und Verschlucken von Stirn- und Schläfenhaaren. Der meist große Teile des Magens ausfüllende und sich dessen Form ausgußartig anpassende filzähnliche Fremdkörper ist durch negativen (Luft) oder positiven Kontrast leicht darzustellen (Abb. **22**). Beim Säugling kommt es manchmal zur Bildung von sog. *Laktobezoaren.* Es handelt sich hierbei um zähe Aggregate von Milcheiweiß, die sich infolge einer inadäquaten Mischung von Milchpulver und Flüssigkeit bilden. Auch Dehydration und Mangel an Magensekret tragen zu ihrer Entstehung bei. Sie lösen sich bei genügender Flüssigkeitszufuhr meist spontan wieder auf und bedürfen kaum je der Operation.

Tumoren und tumorähnliche Läsionen

Echte Tumoren des Magens sind im Kindesalter eine Rarität, obwohl alle Arten benigner und maligner Tumoren, die wir beim Erwachsenen kennen, vereinzelt auch beim Kind beobachtet wurden. Der einzige Tumor, den man als „spezifisch" für das frühe Säuglingsalter ansehen kann (auch er eine große Seltenheit), ist das fast ausschließlich bei Knaben vorkommende *Magenteratom*, das 1–2% aller Teratome ausmacht. Die oft sehr großen Wandteratome sind manchmal bereits ein Geburtshindernis. Sie deformieren das Magenlumen, machen sich durch sanguinolentes Erbrechen bemerkbar und enthalten in 50% der Fälle verkalkte Partien (SIEGEL u. SHACKELFORD 1978).

Häufiger sind nichttumoröse Raumforderungen in der Magenwand anzutreffen: Es handelt sich um *zystische Duplikaturen*, die meist in Form großer, nichtkommunizierender, mit Magenschleimhaut ausgekleideter Zysten entlang der großen Kurvatur lokalisiert sind, manchmal auch um kleinere, präpylorische Zysten (ebenfalls an der großen Kurvatur). Sie können zu einer Obstruktion des Magenausganges führen (vgl. Abb. **13**). Vergleichsweise häufig sind ebenfalls *versprengte Pankreasanlagen* im Antrum (EKLÖF u. Mitarb. 1973). Sie erscheinen radiologisch als kleine rundliche Füllungsdefekte mit einem zentralen „Nabel" (entsprechend dem winzigen rudimentären Ausführungsgang). Durch einen reflektorischen Pylorospasmus führen auch sie oft zum klinischen Bild des Magenausgangsverschlusses. In ähnlicher Lokalisation (präpylorisch, an der großen Kurvatur) findet sich auch beim Kind manchmal

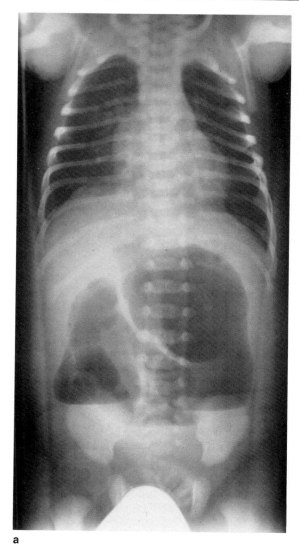

a

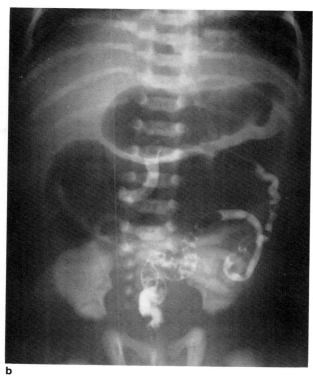

b

Abb. 24a u. b   Männl., Neugeborenes, 2. Lebenstag.
Jejunalatresie und Kolonatresie
a   Übersichtsaufnahme: hochgradig dilatierter oberer
Dünndarm mit großen Flüssigkeitsspiegeln
b   Kontrasteinlauf: Mikrokolon mit luftgefülltem blin-
dem Ende in Höhe der re. Flexur

ein *intramurales Divertikel* (TREICHEL u. Mitarb.
1976). Durch seine peristaltische Formänderung
unterscheidet es sich vom Ausführungsgang eines
aberrierenden Pankreas (Abb. **23**).

Duodenum und Dünndarm

Untersuchungstechnik

Für die Diagnose der *angeborenen Verschlüsse*
von Zwölffingerdarm und Dünndarm, die sich
bereits in den ersten Lebenstagen durch *galliges
Erbrechen* bemerkbar machen, genügt in der Regel die einfache *Abdomenübersichtsaufnahme* bei
aufrechter Körperhaltung (am besten hängend in
der Babix-Hülle). Wie bei der Untersuchung der
Ösophagus- und Magenatresie sollte immer der
Thorax mit abgebildet werden (LASSRICH 1973):
Die präoperative Erkennung einer Aspiration
oder einer zusätzlichen kardiovaskulären Mißbil-

dung ist von höchster praktischer Bedeutung. Die
Höhe der Obstruktion wird auf dem Übersichtsbild durch das Ende der Darmluftsäule markiert.
Proximal von der Obstruktion kann der geblähte
Dünndarm eine Weite erreichen, die den Durchmesser eines normalen, gefüllten Kolons weit
übersteigt. Er enthält außerdem meist Flüssigkeit,
die mehr oder weniger große und zahlreiche Spiegel bildet (Abb. **24**). Eine hohe Obstruktion im
Bereich des Duodenums führt zu einer typischen
Doppelluftblase („Double bubble") (Abb. **25**).
Luft im Lumen ist natürlich die Voraussetzung
für die Nativdiagnostik: Fehlt diese, kann sie
durch die Magensonde, die gleichzeitig der Dau-
erabsaugung dient, insuffliert werden. Die orale
Gabe von Kontrastmitteln ist meist überflüssig.
Bestehen bei einer tiefen Obstruktion Zweifel, ob
der Dickdarm an der prästenotischen Dilatation
beteiligt ist oder ob ein Mikrokolon vorliegt, ist
ein Kontrasteinlauf indiziert (LASSRICH 1973).

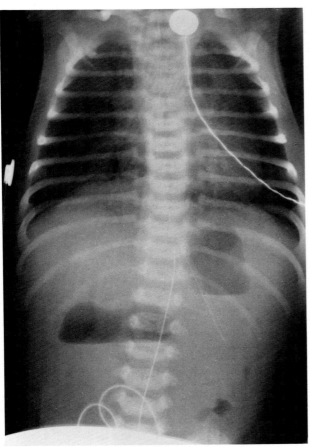

Abb. 25   Weibl., Neugeborenes, 1. Lebenstag. Äußere Duodenalstenose mit Volvulus bei Malrotation. Typische Doppelluftblase. Nur winzige Luftmengen distal vom Duodenum

Die Darstellung des Duodenums bis zur Flexur gehört zu jeder Magenuntersuchung. Die hypotone Duodenographie hat sich beim Kind nicht durchgesetzt, da Tumoren des Pankreaskopfes praktisch nicht vorkommen. Ist eine Darstellung des gesamten Dünndarms (Dünndarmpassage) indiziert, sollte sie nicht einfach in der Verfolgung des bei der Magenuntersuchung gegebenen Kontrastmittels bestehen.

Vielmehr sollte eine *fraktionierte Darstellung* erfolgen. Nach der Untersuchung von Magen und Duodenum nimmt das Kind in rechter Seitenlage alle 5 Min. einen weiteren Kontrastmittelschluck (wobei zur Beschleunigung der Passage einem Becher Bariumsuspension einige Milliliter Gastrografin oder ein Sorbitpräparat beigemischt werden können). 1–5 Stunden nach Beginn der Kontrastmittelgabe (mit Beschleunigungszusatz ½–2 Std.) ist in der Regel der Dünndarm bis zur Ileozäkalgegend in ganzer Länge gefüllt, wovon man sich durch kurze Kontrolldurchleuchtungen in ½stündigem Abstand überzeugt. Bei kotgefüll-

tem Kolon ist die Transitzeit verlängert. Auch psychische Faktoren spielen, wie bei der Magenentleerung, eine Rolle. Einer Übersichtsaufnahme in Bauchlage folgen dann Zielaufnahmen der interessierenden Regionen, mindestens Aufnahmen der letzten Ileumschlinge, des Zäkums und der Appendix.

Die meisten diagnostischen Probleme, die der Dünndarm im Kindesalter bietet, können mit der fraktionierten Dünndarmpassage befriedigend gelöst werden (OTT u. Mitarb. 1985). Bei besonderer Indikation (Suche nach wenig ausgeprägten entzündlichen Läsionen, nach Adhäsionen, Polypen oder einem Meckelschen Divertikel, das sich der Darstellung durch die „konventionelle" Dünndarmdarstellung in der Regel entzieht) ist auch beim Kind der Dünndarmeinlauf mit Doppelkontrastdarstellung (nach Sellink) anwendbar (EKLÖF u. ERASMIE 1975). In der Regel ist bei dieser von den Kindern als sehr unangenehm empfundenen Prozedur allerdings eine Sedierung notwendig.

Der untere Dünndarm, vor allem die letzte Ileumschlinge, läßt sich oft am besten mit einem Kontrasteinlauf darstellen, bei dem sich im Kindesalter fast immer ein Reflux erzielen läßt (EKLÖF u. RINGERTZ 1975).

Gründe für eine Dünndarmpassage im Kindesalter sind der Verdacht auf entzündliche Darmwandveränderungen (vor allem Morbus Crohn), Blutungen, unklare Passagestörungen und Dünndarmtumoren. Die Malabsorption wird heute in der Regel durch die Dünndarm-Saugbiopsie hinreichend diagnostisch geklärt. Eine Dünndarmpassage ist dabei selten indiziert, wenn nicht ein Verdacht auf ein Blindsacksyndrom besteht.

Fehlen beim kindlichen Bauchschmerz („Nabelkoliken"), der in der Mehrzahl der Fälle psychische Ursachen hat, weitere Symptome, die auf eine Darmerkrankung hinweisen, dann ist auch von einer Magen-Darm-Passage keine Klärung zu erwarten.

Anatomische und physiologische Besonderheiten beim Kind

Lage und Form der Duodenalschleife sind variabel. Vor allem gilt dies für die Länge der Pars libera. Ist diese lang, können eine mehrfache Abknickung und eine Faltenbildung die Passage behindern. Dies gilt besonders dann, wenn zusätzlich *cholezystoduodenokolische Bänder,* die bei 50–55% aller Menschen vorkommen, über den Bulbus oder den nicht fixierten Anfangsteil des Duodenums ziehen (Abb. **26**). Selten führt dies zu klinischer Stenosesymptomatik (vgl. Abb. **12**). Auch an der Stelle, wo die Mesenterialwurzel das Duodenum transversum kreuzt, ist bei Kindern und Jugendlichen nicht selten eine Passagebehinderung mit vorübergehendem Kontrastmittel-stopp zu beobachten. Zu einer klinisch relevanten Passagestörung (arteriomesenterialer Duodenal-verschluß) kommt es in der Regel nur durch zu-sätzliche Faktoren: starke Abmagerung oder Kompression von außen, z.B. durch einen Rumpfgipsverband („Cast syndrome"). Auch nach operativer Korrektur einer Kyphose oder Kyphoskoliose kann sich eine Kompression des Duodenums durch die A. mesenterica cranialis entwickeln (GRIFFITHS u. Mitarb. 1978). Ein grobgranuläres Relief im Bulbus duodeni (Schrotkornbulbus) oder in der letzten Ileum-schlinge, manchmal gleichzeitig an beiden Stellen (Abb. 27), ist bei Klein- und Schulkindern häufi-ger Ausdruck einer follikulären lymphatischen Hyperplasie (BURDELSKI u. HUCHZERMEYER 1981, HOLTHUSEN 1977), als einer Hyperplasie der Brunnerschen Drüsen. Meist handelt es sich um eine Normvariante ohne Krankheitswert. Es kann aber auch eine enterale Infektion oder ein Im-mundefekt mit allgemeiner lymphatischer Hyper-plasie die Ursache sein.

Anomalien

Duodenalatresie

Es ist dies eine häufige Form der angeborenen Darmatresie (25% aller Fälle). Wie bei allen prä-natal entstandenen inneren Verschlüssen handelt es sich entweder um eine separierende Membran oder um eine mehr oder weniger lange strangarti-

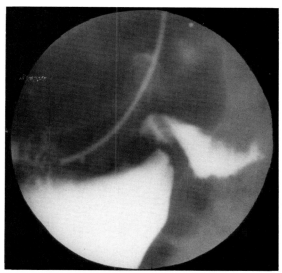

Abb. 26   Weibl., 3 Monate. Schräg über die Bulbusba-sis ziehende Schnürfurche durch ein cholezystoduo-denokolisches Band

ge Obliteration, durch die ein proximaler und ein distaler Blindsack voneinander getrennt werden. Mehr als ¾ der inneren (und äußeren – s. unten) Verschlüsse entstehen distal der Papilla Vateri. Daher führen sie schon in den ersten Lebenstagen zum nahezu pathognomischen galligen Erbre-chen. Findet sich dann auf dem Übersichtsbild (Abb. 28) die typische Doppelluftblase (bei im übrigen luftleerem Darm), so ist jede weitere

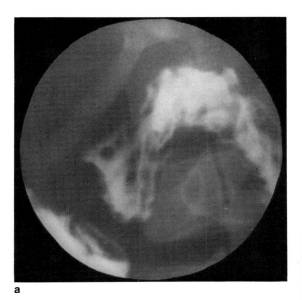

a

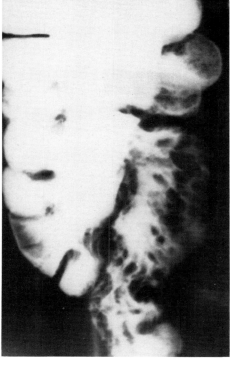

b

Abb. 27a u. b   Männl., 10 Jahre. Grobgranuläres Re-lief im Bulbus duodeni (a) und in der letzten Ileum-schlinge (b). Follikuläre lymphatische Hyperplasie

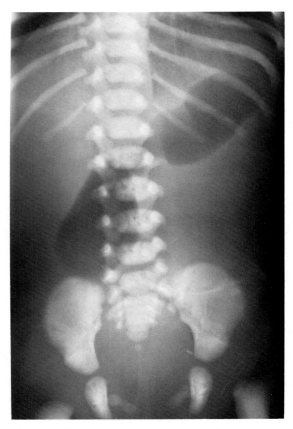

Abb. **28** Männl., Neugeborenes, 4 Tage. Duodenal-atresie (Darstellung mit negativem Kontrast)

präoperative Röntgendiagnostik überflüssig (LASSRICH u. BRUNS 1967). Es kommt dann praktisch nur eine Duodenalatresie oder eine hochgradige innere oder äußere Duodenalstenose in Betracht, beides absolute Operationsindikationen.

Duodenalstenose

Wir unterscheiden *innere* Stenosen von den (durch stenosierende Wandveränderung oder inkomplette Membranen) wesentlich häufigeren *äußeren*. Ursache einer *äußeren Duodenalstenose* ist in der Regel eine *Malrotation* mit über das Duodenum ziehenden Briden und einem Volvulus des Dünndarms. Vergleichsweise selten kann ein Pancreas anulare die Ursache sein. Das klinische Bild unterscheidet sich nicht von dem der Atresie. Es tritt aber oft nur *intermittierend*, mit freien Intervallen in Erscheinung. Entsprechend wechselnd ist das radiologische Bild, das von der klassischen Doppelluftblase mit minimalen Darmluftmengen bis zu einem nahezu normalen Luftverteilungsbild reicht (LASSRICH u. BRUNS 1967). Die endgültige, fixierte Normallage von Dudoenalschleife, Flexura duodenojejunalis, Dünndarmwurzel und Kolonrahmen entsteht durch die während der 5.–6. Embryonalwoche stattfindende Drehung der aus Dünndarm und proximalem Kolon bestehenden Nabelschleife. Die beiden „Fixpunkte" der Schleife, die duodenojejunale Flexur und ein der rechten Flexur

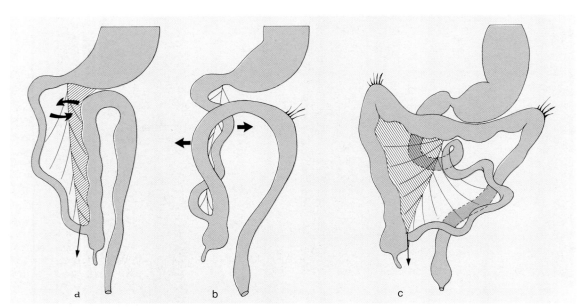

Abb. **29a–c** Schematische Darstellung der Endphase der Drehung der Nabelschleife (4.–10. Embryonalwoche)
a Ende der 4. Woche. Die Darmlage entspricht einer Nonrotation

b 5.–6. Woche. Darmlage entsprechend einer Malrotation
c 10. Woche. Normaler Situs nach beendeter Rotation

entsprechender Punkt am Kolon, wandern entgegengesetzt (der duodenojejunale Übergang nach links, die Kolonflexur nach rechts), wobei das Kolon den oberen Dünndarm kreuzt (Abb. **29**). Dabei dreht sich die Schleife im Gegenuhrzeigersinn. Unterbleibt diese Drehung, entsteht das Bild der „Nonrotation", das nur selten zu klinischen Erscheinungen führt. Der gesamte Dünndarm liegt dann rechts, das nicht fixierte Kolon links in der Bauchhöhle.

Von *Malrotation* sprechen wir dann, wenn der intermediäre Zustand (Abb. **29 b**) dauernd bestehenbleibt (Abb. **30 a**). Die Anheftung des Colon descendens ist dann auf wenige in Richtung der physiologischen Anheftungsstelle der rechten Flexur ziehende Bindegewebeplatten und Briden (die sog. Laddschen Bänder) reduziert. Diese strangulieren das absteigende Duodenum. Die Wanderung der Flexura duodenojejunalis über die Wirbelsäule nach links ist unterblieben. Der schmale, bewegliche Mesenterialstiel (anstelle der sich normalerweise diagonal über die hintere Bauchwand hinziehenden Radix mesenterii) begünstigt das Auftreten eines Volvulus, d. h. einer Torsion des gesamten Dünndarmbuketts um eine von der A. mesenterica cranialis gebildete Achse, meist im Uhrzeigersinn (Abb. **30 b**).

Meistens wird erst durch den Volvulus die Duodenalobstruktion manifest (Rehbein u. Röpke 1964). Er birgt auch die Gefahr der Infarzierung. Umgekehrt kann durch spontane Lockerung oder Rückdrehung des Volvulus die Passage wieder frei werden. Dies erklärt den häufig intermittierend-periodischen Charakter der klinischen Symptomatik mit u. U. tage- und wochenlangen beschwerdefreien Intervallen. Bei manifester Obstruktion findet sich das klassische Röntgenbild der Doppelluftblase (vgl. Abb. **25**). Im Intervall ist aber meist die Diagnose aus der Übersichtsaufnahme unmöglich. Bei Verdacht kann ein *Kolonkontrasteinlauf* die abnorme Lage des Dickdarms zeigen. Unter Umständen ist sogar retrograd die Darstellung der distalen Grenze des Volvulus in Gestalt eines spitz zulaufenden Abbruchs des Lumens vom terminalen Ileum möglich (Siegel u. Mitarb. 1980). Zuverlässiger ist die orale Darstellung der Fehllage des Duodenums und des oberen Dünndarmes (Lassrich u. Bruns 1967). Meist sind die spiralförmigen Touren auch des lockeren Volvulus ebensogut zu erkennen, wie die Obstruktion am unteren Duodenalknie und die Erweiterung des Duodenum descendens (Abb. **31 a**). Man hüte sich vor der Verwechslung der ersten um die Mesenterialwurzel laufenden Spiraltour mit einem normalen Duodenum transversum, der häufigsten Ursache einer verfehlten Diagnose (Abb. **31 b**).

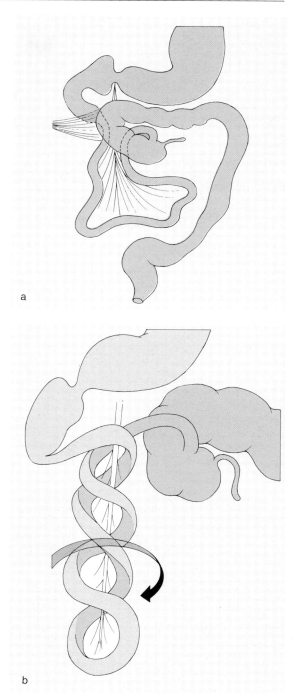

a

b

Abb. **30 a** u. **b**   Schema einer Malrotation ohne und mit Volvulus
a   Situs der Malrotation ohne Volvulus
Duodenum am unteren Knie durch Briden stranguliert. Hier beginnt der frei bewegliche Dünndarm. Ein fixiertes Duodenum transversum fehlt
b   Volvulus. Die 1. Tour des Volvulus täuscht eine normale Pars horizontalis des Duodenums vor

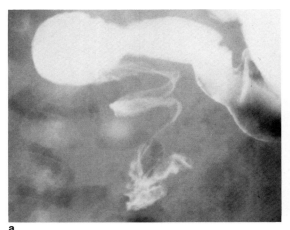

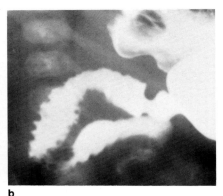

a

Abb. **31a** u. **b**   Volvulus bei Malrotation (orale Kontrastmittelgabe)

a   Weibl., 1 Monat. Duodenalstenose am unteren Knie, mit prästenotischer Dilatation. Die beiden Touren des Volvulus ergeben das Bild einer Spiralfeder (vgl. Abb. **30b**)

b

b   Männl., 2 Monate. Malrotation mit intermittierendem Volvulus. Das Bild wurde fälschlich als „normal" angesehen; die 1. Tour des Volvulus wurde für die Pars horizontalis einer normalen Duodenalschleife gehalten (vgl. Abb. **30b**). Volvulus im Uhrzeigersinn operativ bestätigt

Die Z-förmige Konfiguration der Pars horizontalis des Duodenums und der ersten Jejunumschlinge muß nach Ansicht einiger Autoren (ABLOW u. Mitarb. 1983) nicht immer Ausdruck eines Volvulus sein. Auch Briden allein können möglicherweise diese abnorme Darmlage hervorrufen. Auf jeden Fall ist sie aber ein Alarmzeichen. Fast immer steckt eine Malrotation mit potentieller äußerer Duodenalstenose dahinter.

Auch ein das Duodenum ringförmig umwachsendes Pankreas (Pancreas anulare) kann der Grund einer äußeren Stenose der Pars descendens sein. Alle Formen der inneren und äußeren Duodenalstenose können miteinander kombiniert vorkommen. Besonders häufig ist dies bei Kindern mit Trisomie 21 (Mongolismus) der Fall.

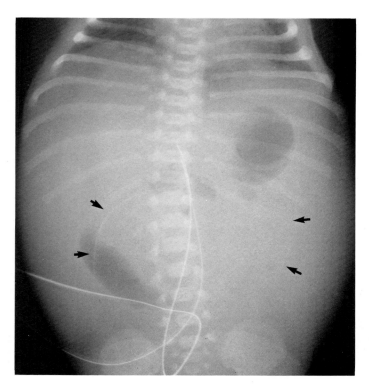

Abb. **32**   Männl., Neugeborenes, 1. Lebenstag. Mekoniumperitonitis (zystische Form) bei Ileumatresie. Ganz zarte lamelläre Verkalkung der Wand (Pfeile) der durch peritonitische Verklebungen entstandenen Zyste. Aszites

Jejunum- und Ileumatresie

Bei der in einer Häufigkeit von 1:4000–1:5000 Geburten auftretenden Atresie des Dünndarms besteht fast immer eine Lücke zwischen dem blind verschlossenen proximalen und distalen Segment. Selbst eine strangartige Verbindung zwischen den beiden Blindsäcken kann fehlen. Es findet sich dann oft ein großer V-förmiger Defekt des Mesenteriums. An der Entstehung derartiger Atresien aus einer pränatalen Durchblutungsstörung (infolge Entzündung, Mekoniumileus, Volvulus oder Invagination) mit Nekrose eines Darmsegments samt dem dazugehörigen Segment des Mesenterium kann heute kein Zweifel mehr sein (LEONIDAS u. Mitarb. 1976). Das Ileum ist doppelt so häufig betroffen wie das Jejunum. Je weiter distal der Verschluß lokalisiert ist, um so später tritt die Stenosesymptomatik auf. Die prästenotische Dilatation kann exzessive Ausmaße annehmen und eine Kolondilatation oder Magenatonie vortäuschen (vgl. Abb. **24a**). In solchen Situationen der diagnostischen Unsicherheit ist ein vorsichtiger Kontrasteinlauf mit wasserlöslichem nichtionischem Kontrastmittel indiziert. Je tiefer die Dünndarmobstruktion lokalisiert ist, mit um so höherer Wahrscheinlichkeit ist nämlich mit einem Mikrokolon (vgl. Abb. **24b** u. **34b**) zu rechnen. Vor allem die Unterscheidung zwischen einer tiefen Ileumatresie und einer Kolonatresie (s. unten) ist nur mit Hilfe eines Kontrasteinlaufs möglich. Man denke immer daran, daß auch mehrere Atresien in verschiedener Höhe vorliegen können (vgl. Abb. **24b**)!

Als *Komplikationen* der Dünndarmatresie werden schon beim Neugeborenen eine *Mekoniumperitonitis*, *Wandverkalkungen* und ein *verkalktes Mekonium* im Darmlumen beobachtet (vgl. Abb. **34b**). Kommt es bei einer Atresie zu einer prästenotischen Perforation, dann tritt Mekonium in die Bauchhöhle aus. Es verkalkt unter Einwirkung des normalen Peritonealsekrets und führt zu einer sterilen Peritonitis mit Verklebung und Verwachsung von Darmschlingen, aber auch u.U. erheblichem Aszites als Folge. Eine abgekapselte Mekoniumperitonitis kann beim Neugeborenen als riesige flüssigkeitsgefüllte Zyste (die zu einem Geburtshindernis werden kann) imponieren. Leitsymptom sind die manchmal diskreten, manchmal ausgedehnten, schalenförmigen oder diffusen Verkalkungen (Abb. **32**).

Persistenz des Ductus omphaloentericus, Meckelsches Divertikel

Selten persistiert der Ductus omphaloentericus, die embryonale Verbindung zwischen Dünndarmschleife und Nabel, in ganzer Länge. Dann entleert sich aus dem Nabel Dünndarmstuhl in

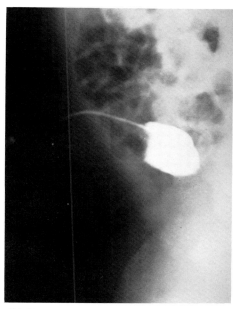

Abb. **33**   Weibl., 1 Monat. Omphaloenterische Zyste. Kontrastmittelfüllung durch einen in die offene Nabelfiste eingeführten Katheter

wechselnder Menge, und es kann eine Kontrastmitteldarstellung des Fistelganges notwendig werden. Häufiger ist eine partielle Persistenz in Gestalt einer blinden Nabelfistel oder -zyste (Abb. **33**), meist aber in Form eines *Meckelschen Divertikels*. Klinisch ist dieses nur an seinen *Komplikationen* zu erkennen. Da es meist Magenschleimhaut enthält, kommt es nicht selten schon beim jungen Kind zu Ulkus, Blutung und Perforation. Häufiger noch führt eine persistierende strangartige Verbindung zum Peritoneum oder Nabel zu Strangulation oder Ileus. Auch Invaginationen können von einem eingestülpten Meckelschen-Divertikel ihren Ausgang nehmen. Die Chance, ein Meckelsches-Divertikel mit Hilfe einer konventionellen Dünndarmpassage oder eines Kontrasteinlaufs darzustellen, ist gering, wenn es sich nicht um ein sackartiges Riesendivertikel (Synonyme: Segmentale Ileumdilatation, Ileumdysgenesie) handelt (CROSS u. Mitarb. 1970, ORENSTEIN u. Mitarb. 1984). Durch den *Dünndarmeinlauf* wird sie wesentlich größer (OTT u. Mitarb. 1985, WITTICH u. Mitarb. 1980).

Am Anfang sollte immer der Versuch des szintigraphischen Nachweises einer Aktivitätsspeicherung in der meist vorhandenen ektopen Magenschleimhaut stehen (SFAKIANAKIS u. HAASE 1982). Es ist dabei allerdings mit falsch positiven Ergebnissen bei Darmduplikaturen und entzündlichen Prozessen (in erster Linie Morbus Crohn) zu rechnen.

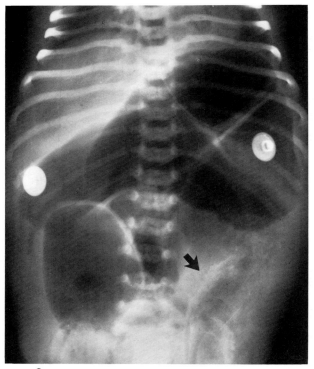

a

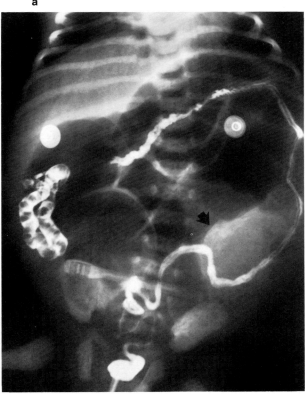

b

Abb. **34a** u. **b** Neugeborenes, 2. Lebenstag. Mekoniumileus bei Mukoviszidose
a Übersichtsaufnahme, vertikale Position. Hochgradig luftgeblähter Dünndarm *ohne* Flüssigkeitsspiegel.

Mekoniumileus und Mekonium-Ileus-Äquivalent

Die Mukoviszidose (zystische Fibrose) ist durch ihren auto-somal-rezessiv vererbten Enzymdefekt, der zu einer abnormen Konsistenz des Sekrets aller äußerlich sezernierenden Drüsen führt, die häufigste Ursache chronischen Lungensiechtums im Kindesalter. Sie wird heute schon beim Neugeborenen mit Hilfe einer Screeningmethode (BM-Test) an der abnormen Beschaffenheit des Mekoniums erkannt. In 10% aller Fälle wird sie schon unmittelbar nach der Geburt als *Mekoniumileus* manifest. Seine Häufigkeit beträgt 1:20 000 Geburten. Die Obstruktion betrifft das untere Ileum. Hier mauern perlschnurartig aneinandergereihte kugelige Massen abnorm zähen, fest an der Wand haftenden Darminhalts das Lumen aus (LASSRICH 1973). Der oberhalb davon hochgradig dilatierte Dünndarm enthält u.U. große Mengen lockeren Mekoniums. Das Übersichtsbild entspricht dem einer Ileumatresie, wobei die von feinen Luftbläschen durchsetzten Mekoniummassen (das – allerdings unspezifische – „Neuhausersche" Zeichen) und das Fehlen größerer Mengen von Flüssigkeit im Lumen Hinweise auf die Ätiologie sind. Fast immer besteht ein extremes Mikrokolon (Abb. **34**). In etwa der Hälfte der Fälle wird der Mekoniumileus durch einen Volvulus oder durch Wandnekrosen mit Perforation und durch – u.U. multiple – Ileumatresie kompliziert. Ein diagnostischer Kontrasteinlauf sollte daher nur mit nichtionischen jodhaltigen Kontrastmitteln durchgeführt werden. Erst nach Ausschluß einer Perforation darf der Erfahrene u.U. den Versuch wagen, mit einem hypertonen ionischen Kontrastmittel (Gastrografin) die Lösung der zähen Mekoniummassen zu beschleunigen.

Auch bei älteren Kindern mit Mukoviszidose kann – besonders bei ungenügender Substitution mit Pankreasfermenten – das abnorm zähe Darmsekret zur Auszementierung des unteren Ileums, der Appendix und des Zäkums mit lehmartigen festen Massen und zum tiefen Dünndarmileus führen (*Mekonium-Ileus-Äquivalent*). Beim Kolonkontrasteinlauf findet sich in solchen Fällen im Ileozäkum ein grobes, pflastersteinartiges Wandrelief (GROSSMAN u. Mitarb. 1966) neben

Bds. im Unterbauch von Luftbläschen durchsetzter Darminhalt (Neuhausersches Zeichen)
b Gleicher Fall. Kontrasteinlauf mit Gastrografin. Mikrokolon. Das dilatierte Endileum im re. Mittelbauch enthält knollige Massen, die von Kontrastmittel umflossen werden. Die Lösung des Ileus mißlang. Op. ergab zusätzlich Atresie und Perforation. ⬆ = verkalktes Mekonium im Dünndarmlumen oberhalb der Atresie

unverschieblichen Füllungsdefekten. Die festhaftenden Darminhaltsmassen halten das Kontrastmittel u. U. wochenlang fest. Die Veränderungen des terminalen Ileums, der Appendix und des Zäkums werden manchmal zum Ausgangspunkt einer ileozäkalen Invagination (WILLICH u. SCHÜTZE 1978).

Trauma und Fremdkörper

Während Verletzungen der frei in der Bauchhöhle beweglichen Dünndarmabschnitte durch ein stumpfes Bauchtrauma selten sind, ist das an der hinteren Bauchwand fixierte Duodenum, das nicht ausweichen kann, häufiger betroffen (bei Fahrradlenker-Verletzungen ebenso häufig wie das Pankreas). Ein *intramurales Hämatom* – meist in der Wand der Pars descendens oder in der Gegend der unteren Flexur – führt rasch zu einem kompletten Verschluß und der Symptomatik eines hohen Ileus. Radiologisch erweist sich das Lumen als durch eine glattwandige Pelotte vollständig oder nahezu vollständig verschlossen. Auch ohne Trauma kann es bei hämorrhagischer Diathese zu Darmwandblutungen kommen, dann allerdings ohne bevorzugte Lokalisation. Die gilt auch für die *Purpura rheumatica Schönlein-Henoch*, die außerdem zu entzündlichen Darmveränderungen (Faltenverdickung, Pflastersteinrelief, ähnlich wie bei einem Morbus Crohn) und ileoilealen sowie ileokolischen Invaginationen führen kann (SIEGEL u. Mitarb. 1981). Da die Diagnose meist aufgrund des charakteristischen klinischen Bildes gestellt wird, ergibt sich nur selten eine Röntgenindikation.

Auch *retroperitoneale Duodenalrupturen* kommen beim Kind vor. Entscheidend für ihre Erkennung ist der Nachweis retroperitonealer Luft in Gestalt unverschieblicher Luftblasen neben dem Duodenum sowie von Luft in den perirenalen Gewebespalten, entlang dem Psoasrand und entlang dem Kolon.

Auch eine *Fremdkörperperforation* kann zu einer retroperitonealen Luftansammlung führen. Verschluckte, sperrige Fremdkörper (z. B. Broschen und Haarspangen) werden oft lange im Duodenum aufgehalten. Beim geringsten Perforationsverdacht müssen sie chirurgisch entfernt werden.

Im unteren Dünndarm führen vor allem größere Mengen unverdaulicher pflanzlicher Substanzen zu einer Passagebehinderung (Karottensuppenileus beim Säugling; später sind es Obstkerne, Kokosraspeln u. a.). Askariden in großer Zahl können ebenfalls eine Ileussymptomatik auslösen. Schon auf der Abdomenübersichtsaufnahme erkennt man meist neben den klassischen Zeichen eines Obturationsileus den abnormen Darminhalt, von Luft kontrastiert.

Tumoren oder tumorähnliche Läsionen

Benigne und maligne Tumoren des Dünndarms sind beim Kind eine Rarität. Sie können zum Ausgangspunkt einer Invagination (s. unten) werden. Die weitaus häufigsten raumfordernden Wandveränderungen am kindlichen Dünndarm sind zystische oder tubuläre *Duplikaturen*, mit und ohne Kommunikation mit dem Hauptlumen, häufig Magenschleimhaut enthaltend und dann szintigraphisch nachweisbar. Hauptsitz ist das untere Ileum; überhaupt ist die Ileozäkalgegend die von Duplikaturen des Digestionstrakts bevorzugt befallene Region. Sie imponieren oft schon im Neugeborenenalter als zystische Raumforderungen, können aber auch später in Gestalt eines Ileus, einer Invagination oder einer Darmblutung manifest werden. Ihre Diagnose ist heute eine Domäne der Sonographie und Szintigraphie.

Dickdarm und Enddarm

Untersuchungstechnik

Während beim Erwachsenen die Suche nach Wandveränderungen im Vordergrund steht, ist das Interesse des Untersuchers beim Säugling und jungen Kind vornehmlich auf Lage, Weite und Durchgängigkeit des Kolons gerichtet.

Dementsprechend tritt die Doppelkontrastuntersuchung ganz hinter den einfachen Kontrasteinlauf mit Prallfüllung und anschließender Evakulationsaufnahme zurück. Hierbei kann die Insufflation mäßiger Luftmengen der besseren Darstellung der Dehnbarkeit der Wand und des Innenreliefs in besonders interessierenden Regionen dienlich sein (vgl. Abb. **48**).

Da beim Kind ein Reflux in das Ileum leicht zu erzielen ist, wird grundsätzlich das Studium der Ileozäkalregion und der letzten Ileumschlinge in die Dickdarmuntersuchung einbezogen. Zugleich *diagnostisch* und *therapeutisch* ist der Kontrasteinlauf bei der Reposition einer Invagination und der Lösung eines Mekoniumileus.

Im Regelfall wird der Kontrasteinlauf mit körperwarmer Bariumsuspension (der ein Laxans zugesetzt werden kann) durchgeführt. Wenn jedoch eine Perforationsgefahr besteht, dann ist dies grundsätzlich eine Indikation für die Anwendung nicht-ionischer wasserlöslicher Kontrastmittel (Gefahr einer Peritonitis durch Barium oder hyperosmolare ionische wässrige Lösungen). Beim Neugeborenen und sehr jungen Säugling benutzen wir heute ausschließlich nichtionische wasserlösliche Kontrastmittel, die sich im Darmlumen weder verdünnen, noch in nennenswertem Maße resorbiert werden. Eine kräftige Resorption und Ausscheidung über die Nieren (Urogramm) ist ein Zeichen für einen Kontrastmittelübertritt in die Bauchhöhle.

Einzige Ausnahme ist die Lösung eines Mekoniumileus mit unverdünntem Gastrografin (RATCLIFFE 1986).

Eine *intensive* Darmreinigung ist nur bei der Suche nach einer Blutungsquelle und nach entzündlichen Darmwandveränderungen beim älteren Kind erforderlich. Kinder bis zu 3 Jahren brauchen nur eine Vorbereitung mit leichter Kost am Vortag und Nüchternheit am Untersuchungstag. Ältere Kinder erhalten zusätzlich ein Dulcolaxzäpfchen am Vorabend und 3 Std. vor der Untersuchung. Kommt es danach zu ungenügender Entleerung, erhält das Kind 2–3 Std. vor der Untersuchung ein Klysma oder einen Einlauf mit Dulcolaxzusatz (½ 5-ml-Amp. auf 2 l Flüssigkeit). Zur Klärung einer habituellen Obstipation wird der Kontrasteinlauf ohne jede Vorbereitung durchgeführt. Vor jedem Kontrasteinlauf ist eine rektale Untersuchung unabdingbar. Bei unklarer abdomineller Situation sollten immer auch eine Abdomenübersicht (in aufrechter Körperhaltung) und eine Thoraxaufnahme voraufgehen. Dabei ist auf Luftverteilung im Magen-Darm-Trakt, Spiegel, freie Luft in der Bauchhöhle, abnormen Darminhalt, pneumonische Infiltrate u.a. zu achten.

Bei Neugeborenen und jungen Säuglingen (insbesondere bei unbekannten anatomischen Verhältnissen an Enddarm und distalem Kolon) sollte das Kontrastmittel nur mittels einer mit einem Konus bewehrten Klistierspritze sehr vorsichtig eingebracht werden. Wegen der Gefahr einer Perforation des distalen Sigmas sollte man mit der Verwendung von Ballonkathetern (Charr 22–28) beim Säugling und Kleinkind besonders vorsichtig sein. Sie sind meist entbehrlich.

Anatomische und physiologische Besonderheiten beim Kind

Beim Neugeborenen ist das Kolon arm an Haustrierung und relativ weiter und länger sowie stärker geschlängelt als beim Erwachsenen und älteren Kind. Ein relativer Hochstand des vermehrt beweglichen Zäkums ist beim jungen Säugling ebenfalls physiologisch. Auch später bleibt bei einem Teil der Kinder eine mangelhafte Fixation des Zäkums (*Coecum mobile, Coecum pelvicum*) als Normvariante bestehen. Nur selten können mit ihr klinische Erscheinungen (Schmerzen, Passagebehinderung) in sicheren Zusammenhang gebracht werden (BRUNS u. LASSRICH 1969).

Der Dickdarm enthält bereits beim Neugeborenen Fäzes, das sog. Mekonium. Größere Mengen von mit Luftbläschen durchsetzten Darminhaltsmassen – vor allem in der Ileozäkalgegend – soll-

ten allerdings immer den Verdacht auf eine Passagebehinderung (Ileum- oder Kolonatresie, Mekoniumileus) lenken (vgl. Abb. **34**). Sie sind u.U. schwer von einer kleinblasigen Pneumatosis intestini bei nekrotisierender Enterokolitis zu unterscheiden (vgl. Abb. **46**).

Ein follikuläres Schleimhautmuster bedeutet eine *lymphatische* Hyperplasie (LAUFER u. DE SA 1978). Es ist beim Kind häufig und – wenn der Durchmesser der Follikel 3–4 mm nicht überschreitet – physiologisch. Besonders häufig findet es sich an der letzten Ileumschlinge, doch wird es auch im ganzen Kolon, bis hin zum Rektum, angetroffen.

Eine Interposition von luftgeblähten Kolonabschnitten zwischen Leber und Bauchwand oder Zwerchfell („Chilaiditi-Syndrom") ist besonders beim jungen Kind nichts Pathologisches. Das gleiche gilt für eine starke Luftblähung der linken Kolonflexur (sog. „Flexura-lienalis-Syndrom").

Anomalien

Kolonatresie

Die *Kolonatresie* hat die gleiche Ätiologie wie die angeborenen Dünndarmatresien, ist aber wesentlich seltener (1:40 000 Lebendgeborenen). Klinisch unterscheidet sie sich nicht von der tiefen Dünndarmatresie. Beweisend ist der Kontrasteinlauf, der ein mehr oder weniger verkürztes, proximal blind verschlossenes Mikrokolon ergibt (vgl. Abb. **24**). Das blinde Ende ist bei totaler Separation der Darmsegmente oft hakenförmig abgewinkelt („Hook sign") und kolbig aufgetrieben. Bei Vorliegen eines Membranverschlusses wird es durch den mekonium- oder luftgefüllten proximalen Blindsack pelottenartig imprimiert („Windsock-sign") (BLANK u. Mitarb. 1974).

Anorektale Mißbildungen

Sie machen 10% aller angeborenen Fehlbildungen des Magen-Darm-Traktes aus (Häufigkeit: 1:5000 Geburten). Die Komplexität der zugrundeliegenden Entwicklungsstörung, die zu der großen Gruppe der kaudalen Dysgenesien gehört, und die bei beiden Geschlechtern unterschiedliche Entwicklung der Anogenitalregion erklären den Formenreichtum der anorektalen Mißbildungen. Die internationale Klassifikation von 1970 unterscheidet mehr als 27 Formtypen (WILLITAL 1974). Dazu kommt noch die häufige Kombination mit Fehlbildungen der übrigen Darmabschnitte, des Urogenitale, der Wirbelsäule – insbesondere des Sakrum –, der Extremitäten und des Herzens. Die Diagnose als solche wird durch die *äußere* Untersuchung des Neugeborenen gestellt (Fehlen oder abnorme Ausbildung des Afters).

Abb. **35a–f** Anorektale Mißbildung (Schema der häufigsten Formen)
a u. **b** Hohe Läsion (~ 40%). Kommt – selten – auch ohne Fistel vor
c u. **d** Intermediäre Läsion (~ 15–20%). Sehr selten ohne Fistel. Die Fistel kann auch zum Analgrübchen ziehen (= anorektale Stenose)
e u. **f** Tiefe Läsion (~ 40%). Nicht selten mit Fistel zum Damm, zum Anus oder zur Vulva

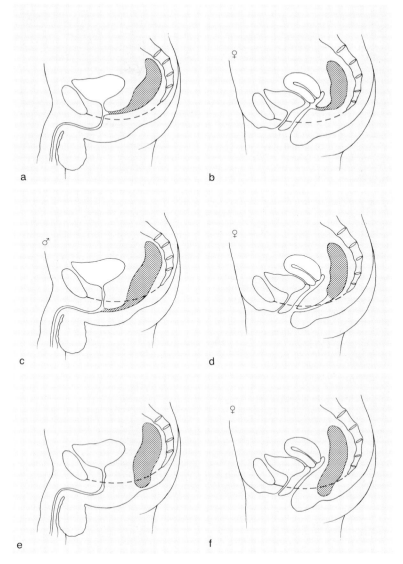

a   b

c   d

e   f

Aufgabe des *Radiologen* ist es, den Kinderchirurgen im Einzelfall bei der Wahl des operativen Verfahrens und des Zeitpunktes der endgültigen Korrektur, die im Idealfall immer die Schaffung eines kontinenten Afters an physiologischer Stelle zum Ziel hat, zu unterstützen.

Die entscheidende Frage ist, ob eine *hohe Läsion*, eine *intermediäre Läsion* oder eine *tiefe Läsion* vorliegt (Abb. 35). Bei einer *hohen Läsion* endet der Darm oberhalb der oft fehlenden oder nur rudimentär angelegten Levatorschlinge (Abb. **35a** u. **b** u. **36a**). Der Analkanal ist nicht vorhanden. Fast immer besteht oberhalb des Levators eine Fistelverbindung zur Pars prostatica der Urethra oder zur Vagina.
Bei einer *tiefen Läsion* endet der Dickdarm nach Durchtritt durch die normale Levatorschlinge dicht oberhalb des Analgrübchens (Abb. **35e** u. **f**

u. **36b**). Der Analkanal ist vorhanden, hat aber die Haut nicht durchbrochen, oder es ist seine Mündung von einer Hautfalte, die nur eine fistelartige Öffnung frei läßt, verdeckt (*Anus copertus*).
Von einer *intermediären Läsion* wird gesprochen, wenn das Darmlumen in Höhe der meist normal angelegten Levatorschlinge endet. Fast immer besteht dann eine Fistel, die das Niveau der Levatorschlinge durchbricht und den Darm mit dem Analgrübchen, dem Vestibulum (wbl.) oder der Pars bulbocavernosa der Harnröhre (ml.) verbindet (Abb. **35c** u. **d**). Folgende Untersuchungen haben sich bewährt:

1. Findet sich eine noch so kleine Analöffnung oder ist äußerlich eine Fistelöffnung, aus der sich Stuhl entleert, zu erkennen (am Anus, am Damm oder an der Vulva), wird immer eine retrograde Kontrastmittelfüllung versucht.

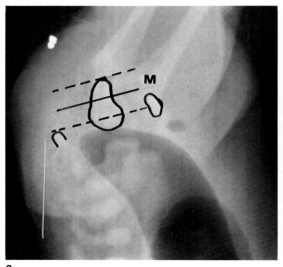

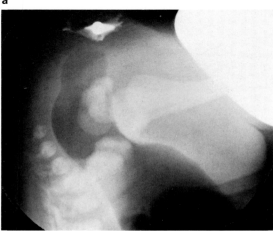

b

Abb. **36a** u. **b** Aufnahmen in Kopfhängelage nach
Wangensteen u. Rice
a Männl., 1. Lebenstag. Hohe Läsion mit rektoure-
thraler Fistel (Luft in der Harnblase!). Ende der Darmluftsäule weit oberhalb der M-Linie
b Männl., 1. Lebenstag. Tiefe Läsion. Die Luftsäule
endet dicht vor dem durch Bleipunkt markierten Anus
(Aufnahme b: Dr. *Richter*, Hamburg)

2. Fehlen äußere Öffnungen, wird in der Regel eine seitliche Aufnahme in Kopfhängelage mit
Kontrastmittelmarkierung des Analgrübchens
nach Wangensteen u. Rice (Abb. **36**) gemacht.
Folgendes ist zu beachten: Die Luftsäule muß
den Enddarm erreicht haben. Dies ist frühestens
8–12 Std. nach der Geburt der Fall. Damit die
Luft möglichst bis zum Ende des Blindsacks steigt
(der gewöhnlich Mekonium enthält), sollte das
Kind mindestens 3 Min. in Kopfhängelage gehalten werden. Die Aufnahme wird streng seitlich
mit Zentrierung auf den Trochanter major gemacht.

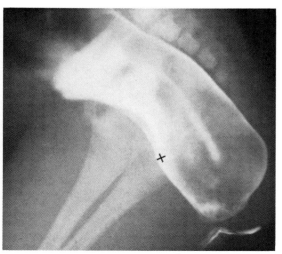

Abb. **37** Darstellung des Blindsacks nach transperito-
nealer Kontrastmittelinjektion. Nach Mischung des
Kontrastmittels mit der Mekoniumsäule Darstellung eines Blindsackes, der fast bis zum Analgrübchen reicht
(= tiefe Läsion). Bei der Aufnahme nach Wangensteen
u. Rice hatte die Mekoniumfüllung des Blindsacks eine
hohe Läsion vorgetäuscht. (aus *Kl. D. Ebel:* Röntgendiagnostik von Dickdarmerkrankungen im Kindesalter.
In *W. Frommhold, P. Gerhardt:* Erkrankungen des
Dickdarms. Thieme, Stuttgart 1979)

Bei der *hohen* und der *intermediären Läsion* endet
der Kolonblindsack kranial von einer Linie, die,
parallel zur Verbindungslinie zwischen Symphyse
und Ende des knöchernen Sakrums gezogen, den
kommaförmigen Knochenkern des Os ischii an
der Grenze zwischen seinem mittleren und kaudalen Drittel schneidet (M-Linie nach CREMIN u.
Mitarb. 1973) (Abb. **36a**). Bei der tiefen Läsion
endet die Luftsäule meist wenige Millimeter oberhalb des Analgrübchens (Abb. **36b**).

3. Leider birgt die Methode nach Wangensteen u.
Rice Täuschungsmöglichkeiten: Bei einer tiefen
Läsion kann der Blindsack sich unvollständig
darstellen; trotz Vorliegens einer hohen Läsion
kann er beim Schreien oder Pressen so tief treten,
daß eine tiefe vorgetäuscht wird (EBEL 1979).
Solche Fehlinterpretationen hilft die Methode der
transperinealen Direktpunktion des Blindsacks
vom Analgrübchen aus – mit Kontrastmittelinjektion und Zielaufnahmen unter Durchleuchtung –
zu vermeiden (Abb. **37**) (EBEL 1979).
Neuerdings erweist sich die *Sonographie* mit longitudinaler transperinealer Schnittführung als
ideale Methode für die exakte Lokalisation des
Rektumblindsacks und die Messung seiner Distanz von der perinealen Hautoberfläche (OPPEN-
HEIMER u. Mitarb. 1983).

4. Hat der Chirurg zunächst eine Kolostomie angelegt (in den meisten Fällen von hoher und in-

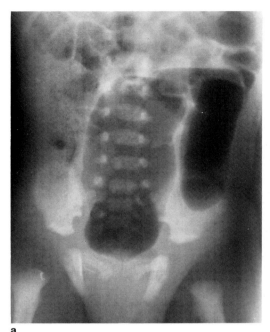

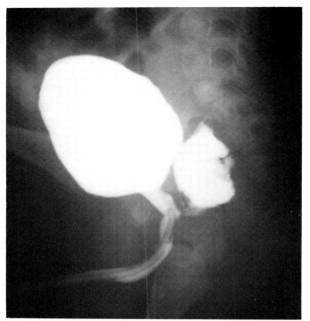

a
b

Abb. **38 a** u. **b**   Anorektale Mißbildung
a Männl., Neugeborenes 1. Lebenstag. Abdomen-übersicht bei hoher Läsion. Ein Defekt des 4. u. 5. Sa-kralwirbels spricht für eine Hypoplasie der Puborekta-lisschlinge (operativ bestätigt)

b Männl., 2 Monate. Hohe Läsion. Rektourethrale Fi-stel. Blindsack des Rektums durch Kontrastmittelüber-tritt bei der Miktion gefüllt

termediärer Läsion), wird vor der Rekonstruktion des Anus die abführende Schlinge, d. h. der Blindsack, vom Kolostoma aus mit Kontrastmit-tel dargestellt („Loopogramm").

Nie darf die einfache Übersichtsaufnahme von Abdomen und Thorax fehlen. Sie dient dem Aus-schluß zusätzlicher Fehlbildungen, vor allem des Magen-Darm-Trakts (Ösophagusatresie, Duode-nalatresie, Dünndarmatresie). Ein Sakralwirbel-defekt (Abb. **38 a**) bedeutet in der Regel eine ho-he Läsion mit hypoplastischer oder gar nicht an-gelegter Levatorschlinge. Wichtig ist ferner, bei allen Untersuchungen auf den Übertritt von Kon-trastmittel oder Luft in Blase und Urethra zu ach-ten (vgl. Abb. **36 a**): Zahlreiche Formen gehen mit rektovesikalen oder rektourethralen Fisteln einher. Diese bedürfen u. U. der gesonderten Darstellung durch Miktionszystourethrogramm oder retrograde Füllung der Urethra (Abb. **38 b**).

Rektumstenose

Die sehr seltene angeborene isolierte Stenose des unteren Rektums wird zu den intermediären For-men der anorektalen Mißbildung gerechnet. Häu-figer findet sich eine Rektumstenose vergesell-schaftet mit präsakralen Tumoren (ventrale Me-ningozele, präsakrales Teratom, enterische Zyste) und lochartigen Defekten des Sakrums (CURRA-RINO u. Mitarb. 1981).

Motilitätsstörungen des Kolons und funktionelle Verschlüsse

Transportstörungen im Dickdarm wirken sich beim Neugeborenen zunächst in einer Verzöge-rung des Mekoniumabganges aus. Während sich beim älteren Kind der Dickdarm an Kotstauun-gen erheblichen Ausmaßes anpassen kann, kommt es beim Neugeborenen und jungen Säug-ling schon in 2–3 Tagen zu einem tiefen Ileus. Die *Aganglionose des Kolons* (kongenitales Mega-kolon, Hirschsprungsche Krankheit) ist das wich-tigste der Krankheitsbilder, deren Wesen in einer *neurogenen Transportstörung* infolge Unreife, De-generation, zahlenmäßiger Reduktion oder *Feh-lens der muralen Ganglienzellen* besteht.

Bei jedem tiefen Ileus im Neugeborenenalter und beim jungen Säugling muß an einen Morbus Hirschsprung gedacht werden. Dagegen spielt die Hirschsprungsche Krankheit in der Differential-diagnose der Obstipation des älteren Kindes – entgegen einer weitverbreiteten Ansicht – kaum eine Rolle. Nur ganz ausnahmsweise bleibt ein Morbus Hirschsprung bis jenseits des Säuglingsal-ters kompensiert und unentdeckt.

Die Aganglionose kann das gesamte Kolon be-treffen und sogar noch auf den Dünndarm über-greifen. In 90% der Fälle ist sie aber auf das Rek-tum und das Sigma beschränkt. Obwohl sich das Fehlen der Ganglienzellen und die Ausdehnung

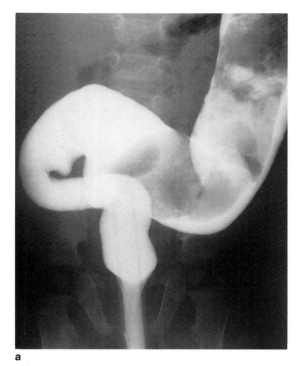

a

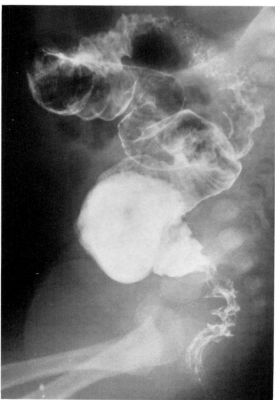

b

Abb. **39a** u. **b**   Morbus Hirschsprung
a   Weibl., 5 Monate. Enges Segment bis zur Mitte des
Sigmas. Rekto-Sigmoid-Index deutlich < 1
b   „Transitionszone" am rektosigmoidalen Übergang.
Bizarre Kontraktion des aganglionären Rektums

der Aganglionose heute mit Hilfe der Schleimhaut-Saugbiopsie histochemisch nachweisen läßt
(die Schleimhaut enthält im Bereich der Aganglionose vermehrt Azetylcholin und Azetylcholin-
Esterase) und dieser Nachweis vor einer Resektion der befallenen Abschnitte obligatorisch ist,
ist immer noch der *Kontrasteinlauf* die wichtigste
diagnostische Maßnahme.

Beim Neugeborenen und jungen Säugling wird
das Koloklysma stets mit nicht-ionischen wasserlöslichen Kontrastmitteln durchgeführt. Diese
werden kaum resorbiert, und sie verdünnen sich
im Darmlumen nicht. Sie erlauben daher ebenso
wie Barium die Beurteilung der Evakuationszeit.
Ein wichtiges Zeichen der Aganglionose ist nämlich die verminderte Evakuationsfähigkeit, die oft
erst durch *Spätaufnahmen* 12–24 Std. nach Einbringung des Kontrastmittels erkannt wird (CRE-
MIN 1974). Wegen der bei Aganglionose erhöhten
Perforationsgefahr sollte der Einlauf sehr vorsichtig und ohne Darmrohr (mit einer konusbewehr-
ten Spritze) erfolgen.

Das kaum dehnbare, aganglionäre „enge Segment" zeigt oft eine bizarre, unregelmäßig wellige
oder grob gezackte Kontur. Mit einem abrupten
Kalibersprung geht es in das prästenotisch dilatierte „normale" Kolon über (Abb. **39**). Die eigentliche Grenze der Aganglionose liegt bereits
im dilatierten Teil des Darmes. Die passiv dilatierte aganglionäre „Transition zone" kann unterschiedlich lang sein. Manchmal gibt sie sich
durch Konturunregelmäßigkeiten zu erkennen.
Exakt läßt sie sich nur bioptisch bestimmen.
Praktisch bewährt hat sich der „Rekto-Sigmoid-
Index" nach POCHACZEWSKI u. LEONIDAS (1975).
Der größte Durchmesser des Rektums wird durch
den größten Durchmesser des Sigmas geteilt. Bei
sicheren Hirschsprung-Fällen liegt der Index unter 1,0, im Mittel bei 0,8. Leider sind im Neugeborenenalter die klassischen Röntgenzeichen oft
noch wenig ausgeprägt oder fehlen ganz. Das gilt
vor allem für die nur in 4% der Fälle auftretende
Aganglionose des gesamten Kolons. Eine abnorme Kürze des Dickdarms, dem die für das Neugeborene typische redundante Schlängelung fehlt,
bizarre Wandkonturen und das Fehlen einer pro-
pulsiven Peristaltik können Hinweise sein
(Abb. **40**). Beim Neugeborenen sind deshalb
Spätaufnahmen von größter Bedeutung, zumal in
den ersten Lebenswochen auch die Saugbiopsie
häufig noch keine verwertbaren Ergebnisse zei-
tigt. Die Existenz eines ultrakurzen, im wesentlichen auf den Analkanal beschränkten aganglionären Segments ist umstritten, da der Sphincter
internus nach Meinung vieler Autoren physiologischerweise keine Ganglienzellen enthält. Auf jeden Fall ist es klinisch nicht von einer *Sphinkterachalasie* zu unterscheiden (EBEL 1979).

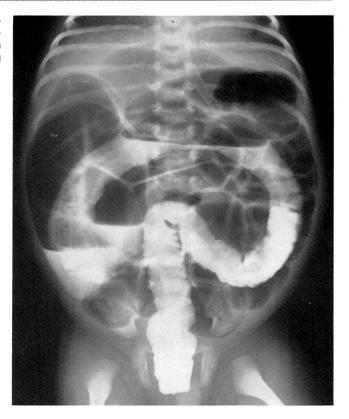

Abb. **40** Männl., 3 Wochen. Totale Aganglionose des Kolons. Tiefer Dünndarmileus. Auffallend kurzes und wandstarres Kolon (in Form eines Fragezeichens) mit unregelmäßig welliger Kontur

Umschriebene, stenosierende, segmentale Aganglionosen (sog. „skip lesions") sind wahrscheinlich in der Mehrzahl der Fälle erworben, z.B. durch eine im Neugeborenenalter durchgemachte nekrotisierende Enterokolitis (HANEY u. Mitarb. 1982).

Die wichtigsten *Komplikationen* der Aganglionose ist die sich auf dem Boden einer Ischämie im dilatierten aganglionären Kolonabschnitt entwikkelnde Enterokolitis, die besonders im Neugeborenenalter auftritt. Sie kann zur Perforation führen. Deshalb Vorsicht beim Kontrasteinlauf!

Mekoniumpfropfsyndrom und „Small left colon syndrome"

Diese ursprünglich unabhängig von einander beschriebenen Krankheitsbilder stellen nach neuerer Auffassung (BERDON u. Mitarb. 1977) eine nosologische Einheit dar. Sie ist die wichtigste differentialdiagnostische Alternative zum Morbus Hirschsprung im Neugeborenenalter. Ebenso wie beim Morbus Hirschsprung kann das Mekonium nicht ausgestoßen werden, und es entwickelt sich ein Neugeborenenileus. Bis zur linken Flexur wird das proximale und mittlere Kolon pfropfartig von Mekonium ausgefüllt. Distal von der Flexura lienalis ist der Darm gewöhnlich leer und extrem kontrahiert. Während bei der Aganglionose, die in 5–10% der Fälle bis zur linken Kolonflexur reicht, das enge Segment nur in der Relation zum gestauten proximalen Dickdarm eng erscheint, findet sich beim „small left colon syndrome" distal von der linken Flexur ein regelrechtes Mikrokolon (BERDON u. Mitarb. 1977). Ist der Mekoniumpfropf beseitigt, was durch vorsichtiges Umspülen mit wasserlöslichem Kontrastmittel in der Regel leicht gelingt, zeigt das Colon descendens nach kurzer Zeit eine normale Weite und Funktion.

Die Ursache der Motilitätsstörung ist unbekannt. Eine Anomalie der Ganglienzellen läßt sich nicht nachweisen. Mit dem Mekoniumileus und der Mukoviszidose hat das Krankheitsbild nichts zu tun. In der Regel betrifft es reife Neugeborene, auffallend häufig von diabetischen Müttern. Medikamente können eine Rolle spielen. Ausnahmsweise reicht der Mekoniumpfropf bis ins Rektum. Dies hat ursprünglich zur Unterscheidung von zwei Krankheitsbildern geführt.

Das „enge linke Kolon" kann auch Teil eines Syndroms sein, das die Trias „Mikrokolon – Megazystis/Megapyelon – intestinale Hypoperistaltik" umfaßt (YOUNG u. Mitarb. 1981).

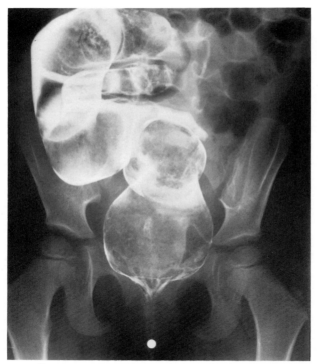

a

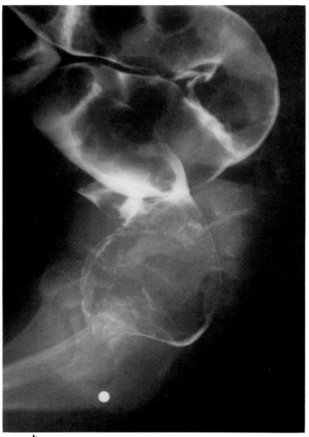

b

Abb. **41a** u. **b**   Weibl., 4 Jahre. Idiopathisches Megakolon, **a** sagittal, **b** seitlich. Kontrasteinlauf ohne Vorbereitung. Anus mit Bleikugel markiert. Normale Länge
des Analkanals. Kein enges Segment

Funktioneller Darmverschluß bei unreifen Neugeborenen

Bei unreifen Neugeborenen – meist unter 1500 g
Geburtsgewicht – kann es *nach normalem Meko-
niumabgang* in den ersten Lebenstagen bis -wo-
chen infolge Unreife der intramuralen Ganglienzellen zu Hypoperistaltik und Ansammlung von
Darminhalt im ganzen Kolon und/oder im unteren Ileum kommen. Vor allem wird dies nach
Kunstmilchernährung beobachtet („Inspissated
milk syndrome") (CREMIN 1973, FRANKEN 1982).
Ein vorsichtig durchgeführter Kontrasteinlauf
kann auch hier kurativ sein.

Idiopathisches (psychogenes) Megakolon

Diese beim Kind außerordentlich häufige *psycho-
somatische Störung*, die zu einer hochgradigen
Kotüberfüllung und Dilatation vor allem der unteren Dickdarmabschnitte (Rektosigmoid) führt,
geht häufig auch mit einem Eindringen der Kotsäule in den oft aufgeweiteten Analkanal und mit
Einkoten (Enkopresis) einher. Die Unterscheidung eines idiopathischen Megakolons von einem
verspätet diagnostizierten Morbus Hirschsprung
ist in der Regel schon klinisch möglich: Beim
Morbus Hirschsprung ist im Gegensatz zum idiopathischen Megakolon die Ampulle leer, der
Analkanal stark tonisiert. Die Methode mit der
größten Aussagekraft ist (abgesehen von der
Schleimhaut-Saugbiopsie) die Elektromanome-
trie des Sphinkters. Trotzdem werden die Kinder
häufig als Ultima ratio dem Radiologen überwiesen. Wir führen dann eine Kontrasteinlauf ohne
jegliche vorhergehenden Abführmaßnahmen
durch. Hat der Einlauf das Querkolon erreicht,
lassen wir das flüssige Kontrastmittel ablaufen.
Wir machen dann je eine Aufnahme mit sagitta-
lem und frontalem Strahlengang; der Anus wird
dabei mit Barium oder einem Bleipunkt markiert.
Es lassen sich dann Weite und Kotgehalt von
Analkanal, Rektum und Sigma gut beurteilen
(Abb. **41**). Ein Morbus Hirschsprung mit Engstellung von Rektum und Sigma läßt sich so sicher
ausschließen. Ist lediglich der Analkanal eng,
kommen ein Morbus Hirschsprung mit ultrakur-
zem Segment, eine Sphinkterachalasie oder eine
narbige Sphinkterstenose in Betracht. Ein „Defä-
kogramm" (Ziel- oder Videoaufnahmen der Kon-
trastmitteldefäkation mit transversalem Strahlengang) kann die mangelnde Dehnbarkeit des
Analkanals beweisen (EBEL 1979).

Invagination

Obwohl die durch *Hypermotilität* hervorgerufene
Invagination (Intussuszeption), eine der häufigsten Ursachen des frühkindlichen Darmver-
schlusses, meist im unteren Ileum beginnt, mani-

festiert sie sich *radiologisch* (beim diagnostischen und therapeutischen Kontrasteinlauf) als Obstruktion des Kolons. Über 60% der befallenen Kinder sind unter 1 Jahr, nur 10% mehr als 3 Jahre alt. Sie erkranken aus voller Gesundheit mit intermittierend auftretenden kolikartigen Schmerzen. Dabei zeigen sie schon sehr bald die schweren Allgemeinerscheinungen eines peritonealen Schocks. Ausgeprägte Zeichen eines tiefen Dünndarmileus sowie Blutabgang sind bereits Spätsymptome (6–12 Std. nach Invaginationsbeginn).

Die Ursache bleibt in den meisten Fällen unklar. Virusinfekte oder eine Yersinien-Infektion mit ileozäkaler Lymphadenitis spielen wohl die Hauptrolle.

Seltener ist eine Auslösung durch eine das Invaginat hinter sich herziehende „Massenläsion", wie eine eingestülpte Appendix, ein eingestülptes Meckelsches Divertikel oder ein Dünndarmpolyp. An eine solche Ursache ist vor allem bei Neugeborenen und bei älteren Kindern zu denken. In 90% aller Fälle handelt es sich um eine ileozäkale oder ileozäkokolische Invagination, bei der nur ein wenige Zentimeter langer Endabschnitt des Ileums in das Zäkum prolabiert, der dann, von der gesteigerten Peristaltik ergriffen, das beim Säugling besonders mobile Zäkum einstülpt und bis ins Querkolon (oder weiter) hinter sich herzieht.

Auf dem Abdomenübersichtsbild (Abb. **42**) findet sich auffallend wenig Luft im Darm, vor allem im Dickdarm, der in der Regel fast frei von jeglichem Darminhalt ist. In 60% der Fälle ist im Oberbauch (meist subhepatisch) ein Weichteiltumor gegen umgebende Darmluft abzugrenzen, oft nur auf Bildern in Rückenlage oder linker Seitenlage mit horizontalem Strahlengang (EKLÖF u. HARTELIUS 1980, WHITE u. BLANE 1982). Dieser entspricht dem Invaginat, das sich mit höherer Treffsicherheit *sonographisch* als „Kokarde" oder „Pseudoniere" darstellen läßt (DINKEL u. Mitarb. 1982, SWISCHUK u. Mitarb. 1985). Beim *Kontrasteinlauf* trifft man meist im Querkolon, ausnahmsweise schon im Rectum oder Sigma, auf den Kopf des Invaginats (Abb. **43 a**).

Es wird umflossen von Kontrastmittel, das sich zwischen Intussuszeptum und dem umgebenden, zieharmonikaartig zusammengeschobenen Dickdarm (Intussuszipiens) mit seinen verschwollenen Querfalten inkohärent ausbreitet („Spiralfederphänomen"). Wenn keine Kontraindikation besteht (eine *absolute Kontraindikation* ist wegen der drohenden Perforation nur eine *Peritonitis*; Vorsicht ist bei sehr langer Anamnese – über 36 Std. – und bei ausgeprägtem Ileus geboten), wird jetzt in Operationsbereitschaft ein Repositions-

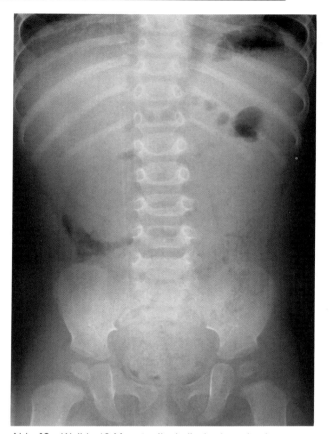

Abb. **42** Weibl., 10 Monate. Ileokolische Invagination. Abdomenübersicht bei aufrechtem Rumpf. Auffallend wenig Darmluft. Hühnereigroßer Weichteiltumor (Invaginat) rechts subhepatisch

versuch angeschlossen, der in über 80% der Fälle Erfolg hat (EKLÖF u. Mitarb. 1980).

Unter vorsichtiger Erhöhung des Einlaufdrucks auf 100 bis 140 cm H_2O wird der Kontrasteinlauf wiederholt, wobei ein Helfer durch Kompression der Nates das Herauspressen von Einlaufflüssigkeit und Darmrohr verhindert.

Oft sind drei oder mehr Versuche, bei denen man mehrere Minuten lang den vollen H_2O-Druck auf das Invaginat einwirken läßt, erforderlich. Sie werden von längeren Pausen unterbrochen, in denen man Invaginat und Darm Zeit läßt, durch Abfluß von venösem Blut und Lymphe abzuschwellen. Es wird nur ganz kurz, intermittierend durchleuchtet. Die Desinvagination ist gelungen, wenn sich mindestens 30 cm Dünndarm retrograd gefüllt haben (Abb. **43 c**) und kein ileoileales Restinvaginat mehr nachweisbar ist (Abb. **44**). Bestehen Zweifel am Erfolg der Reposition, muß operiert werden. Ein wertvoller Hinweis darauf, daß die Reposition geglückt ist, sind erstens die schlagartige Besserung des Allgemeinzustandes, zweitens die Beobachtung einer normalen Weite

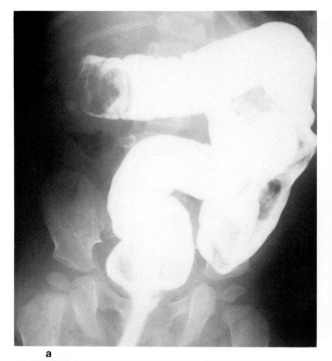

a

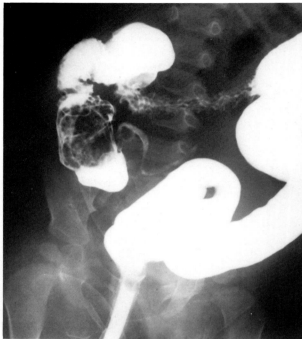

b

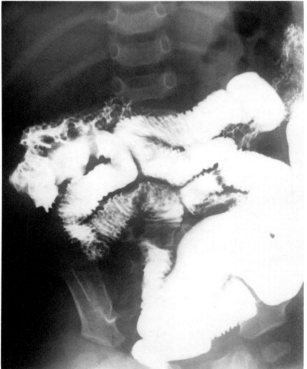

c

Abb. **43a–c**   Dieselbe Patientin wie in Abb. **42.** Reposition der Invagination durch Kontrasteinlauf
a   Die Kontrastmittelsäule stößt auf das Invaginat, das umflossen wird („Sprungfelderphänomen")
b   Das Invaginat ist bis vor die Ileozäkalklappe zurückgedrängt. Unterer Zäkumpol und Appendix gefüllt
c   Geglückte Lösung der Invagination. Mehr als 30 cm Dünndarm sind retrograd gefüllt. Zäkumhochstand

und Füllung des Dickdarms auf Spätaufnahmen. Ist die Invagination nicht völlig beseitigt, führt die Stenoseperistaltik zu Kontraktion und völliger Entleerung des Darms (EKLÖF u. HUGOSSON 1976). Die Reposition wird durch Spasmolytika und Sedierung, evtl. auch Narkose, erleichtert.

Bei der relativ seltenen (10%) ileokolischen oder ileoileokolischen Invagination mit einem langen Dünndarminvaginat, das sich beim Einlauf nicht als kompakter Füllungsdefekt darstellt, sondern das selbst dann, wenn bereits Zäkum und Appendix mit Kontrastmittel gefüllt sind, noch als bis zur rechten Flexur oder darüber hinaus reichendes, vielfach geschlängeltes tubuläres Gebilde im Darmlumen zu erkennen ist, gelingt die Reposition durch Kontrasteinlauf nur in etwa ¼ der Fälle (MOK u. HUMPHRY 1982). Hier sollte man sie auf keinen Fall erzwingen, ebensowenig wie bei älteren Kindern und bei Neugeborenen, wo in der Mehrzahl der Fälle ein ohnehin operationsbedürftiges „führendes Substrat" in Gestalt eines Tumors oder einer Darmwandanomalie vorliegt (PATRIQUIN u. Mitarb. 1977).

Gelegentlich begegnet man beim Kolonkontrasteinlauf oder bei der oralen Darmpassage einer *chronischen Invagination,* bei der die Passagebehinderung nicht vollständig ist (Abb. **45**). Sie kann u. U. über Wochen bestehen. In der Regel führen hier ein palpabler Oberbauchtumor und eine uncharakteristische Abdominalsymptomatik die Kinder zum Radiologen (HUMPHREY u. Mitarb. 1982). Auch dies sind Fälle für den Chirurgen.

Sigmavolvulus und *Zäkumvolvulus* sind beim Kind sehr selten. Ihre Röntgensymptomatik unterscheidet sich nicht von der beim Erwachsenen: hochgradig erweiterte, luftgeblähte Darmschlingen mit fest-flüssigem Inhalt und Spiegeln auf dem Leerbild, ein Kontrastmittelstopp mit spitz auslaufendem Lumen und sich endständig überkreuzenden Längsfalten beim Einlauf, der bei der Sigmatorsion manchmal therapeutischen Effekt hat.

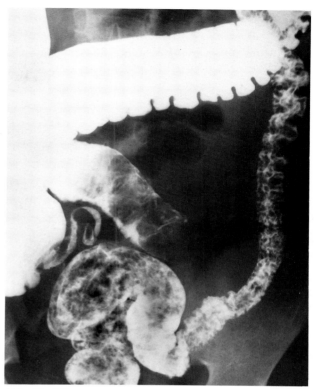

Abb. **44** Männl., 5 Jahre. Ileoileokolische Invagination. Am Ende des mißglückten Repositionsversuchs zeigt sich im erweiterten Endileum noch ein Füllungsdefekt durch ein langes ileoileales Invaginat (operativ bestätigt)

Entzündung

Nekrotisierende Enterokolitis des Neugeborenen

Die nekrotisierende Enterokolitis ist eines der gefürchteten „großen" Krankheitsbilder der Neugeborenenperiode. Ihre Letalität liegt zwischen 35 und über 50%. Betroffen sind zu über 80% unreife und untergewichtige Frühgeborene. Über die Ätiologie herrscht noch keine volle Klarheit (SCHWEIZER u. Mitarb. 1981). Wahrscheinlich führt eine segmentale Ischämie der Darmwand zu Blutung und Nekrose, die der sekundären Invasion gramnegativer Keime den Weg bahnen. Dabei spielen natürliche und iatrogene Streßfaktoren, denen Frühgeborene in vielfacher Gestalt ausgesetzt sind, eine auslösende Rolle (Atemnotsyndrom, zerebrale Blutung, Bluteindickung und intravasale Erythrozytenaggregation, Nabelvenen- und -arterienkatheter, Beatmung, Pufferung, Medikamente). Die Krankheit beginnt zwischen dem 1. und 10. Lebenstag mit Distension des Abdomens, Erbrechen und blutigen Stühlen. Rasch können sich Ikterus, Sepsis und Perforationsperitonitis entwickeln.

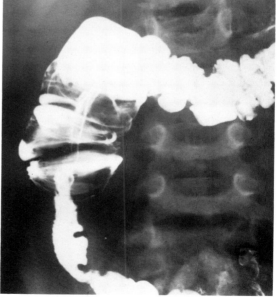

Abb. **45** Männl., 3 Jahre. Chronische ileokolische Invagination. Orale Magen-Darm-Passage. Das durchgängige Endileum verläuft gestreckt durch das eingestülpte Kolon (Aufnahme: Dr. *Wedemeyer,* Hamburg)

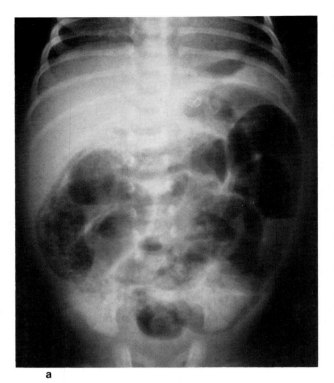

a

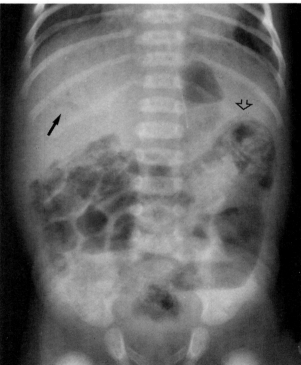

b

Abb. 46a u. **b** Nekrotisierende Enterokolitis
a Männl., 10 Tage. Dilatation von Dünn- und Dickdarm mit Luft und einzelnen Spiegeln. Pneumatosis intestini (kleinblasig und lamellär) vor allem am Colon ascendens
b Neugeborenes, 4. Lebenstag (Aufnahme: Dr.
Hayek, Hamburg). ⇩Pneumatosis intestini (lamellär) in
der Gegend der li. Kolonflexur, ➤Gas in der intrahepatischen Pfortader

Eine *Abdomenübersichtsaufnahme* (am besten in
zwei Ebenen) zeigt im Beginn nur eine uncharakteristische Blähung von Dünndarmschlingen mit
Flüssigkeitsspiegeln. Die Aperistaltik der nekrotischen Darmabschnitte führt dazu, daß stark befallene Schlingen ihre Lage und Form über Stunden beibehalten („Symptom der persistierenden
Schlinge") (DANEMAN u. Mitarb. 1978). Im Verlauf von oft weniger als 24 Std. kommt es am
Dickdarm zu einer ausgeprägten Pneumatosis intestini mit lamellären oder kleinblasigen Gasansammlungen in der Darmwand (Abb. **46**). Befallen ist davon vor allem der proximale Dickdarm
(Colon ascendens). Der Befall kann aber bis zum
Rektum fortschreiten. Häufig ist gleichzeitig Gas
im intrahepatischen Gefäßbaum der Pfortader zu
erkennen (Abb. **46b**). Differentialdiagnostisch
müssen eine Pneumatosis intestini als Komplikation einer Überdruckbeatmung, von Luftbläschen
durchsetzte Darminhaltsmassen (das Neuhausersche Zeichen, s. oben) und eine harmlose Luftfüllung von Pfortaderästen bei liegendem Nabelve-
nenkatheter abgegrenzt werden. Lassen sich diese
Ursachen ausschließen, sind eine Pneumatosis intestini und Gas in der Pfortader im Neugeborenenalter immer Alarmzeichen. In ca. 30% der Fälle kommt es zur Perforation. Das Pneumoperitoneum im Neugeborenenalter wird am häufigsten
durch eine Kolonperforation bei nekrotisierender
Enterokolitis verursacht. Wegen der Perforationsgefahr sollte ein Kontrasteinlauf unterbleiben.
Falls er sich einmal nicht umgehen läßt, sind nur
nichtionische jodhaltige Kontrastmittel erlaubt.
Nach Ausheilung einer nekrotisierenden Enterokolitis entwickeln sich in 20% der Fälle umschriebene Dickdarmstenosen und -strikturen
(Abb. **47**). Auch eine segmentale Schädigung oder
Zerstörung der Ganglienzellen ist möglich. Bei allen Überlebenden sollte daher 4 Wochen bis ½
Jahr nach der Erkrankung ein Kolonkontrasteinlauf durchgeführt werden. In Einzelfällen wurde
eine spontane Rückbildung solcher erworbener
Stenosen beobachtet (TONKIN u. Mitarb. 1978).
Enterokolitiden beim Kind jenseits des Neugebo-
renenalters zeigen nicht das Bild der Pneumatosis
intestini, sondern die auch beim Erwachsenen üblichen Schleimhaut- und Darmwandveränderungen. Differentialdiagnostisch ist hier neben der
Colitis ulcerosa und dem Morbus Crohn immer
auch an den Morbus Hirschsprung, das hämoly-
tisch-urämische Syndrom, die Purpura rheumatica Schönlein-Henoch und durch Antibiotika ausgelöste Kolitiden zu denken. Die nekrotisch-ent-
zündliche Darmwandverdickung bei nekrotisierender Enterokolitis und anderen kindlichen Enterokolitiden läßt sich auch sonographisch erkennen („Pseudonierenzeichen") (KODROFF u. Mitarb. 1984).

Abb. **47a** u. **b**
Männl., Nekrotisierende Enterokolitis
a Am 3. Lebenstag ausgeprägte Pneumatosis intestini am Colon descendens
b 2 Monate. Später zeigt der Kontrasteinlauf am Übergang des Deszendens zum Sigma eine narbige Stenose mit Wandunregelmäßigkeiten

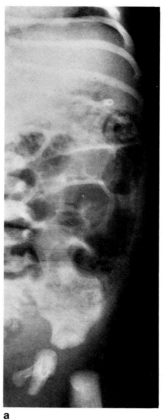
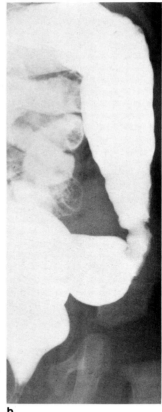

a   b

Akute Appendizitis

Ungeachtet der Häufigkeit der *akuten Appendizitis* im Kindesalter spielt die *Röntgendiagnostik* bei diesem Krankheitsbild kaum eine Rolle. Hingewiesen sei aber auf den sicheren ätiologischen Zusammenhang zwischen akuter Appendizitis und Fäkolithen in der Appendix, die in 8–10% aller kindlichen Appendizitiden gefunden werden. Ein typischer, meist konzentrisch geschichteter Fäkolith auf der Leeraufnahme beim akuten Abdomen (Ileus oder Peritonitis) ist nahezu beweisend für eine perforierte Appendix. Auch der zufällig auf der Abdomenübersicht entdeckte Fäkolith stellt immer eine Indikation zur Appendektomie dar. Im übrigen gibt es außerhalb des akuten Schubes keine Röntgenzeichen, welche die Diagnose einer „chronischen Appendizitis" rechtfertigen und per se eine Operationsindikation darstellen.

Tumoren und tumorähnliche Läsionen

Von den malignen Tumoren spielen praktisch nur Non-Hodgkin-Lymphome (besonders der Ileozäkalgegend) eine gewisse Rolle. Sie sind manchmal die Ursache einer Invagination. Unter den benignen Tumoren ist der *juvenile Solitärpolyp* weitaus der häufigste. Nach der Analfissur stellt er die häufigste Ursache von Blutauflagerungen auf dem Stuhl bei Kleinkindern dar. Das Prädilektionsalter liegt zwischen 1 und 10 Jahren (Maximum zwischen 3 und 6 Jahren). Nur selten in der Mehrzahl vorkommend, ist der juvenile Polyp meist im distalen Dickdarm (Deszendens, Sigma, Rektum) lokalisiert (Abb. **48**). Seine Diagnose und Therapie (Elektroresektion) sind heute eine Domäne der Endoskopie. Der Kontrasteinlauf (bei dieser Indikation ausnahmsweise bevorzugt mit Doppelkontrast) dient vor allem dem Ausschluß evtl. weiter proximal lokalisierter weiterer Einzelpolypen bzw. dem Ausschluß einer *Polyposis.* Der Solitärpolyp, histologisch eine „tumorähnliche Läsion" (juveniler Polyp = Retentionspolyp oder „entzündlicher" Polyp), ist kaum je größer als eine Haselnuß oder Kirsche. Rundlich, mit glatter Oberfläche, sitzt er meist pendelnd an einem mehr oder weniger langen Stiel. Dieser wird oft nekrotisch, was dann zum Spontanabgang des Polypen und zur Selbstheilung führt. Im Gegensatz zum *adenomatösen* Polypen des Erwachsenen stellt er *nie eine Präkanzerose* dar.
Juvenile Polypen können ausnahmsweise auch in großer Zahl, über das ganze Kolon verteilt vorkommen. Sie bilden dann manchmal ganze Rasen. Es handelt sich hierbei um die *juvenile Polyposis des Kolons* (DODDS 1976), eine oft familiäre

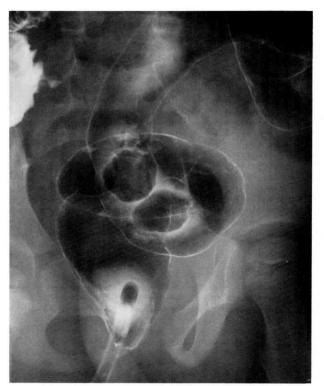

Abb. **48**   Weibl., 6 Jahre. Kolon mit Doppelkontrast. Zwei kirschgroße und mehrere linsengroße juvenile Polypen im Sigma. Juvenile Polyposis des Kolon (histologisch bestätigt)

Erkrankung, die mit blutigen Durchfällen und enteralem Eiweißverlust einhergehen kann. Auch sie ist keine Präkanzerose, im Gegensatz zur *familiären Polyposis coli* mit ihren *adenomatösen* Polypen, die immer eine Präkanzerose und daher eine absolute Indikation zur Kolektomie darstellt, aber selten vor dem 10. Lebensjahr auftritt. Auch die übrigen Polyposen (Peutz-Jeghers-Syndrom, Gardner-Syndrom, Cronkhite-Canada-Syndrom) kommen in der 1. Lebensdekade praktisch nicht vor.

Bei Säuglingen muß bei Darmblutungen und polypenähnlichen Füllungsdefekten auch an *Darmwandhämangiome* gedacht werden. *Darmduplikaturen* kommen auch am Kolon vor. Sie sind hier jedoch seltener als am Dünndarm. Außer dem zystischen Typ (mit oder ohne Kommunikation mit dem Darmlumen) begegnen wir am Kolon auch einer mehr oder weniger langen tubulären Doppelung des Lumens, die mit einer Teilung nahe am Anus beginnt und manchmal proximal mit einer Wiedervereinigung der Lumina endet. Eine tubuläre Verdoppelung ist häufig mit anorektaler Mißbildung und Anlagestörungen von Blase und Genitale (im Sinne einer ventralen Spaltbildung) kombiniert.

Literatur

Ablow, R. C., F. A. Hoffer, J. H. Seashore, R. J. Touloukian: Z-shaped duodenojejunal loop: sign of mesenteric fixation anomaly and congenital bands. Amer. J. Roentgenol. 141 (1983) 461

Barnes, J. C., W. L. Smith: The Vater association. Radiology 126 (1978) 445

Berdon, W. E., D. H. Baker: Radiographic findings in esophageal atresia with proximal pouch fistula (type B). Pediat. Radiol. 3 (1975) 70

Berdon, W. E., Th. L. Slovis, J. B. Campbell, D. H. Baker, J. O. Haller: Neonatal small left colon syndrome: its relationship to aganglionosis and meconium plug syndrome. Radiology 125 (1977) 457

Beyer, P., K. E. v. Mühlendahl, E. G. Krienke: Ingestion von kleinen Quecksilberbatterien (Knopfbatterien) – mögliche Komplikationen. Pädiat. Prax. (1980/81) 455

Blank, E., E. Afshani, B. R. Girdany, A. Pappus: Windsock sign of congenital membraneous atresia of the colon. Amer. J. Roentgenol. 120 (1974) 330

Blumhagen, J. D., H. G. S. Noble: Muscle thickness in hypertrophic pyloric stenosis: Sonographic determination. Amer. J. Roentgenol. 140 (1983) 221

Bruns, H. A., M. A. Lassrich: The mobile cecum. In Kaufmann, H. J.: Progress in Pediatric Radiology, vol. II. Karger, Basel 1969 (p. 352)

Burdelski, M., H. Huchzermeyer: Gastrointestinale Endoskopie im Kindesalter. Springer, Berlin 1981

Byrne, W. J., H. Kangerloo, M. E. Ament, C. W. Lo, W. Bergquist, R. Foglia, E. W. Fonkalsrud: Antral dysmotility: an unrecognized cause of chronic vomiting during infancy. Ann. Surg. 193 (1981) 521

Caffey, J.: Pediatric X-ray Diagnosis, 7th ed. Year Book Medical, Chicago 1978

Classen, M., B. Ch. Manegold, R. Ottenjann, W. Rösch: Endoskopische Fremdkörperentfernung aus dem oberen Verdauungstrakt. Dtsch. Ärztebl. (1976) 1967

Cozzi, F., A. W. Wilkinson: Oesophageal atresia. Lancet 1967/II, 1222

Cremin, B. J.: The early diagnosis of Hirschsprung's disease. Pediat. Radiol. 2 (1974) 23

Cremin, B. J., S. Cywes, H. J. Louw: Radiological Diagnosis of Digestive Tract Disorders in the Newborn. Butterworth, London 1973

Cross, V. F., A. J. Wendth, J. J. Phelan, H. G. Goussous, D. J. Moriarty: Giant Meckel's diverticulum in a premature infant. Amer. J. Roentgenol. 108 (1970) 591

Currarino, G., D. Coln, Th. Votteler: Triad of anorectal, sacral and presacral anomalies. Amer. J. Roentgenol. 137 (1981) 398

Daneman, A., S. Woodward, M. de Silva: The radiology of neonatal necrotizing enterocolitis (NEC). A review of 47 cases and the literature. Pediat. Radiol. 7 (1978) 70

Darling, D. B., R. G. K. McCauley, J. C. Leonidas, A. M. Schwartz: Gastroesophageal reflux in infants and children: correlation of radiological severity and pulmonary pathology. Radiology 127 (1978) 735

Dinkel, E., M. Dittrich, G. Pistor, D. Weitzel, I. Greinacher: Sonographic diagnosis of intussusception in childhood. Z. Kinderchir. 38 (1982) 220

Dodds, W. J.: Clinical and roentgen features of the intestinal polyposis syndromes. Gastrointest. Radiol. 1 (1976) 127

Ebel, Kl.-D.: Röntgendiagnostik von Dickdarmerkrankungen im Kindesalter. In Frommhold, W., P. Gerhardt: Erkrankungen des Dickdarms. (Klinisch-radiologisches Seminar, Bd. IX) Thieme, Stuttgart 1979 (S. 129)

Ebel, Kl.-D., E. Heiming: Die Funktion der Speiseröhre nach operativer Behandlung der Ösophagusatresie. Z. Kinderchir. 6 (1968) 26

Ebel, Kl.-D., E. Willich: Die Röntgenuntersuchung im Kindesalter. Technik und Indikation, 2. Aufl. Springer, Berlin 1979

Eklöf, O., U. Erasmie: The small bowel enema. An improved method of examination and its indications in children. Ann. Radiol. (Paris) 21 (1978) 143

Eklöf, O., H. Hartelius: Reliability of the abdominal plain film diagnosis in pediatric patients with suspected intussusception. Pediat. Radiol. 9 (1980) 199

Eklöf, O., C. Hugosson: Post-evacuation findings in barium enema treated intussusceptions. Ann. Radiol. (Paris) 19 (1976) 133

Eklöf, O., H. Ringertz: The value of barium enema in establishing nature and level of intestinal obstruction. Pediat. Radiol. 3 (1975) 6

Eklöf, O., L. Johanson, G. Löhr: Childhood intussusception: hydrostatic reducibility and incidence of leading points in different age groups. Pediat. Radiol. 10 (1980) 83

Eklöf, O., A. Lassrich, P. Stanley, A. R. Chrispin: Ectopic pancreas. Pediat. Radiol. 1 (1973) 24

Fahrländer, H.: Pathophysiologie, Klinik und Therapie der gastroösophagealen Refluxkrankheit. Schweiz. med. Wschr. 111 (1981) 550

Fotter, R., M. Höllwarth: Wassersiphontest und gastroösophagealer Reflux im Kindesalter. Fortschr. Röntgenstr. 135 (1981) 53

Franken jr., E. A.: Caustic damage of the gastrointestinal tract: roentgen features. Amer. J. Roentgenol. 118 (1973) 77

Franken jr., E. A.: Gastrointestinal Radiology in Pediatrics, 2nd ed. Harper & Row, Hagerstown 1982

Fujioka, M., S. Fisher, L. W. Young: Pseudoweb of gastric antrum in infants. Pediat. Radiol. 9 (1980) 73

Geley, L.: Ösophagusperforation im Kindesalter – Diagnose und Therapie. Z. Kinderchir. 17 (1975) 138

Giedion, A.: Zur Röntgendiagnostik des Magen-Darmtrakts im Säuglings- und Kindesalter. Pädiatrische Fortbildungskurse für die Praxis, Bd. VIII. Karger, Basel 1963

Glasier, Ch. M., M. J. Siegel, W. H. McAlister, G. D. Shackelford: Henoch-Schoenlein-syndrome in children. Gastrointestinal manifestations. Amer. J. Roentgenol. 136 (1981) 1081

Govoni, A. F., J. P. Whalen: The respiratory diaphragm and the gastroesophageal hiatus: Anatomo-radiological considerations. Fortschr. Röntgenstr. 132 (1980) 15

Griffiths, G. J., G. H. Whitehouse: Radiologic features of vascular compression of the duodenum occurring as a complication of the treatment of scoliosis. Clin. Radiol. 29 (1978) 77

Grossman, H., W. E. Berdon, D. H. Baker: Gastrointestinal findings in cystic fibrosis. Amer. J. Roentgenol. 97 (1966) 227

Großmann, H.: Zur Röntgendiagnostik der hypertrophischen Pylorusstenose des Säuglings. Fortschr. Röntgenstr. 105 (1966) 227

Halsband, H., U. Brockmüller, J. Graudins: Spontanruptur des Ösophagus im Kindesalter. Z. Kinderchir. 18 (1976) 242

Hecker, W. Ch., H. Klumpp: Verätzungen der Speiseröhre. Kinderarzt 6 (1975) 609

Heller, R. M., S. G. Kirchner, J. A. O'Neill: Perforation of the pharynx in the newborn. A near look-alike for esophageal atresia. Amer. J. Roentgenol. 129 (1977) 335

Holthusen, W.: Zur Röntgenanatomie der Kardiaregion beim Säugling. Fortschr. Röntgenstr. 105 (1966) 397

Holthusen, W.: Über das Verhalten des Verschlußsegments der Speiseröhre bei der Hiatushernie des Säuglings. Fortschr. Röntgenstr. 113 (1970) 746

Holthusen, W.: Erbrechen im Säuglingsalter. Dargestellt aus kinderradiologischer Sicht. Mschr. Kinderheilk. 120 (1972) 274

Holthusen, W.: Pädiatrische Röntgendiagnostik des Magens. In Frommhold, W., P. Gerhardt: Erkrankungen des Magens. (Klinisch-radiologisches Seminar, Bd. VI.) Thieme, Stuttgart (1977) S. 68

Humphry, A., D. J. Alton, J. B. McKendry: Atypical ileocolic intussusception diagnosed by follow-through. Pediat. Radiol. 12 (1982) 65

Illingworth, R. S.: Sucking and swallowing difficulties in infancy: diagnostic problems of dysphagia. Arch. Dis. Childh. 44 (1969) 655

Jinkins, J. R., T. J. Ball, J. L. Clements, R. A. Elmer, H. S. Weens: Antral mucosal diaphragms in infants and children. Pediat. Radiol. 9 (1980) 69

Kaufmann, H. J.: The use of non-ionic contrast agents in the gastrointestinal canal and other special applications. Pediat. Radiol. 14 (1984) 246

Kodroff, M. B., M. A. Hartenberg, R. A. Goldschmidt: Ultrasonographic diagnosis of gangrenous bowel in neonatal necrotizing enterocolitis. Pediat. Radiol. 14 (1984) 168

Lassrich, M. A.: Anomalien der Speiseröhre. Radiologe 7 (1967) 1

Lassrich, M. A.: Röntgenuntersuchungen des Dünndarms beim Kinde. In Frommhold, W., P. Gerhardt: Erkrankungen des Dünndarms. (Klinisch-radiologisches Seminar, Bd. II.) Thieme, Stuttgart (1973) S. 182

Lassrich, M. A., H. A. Bruns: Anomalien des Magens, des Duodenum und des Dünn- und Dickdarmes beim Kinde. Radiologe 7 (1967) 227

Lassrich, M. A., R. Prévôt: Röntgendiagnostik des Verdauungstraktes bei Kindern und Erwachsenen, 2. Aufl. Thieme, Stuttgart 1983

Laufer, J., D. de Sa: Lymphoid follicular pattern a normal feature of the pediatric colon. Amer. J. Roentgenol. 130 (1978) 51

Lenz, H., H. Rohr, G. Kersting: Die Pathogenese der sog. Pylorushypertrophie des Erwachsenen. Fortschr. Röntgenstr. 108 (1968) 355

Leonidas, J. C., R. A. Amoury, K. W. Ashcraft, R. A. Fellows: Duodenojejunal atresia with „apple peel" small bowel. Radiology 118 (1976) 661

Levine, M. S., D. N. Moolten, H. Herlinger, J. Laufer: Esophageal intramural pseudodiverticulosis: a reevaluation. Amer. J. Roentgenol. 147 (1986) 1165

Margulies, S. J., P. W. Brunt, M. W. Donner, M. L. Silbiger: Familial autonomia. A cineradiographic study of the swallowing mechanism. Radiology 90 (1968) 107

Meradji, M.: Die präoperative Röntgenuntersuchung bei Ösophagusatresie. Z. Kinderchir. 16 (1975) 134

Mok, P. M., A. Humphry: Ileo-ileocolic intussusception: Radiological features and reducibility. Pediat. Radiol. 12 (1982) 127

Moroz, S. P., J. Espinoza, W. A. Cumming, N. E. Diamant: Lower esophageal sphincter function in children with and without gastroesophageal reflux. Gastroenterology 71 (1976) 236

Neuhauser, E. B. D., W. Berenberg: Cardioesphageal relaxation as a cause of vomiting in infants. Radiology 48 (1947) 480

Oppenheimer, D. A., B. A. Carroll, S. J. Shochat: Sonography of imperforate anus. Radiology 148 (1983) 127

Orenstein, S. R., H. L. Magill, P. F. Whitington: Ileal dysgenesis presenting with anemia and growth failure. Pediat. Radiol. 14 (1984) 59

Ott, D. J., Y. M. Chen, D. W. Gelfand, F. Van Swearingen, H. A. Munitz: detailed peroral small bowel examination vs. enteroclysis. Radiology 155 (1985) 29

Patriquin, H. B., E. Afshani, E. Effman, N. Th. Griscom, F. Johnson, S. S. Kramer, K. Rapp, B. J. Reilly: Neonatal intussusception. Radiology 125 (1977) 463

Peavy, P. W., J. L. Clements, H. St. Weens: Gastric pseudo-ulcers: membrana angularis and pyloric torus defect. Radiology 114 (1975) 591

Peters, M. E., A. B. Crummy, M. M. Wojtowycz, J. B. Toussaint: Intramural esophageal pseudodiverticulosis. A report of a child with a sixteen-year follow-up. Pediat. Radiol. 12 (1982) 262

Pochaczevsky, R., J. C. Leonidas: The „recto-sigmoid index". A measurement for the early diagnosis of Hirschsprung's disease. Amer. J. Roentgenol. 123 (1975) 770

Poznanski, A. K.: Practical approaches to Pediatric Radiology. Year Book Medical, Chicago 1976

Ratcliffe, J. F.: The use of low osmolarity water soluble contrast media in the pediatric gastro-intestinal tract. Pediat. Radiol. 16 (1986) 47

Rehbein, F., Th. Röpke: Malrotation beim Säugling. Dtsch. med. Wschr. 89 (1964) 1697

Roviralta, E.: Hernies hiatales et ectopies partielles de l'estomach chez l'enfant. Masson, Paris 1967

Schey, W. L., R. Replogle, Ch. Campbell, P. Meus, R. A. Levinsky: Esophageal dysmotility and the sudden infant death syndrome. Radiology 140 (1981) 67

Schumacher, R.: Sonographische Diagnostik der hypertrophischen Pylorusstenose. Kinderarzt 13 (1982) 1673

Schweizer, P., E. Leidig, H. Mentzel: Die nekrotisierende Enterokolitis (NEC). Überlegungen zur Pathogenese und Therapie. Z. Kinderchir. 33 (1981) 128

Sfakianakis, G. N., G. M. Haase: Abdominal scintigraphy for ectopic gastric mucosa: a retrospective analysis of 143 studies. Amer. J. Roentgenol. 138 (1982) 7

Shopfner, Ch. E.: The pyloric tit in hypertrophic pyloric stenosis. Amer. J. Roentgenol. 91 (1964) 674

Siegel, M. J., G. D. Shackelford: Gastric teratomas in infants (report of 2 cases). Pediat. Radiol. 7 (1978) 197

Siegel, M. J., G. D. Shackelford, W. H. McAlister: Small bowel volvulus in children: its appearance on the barium enema examination. Pediat. Radiol. 10 (1980) 91

Stunden, R. J., G. W. Le Quesne, K. E. T. Little: The improved ultrasound diagnosis of hypertrophic pyloric stenosis. Pediat. Radiol. 16 (1986) 200

Swischuk, L. E.: Demonstration of the distal esophageal pouch in esophageal atresia without fistula. Amer. J. Roentgenol. 103 (1968) 277

Swischuk, L. E., C. K. Hayden, K. R. Tyson: Atypical muscle hypertrophy in pyloric stenosis. Amer. J. Roentgenol. 134 (1980) 418

Swischuk, L. E., C. K. Hayden, B. D. van Caillie: Mega-aeroesophagus in children: a sign of gastroesophageal reflux. Radiology 141 (1981) 73

Swischuk, L. E., C. K. Hayden, T. Boulder: Intussusception: indications for ultrasonography and an explanation of the doughnut and pseudokidney signs. Pediat. Radiol. 15 (1985) 388

Tam, P. K. H., F. L. Chan, H. Saing: Diagnosis and evaluation of esophageal atresia by direct sagittal CT. Pediat. Radiol. 17 (1987) 68

Tonkin, J. L. D., J. C. Bjelland, T. B. Hunter, M. P. Capp, H. Firor: Spontaneous resolution of colonic strictures caused by necrotizing enterocolitis: therapeutic implications. Amer. J. Roentgenol. 130 (1978) 1077

Treichel, J., E. Gerstenberg, G. Palme, T. Klemm: Diagnosis of partial gastric diverticula. Radiology 119 (1976) 13

Weigel, W., H.-J. Kaufmann: Tracheoösophageale Fehlbildungen und Skelettanomalien. Z. Kinderchir. 16 (1975) 386

White, S. J., C. E. Blane: Intussusception: additional observations on the plain radiograph. Amer. J. Roentgenol. 139 (1982) 511

Willich, E.: Achalasia of the cardia in children. Pediat. Radiol. 1 (1973) 229

Willich, E., U. Schütze: Invagination bei Mukoviszidose. Z. Kinderchir. 25 (1978) 267

Willital, G. H.: Klassifikation der ano-rektalen Anomalien, Operationsindikation. Z. Kinderchir. 14 (1974) 54

Wittich, G. W., E. Salomonowitz, P. Ferenci, E. Achter: Zur röntgenologischen Diagnose des Meckelschen Divertikels mittels Dünndarmkontrasteinlauf. Fortschr. Röntgenstr. 132 (1980) 589

Young, L. W., E. J. Younis, B. R. Girdany, W. K. Sieber: Megacystis-microcolon-intestinal hyperperistalsis syndrome: additional clinical, radiological and histopathological aspects. Amer. J. Roentgenol. 137 (1981) 749

Zaino, C., M. H. Poppel, H. G. Jacobson, H. Lepow: The Lower Esophageal Vestibular Complex. Thomas, Springfield Ill 1963

Sachverzeichnis

I: Seitenzahlen aus Teil 1; II: Seitenzahlen aus Teil 2